POÈMES HOMÉRIQUES

-ILIADE, FIN DE L'ILIADE, ODYSSÉE-

Florilège pour la P.A.C.E.S.

Antoine DRIZENKO

ISBN: 1536877174
ISBN-13: 978-1536877175

ASSEZ !

Voilà plus de trois décennies qu'alentour, crescendo, on s'offusque : les médecins manqueraient d'humanité et ne se comporteraient plus vis-à-vis de leur patients avec suffisamment d'empathie ! Dans le même temps, avec l'augmentation du nombre des étudiants sans réel ajustement des effectifs d'encadrement et l'instauration d'un *numerus clausus* induisant de fait un classement des candidats, l'avantage a été largement donné pour sélectionner ceux-ci aux matières dites scientifiques réputées pour l'exactitude revendiquée des résultats, au prix, souvent oublié, du respect des conventions arbitraires implicites sur lesquelles elles se fondent : les axiomes.

Quelles sont donc les qualités essentielles attendues d'un soignant ? On pourrait citer, sans qu'il soit tout à fait possible de les dissocier, les qualités suivantes : compétence scientifique d'un haut niveau et constamment actualisée, bienveillance envers autrui, écoute de l'autre, bon niveau d'empathie, amour du métier… A la racine de ces aptitudes diversement développées individuellement, il y a la faculté commune à toutes ces activités : le discernement. Celle-ci, à la manière du bon sens chez Descartes, est la chose au monde la mieux partagée, de sorte que peu de personnes peuvent prétendre en détenir à elles seules une grande quantité …

Parmi les moyens de susciter chez les jeunes étudiants une prise de conscience génératrice d'efforts dans le sens d'une humanisation des professions de santé, la pratique de la littérature demeure incontournable. Elle assure de façon ludique l'enrichissement du vocabulaire et la compréhension de la nuance des mots, elle est source d'inspiration pour l'imagination et elle génère des situations émotionnelles dont l'analyse peut aider à affronter les situations réelles. Puisqu'on demande, par exemple, au médecin de savoir poser un diagnostic, c'est-à-dire de choisir parmi les signes évoqués ou recherchés celui ou ceux qui sont porteurs de sens, d'établir un traitement efficace, adapté et économe, c'est-à-dire là aussi d'effectuer des choix, quel meilleur exercice préparatoire que de s'emparer d'une épopée intemporelle, aux dimensions de prime abord effrayantes, mais rendue accessible par un choix judicieux des passages les plus authentiques articulés entre eux par un résumé simple des évènements intercurrents ?

Dans un temps qui voit s'exacerber des affrontements sur un arrière-plan de positionnement en référence à des textes dits « révélés », quoi de plus rafraichissant que de se plonger dans la poésie fondatrice de repères éthiques et sociaux dans tout le bassin méditerranéen ? Homère est mémorisé, récité depuis plus de 2800 ans ! Qui voudrait nous faire croire qu'une telle longévité n'est pas légitime ? À la Renaissance, le mouvement humaniste a restauré les Études Grecques sur le territoire européen. Depuis, à chaque siècle, des médecins français se sont illustrés par leur maîtrise de la langue grecque, citons Jacques Dubois, dit Sylvius (c. 1478 – 1555), René Chartier (1572 – 1664), Charles Daremberg (1817 – 1872) et Emile Littré (1801 – 1881) qui ont édité et traduit les textes médicaux de l'antiquité. À notre tour, emparons-nous de l'Iliade et de l'Odyssée et faisons les vivre, encore et

ENCORE !

AVERTISSEMENT

Confucius dit : *L'homme de bien étudie la littérature en profondeur, il est modéré par les rites, et il est improbable qu'il se débauche.*

Ce recueil, confectionné spécialement à l'usage des étudiants en P.A.C.E.S. à la Faculté de Médecine de Lille 2 en 2016 - 2017, comporte une anthologie originale de textes homériques. Les textes français de l'Iliade, étude et analyse, sont d'Aimé Puech (1860 – 1940), ceux de l'Odyssée, étude et analyse, sont de Victor Bérard (1864 – 1931). Les épisodes de la *mort d'Achille,* du *cheval de bois* et de la *prise de Trois* qui ne figurent pas dans les poèmes d'Homère sont extraits de *La fin de l'Iliade* de Quintus de Smyrne et donnés dans la traduction d'E.A. Berthault (1884). Ils sont précédés d'un extrait de la présentation qu'en fit le critique Sainte-Beuve (1804 – 1869). De courtes incises précisent l'attribution des passages à leur auteur respectifs. Le texte grec est celui d'Homère, il porte les stigmates des aléas de la transmission, comme on s'en rendra compte. La traduction latine interlinéaire est de Johann August Ernesti (1707 – 1781). Le texte grec de l'Iliade est fourni dans un but pédagogique, il servira de support à l'étude du vocabulaire utilisé en médecine. On pourra s'y reporter pour juger de la fidélité respective des tentatives de traduction : la latine respectant pour ainsi dire le mot à mot du texte grec, la française, plus adaptée au jeune public.

Que l'étudiant(e) qui a bénéficié(e) d'un enseignement des langues vivaces y voit un juste retour sur investissement, que les autres ne se désolent pas trop : ils ont le reste de leur vie pour tenter de combler cette lacune. Tous constateront que le vocabulaire médical qu'il importe de maitriser, descend directement de ces langues classiques. Les illustrations reproduisent celles de John Flaxman (1755 – 1826), gravées par Reveil.

L'étudiant aura ainsi sous les yeux un support matériel nécessaire et commode pour suivre avec profit les enseignements de sémantique médicale, d'histoire de la médecine et d'éthique, d'accompagnement de la lecture d'Homère au programme de l'U.E. 7 pour l'année universitaire 2016 – 2017 en P.A.C.E.S. à la Faculté de Médecine de Lille 2. Qu'on veuille bien me signaler, sans toutefois m'en tenir trop rigueur, les coquilles typographiques qui immanquablement se sont introduites lors de la saisie des textes en grec, en latin et en français ainsi que lors de la mise en page et qui n'auraient pas été éliminées à l'occasion des relectures attentives. Cette responsabilité est entièrement mienne.

Antoine Drizenko

SOMMAIRE

Longtemps, je ne me suis pas couché de bonne heure...
Docteur Robert Proust (frère cadet de Marcel)

子路問'政'
子曰'先之、勞之'
請益。曰'無倦'
Tzeu lou interrogea Confucius sur l'art de gouverner.
Le Maître répondit : « Donner l'exemple du labeur. »
Tzeu lou pria le Maître de lui en dire davantage.
Confucius répondit : « Sans relâche. »

Ce que l'on ne comprend pas, on ne le possède pas.
Goethe (1749-1832), Maximes et réflexions

On ne lit jamais plus efficacement qu'un crayon à la main !
Pensée attribuable à Mnémosyne

1 Le « Poète » et les « Poésies ».

Selon Victor Bérard, sous le nom de « Poésies homériques », les Hellènes de l'antiquité se transmettaient deux recueils de ces poèmes, qu'ils appelaient « épos » et dont l'auteur était, pour eux, le poète par excellence, le « Poète », tout court; c'est ainsi qu'ils le désignaient dans leurs conversations quotidiennes, comme dans leurs livres savants : Strabon, invoque, à chaque page, l'autorité, l'omniscience, l'infaillible véracité du Poète, sans lui donner le plus souvent un autre nom.

Épos signifie en grec « dire, parole, récit » : appliquée à la poésie « épique », c'est une appellation récente que l'antiquité classique opposa à mèlos, « chant », quand elle voulut distinguer, des nouvelles œuvres chantées par une ou plusieurs voix, les plus vieux ouvrages récités jadis par le seul *aède* (compositeur) ou le seul *rhapsode* (acteur), avec un simple accompagnement d'une lyre en sourdine. Les premiers Hellènes donnaient à ces poèmes le nom de *kléos*, analogue à celui de « geste » (hauts faits), dont notre Moyen Age intitula ses « chansons » héroïques : l'*épos* célébrait les « gloires », *kléa*, des héros ou, comme disent certains titres des épisodes homériques, les « exploits », aristeia, d'Agamemnon, de Ménélas ou de Diomède.

Ces « Hauts Faits des Hommes », *Kléa Andrôn*, avaient pour pendants les « Hauts Faits des Dieux », dont quelques fragments nous sont parvenus dans la *Théogonie* d'Hésiode et dans les *Hymnes*, dits homériques. Les « Hauts Faits des Hommes » avaient donné naissance à de très nombreux poèmes, qu'au VIe siècle avant notre ère, semble-t-il, on recueillit et mit bout à bout dans une suite chronologiquement ordonnée, sous le nom de *Cycle épique* : il ne nous en est guère parvenu que les deux « Poésies » qui, depuis vingt-cinq siècles, portent les titres d'*Iliade*, « Geste d'Ilion », et d'*Odyssée*, « Geste d'Ulysse », *Ilion* et *Odysseus* étant les noms grecs de la ville et du héros, que les Latins nous ont appris à dénommer Troie et Ulysse.

Chacune de ces deux Poésies, — l'*Iliade* en 15 693 vers et l'*Odyssée* en 12 110 vers, — se présente aujourd'hui comme un poème continu, unitaire, composé de XXIV livres ou chants. Telles sont la structure et la teneur, dans laquelle Rome et Byzance nous les ont transmises, la forme définitive sous laquelle l'Occident antique, puis l'Europe moderne et tout le monde blanc enfin ont, depuis vingt siècles, adopté et révéré le texte du Poète. Mais ce n'est pas la teneur et la structure originelles, que les âges antérieurs avaient connues : Rome avait reçu cet Homère, non pas des vrais et grands Hellènes d'Athènes, de Sparte, de Chios ou de Milet, mais de ces *Graeculi*, de ces « petits Grecs » de l'Asie Mineure et de l'Égypte, héritiers des conquêtes d'Alexandre et membres des communautés ou nations métisses, que nos érudits appellent « hellénistiques », par opposition aux vieilles cités et aux nobles peuples de l'histoire proprement « hellénique ».

Nous avons aujourd'hui l'Homère que lisait et qu'imitait Virgile : ce n'est pas celui qu'ont connu, édité et admiré les Athéniens de Solon, les Doriens de Lycurgue, les Ioniens de Thalès et les Éoliens de Sapho. Notre *épos* en deux poèmes massifs et continus de XXIV « chants » ne date que des Grecs d'Alexandrie, du IIIe siècle avant notre ère.

Mais l'*épos* existait avant eux et depuis cinq ou six cents ans pour le moins. Les générations antérieures en connaissaient le texte, les héros et l'auteur : il n'avait jamais fait doute pour un contemporain de Socrate que le Poète avait existé au IXe siècle avant notre ère, qu'il s'appelait Homère, qu'il était né sur les rivages de l'Asie Mineure, dans l'une des cités ioniennes, et, si nombre d'entre elles se disputaient son berceau, l'opinion commune était en faveur de Chios ou de Smyrne ; le fleuve voisin, Mêlés, avait vu jouer le jeune Homère « Mélésigène ».

Du IXe siècle avant notre ère au XIXe siècle de notre ère, le nom et la personne d'Homère vécurent dans le souvenir et l'admiration des Anciens et des Modernes : dès l'antiquité, on n'était pas d'accord sur le nombre et la teneur des ouvrages que l'on devait lui attribuer ; mais jusque vers la fin de notre XVIIIe siècle, c'était un des grands personnages de l'histoire humaine et la plus glorieuse figure de l'histoire littéraire : Grecs et Latins, puis Italiens, Français et Anglais, quiconque savait lire et écrire et s'entendait au métier de la prose ou de la poésie ne pouvait imaginer que deux grands poèmes n'eussent pas été l'ouvrage d'un grand poète, sinon de deux. [...]

La plupart de philologues considèrent que l'*Iliade* est d'un âge antérieur à l'*Odyssée*, et la plupart des critiques sont d'avis que, de toute l'*Iliade*, il n'est pas de morceau plus achevé, plus émouvant, plus parfait, bref, de « meilleure époque », que le *Rachat du cadavre d'Hector*, la visite de Priam chez Achille, dans le chant XXIV d'aujourd'hui.

Les mêmes critiques estiment que les meilleurs couplets de l'*Odyssée* ne se trouvent pas dans les quatre premiers chants où nous est raconté le *Voyage de Télémaque* à Pylos et à Sparte, chez le vieux Nestor et chez le bon crieur de Ménélas : les philologues donnent à ces quatre chants une date plus récente qu'aux *Récits chez Alkinoos,* qui leur font suite. Or, l'arrivée et l'entrée de Télémaque chez Ménélas ressemblent du plus près à l'arrivée et à l'entrée de Priam chez Achille : ce ne sont pas seulement des similitudes de mots et de faits, que l'on peut signaler entre les deux textes ; ce sont des copies de vers entiers ou des amalgames d'hémistiches, d'expressions et de formules, qui ne permettent pas le doute ; l'une de ces arrivées a servi de modèle à l'autre, et certains homérisants ont traduit toute leur pensée en appelant « odyssée » ce dernier épisode de l'*Iliade.*

A première lecture, surtout, à première comparaison, même superficielle, la justesse de cette épithète apparaît entière. Mais l'archéologie intervient pour la rendre troublante. Le manoir de Ménélas à Sparte est pourvu de tous les éléments que l'on trouve sur le plan de Tirynthe : enceinte fortifiée, portail solide et de défense aisée, vaste cour entourée de dépendances, haut logis avec les trois pièces successives de l'entrée, de l'avant-pièce et du *mégaron* ; au total, demeure stable, vaste, luxueuse, magnifique, vraiment royale. La description odysséenne date assurément d'une époque où l'on avait encore soit la vision, soit le souvenir précis d'une résidence princière au temps des Achéens.

Or, il se trouve, — étrange rencontre, — que, dans le dernier chant de l'*Iliade*, Achille sous les murs de Troie habite une pareille résidence : la baraque en bois, qu'il occupe auprès des autres baraques des Achéens en campagne, est un palais bâti sur le même plan !... Que dirions-nous de la date d'un poème où la tente de saint Louis, sous les murs de Tunis, serait une copie du vieux Louvre ?

A reprendre alors et à comparer, vers par vers les deux épisodes, le doute devient impossible : le *Rachat d'Hector* est une copie récente du *Voyage de Télémaque* ; l'un des épisodes secondaires de la jeune Odyssée est antérieur à l'épisode principal de la vieille *Iliade*...

En traduisant les aventures d'Ulysse et de Télémaque, il faut donc avoir toujours devant les yeux ou dans l'esprit les merveilles de l'art minoen et mycénien, les poignards, lions et monuments de Mycènes, les taureaux de Vaphio, les fresques, intailles et vaisselle de Cnossos, les plans et restaurations de Tirynthe, — tous les souvenus et produits de cette civilisation féodale, luxueuse, dorée, que, durant le dernier siècle, nous ont rendus les fouilles des Schliemann et des Evans et qui ressuscitent en Grèce, avant le « moyen-âge » des Doriens, une plus vieille antiquité et une culture trimillénaire.

Les découvertes des archéologues n'ont pu fournir encore aucune certitude sur l'existence d'Homère, aucune précision sur le pays et l'époque où il vécut, — disent les uns, — où il ne fut créé, — disent les autres, — que par la légende populaire ou par le calcul et la vanité de ses soi-disant disciples et descendants, les *aèdes* « homérides».

Mais les patientes études des philologues nous permettent, au bout d'un siècle, de reconstituer les différents âges homériques, si l'on peut dire, l'histoire des « Poésies » à travers les trente derniers siècles, et la suite des variations par où le Poète et son œuvre ont passé dans l'intelligence et l'estime de quelque cent générations.

XVIe-XIe *siècles* (1600-1000) *avant notre ère* — Période achéenne. La chronologie officielle d'Athènes, telle que nous la fait connaître le *Marbre de Paros*, gravé vers 265 avant notre ère, comptait six siècles environ entre les débuts de la civilisation proprement hellénique et l'apparition des Poésies. L'histoire commençait pour les Athéniens avec Kékrops, aux alentours de 1600 avant notre ère. La civilisation complète était implantée un siècle plus tard, entre 1520 et 1500, par le phénicien Cadmos et l'égyptien Danaos, importateurs de l'écriture, des céréales, du vaisseau de mer et du char de guerre. Le siège de Troie prenait place vers 1200. L'invasion dorienne, un siècle plus tard, chassait du Péloponnèse, les « fils d'Achéens » qui s'en allaient vers 1080-1050 fonder sur la côte d'Asie Mineure les villes royales d'Ionie.

X^e^-IXe *siècles* (1000-800) *avant notre ère* — Période homérique. Hérodote (II 53) qui écrivait vers l'an 450 avant notre ère, nous dit : « Homère n'a vécu que quatre siècles avant moi ».

VIIIe-VIe *siècles* (800-550) *avant notre ère* — Période ionienne. D'Arktinos de Milet, qui vivait vers 744, à Eugammon de Cyrène, qui vivait vers 560, les chanteurs [aèdes), « disciples d'Homère », qui vivaient dans les îles et sur les côtes de l'Asie Mineure, composent les six poèmes, *Kypria, Æthiopis, Petite Iliade, Sac d'Ilion, Retours et Télégonie,* qui, avec l'*Iliade* et l'*Odyssée*, racontent toute la geste de Troie, depuis ses origines les plus lointaines jusqu'à la mort d'Ulysse. Soudés aux deux « Poésies homériques » que l'on y intercale, ces six poèmes forment la chaîne continue du *Cycle épique*. Les Homérides de Chios, descendants ou héritiers du Poète conservent, développent, embellissent et, sans doute, rajeunissent les Poésies et en fournissent au monde grec le texte et les récitants (*rhapsodes*).

VIe-IVe *siècles* (550-300) *avant notre ère* — Période athénienne. Le Gouvernement, les lettrés et les éditeurs d'Athènes, depuis Solon et Pisistrate jusqu'à Aristote, publient leurs textes homériques, qui s'installent au premier rang dans l'estime des Hellènes. Les livres d'Athènes se vendent dans toute la Méditerranée. Au concours des Panathénées, les rhapsodes doivent réciter les deux Poésies, d'un bout à l'autre, en suivant le texte et l'ordre établis dans l'exemplaire officiel de la Ville. Eschyle et les Tragiques, Aristophane et les Comiques ne sont pleinement accessibles qu'aux lecteurs de l'épos et même aux jeunes Athéniens qui, dès leur enfance, ont appris par cœur tous les vers du Poète : c'est le maître souverain de l'éducation athénienne en son école unique.

Après les Sages d'Ionie et de la Grande Grèce, les Sophistes venus de Sicile, et les Philosophes, accourus autour de Socrate et de ses disciples, tout le public, maîtres d'école, poètes, orateurs, hommes et femmes, posent, discutent et résolvent les « questions », « problèmes », « énigmes » et « difficultés » homériques : c'est le fond des conversations athéniennes après boire. Les deux Poésies deviennent le manuel scolaire d'Athènes, puis de l'Hellade, l'encyclopédie de toute science et de toute sagesse, — la Bible des Grecs.

IIIe-IIe *siècles* (300-150) *avant notre ère* — Période alexandrine. Les trois grands « Juges » littéraires (c'est le sens du mot grec *Critiques*) d'Alexandrie, Zénodote (mort vers 260), Aristophane de Byzance (vivant vers 250) et Aristarque (né vers 215), publient, à un demi-siècle de distance environ les uns des autres, leurs trois éditions scientifiques d'Homère. Les Bibliothèques royales d'Alexandrie leur fournissent tous les moyens de comparaison entre les textes qui circulent dans le monde hellénique, manuscrits des particuliers, éditions des homérisants antérieurs, copies ou originaux des exemplaires officiels que les villes et peuples grecs ont fait établir pour l'usage de leurs écoles ou de leurs concours, *Chypriote, Argolique, Crétoise, Marseillaise* (car Marseille, à l'exemple d'Athènes, a son Homère officiel, dont les commentateurs anciens nous signalent quelques particularités) ; les Ptolémées ont collectionné tous ces textes d'Homère, qui diffèrent grandement les uns des autres, non seulement pour la correction, mais aussi par le contenu, surtout par le nombre des vers que les uns attribuent généreusement au Poète et que les autres lui refusent.

Les Critiques alexandrins découpent chacune des deux Poésies en XXIV tranches qu'ils appellent *lettres*, parce que ce découpage n'est pour eux qu'un groupement en tomes, numérotés suivant les XXIV lettres de leur alphabet : on sait que, d'alpha à oméga, les lettres servaient de chiffres aux Hellènes. Mais si l'alphabet grec, à partir du IVe siècle avant notre ère, comprend 24 lettres, les Anciens se souvenaient que leur « vieille écriture » n'en comportait que 20, puis 22, et que l'adoption de la « nouvelle orthographe » dans les textes officiels d'Athènes ne datait que de l'archontat d'Euclide (403 avant notre ère), quatre ou cinq siècles après l'apparition de l'*Iliade* et de l'*Odyssée*, un siècle et demi avant les éditions alexandrines.

Jusqu'à nous, les éditeurs et traducteurs d'Homère ont conservé ce découpage artificiel qui n'a pour lui (nous le verrons) aucune raison tirée du texte et qui ne répondait qu'à des utilités pratiques : les Critiques avaient, en vérité, tranché vingt-quatre tomes ou volumes dans chaque Poésie, parce que cette répartition des vers entre plusieurs rouleaux facilitait la fabrication par le copiste, la vente par le libraire et, surtout, les renvois par les éditeurs aux *Mémoires* et aux *Commentaires*, dont ils accompagnaient leurs éditions scientifiques : aujourd'hui encore, la notation B 293, par exemple, permet un renvoi clair et court au vers 293 de la seconde « lettre » de l'Iliade.

Quand, au lieu de « lettre », les Latins ont dit « livre », surtout, quand les Modernes ont dit « chant », ces mots impropres ont beaucoup contribué à répandre dans tout l'Occident l'idée la plus fausse sur la composition première des Poésies homériques et sur la nature même de l'*épos* : il en sortit l'« épopée », telle que nous l'entendons depuis quatre siècles bientôt ; l'*épos* était composé de « pièces » séparées et d'« épisodes » indépendants, que l'on doit s'efforcer aujourd'hui de rétablir ; l'épopée fut un défilé, un chapelet de « chants » à la queue leu leu.

On ne saurait trop dire et redire que les contemporains de Socrate et de Platon n'ont jamais connu une *Iliade* et une *Odyssée* en XXIV « lettres ». C'est à l'école des Alexandrins que nous avons appris cette façon de lire Homère, comme nous lirions la suite des vers de Corneille ou de Racine si, éditées bout à bout, leurs œuvres complètes étaient séparées, non plus en pièces, actes et scènes, mais en pages et tomes, pour former deux séries de XXIV volumes.

Les Alexandrins, d'autre part, s'efforcèrent de « redresser », — de *diorthoser*, — le texte homérique, pour le remettre, disaient-ils, en son état primitif.

Les éditions de toute qualité, mais surtout les copies « vulgaires », avaient été envahies (la comparaison des divers manuscrits en faisait foi devant le tribunal de ces « Juges ») par des vers inutilement répétés, « superflus », et par des vers faussement attribués au Poète, « bâtards ».

Les Alexandrins n'expulsaient de leur texte homérique que ceux des « bâtards » et des « superflus » dont la sottise ou la contradiction avec le contexte faisait trop gros scandale ou dont l'intrusion était cent fois démontrée par ces irrégularités grammaticales, métriques, et autres Ils conservaient la plupart des autres intrus, même ceux qu'ils jugeaient des plus douteux, des plus indésirables : ils se contentaient de les noter en marge d'un « signe critique », marque d'infamie.

Il a été longtemps de mode chez les Anciens et les Modernes de regretter et de blâmer la rigoureuse sévérité des « Juges » Alexandrins : le nom d'Aristarque est devenu synonyme, ou presque, de grand Inquisiteur. A mesure que nous apprenons à mieux les connaître, nous apprécions, au contraire, leur prudente modération et la timidité de certains de leurs arrêts : Zénodote était parfois un peu fantaisiste et dur ; Aristophane avait ses heures aussi de rudesse et, semble-t-il, de caprice ; mais Aristarque fut plein de mansuétude pour nombre d'inculpés que ses prédécesseurs avaient condamnés et qu'il absolvait ; il semble n'avoir jamais décidé que sur pièces.

IIe *siècle avant notre ère*-Ier *siècle de notre ère*. — Période pergaméenne. Rivaux des Ptolémées, les Attales fondent la bibliothèque de Pergame et l'université, qui fournit bientôt de *grammairiens* et de *rhéteurs* l'Asie Mineure, Rome et tout l'Occident.

Les Homérisants de Pergame, dont Cratès est le coryphée (il vint à Rome en 156), se réclament de la tradition vraiment hellénique, disent-ils, contre les Hellénisés d'Égypte et du Levant : disciples et continualeurs des Sophistes et Philosophes d'Athènes des Pythagoriciens de Grande Grèce et des Sages d'Ionie. Ils prennent le contrepied des trois Critiques alexandrins et conservent ou rétablissent dans leur Homère la plupart des vers intrus qu'il a plu aux générations d'y ajouter.

Ils sont avant tout « grammairiens », aux deux sens strict et large du mot grec, *gramma* = lettre. Ils se chargent d'enseigner aux enfants les lettres, caractères d'écriture, et les belles-lettres, œuvres des écrivains, dont ils épluchent les lettres, les mots, les phrases, pour y redresser ce qui ne concorde pas avec leur admiration, leur propre langage, leurs connaissances scientifiques ou leur philosophie. Car ils reprennent et exagèrent les affirmations athéniennes touchant la science et la sagesse du Poète : Homère est, à les entendre, le professeur non seulement de gay sçavoir, mais de tout savoir, le guide infaillible pour tout homme raisonnable.

Le texte traditionnel, — les philologues ont pris l'habitude de dire la « Vulgate », — que les Romains reçoivent de Pergame, est donc encombré d'une foule de vers bâtards ou superflus qui figurent encore dans nos éditions scolaires et savantes, que nos professeurs de lycées et d'Universités expliquent et font parfois admirer à leurs élèves et étudiants, alors que les Alexandrins signalaient le « bavardage », la « sottise », l'« absurdité » même de certains. Nos rhéteurs et grammairiens répètent encore les raisonnements esthétiques, par lesquels les disciples de Pergame, — ceux que Strabon et les auteurs plus récents appellent les « Jeunes », — s'efforçaient de légitimer tous les vers et tous les épisodes que les critiques d'Alexandrie, — les « Vieux », — avaient mis en suspicion : telle traduction française de l'*Iliade*, parue avant-hier, en sort tout droit.

Les *Mémoires* et *Commentaires* d'Alexandrie et de Pergame ont passé dans les manuscrits gréco-romains sous forme de notes qui encombraient les marges, les hauts, les bas, parfois même les interlignes du texte et qui, de plus en plus comprimées, résumées, mutilées, ont abouti aux scholies de nos manuscrits byzantins.

IIe-V[e] *siècles de notre ère* — Période gréco- romaine. Il semble que, de Plutarque en Athénée, en Porphyre, en G. Choiroboscos et en ses scholiastes, une décadence continue abaisse et réduit presque à néant les études homériques : cette décadence nous apparaîtrait peut-être moins profonde, si nous avions conservé les manuels et les éditions dont usaient alors les universités d'Athènes et d'Antioche.

Mais dans tout l'Occident, l'exemple et la gloire de Virgile amènent une complète incompréhension d'Homère : on se figure les deux auteurs et les deux ouvrages comme des sortes de frères aîné et cadet ; les XII livres de l'épopée latine font croire à l'antiquité et à l'authenticité globale des XXIV chants de l'*épos* grec ; la comparaison esthétique des deux poètes semble accaparer d'abord l'attention des gens d'école ; puis, adoptée par le christianisme, l'épopée de Virgile devient le « livre » païen, en face des « livres » chrétiens, Bible et Évangile.

VIe-XIVe *siècles de notre ère* — Période byzantine. Quelques auteurs et quelques ouvrages, — Photius et sa *Bibliothèque*, Suidas et son L*exique* aux IXe et Xe siècles ; surtout J. Tzetzès en son *Exégèse* et l'évêque de Salonique, Eustathe, en ses *Commentaires*, au XIIe, — attestent la renaissance des études homériques à Constantinople : le Poète reprend sa place souveraine dans l'éducation de la jeunesse. Les Poésies redeviennent dans les écoles impériales, non seulement le manuel de style et de beau langage, le modèle des poètes, des orateurs et des écrivains, mais le code de recettes mondaines, où le candidat aux charges de la hiérarchie laïque et religieuse peut apprendre le ton et les règles du savoir-vivre, les citations utiles à servir en toutes circonstances de la vie publique et privée, ainsi que les moyens de parvenir aux plus hautes dignités : les *Commentaires* de l'évêque Eustathe sont un livre de « direction homérique » où les consciences chrétiennes n'ont que peu de chose à glaner. Mais, commentateurs sans critique, sans grande science, et sans aucune originalité, les Byzantins ne font que recopier ou résumer les théories et les notes des éditeurs antiques, surtout des Pergaméens, dont ils sont les adeptes aveugles.

Cette renaissance byzantine, lointaine, à demi païenne, fut-elle sans effets immédiats sur la chrétienté d'Occident ? Les écoles d'Irlande et de Grande-Bretagne furent-elles les seules à prolonger jusqu'au VIIIe siècle le souvenir et la lecture du texte homérique ?... La renaissance carolingienne n'a-t-elle pas affecté ce domaine aussi de l'antiquité ?... Et que se passa-t-il, durant de longs siècles, dans la nouvelle Rome des Empereurs *nationis germanicae* ?... Une princesse byzantine épouse un empereur de Germanie ; elle et sa suite, sont-elles venues sans leurs Homères ? Le frère d'Otton Ier (962-973), Brun de Cologne, apprend le grec. Otton III, fils de la grecque Théophanie, parle grec en son enfance. Les moines de Cluny, qui servent de négociateurs entre les deux empires et vivent durant de longs mois à Constantinople, doivent pareillement savoir le grec Quand de Cluny ou de ses succursales, sortent, avec le pèlerinage de Compostelle, les récits et peut-être les auteurs de nos chansons de geste, l'influence homérique est-elle à l'origine de cette création ?... Et quand les premiers Croisés passent par Constantinople, quand ensuite les Francs deviennent maîtres des principales provinces et villes de l'Empire d'Orient et de sa capitale, est-il vraisemblable que personne de leur entourage n'ait eu la connaissance directe de ces Poésies, que tout enfant destiné aux honneurs ou à la bureaucratie de Byzance étudiait et apprenait par cœur ?

Les princes français d'Achaïe, au XIIIe siècle, eurent leurs chansons de geste, leur « Conquête de la Morée » en vers grecs et en langage mélangé de « romaïque » et de bourguignon : est-il improbable qu'auprès de leurs jongleurs populaires, aient subsisté dans leur clergé séculier ou régulier quelques lecteurs de l'*épos*, quelques imitateurs ou continuateurs d'Homère peut-être ?

XVe et XVIe *siècles de notre ère* — Période italienne. Dès le milieu du XIVe siècle, les relations religieuses de Byzance avec la papauté d'Avignon rétablissent les échanges fréquents et directs de correspondances, d'idées et de livres entre les deux christianismes d'Orient et d'Occident... Puis les relations commerciales des républiques italiennes avec Constantinople amènent en Italie nombre de professeurs grecs, qui ne viennent pas sans leurs manuscrits. De Pétrarque (1360) à Poggio, le goût et la mode des études homériques se répandent : Florence en devient le centre ; le premier Homère imprimé y paraît en 1488, aux frais de B. et N. Nerili et de J. Acciajuoli, par les soins de Chalcocondyle. Venise donne ensuite les trois éditions Aldines (1504-1524), que suivent les éditions de Strasbourg, de Bâle, de Rome et des Estienne (1525-1566).

La question homérique est posée, mais sur le point seulement de savoir lequel des deux poètes, Homère ou Virgile, est supérieur à l'autre. C'est à peine si Scaliger et l'école française commencent d'entrevoir le problème des origines et de la composition des Poésies.

XVIIe et XVIIIe *siècles de notre ère* — Période anglo-française. Dans le domaine homérique, comme dans la plupart des autres, les deux méthodes cartésienne et baconienne ouvrent l'ère de la science moderne.

Dès 1670, en ses *Conjectures académiques ou Dissertation sur l'Iliade*, qui ne seront publiées qu'en 1715, mais qui seront connues et invoquées durant la grande querelle des Anciens et des Modernes (de 1680 à 1700), Fr. Hédelin, abbé d'Aubignac,— «le fondateur de la haute critique homérique », disent aujourd'hui les philologues de langue allemande, — émet l'idée que l'*Iliade* et l'*Odyssée* sont, non pas des épopées unitaires et continues à la façon de l'*Énéide*, mais des recueils de « cantiques » destinés, chacun, à une récitation particulière.

En 1713, en ses *Remarks on the Discourse of Free-Thinking*, R. Bentley fonde la critique littérale, en rétablissant dans le texte homérique la vieille lettre *digamma* que les Grecs classiques avaient oubliée, mais que leurs premiers alphabets possédaient à la même place où l'alphabet latin a le *F* et avec la même forme et la même valeur environ. Il faudra deux siècles pour faire admettre la géniale découverte de R. Bentley; encore, la moitié de nos homérisants ne l'acceptent-ils que mitigée.

Nombre de vers homériques, pourtant, sont faux dans le texte actuel, par l'absence de cette consonne : au début d'un mot, elle évitait l'élision d'une voyelle finale au mot précédent ou amenait l'allongement de cette voyelle suivie d'une autre consonne : sa chute a fait des spondées qui ne sont plus qu'un trochée ou un iambe. Le rétablissement du digamma est même indispensable pour la compréhension du texte : en nombre de vers, les scribes récents, qui n'avaient jamais connu cette lettre, ont introduit des corrections ou des lectures barbares, pour remédier, pensaient-ils, à ces défauts de versification qu'ils constataient et déploraient. Telles de ces corrections ou lectures, que nous conservons dans le texte, le rendent intraduisible.

Au long du XVIIIe siècle, les théories françaises et les éditions anglaises se répandent en Europe : Vico (1725-1744) adopte les premières et commence d'en tirer quelques doutes sur l'origine et l'auteur véritable des deux Poésies ; parmi les secondes, celle de Clarke (1729-1740) est recopiée et améliorée à Leipzig par Ernesti (1759-1764), et G. Heyne se propose de la refondre, quand tout Homère est remis en question par la découverte du Français G. d'Ansse de Villoison.

Au cours de l'année 1778-1779, Villoison retrouve dans la bibliothèque de Venise un manuscrit de l'Iliade, — le fameux *Venetus A*, — qui porte dans ses marges les « signes critiques » des Alexandrins et les scholies qui les expliquent : « Cet Homère, écrit-il aussitôt (avril 1779), est proprement l'*Homerus variorum* de toute l'antiquité ». Il en conclut, — et, durant tout le XIXe siècle, cette fausse conclusion prévaudra, — que notre texte de la *Vulgate* est une sorte de terrain alluvial ou sédimentaire, dans lequel ne se sont empilés, accumulés, et mêlés que des apports hétérogènes, de toutes dates et de toutes provenances.

La trouvaille de Villoison arrive juste au moment où la découverte de Tahiti et la publication d'Ossian (1760-

1770) viennent de faire entrer dans l'étude des littératures les idées de Jean-Jacques Rousseau touchant la prééminence des humanités primitives, « naturelles », sur les civilisations corruptrices. J'ai dit ailleurs quelle avait été l'influence sur Herder et Wolf des idées de Rousseau et de Diderot touchant l'« âge poétique » de l'humanité. Mais le bonheur des Tahitiens et leurs artistiques créations au théâtre et en musique n'ont pas moins agi sur Wolf, qui connut les voyages et les œuvres de Bougainville et de Cook, par deux sujets hanovriens du roi d'Angleterre, les Forster, père et fils, que Cook avait emmenés comme naturalistes et dessinateurs et qui rentrèrent ensuite à Gœttingen.

XIXe *siècle de notre ère* — Période allemande. Les *Prolegomena ad Homerum* de Fr.-Aug. Wolf (1795) vulgarisent en Allemagne ces idées françaises, que les romantiques adoptent en littérature : l'école «historique» ou « critique » leur soumet l'homérologie et les défend contre les négations de l'école « esthétique », qui, restée fidèle à la tradition gréco-romaine, continue de saluer en Homère le prince des poètes, le seul créateur des deux Poésies.

De 1795 à 1890, les « critiques » semblent l'emporter sur les « esthètes ». De 1890 à 1900, au contraire, une réaction esthétique est suscitée par les découvertes « mycéniennes » et « égéennes » des H. Schliemaim et des A.J. Evans et par la découverte en plus grand nombre des *papyri* homériques et leur utilisation plus érudite.

XXe *siècle.* — Période anglo-saxonne. La résurrection d'Homère se produit après le long calvaire wolfien. Les Anglais et les Américains surtout deviennent les champions de la théorie « néounitaire », qui veut rendre aux deux Poésies leur unité et au Poète tous ses droits. L'Allemagne, à son habitude, adopte et exagère la mode nouvelle.

Les Français ne se mettent au goût du jour qu'avec leur prudence et leurs réserves accoutumées.

En 1890, l'Homère de J. Van Leeuwen et B. Mendes da Costa passait pour le catéchisme dernier de l'orthodoxie wolfienne : l'infaillible église des critiques demandait alors au catéchumène de renoncer à Homère, à son existence, à son œuvre, à la fraternité des deux Poésies et à l'unité de chacune... En 1920, l'Homère du même J. Van Leeuwen est le code de l'esthétique nouvelle : Homère a existé ; il a écrit ; il a composé l'*Iliade* et l'*Odyssée* suivant des règles d'art que l'on peut retrouver, avec des recettes qu'il faut admirer dans la composition et dans le style ; tout n'est pas de Lui dans l'invention ; mais, sans Lui, rien ne serait dans la rédaction présente.

Le doute et même l'athéisme homérique étaient en 1890 les premiers devoirs de l'homérisant : la foi et l'amour sont en 1920 les seuls chemins, paraît-il, qui puissent nous ramener jusqu'au Poète.

Il est, je crois, une route bien plus sûre, qui conduit à des résultats plus certains, si l'on se met à l'école des archéologues récents et des philologues antiques. [...]

Fréd.-Aug. Wolf pensait au début du XIXe siècle que le *Venetus A* de Villoison permettait de reconstituer l'Homère de Longin (IIIe siècle de notre ère). C'est l'Homère des Alexandrins (IIe et IIIe siècles avant notre ère) c'est même l'Homère des Athéniens (IVe et Ve siècles avant notre ère) et peut-être l'Homère antérieur à Pisistrate (550-520 avant notre ère), qu'au début du xxe siècle, les *papyri* nous font connaître, ou, du moins entrevoir : il nous apparaît comme très différent du Poète que nous avions l'habitude d'admirer.

Nous savions, mais nous voyons mieux aujourd'hui qu'avant d'être un auteur de classe et un livre de lecture que se transmirent les soixante générations de l'humanité romaine, byzantine et moderne (150 avant notre ère - 1930 de notre ère) ; avant d'être un manuel de science et d'éducation, qui, durant dix ou douze générations, forma la jeunesse hellénique (550-1500 avant notre ère), Homère fut, pour les dix ou douze générations ioniennes et éoliennes (850-550 avant notre ère), un auteur de scène, un homme de théâtre, dont les pièces étaient récitées ou jouées par les *aèdes* d'abord, par les *rhapsodes* ensuite.

Poème représenté ; *Poème édité* ; *Poème transmis* : les *papyri* nous fournissent les indications les plus précieuses sur chacune de ces trois époques de l'histoire homérique. Il faut les étudier, toutes trois, mais en considérant surtout la première en date, le *Poème représenté*. C'est vers ce vieux modèle ionien que doivent tendre nos recherches et éditions d'aujourd'hui. C'est ce premier Homère de Chios, de Samos et de Milet qu'après deux millénaires d'oubli, nous devons essayer de remettre en lumière et, si possible, en scène : l'*Iliade* et l'*Odyssée* doivent reprendre leur place en tête de cette littérature parlée, récitée, chantée, mimée, que furent en somme toutes les œuvres des vrais Hellènes, depuis les origines achéennes jusqu'à l'assoupissement alexandrin, en passant par l'épos des Ioniens, la lyrique des Éoliens et des Doriens, le drame tragique ou comique des Athéniens et les logoi ou dialogoi de leurs historiens et de leurs philosophes.

« En bref, on peut dire que poèmes d'Homère ne sont rien autre chose que drames », dit le Pseudo-Plutarque en sa *Vie d'Homère*. Ni les premiers Hellènes, ni même les contemporains des guerres médiques n'ont connu l'épopée telle qu'à l'exemple des Romains et des Alexandrins, les Modernes se la figurent. Une illusion domine, depuis vingt siècles bientôt, non seulement l'homérologie mais encore toutes les littératures modernes, après avoir dominé les conceptions de Byzance, de Rome et même d'Alexandrie.

Car les élèves et imitateurs de l'Hellade à travers les âges, ceux du Levant hellénisé, comme ceux de l'Europe païenne et chrétienne, tous se sont figuré que la Grèce antique avait cultivé trois genres de poésie, foncièrement différents, l'épique, le lyrique, le dramatique, dont chacun avait son caractère propre, ses habitudes spéciales, ses règles, son statut personnel.

Or, depuis un siècle, les archéologues et les historiens de l'art ont appris à nos sculpteurs et à nos architectes qu'il ne fallait en rien confondre l'art grec et l'industrie romaine, les modèles de la Grèce et les copies de Rome.

L'ILIADE

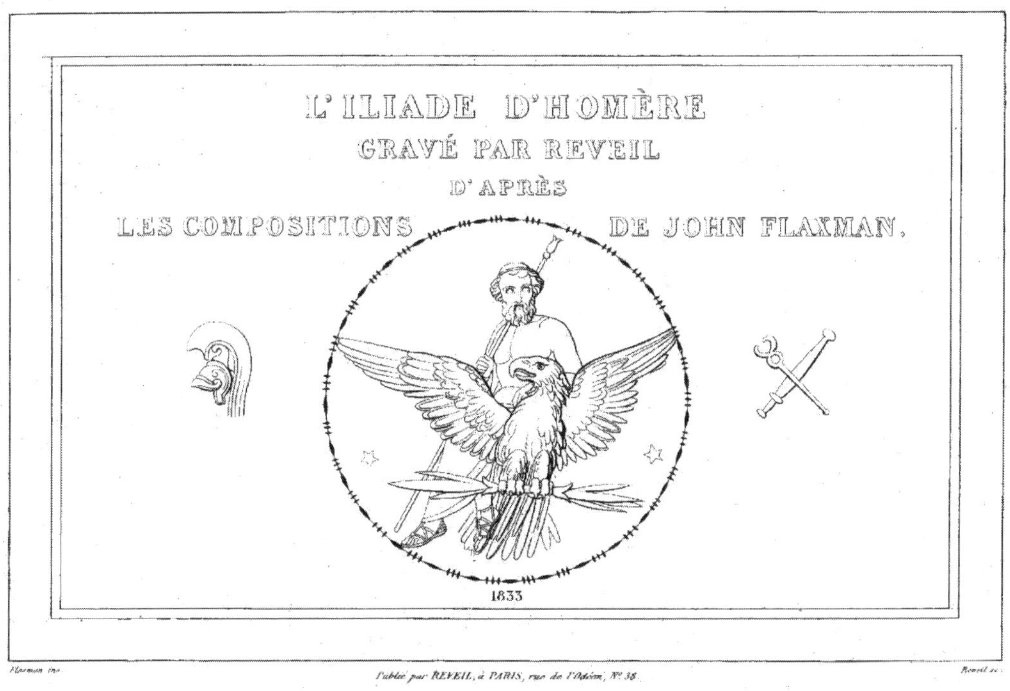
L'ILIADE D'HOMÈRE
GRAVÉ PAR REVEIL
D'APRÈS
LES COMPOSITIONS DE JOHN FLAXMAN.
1833
Publié par REVEIL, à PARIS, rue de l'Odéon, N° 38.

2 Analyse sommaire de l'Iliade.

Iliade signifie : poème sur *Ilion*. Ilion est un autre nom de Troie, ville située à l'extrémité nord-ouest de la péninsule d'Asie Mineure. La légende hellénique contait que Troie-Ilion avait été assiégée pendant dix ans, et finalement prise et brûlée par une armée confédérée, sous le commandement suprême d'Agamemnon, frère de Ménélas, dont la femme Hélène, fille de Zeus et de Léda, avait été ravie par Pâris (nommé aussi Alexandre), fils du roi Priam. De cette longue durée, l'*Iliade* n'a pour matière qu'une très courte partie, découpée dans la dernière période, tout à l'approche du dénouement ; elle s'ouvre par le récit de la querelle entre Agamemnon et Achille, à la suite de laquelle Achille, irrité, se retire sous sa tente ; elle raconte les combats livrés en son absence, jusqu'au moment où il reprend les armes pour venger son ami Patrocle, met en déroute les Troyens, tue leur chef le plus vaillant, Hector, et, après avoir fait célébrer solonnellement les funérailles de Patrocle, consent à rendre au vieux Priam le cadavre d'Hector, qu'il a d'abord traité avec barbarie.

La querelle a pour origine un débat qui s'institue dans l'assemblée des Achéens au sujet d'une peste qu'Apollon a déchaînée, pour punir Agamemnon du refus qu'il a opposé à son prêtre Chrysès, Chrysès avait réclamé sa fille, Chryséis, tombée aux mains des Achéens, échue, dans la distribution du butin, en partage à Agamemnon, et devenue sa concubine. Agamemnon ne consent à la rendre, que s'il compense sa perte au détriment d'un autre chef, et il fait enlever à cet effet Briséis, la captive d'Achille. Achille proteste en se retirant dans son campement, avec ses soldats, les Myrmidons. Il implore sa mère, la déesse Thétis, qui, après avoir reçu la confidence de l'affront qu'il a subi, va demander à Zeus et obtient de lui la promesse que son fils sera vengé.

La vengeance se prépare par un piège que Zeus tend à Agamemnon. Sur la foi d'un songe, qui lui promet la victoire, Agamemnon croit pouvoir reprendre la lutte contre les Troyens. Il convoque d'abord l'assemblée, et pour s'assurer des dispositions de ses troupes, leur propose de renoncer à la guerre et de retourner en Grèce. Cette proposition n'est dans son esprit qu'une feinte ; mais elle est acceptée avec enthousiasme par les soldats ; c'est à grand'peine qu'Ulysse, que soutiennent deux déesses amies des Achéens, Héré et Athéné, ramène la foule à son devoir. Après nous avoir donné une liste des contingents qui forment l'armée d'Agamemnon, liste à laquelle fait pendant celle des contingents troyens, le poète nous montre les deux armées en marche l'une contre l'autre.

Mais la bataille générale ne s'engage pas. Pâris, l'amant d'Hélène, l'auteur responsable du conflit, vient défier Ménélas. Il est convenu qu'ils vont s'affronter en combat singulier, et que, si Pâris est vaincu, les Troyens rendront Hélène et indemniseront les Grecs, tandis que ceux-ci abandonneront le siège, si leur champion a le dessous. Pâris vaincu est sauvé par la déesse Aphrodite, en même temps que, poussé par Héré et par Athéné, déesses ennemies des Troyens, un des alliés de ceux-ci, le Lycien Pandaros, rompt traîtreusement la trêve, en blessant Ménélas d'une flèche. La bataille est désormais inévitable, et Agamemnon passe la revue de ses troupes, en adressant aux chefs, selon les dispositions où il trouve celles-ci, des éloges ou des réprimandes.

Les premiers épisodes du combat sont favorables aux Achéens, malgré la promesse que Zeus a faite à Thétis de favoriser leurs adversaires. En l'absence d'Achille, Diomède en est le héros. En vain Pandaros l'atteint d'une de ses flèches. Athéné le guérit ; il tue Pandaros, blesse Énée, et, emporté par son ardeur, il s'attaque même à des dieux : il blesse Aphrodite, il blesse Arès. Un combat singulier entre le Rhodien Tlépolème et le Lycien Sarpédon, fils de Zeus, combat où Tlépolème est vaincu, complète les exploits de Diomède.

Le lecteur se repose du spectacle de ces luttes furieuses dans un intermède qui le transporte à Troie. Le danger que courent les Troyens décide Hector, sur le conseil de son frère, le devin Hélénos, à rentrer dans la ville pour demander à sa mère Hécube d'organiser, avec les matrones troyennes, une supplication à Athéné. Tandis qu'en son absence, Diomède rencontre le Lycien Glaucos et reconnaît en lui un hôte, en sorte que les deux héros, au lieu de se combattre, échangent amicalement leurs armes, Hector se rend chez Pâris, pour le ramener au combat, puis fait la rencontre d'Andromaque, accompagnée du jeune Astyanax et de sa nourrice, et le poète conte, dans une admirable scène, les adieux des deux époux.

La bataille cependant se continue assez singulièrement par un nouveau duel, le duel d'Hector et d'Ajax. Après quoi, la nuit survenue, une trêve d'un jour est conclue, en vue de relever et d'ensevelir les morts. Les Achéens, qui, pour la première fois depuis les débuts de la guerre, ont eu à soutenir, en rase campagne, l'effort des Troyens et n'ont pas réussi à le briser, éprouvent des craintes pour leur campement, et utilisent la trêve en l'entourant d'un rempart et d'un fossé.

Une seconde bataille se livre le lendemain. Elle porte traditionnellement le titre de *Bataille tronquée*, parce que le récit en est aussi rapide et sec que celui de la première était lent et détaillé. Elle se distingue aussi de la première par l'absence des dieux à qui Zeus a interdit d'y prendre part. Quand la nuit tombe, les Achéens rentrent dans leur camp, et les Troyens, à demi vainqueurs, bivouaquent dans la plaine. Agamemnon découragé renouvelle, sérieusement cette fois, la proposition qu'il avait faite artificieusement au début du poème, de lever le siège et de retourner en Grèce. L'opposition de Diomède l'en détourne, et, sur l'avis de Nestor, le roi des rois se rallie à une autre résolution ; il consent à une démarche de réconciliation auprès d'Achille. Ses offres, que vont porter au héros irrité Ulysse, Ajax et le vieux Phénix, sont repoussées avec dédain. Achille déclare qu'il ne reprendra pas les armes avant que l'attaque troyenne atteigne son propre campement.

Le récit de cette nuit dramatique est complété par l'expédition hardie de Diomède et d'Ulysse qui vont se rendre compte des mesures prises par les Troyens, massacrent le Thrace Rhésos et ses compagnons, récemment arrivés au secours de Priam, surprennent, à leur retour, l'espion Dolon et le mettent à mort. L'épisode, à cause de ce dernier fait, est connu sous le nom de *Dolonie.*

La troisième bataille de l'*Iliade* sera plus sanglante encore et plus complexe que la première. Malgré son échec, que la seconde bataille a rendu grave, Agamemnon rentre en campagne avec ardeur. Zeus renouvelle sa défense aux dieux de participer à l'action, et se propose d'en diriger les résultats conformément à la promesse que Thétis a obtenue de lui. Dans la mêlée qui commence, tous les chefs les plus valeureux sont mis successivement hors de combat : en premier lieu Agamemnon, qui, fort effacé dans les chants précédents, montre cette fois la plus belle vaillance ; puis Diomède, Ulysse, Ménélas et Ajax, qui protège la retraite, le dernier. Les Achéens sont repoussés jusqu'à leurs vaisseaux.

Un épisode de cette retraite va servira nouer une nouvelle péripétie. Nestor emmène sur son char un blessé, Machaon; Achille l'aperçoit, et, intrigué, envoie son ami Patrocle apprendre quel est ce héros. Après un assez long séjour, dans la tente de Nestor, séjour dont la durée est motivée par un de ces discours du vieux chef, qui sont la caractéristique de son rôle, Patrocle s'attarde encore à soigner Eurypyle blessé. Nous ne le verrons que plus tard retourner auprès d'Achille et s'acquitter de sa mission. Le poète nous fait assister d'abord à la série d'engagements qui portent à son plus haut point le péril couru par les Achéens.

La *Bataille du mur* nous montre attaqué et forcé ce rempart que les Achéens ont élevé pendant la trêve qui a suivi la seconde bataille. Mais, au moment où les Troyens, Sarpédon et ses Lyciens en tête, ont brisé leur résistance, Zeus, qui contemple les événements du haut de l'Ida, détourne ses yeux du champ de bataille. Ainsi redevient possible, en dépit de la défense intimée par lui, une intervention des autres divinités. Poséidon, qui est habituellement une de celles qui défendent les Troyens, vient ici au secours des Achéens ; la vaillance d'Idoménée, jointe aux efforts du dieu, arrête momentanément l'avance ennemie.

Mais la situation reste critique. Dans un conseil tenu par les chefs, Agamemnon propose une troisième fois la fuite, et Ulysse, appuyé par Diomède, fait triompher une troisième fois la ténacité. Poséidon, sous la figure d'un vieillard anonyme, revient au secours des Grecs. Cependant, parallèlement à l'action qui se déroule sur le champ de bataille, une autre s'engage non loin de là. Sur cette cime de l'Ida où Zeus s'est porté pour observer les événements, Héré vient le trouver perfidement, et, par sa coquetterie, elle le séduit ; elle le détourne de son rôle ; il s'abandonne à l'amour qu'elle provoque ; elle l'endort, avec la complicité du Sommeil. Poséidon profite de la liberté qu'Héré lui assure pour rétablir la situation compromise des Grecs ; Hector est blessé et peu s'en faut qu'il ne perde connaissance.

Les Troyens sont chassés des abords du camp et rejetés dans la plaine, lorsque Zeus se réveille, rappelle à l'ordre Poséidon, et envoie Apollon ranimer Hector, qui ramène ses troupes jusqu'au rempart où elles font brèche. C'est à ce moment que Patrocle sort enfin, de la tente d'Eurypyle, et va rendre compte à Achille de ce qu'il a vu.

Les Troyens se sont glissés jusqu'aux vaisseaux. Ajax, posté sur l'un d'eux, poursuit en vain une défense héroïque. La flamme jaillit de celui de Protésilas, qu'Hector et les siens assaillent, armés de torches. Ce spectacle touche enfin le cœur d'Achille, non pas au point de le décider à venir lui-même en aide à ses alliés menacés, mais assez pour qu'il autorise Patrocle à se mettre à la tête des Myrmidons et à leur apporter le renfort nécessaire. Les Troyens sont de nouveau repoussés en désordre. La partie de l'*Iliade* qui met en scène les exploits de Patrocle est désignée légitimement sous le nom de *Patroclie*.

Achille avait prescrit à Patrocle de se borner à la libération du camp. Patrocle vainqueur se laisse enivrer par sa victoire. Il poursuit l'ennemi jusqu'en pleine campagne ; il triomphe de Sarpédon ; il massacre un grand nombre de Troyens. Mais, quand il a réussi à tuer le conducteur du char d'Hector, Kébrion, il périt lui-même dans la mêlée qui s'engage autour du cadavre. Blessé par Euphorbe, après avoir été désarmé traîtreusement par Apollon, il est achevé par Hector, et meurt en prédisant à son vainqueur le sort dont il est lui-même victime.

Une affreuse mêlée s'engage autour du cadavre de Patrocle ; Hector réussit à s'emparer des armes d'Achille, que Patrocle avait revêtues ; mais les Grecs parviennent à sauver le corps du héros qui les a préservés du désastre. Antiloque, fils de Nestor, annonce à Achille la mort de son ami. La douleur de cette perte brise la fierté intraitable qu'Agamemnon n'avait pas pu fléchir en s'humiliant devant celui qu'il avait offensé et en lui offrant les compensations les plus avantageuses. Achille reprendra les armes, sinon pour sauver ces Grecs qui n'ont pas su le défendre contre la violence du roi des rois, du moins pour venger son ami, et sa vengeance sera terrible. Mais il ne peut pour le moment —n'ayant plus d'armure— que se montrer à la limite de son campement, et épouvanter les agresseurs par son apparition accompagnée d'un grand cri. Il ne leur fera sentir sa force et sa vaillance que quand sa mère Thétis sera venue lui apporter les armes nouvelles qu'elle a fait fabriquer pour lui par le forgeron divin, Héphaistos; la pièce principale en est ce bouclier dont la description est restée justement célèbre.

Pendant la nuit qui précède la quatrième et dernière bataille de l'*Iliade*, les Troyens, qui ont bivouaqué cette fois encore en pleine campagne, ont tenu une assemblée, dans laquelle Polydamas a tenté de mettre Hector en garde contre un excès de confiance et a conseillé vainement de rentrer dans la ville. Pendant ce temps, Achille et les Myrmidons ont rendu les premiers honneurs au corps de Patrocle, dont les funérailles solennelles seront célébrées seulement après qu'Hector, son meurtrier, aura été châtié, Il faut aussi que la réconciliation soit scellée entre Achille et Agamemnon, et elle s'accomplit dans un récit assez froid. Après tous ces préliminaires, la dernière bataille peut commencer.

Non sans que nous assistions encore à une de ces assemblées des dieux, où se prépare le sort des mortels. Zeus lève maintenant sa défense, et autorise les autres Olympiens à prendre parti. Achille cependant s'élance au combat avec l'ardente impatience de rencontrer Hector. Apollon le retarde en excitant contre lui Énée, et en provoquant un duel où il sauve le héros troyen. Débarrassé d'Énée, Achille massacre et disperse les Troyens ; mais Hector, qu'il réussit à rejoindre, lui est finalement dérobé par le même Apollon. La déroute des Troyens les entraîne jusqu'au fleuve ; Achille les traque et les massacre impitoyablement dans le lit du Xanthe, qui appelle à son aide son affluent le Simoïs, et inonde avec lui la plaine. Achille périrait si, par la volonté d'Héré, Héphaistos, le dieu du feu, n'enflammait les arbres et les végétaux et n'arrêtait les eaux débordées. L'épisode est suivi d'un autre qui porte le nom de *Théomachie* ou *Bataille des dieux* : c'est en réalité une série de défis, plutôt qu'une véritable bataille.

L'événement décisif de la quatrième bataille, celui que ces diverses scènes ne font que préparer, est le combat entre Hector et Achille. Les Troyens en désordre ont reflué jusqu'aux remparts. Priam a fait ouvrir les portes, par où ils se réfugient dans la ville, et une ruse d'Apollon détourne Achille sur une fausse piste. Hector cependant, après un dramatique débat avec lui-même, se refuse à écouter l'appel désespéré de Priam et d'Hécube. Au lieu de chercher un abri derrière la muraille, il jouera la partie suprême et affrontera le combat avec son redoutable ennemi. Zeus pèse le destin d'Hector, et le livre au péril qui le menace. Lorsque Achille paraît, dans ses armes resplendissantes, Hector tremble malgré sa vaillance, et, dans une fuite éperdue, l'entraîne trois fois autour des remparts. Avec une perfidie qui choque les modernes, Athéné met fin à cette poursuite en apparaissant auprès d'Hector sous la forme d'un de ses frères, Déiphobe, sorti de la ville, dit-elle, pour lui prêter son aide. Hector reprend confiance, fait volte-face et attend Achille de pied ferme. Athéné, pendant le duel même, continue à favoriser Achille, au détriment d'Hector, qui tombe, frappé à la gorge par le javelot de son adversaire. Dans son agonie, il supplie celui-ci de respecter son cadavre, et, comme Achille, dominé par son affection pour Patrocle et la soif de vengeance qu'elle lui inspire, repousse dédaigneusement sa prière, il lui prédit la mort qui l'attend à son tour. Achille l'achève, et les Achéens après lui piquent de leurs lances le misérable cadavre. Ils chantent autour de lui un péan. Achille, lui perçant les talons et les traversant d'une courroie, l'attache à son char, et l'emporte jusqu'à son camp, en le traînant dans la poussière, tandis que Priam et Hécube d'abord, qui assistent à la scène sur une tour, qu'ensuite Andromaque elle-même, prévenue après coup et accourue défaillante, se répandent en lamentations.

Le poème ne se termine pas sur ce tableau tragique. Il a pour conclusion des scènes plus apaisantes. Achille célèbre solennellement les funérailles de Patrocle par des jeux, qui comprennent huit épreuves ; course des chars, la plus longuement narrée, pugilat, course à pied, escrime, jet du disque, tir à l'arc, jet du javelot. Les dieux prennent en pitié Hector, qui non seulement n'a point été enseveli, mais dont Achille continue chaque matin à outrager le cadavre. Zeus envoie Thétis prescrire à son fils la clémence, tandis qu'en son nom également Iris inspire à Priam l'audace de se rendre auprès d'Achille, pour le supplier de lui restituer le corps du héros. Dans une scène pathétique, le vieux souverain, en évoquant le souvenir de Pélée, réussit à émouvoir l'âme d'Achille, et l'Iliade, se termine par les obsèques d'Hector, ramené à Troie.

3 L'Iliade considérée dans son état actuel.

A part quelques indications, dont le sens sera souligné plus tard, cette analyse, qui ne contient que l'essentiel, a été faite sans préoccupation de mettre en relief les difficultés dont la critique moderne a cru pouvoir se servir pour contester l'unité primitive du poème. Négligeant les détails, nous devons nous demander d'abord quelle impression d'ensemble il est capable de laisser sur l'esprit d'un lecteur qui ne soit pas un critique, et chercher à comprendre aussi comment Aristote, et tous ceux qui l'ont suivi jusqu'à d'Aubignac, ont pu mettre au rang de ses qualités les plus admirables la composition.

Voici comment s'exprimait Aristote, après avoir critiqué, dans maintes œuvres poétiques, l'absence de toute logique interne : « C'est pourquoi, comme nous l'avons dit déjà, la supériorité d'Homère doit paraître merveilleuse pour cette raison aussi qu'il n'a pas essayé de prendre pour sujet la guerre (de Troie) tout entière, bien qu'elle eût un commencement et une fin ; car ce sujet devait être trop vaste et difficile à embrasser dans son ensemble ; et si même cette guerre eût été d'une durée moyenne, elle aurait été trop surchargée d'événements variés. En fait, il en a détaché une seule partie, en utilisant comme épisodiques certains autres éléments, tels que le catalogue des vaisseaux et autres épisodes qui interviennent au cours du poème ». Ainsi Aristote reconnaît un art savant dans le choix du sujet et dans la distribution générale de la matière.

Le sujet n'est qu'un élément de la guerre de Troie : *la colère d'Achille* et ses conséquences. Mais il est ingénieusement agrandi et varié par des développements qui ont permis au poète de tracer un tableau d'ensemble de la guerre, ou tout au moins d'en suggérer l'impression, si bien que le poème a pu recevoir, soit de son auteur, soit de la tradition, le nom caractéristique d'*Iliade*. Ce poème a un héros, qui est Achille, et ce héros a un caractère, qui reste identique d'un bout à l'autre, mais qui, sous l'influence des événements, se révèle peu à peu à nous sous deux aspects principaux. Achille est jeune ; il est fort ; il est bouillant de courage. Il a le sentiment de sa valeur, et, dans une armée de confédérés qui ne sont pas — du moins pour le plus grand nombre — les sujets du chef de l'entreprise, il ne se croit inférieur à personne. L'acte arbitraire d'Agamemnon, lui enlevant sa captive Briséis, l'enflamme d'une colère qui se porterait jusqu'à des voies de fait, sans l'intervention d'Athéné. Retiré sous sa tente, il réclame de Zeus, par l'entremise de sa mère, le châtiment d'Agamemnon et celui des Achéens qui ne l'ont point soutenu contre Agamemnon. Il assiste avec une secrète joie à leur défaite. Il goûte la même satisfaction amère quand Agamemnon, en lui envoyant une ambassade et en lui promettant en compensation des dons magnifiques, s'humilie devant lui ; mais comme l'orgueil a sur son âme infiniment plus d'empire que l'intérêt, il repousse avec hauteur ces offres. Un revirement ne commence à se produire en lui que quand Hector s'est approché assez des vaisseaux pour en incendier un. Alors, tout en persistant dans son abstention, il autorise au moins Patrocle à le suppléer. Le trait de génie est d'avoir voulu que cette âme, qui nous apparaît d'abord si dure, si intraitable, presque barbare, recélât une force d'affection et une générosité que la mort de Patrocle nous révèle. Ce que rien n'avait pu obtenir d'elle, l'amitié l'obtiendra. Les Grecs, et Agamemnon lui-même avec eux, seront sauvés, parce qu'il faut que Patrocle soit vengé. Après cette crise pathétique, qui donne à l'*Iliade* son haut intérêt moral, les derniers chants nous feront voir à l'œuvre cette vaillance que nous ne connaissions, dans les premiers, que par ouï-dire, et le héros y montrera également ces deux aspects de sa nature, que nous avons vus se révéler successivement à nous. Il est impitoyable, il est barbare quand il s'agit d'Hector; mais la source de sa dureté est dans un sentiment noble et même tendre, son affection pour Patrocle, et, dans l'entrevue finale avec Priam, il est sensible à la pitié. Nous ne le verrons pas mourir ; mais nous savons qu'il mourra, avant la victoire finale des Grecs ; nous savons qu'il n'ignore pas son destin, et qu'il a fait librement son choix entre « une mort sans gloire, et peu de jours suivis d'une longue mémoire ».

Tel est le développement de l'action, en tant que le poème a pour matière la *colère d'Achille*. Mais, du fait qu'Achille, dès le premier chant, renonce à prendre part aux combats, le poème a pu se transformer en une *Iliade*, une *Guerre de Troie*. Pendant qu'Achille restera sous sa tente, les autres héros achéens le suppléeront tour à tour : Diomède, Ulysse, les deux Ajax, Idoménée, Agamemnon, Ménélas, Teucer, etc., quelle variété de personnages ! quelle variété de caractères ! Et nous ne parlons que de ceux qui sont au premier plan, alors qu'à chaque instant d'autres se détachent de la foule, qui, tout en n'ayant qu'un rôle secondaire et momentané, sont marqués d'un trait individuel. D'autre part, la construction du mur après la seconde bataille a permis d'éviter la monotonie des combats en rase campagne, en faisant intervenir les situations nouvelles qui peuvent dériver d'un, assaut.

Ce n'est pas seulement de cette manière que cette vaste épopée de plus de quinze mille vers (exactement 15 693) évite l'uniformité. Aux scènes de violence font pendant d'autres scènes apaisantes. Ce sont des épisodes comme le *catalogue des vaisseaux*, qu'Aristote a particulièrement désigné, comme l'*ambassade*, comme la *fabrication des armes* par Héphaistos; ce sont d'autres tableaux qui, en face des Grecs, nous permettent de faire connaissance avec leurs adversaires, d'entrer à Troie, d'y suivre Hector, d'y voir et d'y entendre Pâris, Hélène, Priam, Hécube, Andromaque. Bien qu'il soit animé d'un ardent sentiment patriotique, le poète a respecté l'ennemi; celui de ses héros auquel va le plus spontanément sa sympathie, c'est Hector, qui, jusqu'à la dernière heure, défend noblement son pays, sans espoir et sans découragement, et la femme de ce vaillant, Andromaque, est digne de lui. Quelques traits, assez rares, et qui ne sont jamais très appuyés, ont pour objet de caractériser les Troyens comme des Asiatiques, des Barbares. Le plus souvent, il n'y a entre eux et les Achéens aucune différence sensible.

Dans une composition d'une telle étendue, la forme ne peut avoir partout la même perfection. Ce qui surprend cependant le lecteur, c'est, dans l'ensemble, l'harmonie plutôt que l'inégalité. Langue et versification ont partout de la noblesse et de l'aisance. C'est presque partout la même vie, le même naturel, la même abondance élégante, la même force unie à la même souplesse. Les passages sont rares où Homère, selon la formule antique, semble « s'endormir ». Ce qu'il faut noter plutôt, c'est que la langue ne vise point à l'originalité ; le poète ne la crée pas à chaque instant par un effort personnel. Il adopte une langue traditionnelle, qui, visiblement, s'est constituée par un long usage, et qui est comme tramée de formules, faites pour s'adapter à certaines catégories de personnages, et à certaines situations prévues. Ces formules ont été d'abord indispensables à l'aède qui improvisait ; elles sont restées utiles au poète qui composait à tête reposée. Homère, ou les Homères, n'ont jamais songé à s'en priver, bien que quelques-unes d'entre elles ne fussent probablement plus très bien comprises de leur temps. Le ton uniforme qui règne dans les deux poèmes peut donc s'expliquer aisément, même si l'on admet pour l'un comme pour l'autre une pluralité d'auteurs. [...]

L'Iliade s'ouvre au moment où les Achéens sont victimes d'une peste, dont Apollon les frappe pour venger le prêtre Chrysés, à qui Agamemnon a refusé de rendre sa fille, Chryséis. Ces événements donnent lieu à une altercation entre Achille et Agamemnon, dont le récit fait le sujet principal du premier chant, tel que l'ont délimité les critiques alexandrins. Le thème des Querelles paraît avoir été un de ceux pour lesquels les aèdes et leur public avaient une prédilection marquée. Celle qui s'élève entre le généralissime et le plus vaillant des chefs qui lui font cortège est d'une violence singulière, et produit de graves conséquences. Agamemnon ne consent à rendre Chryséis qu'en prenant à Achille, comme compensation, une autre jeune captive, Briséis. Achille, irrité, se retire dans la partie du camp qu'il occupe avec les Myrmidons et cesse de participer aux combats. Son ressentiment va plus loin que cette abstention. Fils d'une déesse marine, Thétis, il évoque sa mère, et la supplie d'obtenir de Zeus que le maître des Dieux donne la victoire aux Troyens, jusqu'à ce qu'Agamemnon répare sa faute. La démarche de Thétis et le banquet des Olympiens qui la suit terminent ce premier chant.

Par toutes les qualités qui sont propres à la poésie homérique—mouvement dramatique, vérité des caractères, simplicité forte de l'expression, vigueur et souplesse de la versification — cette introduction de l'Iliade en est une des parties supérieures, peut-être même la plus belle. Elle annonce, mais assez vaguement, un poème, sinon aussi vaste que celui qui nous a été transmis, du moins d'une certaine étendue. Il est beaucoup plus vraisemblable de la considérer comme le germe d'où tout le reste ou presque tout le reste est sorti, que comme une invention relativement récente, destinée à donner, coûte que coûte, une certaine unité à une compilation de morceaux antérieurs. Mais tout l'ensemble que nous venons d'analyser est-il d'une seule venue, ou laisse-t-il soupçonner lui-même un agrandissement progressif ? Lachmann a soutenu que seule la querelle proprement dite (vers 1- vers 347) était primitive, et qu'elle avait reçu deux additions : l'une, la plus considérable, comprenant la supplication adressée par Achille à Thétis, et la scène olympique qui la suit (348-429 et 493 jusqu'à la fin du chant) ; l'autre beaucoup plus courte (430-492), contenant le récit de la restitution de Chryséis. Il est bien difficile de croire que la querelle ne trouve pas dans la supplication à Thétis et dans la scène olympique, qui sont également d'une beauté supérieure, sa continuation naturelle, et qu'elles ne soient pas dues toutes trois au même auteur. Il n'est pas impossible que ce poète ait composé d'abord la Querelle, qui pouvait suffire à elle seule à la durée d'une récitation, et qu'encouragé par le succès obtenu, il l'ait ensuite développée par les deux autres morceaux. Mais il est sûr, en tout cas, que, dès que la supplication à Thétis a été jointe à la querelle, une autre suite à cet ensemble est devenue plus nécessaire encore que la supplication ne l'est à la querelle. Le premier chant, tel que nous le lisons, contient, en termes très généraux, l'annonce d'une épopée assez longue, dont le sujet est la colère d'Achille, avec ses suites fâcheuses pour les Achéens. Seule, la seconde des additions supposées par Lachmann, la restitution de Chryséis, qui ne présente qu'un intérêt médiocre et n'est presque entièrement composée que de vers-formules, peut être regardée avec une assez grande probabilité comme une véritable interpolation.

4 La Querelle (chant I).

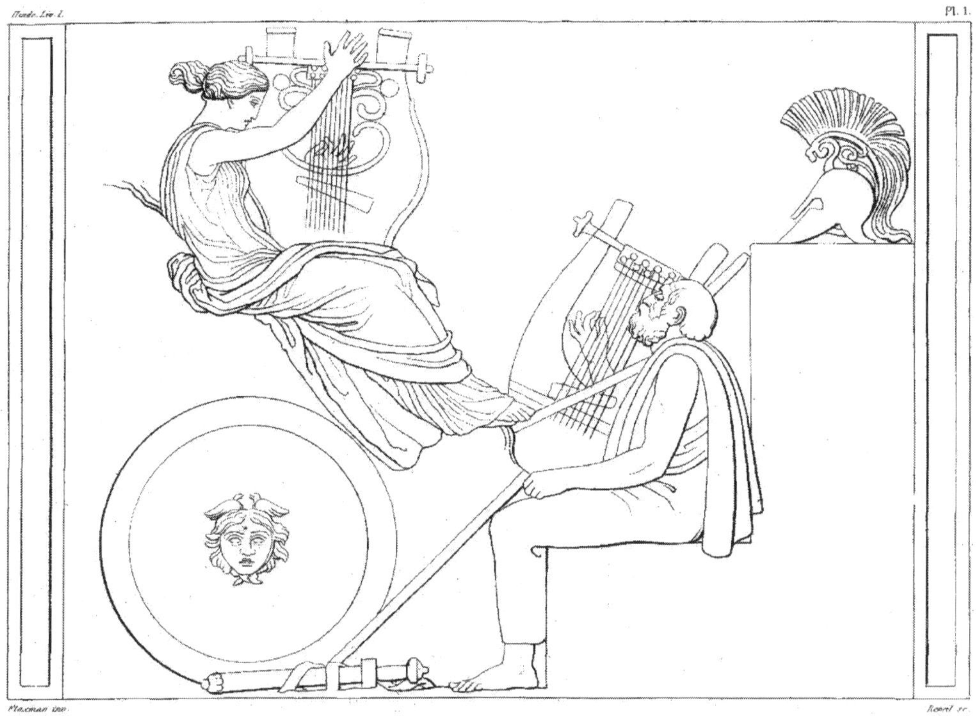

Homère invoque sa muse.

LA PESTE (I, 1 - 52)

Chante l'ire, Déesse, du Péléide Achille, l'ire malfaisante qui fit aux Achéens mille peines, et qui précipita chez Hadès, en foule, les âmes vaillantes des héros, en les livrant eux-mêmes en proie aux chiens, et à tous les oiseaux. Ainsi la volonté de Zeus s'accomplissait, depuis que, pour la première fois, une querelle eut divisé Atride, seigneur des hommes, et le divin Achille. Qui donc, quel dieu les mit aux prises, dans cette querelle ?

Μῆνιν ἄειδε θεὰ Πηληϊάδεω Ἀχιλῆος	οἰωνοῖσί τε πᾶσι· Διὸς δ' ἐτελείετο βουλή,
IRAM cane, Dea, Pelidae Achillis	Alitibusque omnibus: Jovis autem perficiebatur consilium :
οὐλομένην, ἣ μυρί' Ἀχαιοῖς ἄλγε' ἔθηκε,	ἐξ οὗ δὴ τὰ πρῶτα διαστήτην ἐρίσαντε
Perniciosam, quae plurimos Achivis dolores fecit.	Ex quo utique primum disjuncti sunt litigantes
πολλὰς δ' ἰφθίμους ψυχὰς Ἄϊδι προΐαψεν	Ἀτρεΐδης τε ἄναξ ἀνδρῶν καὶ δῖος Ἀχιλλεύς.
Multasque fortes animas orco praemature misit	Atridesque, rex virorum, et nobilis Achilles.
ἡρώων, αὐτοὺς δὲ ἑλώρια τεῦχε κύνεσσιν	Τίς τ' ἄρ σφωε θεῶν ἔριδι ξυνέηκε μάχεσθαι;
Heroum, ipsosque praedam discerpendam fecit canibus,	Et quisnam igitur eos Deorum, contentione commisit, ut pugnarent?

Le fils de Léto et de Zeus. C'est lui, qui, dans sa colère contre le Roi, jeta sur l'armée un mal pernicieux, et les hommes mouraient, parce que Chrysès, son prêtre, avait été maltraité par Atride. Chrysès était venu jusqu'aux vaisseaux des Achéens, pour racheter sa fille, en portant une immense rançon ; il avait en mains les bandelettes d'Apollon, le bon archer, sur son sceptre d'or ; et il suppliait tous les Achéens, mais surtout les deux Atrides, capitaines de l'armée : « Atride, et vous autres, Achéens aux belles jambières, puissiez-vous obtenir des Dieux, habitants de l'Olympe, la ruine de la ville de Priam et un heureux retour en vos pays ! Mais rendez-moi ma fille et acceptez cette rançon — par respect pour le fils de Zeus, le bon archer Apollon. » Lors les autres Achéens, tous, consentirent à traiter le prêtre avec respect, en recevant la rançon magnifique. Mais cet avis n'agréa point au cœur de l'Atride Agamemnon. Il le renvoya durement, en lui intimant cet ordre avec violence : « Toi, vieillard, que, près des vaisseaux creux, je ne te trouve plus sur mon chemin ; ne t'y attarde pas aujourd'hui, et n'y reviens pas davantage ; ne compte ni sur le sceptre, ni sur les bandelettes du dieu. Ta fille, je ne te la rendrai pas, avant que la vieillesse l'ait atteinte, en notre maison, à Argos, loin de sa patrie ; là elle tissera la toile et elle viendra en ma couche.

Λητοῦς καὶ Διὸς υἱός· ὃ γὰρ βασιλῆϊ χολωθεὶς

Latonae et Jovis filius: hic enim regi iratus

νοῦσον ἀνὰ στρατὸν ὄρσε κακήν, ὀλέκοντο δὲ λαοί,

Morbum per exercitum excitavit pestiferum ; peribant autem populi :

οὕνεκα τὸν Χρύσην ἠτίμασεν ἀρητῆρα

Quoniam Chrysen contumelia affecerat sacerdotem

Ἀτρεΐδης· ὃ γὰρ ἦλθε θοὰς ἐπὶ νῆας Ἀχαιῶν

Atrides: hic enim venerat celeres ad naves Achivorum,

λυσόμενός τε θύγατρα φέρων τ' ἀπερείσι' ἄποινα,

Redempturusque filiam, ferensque infinitum pretium-liberationis,

στέμματ' ἔχων ἐν χερσὶν ἑκηβόλου Ἀπόλλωνος

Infulam habens in manibus longe-jaculantis Apollinis,

χρυσέῳ ἀνὰ σκήπτρῳ, καὶ λίσσετο πάντας Ἀχαιούς,

Aureo cum sceptro; et supplex oravit omnes Achivos,

Ἀτρεΐδα δὲ μάλιστα δύω, κοσμήτορε λαῶν·

Atridas vero imprimis, duos duces populorum:

« Ἀτρεΐδαι τε καὶ ἄλλοι ἐϋκνήμιδες Ἀχαιοί,

" Atridaeque, et alii bene-ocreati Achivi,

ὑμῖν μὲν θεοὶ δοῖεν Ὀλύμπια δώματ' ἔχοντες

" Vobis quiem dii dent, coelestes domos habitantes,

ἐκπέρσαι Πριάμοιο πόλιν, εὖ δ' οἴκαδ' ἱκέσθαι·

" Excindere Priami urbem, feliciterque domum reverti:

παῖδα δ' ἐμοὶ λύσαιτε φίλην, τὰ δ' ἄποινα δέχεσθαι,

" Filiam autem mihi liberate dilectam, et pretium-liberationis accipite,

ἁζόμενοι Διὸς υἱὸν ἑκηβόλον Ἀπόλλωνα. »

" Reveriti Jovis filium longe-jaculantem Apollinem."

Ἔνθ' ἄλλοι μὲν πάντες ἐπευφήμησαν Ἀχαιοὶ

Tunc alii quidem omnes comprobarunt Achivi,

αἰδεῖσθαί θ' ἱερῆα καὶ ἀγλαὰ δέχθαι ἄποινα·

Reverendumque esse sacerdotem, et splendidum accipiendum pretium:

ἀλλ' οὐκ Ἀτρεΐδῃ Ἀγαμέμνονι ἥνδανε θυμῷ,

At non Atridae Agamemnoni placuit animo;

ἀλλὰ κακῶς ἀφίει, κρατερὸν δ' ἐπὶ μῦθον ἔτελλε·

Sed contumeliose dimisit, minacemque sermonem addidit;

« Μή σε, γέρον, κοίλῃσιν ἐγὼ παρὰ νηυσὶ κιχείω

" Ne te, senex, cavas ego apud naves offendam, μή νύ τοι οὐ χραίσμῃ σκῆπτρον καὶ στέμμα θεοῖο·

" Ne forte tibi non prosit sceptrum et infula Dei.

τὴν δ' ἐγὼ οὐ λύσω· πρίν μιν καὶ γῆρας ἔπεισιν

" Hanc autem ego non liberabo, antequam ipsam et senectus invadat,

ἡμετέρῳ ἐνὶ οἴκῳ ἐν Ἄργεϊ, τηλόθι πάτρης,

Nostra in domo, Argis, procul a patria sua,

ἱστὸν ἐποιχομένην καὶ ἐμὸν λέχος ἀντιόωσαν·

" Telam percurrentem, et meum lectum participantem.

Va-t'en donc, et ne m'irrite pas, si tu veux repartir sain et sauf. » Il dit, et le vieillard eut peur ; il obéit à l'ordre ; il s'en alla silencieux, le long de la mer retentissante. Mais longuement, quand il fut loin, il invoqua Messire Apollon, qu'enfanta Léto à la belle chevelure : « Exauce-moi, dieu dont l'arc est d'argent, toi qui montes la garde autour de Chrysé et de Cilla la divine ; toi qui règnes souverainement sur Ténédos, Sminthien ; si jamais je t'ai édifié quelque chapelle jolie, si jamais j'ai fait brûler pour toi cuisses de taureaux ou de chèvres, accorde-moi ce vœu ! Fais expier aux Danaens mes larmes par tes flèches ! » Telle fut sa prière, et il fut exaucé par Phoibos Apollon. Le Dieu descendit des cimes de l'Olympe, le cœur en rage, l'arc sur l'épaule, avec le carquois bien fermé. Les flèches sonnèrent sur l'épaule du Dieu courroucé, en sa course ; il allait, pareil à la nuit. Il se posta ensuite à l'écart des vaisseaux, et il décocha un trait. Terrible fut le son que rendit l'arc d'argent. Il atteignit d'abord les mulets, et les chiens agiles. Puis sur les Achéens même les traits acérés qu'il décochait s'abattirent ; sans relâche les bûchers des morts se consumaient en grand nombre. Neuf jours durant, sur le camp, volèrent les flèches du dieu.

ἀλλ' ἴθι, μή μ' ἐρέθιζε, σαώτερος ὥς κε νέηαι. »	Ὣς ἔφατ' εὐχόμενος, τοῦ δ' ἔκλυε Φοῖβος Ἀπόλλων,
" Verum abi, ne me irrites; salvus ut redeas."	Sic dixit orans ; eum autem audivit Phoebus Apollo:
Ὣς ἔφατ', ἔδεισεν δ' ὃ γέρων καὶ ἐπείθετο μύθῳ·	βῆ δὲ κατ' Οὐλύμποιο καρήνων χωόμενος κῆρ,
Sic dixit; timuit autem senex, et paruit mandato:	Descenditque ex coeli verticibus iratus animo,
βῆ δ' ἀκέων παρὰ θῖνα πολυφλοίσβοιο θαλάσσης·	τόξ' ὤμοισιν ἔχων ἀμφηρεφέα τε φαρέτρην·
Ibatque tacitus juxta littus multum-strepentis maris,	Arcum humeris gestans, et undique tectam pharetram:
πολλὰ δ' ἔπειτ' ἀπάνευθε κιὼν ἠρᾶθ' ὃ γεραιὸς	ἔκλαγξαν δ' ἄρ' ὀϊστοὶ ἐπ' ὤμων χωομένοιο,
Et multum deinde seorsum iens precabatur senex	Clangorem autem dederunt sagittae in humeris irati,
Ἀπόλλωνι ἄνακτι, τὸν ἠΰκομος τέκε Λητώ·	αὐτοῦ κινηθέντος· ὃ δ' ἤϊε νυκτὶ ἐοικώς.
Apollinem regem, quem pulchricoma peperit Latona :	Ipso moto : ipse vero ibat nocti similis;
« Κλῦθί μευ ἀργυρότοξ', ὃς Χρύσην ἀμφιβέβηκας	ἕζετ' ἔπειτ' ἀπάνευθε νεῶν, μετὰ δ' ἰὸν ἕηκε·
" Audi me, splendidum-arcum-gerens, qui Chrysan tueris,	Sedit deinde seorsum a navibus, et sagittam emisit:
Κίλλαν τε ζαθέην Τενέδοιό τε ἶφι ἀνάσσεις,	δεινὴ δὲ κλαγγὴ γένετ' ἀργυρέοιο βιοῖο·
" Cillanque eximiam, Tenedoque fortiter imperas,	Terribilis autem clangor edebatur argentei arcus.
Σμινθεῦ, εἴ ποτέ τοι χαρίεντ' ἐπὶ νηὸν ἔρεψα,	οὐρῆας μὲν πρῶτον ἐπῴχετο καὶ κύνας ἀργούς,
" Smintheu: si quando tibi venustum templum coronavi,	Mulos quidem primum invasit, et canes veloces.
ἢ εἰ δή ποτέ τοι κατὰ πίονα μηρί' ἔκηα	αὐτὰρ ἔπειτ' αὐτοῖσι βέλος ἐχεπευκὲς ἐφιεὶς
" Vel si quando tibi pingues coxas cremavi	Sed postea ipsis [hominibus] sagittam mortiferam immittens
ταύρων ἠδ' αἰγῶν, τὸ δέ μοι κρήηνον ἐέλδωρ·	βάλλ'· αἰεὶ δὲ πυραὶ νεκύων καίοντο θαμειαί.
" Taurorum et caprarum, hoc mihi perfice votum:	Feriebat : perpetuo autem rogi cadaverum ardebant frequentes.
τίσειαν Δαναοὶ ἐμὰ δάκρυα σοῖσι βέλεσσιν. »	Ἐννῆμαρ μὲν ἀνὰ στρατὸν ᾤχετο κῆλα θεοῖο,
" Pendant-poenas Danai ob meas lachrymas tuis sagittis!"	Novem dies quidem per exercitum ibant sagittae Dei.

LA QUERELLE (I, 54-247).

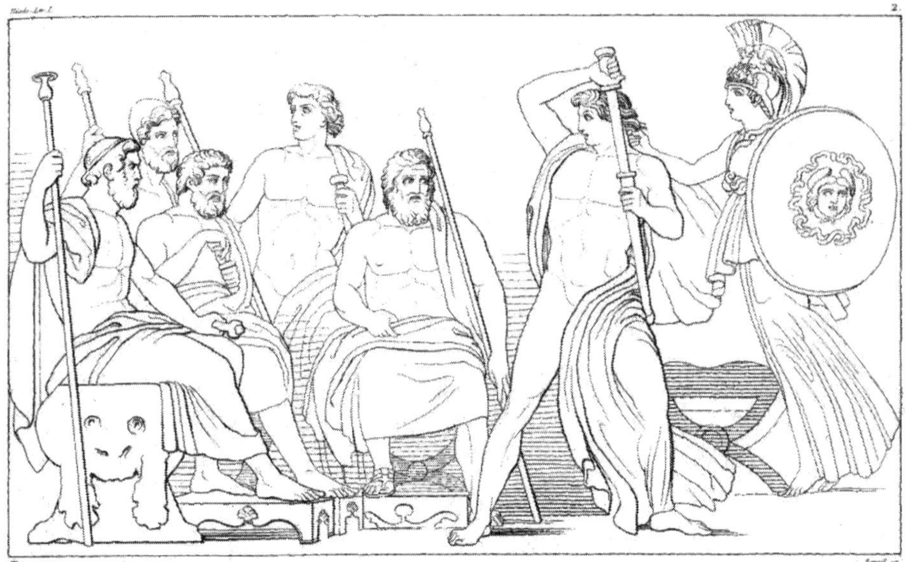

Achille transporté de colère contre Agamemnon, veut le percer de son épée, Minerve arrête son courroux.

Le dixième jour, Achille appela l'armée à l'assemblée; l'idée lui en avait été inspirée par Héré aux bras blancs; car elle prenait en pitié les Danaens, en les voyant ainsi mourir. Lors donc qu'ils furent réunis et eurent formé l'assemblée, Achille aux pieds légers se leva au milieu d'eux, et il dit : « Atride, je crois que maintenant nous allons faire route en arrière et chercher la voie du retour, si du moins nous échappons à la mort, quand à la fois la guerre et la peste accablent les Achéens, Pourtant interrogeons quelque devin ou quelque sacrificateur ou quelque interprète de songe (car le songe aussi vient de Zeus), qui nous dise pourquoi ce courroux si violent de Phoibos Apollon; s'il nous reproche quelque vœu ou bien quelque hécatombe.

ἐννῆμαρ μὲν ἀνὰ στρατὸν ᾤχετο κῆλα θεοῖο,	ἂψ ἀπονοστήσειν, εἴ κεν θάνατόν γε φύγοιμεν,
Novem dies quidem per exercitum ibant sagittae Dei.	" Retrocessuros, si modo mortem effugerimus;
τῆι δεκάτηι δ' ἀγορὴν δὲ καλέσσατο λαὸν Ἀχιλλεύς·	εἰ δὴ ὁμοῦ πόλεμός τε δαμᾶι καὶ λοιμὸς Ἀχαιούς·
Decimo autem ad concionem vocavit populum Achilles;	" Siquidem simul bellumque domat et pestis Achivos.
τῶι γὰρ ἐπὶ φρεσὶ θῆκε θεὰ λευκώλενος Ἥρη·	ἀλλ' ἄγε δή τινα μάντιν ἐρείομεν ἢ ἱερῆα
Huic enim in animo posuit Dea candidas-ulnas habens Juno;	" Verum age quaeso, aliquem vatem consulamus, vel sacerdotem,
κήδετο γὰρ Δαναῶν, ὅτι ῥα θνήσκοντας ὁρᾶτο.	ἢ καὶ ὀνειροπόλον, καὶ γάρ τ' ὄναρ ἐκ Διός ἐστιν,
Curam enim gerebat Danaorum, quia scilicet morientes videbat.	" Vel et somniorum-interpretem, (etenim somnium quoque ab Jove est:)
οἳ δ' ἐπεὶ οὖν ἤγερθεν ὁμηγερέες τε γένοντο,	ὅς κ' εἴποι ὅ τι τόσσον ἐχώσατο Φοῖβος Ἀπόλλων,
Hi itaque postquam congregati sunt, in unumque convenerant,	" Qui dicat, cur tantopere iratus sit Phoebus Apollo;
τοῖσι δ' ἀνιστάμενος μετέφη πόδας ὠκὺς Ἀχιλλεύς·	εἴτ' ἄρ' ὅ γ' εὐχωλῆς ἐπιμέμφεται ἠδ' ἑκατόμβης,
Inter eos surgens locutus est pedibus velox Achilles;	" Sive is nos ob vota-non-reddita incusar, sive ob hecatomben:
Ἀτρεΐδη νῦν ἄμμε παλιμπλαγχθέντας ὀΐω	
" Atride, nunc nos iterum errantes puto	

Voyons si peut-être, en agréant la graisse des agneaux ou des chèvres de choix, il consentira à éloigner de nous le fléau. » Il dit ainsi et il s'assit ; lors, au milieu d'eux, se leva Calchas le Thestoride, de beaucoup le meilleur des augures, qui savait le présent, l'avenir et le passé, et qui avait mené la flotte des Achéens jusqu'à Ilion, par l'art divinatoire que lui avait octroyé Phoibos Apollon. Il dit ainsi et il s'assit ; lors, au milieu d'eux, se leva Calchas le Thestoride, de beaucoup le meilleur des augures, qui savait le présent, l'avenir et le passé, et qui avait mené la flotte des Achéens jusqu'à Ilion, par l'art divinatoire que lui avait octroyé Phoibos Apollon. Il prit la parole dans leur intérêt, et il leur dit: — « O Achille, tu m'invites, Achille cher à Zeus, à expliquer l'ire d'Apollon, le seigneur aux flèches qui portent loin. Eh bien ! je vais parler, mais toi, promets-moi, jure-moi de me défendre loyalement, en parole et en acte. Car je vais, je le crois, irriter un homme qui a grande autorité sur tous les Argiens ; celui auquel les Achéens obéissent. Or un Roi est bien fort quand il se fâche contre un vilain. Il se peut qu'il digère sa colère le jour même ; mais il garde ensuite sa rancune, jusqu'à ce qu'il l'ait satisfaite ; il la garde en sa poitrine. Dis-moi donc si tu me sauveras. » Il eut cette réponse d'Achille aux pieds légers. « Prends confiance, et dis l'oracle que tu sais.

αἴ κέν πως ἀρνῶν κνίσης αἰγῶν τε τελείων	τοὶ γὰρ ἐγὼν ἐρέω· σὺ δὲ σύνθεο καί μοι ὄμοσσον
" Si forte agnorum nidorem caprarumque lectarum	" Igitur ego dicam : tu autem paciscere, et mihi jura,
βούλεται ἀντιάσας ἡμῖν ἀπὸ λοιγὸν ἀμῦναι.	ἦ μέν μοι πρόφρων ἔπεσιν καὶ χερσὶν ἀρήξειν·
" Vult assecutus a nobis pestem depellere."	" Omnino te mihi propensum verbis, et manibus opem laturum.
ἤτοι ὅ γ' ὣς εἰπὼν κατ' ἄρ' ἕζετο· τοῖσι δ' ἀνέστη	ἦ γὰρ ὀΐομαι ἄνδρα χολωσέμεν, ὃς μέγα πάντων
Ille quidem sic locutus resedit : his autem surrexit	" Profecto enim suspicor virum iratum fore, qui late omnium
Κάλχας Θεστορίδης οἰωνοπόλων ὄχ' ἄριστος,	Ἀργείων κρατέει καί οἱ πείθονται Ἀχαιοί·
Calchas Thestorides, augurum longe optimus,	" Argivorum imperium habet, et ei obediunt Achivi.
ὃς ἤδη τά τ' ἐόντα τά τ' ἐσσόμενα πρό τ' ἐόντα,	κρείσσων γὰρ βασιλεὺς ὅτε χώσεται ἀνδρὶ χέρηϊ·
Qui noverat et praesentia, et futura, et praeterita,	" Potentior enim rex, quando irascatur viro inferiori ;
καὶ νήεσσ' ἡγήσατ' Ἀχαιῶν Ἴλιον εἴσω	εἴ περ γάρ τε χόλον γε καὶ αὐτῆμαρ καταπέψῃ,
Et navibus dux fuerat Achivorum Ilium usque,	" Et enim si forte iram quidem eodem die decoxerit,
ἣν διὰ μαντοσύνην, τήν οἱ πόρε Φοῖβος Ἀπόλλων·	ἀλλά τε καὶ μετόπισθεν ἔχει κότον, ὄφρα τελέσσῃ,
Suam propter vaticinandi artem, quam ei dedit Phoebus Apollo:	" Tamen et postea retinet simultatem, donec perfecerit,
ὅ σφιν ἐὺ φρονέων ἀγορήσατο καὶ μετέειπεν·	ἐν στήθεσσιν ἑοῖσι· σὺ δὲ φράσαι εἴ με σαώσεις.
Qui ipsis cordatus concionatus est, et dixit:	" In pectoribus suis: tu itaque dic, an me sis servaturus."
ὦ Ἀχιλεῦ κέλεαί με Διῒ φίλε μυθήσασθαι	τὸν δ' ἀπαμειβόμενος προσέφη πόδας ὠκὺς Ἀχιλλεύς·
" O Achilles, jubes me, Jovi care, eloqui	Hunc autem respondens alloquutus est pedibus velox Achilles;
μῆνιν Ἀπόλλωνος ἑκατηβελέταο ἄνακτος·	θαρσήσας μάλα εἰπὲ θεοπρόπιον ὅ τι οἶσθα·
" Iram Apollinis longe-jaculantis regis.	" Coufisus valde, dic vaticinium, quodcunque scis:

Non, par Apollon, cher à Zeus, que tu invoques, Calchas, pour révéler aux Danaens les oracles que tu rends, non, personne, tant que je vivrai et Verrai le jour sur cette terre, ne te fera sentir, auprès des vaisseaux creux, le poids de ses bras, personne d'entre les Danaens, quels qu'ils soient, voudrais-tu parler d'Agamemnon, qui se flatte aujourd'hui d'être de beaucoup le plus haut seigneur entre les Achéens. » Alors le devin sans reproche se sentit du cœur et parla : « Ce n'est pas un vœu ni une hécatombe qu'il vous reproche ; c'est le prêtre qu'Agamemnon a maltraité, quand il ne lui a pas rendu sa fille et quand il a refusé la rançon. Voilà pourquoi le bon Archer nous a infligé l'épreuve, et nous l'infligera encore. Non, il n'éloignera pas des Danaens l'horrible fléau, avant que soit rendue à son père la jeune fille aux yeux vifs, sans prix, sans rançon, et que parte une sainte hécatombe pour Chrysé. Nos prières alors pourront le fléchir. » Il dit ainsi, il s'assit, et parmi eux se leva le héros Atride, le puissant seigneur Agamemnon, plein de rage ; la colère, grandement, dans son cœur assombri, se gonflait, et ses yeux prenaient l'air d'un feu étincelant. De prime abord, avec un mauvais regard, il interpella Calchas :

οὐ μὰ γὰρ Ἀπόλλωνα Διῒ φίλον, ᾧι τε σὺ Κάλχαν	τοὔνεκ' ἄρ' ἄλγε' ἔδωκεν ἑκηβόλος ἠδ' ἔτι δώσει·
" Non enim, per Apollinem Jovi carum, cui tu, Calcha,	" Idcireo dolores dedit longe jaculans [Apollo,] et adhuc dabit.
εὐχόμενος Δαναοῖσι θεοπροπίας ἀναφαίνεις,	οὐδ' ὅ γε πρὶν Δαναοῖσιν ἀεικέα λοιγὸν ἀπώσει
" Vota. faciens Danais vaticinia ostendis,	" Neque hic prius a peste gi'aves manus abstinebit,
οὔ τις ἐμεῦ ζῶντος καὶ ἐπὶ χθονὶ δερκομένοιο	πρίν γ' ἀπὸ πατρὶ φίλωι δόμεναι ἑλικώπιδα κούρην
" Non ullus, me vivo et in terra vidente,	" Quam patri dilecto reddat [Agamemnon] nigris oculis puellam
σοὶ κοίλῃς παρὰ νηυσὶ βαρείας χεῖρας ἐποίσει	ἀπριάτην ἀνάποινον, ἄγειν θ' ἱερὴν ἑκατόμβην
" Tibi cavas apud naves graves manus adferet,	" Inemptam, sine pretio; et ducat [mittat] sacram hecatombam
συμπάντων Δαναῶν, οὐδ' ἢν Ἀγαμέμνονα εἴπῃς,	ἐς Χρύσην· τότε κέν μιν ἱλασσάμενοι πεπίθοιμεν.
" Cunctorum Danaorum : ne quidem si Agamemnona dixeris,	" In Chrysam: tunc ipsum [Apollinem] forte placatum flexerimus."
ὃς νῦν πολλὸν ἄριστος Ἀχαιῶν εὔχεται εἶναι.	ἦτοι ὅ γ' ὣς εἰπὼν κατ' ἄρ' ἕζετο· τοῖσι δ' ἀνέστη
" Qui nunc longe potentissimum in exercitu gloriatur se esse."	Ille quidem ita loquutus consedit: his autem surrexit
καὶ τότε δὴ θάρσησε καὶ ηὔδα μάντις ἀμύμων·	ἥρως Ἀτρεΐδης εὐρὺ κρείων Ἀγαμέμνων
Et tum quidem cepit animuin, et dixit vates praecellens;	Heros Atrides late-dominans Agamemnon
οὔ τ' ἄρ ὅ γ' εὐχωλῆς ἐπιμέμφεται οὐδ' ἑκατόμβης,	ἀχνύμενος· μένεος δὲ μέγα φρένες ἀμφιμέλαιναι
" Neque hic [nos] ob vota non reddita incusat, neque ob hecatomben;	Turbatus: Iraque valde praecordia circumfusa-caligine
ἀλλ' ἕνεκ' ἀρητῆρος ὃν ἠτίμησ' Ἀγαμέμνων,	πίμπλαντ', ὄσσε δέ οἱ πυρὶ λαμπετόωντι ἐΐκτην·
" Sed causa sacerdotis, quem contumelia affecit Agamemnon,	Plena-erant, oculique ipsi igni lucenti similes-erant:
οὐδ' ἀπέλυσε θύγατρα καὶ οὐκ ἀπεδέξατ' ἄποινα,	Κάλχαντα πρώτιστα κάκ' ὀσσόμενος προσέειπε·
" Neque liberavit filiam, et non accepit pretium liberationis.	Calchanta primum torve intuens alloquutus est;

« Prophète de malheur, jamais tu ne m'as dit bonne aventure ; c'est toujours le malheur qu'il plaît à ton cœur d'annoncer. Un mot d'espoir, jamais tu n'en as prononcé ; tu n'en as provoqué l'effet. Et aujourd'hui, en rendant ton oracle au milieu des Achéens, tu prétends que le motif pour lequel le bon Archer leur cause ces peines, c'est que la belle rançon de la jeune Chryséis n'a pas été acceptée par moi... Oui, j'ai grande envie de la garder. Oui, je la préfère à Clytemnestre, mon épouse légitime ; car elle ne vaut pas moins que Clytemnestre, ni de figure, ni de taille, ni d'esprit, ni d'adresse. Pourtant, je consens à la rendre, si c'est le meilleur parti. Je préfère le salut de l'armée à sa perte. Mais alors procurez-moi quelque bénéfice ; que je ne sois pas le seul des Argiens sans lot ; cela ne saurait être; vous le voyez tous en effet, mon lot va m'être ravi. » Le divin Achille aux bonnes jambes lui fit alors cette réplique : « Illustrissime Atride, le plus avide qui soit entre tous, comment les Achéens magnanimes te pourraient-ils faire un don ? Il n'apparaît pas que nous ayons encore une grande masse commune ;

μάντι κακῶν οὐ πώ ποτέ μοι τὸ κρήγυον εἶπας·
" Vates malorum, nunquam mihi gratum dixisti :
αἰεί τοι τὰ κάκ' ἐστὶ φίλα φρεσὶ μαντεύεσθαι,
" Semper animo tuo jucundum est mala vaticinari:
ἐσθλὸν δ' οὔτέ τί πω εἶπας ἔπος οὔτ' ἐτέλεσσας·
" Bonum autem nondum aliquid dixisti verbum, neque perfecisti;
καὶ νῦν ἐν Δαναοῖσι θεοπροπέων ἀγορεύεις
" Et nunc inter Danaos vaticinans concionaris,
ὡς δὴ τοῦδ' ἕνεκά σφιν ἑκηβόλος ἄλγεα τεύχει,
" Quasi idcirco ipsis Longe-jaculaus [Apollo] dolores struat,
οὕνεκ' ἐγὼ κούρης Χρυσηΐδος ἀγλά' ἄποινα
" Quoniam ego puellae Chryseïdis splendidum liberationis-pretium
οὐκ ἔθελον δέξασθαι, ἐπεὶ πολὺ βούλομαι αὐτὴν
" Nolui accipere, quandoquidem longe malo illam
οἴκοι ἔχειν· καὶ γάρ ῥα Κλυταιμνήστρης προβέβουλα
" Domi habere; etenim ipsi Clytaemnestrae praefero,
κουριδίης ἀλόχου, ἐπεὶ οὔ ἑθέν ἐστι χερείων,
" Quam-Virginem-dusi, Uxori; quoniam non ipsa inferior est,
οὐ δέμας οὐδὲ φυήν, οὔτ' ἂρ φρένας οὔτέ τι ἔργα. [opceibus.
" Neque corpore, neque oris-habitu, neque mente, neque omnino

ἀλλὰ καὶ ὧς ἐθέλω δόμεναι πάλιν εἰ τό γ' ἄμεινον·
" Sed et sic volo reddere, si hoc est melius:
βούλομ' ἐγὼ λαὸν σῶν ἔμμεναι ἢ ἀπολέσθαι·
" Malo equidem populum salvum esse, quam perire.
αὐτὰρ ἐμοὶ γέρας αὐτίχ' ἑτοιμάσατ' ὄφρα μὴ οἶος
" Sed mihi praemium statim praeparate; ut non solus
Ἀργείων ἀγέραστος ἔω, ἐπεὶ οὐδὲ ἔοικε·
" Argivorum praemio careamr : quippe id non decet.
λεύσσετε γὰρ τό γε πάντες ὅ μοι γέρας ἔρχεται ἄλλῃ.
" Videtis enim hoc omnes, quod mihi praemium abit alio."
τὸν δ' ἠμείβετ' ἔπειτα ποδάρκης δῖος Ἀχιλλεύς·
Hic autem respondit postea pedibus-praestans nobilis Achilles:
Ἀτρεΐδη κύδιστε φιλοκτεανώτατε πάντων,
" Atride gloriosissime, avarissime omnium;
πῶς γάρ τοι δώσουσι γέρας μεγάθυμοι Ἀχαιοί;
" Quinam vero tibi dabunt praemium magnanimi Achivi?
οὐδέ τί που ἴδμεν ξυνήϊα κείμενα πολλά·
" Non utique scimus communia ullibi reposita multa:
ἀλλὰ τὰ μὲν πολίων ἐξεπράθομεν, τὰ δέδασται,
" Sed quae quidem ex urbibus depraedati sumus, ea divisa sunt;

le butin que nous avons fait dans les villes prises, nous l'avons partagé ; il ne sied pas que les hommes le rapportent à la masse. C'est à toi maintenant de concéder cette fille au dieu. Par contre, les Achéens te compenseront trois et quatre fois sa perte, si jamais Zeus nous donne de saccager la ville de Troie aux belles murailles. » Le puissant Agamemnon lui fit cette réplique : « Ne cherche pas ainsi, pour brave que tu sois, Achille pareil aux dieux, à te jouer de moi ; car tu ne réussiras pas à m'égarer ni à me convaincre.Tu veux donc, pour garder le lot que tu as reçu, que moi par contre je reste là, dépouillé, quand tu m'invites à restituer cette captive ? Ah ! si les Achéens magnanimes peuvent me donner un lot, s'ils savent le choisir qui soit équivalent ! Mais s'ils ne me le donnent pas, il faudra que j'aille moi-même prendre ou le tien ou celui d'Ajax, ou que je prenne et enlève celui d'Ulysse. Et celui à qui je m'adresserai entrera en colère. Mais remettons à l'avenir le soin de régler tout cela. Pour le moment, tirons à la mer divine un vaisseau noir, rassemblons des rameurs choisis, mettons à bord une hécatombe, et embarquons Chryséis aux belles joues. Qu'un homme de bon conseil prenne le commandement, Ajax ou Idoménée ou le divin Ulysse,

λαοὺς δ' οὐκ ἐπέοικε παλίλλογα ταῦτ' ἐπαγείρειν.

" Populos autem non decet iterum-collecta haec congregare.

ἀλλὰ σὺ μὲν νῦν τήνδε θεῶι πρόες· αὐτὰρ Ἀχαιοὶ

" Sed tu quidem nunc hanc Deo praemitte: at Achivi

τριπλῆι τετραπλῆι τ' ἀποτείσομεν, αἴ κέ ποθι Ζεὺς

" Tripliciter quadrupliciterque compensabimus; si quando Jupiter

δῶισι πόλιν Τροίην εὐτείχεον ἐξαλαπάξαι.

" Det urbem Trojam bene-munitam diripere."

τὸν δ' ἀπαμειβόμενος προσέφη κρείων Ἀγαμέμνων·

Hunc autem respondens allocutus est rex Agamemnon;

μὴ δ' οὕτως ἀγαθός περ ἐὼν θεοείκελ' Ἀχιλλεῦ

" Ne sic quidem, quamvis sis fortis, Deo similis Achille,

κλέπτε νόωι, ἐπεὶ οὐ παρελεύσεαι οὐδέ με πείσεις.

" Falle mente : quoniam non antevertes astutia, neque mihi persuadebis,

ἦ ἐθέλεις ὄφρ' αὐτὸς ἔχηις γέρας, αὐτὰρ ἔμ' αὔτως

" Nunquid vis, ut ipse habeas praemium, ac me frustra

ἧσθαι δευόμενον, κέλεαι δέ με τήνδ' ἀποδοῦναι;

" Sedere indigentem? jubesque me hanc reddere?

ἀλλ' εἰ μὲν δώσουσι γέρας μεγάθυμοι Ἀχαιοὶ

" Atqui si dabunt praemium magnanimi Achivi,

ἄρσαντες κατὰ θυμὸν ὅπως ἀντάξιον ἔσται·

" Satisfacientes animo meo, ut aequale sit valore; bene est:

εἰ δέ κε μὴ δώωσιν ἐγὼ δέ κεν αὐτὸς ἕλωμαι

" Sin autem non dederint, ego certe ipse auferam

ἢ τεὸν ἢ Αἴαντος ἰὼν γέρας, ἢ Ὀδυσῆος

" Vel tuum, vel Ajacis, veniens, praemium, vel Ulyssis

ἄξω ἑλών· ὁ δέ κεν κεχολώσεται ὅν κεν ἵκωμαι.

" Abducam ablatum; ille autem commotus-reddetur, ad quem ivero.

ἀλλ' ἤτοι μὲν ταῦτα μεταφρασόμεσθα καὶ αὖτις,

" Verum enimvero de his post consultabimus etiam alias.

νῦν δ' ἄγε νῆα μέλαιναν ἐρύσσομεν εἰς ἅλα δῖαν,

" Nunc vero age, navem nigram deducamus in mare vastum,

ἐν δ' ἐρέτας ἐπιτηδὲς ἀγείρομεν, ἐς δ' ἑκατόμβην

" Intusque remiges idoneos congregemus, intus et hecatomben

θείομεν, ἂν δ' αὐτὴν Χρυσηΐδα καλλιπάρηιον

" Ponamus, ipsamque Chryseïda pulchram-genas

βήσομεν· εἷς δέ τις ἀρχὸς ἀνὴρ βουληφόρος ἔστω,

" Conscendere faciamus: Unus autem aliquis praefectus ex proceribus sit,

ἢ Αἴας ἢ Ἰδομενεὺς ἢ δῖος Ὀδυσσεὺς

" Vel Ajax, vel Idomeneus, vel nobilis Ulysses;

ou bien toi, Péléide, le plus extraordinaire de tous les hommes, et apaise pour nous le bon Archer, en lui offrant un sacrifice. » Mais Achille aux pieds légers, en le regardant en dessous, lui dit : « Morbleu ! quand tu t'armes ainsi d'impudence, quand tu ne penses qu'au gain, comment un Achéen pourrait-il te prêter loyale obéissance, pour aller en patrouille ou livrer vaillamment bataille à l'ennemi ? Car, pour moi, ce n'est pas à cause des bons lanciers Troyens que je suis venu combattre ici ; je n'ai rien à leur reprocher. Jamais ils ne m'ont ravi mes bœufs ni mes chevaux, et jamais dans le pays de Phthie, sur ce sol populeux, aux mottes fécondes — ils n'ont ravagé la moisson : il y a trop de distance entre nous, il y a les monts couverts d'ombre et la mer sonore. C'est toi, grand impudent, que nous avons suivi, pour te plaire, pour revendiquer vos droits, à toi et à Ménélas, à face de chien, contre les Troyens. Mais tu n'en as cure ni souci. Et tu vas jusqu'à me menacer de m'enlever toi-même mon lot, que j'ai acquis au prix de tant de peine, et que m'ont attribué les fils des Achéens. Pourtant, je n'ai jamais part égaie à la tienne, quand les Achéens pillent quelque bonne ville des Troyens, tandis que le poids de la guerre furieuse retombe toujours sur mon bras.

ἠὲ σὺ Πηλεΐδη πάντων ἐκπαγλότατ' ἀνδρῶν,

" Vel tu, Pelide, omnium terribllissime virorum:

ὄφρ' ἥμιν ἑκάεργον ἱλάσσεαι ἱερὰ ῥέξας.

" Ut nobis Longe-jaculantem [Apollinem] places sacris factis."

τὸν δ' ἄρ' ὑπόδρα ἰδὼν προσέφη πόδας ὠκὺς Ἀχιλλεύς·

Hunc autem torve intuitus alloquutus est pedibus velox Achilles;

ὤ μοι ἀναιδείην ἐπιειμένε κερδαλεόφρον

" Heu! impudentia indute, lucri-studiose, [vel dolose,]

πῶς τίς τοι πρόφρων ἔπεσιν πείθηται Ἀχαιῶν

" Quomodo aliquis tibi promptus mandatis obsequatur inter Acbivos,

ἢ ὁδὸν ἐλθέμεναι ἢ ἀνδράσιν ἶφι μάχεσθαι;

" Vel ut expeditionem aliquam faciat, vel adversus viros fortiter pugnet?

οὐ γὰρ ἐγὼ Τρώων ἕνεκ' ἤλυθον αἰχμητάων

" Non enim ego Trojanorum gratia veni bellicosorum

δεῦρο μαχησόμενος, ἐπεὶ οὔ τί μοι αἴτιοί εἰσιν·

" Huc pugnaturus; quippe qui culpa in me carent.

οὐ γὰρ πώποτ' ἐμὰς βοῦς ἤλασαν οὐδὲ μὲν ἵππους,

" Non enim unquam meas boves abegerunt, neque equos :

οὐδέ ποτ' ἐν Φθίῃ ἐριβώλακι βωτιανείρῃ

" Neque unquam in Phthia glebosa, populosa

καρπὸν ἐδηλήσαντ', ἐπεὶ ἦ μάλα πολλὰ μεταξὺ

" Fructum laeserunt: quoniam valde multi inter jacent

οὔρεά τε σκιόεντα θάλασσά τε ἠχήεσσα·

" Montesque umbrosi, mareque resonans.

ἀλλὰ σοὶ ὦ μέγ' ἀναιδὲς ἅμ' ἑσπόμεθ' ὄφρα σὺ χαίρῃς,

" Sed te, o valde impudens, una secuti sumus, ut tu gauderes,

τιμὴν ἀρνύμενοι Μενελάῳ σοί τε κυνῶπα

" Honorem petentes Menelao tibique, canino-vir-aspectu,

πρὸς Τρώων· τῶν οὔ τι μετατρέπῃ οὐδ' ἀλεγίζεις·

" A Trojanis: quae beneficia neque revereris, neque curas:

καὶ δή μοι γέρας αὐτὸς ἀφαιρήσεσθαι ἀπειλεῖς,

" Quin et mihi praemium ipse te ablaturum minaris,

ᾧ ἔπι πολλὰ μόγησα, δόσαν δέ μοι υἷες Ἀχαιῶν.

" Super quo multum laboravi, dederuntque mihi filii Achivorum.

οὐ μὲν σοί ποτε ἶσον ἔχω γέρας ὁππότ' Ἀχαιοὶ

" Non equidem tibi unquam aequale habeo praemium, quando Achivi

Τρώων ἐκπέρσωσ' εὖ ναιόμενον πτολίεθρον·

" Trojanorum exciderint bene-habitatam urbem,

ἀλλὰ τὸ μὲν πλεῖον πολυάϊκος πολέμοιο

" Verum quidem majorem parfem impetuosi belli

Qu'importe ? Quand vient le partage, à toi la part de beaucoup la plus grosse ; moi, j'en rapporte une petite à mes vaisseaux, et je m'en contente, après tout mon labeur guerrier. Eh bien ! je pars pour Phthie; mieux vaut de beaucoup m'en retourner chez moi sur mes vaisseaux courbes ; Dieu me garde de rester ici, pour te puiser richesse et fortune, sans recevoir moi-même aucun honneur ! » Le seigneur des hommes, Agamemnon, lui répondit : « Fuis tant que tu voudras, puisque le cœur t'en dit ; je ne vais pas, moi, te supplier de rester pour moi, J'en ai d'autres, à mes côtés, qui sauront me défendre, et d'abord le sage Zeus, De tous les Rois, ses nourrissons, tu m'es le plus insupportable. Tu n'aimes que querelle, que guerre et que combats. Si ta force est grande, tu la dois aux dieux, j'imagine. Va donc avec tes vaisseaux et tes féaux, régner sur les Myrmidons ; de toi je n'ai cure et peu me chaut ta colère. Ecoute encore cette menace : ainsi que Phoibos Apollon m'enlève Chryséis, que je vais renvoyer sur mon navire, avec mes féaux, j'emmènerai, moi, Briséis aux belles joues; j'irai moi-même à ta tente, prendre ton lot, pour que bien tu saches à quel point

χεῖρες ἐμαὶ διέπουσ᾽· ἀτὰρ ἤν ποτε δασμὸς ἵκηται,
" Manus meae ministrant; at si quando divisio venerit,
σοὶ τὸ γέρας πολὺ μεῖζον, ἐγὼ δ᾽ ὀλίγον τε φίλον τε
" Tibi praemium multo majus; ego vero modicumque gratumque quid
ἔρχομ᾽ ἔχων ἐπὶ νῆας, ἐπεί κε κάμω πολεμίζων.
" Venio possidens ad naves, postquam defessus sim pugnando,
νῦν δ᾽ εἶμι Φθίην δ᾽, ἐπεὶ ἦ πολὺ φέρτερόν ἐστιν
" Nunc itaque abeo in Phthiam : quoniam multo melius est,
οἴκαδ᾽ ἴμεν σὺν νηυσὶ κορωνίσιν, οὐδέ σ᾽ ὀΐω
" Domum ire cum navibus recurvis: neque te puto,
ἐνθάδ᾽ ἄτιμος ἐὼν ἄφενος καὶ πλοῦτον ἀφύξειν.
" Hic inhonoratus quum sim, divitias et opes collecturum."
τὸν δ᾽ ἠμείβετ᾽ ἔπειτα ἄναξ ἀνδρῶν Ἀγαμέμνων·
Huic autem respondit postea rex virorum Agamemnon ;
φεῦγε μάλ᾽ εἴ τοι θυμὸς ἐπέσσυται, οὐδέ σ᾽ ἔγωγε
" Fuge omnino, si tibi animus appetit; neque te ego
λίσσομαι εἵνεκ᾽ ἐμεῖο μένειν· πάρ᾽ ἔμοιγε καὶ ἄλλοι
" Rogo, gratia mei manere: apud me et alii sunt,
οἵ κέ με τιμήσουσι, μάλιστα δὲ μητίετα Ζεύς.
" Qui me honorabunt ; praecipue vero providus Jupiter.

ἔχθιστος δέ μοί ἐσσι διοτρεφέων βασιλήων·
" Invisissimus vero mihi es a-Jove-nutritorum regum;
αἰεὶ γάρ τοι ἔρις τε φίλη πόλεμοί τε μάχαι τε·
" Semper enim tibi contentioque grata, bellaque, pugnaeque.
εἰ μάλα καρτερός ἐσσι, θεός που σοὶ τό γ᾽ ἔδωκεν·
" Si valde fortis es, Deus certe tibi hoc dedit.
οἴκαδ᾽ ἰὼν σὺν νηυσί τε σῇς καὶ σοῖς ἑτάροισι
" Quin domum reversus cum navibusque tuis, et tuis sociis,
Μυρμιδόνεσσιν ἄνασσε, σέθεν δ᾽ ἐγὼ οὐκ ἀλεγίζω,
" Myrmidonibus impera : te vero ego non moror,
οὐδ᾽ ὄθομαι κοτέοντος· ἀπειλήσω δέ τοι ὧδε·
" Neque quicquam te aestimo iratum: minabor autem tibi sic;
ὡς ἔμ᾽ ἀφαιρεῖται Χρυσηΐδα Φοῖβος Ἀπόλλων,
" Quoniam a me aufert Chryseïda Phoebus Apollo,
τὴν μὲν ἐγὼ σὺν νηΐ τ᾽ ἐμῇ καὶ ἐμοῖς ἑτάροισι
" Hanc quidem ego cum navique mea, et meis sociis
πέμψω, ἐγὼ δέ κ᾽ ἄγω Βρισηΐδα καλλιπάρηιον
" Mittam: ego autem abducam Briseïda pulchram-genas,
αὐτὸς ἰὼν κλισίηνδε τὸ σὸν γέρας ὄφρ᾽ ἐῢ εἰδῇς
" Ipse profectus ad tentorium, tuum praemium: ut bene intelligas,

je suis au-dessus de toi, et que nul autre n'ait envie de me parler en égal et de me traiter comme son pair.» Il dit, et le fils de Pélée s'émut ; son cœur, dans sa poitrine velue, partagé en deux, hésitait, s'il tirerait du long de sa cuisse son glaive acéré, pour écarter les assistants, et égorger Atride, ou s'il calmerait sa colère et maîtriserait son âme.Tandis qu'il agitait ces pensées dans son esprit et dans son cœur, et qu'il ôtait du fourreau sa grande épée, voici que vint Athéné, descendue du ciel ; elle était envoyée par Héré aux bras blancs, qui, tous deux également, les aimait et les protégeait. Elle se plaça derrière lui, et elle saisit le fils de Pélée par sa blonde chevelure, visible pour lui seul ; aucun autre ne pouvait l'apercevoir. Achille frissonna, puis se retourna ; et aussitôt il reconnut Pallas Athénaié, dont les yeux jettaient un éclat terrible. S'adressant à, elle, il donna l'essor à sa parole: « Que viens-tu faire encore, fille de Zeus qui tient l'égide ? Viens-tu voir ce dont est capable l'Atride Agamemnon ? Mais je vais te dire une chose, qui s'accomplira, j'imagine ? Sa morgue va sans doute lui coûter la vie, sans tarder. »

ὅσσον φέρτερός εἰμι σέθεν, στυγέῃ δὲ καὶ ἄλλος	ἄμφω ὁμῶς θυμῷ φιλέουσά τε κηδομένη τε·
" Quanto potentior sim te : timeat vero et alius	Ambos simul ex-animo amansque, curansque.
ἶσον ἐμοὶ φάσθαι καὶ ὁμοιωθήμεναι ἄντην.	στῆ δ' ὄπιθεν, ξανθῆς δὲ κόμης ἕλε Πηλεΐωνα
" AEqualem se mihi dicere, et comparari contra."	Stetit autem a-tergo, et flava coma prehendit Peliden,
ὣς φάτο· Πηλεΐωνι δ' ἄχος γένετ', ἐν δέ οἱ ἦτορ	οἴῳ φαινομένη· τῶν δ' ἄλλων οὔ τις ὁρᾶτο·
Sic dixit: Pelidae; autem dolor ortus est, et ipsi cor	Soli apparens, aliorum vero nullus videbat.
στήθεσσιν λασίοισι διάνδιχα μερμήριξεν,	θάμβησεν δ' Ἀχιλεύς, μετὰ δ' ἐτράπετ', αὐτίκα δ' ἔγνω
In pectore furibundo bifariam deliberavit,	Expavit autem Achilles et retro conversus est, statimque agnovit
ἢ ὅ γε φάσγανον ὀξὺ ἐρυσσάμενος παρὰ μηροῦ	Παλλάδ' Ἀθηναίην· δεινὼ δέ οἱ ὄσσε φάανθεν·
Utrum ipsemet, ense acuto stricto a femore,	Palladem Minervam; terribilesque ei oculi visi sunt;
τοὺς μὲν ἀναστήσειεν, ὁ δ' Ἀτρεΐδην ἐναρίζοι,	καί μιν φωνήσας ἔπεα πτερόεντα προσηύδα·
Hos quidem dimoveret, ipse autem Atridem interficeret;	Et ipsam compellans, verbis alatis allocutus est;
ἦε χόλον παύσειεν ἐρητύσειέ τε θυμόν.	τίπτ' αὖτ' αἰγιόχοιο Διὸς τέκος εἰλήλουθας;
An iram sedaret, compesceretque furorem:	" Cur huc, AEgiochi Jovis progenies, venisti ?
ἧος ὁ ταῦθ' ὥρμαινε κατὰ φρένα καὶ κατὰ θυμόν,	ἦ ἵνα ὕβριν ἴδῃ Ἀγαμέμνονος Ἀτρεΐδαο;
Dura ille haec agitabat mente et animo,	" An ut injuriam videas Agamemnonis Atridae?
ἕλκετο δ' ἐκ κολεοῖο μέγα ξίφος, ἦλθε δ' Ἀθήνη	ἀλλ' ἔκ τοι ἐρέω, τὸ δὲ καὶ τελέεσθαι ὀΐω·
Trahebat utique e vagina magnum ensem ; venit autem Pallas	" Sed tibi edico, quod et perfectum iri puto ;
οὐρανόθεν· πρὸ γὰρ ἧκε θεὰ λευκώλενος Ἥρη	ᾗς ὑπεροπλίῃσι τάχ' ἄν ποτε θυμὸν ὀλέσσῃ.
Coelitus: pracmiserat enim dea ulnis-candida Juno,	" Suis superbiis cito tandem animum perdet"

Sur ce, Athéné, la déesse aux yeux pers, lui répondit : « Je suis venue calmer ta colère, si tu veux m'écouter ; je suis venue du ciel, envoyée par Héré, la déesse aux bras blancs ; qui, tous deux également, vous aime et vous protège. Allons ! cesse cette dispute, et que ta main ne tire pas l'épée. Des paroles, des injures, uses-en tant que tu voudras. Écoute ce que je vais te dire, et qui ne manquera pas de s'accomplir : un jour tu recevras de superbes dons, au triple, en compensation de cet outrage ; contiens-toi donc, et obéis-moi. » En réponse, Achille aux pieds légers lui dit : « Il faut, déesse, se conformer à votre ordre, pour tant que la colère gronde dans le cœur ! C'est le meilleur parti : obéir aux dieux, pour en être exaucé. » Il dit, et mit tout le poids de sa main sur la poignée d'argent ; il repoussa dans le fourreau sa grande épée, et ne désobéit pas au dire d'Athénaié. Elle, cependant s'en retournait à l'Olympe, vers la demeure de Zeus qui tient l'égide, auprès des autres dieux. Le fils de Pélée interpella de nouveau le fils d'Atrée, en paroles brutales ; sa colère n'avait pas encore pris fin : « Sac à vin, face de chien et cœur de biche, jamais de mettre ta cuirasse pour accompagner l'armée à la guerre, jamais d'aller en embuscade avec l'élite des Achéens,

τὸν δ' αὖτε προσέειπε θεὰ γλαυκῶπις Ἀθήνη·	καὶ μάλα περ θυμῶι κεχολωμένον· ὧς γὰρ ἄμεινον·
Hunc autem rursus alloquuta est dea caesiis-oculis Minerva;	" Quantumvis sim animo iratus: sic enim melius.
ἦλθον ἐγὼ παύσουσα τὸ σὸν μένος, αἴ κε πίθηαι,	ὅς κε θεοῖς ἐπιπείθηται μάλα τ' ἔκλυον αὐτοῦ.
" Veni ego sedatura tuam iram (si modo parueris)	" Quisquis utique Diis obtemperaverit, magis et illi exaudiunt ipsum."
οὐρανόθεν· πρὸ δέ μ' ἧκε θεὰ λευκώλενος Ἥρη	ἦ καὶ ἐπ' ἀργυρέηι κώπηι σχέθε χεῖρα βαρεῖαν
" Coelitus; praemisit autem me Dea candidis-ulnis Juno,	Dixit, et in argenteo manubrio repressit manum gravem;
ἄμφω ὁμῶς θυμῶι φιλέουσά τε κηδομένη τε·	ἂψ δ' ἐς κουλεὸν ὦσε μέγα ξίφος, οὐδ' ἀπίθησε
" Ambos simul ex animo diligensque curansque.	Retroque in vaginam condidit magnum ensem, neque fuit inobediens
ἀλλ' ἄγε λῆγ' ἔριδος, μηδὲ ξίφος ἕλκεο χειρί·	μύθωι Ἀθηναίης· ἣ δ' Οὔλυμπον δὲ βεβήκει
" Sed age, quiesce a contentione, neque ensem trabe manu;	Verbo Minervae; haec autem ad coelum abiit,
ἀλλ' ἤτοι ἔπεσιν μὲν ὀνείδισον ὡς ἔσεταί περ·	δώματ' ἐς αἰγιόχοιο Διὸς μετὰ δαίμονας ἄλλους.
" At verbis quidem convitiator, sicut acciderit.	In domos AEgiochi Jovis, ad deos alios.
ὧδε γὰρ ἐξερέω, τὸ δὲ καὶ τετελεσμένον ἔσται·	Πηλεΐδης δ' ἐξαῦτις ἀταρτηροῖς ἐπέεσσιν
" Sic enim edico, quod et perfectum erit,	Pelides autem iterum asperis verbis
καί ποτέ τοι τρὶς τόσσα παρέσσεται ἀγλαὰ δῶρα	Ἀτρεΐδην προσέειπε, καὶ οὔ πω λῆγε χόλοιο·
" Et aliquando tibi ter tot aderunt splendida dona,	Atriden alloquutus est, et nondum cessabat ab ira;
ὕβριος εἵνεκα τῆσδε· σὺ δ' ἴσχεο, πείθεο δ' ἡμῖν.	οἰνοβαρές, κυνὸς ὄμματ' ἔχων, κραδίην δ' ἐλάφοιο,
" Injuriae causa hujus ; tu autem cobibe te, obtemperaque nobis."	" Vinolente, canis oculos habens, cor vere cervi ;
τὴν δ' ἀπαμειβόμενος προσέφη πόδας ὠκὺς Ἀχιλλεύς·	οὔτέ ποτ' ἐς πόλεμον ἅμα λαῶι θωρηχθῆναι
Hanc autem respondens allocutus est pedibus velox Achilles;	" Neque unquam in bellum una cum populo armari,
χρὴ μὲν σφωΐτερόν γε θεὰ ἔπος εἰρύσσασθαι	οὔτε λόχον δ' ἰέναι σὺν ἀριστήεσσιν Ἀχαιῶν
" Oportet quidem vestrum, Dea, verbum observare,	" Neque ad insidias ire cum primoribus Achivorum,

jamais tu n'as su avoir le cœur ; c'est la mort, te semble-t-il. Certes, il vaut beaucoup mieux, dans le vaste camp des Achéens, ravir son lot à qui ose te contredire ! Un Roi mange-peuple, voilà ce que tu es, parce que tu commandes à des vauriens. Sinon, fils d'Atrée, ce serait bien aujourd'hui la dernière offense que tu commettrais. Mais je vais te le dire, et je l'appuierai par un grand serment : — Oui, par ce bâton, qui jamais plus ne doit pousser ni feuilles ni rameaux, depuis qu'il a été coupé sur la montagne ; qui jamais ne pourra verdoyer de nouveau, car l'airain a raclé, autour de lui, feuilles aussi bien qu'écorce, et maintenant ce sont les fils des Achéens qui le tiennent en main, quand ils rendent la justice et font respecter les lois de Zeus, ce sera là le garant de mon grand serment, — un jour viendra où le regret d'Achille entrera au cœur des Achéens, de tous. Ce jour-là, tu ne pourras, si fâché que tu sois, être bon à rien, quand nombreux seront ceux qui, sous les coups d'Hector meurtrier, tomberont et mourront. Toi, tu rongeras ton cœur, pour n'avoir fait nul cas du plus vaillant des Achéens ! » Le Péléide dit, et il jeta à terre le sceptre planté de clous d'or ; puis il s'assit, tandis que l'Atride, en face de lui, se courrouçait.

τέτληκας θυμῷ· τὸ δέ τοι κὴρ εἴδεται εἶναι.	ἐν παλάμῃς φορέουσι δικασπόλοι, οἵ τε θέμιστας
" Ausus es animo : hoc utique tibi mors videtur esse.	" In manibus portant judices, qui utique leges
ἦ πολὺ λώϊόν ἐστι κατὰ στρατὸν εὐρὺν Ἀχαιῶν	πρὸς Διὸς εἰρύαται· ὁ δέ τοι μέγας ἔσσεται ὅρκος·
" Certe multo melius est, per exercitum latum Achivorum	" A Jove tuentur; hoc autem tibi erit magnum juramentum:
δῶρ' ἀποαιρεῖσθαι ὅς τις σέθεν ἀντίον εἴπῃ·	ἦ ποτ' Ἀχιλλῆος ποθὴ ἵξεται υἷας Ἀχαιῶν
" Dona auferre illius, quicunque tibi contradixerit;	" Certe aliquando Achillis desiderium invadet filios Achivorum
δημοβόρος βασιλεὺς ἐπεὶ οὐτιδανοῖσιν ἀνάσσεις·	σύμπαντας· τότε δ' οὔ τι δυνήσεαι ἀχνύμενός περ
" Populi-vorator Rex, quoniam hominibus nullius pretii imperas:	" Universos : his autem non poteris, dolens licet,
ἦ γὰρ ἂν Ἀτρεΐδη νῦν ὕστατα λωβήσαιο.	χραισμεῖν, εὖτ' ἂν πολλοὶ ὑφ' Ἕκτορος ἀνδροφόνοιο
" Certe enim, Atrida, nunc postremo contumeliam fecisses.	" Prodesse; quando multi ab Hectore homicida
ἀλλ' ἔκ τοι ἐρέω καὶ ἐπὶ μέγαν ὅρκον ὀμοῦμαι·	θνήσκοντες πίπτωσι· σὺ δ' ἔνδοθι θυμὸν ἀμύξεις
" Verum tibi edico, atque insuper magnum juramentum juro,	" Morientes cadent: tu autem intus animum lacerabis
ναὶ μὰ τόδε σκῆπτρον, τὸ μὲν οὔ ποτε φύλλα καὶ ὄζους	χωόμενος ὅ τ' ἄριστον Ἀχαιῶν οὐδὲν ἔτισας.
" Nae per hoc sceptrum, quod quidem nunquam folia et ramos	" Iratus, quod fortissimum Achivorum non honoraris."
φύσει, ἐπεὶ δὴ πρῶτα τομὴν ἐν ὄρεσσι λέλοιπεν,	ὣς φάτο Πηλεΐδης, ποτὶ δὲ σκῆπτρον βάλε γαίῃ
" Producet, postquam semel truncum in montibus reliquit.	Sic dixit Pelides; sceptrumque projecit in terram
οὐδ' ἀναθηλήσει· περὶ γάρ ῥά ἑ χαλκὸς ἔλεψε	χρυσείοις ἥλοισι πεπαρμένον, ἕζετο δ' αὐτός·
" Neque repullulabit; circum enim ei ferrum delibravit	Aureis clavis distinctum: consedit autem ipse.
φύλλά τε καὶ φλοιόν· νῦν αὖτέ μιν υἷες Ἀχαιῶν	Ἀτρεΐδης δ' ἑτέρωθεν ἐμήνιε· τοῖσι δὲ Νέστωρ
" Foliaque et corticem : nunc autem ipsum filii Achivorum	Atrides vero ex altera parte irascebatur: His igitur Nestor

La querelle est, sinon apaisée, du moins interrompue par l'intervention du vieux Nestor, le roi des Pyliens, le sage conseiller et l'habile orateur, dont les discours s'accroissent par l'afflux des souvenirs auxquels sa longue expérience se complaît à faire appel. Après quelques mots d'Agamemnon, Achille déclare qu'il fera preuve d'obéissance en ne s'opposant pas à l'enlèvement de Briséis. L'assemblée se disperse, et le héros qui l'avait convoquée, se retire dans son campement, suivi de ses Myrmidons, tandis qu'Agamemnon fait préparer le navire qui reconduira Chryséis chez son père, et offre à Apollon une hécatombe. Il fait ensuite enlever de la tente d'Achille la captive Briséis par ses hérauts Talthybios et Eurybate. Achille, comme il l'a promis, subit cet acte arbitraire avec une obéissance pleine de dignité, mais prend sa revanche en attestant les dieux qu'Agamemnon n'a plus à compter sur son concours. Dans son affliction, il fait appel à sa mère Thétis.

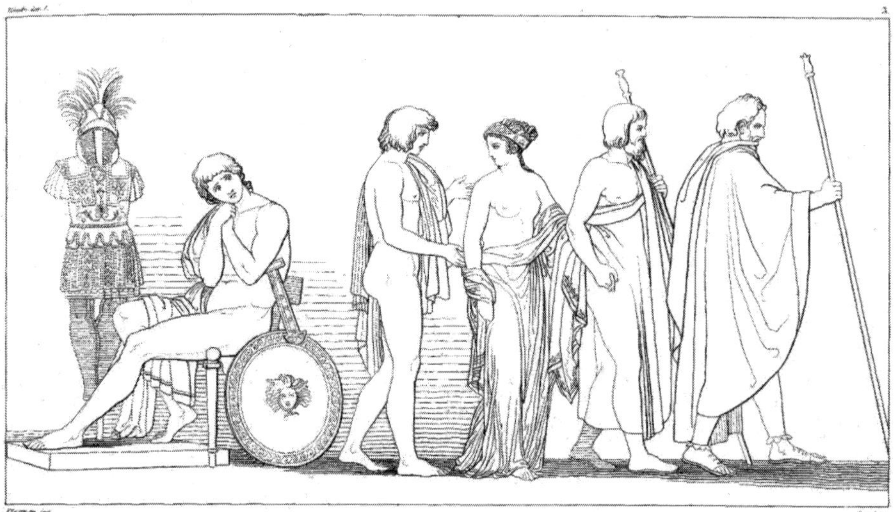

Agamemnon charge les hérauts Taltibius et Euribate de l'enlèvement de Briséis; Achille la fait remettre entre leurs mains par Patrocle.

LA SUPPLICATION A THÉTIS (I, 345-427).

Patrocle obéit à son cher camarade ; il fit sortir de la tente Briséis aux belles joues, et la remit aux hérauts chargés de l'emmener. Les deux hérauts s'en retournèrent vers les vaisseaux des Achéens ; la jeune femme les suivait, à contre-cœur. Achille de son côté, alla aussitôt s'asseoir, en larmes, à l'écart de ses camarades, sur le rivage frangé d'écume, le regard tourné vers la mer vineuse et tendant les mains vers sa mère, il l'invoqua longement :

ὣς φάτο, Πάτροκλος δὲ φίλῳ ἐπεπείθεθ' ἑταίρῳ,	δακρύσας ἑτάρων ἄφαρ ἕζετο νόσφι λιασθείς,
Sic dixit : Patroclus autem caro paruit sodali,	Lachrymans, a sociis statim sedit seorsum separatus,
ἐκ δ' ἄγαγε κλισίης Βρισηΐδα καλλιπάρηον,	θῖν' ἔφ' ἁλὸς πολιῆς, ὁρόων ἐπ' ἀπείρονα πόντον·
Eduxitque tentorio Briseïda pulchris-genis,	Littus ad maris cani, inspiciens nigrum pontum.
δῶκε δ' ἄγειν· τὼ δ' αὖτις ἴτην παρὰ νῆας Ἀχαιῶν·	πολλὰ δὲ μητρὶ φίλῃ ἠρήσατο χεῖρας ὀρεγνύς·
Et tradidit abducendam : illi autem redibant ad naves Achivorum:	Multa autem matri dilectae supplicavit, manus porrigens;
ἣ δ' ἀέκουσ' ἅμα τοῖσι γυνὴ κίεν· αὐτὰρ Ἀχιλλεὺς	
Atque invita una cum his mulier ibat. Sed Achilles	

« Mère, tu m'as enfanté pour une vie bien courte. Je devrais donc au moins l'obtenir glorieuse du roi de l'Olympe, de Zeus qui gronde dans les hauteurs. Mais voilà, qu'il n'a fait aucun cas de moi. Car l'Atride, le grand souverain Agamemnon, m'a outragé ; il m'a pris mon lot ; il me l'a enlevé de son autorité propre, et il le garde. » Il dit ainsi, en versant des larmes, et Dame sa mère l'entendit, du fond de la mer où elle était assise, auprès de son vieux père. Prestement, elle apparut au-dessus de la mer grise, comme une vapeur qui s'élève, et tout en face de lui elle s'assit, tandis qu'il pleurait ; elle le caressa de sa main, et prit la parole ; elle dit : « Mon enfant, pourquoi ces pleurs ? quelle peine est entrée en ton âme ? Fais m'en l'aveu ; ne l'enferme pas en ton cœur ; soyons deux à la connaître. » Avec de lourds sanglots, Achille aux pieds légers lui répondit : « Tu sais tout ; pourquoi te raconter tout ce que tu sais ? Nous partîmes pour Thèbes, la ville sainte d'Éétion ; nous la saccageâmes et emmenâmes ici tout le butin. Les fils des Achéens en firent entre eux un partage loyal, et attribuèrent à l'Atride Chryséis aux belles joues. Mais voici que Chrysès, le prêtre du bon Archer Apollon, vint aux vaisseaux légers des Achéens à la tunique d'airain

μῆτερ ἐπεί μ' ἔτεκές γε μινυνθάδιόν περ ἐόντα,	τέκνον τί κλαίεις; τί δέ σε φρένας ἵκετο πένθος;
" Mater, quandoquidem me peperisti brevis aevi existentem,	" Fili, quid fles? Quis vero tibi mentem invasit moeror?
τιμήν πέρ μοι ὄφελλεν Ὀλύμπιος ἐγγυαλίξαι	ἐξαύδα, μὴ κεῦθε νόωι, ἵνα εἴδομεν ἄμφω.
" Honorem saltem mihi debebat Olympius tribuere,	" Dic; ne celes animo; ut sciamus ambo."
Ζεὺς ὑψιβρεμέτης· νῦν δ' οὐδέ με τυτθὸν ἔτισεν·	τὴν δὲ βαρὺ στενάχων προσέφη πόδας ὠκὺς Ἀχιλλεύς·
" Jupiter altitonans; nunc autem neque me tantillum quidem honoravit:	Hanc autem graviter suspirans allocutus est pedibus velox Achilles;
ἦ γάρ μ' Ἀτρεΐδης εὐρὺ κρείων Ἀγαμέμνων	οἶσθα· τί ἤ τοι ταῦτα ἰδυίηι πάντ' ἀγορεύω;
" Certe enim me Atrides late-dominans Agamemnon	" Nosti: cur tibi haec scienti omnia dicam?
ἠτίμησεν· ἑλὼν γὰρ ἔχει γέρας αὐτὸς ἀπούρας. [abstulerit.	ᾠχόμεθ' ἐς Θήβην ἱερὴν πόλιν Ἠετίωνος,
" Contumelia affecit : prehendes enim habet praemium, ipse cum	" Ivimus in Theben sacram urbem Eetionis,
ὣς φάτο δάκρυ χέων, τοῦ δ' ἔκλυε πότνια μήτηρ	τὴν δὲ διεπράθομέν τε καὶ ἤγομεν ἐνθάδε πάντα·
Sic dixit lachrymas fundens. Hunc autem audivit veneranda mater,	" Hancque diripuimus, et adduximus huc omnia:
ἡμένη ἐν βένθεσσιν ἁλὸς παρὰ πατρὶ γέροντι·	καὶ τὰ μὲν εὖ δάσσαντο μετὰ σφίσιν υἷες Ἀχαιῶν,
Sedens in profunditatibus maris apud patrem senem:	" Et haec quidem bene diviserunt inter se filii Achivorum,
καρπαλίμως δ' ἀνέδυ πολιῆς ἁλὸς ἠΰτ' ὀμίχλη,	ἐκ δ' ἕλον Ἀτρεΐδηι Χρυσηΐδα καλλιπάρηιον.
Raptimque emersit e cano mari, velut nebula;	" Elegerunt autem Atridae Chryseïda pulchris-genis:
καί ῥα πάροιθ' αὐτοῖο καθέζετο δάκρυ χέοντος,	Χρύσης δ' αὖθ' ἱερεὺς ἑκατηβόλου Ἀπόλλωνος
Et ante ipsum sedit lachrymas-fundentem,	" Chryses vero postea sacerdos longe-jaculantis Apollinis
χειρί τέ μιν κατέρεξεν ἔπος τ' ἔφατ' ἔκ τ' ὀνόμαζε·	ἦλθε θοὰς ἐπὶ νῆας Ἀχαιῶν χαλκοχιτώνων
Manuque ipsum demulsit, et verba fecit, et compellavit;	" Venit ad veloces naves Achivorum aere-loricatorum,

pour racheter sa fille, avec une immense rançon ; il avait en mains les bandelettes du bon Archer Apollon, sur son sceptre d'or, et il suppliait tous les Achéens, et d'abord les deux Atrides, capitaines de l'armée. Alors tous les autres Achéens consentirent à traiter avec égards le prêtre et à accepter la belle rançon. Mais cet avis n'agréa point au cœur de l'Atride Agamemnon ; il le renvoya durement, en lui intimant l'ordre avec violence. Le vieillard se retira, irrité ; et Apollon exauça sa prière, parce qu'il lui était très cher. Sa flèche mauvaise vint frapper les Argiens ; et les hommes mouraient en masse, tandis que les traits du dieu volaient de toutes parts, à travers l'étendue du camp des Achéens. Le devin savant nous révéla les oracles du bon Archer. Aussitôt, le premier, j'émis l'avis de satisfaire le dieu ; mais alors la colère s'empara de l'Atride ; il se leva brusquement, et tint un propos menaçant, qui maintenant est accompli. Car voici que sur un vaisseau léger les Achéens aux yeux vifs, renvoient la jeune fille à Chrysès, et vont porter des présents au dieu ; tandis que l'autre, les hérauts viennent de l'emmener de ma tente,

λυσόμενός τε θύγατρα φέρων τ' ἀπερείσι' ἄποινα, " Redempturusque filiam, ferensque infinitum pretium-liberationis, στέμματ' ἔχων ἐν χερσὶν ἑκηβόλου Ἀπόλλωνος " Infulam habens in manibus longe-jaculantis Apollinis χρυσέωι ἀνὰ σκήπτρωι, καὶ λίσσετο πάντας Ἀχαιούς, " Aureo cum sceptro ; et supplex oravit omnes Achivos, Ἀτρεΐδα δὲ μάλιστα δύω κοσμήτορε λαῶν. " Atridas vero imprimis, duos duces populorum. ἔνθ' ἄλλοι μὲν πάντες ἐπευφήμησαν Ἀχαιοὶ " Tunc alii quidem omnes comprobarunt Achivi, αἰδεῖσθαί θ' ἱερῆα καὶ ἀγλαὰ δέχθαι ἄποινα· " Reverendumque esse sacerdotem, et splendidum accipiendum pretium: ἀλλ' οὐκ Ἀτρεΐδηι Ἀγαμέμνονι ἥνδανε θυμῶι, " At non Atridae Agamemnoni placuit animo ; ἀλλὰ κακῶς ἀφίει, κρατερὸν δ' ἐπὶ μῦθον ἔτελλε· " Sed contumeliose dimisit, et minacem sermonem addebat. χωόμενος δ' ὁ γέρων πάλιν ᾤχετο· τοῖο δ' Ἀπόλλων " Iratus itaque senex retro abivit: hunc autem Apollo εὐξαμένου ἤκουσεν, ἐπεὶ μάλα οἱ φίλος ἦεν, " Precantem exaudivit, quoniam valde illi carus erat :	ἧκε δ' ἐπ' Ἀργείοισι κακὸν βέλος· οἳ δέ νυ λαοὶ " Misit itaque in Argivos malam sagittam; populi vero θνῆισκον ἐπασσύτεροι, τὰ δ' ἐπώιχετο κῆλα θεοῖο " Moriebantur alii super alios : ibantque spicula Dei πάντηι ἀνὰ στρατὸν εὐρὺν Ἀχαιῶν· ἄμμι δὲ μάντις " Quoquoversus per exercitum latum Achivorum: nobis autem vates εὖ εἰδὼς ἀγόρευε θεοπροπίας ἑκάτοιο. " Peritus in concione narrabat vaticinia Apollinis. αὐτίκ' ἐγὼ πρῶτος κελόμην θεὸν ἱλάσκεσθαι· " Tum statim ego primus hortabar Deum placare. Ἀτρεΐωνα δ' ἔπειτα χόλος λάβεν, αἶψα δ' ἀναστὰς " Atridem vero deinde ira cepit; statimque exsurgens ἠπείλησεν μῦθον ὁ δὴ τετελεσμένος ἐστί· " Minatus est verbum, quod utique et perfectum est. τὴν μὲν γὰρ σὺν νηῒ θοῆι ἑλίκωπες Ἀχαιοὶ " Illam quidem enim cum navi veloci nigris-oculis Achivi ἐς Χρύσην πέμπουσιν, ἄγουσι δὲ δῶρα ἄνακτι· " Ad Chrysen deducunt, feruntque donaria Deo: τὴν δὲ νέον κλισίηθεν ἔβαν κήρυκες ἄγοντες " At mihi jam nuper e tentorio iverunt praecones abducentes

la jeune Briséis, que m'ont donnée les fils des Achéens. Mais toi (car tu le peux), prends l'intérêt de ton fils. Va sur l'Olympe prier Zeus, si jamais, en parole ou en acte, tu as fait du bien à son cœur. Ne t'ai-je pas souvent, dans le palais de ton père, entendue te vanter, et dire qu'au Cronide, roi des noires nuées, seule entre les immortels, tu avais épargné l'affreux désastre, quand les autres Olympiens se conjuraient pour l'enchaîner, Héré et Poséidon, et Pallas Athéné ? Mais tu arrivas, toi, Déesse, pour le soustraire à, ces liens ; tu fis venir sur le haut Olympe l'être aux cent mains, celui que les dieux nomment Briarée, et tous les hommes Ægæon ; car lui aussi est plus fort que son père. Rayonnant de prestige il s'assit à côté du Cronide ; tous les dieux bienheureux tremblèrent devant lui, et il ne lièrent pas Zeus. Va lui remettre en mémoire ce bienfait ; approche-toi de lui et prends-lui les genoux ; vois s'il ne consent pas à protéger les Troyens, et à ramener autour de leurs poupes, jusqu'à la mer, les Achéens massacrés, pour que, tous, ils sachent ce que leur vaut leur Roi, et que l'Atride, le haut seigneur Agamemnon, comprenne la folie qu'il a commise, en refusant tout égard au plus vaillant des Achéens. »

κούρην Βρισῆος τήν μοι δόσαν υἷες Ἀχαιῶν.

"Puellam Brisei, quam mihi dederant filio Achivorum.

ἀλλὰ σὺ εἰ δύνασαί γε περίσχεο παιδὸς ἑῆος·

" Sed tu, siquidem potes, auxiliare filio tuo.

ἐλθοῦσ' Οὔλυμπον δὲ Δία λίσαι, εἴ ποτε δή τι

" Profecta ad coelum Jovem precare, si unquam utique aliquid

ἢ ἔπει ὤνησας κραδίην Διὸς ἠὲ καὶ ἔργωι.

" Vel verbo juvisti cor Jovis, vel etiam facto.

πολλάκι γάρ σεο πατρὸς ἐνὶ μεγάροισιν ἄκουσα

" Saepe enim te patris in aedibus audivi

εὐχομένης ὅτ' ἔφησθα κελαινεφέϊ Κρονίωνι

" Gloriantem, quum dicebas, ab atras-nubes-cogente Saturnio

οἴη ἐν ἀθανάτοισιν ἀεικέα λοιγὸν ἀμῦναι,

" Solam te inter immortales indignam pemiciem avertissc,

ὁππότε μιν ξυνδῆσαι Ὀλύμπιοι ἤθελον ἄλλοι

" Quando ipsum colligare coelestes voluerunt alii,

Ἥρη τ' ἠδὲ Ποσειδάων καὶ Παλλὰς Ἀθήνη·

" Junoque et Neptunus, et Pallas Minerva :

ἀλλὰ σὺ τόν γ' ἐλθοῦσα θεὰ ὑπελύσαο δεσμῶν,

" Sed tu eum, quum venisses, Dea, liberasti a vinculis,

ὦχ' ἑκατόγχειρον καλέσασ' ἐς μακρὸν Ὄλυμπον,

" Statim Centinianum vocans in excelsum Olympum,

ὃν Βριάρεων καλέουσι θεοί, ἄνδρες δέ τε πάντες

" Quem Briareum vocant Dii, homines autem omnes

Αἰγαίων', ὁ γὰρ αὖτε βίην οὗ πατρὸς ἀμείνων·

" AEgaeonem: is enim viribus suo patre paestantior.

ὅς ῥα παρὰ Κρονίωνι καθέζετο κύδεϊ γαίων·

" Qui porro apud Saturnium sedebat, gloria laetus.

τὸν καὶ ὑπέδεισαν μάκαρες θεοὶ οὐδ' ἔτ' ἔδησαν. [ligaverunt.

" Hunc utique exhorruerunt immortales Dii, neque Jovem amplius

τῶν νῦν μιν μνήσασα παρέζεο καὶ λαβὲ γούνων

" His nunc illi in memoriam revocatis asside, et prehende genua,

αἴ κέν πως ἐθέλῃσιν ἐπὶ Τρώεσσιν ἀρῆξαι,

" Si quo modo velit Trojanis auxiliari,

τοὺς δὲ κατὰ πρύμνας τε καὶ ἀμφ' ἅλα ἔλσαι Ἀχαιοὺς

" Ad puppes vero usque et ad mare concludere Achivos

κτεινομένους, ἵνα πάντες ἐπαύρωνται βασιλῆος,

" Caesos, ut omnes fruantur rege:

γνῷ δὲ καὶ Ἀτρεΐδης εὐρὺ κρείων Ἀγαμέμνων

" Sentiat autem Atrides late-dominans Agamemnon

ἣν ἄτην ὅ τ' ἄριστον Ἀχαιῶν οὐδὲν ἔτισεν.

" Suam culpam; quod fortissimum Achivorum nihil honorarit."

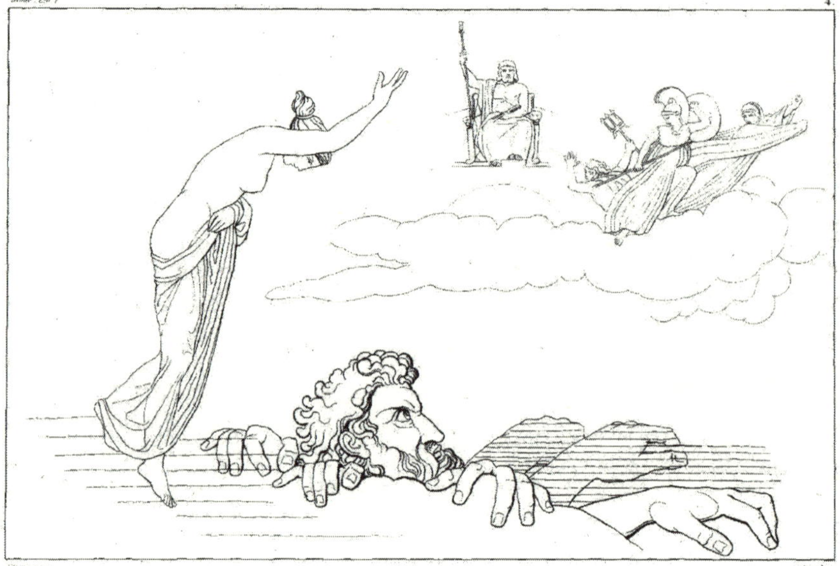

Thétis invoque le secours du Géant Briarée en faveur de Jupiter.

Thétis promet d'accomplir cette démarche, dès le retour de Zeus, qui est parti, dit-elle, pour la région de l'Océan, pour le festin que lui offrent les gens d'Éthiopie, accompagné de tous les dieux. Ce retour aura lieu dans douze jours. Pour remplir l'intervalle, le poète, ou plutôt un de ses continuateurs, a conté la restitution de Chryséis à son père. Pendant ces douze jours, Achille ne paraît ni à l'assemblée ni au combat, et ronge son frein. Le douzième jour, Thétis tient sa promesse. Zeus, non sans peine, car il sait qu'il va fâcher Héré, lui accorde sa requête, dans les vers fameux (528-529) :

Le fils de Cronos dit, et il abaissa ses noirs sourcils. Les cheveux divins s'émurent sur la tête immortelle du Roi Suprême, et il ébranla le grand Olympe.

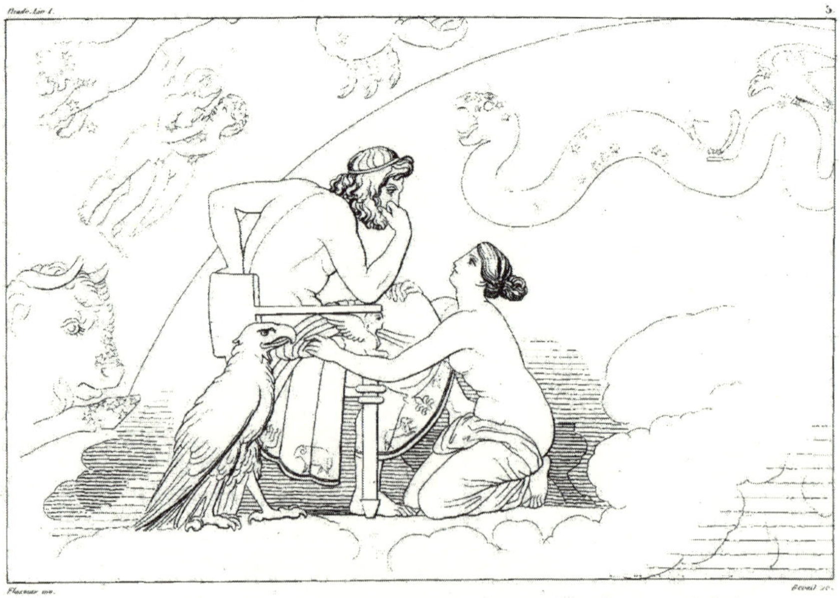

Thétis supplie Jupiter de favoriser le ressentiment d'Achille contre Agamemnon, et de prendre sa cause contre les Grecs.

L'entrevue entre Zeus et Thétis est suivie du banquet céleste, où les dieux nous sont présentés avec cette verve familière qui les dépeint comme des hommes, plus vigoureux, mais non moins passionnés. Nous ne devons pas juger la religion des contemporains d'Homère d'après de telles scènes. La valeur poétique de ces scènes est de premier ordre ; mais la religion grecque, en ses éléments vraiment efficaces, a consisté à peu près uniquement en rites, dont les poèmes homériques nous offrent à l'occasion quelques exemples. La mythologie anthropomorphique qu'ils mettent au premier plan n'en est que le brillant décor. Héré devine le complot ourdi par Thétis. Elle reproche vivement à Zeus de se cacher d'elle. Zeus la rappelle à l'ordre avec dureté. L'épisode qui suit donnera une idée du ton qui règne dans toute la scène.

HÉPHAISTOS RÉTABLIT LA PAIX ENTRE LES DIEUX, (I, 569-600).

Zeus dit, et Dame Héré aux yeux bovins fut prise de crainte. Elle se rassit bon gré mal gré, ployant son cœur. Un murmure se fit entendre, dans la demeure de Zeus, parmi les dieux fils du ciel. Héphaistos cependant, l'artisan fameux, se mit à parler, pour consoler sa mère, Héré aux bras blancs : « Ah ! quelle désolation nous menace ? Est-il bien possible que tous deux, pour le profit des mortels, vous vous disputiez ainsi, et meniez votre noise au milieu des dieux ? Tout le plaisir d'un beau festin sera perdu, si le pire l'emporte. Si ma mère m'en croît (et elle le sait assez d'elle-même), elle aura de la complaisance pour mon père Zeus, afin que mon père ne lui cherche pas noise de nouveau, et ne trouble plus notre festin. Si l'Olympien, la maître du tonnerre, voulait nous arracher de nos sièges, n'est-il pas de beaucoup le plus fort ? Allons ! touche-le par quelques paroles tendres, et bientôt l'Olympien va nous rendre sa bienveillance ». Il dit, et, se levant d'un bond, il mit dans la main de sa mère, une coupe à deux anses en lui disant: « Résigne-toi, ma mère, et supporte ton chagrin; que je ne te voie pas, toi que j'aime, sous mes propres yeux, maltraitée. J'en souffrirais, et ne pourrais te servir. Car l'Olympien est un adversaire redoutable. Une autre fois, quand je voulais te défendre, il me prit par le pied et me jeta à bas du seuil divin. Ma chute dura tout le jour ; au soleil couchant, je tombai à Lemnos ; il me restait à peine le souffle. Là, des gens du clan des Sintiens me relevèrent, aussitôt tombé. » Il dit, et fit sourire la Déesse aux bras blancs, Héré. Elle sourit et sa main reçut de celle de son fils la coupe. Lui, cependant, de droite à gauche, à tous les autres versait le doux nectar, qu'il puisait dans le cratère. Alors, un rire inextinguible s'éleva parmi les dieux bienheureux, à la vue d'Héphaistos, à travers la salle, affairé. »

χραισμεῖν· ἀργαλέος γὰρ Ὀλύμπιος ἀντιφέρεσθαι·	ὣς φάτο, μείδησεν δὲ θεὰ λευκώλενος Ἥρη,
" Juvare: difficilis enim Olympius, cui resistatur.	Sic dixit: risit autem Dea candidas-ulnas-habens Juno:
ἤδη γάρ με καὶ ἄλλοτ᾽ ἀλεξέμεναι μεμαῶτα	μειδήσασα δὲ παιδὸς ἐδέξατο χειρὶ κύπελλον·
" Jam enim me et alias adjuvare studentem	Subridensque a filio accepit manu poculum.
ῥῖψε ποδὸς τεταγὼν ἀπὸ βηλοῦ θεσπεσίοιο,	αὐτὰρ ὁ τοῖς ἄλλοισι θεοῖς ἐνδέξια πᾶσιν
" Dejecit, pede prehensum, de limine divino :	At ille caeteris Diis a dextra-exorsus omnibus
πᾶν δ᾽ ἦμαρ φερόμην, ἅμα δ᾽ ἠελίῳ καταδύντι	οἰνοχόει γλυκὺ νέκταρ ἀπὸ κρητῆρος ἀφύσσων·
" Totam autem diem ferebar; unaque cum sole occidente	Fundebat dulce nectar ab cratere hauriens.
κάππεσον ἐν Λήμνῳ, ὀλίγος δ᾽ ἔτι θυμὸς ἐνῆεν·	ἄσβεστος δ᾽ ἄρ᾽ ἐνῶρτο γέλως μακάρεσσι θεοῖσιν
" Decidi in Lemno; parum autem jam animae inerat:	Immensus autem excitatus est risus beatis Diis,
ἔνθά με Σίντιες ἄνδρες ἄφαρ κομίσαντο πεσόντα	ὡς ἴδον Ἥφαιστον διὰ δώματα ποιπνύοντα.
" Ibi me Sinties viri statim exceperunt cadentem."	Ut viderunt Vulcanum per aedes ministrantem.

Le festin reprend, embelli par le chant des Muses, et par les accents de la phorminx, dont joue Apollon. Puis les dieux vont dormir. Les Alexandrins ont placé assez heureusement la fin d'un chant à ce moment de repos. Le thème commencé se continue cependant d'abord directement dans le chant II.

5 La première bataille (chants II-VII).

Zeus a promis de venger Achille, qui s'est retiré sous sa tente. Il faut donc présumer que l'action se développera par une bataille, en laquelle Agamemnon et les Achéens recevront une leçon, le premier pour avoir outragé le plus brave (le ses alliés, les autres pour n'avoir pas protesté contre cet affront. Une grande bataille va s'engager en effet, qui ne remplira pas moins de six chants (II-VII inclus). Nous aurons à nous demander si, par la manière dont elle est conduite, elle répond parfaitement à l'attente que le premier chant a fait naître en nous.

Presque dès le début du IIe chant, nous éprouvons quelque surprise. Zeus passe la nuit dans un demi-sommeil qu'obsède la pensée de la promesse faite à Thétis. Pour s'y conformer, il envoie à Agamemnon un songe qui l'engage à livrer bataille, et lui inspire l'espoir de prendre Troie. Il est clair que, dans l'esprit du poète, ce songe doit être trompeur. Réveillé, Agamemnon réunit d'abord le conseil des Anciens, ensuite l'assemblée de toute l'armée. Devant le conseil, il narre le songe, et propose, en termes assez singuliers, d'éprouver les dispositions des soldats en feignant de renoncer à une entreprise qui a trop duré et en recommandant le retour en Grèce. Si, comme il le craint, les Achéens accueillent avec joie la proposition, les autres chefs reçoivent mission de les retenir.

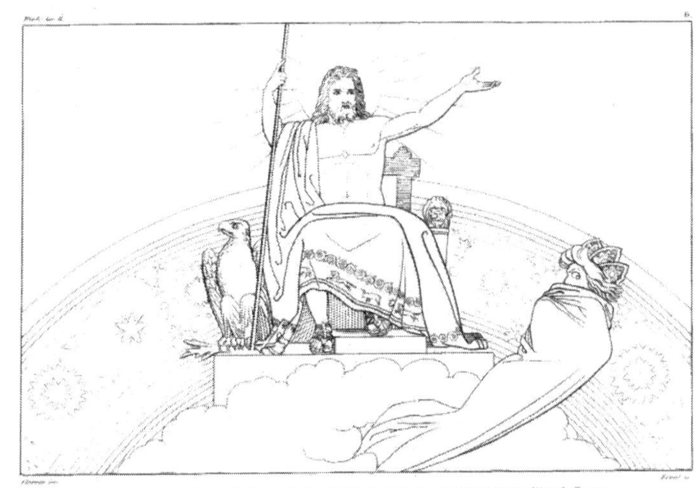

Jupiter ordonne au sommeil d'envoyer à Agamemnon un songe trompeur qui lui prédise la défaite des Troyens.

On peut admettre que le chef suprême de l'armée ait des doutes sur l'état d'esprit de celle-ci, que la retraite d'Achille a pu inquiéter. Le plan qu'il adopte est singulièrement périlleux. L'assemblée, en effet, applaudit à la proposition d'Agamemnon, sans se douter un instant qu'elle est une feinte. Il faut l'intervention d'Athéné, provoquée par Héré, et toute l'habileté d'Ulysse, que la déesse inspire, pour arrêter les soldats qui ont déjà couru aux vaisseaux, et vont les mettre à la mer. Une scène originale et vigoureuse se détache de tout cet ensemble ; dans un poème héroïque où les grands chefs accaparent l'attention, elle nous met en présence du menu peuple, et d'un de ses meneurs, au moment où Ulysse a réussi à réunir de nouveau l'assemblée.

THERSITE. (II, 210-277).

Les autres s'étaient assis, et se tenaient à leurs places ; Thersite seul, jasait, bavard infatigable, qui avait l'esprit débordant de propos incongrus, toujours prêt à entrer en conflit, vilainement, avec les princes, et à dire ce qu'il croyait capable de faire rire les Achéens. C'était l'homme le plus laid qui fût venu sous Ilion ; il était louche, boitait d'un pied, ses épaules étaient enfoncées, comme si elles rentraient dans sa poitrine ; et sa tête s'étirait en pointe, fleurie d'une laine rare, Il était particulièrement détesté d'Achille et d'Ulysse. Car il les querellait sans cesse, Cette fois, ce fut au divin Agamemnon qu'il adressa ses injures, d'une voix aiguë ; car c'est contre lui que les Achéens étalent dans une rage immense et se courrouçaient en leur cœur. A grands cris, il se mit donc à quereller Agamemnon ; il lui disait Atride ! quel reproche as-tu à nous faire ? que désires-tu ? Tes tentes regorgent d'airain ; tes tentes, les femmes en fouie, les femmes de Choix les emplissent, présent que les Achéens te donnent de préférence à tous autres, quand il nous arrive de prendre une ville. Te faut-il encore de l'or, que t'apporte d'Ilion un des bons écuyers Troyens, pour racheter son fils, que moi-même ou quelque autre Achéen aura conduit ici enchaîné ?

ἄλλοι μέν ῥ' ἕζοντο, ἐρήτυθεν δὲ καθ' ἕδρας·

Ac caeteri quidem sedebant; tenebantque sedes.

Θερσίτης δ' ἔτι μοῦνος ἀμετροεπὴς ἐκολῴα,

Thersites autem adhuc solus blaterans tumultuabatur,

ὃς ἔπεα φρεσὶν ᾗσιν ἄκοσμά τε πολλά τε ᾔδη

Qui verbis animo suo et scurrilibus et multis norat

μάψ, ἀτὰρ οὐ κατὰ κόσμον, ἐριζέμεναι βασιλεῦσιν,

Temere, ac non prout decebat, contendere regibus;

ἀλλ' ὅ τι οἱ εἴσαιτο γελοίϊον Ἀργείοισιν

Verum quodcunque ei videretur ridiculum Argivis

ἔμμεναι· αἴσχιστος δὲ ἀνὴρ ὑπὸ Ἴλιον ἦλθε·

Fore: Turpissimus autem vir ad Ilium venit:

φολκὸς ἔην, χωλὸς δ' ἕτερον πόδα· τὼ δέ οἱ ὤμω

Strabo erat, claudusque altero pede; et ipsius humeri

κυρτὼ ἐπὶ στῆθος συνοχωκότε· αὐτὰρ ὕπερθε

Gibbi, in pectus contracti: at superne

φοξὸς ἔην κεφαλήν, ψεδνὴ δ' ἐπενήνοθε λάχνη

Acutus erat capite, rarum vero supra sparsum erat capillamentum.

ἔχθιστος δ' Ἀχιλῆϊ μάλιστ' ἦν ἠδ' Ὀδυσῆϊ·

Inimicissimus autem Achilli masime erat, et Ulyssi ;

τὼ γὰρ νεικείεσκε· τότ' αὖτ' Ἀγαμέμνονι δίωι

His enim preacipue convitiari solebat. Tum vero Agamemnoni nobili

ὀξέα κεκλήγων λέγ' ὀνείδεα· τῶι δ' ἄρ' Ἀχαιοὶ

Stridule clamans dicebat probra : huic itaque Achivi

ἐκπάγλως κοτέοντο νεμέσσηθέν τ' ἐνὶ θυμῶι.

Vehementer irati errant, et indignabantur animo:

αὐτὰρ ὁ μακρὰ βοῶν Ἀγαμέμνονα νείκεε μύθωι·

At hic alte vociferans, Agamemnonem increpabat sermone;

Ἀτρεΐδη τέο δ' αὖτ' ἐπιμέμφεαι ἠδὲ χατίζεις;

" Atrida, quam ob rem quereris, aut qua re indiges?

πλεῖαί τοι χαλκοῦ κλισίαι, πολλαὶ δὲ γυναῖκες

" Plena tibi aere tentoria, multae et mulieres

εἰσὶν ἐνὶ κλισίῃς ἐξαίρετοι, ἅς τοι Ἀχαιοὶ

" Sunt in tentoriis selectae, quas tibi Achivi

πρωτίστωι δίδομεν εὖτ' ἂν πτολίεθρον ἕλωμεν.

" Omnium primo damus, cum urbem ceperimus,

ἦ ἔτι καὶ χρυσοῦ ἐπιδεύεαι, ὅν κέ τις οἴσει

" An adhuc et auro indiges, quod quis affferat

Τρώων ἱπποδάμων ἐξ Ἰλίου υἷος ἄποινα, [pretium,

" Trojanorum equûm-domitorum ex Ilio, pro filio redemptionis-

ὅν κεν ἐγὼ δήσας ἀγάγω ἢ ἄλλος Ἀχαιῶν,

" Quem ego vinctum duxero, vel alius Achivorum ?

Veux-tu quelque jeune femme, pour t'unir d'amour avec elle, et la garder pour toi à l'écart ? Il ne sied pas que leur chef expose au malheur les fils des Achéens. Pourris que vous êtes, opprobres de la nature Achéennes, non plus Achéens, retournons chez nous sur nos vaisseaux, et laissons-le ici, dans la plaine troyenne, digérer sa grandeur, et voir si nous l'aidons encore ou si c'est Chose finie ; lui par qui Achille, un être qui lui est si supérieur, a été outragé. Car il lui a pris son lot ; il le lui a enlevé lui-même, et il le garde, Mais Achille n'a guère de rancune en son cœur ; il est conciliant ! Sinon, Atride, ce serait bien aujourd'hui ta suprême insolence. »

Il dit ainsi, querellant Agamemnon, pasteur des hommes, lui Thersite. Mais prestement Ulysse fut près de lui, et avec un regard en dessous, il lui adressa la dure réprimande : « Thersite, inépuisable bavard, si beau parleur que tu sois, arrête-toi, et ne prétends pas seul faire opposition aux Rois. Car, je te le dis, il n'y a pas un mortel pire que toi, de tous ceux qui avec Atride sont venus sous Ilion. Qu'as-tu à discourir, le nom des Rois à la bouche ; en leur jetant des injures et en épiant l'heure du retour ? Nous ignorons encore, ce qu'il en adviendra de tout ceci et si les fils des Achéens s'en retourneront heureusement ou non.

ἠὲ γυναῖκα νέην, ἵνα μίσγεαι ἐν φιλότητι,

" Aut mulierem juvenem, cui miscearis amore,

ἥν τ' αὐτὸς ἀπονόσφι κατίσχεαι; οὐ μὲν ἔοικεν

" Quamque ipse seorsum detineas ? Minime quidem decet

ἀρχὸν ἐόντα κακῶν ἐπιβασκέμεν υἷας Ἀχαιῶν.

" Principem existentem, in mala inducere filios Achivorum,

ὦ πέπονες κάκ' ἐλέγχε' Ἀχαιΐδες οὐκέτ' Ἀχαιοὶ

" O imbelles, ignava probra, Achaeïdes, non amplius Achivi.

οἴκαδέ περ σὺν νηυσὶ νεώμεθα, τόνδε δ' ἐῶμεν

" Domum cum navibus redeamus: hunc vero sinamus

αὐτοῦ ἐνὶ Τροίῃ γέρα πεσσέμεν, ὄφρα ἴδηται

" Isthic ad Trojam praemia concoquere ; ut sciat,

ἤ ῥά τί οἱ χἠμεῖς προσαμύνομεν ἦε καὶ οὐκί·

" An in aliquo ei et nos adjumento simus, an non:

ὃς καὶ νῦν Ἀχιλῆα ἕο μέγ' ἀμείνονα φῶτα

" Qui etiam nunc Achillem, se multo fortiorem virum,

ἠτίμησεν· ἑλὼν γὰρ ἔχει γέρας αὐτὸς ἀπούρας. [abstulit.

" Contumelia affecit : Ereptum enim habet ejus pretium, quod ipse vi

ἀλλὰ μάλ' οὐκ Ἀχιλῆϊ χόλος φρεσίν, ἀλλὰ μεθήμων·

" Veruntamen non Achilli bilis est in praecordiis, verum socors est ;

ἦ γὰρ ἂν Ἀτρεΐδη νῦν ὕστατα λωβήσαιο·

" Alioqui enim, Atrida, nunc postremum injurius fuisses."

ὣς φάτο νεικείων Ἀγαμέμνονα ποιμένα λαῶν,

Sic dixit, convitians Agamemnoni, pastori populorum,

Θερσίτης· τῷ δ' ὦκα παρίστατο δῖος Ὀδυσσεύς,

Thersites: huic autem cito astitit nobilis Ulysses,

καί μιν ὑπόδρα ἰδὼν χαλεπῷ ἠνίπαπε μύθῳ·

Et ipsum torve intuitus duro increpavit sermone ;

Θερσῖτ' ἀκριτόμυθε, λιγύς περ ἐὼν ἀγορητής,

" Thersite loquacissime, vocalis quanquam sic concionator,

ἴσχεο, μηδ' ἔθελ' οἶος ἐριζέμεναι βασιλεῦσιν·

" Desine, neque velis solus contendere cum regibus:

οὐ γὰρ ἐγὼ σέο φημὶ χερειότερον βροτὸν ἄλλον

" Non enim ego, quam tu sis, censeo pejorem mortalem alium

ἔμμεναι, ὅσσοι ἅμ' Ἀτρεΐδῃς ὑπὸ Ἴλιον ἦλθον.

" Esse, quotquot cum Atridis ad Ilium venerunt.

τὼ οὐκ ἂν βασιλῆας ἀνὰ στόμ' ἔχων ἀγορεύοις,

" Quare ne reges in ore habens concioneris,

καί σφιν ὀνείδεά τε προφέροις, νόστόν τε φυλάσσοις.

" Neu ipsis probra objicias, et reditionem observes.

οὐδέ τί πω σάφα ἴδμεν ὅπως ἔσται τάδε ἔργα,

" Nondum plane scimus quomodo futura sitit haec facta;

ἢ εὖ ἦε κακῶς νοστήσομεν υἷες Ἀχαιῶν.

" Utrum bene, an male, redituri simus filii Achivorum.

Cependant tu es là, en face d'Atride, d'Agamemnon, pasteur des hommes, à l'injurier, parce que les héros Danaens lui accordent de grands dons ! Toi, tu discours pour l'outrager. Mais je vais te dire une chose, qui ne manquera pas de s'accomplir. Que je te prenne encore à déraisonner comme tu le fais ici, je veux que la tête d'Ulysse ne reste plus sur ses épaules, et que je ne sois plus appelé le père de Télémaque, si je ne t'attrape et ne t'arrache tes vêtements, manteau et tunique, avec l'étoffe qui couvre ton sexe, et si je ne te renvoie tout en pleurs jusqu'aux vaisseaux légers ; je te chasserai de l'assemblée en te battant jusqu'au sang. » Il dit, et de son sceptre, sur la nuque et les deux épaules, il le battit. Thersite se plia, en laissant échapper un pleur abondant. Sur la nuque, on vit surgir une cicatrice rougeâtre, sous le coup porté par le sceptre d'or. Thersite se rassit, tremblant, bouleversé, le regard éperdu, essuyant ses larmes. Les autres se mirent à rire, si fâchés qu'ils fussent. On les entendait se dire les uns aux autres : « Morbleu ! on ne compte pas les exploits d'Ulysse, quand il avance de bons avis ou ranimé le combat. Mais il n'a jamais rien fait d'aussi beau parmi les Argiens, qu'en chassant de l'assemblée cet insulteur, ce bouffon. Jamais plus il n'aura le cœur de quereller les rois et de les injurier.»

τῶ νῦν Ἀτρεΐδηι Ἀγαμέμνονι ποιμένι λαῶν	πλῆξεν· ὁ δ' ἰδνώθη, θαλερὸν δέ οἱ ἔκπεσε δάκρυ·
" Propterea nunc Atridae Agamemnoni, pastori populorum.	Percussit; ille vero intorquebat se; uberes autem ei exciderunt lachrymae;
ἧσαι ὀνειδίζων, ὅτι οἱ μάλα πολλὰ διδοῦσιν	σμῶδιξ δ' αἱματόεσσα μεταφρένου ἐξυπανέστη
" Sedes jaciens convicia quia ei valde multa dant	Vibexque cruenta in dorso exorta est,
ἥρωες Δαναοί· σὺ δὲ κερτομέων ἀγορεύεις.	σκήπτρου ὕπο χρυσέου· ὁ δ' ἄρ' ἕζετο τάρβησέν τε,
" Heroës Danai: tu vero maledictis irritans concionaris.	Sceptro ab aureo: ipse tame, sedit, timuitque:
ἀλλ' ἔκ τοι ἐρέω, τὸ δὲ καὶ τετελεσμένον ἔσται·	ἀλγήσας δ' ἀχρεῖον ἰδὼν ἀπομόρξατο δάκρυ.
" Sed tibi edico, quod et perfectum erit:	Dolensque vultu foedo, abstersit lachrymas.
εἴ κ' ἔτι σ' ἀφραίνοντα κιχήσομαι ὥς νύ περ ὧδε,	οἳ δὲ καὶ ἀχνύμενοί περ ἐπ' αὐτῶι ἡδὺ γέλασσαν·
" Sicubi iterum te insanientem depreheudero, sicut jam hic,	Illi autem, quamvis moesti, super isto suaviter riserunt,
μηκέτ' ἔπειτ' Ὀδυσῆϊ κάρη ὤμοισιν ἐπείη,	ὧδε δέ τις εἴπεσκεν ἰδὼν ἐς πλησίον ἄλλον·
" Ne amplius deinceps Ulyssi caput super humeros sit,	Sic autem aliquis dicebat, intuens propinquum alium;
μηδ' ἔτι Τηλεμάχοιο πατὴρ κεκλημένος εἴην,	ὢ πόποι ἦ δὴ μυρί' Ὀδυσσεὺς ἐσθλὰ ἔοργε
" Neque posthac Telemachi pater vocer,	" Dii boni; certe plurima Ulysses bona fecit,
εἰ μὴ ἐγώ σε λαβὼν ἀπὸ μὲν φίλα εἵματα δύσω,	βουλάς τ' ἐξάρχων ἀγαθὰς πόλεμόν τε κορύσσων·
" Si non ego, te comprehenso, tuas quidem vestes exuero,	" Consiliaque inchoans bona, bellumque adornans:
χλαῖνάν τ' ἠδὲ χιτῶνα, τά τ' αἰδῶ ἀμφικαλύπτει,	νῦν δὲ τόδε μέγ' ἄριστον ἐν Ἀργείοισιν ἔρεξεν,
" Laenamque et tunicam, quaeque pudenda contegunt;	" Nunc vero hoc sane multo optimum inter Argivos fecit,
αὐτὸν δὲ κλαίοντα θοὰς ἐπὶ νῆας ἀφήσω	ὃς τὸν λωβητῆρα ἐπεσβόλον ἔσχ' ἀγοράων.
" Ipsum autem flentem veloces ad naves demisero	" Qui hunc conviciatorem contumeliosum coërcuit a garrulitate.
πεπλήγων ἀγορῆθεν ἀεικέσσι πληγῆισιν.	οὔ θήν μιν πάλιν αὖτις ἀνήσει θυμὸς ἀγήνωρ
" Caesum e concione duris verberibus."	" Nequaquam certe ipsum iterum stimulabit animus praeferox
ὣς ἄρ' ἔφη, σκήπτρωι δὲ μετάφρενον ἠδὲ καὶ ὤμω	νεικείειν βασιλῆας ὀνειδείοις ἐπέεσσιν.
Sic dixit : sceptroque tergum atque humeros	" Objurgare reges contumeliosis verbis."

Ulysse a rétabli l'ordre ; il rend confiance à l'armée par un discours adroit. Nestor l'appuie, et termine sa propre harangue par un conseil de tactique : celui de mettre les Achéens en bataille en les rangeant par tribus, par clans. Cet avis, qui peut paraître superflu, semble avoir pour objet de préparer le catalogue des forces achéennes qui va bientôt suivre. Agamemnon clôt la délibération par une exhortation ardente. Tandis que l'assemblée se disperse, il offre ensuite un banquet aux chefs, et invoque Zeus, "qui, nous rappelle le poète, ne doit pas exaucer sa prière. Quelques mots de Nestor mettent fin au banquet et donnent le signal pour les préparatifs du combat. Quatre comparaisons brillantes décrivent, l'une, l'éclat des armures, l'autre, le bruit des divisions en marche, la troisième, la multitude des soldats, la quatrième, l'action des commandants, qui mettent en ordre les bataillons.

Toute cette première partie du chant, à part la feinte proposition d'Agamemnon qui peut soulever des difficultés, est une suite naturelle du chant premier. La seconde, qui comprend le double catalogue des forces achéennes et troyennes est au contraire suspecte. On peut d'abord s'étonner que ce catalogue nous soit donné, quand nous sommes déjà à la dixième année de la guerre. Mais ce n'est point là un argument décisif pour y voir une interpolation. Nous constaterons que d'autres épisodes, dans les chants qui suivent immédiatement, prêtent à la même objection, et il n'est pas impossible d'imaginer que le poète primitif, s'il voulait composer non une Colère d'Achille mais une Iliade, ait cru qu'il pourrait faire accepter à ses auditeurs une convention, dont le dernier arrangeur de l'Iliade en tout cas et tous les lecteurs jusqu'à d'Aubignac et Wolf se Sont accommodés. Mais ce qui est beaucoup plus grave, c'est que les données du catalogue ne sont pas toujours d'accord avec le reste du poème. Il n'y a donc guère de doute que nous ne soyons en présence d'une addition. Cette addition doit être elle-même assez ancienne, et l'état politique de la Grèce qu'elle décrit est, dans l'ensemble, sinon dans tous les détails, celui qu'on peut présumer antérieurement à l'invasion dorienne. Le Catalogue a d'ailleurs été accepté par les Grecs, même par Aristote, comme un document historique ; c'est Aristote (Rhétorique, XV), qui nous dit qu'il fut invoqué par les Athéniens pour défendre leurs droits sur Salamine.

Le troisième livre est celui où le poème annoncé par le 1er chant sur la Colère d'Achille Se développe décidément en une Iliade. Est-ce le poète primitif qui a voulu ce développement ? nous avons dit que l'Objection tirée du fait que les deux épisodes essentiels du troisième chant seraient plus naturellement placés au début de la guerre, n'est pas dirimante, On peut admettre une convention. On est plus surpris de Voir que la première bataille est d'abord heureuse pour les Achéens ; la promesse de Zeus y semble longtemps oubliée. Sans doute les nouveaux défenseurs de l'unité peuvent dire que, dès que lé poème devient une Iliade, il devient naturel aussi que le poète nous présente d'emblée le plus grand nombre possible de héros grecs, et leur attribue des exploits. Cependant la manière franche, directe du poète qui a écrit le Ier chant, faisait attendre plus de logique et de rapidité, Ces réflexions valent pour l'ensemble qui nous conduit jusqu'à la fin du VIIe chant. NOUS nous expliquerons dans la suite sur chaque épisode.

Les deux armées vont se rencontrer. Alexandre (alias Pâris) sort des rangs troyens et vient provoquer les Achéens. Aussitôt Ménélas s'avance contre lui : la victime et l'auteur du rapt qui a causé la guerre se trouvent en présence. La situation est très heureusement placée au début d'une Iliade, à laquelle ce qui va suivre ne convient pas moins. Alexandre apparaît comme un fanfaron. Il a provoqué les héros achéens. Dès que Ménélas approche de lui, il prend la fuite, ce qui lui vaut une dure réprimande d'Hector, après laquelle il reprend un certain empire sur lui-même et propose de surseoir à la bataille générale qui allait s'engager, pour y substituer un duel avec Ménélas dont le résultat décidera du différend entre les Achéens et les Troyens. S'avançant entre les deux armées, et arrêtant les Achéens d'un signe, Hector leur fait entendre, d'une voix forte, la proposition. Ménélas l'accepte, à la grande joie des deux peuples. Tandis qu'Hector d'un côté, Agamemnon de l'autre, préparent le sacrifice qui va sanctionner l'accord, Iris, déguisée sous les traits de la femme d'Hélicaon, fils d'Anténor, va prévenir Hélène que son ancien époux et son ravisseur vont régler son sort par un duel. Ainsi est amenée une des scènes les plus fameuses du poème.

HÉLÈNE ET LES VIEILLARDS SUR LA TOUR. (III, 139-180).

La déesse, par ces mots, jeta doucement dans le cœur d'Hélène le regret de son premier époux, de sa patrie et de ses parents. Aussitôt elle se voila d'un blanc linon, et sortit de sa chambre en versant de tendres larmes. Elle n'était pas seule; deux servantes l'accompagnaient, Æthra, fille de Pitthée, et Clyméné aux yeux bovins. Prestement, elles s'en vinrent au lieu où était la porte Scée [J'ai conservé le nom grec, qui est devenu traditionnel ; il signifie la porte de gauche]. Or, auprès de Priam, de Panthoos et de Thymcetés, de Lampon, de Clytios, d'Hikétaon, rejeton d'Arès, Oucalégon et Anténor, tous deux hommes de sens, anciens du peuple, étaient assis, à la porte Scée ; leur vieillesse les dispensait du combat, mais ils étaient bons discoureurs, pareils aux cigales, qui, dans le bois, perchées sur un arbre, font entendre leur voix de lys. Tels étaient les chefs troyens, assis sur la tour. Lors donc qu'ils virent arriver à la tour Hélène, doucement ils échangèrent leurs sentiments et donnèrent le vol à ces paroles : « Comment s'indigner que les Troyens et les Achéens aux bonnes jambières souffrent depuis si longtemps pour une telle femme ! Ne croirait-on pas vraiment voir une des Déesses immortelles ? Et pourtant, si belle qu'elle soit, qu'elle remonte sur leurs vaisseaux, et qu'elle ne reste pas ici plus longtemps, pour notre dam et celui de nos enfants ! »

ὣς εἰποῦσα θεὰ γλυκὺν ἵμερον ἔμβαλε θυμῷ	γήραϊ δὴ πολέμοιο πεπαυμένοι, ἀλλ' ἀγορηταὶ
Sic locuta dea, dulce desiderium injecit animo	Ob senectutem scilicet a bello cessantes; sed erant concionatores
ἀνδρός τε προτέρου καὶ ἄστεος ἠδὲ τοκήων·	ἐσθλοί, τεττίγεσσιν ἐοικότες οἵ τε καθ' ὕλην
Virique prioris, et urbis, atque parentum.	Boni, cicadis similes, quae in sylva
αὐτίκα δ' ἀργεννῇσι καλυψαμένη ὀθόνῃσιν	δενδρέῳ ἐφεζόμενοι ὄπα λειριόεσσαν ἱεῖσι·
Protinus autem candidis operta velis,	Arbori insidentes vocem suavem emittunt:
ὁρμᾶτ' ἐκ θαλάμοιο τέρεν κατὰ δάκρυ χέουσα	τοῖοι ἄρα Τρώων ἡγήτορες ἧντ' ἐπὶ πύργῳ.
Properavit ex gynaeceo, teneram lacrymam effundens:	Tales utique Trojanorum proceres sedebant in turri.
οὐκ οἴη, ἅμα τῇ γε καὶ ἀμφίπολοι δύ' ἕποντο,	οἳ δ' ὡς οὖν εἴδονθ' Ἑλένην ἐπὶ πύργον ἰοῦσαν,
Non sola, simul eam et famulae duae sequebantur,	Hi autem ut viderunt Helenam ad turrim venientem,
Αἴθρη Πιτθῆος θυγάτηρ, Κλυμένη τε βοῶπις·	ἦκα πρὸς ἀλλήλους ἔπεα πτερόεντ' ἀγόρευον·
AEthra Pitthei filia, Clymeneque magnis oculis.	Submisse inter se verbis alatis dixerunt;
αἶψα δ' ἔπειθ' ἵκανον ὅθι Σκαιαὶ πύλαι ἦσαν.	οὐ νέμεσις Τρῶας καὶ ἐϋκνήμιδας Ἀχαιοὺς
Confestim deinde pervenerunt, ubi Scaeae portae erant.	" Non est indigne ferendum, Trojanos et bene-ocreatos Achivos
οἳ δ' ἀμφὶ Πρίαμον καὶ Πάνθοον ἠδὲ Θυμοίτην	τοιῇδ' ἀμφὶ γυναικὶ πολὺν χρόνον ἄλγεα πάσχειν·
At Priamus et Panthous et Thymoetes,	" Tali de muliere longum tempus dolores pati:
Λάμπόν τε Κλυτίον θ' Ἱκετάονά τ' ὄζον Ἄρηος	αἰνῶς ἀθανάτῃσι θεῇς εἰς ὦπα ἔοικεν·
Lampusque, Clytiusque, Hicetaonque, ramus Martis,	" Omnino immortalibus deabus ad vultum similis est
Οὐκαλέγων τε καὶ Ἀντήνωρ πεπνυμένω ἄμφω	ἀλλὰ καὶ ὧς τοίη περ ἐοῦσ' ἐν νηυσὶ νεέσθω,
Ucalegonque et Antenor, prudentes ambo,	" Sed et sic, talis quamvis sit, in navibus redeat,
ἥατο δημογέροντες ἐπὶ Σκαιῇσι πύλῃσι,	μηδ' ἡμῖν τεκέεσσί τ' ὀπίσσω πῆμα λίποιτο.
Sedebant populi-seniores in Scaeis portis,	" Neque nobis liberisque in posterum detrimentum relinquatur."

Ils diront, mais Priam appela de la voix Hélène : « Viens ici, ma chère enfant, et sieds-toi près de moi, pour voir ton premier époux, tes parents et tes amis. Je n'ai rien à te reprocher ; la faute est aux dieux. Ce sont eux qui m'ont infligé cette guerre achéenne, cause de tant de larmes ! Mais dis-moi le nom de cet homme imposant. Quel est-il, cet Achéen, ce héros si beau et si grand ? Il en est d'autres, il est vrai, qui le dépassent de la tête. Mais jamais je n'ai vu de mes yeux quelqu'un d'aussi beau ni d'aussi majestueux ; il a vraiment l'air d'un Roi. »

Hélène lui répondit, Hélène divine entre les femmes : « Mon respect pour toi, mon cher beau-père, est mêlé de crainte. Plût au ciel que j'eusse préféré le mal de mort, quand ici, j'ai suivi ton fils, en abandonnant mes parents, ma fille toute jeune et mes compagnes charmantes ! Mais il n'en fut pas ainsi ; et je me consume en pleurant. Je te dirai pourtant ce que tu me demandes et désires savoir : Cet homme, c'est le fils d'Atrée, le haut seigneur Agamemnon, à la fois bon Roi et vaillant lancier. Il était le beau-frère delà chienne que je suis, si je dois dire qu'il le fut. »

ὣς ἄρ' ἔφαν, Πρίαμος δ' Ἑλένην ἐκαλέσσατο φωνῆι·	τὸν δ' Ἑλένη μύθοισιν ἀμείβετο δῖα γυναικῶν·
Sic dixerunt: Priamus autem Helenam vocavit voce;	Huic autem Helena verbis respondit, nobilissima mulierum,
δεῦρο πάροιθ' ἐλθοῦσα φίλον τέκος ἵζευ ἐμεῖο,	αἰδοῖός τέ μοί ἐσσι φίλε ἑκυρὲ δεινός τε·
" Huc coram veniens, cara filia, asside mihi,	" Reverendusque mihi es, dilecte socer, timendusque:
ὄφρα ἴδηι πρότερόν τε πόσιν πηούς τε φίλους τε·	ὡς ὄφελεν θάνατός μοι ἁδεῖν κακὸς ὁππότε δεῦρο
" Ut videas prioremque maritum, affinesque, amicosque:	" Utinam mors mihi placuisset mala, quando huc
οὔ τί μοι αἰτίη ἐσσί, θεοί νύ μοι αἴτιοί εἰσιν	υἱέϊ σῶι ἑπόμην θάλαμον γνωτούς τε λιποῦσα
(" Non mihi tu in causa es; dii utique mihi in causa sunt,	" Filium tuum secuta sum, thalamo fratribusque relictis,
οἵ μοι ἐφώρμησαν πόλεμον πολύδακρυν Ἀχαιῶν·	παῖδά τε τηλυγέτην καὶ ὁμηλικίην ἐρατεινήν.
" Qui mihi immiserunt bellum lacrymosum Achivorum:)	" Filiaque carissima, et coetu aequalium amabili.
ὥς μοι καὶ τόνδ' ἄνδρα πελώριον ἐξονομήνηις	ἀλλὰ τά γ' οὐκ ἐγένοντο· τὸ καὶ κλαίουσα τέτηκα.
" Ut mihi et istum virum ingentem nomines,	" Sed haec non facta sunt: quamobrem et lacrymis liquesco.
ὅς τις ὅδ' ἐστὶν Ἀχαιὸς ἀνὴρ ἠΰς τε μέγας τε.	τοῦτο δέ τοι ἐρέω ὅ μ' ἀνείρεαι ἠδὲ μεταλλᾶις·
" Quisnam iste sit Achivus vir amplusque magnusque.	" Illud autem tibi dicam, quod ex me quaeris atque percontaris:
ἤτοι μὲν κεφαλῆι καὶ μείζονες ἄλλοι ἔασι,	οὗτός γ' Ἀτρεΐδης εὐρὺ κρείων Ἀγαμέμνων,
" Certe quidem capite etiam altiores alii sunt:	" Hic quidem, Atrides est late imperans Agamemnon ;
καλὸν δ' οὕτω ἐγὼν οὔ πω ἴδον ὀφθαλμοῖσιν,	ἀμφότερον βασιλεύς τ' ἀγαθὸς κρατερός τ' αἰχμητής·
" Pulchrum autem adeo ego nondum vidi oculis,	" Utrumque, Rexque bonus, fortisque bellator.
οὐδ' οὕτω γεραρόν· βασιλῆϊ γὰρ ἀνδρὶ ἔοικε.	δαὴρ αὖτ' ἐμὸς ἔσκε κυνώπιδος, εἴ ποτ' ἔην γε.
" Nec adeo venerabilem: regi enim viro similis est"	" Levir utique meus erat inverecundae, siquidem fuit."

Hélène nomme ensuite Ulysse, Idoménée, et fournît ainsi au poète l'occasion de les décrire. Elle cherche vainement des yeux ses frères, Castor et Pollux ; puis le poète nous ramène au champ de bataille, où le sacrifice s'accomplit. Hector et Ulysse délimitent alors le champ clos ; Hector tire au sort, lequel des deux adversaires lancera son javelot le premier ; la chance favorise Pâris. Les deux armées prennent place domine pour un spectacle, et le duel commence.

LE DUEL ENTRE PÂRIS ET MÉNÉLAS. (III, 340-376).

Donc, après qu'ils se furent équipés, à l'écart de la foule, ils se postèrent dans l'intervalle qui séparait les Troyens des Achéens, et ils échangeaient des regards farouches. Les bons cavaliers Troyens et les Achéens aux bonnes jambières en frissonnèrent. Eux cependant, dans l'espace délimité, se rapprochèrent, brandissant leurs javelots, et se défiant l'un l'autre. Le premier, Alexandre lança sa longue javeline, et il atteignit le bouclier parfaitement égal de l'Atride. Mais la pointe d'airain ne le brisa pas ; elle se plia au contact du bouclier solide. Le second, l'airain en main, bondit l'Atride Ménélas, invoquant Zeus le Père : « Messire Zeus, donne-moi de punir celui qui m'a offensé sans provocation, le divin Alexandre ; dompte-le sous mon bras, afin que l'on tremble d'effroi, dans la postérité lointaine, à la pensée de maltraiter un hôte, qui vous a fait bon accueil. » Il dit, il brandit sa longue javeline, et la lança. Il toucha le bouclier parfaitement égal du Priamide. La forte javeline passa au travers du bouclier brillant, et se planta dans la cuirasse bien œuvrée. Droit devant elle, le long du flanc, la lance déchira la tunique ; le héros s'était penché, et il évita la mort noire.

οἳ δ' ἐπεὶ οὖν ἑκάτερθεν ὁμίλου θωρήχθησαν,	Ζεῦ ἄνα δὸς τίσασθαι ὅ με πρότερος κάκ' ἔοργε
Hi postquam igitur ex utraque acie armati erant,	" Jupiter rex, da ulcisci, qui me prior injuria affecit,
ἐς μέσσον Τρώων καὶ Ἀχαιῶν ἐστιχόωντο	δῖον Ἀλέξανδρον, καὶ ἐμῇς ὑπὸ χερσὶ δάμασσον,
In medium Trojanorum et Achivorum processerunt,	" Scelestum Alexandrum, et meis sub manibus doma :
δεινὸν δερκόμενοι· θάμβος δ' ἔχεν εἰσορόωντας	ὄφρα τις ἐρρίγῃσι καὶ ὀψιγόνων ἀνθρώπων
Torvum intuentes: stupor autem occupabat aspicientes	" Ut quisque horrescat etiam posterorum hominum,
Τρῶάς θ' ἱπποδάμους καὶ ἐϋκνήμιδας Ἀχαιούς.	ξεινοδόκον κακὰ ῥέξαι, ὅ κεν φιλότητα παράσχῃ.
Trojanosque equorum-domitores, et bene-ocreatos Achivos.	" Hopistem injuria afficere, qui benignitatem exhibuerit. "
καί ῥ' ἐγγὺς στήτην διαμετρητῷ ἐνὶ χώρῳ	ἦ ῥα καὶ ἀμπεπαλὼν προΐει δολιχόσκιον ἔγχος,
At hi propius steterunt dimenso in loco,	Dixit, et vibratam emisit longam hastam,
σείοντ' ἐγχείας ἀλλήλοισιν κοτέοντε.	καὶ βάλε Πριαμίδαο κατ' ἀσπίδα πάντοσε ἴσην·
Quassantes hastas, sibi invicem irati.	Et feriit Priamidae scutum undique aequale.
πρόσθε δ' Ἀλέξανδρος προΐει δολιχόσκιον ἔγχος,	διὰ μὲν ἀσπίδος ἦλθε φαεινῆς ὄβριμον ἔγχος,
Prior autem Alexander emisit longam hastam.	Per scutum sane penetravit fulgidum rapida hasta,
καὶ βάλεν Ἀτρεΐδαο κατ' ἀσπίδα πάντοσε ἴσην,	καὶ διὰ θώρηκος πολυδαιδάλου ἠρήρειστο·
Et feriit Atridae scutum undique aequale,	Et per thoracem affabre-factum infixa est:
οὐδ' ἔρρηξεν χαλκός, ἀνεγνάμφθη δέ οἱ αἰχμὴ	ἀντικρὺ δὲ παραὶ λαπάρην διάμησε χιτῶνα
Neque perrupit aes, inflexa est enim ei cuspis	E regione autem juxta ile discidit tunicam
ἀσπίδ' ἐνὶ κρατερῇ· ὁ δὲ δεύτερον ὄρνυτο χαλκῷ	ἔγχος· ὁ δ' ἐκλίνθη καὶ ἀλεύατο κῆρα μέλαιναν.
Scuto in valido : At secundus impetum fecit ferro	Hasta : ille vero inclinatus esi, et evitavit mortem atram.
Ἀτρεΐδης Μενέλαος ἐπευξάμενος Διὶ πατρί·	
Atrides Menelaus, precatus Jovem patrem;	

L'Atride alors, tirant son glaive aux clous d'argent, leva le bras et frappa le cimier du casque. Mais le glaive, au contact, brisé en trois ou quatre morceaux, échappa de sa main ; l'Atride se lamenta, le regard tourné vers l'espace céleste : « O Zeus, ô Père, y a-t-il un dieu plus méchant que toi ? Je m'étais bien promis de punir la perfidie d'Alexandre. Et voici que l'épée s'est rompue en mes mains, et c'est en vain que ma lance s'est envolée de ma paume ; je n'ai pu l'atteindre. »

Il dit, il bondit et saisit le casque par la crinière de cheval. Il traînait ainsi son adversaire vers les Achéens aux bonnes jambières ; la courroie bien historiée l'étouffait, sous sa gorge sensible, la courroie, qui, courant sous le menton, maintenait le casque à quatre cimiers. En le tirant ainsi, il eût gagné une gloire incroyable, si la fille de Zeus, Aphrodite, n'avait promptement avisé. Elle rompit la courroie, faite du cuir d'un bœuf égorgé, et le casque à quatre cimiers suivit seul la forte main de Ménélas.

Ἀτρεΐδης δὲ ἐρυσσάμενος ξίφος ἀργυρόηλον	ἦ καὶ ἐπαΐξας κόρυθος λάβεν ἱπποδασείης,
Atrides autem educto ense argenteis-clavis distincto,	Dixit, et irruens galea eum prehendit seris-equinis-densa,
πλῆξεν ἀνασχόμενος κόρυθος φάλον· ἀμφὶ δ' ἄρ' αὐτῷι	ἕλκε δ' ἐπιστρέψας μετ' ἐϋκνήμιδας Ἀχαιούς·
Percussit attollens galeae conum : super eo vero	Trahebatque conversus ad bene-ocreatos Achivos:
τριχθά τε καὶ τετραχθὰ διατρυφὲν ἔκπεσε χειρός.	ἄγχε δέ μιν πολύκεστος ἱμὰς ἁπαλὴν ὑπὸ δειρήν,
In triaque et quatuor frusta disruptus excidit manu.	Praefocabat autem eum acu-pictum ligamen tenero sub jugulo,
Ἀτρεΐδης δ' ᾤμωξεν ἰδὼν εἰς οὐρανὸν εὐρύν·	ὅς οἱ ὑπ' ἀνθερεῶνος ὀχεὺς τέτατο τρυφαλείης.
Atrides autem ejulavit, suspiciens in latum coelum;	Quod ipsi sub mento retinaculum adstrictum erat galeae.
Ζεῦ πάτερ οὔ τις σεῖο θεῶν ὀλοώτερος ἄλλος·	καί νύ κεν εἴρυσσέν τε καὶ ἄσπετον ἤρατο κῦδος,
" Jupiter pater, nullus te deorum perniciosior alius ;	Et pertraxisset utique, et immensam tulisset gloriam,
ἦ τ' ἐφάμην τίσασθαι Ἀλέξανδρον κακότητος·	εἰ μὴ ἄρ' ὀξὺ νόησε Διὸς θυγάτηρ Ἀφροδίτη,
" Certe speraveram me ulturum Alexandrum de injuria:	Nisi cito sensisset Jovis filia Venus,
νῦν δέ μοι ἐν χείρεσσιν ἄγη ξίφος, ἐκ δέ μοι ἔγχος	ἥ οἱ ῥῆξεν ἱμάντα βοὸς ἶφι κταμένοιο·
" Nunc autem mihi in manibus fractus est ensis; mihique hasta	Quae ipsi rupit lorum bovis vi occisi :
ἠΐχθη παλάμηφιν ἐτώσιον, οὐδ' ἔβαλόν μιν.	κεινὴ δὲ τρυφάλεια ἅμ' ἕσπετο χειρὶ παχείῃ.
" Emissa est manibus irrita, neque sum assecutus ipsum."	Inanis autem galea simul sequebatur manum robustam.

Iliade. Liv. III. 7.

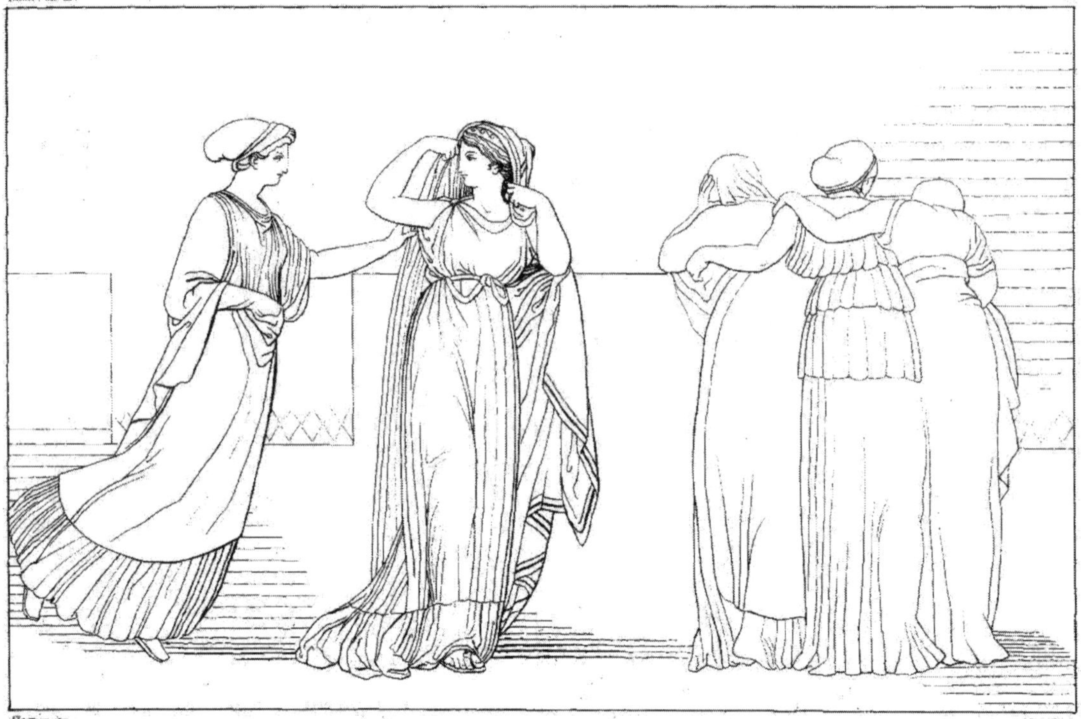

Flaxman inv. Reveil sc.

Vénus, sous les traits d'une servante d'Hélène, annonce à cette princesse l'arrivée prochaine de Pâris, échappé par son secours des mains de Ménélas.

Iliade. Liv. III. 8.

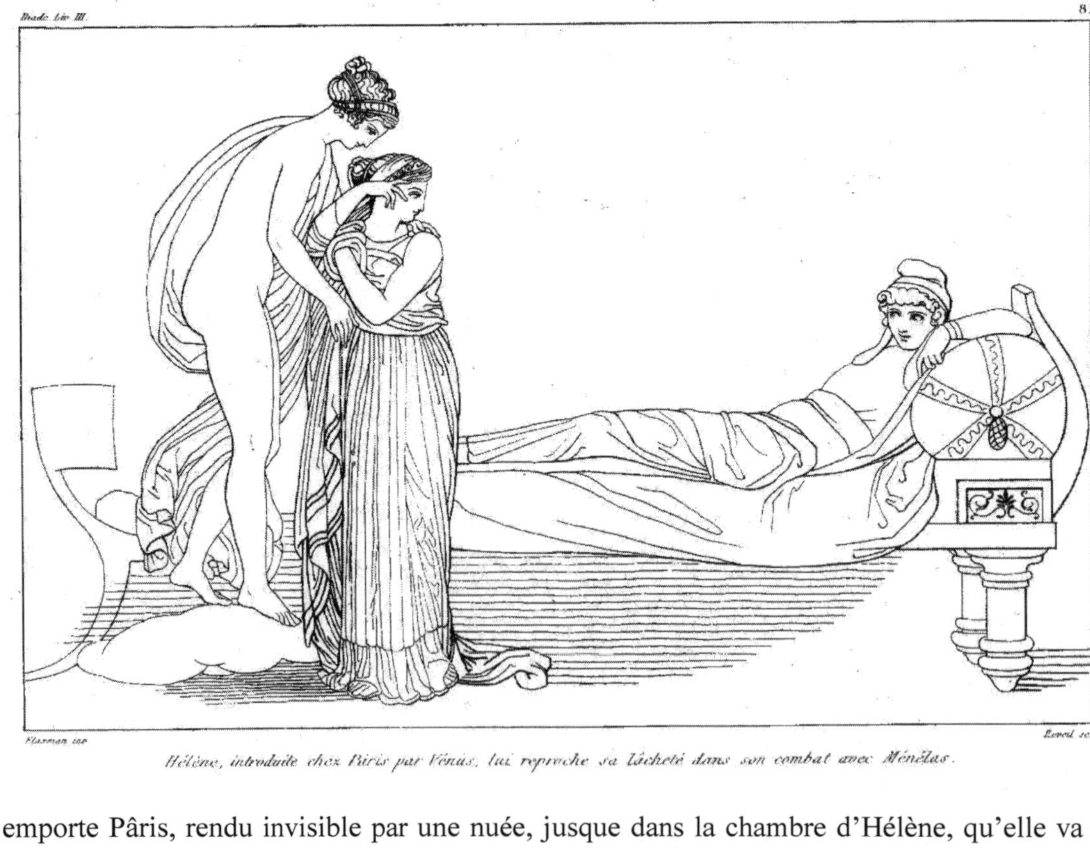

Flaxman inv. Reveil sc.

Hélène, introduite chez Pâris par Vénus, lui reproche sa lâcheté dans son combat avec Ménélas.

Aphrodite emporte Pâris, rendu invisible par une nuée, jusque dans la chambre d'Hélène, qu'elle va ensuite prévenir sur la tour. La déesse a pris l'aspect d'une vieille servante, mais Hélène la reconnaît, et lui reproche amèrement de se servir d'elle comme d'un jouet. Aphrodite la contraint à rejoindre Pâris vaincu, sans pouvoir l'empêcher d'exprimer son dépit. Poussant jusqu'au bout son audacieuse peinture, le poète a voulu que le ravisseur d'Hélène se consolât aisément de sa défaite et ne pensât qu'à l'oublier dans les bras de celle qu'il aime. Il entraîne Hélène sur sa couche, tandis que Ménélas enrage sur le front de l'armée achéenne et qu'Agamemnon, proclamant la victoire de son frère, réclame des Troyens l'exécution du pacte conclu.

Cette exécution mettrait fin à la guerre. Il est donc clair que le poète doit chercher un moyen de l'empêcher. Il le trouve dans une scène olympique. Il nous conduit de nouveau au banquet des dieux, où Zeus taquine Héré sur le bon tour que vient de jouer Aphrodite, et, sans paraître penser le moins du monde à cette promesse faite par lui à Thétis, qui semblait, à la fin du Ier chant, devoir régler toute l'action du poème, pose devant les Olympiens cette question : faut-il laisser les événements suivre leur cours, et la paix se rétablir ? Faut-il au contraire réveiller la guerre ?

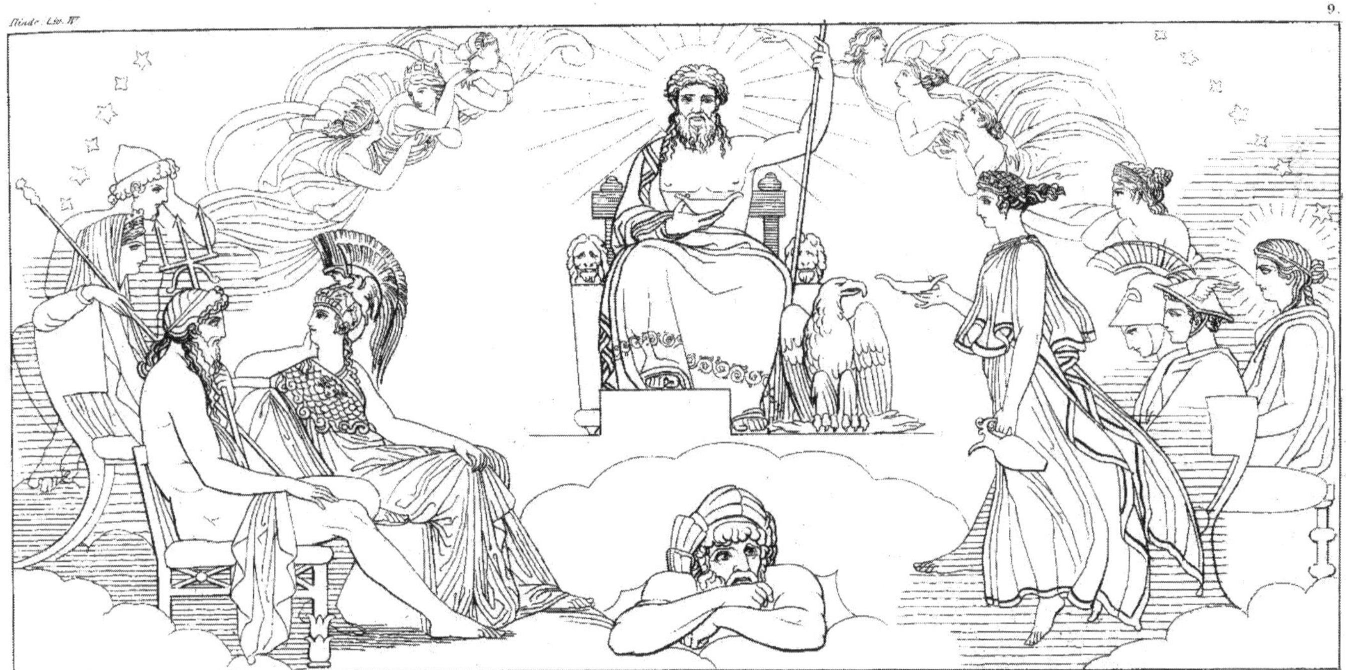

Au milieu des Divinités de l'Olympe, Jupiter délibère sur le sort de Troie; Hébé lui présente le nectar.

Héré et Athéné ne souhaitent que la ruine de Troie. Zeus hésite, en souvenir du culte que les Troyens lui ont toujours rendu. Mais Héré parle haut, et fait prévaloir son exigence. Zeus permet qu'Athéné aille ranimer le combat. La Déesse prend la forme d'un fils d'Anténor, et s'approchant du Lycien Pandaros, le bon archer, lui suggère de mettre à profit l'occasion qui lui livre Ménélas, resté seul au milieu des deux armées, comme une cible qu'on ne saurait manquer. Pandaros arme son arc et tire ; Ménélas est blessé. La trêvc est rompue. Pendant que le fils d'Asclépios, Machaon, donne sos soins à Mépélas, les Troyens reforment leurs rangs et reprennent leur avance. Ou s'attendrait à voir les Grecs indignés opérer le même mouvement plus rapidement encore. Mais le poète nous montre auparavant Agamemnon parcourant le front de bataille, inspectant les différents corps de troupes, et distribuant à leurs chefs réprimandes ou compliments. La scène peut paraître manquer d'à-propos. Elle est vive et intéressante, et, dans la partie qui concerne Diomède, elle prépare les exploits que ce héros accomplira au chant suivant.

AGAMEMNON ET STHÉNÉLOS. (IV, 364-410).

Il trouva le fils de Tydée, le bouillant Diomède, au milieu des chevaux et des chars bien joints. Près de lui, se tenait le fils de Capanée, Sthénélos. Lui aussi, le seigneur Agamemnon le querella, dès qu'il le vit, et il l'interpella, en donnant l'essor à, ces paroles : « Eh quai ! fils du sage Tydée, le bon cavalier, pourquoi te blottir ici, à observer les ponts de la bataille ? Ce n'est pas Tydée qui aimait à se tenir ainsi au gîte. Il préférait combattre l'ennemi, bien en avant de ses compagnons d'armes. Tel nous l'ont peint ceux qui l'ont vu à l'œuvre ! Car moi-même, je ne l'ai ni rencontré ni vu ; mais on dit qu'il surpassait tous les autres. N'est-il pas entré, sans livrer bataille, à Mycènes, en hôte, avec le divin Polypice, pour y rassembler fies recrues, au moment où tous deux marchaient contre les murs sacrés de Thèbes ? Ils prièrent ardemment qu'on leur accordât des auxiliaires de bon renom. Les Mycéniens consentaient, et approuvaient leurs demandes. Mais Zeus les en détourna, en faisant paraître des signes défavorables. Eux donc, quand ils furent partis et se furent avancés dans leur route, quand ils furent parvenus à l'Asôpos, encombré de joncs, bordé de prairies,

365 εὗρε δὲ Τυδέος υἱὸν ὑπέρθυμον Διομήδεα	375 ἤντησ' οὐδὲ ἴδον· περὶ δ' ἄλλων φασὶ γενέσθαι.
365 Invenit vero Tydei filium magnanimum Diomedem,	375 " Interfui, neque vidi: verum aliis eum dicunt praestitisse.
ἑσταότ' ἔν θ' ἵπποισι καὶ ἅρμασι κολλητοῖσι·	ἤτοι μὲν γὰρ ἄτερ πολέμου εἰσῆλθε Μυκήνας
Stantem interque equos et currus bene-compactos ;	" Certe enim sine bello [sine copiis] intravit Mycenas
πὰρ δέ οἱ ἑστήκει Σθένελος Καπανήϊος υἱός.	ξεῖνος ἅμ' ἀντιθέῳ Πολυνείκεϊ λαὸν ἀγείρων·
Juxtaque ipsum stabat Sthenelus, Capanei filius.	" Hospes, cum deo-pari Polynice, copias colligens,
καὶ τὸν μὲν νείκεσσεν ἰδὼν κρείων Ἀγαμέμνων,	οἵ δὲ τότ' ἐστρατόωνθ' ἱερὰ πρὸς τείχεα Θήβης,
Et hunc quoque objurgavit conspicatus rex Agamemnon,	" Qui tunc bellum admovebant sacra ad moenia Thebes,
καί μιν φωνήσας ἔπεα πτερόεντα προσηύδα·	καί ῥα μάλα λίσσοντο δόμεν κλειτοὺς ἐπικούρους·
Et ipsum compellans verbis alatis allocutus est;	" Et valde supplicabant, ut darent inclytos auxiliatores.
370 ὤ μοι Τυδέος υἱὲ δαΐφρονος ἱπποδάμοιο	380 οἳ δ' ἔθελον δόμεναι καὶ ἐπῄνεον ὡς ἐκέλευον·
370 " Eheu, Tydei fili bellicosi equûm-domitoris,	380 " Atque illi quidem volebant dare, et probabant, sicut hortabantur:
τί πτώσσεις, τί δ' ὀπιπεύεις πολέμοιο γεφύρας;	ἀλλὰ Ζεὺς ἔτρεψε παραίσια σήματα φαίνων.
" Cur trepidas? cur et circumspicis belli semitas?	" Verum Jupiter avertit, sinistra prodigia ostendens.
οὐ μὲν Τυδέϊ γ' ὧδε φίλον πτωσκαζέμεν ἦεν,	οἳ δ' ἐπεὶ οὖν ᾤχοντο ἰδὲ πρὸ ὁδοῦ ἐγένοντο,
" Non utique Tydeo ita solitum trepidare erat,	" Hi autem postquam abierant, et in via progressi fuerant,
ἀλλὰ πολὺ πρὸ φίλων ἑτάρων δηΐοισι μάχεσθαι,	Ἀσωπὸν δ' ἵκοντο βαθύσχοινον λεχεποίην,
" Sed longe ante dilectos socios cum hostibus dimicare :	" Ad Asopum venerunt juncosum, herbosum:
ὡς φάσαν οἵ μιν ἴδοντο πονεύμενον· οὐ γὰρ ἔγωγε	ἔνθ' αὖτ' ἀγγελίην ἐπὶ Τυδῆ στεῖλαν Ἀχαιοί.
" Sicut dixerunt, qui eum viderunt laborantem; non enim ego	" Pavebat, solus existens multos inter Cadmeos:

ils envoyèrent Tydée en ambassade, au nom des Achéens, Il s'en alla, et il trouva nombre de fils de Cadmos au banquet, dans la maison de Messire Etéocle. Là, bien qu'étranger, le bon cavalier Tydée ne trembla pas, tout isolé qu'il était parmi les Cadméens. Il les provoqua à se mesurer avec lui, et il les battit tous aisément. Telle était l'aide que lui donnait Athéné ! Alors les Cadméens irrités, les Cadméens bons piqueurs de chevaux, firent hâte pour lui dresser une embuscade, à son retour ; ils étaient nombreux, cinquante jeunes gens, qui avaient deux chefs, Mæon, fils d'Hæmon, semblable aux immortels, et le fils d'Autophonos, Polyphonte, ferme au combat. Cela n'empêcha pas Tydée de leur infliger un affreux destin : il les tua tous, et n'en laissa qu'un, pour retourner chez lui. Ce fut Mæon qu'il épargna, sur l'avis des signes envoyés par les dieux. Voilà ce que fut Tydée l'Étolien ; mais le fils, qu'il a engendré, ne le vaut pas au combat, s'il vaut mieux que lui à l'assemblée. » Il dit, et le vaillant Diomède ne lui répondit pas Un mot, par respect pour le souverain qui lui adressait cette remontrance. Ce fut le fils de l'illustre Capanée qui donna la réplique : « Atride, ne dis pas de ces faussetés, quand tu sais très bien ce qui est vrai ! Nous que voilà, nous prétendons valoir mieux que nos pères ;

ἔνθ' αὖτ' ἀγγελίην ἐπὶ Τυδῆ στεῖλαν Ἀχαιοί.	υἱός τ' Αὐτοφόνοιο μενεπτόλεμος Πολυφόντης.
" Tum utique legatum (Thebas) Tydeum miserunt Achivi;	" Filiusque Autophoni, in-pugna-stabilis Lycophontes.
αὐτὰρ ὁ βῆ, πολέας δὲ κιχήσατο Καδμείωνας	Τυδεὺς μὲν καὶ τοῖσιν ἀεικέα πότμον ἐφῆκε·
" Atque ille abiit, multosque invenit Cadmeos	" Tydeus tamen et his duram mortem intulit:
δαινυμένους κατὰ δῶμα βίης Ἐτεοκληείης.	πάντας ἔπεφν', ἕνα δ' οἶον ἵει οἶκον δὲ νέεσθαι·
" Convivantes in domo fortitudinis Eteocleae [Eteoclis].	" Omnes scilicet interfecit, unumque solum dimisit domum redire ;
ἔνθ' οὐδὲ ξεῖνός περ ἐὼν ἱππηλάτα Τυδεὺς	Μαίον' ἄρα προέηκε θεῶν τεράεσσι πιθήσας.
" Tunc non, hospes licet esset, agitator-equûm Tydeus	" Maeonem utique dimisit, deorum signis parens.
τάρβει, μοῦνος ἐὼν πολέσιν μετὰ Καδμείοισιν,	τοῖος ἔην Τυδεὺς Αἰτώλιος· ἀλλὰ τὸν υἱὸν
" Pavebat, solus existens multos inter Cadmeos:	" Talis erat Tydeus AEtolus: sed filium
ἀλλ' ὅ γ' ἀεθλεύειν προκαλίζετο, πάντα δ' ἐνίκα	γείνατο εἶο χέρεια μάχηι, ἀγορῆι δέ τ' ἀμείνω.
" Quin ad certandum provocabat ; in omnibus autem vincebat	" Genuit, se ipso inferiorem pugna, facundia autem praestantiorem."
ῥηϊδίως· τοίη οἱ ἐπίρροθος ἦεν Ἀθήνη.	ὣς φάτο, τὸν δ' οὔ τι προσέφη κρατερὸς Διομήδης
" Facile : talis ei auxiliatrix erat Minerva.	Sic dixit : huic vero nihil respondit fortis Diomedes,
οἳ δὲ χολωσάμενοι Καδμεῖοι κέντορες ἵππων	αἰδεσθεὶς βασιλῆος ἐνιπὴν αἰδοίοιο·
" Verum irati Cadmei, stimulatores equorum,	Reveritus regis increpationem venerandi.
ἂψ ἄρ' ἀνερχομένωι πυκινὸν λόχον εἷσαν ἄγοντες	τὸν δ' υἱὸς Καπανῆος ἀμείψατο κυδαλίμοιο·
" Ei revertenti densas insidias locaverunt ducentes,	Huic autem filius Capanei respondit inclyti;
κούρους πεντήκοντα· δύω δ' ἡγήτορες ἦσαν,	Ἀτρεΐδη μὴ ψεύδε' ἐπιστάμενος σάφα εἰπεῖν·
" Juvenes quinquaginta; duo autem ductores erant,	" Atrida, ne mentiaris, sciens vere loqui:
Μαίων Αἱμονίδης ἐπιείκελος ἀθανάτοισιν,	ἡμεῖς τοι πατέρων μέγ' ἀμείνονες εὐχόμεθ' εἶναι·
" Maeon Haemonides, similis immortalibus,	" Nos sane patribus longe foitiores gloriamur esse :

nous sommes ceux qui ont conquis le sol de Thèbes aux sept portes, quoique nous eussions amené bien moins de monde sous ses forts remparts. Nous obéissions aux présages de Zeus et nous avions son appui. Eux, ils se sont perdus par leurs propres folies. Ainsi donc, ne va pas m'égaler nos pères ! »

ἡμεῖς καὶ Θήβης ἕδος εἵλομεν ἑπταπύλοιο	κεῖνοι δὲ σφετέρῃσιν ἀτασθαλίῃσιν ὄλοντο·
" Nos etiam Thebes sedem cepimus septem-portas-habentis,	" Illi autem sua vecordia perierunt.
παυρότερον λαὸν ἀγαγόνθ' ὑπὸ τεῖχος ἄρειον,	τὼ μή μοι πατέρας ποθ' ὁμοίῃ ἔνθεο τιμῇ.
" Paucioribus copiis ductis sub murum Marti-sacrum,	" Quare ne mihi patres unquam in simili ponas honore."
πειθόμενοι τεράεσσι θεῶν καὶ Ζηνὸς ἀρωγῇ·	
" Freti signis deorum et Jovis auxilio:	

La bataille s'engage et le poète décrit d'abord la mêlée ; puis quelques épisodes individuels, où se distinguent, parmi les Achéens, Antiloque, Ajax, Thoas. Le chant V porte à juste raison le titre d'Exploits de Diomède.

On a vu qu'on peut considérer un épisode de la Revue passée par Agamemnon comme l'annonce du rôle prépondérant que va jouer le fils de Tydée dans ce chant et dans le suivant ; le titre traditionnel, que nous avons cité, est antérieur à la division alexandrine, et Hérodote, qui le mentionne déjà (II, 116), l'emploie à propos des vers 289-92 du chant VI. La première partie du chant V montre d'abord Athéné inspirant à Diomède une ardeur exceptionnelle, et faisant resplendir son armure d'un éclat surnaturel ; puis, après un premier exploit du héros, emmenant loin du champ de bataille Arès, l'une des divinités les plus favorables aux Troyens. En l'absence d'Arès, Agamemnon, Idoménée, Mérion, Mégès, Eurypyle abattent tour à tour chacun son Troyen ; Diomède met en fuite tous ceux qu'il trouve sur son chemin. Mais Pandaros l'aperçoit et le blesse à l'épaule droite d'une de ses flèches ; Athéné empêche que cette blessure diminue ses forces, et le renvoie au combat, en lui promettant qu'il s'y montrera l'égal de son père Tydée, et en lui recommandant de ne pas se mesurer avec les dieux, à l'exception d'Aphrodite. L'épisode le plus saillant, dans le récit qui suit, est le combat de Diomède contre Énée et Pandaros ; ce dernier est tué par le héros argien, sans que d'ailleurs le poète fasse aucune allusion à son acte perfide du chant IV ; nous citerons le morceau où est contée la blessure d'Aphrodite.

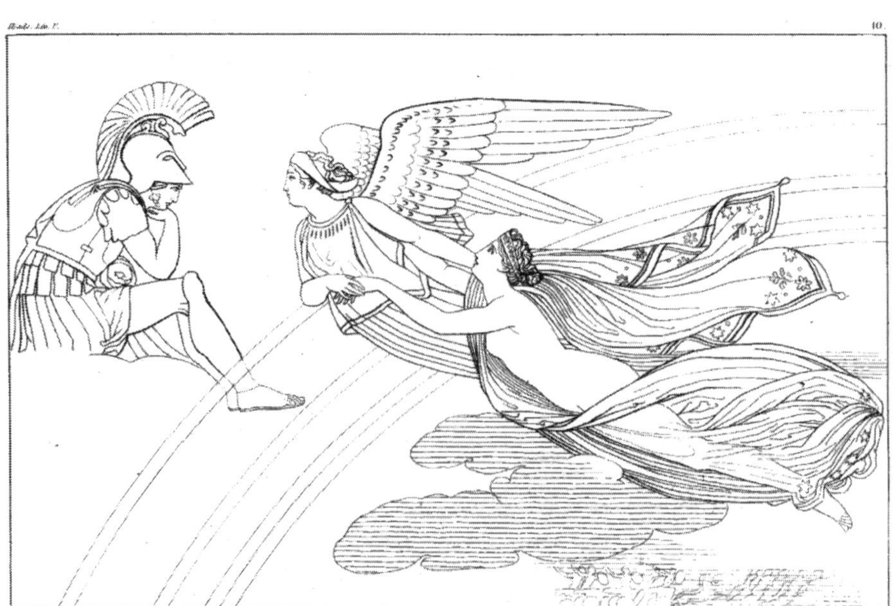

Vénus, voulant secourir Énée dans un combat, est poursuivie par Diomède qui la blesse, enlevée par Iris, elle demande à Mars son char pour remonter dans l'Olympe.

DIOMÈDE BLESSE APHRODITE. (V, 330-430).

Diomède poursuivit Cypris, tenant en main l'airain sans pitié. Il la savait déesse sans vaillance, et non de ces divinités qui marchent dans les combats, à la tête des hommes, telles Athénaié et Ényo, qui ruine les villes. Mais quand, en la suivant parmi la grande foule, il l'atteignit, le fils du magnanime Tydée prit son élan, et, d'un bond, il la blessa, à l'extrémité de sa main tendre, avec la pointe de sa lance. La lance pénétra dans la chair, à travers la robe merveilleuse, que lui avaient fabriquée les Grâces elles-mêmes; à la racine de la paume. On vit couler le sang immortel de la déesse, cette sève du moins qui peut couler des veines des dieux bienheureux. Car ils ne mangent pas de froment ; ils ne boivent pas de vin ensoleillé ; et c'est pourquoi ils n'ont pas de sang, et on les dit immortels. Elle jeta un grand cri, et elle laissa tomber son fils Phoibos Apollon le prit en mains et le sauva, en l'enveloppant d'une sombre nuée, pour qu'aucun des Danaens aux chevaux rapides ne poussât la pointe d'airain à travers sa poitrine et ne lui ravît le souffle. Alors Diomède, bon à pousser le cri de guerre, lui jeta de loin ces paroles : « Renonce, fille de Zeus, à la guerre et aux combats. N'est-ce pas assez pour toi de tromper de pauvres femmes ? Si avec cela tu viens à la bataille, j'imagine que la bataille te fera frémir..., même si tu en entends seulement parler. »

ἐμμεμαώς· ὁ δὲ Κύπριν ἐπώιχετο νηλέϊ χαλκῶι

Alacer; Is vero Venerem persequebatur crudeli aere,

γιγνώσκων ὅ τ' ἄναλκις ἔην θεός, οὐδὲ θεάων

Gnarus quod imbellis esset dea, neque dearum

τάων αἵ τ' ἀνδρῶν πόλεμον κάτα κοιρανέουσιν,

Earum, quae virorum bellum imperio-administrant,

οὔτ' ἄρ' Ἀθηναίη οὔτε πτολίπορθος Ἐνυώ.

Neque Minerva, neque urbium-vastatrix Bellona.

ἀλλ' ὅτε δή ῥ' ἐκίχανε πολὺν καθ' ὅμιλον ὀπάζων,

At cum jam assecutus esset, frequentem per turbam persequens,

ἔνθ' ἐπορεξάμενος μεγαθύμου Τυδέος υἱὸς

Tum protensa hasta magnanimi Tydei filius,

ἄκρην οὔτασε χεῖρα μετάλμενος ὀξέϊ δουρὶ

Summam vulneravit manum insiliens acuto aere

ἀβληχρήν· εἶθαρ δὲ δόρυ χροὸς ἀντετόρησεν

Imbecillam : statim vero hasta cutem perfodit,

ἀμβροσίου διὰ πέπλου, ὅν οἱ Χάριτες κάμον αὐταί,

Divinum per peplum, quem ei Charites elaborarant ipsae,

πρυμνὸν ὕπερ θέναρος· ῥέε δ' ἄμβροτον αἷμα θεοῖο

Extremam supra volam: Fluebat autem immortalis sanguis deae,

ἰχώρ, οἷός πέρ τε ῥέει μακάρεσσι θεοῖσιν·

Ichor, qualis nempe fluit beatis diis:

οὐ γὰρ σῖτον ἔδουσ', οὐ πίνουσ' αἴθοπα οἶνον,

Non enim panem edunt, neque bibunt nigrum vinum;

τοὔνεκ' ἀναίμονές εἰσι καὶ ἀθάνατοι καλέονται.

Ideo exsangues sunt, et immortales appellantur.

ἣ δὲ μέγα ἰάχουσα ἀπὸ ἕο κάββαλεν υἱόν·

Illa vero altum clamans, abs se dejecit filium :

καὶ τὸν μὲν μετὰ χερσὶν ἐρύσατο Φοῖβος Ἀπόλλων

Et hunc quidem manibus eripuit Phoebus Apollo

κυανέηι νεφέληι, μή τις Δαναῶν ταχυπώλων

Obscura nebula, ne quis Danaorum celerum-equitum,

χαλκὸν ἐνὶ στήθεσσι βαλὼν ἐκ θυμὸν ἕλοιτο·

AEre in pectora conjecto, animam eriperet.

τῆι δ' ἐπὶ μακρὸν ἄϋσε βοὴν ἀγαθὸς Διομήδης·

Illam vero altum inclamavit pugna strenuus Diomedes;

εἶκε Διὸς θύγατερ πολέμου καὶ δηϊοτῆτος·

" Cede, Jovis filia, bello et pugna:

ἦ οὐχ ἅλις ὅττι γυναῖκας ἀνάλκιδας ἠεροπεύεις;

" An non satis, quod mulieres imbelles decipis?

εἰ δὲ σύ γ' ἐς πόλεμον πωλήσεαι, ἦ τέ σ' ὀΐω

" Sin autem tu in bello versabere, certe te puto

ῥιγήσειν πόλεμόν γε καὶ εἴ χ' ἑτέρωθι πύθηαι.

" Reformidaturam bellum, etiam si vel alibi nomen ejus audieris."

Il dit, et elle s'éloigna éperdue ; elle souffrait terriblement. Iris, aux pieds rapides comme le vent, la prit et la fit sortir de la foule ; la douleur la déchirait, le sang noircissait la beauté de sa peau. A la gauche de la bataille, elle trouva le bouillant Arès, assis, sa lance appuyée à une nuée, avec ses chevaux rapides. Elle tomba aux genoux de son frère, et, avec mille supplications, elle lui demanda ses chevaux au frontail d'or : « Cher frère, emmène-moi, et prête-moi ton char, pour que je retourne à l'Olympe, où est le séjour des dieux. Je souffre trop de la blessure que m'a faite un mortel, le fils de Tydée, qui serait capable aujourd'hui de combattre contre Zeus, notre Père. »

Elle dit, et Arès lui céda ses chevaux au frontail d'or. Elle monta sur le char, le cœur endolori, et près d'elle monta Iris, qui prit en mains les rênes ; Iris fouetta les chevaux pour le départ et de bon cœur ils prirent leur vol. En un clin d'œil, ils arrivèrent à la résidence des dieux, à l'Olympe altier. Là promptement Iris, aux pieds agiles comme le vent, les arrêta, les détela du char, et leur jeta leur nourriture d'ambroisie. Elle, la divine Aphrodite, vint choir aux genoux de Dioné, sa mère ; celle-ci prit dans ses bras sa fille, la caressa de la main et lui parla en l'appelant par son nom : « Qui donc t'a traitée ainsi, ma chère enfant, quel Ouranide en délire ?

ὣς ἔφαθ', ἣ δ' ἀλύουσ' ἀπεβήσετο, τείρετο δ' αἰνῶς·
Sic dixit: illa vero mente-turbata abiit; affligebatur enim graviter.
τὴν μὲν ἄρ' Ἶρις ἑλοῦσα ποδήνεμος ἔξαγ' ὁμίλου
Eam vero Iris prehensam pernix duxit extra turbam,
ἀχθομένην ὀδύνῃσι, μελαίνετο δὲ χρόα καλόν.
Oppressam doloribus : livebat vero cutem pulchram.
εὗρεν ἔπειτα μάχης ἐπ' ἀριστερὰ θοῦρον Ἄρηα
Invenit deinde pugnae ad sinistram impetuosum Martem
ἥμενον· ἠέρι δ' ἔγχος ἐκέκλιτο καὶ ταχέ' ἵππω·
Sedentem ; caligine autem hasta erat abdita, et veloces equi :
ἣ δὲ γνὺξ ἐριποῦσα κασιγνήτοιο φίλοιο
Illa vero, ad genua procidens, fratris cari,
πολλὰ λισσομένη χρυσάμπυκας ᾔτεεν ἵππους·
Multum supplicans, aureis-phaleris-insignes petebat equos;
φίλε κασίγνητε κόμισαί τέ με δός τέ μοι ἵππους,
" Dilecte frater, curamque mei gere, desque mihi equos,
ὄφρ' ἐς Ὄλυμπον ἵκωμαι ἵν' ἀθανάτων ἕδος ἐστί.
" Ut ad Olympum perveniam, ubi immortalium sedes est.
λίην ἄχθομαι ἕλκος ὅ με βροτὸς οὔτασεν ἀνὴρ
" Valde doleo vulnere, quo me mortalis vulneravit homo
Τυδεΐδης, ὃς νῦν γε καὶ ἂν Διὶ πατρὶ μάχοιτο.
" Tydides, qui jam et adversus Jovem patrem pugnaverit."

ὣς φάτο, τῇ δ' ἄρ' Ἄρης δῶκε χρυσάμπυκας ἵππους·
Sic dixit: ei autem Mars dedit aureis-fraenis-ornatos equos ;
ἣ δ' ἐς δίφρον ἔβαινεν ἀκηχεμένη φίλον ἦτορ,
Eaque in currum conscendit, moerens suo corde.
πὰρ δέ οἱ Ἶρις ἔβαινε καὶ ἡνία λάζετο χερσί,
Juxtaque ipsam Iris conscendit, et habenas cepit manibus:
μάστιξεν δ' ἐλάαν, τὼ δ' οὐκ ἀέκοντε πετέσθην.
Flagellavitque, ut irent; illi vero non inviti volabant:
αἶψα δ' ἔπειθ' ἵκοντο θεῶν ἕδος αἰπὺν Ὄλυμπον·
Statim autem deinde pervenerunt ad deorum sedem, excelsum Olympum ;
ἔνθ' ἵππους ἔστησε ποδήνεμος ὠκέα Ἶρις
Ibi equos sistebat pedibus pernix velox Iris,
λύσασ' ἐξ ὀχέων, παρὰ δ' ἀμβρόσιον βάλεν εἶδαρ·
Solutos ex curru; atque immortale apposuit pabulum,
ἣ δ' ἐν γούνασι πῖπτε Διώνης δῖ' Ἀφροδίτη
Ad genua vero cecedit Diones diva Venus,
μητρὸς ἑῆς· ἣ δ' ἀγκὰς ἐλάζετο θυγατέρα ἥν,
Matris suae: haec autem ulnis complectebatur filiam suam,
χειρί τέ μιν κατέρεξεν ἔπος τ' ἔφατ' ἔκ τ' ὀνόμαζε·
Manuque ipsam demulcebat, verbaque fecit, dixitque;
τίς νύ σε τοιάδ' ἔρεξε φίλον τέκος Οὐρανιώνων
" Quisnam tibi talia fecit, dilecta filia, Coelicolarum

comme si tu avais fait quelque mal publiquement ? » Aphrodite, amie du rire, lui répondit : « Celui qui m'a blessée, c'est le fils de Tydée, Diomède le forcené, parce que j'emportais hors du combat, pour l'y soustraire, mon fils, Énée, que j'aime beaucoup plus que tous les autres. Ce n'est plus entre Troyens et Achéens que la lutte se déchaîne ; ce sont maintenant les Immortels contre qui les Danaens engagent le combat. »

Dioné, divine entre les déesses, lui répondit : « Résigne-toi, mon enfant, et maîtrise ta peine. Nous sommes plusieurs parmi les Olympiens, qui avons souffert par le fait des hommes, et nous sommes infligé les uns aux autres des maux cruels. Arès a souffert, quand Otos et le brutal Éphialte, fils d'Aloée, le lièrent d'un lien solide. Ils l'emprisonnèrent treize mois dans un tonneau d'airain. Même il eût alors péri, Arès, l'insatiable guerrier, si leur marâtre, la très belle Eéribée, n'avait appris la chose à Hermès ; Hermès déroba Arès, déjà défaillant, aux liens terribles qui le réduisaient à l'impuissance. Héré aussi a souffert, quand le fils robuste d'Amphitryon l'atteignit à la mamelle droite, d'une flèche à trois crocs ;

μαψιδίως, ὡς εἴ τι κακὸν ῥέζουσαν ἐνωπῇ;	ἐξ ἀνδρῶν χαλέπ' ἄλγε' ἐπ' ἀλλήλοισι τιθέντες.
" Temere; ac si quid flagitii patrasses palam?"	" Ab hominibus, graves dolores invicem inferentes.
τὴν δ' ἠμείβετ' ἔπειτα φιλομμειδὴς Ἀφροδίτη·	τλῆ μὲν Ἄρης ὅτε μιν Ὦτος κρατερός τ' Ἐφιάλτης
Huic autem respondit deinde risum-amans Venus;	" Pertulit quidem Mars, quando ipsum Otus, fortisque Ephialtes,
οὖτά με Τυδέος υἱὸς ὑπέρθυμος Διομήδης,	παῖδες Ἀλωῆος, δῆσαν κρατερῶι ἐνὶ δεσμῶι·
" Vulneravit me Tydei filius, superbus Diomedes,	" Filii Aloëi, ligaverunt duris vinculis:
οὕνεκ' ἐγὼ φίλον υἱὸν ὑπεξέφερον πολέμοιο	χαλκέωι δ' ἐν κεράμωι δέδετο τρισκαίδεκα μῆνας·
" Eo quod dilectum filium subducerem e praelio,	" AEreo autem in carcere vinctus erat tredecim menses.
Αἰνείαν, ὃς ἐμοὶ πάντων πολὺ φίλτατός ἐστιν.	καί νύ κεν ἔνθ' ἀπόλοιτο Ἄρης ἆτος πολέμοιο,
" AEneam, qui mihi omnium longe dilectissimus est.	" Et fortassis ibi periisset Mars, insatiabilis belli,
οὐ γὰρ ἔτι Τρώων καὶ Ἀχαιῶν φύλοπις αἰνή,	εἰ μὴ μητρυιὴ περικαλλὴς Ἠερίβοια
" Non enim jara Trojanorum et Achivorum pugna gravis est,	" Nisi noverca, perpulchra Eriboca,
ἀλλ' ἤδη Δαναοί γε καὶ ἀθανάτοισι μάχονται.	Ἑρμέαι ἐξήγγειλεν· ὁ δ' ἐξέκλεψεν Ἄρηα
" Sed nunc Danai etiam cum immortalibus pugnant."	" Mercurio indicasset : ille vero fuitim subduxit Martem
τὴν δ' ἠμείβετ' ἔπειτα Διώνη, δῖα θεάων·	ἤδη τειρόμενον, χαλεπὸς δέ ἑ δεσμὸς ἐδάμνα.
Huic respondit deinde Dione, eximia inter Deas ;	" Jam confectum: dura enim ipsum vincula afflixerant.
τέτλαθι τέκνον ἐμόν, καὶ ἀνάσχεο κηδομένη περ·	τλῆ δ' Ἥρη, ὅτε μιν κρατερὸς πάϊς Ἀμφιτρύωνος
" Perfer, filia mea, et tolera, moesta licet:	" Pertulit etiam Juno, quando illam fortis filius Amphitryonis,
πολλοὶ γὰρ δὴ τλῆμεν Ὀλύμπια δώματ' ἔχοντες	δεξιτερὸν κατὰ μαζὸν ὀϊστῶι τριγλώχινι
" Multi enim jam multa pertulimus coelicolae	" Dextram ad mammam sagitta tricuspide

elle fut alors en proie à une douleur inguérissable. Hadès encore a souffert, le Géant ; il reçut un dard rapide, quand ce même homme, le fils de Zeus qui tient l'égide, à Pylos, au milieu des morts, le blessa et lui fit sentir la douleur. Alors il s'en alla dans la maison de Zeus, sur le haut Olympe, le cœur déchiré, percé par la douleur, avec la flèche, entrée dans sa forte épaule, qui le tourmentait. Pæon répandit sur la plaie des remèdes apaisants, et il le guérit. Car il n'avait pas à craindre la mort. Misérable, forcené, celui qui ne craignait pas de commettre ces forfaits, qui tourmentait les dieux avec son arc, les dieux qui habitent l'Olympe ! A ton tour, Athéné a lancé contre toi cet homme. L'enfant ! il ignore, ce fils de Tydée, qu'il n'a pas longue vie, celui qui attaque les Immortels. Ses enfants ne viennent pas sur ses genoux, le caresser quand il rentre du combat et de de la mêlée horrible. Ainsi maintenant, le fils de Tydée, quelle que soit sa force, devrait songer au péril de rencontrer un adversaire plus vaillant que toi. Qu'il craigne qu'Ægialée, la sage fille d'Adraste, ne réveille sa maison par ses gémissements, quand elle pleurera son époux, le plus beau des Achéens, elle, la noble femme du bon écuyer Diomède. »

βεβλήκει· τότε καί μιν ἀνήκεστον λάβεν ἄλγος.	σοὶ δ' ἐπὶ τοῦτον ἀνῆκε θεὰ γλαυκῶπις Ἀθήνη·
" Percussit: tunc ipsam gravissimus occupavit dolor.	" In te autem hunc concitavit dea caesiis-oculis Minerva;
τλῆ δ' Ἀΐδης ἐν τοῖσι πελώριος ὠκὺν ὀϊστόν,	νήπιος, οὐδὲ τὸ οἶδε κατὰ φρένα Τυδέος υἱὸς
" Pertulit et Pluto inter hos ingens velocem sagittam,	" Demens, neque hoc scit animo Tydei filius,
εὖτέ μιν ωὐτὸς ἀνὴρ υἱὸς Διὸς αἰγιόχοιο	ὅττι μάλ' οὐ δηναιὸς ὃς ἀθανάτοισι μάχηται,
" Quando ipsum idem vir, filius Jovis AEgiochi, .	" Quod omnino non longaevus sit is, qui cum immortalibus pugnaverit,
ἐν Πύλῳ ἐν νεκύεσσι βαλὼν ὀδύνῃσιν ἔδωκεν·	οὐδέ τί μιν παῖδες ποτὶ γούνασι παππάζουσιν
" Ad portam apud inferos vulneratum doloribus affecit:	" Neque omnino ipsum filii ad genua pappa-vocant,
αὐτὰρ ὁ βῆ πρὸς δῶμα Διὸς καὶ μακρὸν Ὄλυμπον	ἐλθόντ' ἐκ πολέμοιο καὶ αἰνῆς δηϊοτῆτος.
" (Verum is ivit ad domum Jovis et excelsum Olympum,	" Reversum ex bello et gravi praelio.
κῆρ ἀχέων ὀδύνῃσι πεπαρμένος· αὐτὰρ ὀϊστὸς	τὼ νῦν Τυδεΐδης, εἰ καὶ μάλα καρτερός ἐστι,
" Corde dolens, doloribus confixus; nempe sagitta	" Itaque nunc Tydides, etsi valde fortis est,
ὤμῳ ἔνι στιβαρῷ ἠλήλατο, κῆδε δὲ θυμόν.	φραζέσθω μή τίς οἱ ἀμείνων σεῖο μάχηται,
" Humerum in crassum adacta erat, torquebatque animum :	" Cogitet, ne quis secum fortior te pugnet :
τῷ δ' ἐπὶ Παιήων ὀδυνήφατα φάρμακα πάσσων	μὴ δὴν Αἰγιάλεια περίφρων Ἀδρηστίνη
" Hunc autem Paeon, dolores-pellentia pharmaca inspergens,	" Ne aliquando AEgialea, cordata Adrasti-filia,
ἠκέσατ'· οὐ μὲν γάρ τι καταθνητός γε τέτυκτο.	ἐξ ὕπνου γοόωσα φίλους οἰκῆας ἐγείρῃ
" Sanavit: non enim omnino mortalis erat)	" Ex somno, lugens, suos domesticos excitet,
σχέτλιος ὀβριμοεργὸς ὃς οὐκ ὄθετ' αἴσυλα ῥέζων,	κουρίδιον ποθέουσα πόσιν τὸν ἄριστον Ἀχαιῶν
" Audax! facinorosus! qui pro nihilo duxit nefaria patrare,	" Eum-qui.se-virginem.duxit, desiderans maritum, fortissimum Achivorum,
ὃς τόξοισιν ἔκηδε θεοὺς οἳ Ὄλυμπον ἔχουσι.	ἰφθίμη ἄλοχος Διομήδεος ἱπποδάμοιο.
" Qui arcu violabat deos, qui Olympum habitant.	" Generosa uxor Diomedis equûm-domitoris."

Elle dit, et de ses deux mains elle essuyait la plaie. La main blessée se cicatrisait, et la douleur épuisante se calmait. A cette vue, Athéné et Héré cherchèrent noise à Zeus le Cronide, en paroles railleuses. Ce fut Athéné, la déesse aux yeux pers, qui commença : « Zeus, notre Père, te fâcheras-tu de ce que je vais dire ? Sans doute, c'est en suggérant à quelque Achéenne de suivre les Troyens, ses favoris, que Cypris, en flattant quelque Achéenne à la belle robe, vient d'égratigner sa main délicate, à quelque agrafe d'or. » Elle dit, et fit sourire le Père des dieux et des hommes. Il appela près de lui Aphrodite la dorée, et il lui dit : « Ma fille, la guerre ne fut pas ton lot ; à toi le désir, à toi l'amour. Laisse tout le reste à l'ardent Arès, et à Athéné. »

ἦ ῥα καὶ ἀμφοτέρῃσιν ἀπ' ἰχῶ χειρὸς ὀμόργνυ·	τῶν τινα καρρέζουσα Ἀχαιϊάδων ἐϋπέπλων
Dixit, et ambabus ichora a manu abstergebat:	" Utique aliquam demulcens Achivarum pulchris-peplis-indutarum,
ἄλθετο χείρ, ὀδύναι δὲ κατηπιόωντο βαρεῖαι.	πρὸς χρυσῇ περόνῃ καταμύξατο χεῖρα ἀραιήν.
Sanata est manus, doloresque mitigati sunt graves.	" Ad auream fibulam perstrinxit manum teneram."
αἳ δ' αὖτ' εἰσορόωσαι Ἀθηναίη τε καὶ Ἥρη	ὣς φάτο, μείδησεν δὲ πατὴρ ἀνδρῶν τε θεῶν τε,
Tum vero intuentes Minerva et Juno,	Sic dixit; subrisit vero pater hominumque deorumque,
κερτομίοις ἐπέεσσι Δία Κρονίδην ἐρέθιζον.	καί ῥα καλεσσάμενος προσέφη χρυσῆν Ἀφροδίτην·
Mordacibus verbis Jovem Saturnium irritabant:	Et advocatam allocutus est auream Venerem;
τοῖσι δὲ μύθων ἦρχε θεὰ γλαυκῶπις Ἀθήνη·	οὔ τοι τέκνον ἐμὸν δέδοται πολεμήϊα ἔργα,
Inter hos autem sermonem orsa est dea caesiis-oculis Minerva;	" Non tibi, filia mea, commissa sunt bellica opera :
Ζεῦ πάτερ ἦ ῥά τί μοι κεχολώσεαι ὅττι κεν εἴπω;	ἀλλὰ σύ γ' ἱμερόεντα μετέρχεο ἔργα γάμοιο,
" Jupiter pater, num quid mihi succensebis ob id, quod dixero?	" Quin tu desiderabilia obi munera nuptiarum ;
ἦ μάλα δή τινα Κύπρις Ἀχαιϊάδων ἀνιεῖσα	ταῦτα δ' Ἄρηϊ θοῷ καὶ Ἀθήνῃ πάντα μελήσει.
" Certe jam aliquam Venus Achivarum stimulans	" Haec vero Marti veloci et Minervae omnia curae-erunt."
Τρωσὶν ἅμα σπέσθαι, τοὺς νῦν ἔκπαγλα φίλησε,	
" Trojanos ut simul sequeretur, quos nunc vehementer diligit,	

Diomède, emporté par le succès, s'élance contre Énée, qu'Apollon a recueilli des mains d'Aphrodite. Mais le Dieu le rappelle durement à l'ordre ; Diomède recule, Énée est sauvé. Arès, excité par Apollon, reparaît sur le champ de bataille, et, métamorphosé en un chef thrace, il entreprend de rendre courage aux Troyens.

C'est d'abord un de leurs alliés, le Lycien Sarpédon, qui, après avoir chapitré Hector sur son inertie, tentera de ramener la fortune. Puis Énée reparaîtra dans le rang. Du côté des Grecs, les deux Ajax, Ulysse, Diomède font face à ce retour offensif. Ménélas aussi se distingue, en compagnie du fils de Nestor, Antiloque. L'épisode principal de cette phase du combat, est le duel entre l'Héraclide Tlépolème et le fils de Zeus, Sarpédon ; beau récit, mais qui se détacherait aisément du contexte, et peut être rangé parmi ceux qui sont entrés assez tardivement dans l'Iliade. Tlépolème est tué et Sarpédon blessé. La ligne des Achéens est contrainte à reculer, Héré doit envoyer, pour la rétablir, son aide habituelle, Athéné, dont les apprêts et le char sont longuement décrits. Elle-même se montre de nouveau, pour encourager ses favoris en poussant ce cri de Stentor qui est devenu proverbial tandis qu'Athéné, qui retrouve Diomède en train de panser la blessure que Pandaros lui a faite au commencement de la bataille, non contente de l'exciter, monte avec lui sur son char, à la place de son cocher Sthénélos, et le conduit à la rencontre d'Arès, qu'il blesse avec son aide, et qui fait entendre un cri de douleur, plus violent encore que le cri d'exhortation d'Héré. Une scène olympique, où le dieu de la guerre reçoit de Zeus un accueil moins bienveillant que ne l'a reçu Cypris, succède au récit du nouvel exploit de Diomède ; l'ensemble du morceau reprend en quelque sorte, en renchérissant, la scène de Diomède et d'Aphrodite. Le cinquième chant se termine au moment où Arès, qui avait arrêté l'avance achéenne, se trouve ainsi mis hors de cause.

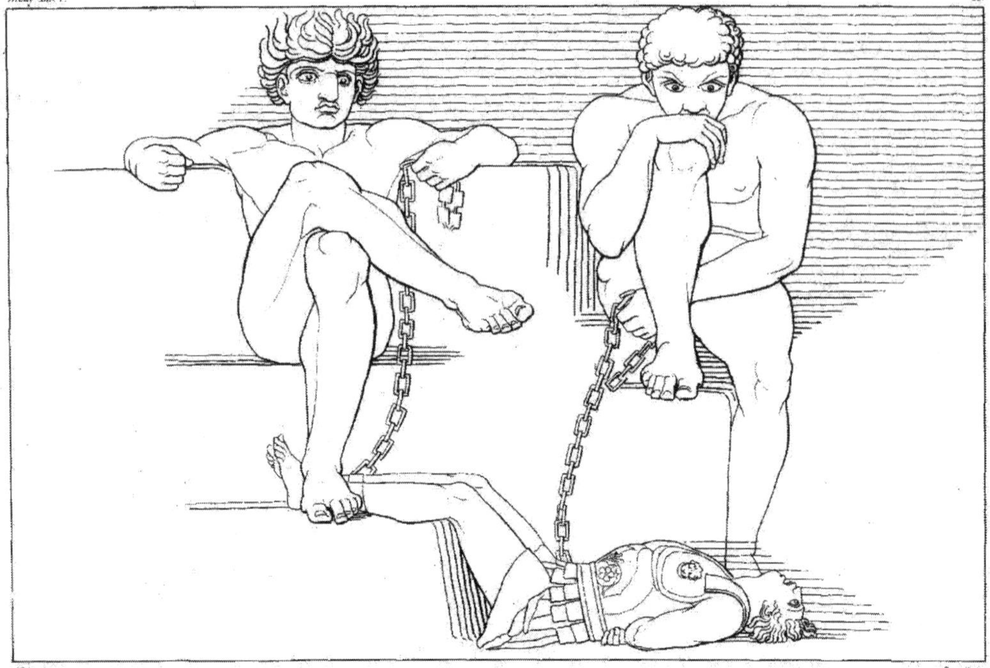

11.

Mars, enchaîné, est gardé par Othus et Ephialte.

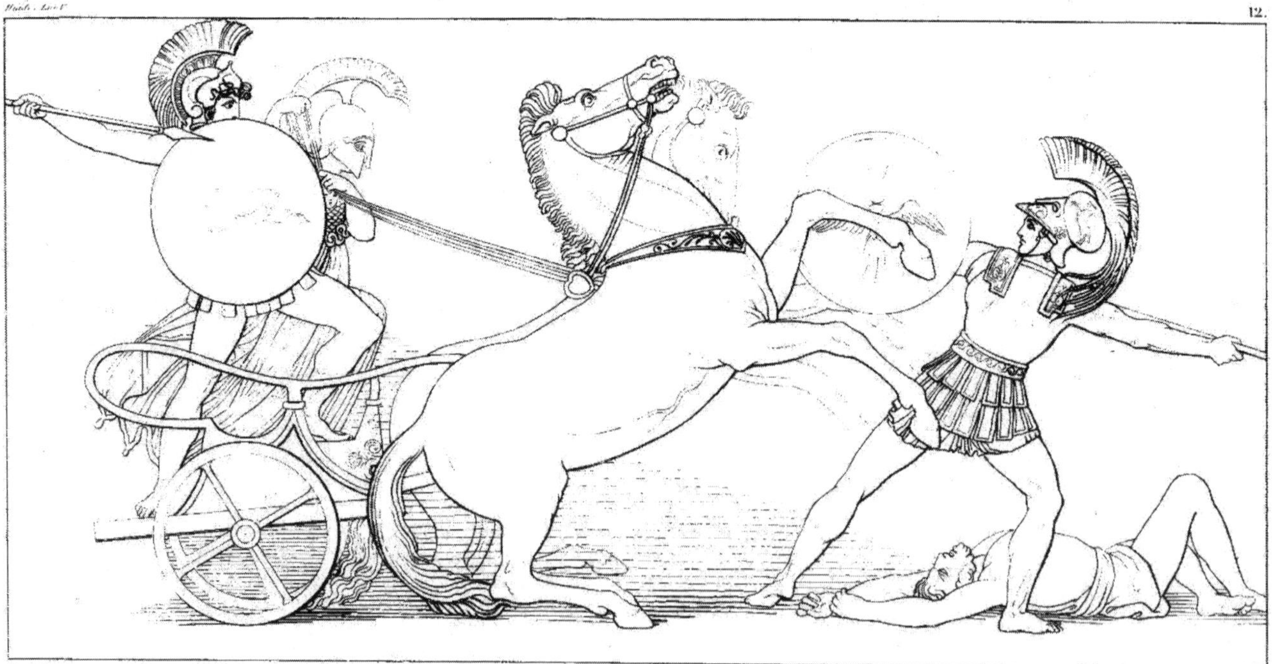

12.

Diomède protégé par Minerve, blesse le Dieu Mars.

La coupure entre le chant V et le VIe est assez arbitraire, et nous avons vu qu'au temps d'Hérodote on étendait le titre : Exploits de Diomède, au moins jusqu'au vers 311 du chant VI. Les soixante-dix premiers vers de ce chant continuent le récit du combat, sans faire une place hors rang à Diomède. L'avantage demeure aux Grecs, mais, à partir du vers 72, l'intérêt passe du côté des Troyens. Le devin Hélénos, frère d'Hector, va trouver celui-ci, et l'invite à rentrer dans la ville pour demander à Hécube de conduire les femmes troyennes au temple d'Athéné, où elles supplieront la déesse d'arrêter la victoire des Achéens. Il peut sembler étrange que le chef de l'armée et le plus vaillant des combattants, quitte le champ de bataille au moment du plus grave danger. Mais, d'autre part, dans l'Iliade, telle que nous la lisons tout au moins, les épisodes qui vont suivre ont un double avantage : ils interrompent un moment le cours d'une longue et sanglante bataille, qui risque de devenir monotone, malgré la variété des incidents qu'elle comporte, et nous permettent de reposer notre esprit sur des tableaux apaisants ; ils nous font connaître aussi, parallèlement aux Achéens, les Troyens leurs ennemis, et il est remarquable que le poète, dont le patriotisme éclate d'ailleurs dans la narration des combats, a dépeint ceux-ci avec une noble impartialité.

Pendant qu'Hector se rend à Troie, un Lycien, Glaucos, rencontre sur le champ de bataille Diomède, qui, après un de ces échange.» de discours, qui sont familiers aux héros homériques, reconnaît en lui un hôte, et se refuse à le combattre. Les deux héros échangent leurs armes, Glaucos le Lycien, sa belle armure d'or, contre l'armure de bronze de Diomède.

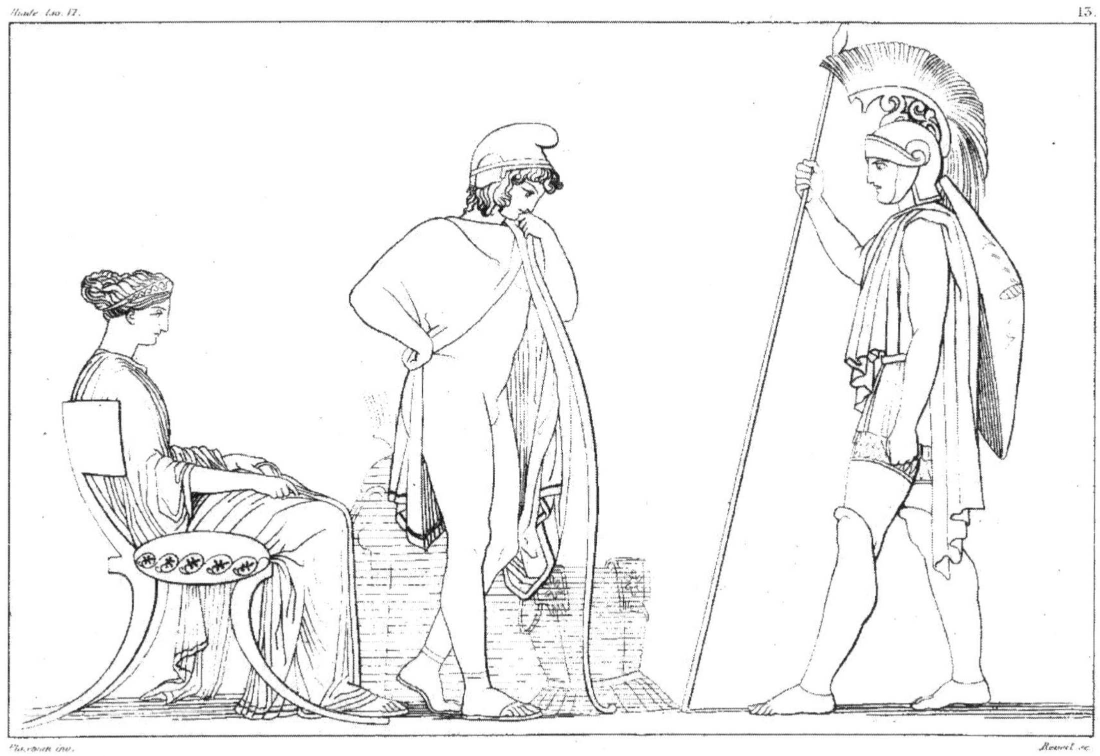

Hector reproche à Paris sa paresse, et l'engage à retourner avec lui au combat.

Hector, rentré en ville, et fendant la foule qui lui demande des nouvelles de la bataille, gagne le palais de Priam, où il transmet à sa mère la recommandation d'Hélénos. Le poète raconte alors la cérémonie en l'honneur d'Athéné. Il montre ensuite Hector allant trouver Alexandre, et lui reprochant de s'être retiré du combat ; la scène, à laquelle assiste Hélène, est surtout intéressante par le dialogue qu'Hector engage avec elle. Mais elle n'est que l'introduction d'une autre scène, l'une des plus admirables de tout le poème, et qui justifie à elle seule le poète d'avoir imaginé ce retour d'Hector à Troie, dût-il être amené avec quelque invraisemblance.

LES ADIEUX D'HECTOR ET D'ANDROMAQUE. (VI, 370 – 493)

Hector alla aussitôt à sa belle demeure ; et il ne trouva pas dans le palais Andromaque aux bras blancs. Avec son enfant et une servante à la belle robe, elle se tenait sur la tour, en pleurant et en gémissant. Quand Hector vit qu'il ne rencontrait pas chez lui son épouse impeccable, il arrêta sa marche sur le seuil, et il dit aux servantes : « Hé bien ! servantes, dites-moi ce que vous savez. Où est allée Andromaque aux bras blancs, puisqu'elle n'est pas dans le palais ? Est-ce vers une de ses belles-sœurs aux belles robes, ou est-elle sortie pour se rendre au temple d'Athéné, où les autres Troyennes aux belles tresses sont en train de prier la déesse redoutable ? » L'active intendante lui répondit : « Hector, puisque tu veux que je te dise la vérité, elle n'est allée ni chez aucune de ses parentes aux belles robes, ni au temple d'Athéné, où les autres Troyennes sont en train de prier la déesse redoutable. Elle est allée à la tour d'Ilion, parce qu'elle a appris que les Troyens étaient en mauvaise posture et que les Achéens avaient grandement l'avantage. Elle a gagné le rempart en hâte, pareille à une folle ; sa nourrice l'accompagne, portant l'enfant. » Ainsi parla la femme intendante. Hector s'éloigna rapidement de la maison,

αἶψα δ' ἔπειθ' ἵκανε δόμους εὖ ναιετάοντας,
Statimque postea pervenit ad aedes suas habitantibus-commodas,
οὐδ' εὗρ' Ἀνδρομάχην λευκώλενον ἐν μεγάροισιν,
Nec invenit Andromachen candidam-ulnas in aedibus,
ἀλλ' ἥ γε ξὺν παιδὶ καὶ ἀμφιπόλωι ἐϋπέπλωι
Sed illa cum filio et ancilla eleganti-peplo-induta
πύργωι ἐφεστήκει γοόωσά τε μυρομένη τε.
In turri stabat gemensque ploransque.
Ἕκτωρ δ' ὡς οὐκ ἔνδον ἀμύμονα τέτμεν ἄκοιτιν
Hector vero, ut intus inculpatam non invenit uxorem,
ἔστη ἐπ' οὐδὸν ἰών, μετὰ δὲ δμωιῇσιν ἔειπεν·
Stetit ad limen profectus, ancillisque dixit;
εἰ δ' ἄγε μοι δμωιαὶ νημερτέα μυθήσασθε·
" Eja agite; mihi, ancillae, vera dicite:
πῆι ἔβη Ἀνδρομάχη λευκώλενος ἐκ μεγάροιο;
" Quo ivit Andromache candida-ulnas ex adibus?
ἠέ πηι ἐς γαλόων ἢ εἰνατέρων ἐϋπέπλων [oedes,
" An aliquo ad glorum, an ad fratriarum elegantibus-peplis-indutarum
ἦ ἐς Ἀθηναίης ἐξοίχεται, ἔνθά περ ἄλλαι
" An ad Minervae templum exiit, ubi aliae
Τρωιαὶ ἐϋπλόκαμοι δεινὴν θεὸν ἱλάσκονται;
" Trojanae comas-pulchrae tremendam deam placant?"
τὸν δ' αὖτ' ὀτρηρὴ ταμίη πρὸς μῦθον ἔειπεν·
Hunc autem vicissim sedula oeconoma verbis allocuta est;
Ἕκτορ ἐπεὶ μάλ' ἄνωγας ἀληθέα μυθήσασθαι,
" Hector, quandoquidem omnino jubes vera loqui,
οὔτέ πηι ἐς γαλόων οὔτ' εἰνατέρων ἐϋπέπλων [oedes,
" Nec aliquo ad glorum, nec ad fratriarum elegantibus-peplis-indutarum
οὔτ' ἐς Ἀθηναίης ἐξοίχεται, ἔνθά περ ἄλλαι
" Ncc ad Minervae templum exiit, ubi aliae
Τρωιαὶ ἐϋπλόκαμοι δεινὴν θεὸν ἱλάσκονται,
" Trojane comas-pulchrae tremendam deam placant:
ἀλλ' ἐπὶ πύργον ἔβη μέγαν Ἰλίου, οὕνεκ' ἄκουσε
" Sed ad turrim ivit magnara Ilii: quoniam audivit
τείρεσθαι Τρῶας, μέγα δὲ κράτος εἶναι Ἀχαιῶν.
" Premi Trojanos, potentemque esse impetum Achivorum:
ἣ μὲν δὴ πρὸς τεῖχος ἐπειγομένη ἀφικάνει
" Illa quidem dudum ad murum festinans contendit,
μαινομένηι ἐϊκυῖα· φέρει δ' ἅμα παῖδα τιθήνη.
" Furenti similis: fert et una puerum nutrix."
ἦ ῥα γυνὴ ταμίη, ὁ δ' ἀπέσσυτο δώματος Ἕκτωρ
Dixit mulier oeconoma : concitusque exiit domo Hector

et reprit la même route à travers les rues bien bâties. Quand, après avoir traversé la ville, il fut arrivé à la porte Scée, par où il devait passer pour retourner dans la plaine, sa femme, comblée de dons, Andromaque, fille du magnanime Éétion, vint en courant à sa rencontre. Éétion habitait sous la forêt du Placos, à Thèbes sous le Placos, et il régnait sur les Cilices. Sa fille avait été donnée à Hector au casqued'airain. Quand elle l'eut rejoint, avec sa servante qui la suivait, tenant sur son sein son tendre enfant, le tout petit, le fils chéri d'Hector, pareil à un bel astre, ce fils qu'Hector avait coutume d'appeler Scamandrios, tandis que les autres le nommaient Astyanax (car c'était Hector seul qui protégeait Troie), Hector vit l'enfant et sourit en silence. Andromaque se tenait près de lui et pleurait. Elle prit sa main, et elle parla. Elle lui dit : « Pauvre ami ! ta vaillance va te perdre ; tu n'as donc pas pitié de ton fils innocent, ni de moi, malheureuse, qui bientôt serai veuve de toi. Car bientôt les Achéens vont te tuer, tous acharnés contre toi ! Mieux me vaudrait aller sous terre, si je dois te perdre ; car je n'aurai pas d'autre réconfort, quand tu auras subi ton destin.

τὴν αὐτὴν ὁδὸν αὖτις ἐϋκτιμένας κατ' ἀγυιάς.

Eadem via retro, bene-structas per plateas.

εὖτε πύλας ἵκανε διερχόμενος μέγα ἄστυ

Quum ad portas venisset, pertransiens magnam urbem,

Σκαιάς, τῆι ἄρ' ἔμελλε διεξίμεναι πεδίον δέ,

Scaeas, (hac enim erat ei egrediendum in campum;)

ἔνθ' ἄλοχος πολύδωρος ἐναντίη ἦλθε θέουσα

Tunc uxor, quae-magnam-attulerat-dotem, obvia venit currens

Ἀνδρομάχη θυγάτηρ μεγαλήτορος Ἠετίωνος

Andromache, filia magnanimi Eëtionis;

Ἠετίων ὃς ἔναιεν ὑπὸ Πλάκωι ὑληέσσηι

Eëtion, qui habitabat in Hypoplaco silvosa,

Θήβηι Ὑποπλακίηι Κιλίκεσσ' ἄνδρεσσιν ἀνάσσων·

Thebe in Hypoplacia, Cilicibus viris imperans ;

τοῦ περ δὴ θυγάτηρ ἔχεθ' Ἕκτορι χαλκοκορυστῆι.

Cujus utique filia nupserat Hectori aere-armato:

ἥ οἱ ἔπειτ' ἤντησ', ἅμα δ' ἀμφίπολος κίεν αὐτῆι

Quae ipsi tunc occurrit, unaque famula ibat cum ipsa,

παῖδ' ἐπὶ κόλπωι ἔχουσ' ἀταλάφρονα νήπιον αὔτως

Filium in sinu gestans tenellum, infantem adeo,

Ἑκτορίδην ἀγαπητὸν ἀλίγκιον ἀστέρι καλῶι,

Hectoridem unicum, similem stellae pulchrae :

τόν ῥ' Ἕκτωρ καλέεσκε Σκαμάνδριον, αὐτὰρ οἱ ἄλλοι

Atque hunc quidem Hector vocabat Scamandrium, at alii

Ἀστυάνακτ'· οἶος γὰρ ἐρύετο Ἴλιον Ἕκτωρ.

Astyanacta : solus enim tutabatur Ilium Hector.

ἤτοι ὁ μὲν μείδησεν ἰδὼν ἐς παῖδα σιωπῆι·

Et ille quidem subrisit, intuens filiuin tacite :

Ἀνδρομάχη δέ οἱ ἄγχι παρίστατο δάκρυ χέουσα,

Andromache vero ipsi prope astabat lacrymans,

ἔν τ' ἄρα οἱ φῦ χειρὶ ἔπος τ' ἔφατ' ἔκ τ' ὀνόμαζε·

Inque ejus haesit manu, verbaque fecit, dixitque;

δαιμόνιε φθίσει σε τὸ σὸν μένος, οὐδ' ἐλεαίρεις

" Animose, perdet te tua virtus, neque misereris

παῖδά τε νηπίαχον καὶ ἔμ' ἄμμορον, ἣ τάχα χήρη

" Filiique infantis, et mei calamitosae, quae mox vidua

σεῦ ἔσομαι· τάχα γάρ σε κατακτανέουσιν Ἀχαιοὶ

" Tui ero: mox enim te interficient Achivi,

πάντες ἐφορμηθέντες· ἐμοὶ δέ κε κέρδιον εἴη

" Omnes simul in te impetu facto: mihi autem satius esset,

σεῦ ἀφαμαρτούσηι χθόνα δύμεναι· οὐ γὰρ ἔτ' ἄλλη

" A te destitutae, terram subire: Non enim amplius aliud

ἔσται θαλπωρὴ ἐπεὶ ἂν σύ γε πότμον ἐπίσπηις

" Erit solatium, postquam tu mortem obieris,

Il ne me restera que des peines. Je n'ai plus ni mon père, ni Dame ma mère. Mon père, le divin Achille l'a tué, quand il a détruit la belle ville des Cilices, Thèbes aux hautes portes. Il a tué aussi Èétion, mais sans le dépouiller ; car il eut à cœur de le respecter, et il le fit brûler avec sa belle armure ; il lui éleva un tombeau, autour duquel ont planté des ormeaux les nymphes forestières, filles de Zeus qui tient l'égide. Quant aux sept frères qui étaient en notre palais, tous en un même jour allèrent dans la maison d'Hadès ; tous ont été tués par Achille aux bonnes jambes, près de nos bœufs tourne-pieds et de nos blanches brebis. Ma mère, qui régnait sous la forêt du Placos, quand il l'eut emmenée ici, avec tout le butin conquis, il la laissa racheter au prix d'une énorme rançon, et c'est Artémis, la bonne archère, qui l'a tuée dans la maison de son père. Hector, tu me tiens donc lieu de mon père, de ma sainte mère, de mon frère, toi qui es mon époux en pleine force. Aie donc pitié de moi, et demeure ici sur la tour, pour ne pas faire de ton fils un orphelin, de ta femme une veuve. (Poste ta-troupe près du figuier, là où plus qu'ailleurs la ville est abordable, et le rempart exposé à l'assaut ;

ἀλλ' ἄχε'· οὐδέ μοι ἔστι πατὴρ καὶ πότνια μήτηρ.	βουσὶν ἐπ' εἰλιπόδεσσι καὶ ἀργεννῇς ὀΐεσσι.
" Sed moerores : neque mihi est pater, et veneranda mater.	" Boves inter [dum pascerent] flexipedes, et candidas oves.
ἤτοι γὰρ πατέρ' ἁμὸν ἀπέκτανε δῖος Ἀχιλλεύς,	μητέρα δ', ἣ βασίλευεν ὑπὸ Πλάκωι ὑληέσσηι,
" Etenim patrem meum interfecit nobilis Achilles,	" Matrem autem, quae regnabat in Hypoplaco sylvosa,
ἐκ δὲ πόλιν πέρσεν Κιλίκων εὖ ναιετάουσαν	τὴν ἐπεὶ ἂρ δεῦρ' ἤγαγ' ἅμ' ἄλλοισι κτεάτεσσιν,
" Et urbem devastavit Cilicum bene-habitatam,	" Hanc postquam utique huc duxisset cum caeteris opibus,
Θήβην ὑψίπυλον· κατὰ δ' ἔκτανεν Ἠετίωνα,	ἂψ ὅ γε τὴν ἀπέλυσε λαβὼν ἀπερείσι' ἄποινα,
" Theben porris-altam; interemitque Eëtionem,	" Retro ille eam dimisit-liberatam, accepto infinito pretio:
οὐδέ μιν ἐξενάριξε, σεβάσσατο γὰρ τό γε θυμῶι,	πατρὸς δ' ἐν μεγάροισι βάλ' Ἄρτεμις ἰοχέαιρα.
" Neque ipsum spoliavit; subveritus enim fuit id animo:	" Patris autem in aedibus eam percussit Diana sagittis gaudens,
ἀλλ' ἄρα μιν κατέκηε σὺν ἔντεσι δαιδαλέοισιν	Ἕκτορ ἀτὰρ σύ μοί ἐσσι πατὴρ καὶ πότνια μήτηρ
" Sed ipsum combussit cum armis artificiose-factis,	" Hector, at tu mihi es pater et veneranda mater,
ἠδ' ἐπὶ σῆμ' ἔχεεν· περὶ δὲ πτελέας ἐφύτευσαν [plantaverunt	ἠδὲ κασίγνητος, σὺ δέ μοι θαλερὸς παρακοίτης·
" Et tumulum-aggesta-terra super eum fecit : circum autem ulmos	" Et frater, tu etiam mihi floridus maritus.
νύμφαι ὀρεστιάδες κοῦραι Διὸς αἰγιόχοιο.	ἀλλ' ἄγε νῦν ἐλέαιρε καὶ αὐτοῦ μίμν' ἐπὶ πύργωι,
" Nymphae Oreades, filiae Jovis AEgiochi.	" Sed age nunc miserere, et hic mane in turre,
οἳ δέ μοι ἑπτὰ κασίγνητοι ἔσαν ἐν μεγάροισιν	μὴ παῖδ' ὀρφανικὸν θήηις χήρην τε γυναῖκα·
" Qui porro mihi septem fratres errant domi	" Ne puerum pupillum facias, viduamque uxorem :
οἳ μὲν πάντες ἰῶι κίον ἤματι Ἄϊδος εἴσω·	λαὸν δὲ στῆσον παρ' ἐρινεόν, ἔνθα μάλιστα
" Hi quidem omnes uno migrarunt die ad orcum :	" Exercitum autem siste apud caprificum, ubi potissimum
πάντας γὰρ κατέπεφνε ποδάρκης δῖος Ἀχιλλεὺς	ἀμβατός ἐστι πόλις καὶ ἐπίδρομον ἔπλετο τεῖχος.
" Omnes enim interfecit pedibus-celer nobilis Achilles,	" Ascensu facilis est urbs, et scandi potest murus.

car trois fois les plus braves des Achéens y sont venus tenter l'aventure avec les deux fils d'Ajax et l'illustre Idoménée, avec les Atrides et le valeureux fils de Tydée. Sans doute furent-ils avertis par un homme au courant des oracles, à moins qu'à lui seul leur courage ne les ait poussés et encouragés ».

Voici ce que lui répondit le grand Hector, au casque étincelant : « Je sais tout cela, femme, moi aussi, mais plus que tout, je crains le jugement des Troyens et des Troyennes aux robes traînantes, si je viens à m'écarter du combat, comme un lâche. Mon cœur ne le veut pas ; car j'ai appris à être brave, toujours, et à combattre au premier rang des Troyens, pour soutenir la grande réputation de mon père et la mienne propre. Je sais bien (ni mon cœur ni mon esprit ne l'ignorent), qu'un jour viendra, où la sainte Ilion doit périr, où périront Priam et le peuple de bons lanciers qui obéit à Priam ! Mais ce n'est pas tant à cause des Troyens que je redoute l'avenir, ni même à cause d'Hécube et de Messire Priam, ni de mes frères, qui tomberont dans la poussière, nombreux et braves, sous les coups des ennemis ! Non, c'est surtout pour toi, quand quelque Achéen à la tunique d'airain t'entraînera toute en pleurs, et t'arrachera à la vie libre. Tu iras vivre au pays d'Argos, au service d'une autre, tissant la laine,

τρὶς γὰρ τῆι γ' ἐλθόντες ἐπειρήσανθ' οἱ ἄριστοι	ἀρνύμενος πατρός τε μέγα κλέος ἠδ' ἐμὸν αὐτοῦ.
" Ter enim hac venientes periculum fecerunt fortissimi,	" Conans-vendicare patrisque magnam gloriam, et meam ipsius.
ἀμφ' Αἴαντε δύω καὶ ἀγακλυτὸν Ἰδομενῆα	εὖ γὰρ ἐγὼ τόδε οἶδα κατὰ φρένα καὶ κατὰ θυμόν·
" Ajaces duo, et percelebris Idomeneus,	" Bene enim hoc scio mente et animo,
ἠδ' ἀμφ' Ἀτρεΐδας καὶ Τυδέος ἄλκιμον υἱόν·	ἔσσεται ἦμαρ ὅτ' ἄν ποτ' ὀλώληι Ἴλιος ἱρὴ
" Et Atridae, et Tydei fortis filius:	" Erit dies, quando pereat Ilios sacra,
ἤ πού τίς σφιν ἔνισπε θεοπροπίων ἐῢ εἰδώς,	καὶ Πρίαμος καὶ λαὸς ἐϋμμελίω Πριάμοιο.
" Sive quis ipsis dixit vaticiniorum peritus,	" Et Priamus, et populus hastae-fraxineas-periti Priami.
ἤ νυ καὶ αὐτῶν θυμὸς ἐποτρύνει καὶ ἀνώγει.	ἀλλ' οὔ μοι Τρώων τόσσον μέλει ἄλγος ὀπίσσω,
" Sive etiam ipsorum animus impulit et jussit"	" Sed non mihi Trojanorum tantopere curse-est dolor in-posterum,
τὴν δ' αὖτε προσέειπε μέγας κορυθαίολος Ἕκτωρ· [Hector;	οὔτ' αὐτῆς Ἑκάβης οὔτε Πριάμοιο ἄνακτος
Hanc autem vicissim allocutus est ingens pugnam-expedite-ciens	" Neque ipsius Hecubae, neque Priami regis,
ἦ καὶ ἐμοὶ τάδε πάντα μέλει γύναι· ἀλλὰ μάλ' αἰνῶς	οὔτε κασιγνήτων, οἵ κεν πολέες τε καὶ ἐσθλοὶ
" Certe et mihi haec omnia curae sunt, uxor: sed perquam vehementer	" Neque fratrum, qui sane multique et fortes
αἰδέομαι Τρῶας καὶ Τρωιάδας ἑλκεσιπέπλους,	ἐν κονίηισι πέσοιεν ὑπ' ἀνδράσι δυσμενέεσσιν,
" Vereor Trojanos et Troädas longa-peplorum-syrmata-trahentes,	" In pulvere ceciderint sub viris hostibus,
αἴ κε κακὸς ὣς νόσφιν ἀλυσκάζω πολέμοιο·	ὅσσον σεῦ, ὅτε κέν τις Ἀχαιῶν χαλκοχιτώνων
" Si, ignavus velut, eminus stans devitem praelium :	" Quantopere tui; quando aliquis Achivorum aere-loricatorum
οὐδέ με θυμὸς ἄνωγεν, ἐπεὶ μάθον ἔμμεναι ἐσθλὸς	δακρυόεσσαν ἄγηται ἐλεύθερον ἦμαρ ἀπούρας·
" Neque vero me animus ita jubet, quoniam didici esse fortis	" Lacrymabundam abduxerit, liberum diem eripiens;
αἰεὶ καὶ πρώτοισι μετὰ Τρώεσσι μάχεσθαι	καί κεν ἐν Ἄργει ἐοῦσα πρὸς ἄλλης ἱστὸν ὑφαίνοις,
" Semper, et primos inter Trojanos pugnare,	" Atque in Argo existens, sub alienae imperio telam texas ;

ou portant l'eau de la fontaine Messéis ou de celle d'Hypérée, soumise à toutes les contraintes, sous le poids brutal de la nécessité. Et l'on dira peut-être, en te voyant en pleurs : « C'est la femme d'Hector, qui fut le plus brave au combat, entre les Troyens bons écuyers, quand ils défendaient Ilion ». Voilà ce qu'on pourra dire, et ce qui ravivera ta peine, à la pensée que tu es privée d'un tel homme, pour écarter de toi le jour de la servitude ! Mais que la terre entassée me recouvre, avant que je risque d'entendre tes cris, quand l'ennemi t'enlèvera ! »

Ainsi parla l'illustre Hector, et il se pencha vers son fils. L'enfant fît un mouvement en arrière, vers le sein de sa nourrice à la belle ceinture, où il se pencha en criant, effrayé par l'aspect de son père, tremblant à la vue de l'airain et du panache aux crins de cheval, qui flottait au sommet du casque et qui l'épouvantait. Son père sourit, ainsi que Dame sa mère, et bien vite l'illustre Hector ôta le casque de sa tête. Il posa le casque étincelant à terre, et quand il eut baisé son fils, quand il l'eut bercé dans ses bras, il dit, en invoquant Zeus et les autres dieux : « Zeus, et vous, tous les dieux, faites que cet enfant, mon fils, ainsi que moi soit fameux entre tous les Troyens, et que, fort et vaillant, il règne souverainement sur Ilion !

καί κεν ὕδωρ φορέοις Μεσσηΐδος ἢ Ὑπερείης	ἐκλίνθη ἰάχων πατρὸς φίλου ὄψιν ἀτυχθεὶς
" Atque aquam feras ex fonte Messeïde, aut Hyperea,	Inclinatus est clamans, patris cari aspectum exhorrescens,
πόλλ' ἀεκαζομένη, κρατερὴ δ' ἐπικείσετ' ἀνάγκη·	ταρβήσας χαλκόν τε ἰδὲ λόφον ἱππιοχαίτην,
" Valde invita : dura autem incumbet necessitas;	Timens aesque et cristam setis-equinis-horridam,
καί ποτέ τις εἴπῃσιν ἰδὼν κατὰ δάκρυ χέουσαν·	δεινὸν ἀπ' ἀκροτάτης κόρυθος νεύοντα νοήσας.
" Et aliquando quis dixerit, conspicatus lacrymas-fundentem,	Horrendum a summa galea nutantem intuens ;
Ἕκτορος ἥδε γυνὴ ὃς ἀριστεύεσκε μάχεσθαι	ἐκ δ' ἐγέλασσε πατήρ τε φίλος καὶ πότνια μήτηρ·
" Hectoris haec uxor, qui praestantissimus erat in pugnando	Leniter vero arrisit paterque carus, et veneranda mater.
Τρώων ἱπποδάμων ὅτε Ἴλιον ἀμφεμάχοντο.	αὐτίκ' ἀπὸ κρατὸς κόρυθ' εἵλετο φαίδιμος Ἕκτωρ,
" Trojanorum equûm-domitorum, quando Ilium circa-pugnabant,	Tum statim a capite galeam abstulit illustris Hector,
ὥς ποτέ τις ἐρέει· σοὶ δ' αὖ νέον ἔσσεται ἄλγος	καὶ τὴν μὲν κατέθηκεν ἐπὶ χθονὶ παμφανόωσαν·
" Sic aliquando quis dicet: tibique rursus novus erit dolor	Et hanc quidem deposuit in terra collucentem.
χήτεϊ τοιοῦδ' ἀνδρὸς ἀμύνειν δούλιον ἦμαρ.	αὐτὰρ ὅ γ' ὃν φίλον υἱὸν ἐπεὶ κύσε πῆλέ τε χερσὶν [manu,
" Ex desiderio talis mariti, ad depellendum servilem diem.	Atque ille suum dilectum filium ut osculatus fuerat, leviterque-agitarat
ἀλλά με τεθνηῶτα χυτὴ κατὰ γαῖα καλύπτοι	εἶπε δ' ἐπευξάμενος Διί τ' ἄλλοισίν τε θεοῖσι·
" Sed me mortuum aggesta terra obtegat,	Dixit precans Jovemque, caeterosque deos ;
πρίν γέ τι σῆς τε βοῆς σοῦ θ' ἑλκηθμοῖο πυθέσθαι.	Ζεῦ ἄλλοι τε θεοὶ δότε δὴ καὶ τόνδε γενέσθαι
" Antequam tuumque clamorem, tuamque abreptionem audiero."	" Jupiter, aliique dii, date et hunc fieri
ὣς εἰπὼν οὗ παιδὸς ὀρέξατο φαίδιμος Ἕκτωρ·	παῖδ' ἐμὸν ὡς καὶ ἐγώ περ ἀριπρεπέα Τρώεσσιν,
Sic fatus, suum filium porrectis-manibus-petiit illustris Hector :	" Filium meum, ut et ego sum, eximium inter Trojanos,
ἂψ δ' ὁ πάϊς πρὸς κόλπον ἐϋζώνοιο τιθήνης	ὧδε βίην τ' ἀγαθόν, καὶ Ἰλίου ἶφι ἀνάσσειν·
Retro autem puer ad sinum eleganter-cinctae nutricis	" Ita viribusque fortem, et Ilio potenter imperitare.

Qu'on dise un jour : « L'enfant vaut bien mieux que le père », quand il reviendra du combat, avec les dépouilles sanglantes de l'ennemi qu'il aura tué, et que la joie soit au cœur de sa mère ! »

Il dit et il remit dans les bras de sa femme son enfant. Elle le reçut sur son sein parfumé, avec un sourire mouillé de larmes. Son époux la vit et s'émut. Il la caressa de la main, il lui parla et lui dit : « Pauvre femme ! ne te désole pas ainsi ! Aucun homme ne peut me précipiter dans l'Hadès contre le gré du Destin. Mais aucun homme ne peut échapper à son sort, le brave pas plus que le lâche, quand l'heure a sonné ! Rentre donc à la maison, et occupe-toi de tes affaires ! Prends la toile et la quenouille, et donne tes ordres aux servantes, pour qu'elles vaquent à leur tâche. La guerre, laisse-la aux hommes, à tous, mais à moi surtout, entre tous les fils d'Ilion. »

καί ποτέ τις εἴποι πατρός γ' ὅδε πολλὸν ἀμείνων	οὐ γάρ τίς μ' ὑπὲρ αἶσαν ἀνὴρ Ἄϊδι προϊάψει·
" Et olim quis dicat, Patre vero hic multo est fortior,	" Non enim quis me praeter fatum vir orco praemature-mittet.
ἐκ πολέμου ἀνιόντα· φέροι δ' ἔναρα βροτόεντα	μοῖραν δ' οὔ τινά φημι πεφυγμένον ἔμμεναι ἀνδρῶν,
" Ex pugna redeuntem conspicatus : referat autem spolia cruenta,	" Fatum vero neminem arbitror, qui effugerit, esse hominum,
κτείνας δήϊον ἄνδρα, χαρείη δὲ φρένα μήτηρ.	οὐ κακὸν οὐδὲ μὲν ἐσθλόν, ἐπὴν τὰ πρῶτα γένηται
" Interfecto hoste, gaudeatque animo mater."	" Neque ignavum, neque vero fortem, postquam primum natus fuerit.
ὣς εἰπὼν ἀλόχοιο φίλης ἐν χερσὶν ἔθηκε	ἀλλ' εἰς οἶκον ἰοῦσα τὰ σ' αὐτῆς ἔργα κόμιζε
Sic fatus, uxoris dilectae in manibus posuit	" Sed in domum profecta, tua ipsius opera cura,
παῖδ' ἑόν· ἣ δ' ἄρα μιν κηώδεϊ δέξατο κόλπωι	ἱστόν τ' ἠλακάτην τε, καὶ ἀμφιπόλοισι κέλευε
Puerum suum ; haec vero ipsum fragranti excepit sinu	" Telamque, columque; et ancillas jube
δακρυόεν γελάσασα· πόσις δ' ἐλέησε νοήσας,	ἔργον ἐποίχεσθαι· πόλεμος δ' ἄνδρεσσι μελήσει
Lacrymabundum ridens: Vir autem misertus est intuitus,	" Munus obire: bellum autem viris curae erit
χειρί τέ μιν κατέρεξεν ἔπος τ' ἔφατ' ἔκ τ' ὀνόμαζε·	πᾶσι, μάλιστα δ' ἐμοί, τοὶ Ἰλίωι ἐγγεγάασιν.
Manuque ipsam demulsit, verbaque fecit, dixitque ;	" Omnibus, mihi vero praecipue, qui in Ilio nati sunt."
δαιμονίη μή μοί τι λίην ἀκαχίζεο θυμῶι·	
" O bona, ne mihi praeter-modum tristeris animo:	

Andromaque rentre désolée en la maison d'Hector. Une comparaison brillante décrit le départ de Pâris pour le combat, où il accompagne Hector. Après l'intermède que constitue toute la seconde partie du VIe chant, le récit de la bataille recommence dans le VIIe. Un morceau très bref montre la fortune changeant de camp, et les Argiens repoussés par l'attaque de Pâris et d'Hector ; ce qui amène une intervention de leur protectrice Athéné, qui, d'accord avec Apollon, partisan des Troyens, décide d'interrompre la mêlée générale. Cette scène entre les deux divinités introduit, un peu arbitrairement, un duel entre Ajax et Hector ; morceau brillant, qui a été composé en relation avec le grand ensemble qui précède, depuis le IIIe chant, à moins que les vers 69-73 soient une interpolation. Les préliminaires en sont longuement contés ; on peut dire que, dans toute cette partie de l'Iliade, autant chaque épisode, pris à part, est riche de beautés variées, autant languit et semble oubliée l'action qu'annonçait le chant de la Querelle. Autant ce chant avait de netteté directe et rapide, autant ici nous rencontrons l'ampleur, la variété, la recherche de l'éclat ; autant l'attention s'attache aux scènes successives, en se désintéressant du terme où elles peuvent conduire.

Iliade. Liv. VI. 14.

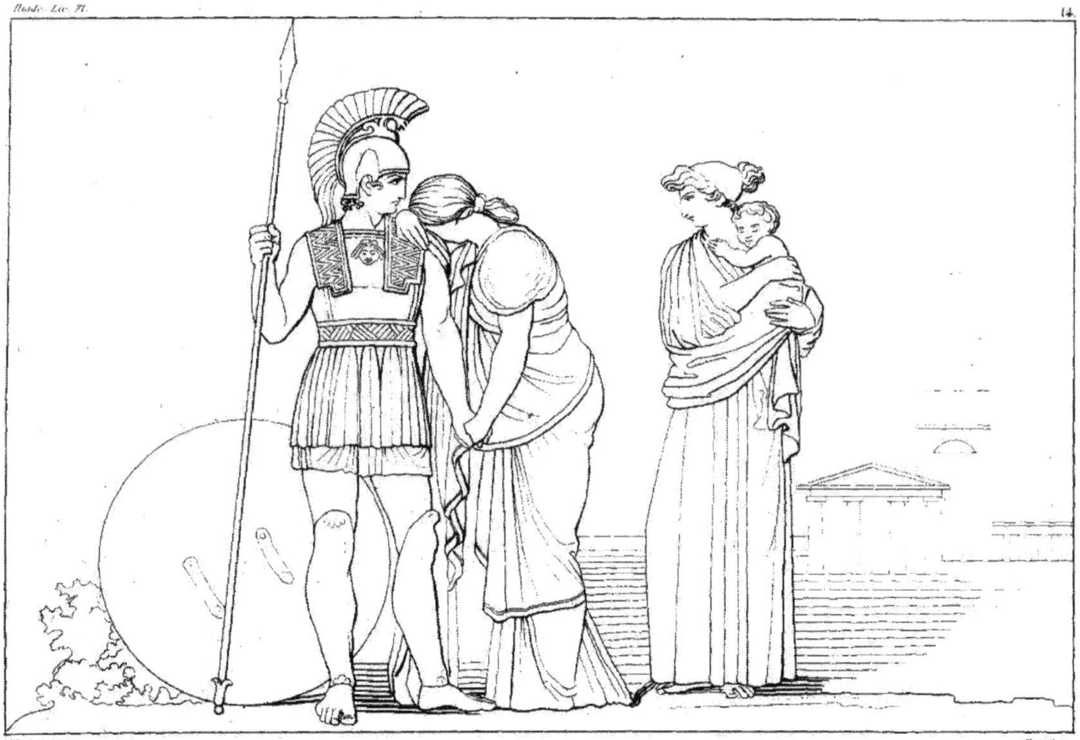

Flaxman inv. Reveil sc.

Hector fait ses adieux à Andromaque.

Iliade. Liv. VII. 15.

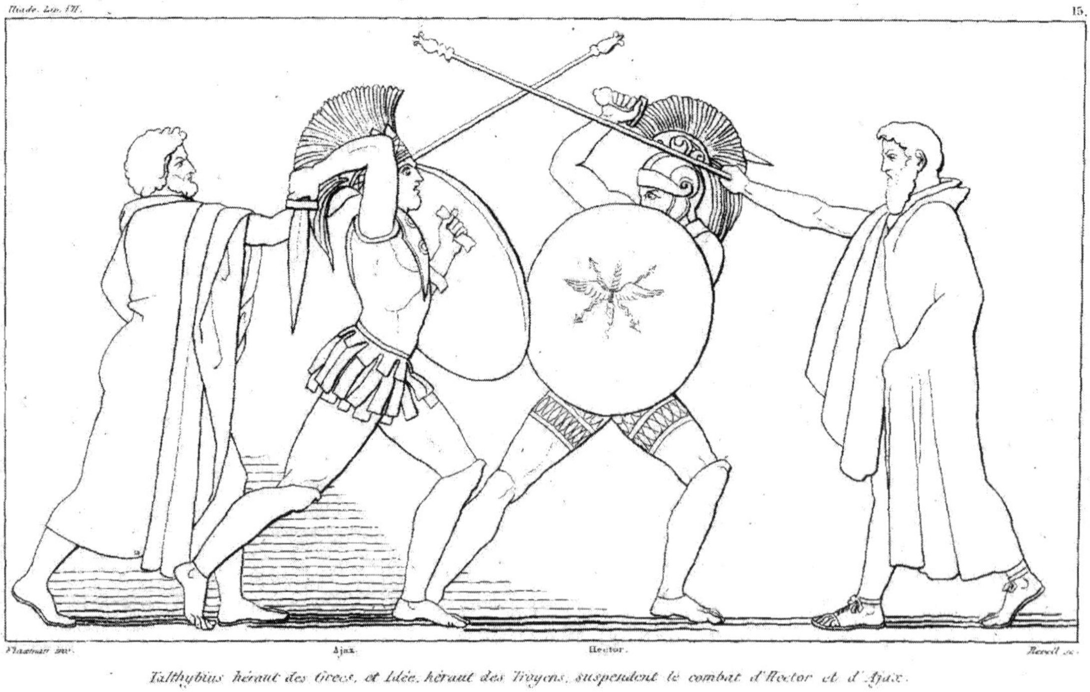

Flaxman inv. Ajax. Hector. Reveil sc.

Talthybius héraut des Grecs, et Idée, héraut des Troyens, suspendent le combat d'Hector et d'Ajax.

LE DUEL D'AJAX ET D'HECTOR. (VII, 207-312).

Quand Ajax eut revêtu son corps de son armure complète, il prit son élan, tel qu'apparaît le gigantesque Arès, quand il s'en va guerroyer chez les hommes, que le fils de Cronos a mis aux prises, en jetant en leur cœur le feu dévorant de la haine. Tel s'avançait le gigantesque Ajax, rempart des Achéens ; le visage éclairé d'un sourire farouche, il parcourait le sol à grandes enjambées, brandissant une lance capable de projeter au loin son ombre. Les Argiens étaient pleins de joie en le regardant, et les Troyens sentaient se glisser en leurs membres une épouvante affreuse. Le cœur même d'Hector battait dans sa poitrine, mais il ne pouvait plus reculer, ni se cacher ainsi dans la foule des soldats, après avoir provoqué la lutte. Ajax se rapprocha de lui, portant son bouclier ainsi qu'une tour, son bouclier d'airain à sept peaux de bœufs, œuvre de Tychios, le meilleur des corroyeurs, qui résidait à Hylé. Il lui avait fabriqué ce boruclier étincelant avec sept peaux de bœufs, peaux de taureaux bien gras, l'airain par-dessus, formant une huitième couche. Ajax fils de Télamon le tenait en avant de sa poitrine. Il s'arrêta tout près d'Hector, et lui dit d'un ton menaçant : « Hector, tu vas savoir clairement, d'homme à homme, ce que valent les champions qu'on trouve parmi les Argiens, même après Achille, le briseur d'hommes, le cœur de lion.

αὐτὰρ ἐπεὶ δὴ πάντα περὶ χροῒ ἕσσατο τεύχεα,

Postquam vero omnia circa corpus induerat arma,

σεύατ' ἔπειθ' οἷός τε πελώριος ἔρχεται Ἄρης,

Concitus-ferebatur deinde, qualis ingens incedit Mars,

ὅς τ' εἶσιν πόλεμον δὲ μετ' ἀνέρας οὕς τε Κρονίων

Qui it in bellum ad viros, quos Saturnius

θυμοβόρου ἔριδος μένεϊ ξυνέηκε μάχεσθαι.

Animum-rodentis contentionis vi commisit pugnare:

τοῖος ἄρ' Αἴας ὦρτο πελώριος ἕρκος Ἀχαιῶν

Talis utique Ajax progressus est ingens, murus Achivorum,

μειδιόων βλοσυροῖσι προσώπασι· νέρθε δὲ ποσσὶν

Subridens terribili vultu: infra autem pedibus

ἤϊε μακρὰ βιβάς, κραδάων δολιχόσκιον ἔγχος.

Incedebat, magnis-passibus gradiens, quassans praelongam hastam.

τὸν δὲ καὶ Ἀργεῖοι μὲν ἐγήθεον εἰσορόωντες,

Hunc autem et Argivi valde laetabantur aspicientes:

Τρῶας δὲ τρόμος αἰνὸς ὑπήλυθε γυῖα ἕκαστον,

Trojanis autem tremor gravis subiit membra singulis;

Ἕκτορί τ' αὐτῶι θυμὸς ἐνὶ στήθεσσι πάτασσεν·

Hectorique ipsi animus in praecordiis palpitabat :

ἀλλ' οὔ πως ἔτι εἶχεν ὑποτρέσαι οὐδ' ἀναδῦναι

Sed nequaquam jam poterat metu-refugere, neque regredi

ἂψ λαῶν ἐς ὅμιλον, ἐπεὶ προκαλέσσατο χάρμηι.

Retro copiarum in turbam, quoniam provocarat ad certamen.

Αἴας δ' ἐγγύθεν ἦλθε φέρων σάκος ἠΰτε πύργον

Ajax autem prope accessit, ferens scutum, instar turris,

χάλκεον ἑπταβόειον, ὅ οἱ Τυχίος κάμε τεύχων [fabricans,

AEreum, septem-boum-pellibus-opertum, quod ei Tychius elaborarat

σκυτοτόμων ὄχ' ἄριστος Ὕληι ἔνι οἰκία ναίων,

Coriariorum longe praestantissimus, in Hyla aedes habitans:

ὅς οἱ ἐποίησεν σάκος αἰόλον ἑπταβόειον

Qui ei fecerat scutum varium, septem-bubulis-pellibus-munitum,

ταύρων ζατρεφέων, ἐπὶ δ' ὄγδοον ἤλασε χαλκόν.

Taurorum praepinguium, octavum autem superinduxerat aes.

τὸ πρόσθε στέρνοιο φέρων Τελαμώνιος Αἴας

Hoc ante pectus ferens Telamonius Ajax

στῆ ῥα μάλ' Ἕκτορος ἐγγύς, ἀπειλήσας δὲ προσηύδα·

Stetit valde Hectorem prope, minabundusque allocutus est;

Ἕκτορ νῦν μὲν δὴ σάφα εἴσεαι οἰόθεν οἶος

" Hector, nunc sane manifesto scies cum-solo solus,

οἷοι καὶ Δαναοῖσιν ἀριστῆες μετέασι

" Qualis etiam Danais principes intersint,

καὶ μετ' Ἀχιλλῆα ῥηξήνορα θυμολέοντα. [praeditum:

" Etiam prater Achillem hostium-agmina-perrumpentem, animo-leonino-

Achille, auprès des vaisseaux, des vaisseaux recourbés, bons coureurs de la mer, reste en proie à sa rancune contre Agamemnon, pasteur des hommes. Mais nous sommes ici gens à te tenir tête, plus d'un ! Allons, engage la lutte ; au combat ! »

Hector au casque étincelant lui répondit alors : « Ajax, race de Zeus, fils de Télamon, bon capitaine, ne cherche pas à m'éprouver comme un faible enfant, ou comme une femme inexperte aux jeux de la guerre. Non ! je suis de ceux qui connaissent les combats, et les tueries ! Je sais, à droite aussi bien qu'à gauche, manœuvrer mon bouclier de peau sèche, ma bonne arme protectrice ! Je sais aussi bondir au galop de mes coursiers rapides, et je sais encore, dans le corps à corps, mener la danse d'Arès. Mais je ne veux pas frapper un héros tel que toi en le surprenant par ruse ; je t'attaque sans feinte ! A la bonne fortune ! » Il dit ; il brandit sa lance à la grande ombre et il la jeta ; il toucha le terrible bouclier à sept peaux, à l'extrémité de l'airain, qui formait la huitième défense. L'airain inflexible passa en les déchirant à travers six couches, mais il fut arrêté par le septième cuir. Le second, à son tour, Ajax, race de Zeus, lança sa lance à la grande ombre, et toucha le bouclier parfaitement rond du Priamide.

ἀλλ' ὁ μὲν ἐν νήεσσι κορωνίσι ποντοπόροισι	οἶδα δ' ἐπαΐξαι μόθον ἵππων ὠκειάων· [Martis;
" Sed ille quidem in navibus recurvis pontum-transeuntibus	" Scio quoque in stataria-pugna, ad saevi sonos-gressum-componere
κεῖτ' ἀπομηνίσας Ἀγαμέμνονι ποιμένι λαῶν· [populorum:	οἶδα δ' ἐνὶ σταδίηι δηΐωι μέλπεσθαι Ἄρηϊ.
" Jacet iram-longam-fovens adversus Agamemnonem pastorem	" Scio etiam, postquam insiluerim currum, pugnam in equabus velocibus.
ἡμεῖς δ' εἰμὲν τοῖοι οἳ ἂν σέθεν ἀντιάσαιμεν	ἀλλ' οὐ γάρ σ' ἐθέλω βαλέειν τοιοῦτον ἐόντα
" Nos autem sumus tales, qui tibi obviam-ire-possimus,	" Sed enim non te volo ferire, talem existentem,
καὶ πολέες· ἀλλ' ἄρχε μάχης ἠδὲ πτολέμοιο.	λάθρηι ὀπιπεύσας, ἀλλ' ἀμφαδόν, αἴ κε τύχωμι.
" Et multi: Sed ordire pugnam et certamen."	" Clanculum observans, sed aperte, si assequi-potuero."
τὸν δ' αὖτε προσέειπε μέγας κορυθαίολος Ἕκτωρ·	ἦ ῥα, καὶ ἀμπεπαλὼν προΐει δολιχόσκιον ἔγχος,
Hunc autem vicissim allocutus est ingens pugnam-expedite-ciens Hector;	Dixit, et vibratam emisit praelongam hastam,
Αἶαν διογενὲς Τελαμώνιε κοίρανε λαῶν	καὶ βάλεν Αἴαντος δεινὸν σάκος ἑπταβόειον
" Ajax nobilissime, Telamonie, princeps populorum,	Et percussit Ajacis ingens scutum septem-bubulis-pellibus-munitum,
μή τί μευ ἠΰτε παιδὸς ἀφαυροῦ πειρήτιζε	ἀκρότατον κατὰ χαλκόν, ὃς ὄγδοος ἦεν ἐπ' αὐτῶι.
" Ne me, tanquam puerum imbecillem, tenta,	Extremum ad aes, quod octavum erat in illo.
ἠὲ γυναικός, ἣ οὐκ οἶδεν πολεμήϊα ἔργα.	ἓξ δὲ διὰ πτύχας ἦλθε δαΐζων χαλκὸς ἀτειρής,
" Vel mulierem, quae nescit bellica opera:	Sex autem per plicaturas penetravit dissecans hasta indomita:
αὐτὰρ ἐγὼν εὖ οἶδα μάχας τ' ἀνδροκτασίας τε·	ἐν τῆι δ' ἑβδομάτηι ῥινῶι σχέτο· δεύτερος αὖτε
" Atqui ego bene scio pugnasque, caedesque:	In septima vero pelle haesit. Secundus vicissim
οἶδ' ἐπὶ δεξιά, οἶδ' ἐπ' ἀριστερὰ νωμῆσαι βῶν	Αἴας διογενὴς προΐει δολιχόσκιον ἔγχος,
" Scio ad dextram, scio ad sinistram motare scutum	Ajax nobilissimus emisit praelongam hastam,
ἀζαλέην, τό μοι ἔστι ταλαύρινον πολεμίζειν·	καὶ βάλε Πριαμίδαο κατ' ἀσπίδα πάντοσ' ἐΐσην.
" Aridum, ita ut possim indefessus bellare:	Et feriit Priamidae clypeum undique aequalem.

La forte lance passa à travers le bouclier, et se planta dans la cuirasse bien œuvrée. Tout droit le long du flanc, la pointe déchira la tunique. Hector s'était penché et avait évité la mort noire. Tous deux, en même temps, reprenant de leur main la longue lance, fondirent l'un sur l'autre, pareils à des lions dévorants ou à des sangliers, dont la force n'est point illusoire ! Le Priamide alors atteignit de sa lance le milieu du bouclier, l'airain ne l'arrêta pas, et la pointe-seulement s'émoussa. Ajax frappa le bouclier, d'un bond, et son arme, passant au travers, ébranla l'élan de son adversaire ; elle atteignit le cou et le déchira ; un sang noir en jaillit. Même alors cependant, Hector, au casque étincelant ne renonça pas à la lutte ; il recula, saisit une pierre de sa large main, une pierre qui gisait dans la plaine, dure et grosse ; il en frappa le terrible bouclier aux sept peaux, au milieu, à la bossette, et l'airain retentit tout autour. Le second alors, Ajax, souleva une pierre beaucoup plus grosse, la fit tourner et la lança, en faisant un effort colossal ; il toucha le bouclier ; il en brisa l'intérieur, de ce bloc gros comme une meule, et il endommagea les genoux d'Hector. Hector tomba étendu sur le dos, s'attachant à son bouclier. Prestement Apollon le releva.

διὰ μὲν ἀσπίδος ἦλθε φαεινῆς ὄβριμον ἔγχος,

Per clypeum quidem penetravit splendidum rapida hasta,

καὶ διὰ θώρηκος πολυδαιδάλου ἠρήρειστο·

Et per thoracem affabre-factum infixa est:

ἀντικρὺ δὲ παραὶ λαπάρην διάμησε χιτῶνα

E regione autem juxta ile discidit tunicam

ἔγχος· ὁ δ' ἐκλίνθη καὶ ἀλεύατο κῆρα μέλαιναν.

Hasta: Ille vero inclinalus est, et evitavit mortem nigram.

τὼ δ' ἐκσπασσαμένω δολίχ' ἔγχεα χερσὶν ἅμ' ἄμφω

Itaque eductis longis hastis cominus simul ambo

σύν ῥ' ἔπεσον λείουσιν ἐοικότες ὠμοφάγοισιν

Congressi sunt, leonibus similes cruda-vorantibus,

ἢ συσὶ κάπροισιν, τῶν τε σθένος οὐκ ἀλαπαδνόν.

Vel suibus apris, quorum utique robur non imbecille.

Πριαμίδης μὲν ἔπειτα μέσον σάκος οὔτασε δουρί,

Priamides quidem postea medium scutum feriit hasta ;

οὐδ' ἔρρηξεν χαλκός, ἀνεγνάμφθη δέ οἱ αἰχμή.

Neque rupit aes, reflexa est autem ei cuspis.

Αἴας δ' ἀσπίδα νύξεν ἐπάλμενος· ἣ δὲ διαπρὸ

Ajax autem clypeum punetim feriit insiliens, et penitus

ἤλυθεν ἐγχείη, στυφέλιξε δέ μιν μεμαῶτα,

Transivit hasta; conturbavit autem illum irruentem:

τμήδην δ' αὐχέν' ἐπῆλθε, μέλαν δ' ἀνεκήκιεν αἷμα,

Et caesim super cervicem venit: ater autem subsiliit sanguis.

ἀλλ' οὐδ' ὧς ἀπέληγε μάχης κορυθαίολος Ἕκτωρ,

Verum ne sic quidem cessavit a pugna expedite-pugnam-ciens Hector;

ἀλλ' ἀναχασσάμενος λίθον εἵλετο χειρὶ παχείῃ

Sed retrocedens lapidem prehendit raanu robusta,

κείμενον ἐν πεδίωι μέλανα τρηχύν τε μέγαν τε·

Jacentem in campo, nigrum, asperumque, magnumque:

τῶι βάλεν Αἴαντος δεινὸν σάκος ἑπταβόειον

Eo percussit Ajacis ingens scutum septem-bubulis-pellibus-munitum,

μέσσον ἐπομφάλιον· περιήχησεν δ' ἄρα χαλκός.

Medium ad umbonem; circumsonuitque aes.

δεύτερος αὖτ' Αἴας πολὺ μείζονα λᾶαν ἀείρας

Secundus autem Ajax, multo majore lapide sublato,

ἧκ' ἐπιδινήσας, ἐπέρεισε δὲ ἶν' ἀπέλεθρον,

Misit contortum, adhibuitque-connixus vires immensas:

εἴσω δ' ἀσπίδ' ἔαξε βαλὼν μυλοειδέϊ πέτρωι,

Perfregit autem clypeum, percussum molari-veluti saxo;

βλάψε δέ οἱ φίλα γούναθ'· ὁ δ' ὕπτιος ἐξετανύσθη

Laesitque ei genua : is autem supinus extensus est,

ἀσπίδι ἐγχριμφθείς· τὸν δ' αἶψ' ὤρθωσεν Ἀπόλλων.

Scuto inhaerens; sed eum statim erexit Apollo.

Et tous deux, corps à corps, se fussent blessés de leurs épées, si les hérauts, messagers qui parlent au nom de Zeus et au nom des hommes, n'étaient venus, l'un du côté des Troyens, l'autre de celui des Achéens à la tunique d'airain. C'étaient Talthybios et Idæos, tous deux pleins de sens ; entre les deux combattants ils mirent leurs sceptres, et Idæos le héraut, l'esprit plein de sagesse, dit ces mots : « Halte-là ! mes enfants ! cessez le combat, cessez ces passes. Zeus, l'assembleur des nuées, vous aime tous deux. Tous deux vous êtes bons guerriers. Mais nul de nous ne l'ignore. Voici déjà la nuit ; écoutons le conseil de la nuit. » Ajax, fils de Télamon, lui répliqua : « Idæos, dites à Hector de faire la proposition. Car c'est lui qui a provoqué au combat tous les preux. Qu'il commence ! Je suis prêt à suivre son exemple. » Le grand Hector au casque étincelant fit cette réponse : « Ajax, puisque les dieux t'ont donné la taille, la force et la sagesse, et que tu surpasses tous les Achéens au jeu de la lance, allons, cessons le combat ; mettons fin à la lutte aujourd'hui ! Plus tard nous combattrons encore, jusqu'à ce que le sort prononce entre nous, et donne à l'un des deux partis la victoire. Mais voici la nuit : écoutons le conseil de la nuit. Fais plaisir à tous les Achéens qui sont auprès des vaisseaux,

καί νύ κε δὴ ξιφέεσσ' αὐτοσχεδὸν οὐτάζοντο,	Ἰδαῖ' Ἕκτορα ταῦτα κελεύετε μυθήσασθαι·
Jamque ensibus cominus vulnerassent se invicem,	" Idaee, Hectorem haec jubete loqui;
εἰ μὴ κήρυκες Διὸς ἄγγελοι ἠδὲ καὶ ἀνδρῶν	αὐτὸς γὰρ χάρμηι προκαλέσσατο πάντας ἀρίστους.
Nisi praecones, Jovis nuncii atque hominum,	" Ipse enim ad pugnam provocavit fortissimos quosque :
ἦλθον, ὁ μὲν Τρώων, ὁ δ' Ἀχαιῶν χαλκοχιτώνων,	ἀρχέτω· αὐτὰρ ἐγὼ μάλα πείσομαι ἧι περ ἂν οὗτος.
Advenissent, alter Trojanorum, alter Achivorum sere-loricatorum,	" Incipiat, ac ego omnino parebo, si quidem ille paruerit."
Ταλθύβιός τε καὶ Ἰδαῖος πεπνυμένω ἄμφω·	τὸν δ' αὖτε προσέειπε μέγας κορυθαίολος Ἕκτωρ·
Talthybiusque et Idaeus, prudentes ambo:	Hunc autem vicissim allocutus est ingens pugnam-expedite-ciens Hector;
μέσσωι δ' ἀμφοτέρων σκῆπτρα σχέθον, εἶπέ τε μῦθον	Αἶαν ἐπεί τοι δῶκε θεὸς μέγεθός τε βίην τε
Medii autem inter-utrosque sceptra tanuerunt: dixitque sermonem	" Ajax, quandoquidem tibi dedit deus magnitudinemque vimque,
κῆρυξ Ἰδαῖος πεπνυμένα μήδεα εἰδώς·	καὶ πινυτήν, περὶ δ' ἔγχει Ἀχαιῶν φέρτατός ἐσσι,
Praeco Idaeus, prudentium consiliorum peritus;	" Et prudentiam, hasta autem Achivorum longe praestantissimus es;
μηκέτι παῖδε φίλω πολεμίζετε μηδὲ μάχεσθον·	νῦν μὲν παυσώμεσθα μάχης καὶ δηϊοτῆτος
" Ne amplius, filii dilecti, bellate, neque pugnate;	" Nunc quidem cessemus a pugna et certamine
ἀμφοτέρω γὰρ σφῶϊ φιλεῖ νεφεληγερέτα Ζεύς,	σήμερον· ὕστερον αὖτε μαχησόμεθ' εἰς ὅ κε δαίμων
" Ambos enim vos diligit nubes-cogens Jupiter:	" Hodie; posthac rursum pugnabimus, donec fatum
ἄμφω δ' αἰχμητά· τό γε δὴ καὶ ἴδμεν ἅπαντες.	ἄμμε διακρίνηι, δώηι δ' ἑτέροισί γε νίκην.
" Ambo autem estis armis- acerrimi : quod quidem et scimus omnes.	" Nos dirimat, det autem alterulri victoriam.
νὺξ δ' ἤδη τελέθει· ἀγαθὸν καὶ νυκτὶ πιθέσθαι.	νὺξ δ' ἤδη τελέθει· ἀγαθὸν καὶ νυκτὶ πιθέσθαι,
" Nox vero jam adest; bonum etiam nocti parere."	" Nox vero jam est, bonum etiam nocti parere:
τὸν δ' ἀπαμειβόμενος προσέφη Τελαμώνιος Αἴας·	ὡς σύ τ' ἐϋφρήνηις πάντας παρὰ νηυσὶν Ἀχαιούς,
Hunc autem respondens allocutus est Telamonius Ajax;	" Ut tuque laetos-facias oranes ad naves Achivos,

et d'abord à tes féaux, à tes camarades, tandis que, moi, dans la ville du Seigneur Priam, je ferai plaisir aux Troyens et aux Troyennes aux robes traînantes qui, en me complimentant, entreront au sanctuaire. Mais allons ! donnons-nous l'un à l'autre de beaux présents, pour qu'on dise, parmi les Achéens et les Troyens ; « Ils ont combattu, la rage au cœur, et puis ils se sont séparés ; ils ont fait la paix, d'un commun accord. » Il dit, et il lui donna son épée à clous d'argent, qu'il lui offrit avec le fourreau et le baudrier bien taillé ; tandis qu'Ajax lui donnait sa ceinture d'un rouge brillant. Puis, ils se séparèrent, et l'un s'en alla vers l'armée des Achéens, l'autre au milieu des Troyens. Ceux-ci se réjouirent, en le voyant s'approcher, vivant et intact, échappé à la vaillance et aux bras irrésistibles d'Ajax. Ils l'emmenèrent à la ville, fêtant son salut qu'ils n'espéraient point, et de l'autre Côté, les Achéens aux belles jambières, menaient au divin Agamemnon, Ajax, tout joyeux de sa victoire.

σούς τε μάλιστα ἔτας καὶ ἑταίρους, οἵ τοι ἔασιν·	σὺν κολεῷι τε φέρων καὶ ἐϋτμήτωι τελαμῶνι·
" Tuosque maxime amicos, et socios, qui tibi sunt:	Cum vaginaque offerens et scite-facto balteo :
αὐτὰρ ἐγὼ κατὰ ἄστυ μέγα Πριάμοιο ἄνακτος	Αἴας δὲ ζωστῆρα δίδου φοίνικι φαεινόν.
" At ego per urbem magnam Priami regis	Ajax vero cingulum dedit puniceo-colore splendidum.
Τρῶας ἐϋφρανέω καὶ Τρωιάδας ἑλκεσιπέπλους,	τὼ δὲ διακρινθέντε ὁ μὲν μετὰ λαὸν Ἀχαιῶν
" Trojanos laetos-faciam et Trojanas longa-peplorum-syrmata-trahentes,	Hi itaque digressi, alter quidem ad populum Achivorum
αἵ τέ μοι εὐχόμεναι θεῖον δύσονται ἀγῶνα.	ἤϊ', ὁ δ' ἐς Τρώων ὅμαδον κίε· τοὶ δὲ χάρησαν,
" Quae utique pro me supplicantes divinum ingredientur templum.	Ibat, alter vero ad Trojanorum multitudinem vadebat: Hi autem gavisi sunt,
δῶρα δ' ἄγ' ἀλλήλοισι περικλυτὰ δώομεν ἄμφω,	ὡς εἶδον ζωόν τε καὶ ἀρτεμέα προσιόντα,
" Dona autem age mutuo inclyta demus ambo,	Ut viderunt vivumque et incolumen venientem,
ὄφρά τις ὧδ' εἴπησιν Ἀχαιῶν τε Τρώων τε·	Αἴαντος προφυγόντα μένος καὶ χεῖρας ἀάπτους·
" Ut quis sic dicat Achivorumque Trojanorumque :	Ajacis elapsum fortitudinem et manus invictas:
ἠμὲν ἐμαρνάσθην ἔριδος πέρι θυμοβόροιο,	καί ῥ' ἦγον προτὶ ἄστυ ἀελπτέοντες σόον εἶναι.
" Profecto pugnabant per contentionem animum-rodentem,	Et deduxerunt ad urbem, desperantes salvum esse.
ἠδ' αὖτ' ἐν φιλότητι διέτμαγεν ἀρθμήσαντε.	Αἴαντ' αὖθ' ἑτέρωθεν ἐϋκνήμιδες Ἀχαιοὶ
" Et iterum in amicitia discessere conciliati."	Ajacem vero ex-altera-parte bene-ocreati Achivi
ὣς ἄρα φωνήσας δῶκε ξίφος ἀργυρόηλον	εἰς Ἀγαμέμνονα δῖον ἄγον κεχαρηότα νίκηι.
Sic utique locutus dedit ensem argenteis-clavis-distinctum,	Ad Agamemnonem nobilem deduxerunt laetum victoria.

Ainsi se termine la première bataille, dans laquelle en somme, malgré ce qu'on pouvait attendre de la promesse faite par Zeus à Thétis, l'avantage est resté aux Achéens. Car, si, après les exploits de Diomède, l'offensive d'Hector et de Pâris a empêché la déroute des Troyens, le duel entre Ajax et Hector, bien qu'il soit resté sans résultat décisif, a donné l'impression qu'il se fût terminé à l'avantage d'Ajax, s'il n'avait pas été interrompu. La bataille, à tout le moins indécise, se termine par ce duel, et par la venue de la nuit. Dans le banquet qu'Agamemnon offre aux principaux chefs, et où il fait à Ajax les honneurs du meilleur morceau, Nestor donne deux avis : celui de consacrer le lendemain à une trêve, pendant laquelle on relèvera les morts et on les brûlera ; celui de profiter de ce répit pour entourer le camp d'un mur et d'un fossé qui le protégeront contre une attaque possible des Troyens. Le résultat incertain du combat qui vient d'être livré justifie cette prudence ; mais on peut être surpris d'autre part que les Achéens aient attendu jusqu'à la dixième année de la guerre pour prendre une précaution aussi naturelle. Il est clair que, dans la contexture actuelle de l'Iliade, nous devons ici nous plier encore à la convention qui règne, depuis le IIIe chant, et présente les événements sans tenir compte de ces dix années. C'est ce que confirme le récit de l'assemblée tenue par Priam à Troie, et où Anténor conseille de faire la paix, en rendant Hélène et les trésors que Pâris a emportés avec elle. Pâris consent bien à restituer les trésors ; mais il persiste à refuser Hélène. Le lendemain, le héraut Idæos n'en va pas moins porter aux Achéens l'offre de paix, ainsi amendée ; Diomède, dans le conseil des chefs, la fait rejeter, mais la trêve nécessaire à l'ensevelissement des morts est conclue. Les honneurs une fois rendus aux morts, les Achéens élèvent le solide rempart, muni de tours, qui, dans les chants suivants, deviendra un élément essentiel du récit. Grâce à lui, les Achéens pourront être vaincus, sans être complètement détruits. Grâce à lui, la monotonie des combats en rase campagne sera évitée, et nous assisterons aux péripéties d'un assaut.

6 La deuxième bataille (chant VIII).

Autant le récit de la première bataille est ample et varié, autant celui de la seconde est ramassé et concis. L'un remplit à lui seul plusieurs chants ; l'autre est contenu dans un seul chant, le VIIIe. Mais si le résultat du combat est resté indécis le premier jour, le second jour amène cette défaite des Achéens que Thétis avait exigée de Zeus. On comprend donc que le principal partisan de la thèse selon laquelle l'Iliade aurait eu pour germe un poème plus bref (Achilléide ou Colère d'Achille), Grote, ait voulu voir dans le VIIIe chant la continuation véritable du Ier. Mais, dans son état actuel, tout au moins, ce VIIIe chant suppose la connaissance de la première bataille, à laquelle il fait allusion. D'autres critiques, au premier rang desquels se trouve Wilamowitz, le considèrent, au contraire, comme très récent, comme postérieur à Hésiode; il aurait été composé pour permettre d'insérer dans le poème l'épisode de l'Ambassade, contenu dans le chant IXe. Zeus, au début du chant, réunit les dieux pour leur intimer la défense de prendre part personnellement au combat, dans l'un ou dans l'autre camp. Puis, après avoir répondu assez singulièrement à Athéné, qui intervient en faveur des Achéens, il monte sur son char, et va se poster sur une cime de la chaîne de l'Ida, le Mont Gargare, d'où il contemplera la bataille et en réglera les phases. Cependant, les Achéens ont pris leur premier repas et se sont armés. Les Troyens en ont fait autant. La mêlée s'engage. Sa première phase est résumée en quelques vers : toute la matinée, le combat reste indécis. A midi, Zeus pèse dans ses balances d'or le destin des deux partis, et c'est le plateau des Achéens qui s'abaisse. Pour signifier ce décret du sort, le Dieu lance alors sa foudre. Les Achéens sont saisis de crainte. Cependant Idoménée, les deux Ajax, Nestor surtout, soutiennent fermement l'assaut de l'ennemi. Nestor, dont un cheval est blessé par Alexandre, court un grave danger dont le sauve Diomède. Puis les deux héros réunis attaquent Hector, et tuent son cocher Éniopée. Les Troyens seraient enfoncés, si Zeus n'arrêtait Diomède par un premier coup de tonnerre, suivi de trois autres, quand le héros tente de passer outre. Hector, rempli d'espoir, exhorte ses troupes, et encourage ses chevaux divins. Il se flatte de prendre le bouclier de Nestor, et de pénétrer cette nuit même jusqu'à la ligne des vaisseaux. Héré s'en indigne; elle essaie, sans succès de décider Poséidon à enfreindre la défense de Zeus, Hector arrive jusqu'au fossé, qui serait franchi, si Agamemnon, inspiré par Héré, ne se plaçait au centre du camp, sur le vaisseau d'Ulysse, et, par quelques paroles enflammées, ne ramenait ses troupes en avant, encouragé qu'il est par un présage favorable, qu'un mouvement de pitié arrache à Zeus. Dans la lutte qui reprend, se distingue particulièrement Teucer, le meilleur archer parmi les Grecs. Teucer manque Hector, car Apollon détourne une de ses flèches, mais il tue Archéptolème, qu'Hector a pris pour remplacer son premier cocher Éniopée. Hector arrête les exploits de Teucer en brisant la corde de son arc et en le blessant lui-même à l'épaule par le jet d'une énorme pierre. Les Achéens sont rejetés de nouveau vers le fossé. Hector sévit et triomphe. Dans un épisode qui est conté avec beaucoup plus d'ampleur que tout ce qui précède, Héré convie Athéné à une intervention, que Zeus empêche, en envoyant sa messagère Iris rappeler son ordre aux deux Déesses.

Iliade. Liv. VIII. 16.

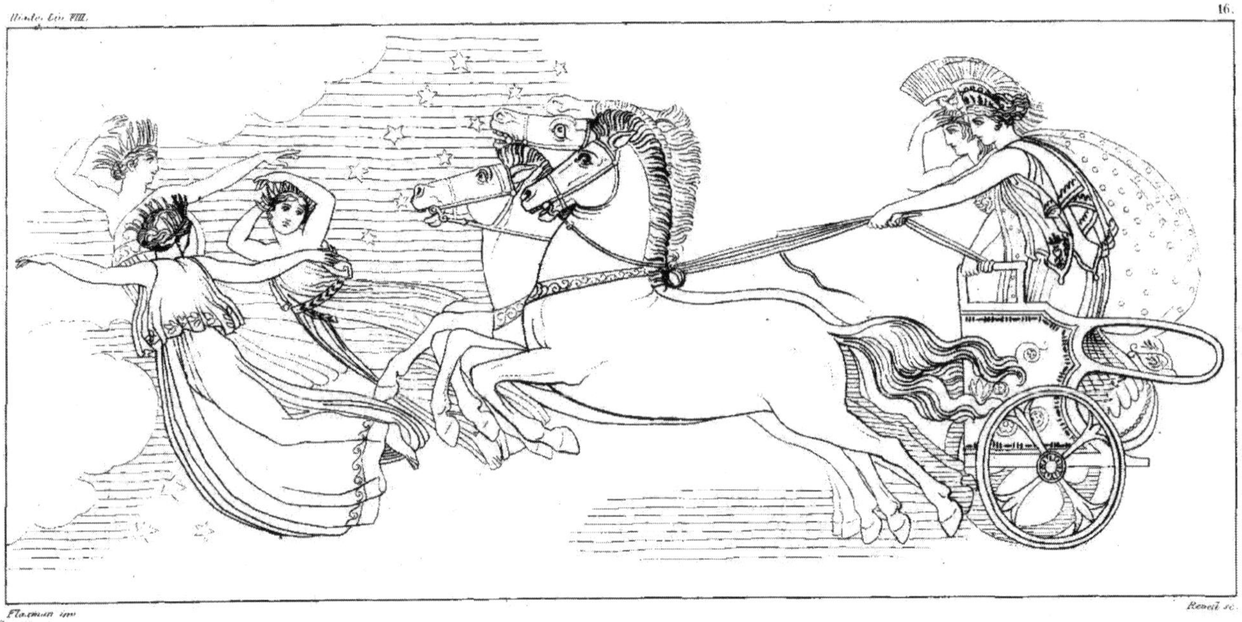

Flaxman inv. Reveil sc.

Minerve et Junon vont au secours des Grecs.

Iliade. Liv. VIII. 17.

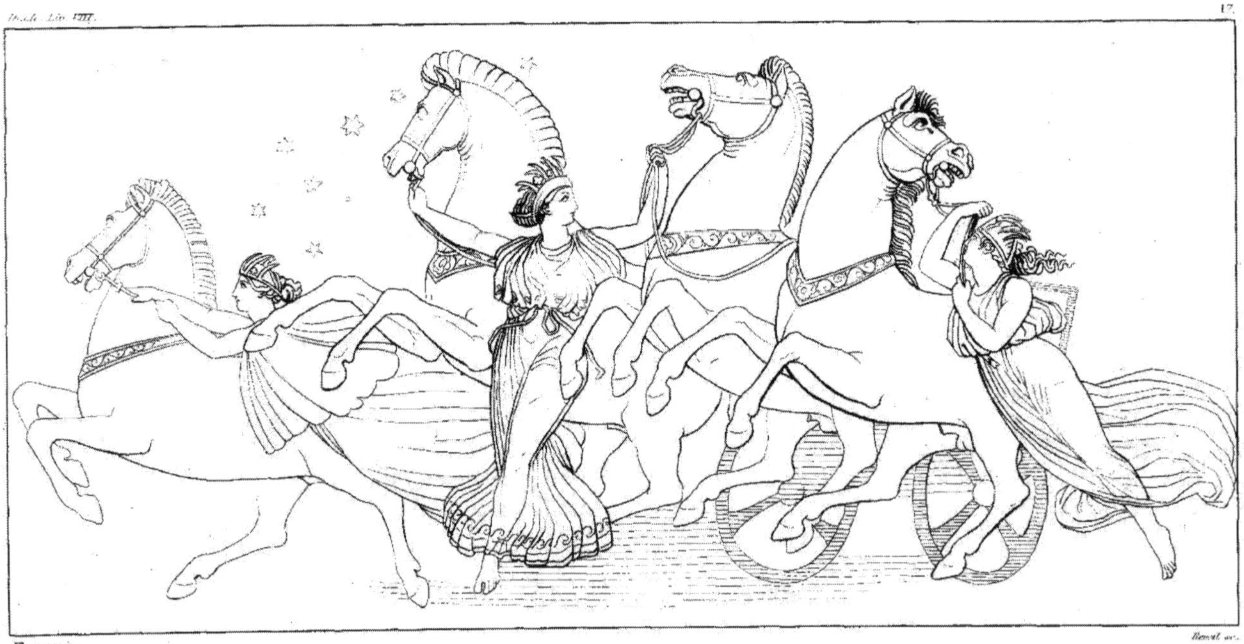

Flaxman inv. Reveil sc.

Les heures detèlent les chevaux du char qui portait Junon et Minerve.

Puis le maître des dieux quitte l'Ida et revient sur l'Olympe, où il signifie de nouveau lui-même ses volontés, et prédit que le lendemain Hector poussera encore plus loin sa victoire. La nuit, pour le moment, sépare les combattants, et, pour la première fois depuis que la guerre a commencé, les Troyens bivouaquent en rase campagne; la plaine du Scamandre s'illumine des feux qu'ils allument. De ce chant, si diversement apprécié, nous ne citerons que le début.

LA DEFENSE DE ZEUS. (VIII, 1-27).

L'aurore à la robe de safran se répandait sur toute la terre, quand Zeus, le lance-foudre, réunit l'assemblée des dieux. Il prit lui-même la parole, et tous les autres dieux l'écoutèrent : « Entendez-moi, vous tous, dieux, Jet vous toutes, déesses (que je vous dise ce que mon cœur me suggère dans ma poitrine). Or donc, qu'aucun dieu, ni femelle ni mâle, ne tente d'enfreindre mon ordre ; tous, ensemble, acceptez-le, pour que je réalise au plus vite ce qui doit se réaliser. Celui d'entre les dieux que je surprendrai à désobéir, celui qui s'en ira porter secours aux Troyens ou aux Danaens, reviendra sur l'Olympe châtié et confus. Et je le saisirai, et je le lancerai dans les ténèbres du Tartare, bien loin, là où le gouffre souterrain est le plus profond, là où sont les portes de fer avec le seuil d'airain, aussi bas au-dessous de l'Hadès que le ciel est au-dessus de la terre. Vous verrez alors combien je suis le plus puissant de tous les dieux. Allez ! essayez vos forces, pour être tous bien convaincus. Suspendez au ciel une chaîne d'or ; saisissez-la tous, dieux et déesses ; vous ne sauriez arracher du ciel et tirer jusqu'à terre Zeus, le maître suprême, quelque effort que vous fissiez.

Ἠὼς μὲν κροκόπεπλος ἐκίδνατο πᾶσαν ἐπ' αἶαν,

Aurora quidem croceo-peplo-induta spargebatur totam per terram;

Ζεὺς δὲ θεῶν ἀγορὴν ποιήσατο τερπικέραυνος

Jupiter vero deorum concionem habuit gaudens-fulmine,

ἀκροτάτῃ κορυφῇ πολυδειράδος Οὐλύμποιο·

Summo in vertice multa-cacumina-habentis Olympi:

αὐτὸς δέ σφ' ἀγόρευε, θεοὶ δ' ὑπὸ πάντες ἄκουον·

Ipse autem illis concionabatur, dii vero simul omnes auscultabant;

κέκλυτέ μευ πάντές τε θεοὶ πᾶσαί τε θέαιναι,

" Audite me, omnesque dii, omnesque deae,

ὄφρ' εἴπω τά με θυμὸς ἐνὶ στήθεσσι κελεύει.

" Ut dicam, quae me animus in pectoribus jubet:

μήτέ τις οὖν θήλεια θεὸς τό γε μήτέ τις ἄρσην

" Ne qua igitur foemina dea boc, neu quis mas

πειράτω διακέρσαι ἐμὸν ἔπος, ἀλλ' ἅμα πάντες

" Tentet rescindere meum verbum : sed simul omnes

αἰνεῖτ', ὄφρα τάχιστα τελευτήσω τάδε ἔργα.

" Assentimini, ut celerrime perficiam haec opera.

ὃν δ' ἂν ἐγὼν ἀπάνευθε θεῶν ἐθέλοντα νοήσω

" Quemcunque vero ego seorsum deorum ultroneum intellexero

ἐλθόντ' ἢ Τρώεσσιν ἀρηγέμεν ἢ Δαναοῖσι

" Profectum, ut vel Trojanis auxilium ferat, vel Danais;

πληγεὶς οὐ κατὰ κόσμον ἐλεύσεται Οὔλυμπον δέ·

" Sauciatus indecore redibit in Olympum :

ἤ μιν ἑλὼν ῥίψω ἐς Τάρταρον ἠερόεντα

" Aut ipsum correptum projiciam in Tartarum tenebrosum,

τῆλε μάλ', ἧχι βάθιστον ὑπὸ χθονός ἐστι βέρεθρον,

" Procul valde, ubi profundissimum sub terra est barathrum,

ἔνθα σιδήρειαί τε πύλαι καὶ χάλκεος οὐδός,

" Ubi ferreseque portae et aereum limen,

τόσσον ἔνερθ' Ἀΐδεω ὅσον οὐρανός ἐστ' ἀπὸ γαίης·

" Tantum infra Orcum, quantum coelum distat a terra :

γνώσετ' ἔπειθ' ὅσον εἰμὶ θεῶν κάρτιστος ἁπάντων.

" Cognoverit deinde, quanto sim deorum potentissimus omnium.

εἰ δ' ἄγε πειρήσασθε θεοὶ ἵνα εἴδετε πάντες·

" Quin agite, periculum-facite Dii, ut sciatis omnes,

σειρὴν χρυσείην ἐξ οὐρανόθεν κρεμάσαντες

" Catena aurea de coelo suspensa;

πάντές τ' ἐξάπτεσθε θεοὶ πᾶσαί τε θέαιναι·

" Omnes autem ex ea pendete dii, omnesque deae :

ἀλλ' οὐκ ἂν ἐρύσαιτ' ἐξ οὐρανόθεν πεδίον δὲ

" At non traxeritis de coelo in terram

Ζῆν' ὕπατον μήστωρ', οὐδ' εἰ μάλα πολλὰ κάμοιτε. [contenderitis :

" Jovem summum consiliarium, ne quidem si valde multum labore-

Mais si, à mon tour, le désir me prenait de vous tirer à moi, je vous enlèverais avec la terre et la mer elles-mêmes. J'attacherais alors la corde à une cime de l'Olympe, et tout resterait suspendu en l'air, tant je suis au-dessus des dieux comme je suis au-dessus des hommes. »

ἀλλ᾽ ὅτε δὴ καὶ ἐγὼ πρόφρων ἐθέλοιμι ἐρύσσαι,	δησαίμην, τὰ δέ κ᾽ αὖτε μετήορα πάντα γένοιτο.
" Verum quando deinceps ego lubens voluero trahere,	" Alligavero: illa vero sublimia omnia pependerint.
αὐτῆι κεν γαίηι ἐρύσαιμ᾽ αὐτῆι τε θαλάσσηι·	τόσσον ἐγὼ περί τ᾽ εἰμὶ θεῶν περί τ᾽ εἴμ᾽ ἀνθρώπων.
" Cum ipsa utique terra traxero, ipsoque mari:	" Tanto ego superque sum deos, superque sum homines."
σειρὴν μέν κεν ἔπειτα περὶ ῥίον Οὐλύμποιο	
" Catenam quidem deia circa cacumen Olympi	

7 L'Ambassade (chant IX).

Le chant IX est, de l'avis unanime, un des plus admirables. Mais sa relation avec l'ensemble du poème est matière à discussion, et, si on l'étudie isolément, l'analyse découvre, dans sa Composition même, certaines difficultés. Zeus a tenu sa promesse ; les Achéens sont vaincus, ce ne sont plus eux qui assiègent Troie ; ce sont les Troyens qui assiègent le camp. Que pouvons-nous attendre ? qu'Agamemnon, dans la détresse où il est jeté, reconnaisse sa faute, avec plus ou moins de bonne grâce, qu'il tente d'apaiser Achille et de le ramener au combat. C'est précisément ce que nous trouvons dans le chant IX, dont le début se relie étroitement au chant VIII, Il s'ouvre en effet par un tableau qui fait pendant à celui du bivouac troyen, et ne saurait en être détaché. En quelques mots, le poète exprime l'angoisse des Achéens. Agamemnon réunit l'assemblée ; dans son abattement, il verse des pleurs abondants comme les flots « d'une source à l'eau noire ». Il se plaint que Zeus se soit joué de lui, en lui envoyant le songe ; et il renouvelle, dans les mêmes termes, mais cette fois sans feindre, sa proposition du chant II : mettre les vaisseaux à la mer, et abandonner l'entreprise. Diomède se charge de réveiller en lui le sentiment de l'honneur. Nestor, sans le désapprouver, le rappelle lui-même aux nécessités d'une situation presque désespérée ; il propose de placer aux abords du fossé des sentinelles, ce qui semble avoir pour objet de préparer le chant X, et il invite Agamemnon à offrir aux Anciens un bon repas, qui sera lui-même le prélude d'un conseil de guerre. Ces mesures sont adoptées, et, à la fin du festin, Nestor reprend la parole. Son âge lui permet de faire entendre à Agamemnon, non sans précautions oratoires, quelques vérités. Il lui rappelle ses torts envers Achille, et demande qu'on donne satisfaction à celui-ci. Agamemnon confesse sa faute, promet d'offrir à Achille de magnifiques présents : sept trépieds encore neufs, dix talents d'or, vingt chaudrons, douze chevaux de prix, sept femmes lesbiennes, sans compter Briséis, qu'il consent à restituer. Il promet, en outre, de lui accorder, après la prise de Troie, tout l'or et tout le bronze qu'il voudra, les vingt Troyennes les plus belles après Hélène ; il promet même de le prendre pour gendre, à son retour en Grèce, avec, pour dot, sept bonnes villes. « Voilà ce que je lui paierai, s'il renonce à sa colère ; qu'il se laisse fléchir (Hadès seul ne se laisse ni amadouer ni apaiser, et c'est pourquoi il est celui des dieux que les hommes haïssent le plus) ; qu'il se soumette à moi, d'autant que je suis roi, plus roi que lui, et que je puis me targuer de l'emporter sur lui par mon âge. » L'ambassade sera confiée à Phénix, le vieux précepteur d'Achille, et à Ulysse et Ajax, accompagnés des hérauts Odios et Eurybate. Les ambassadeurs se mettent en route, et Nestor, jusqu'au dernier moment, leur adresse ses recommandations.

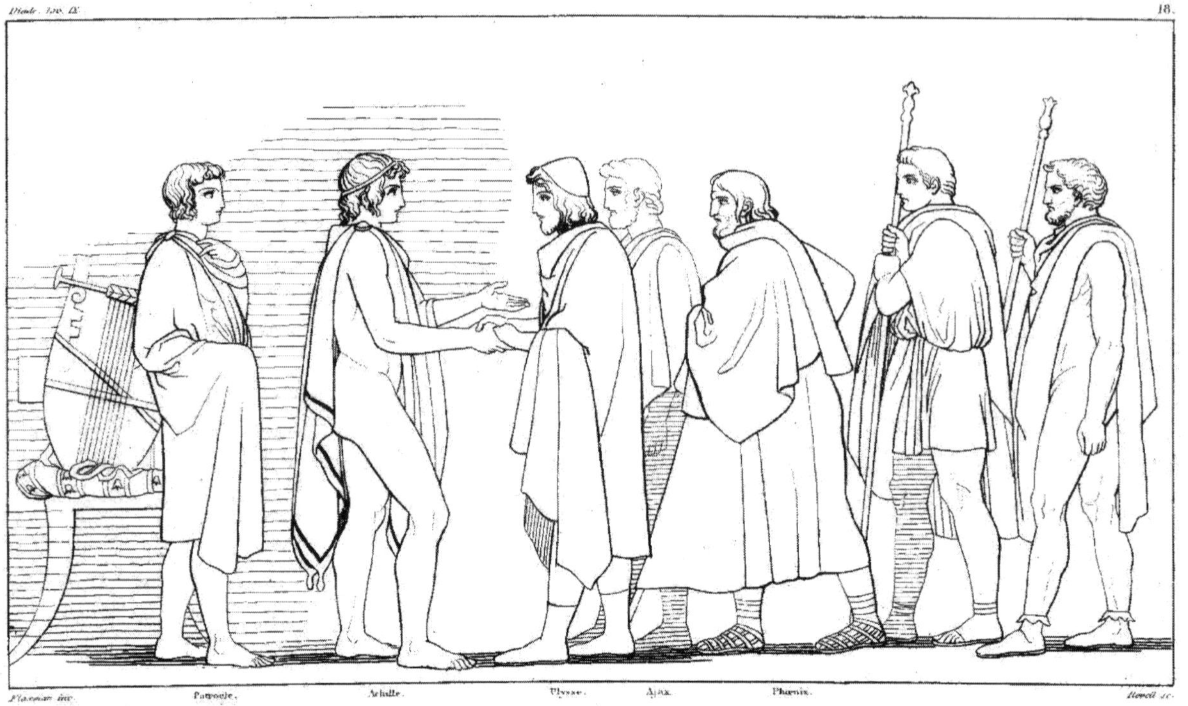

Agamemnon par le conseil de Nestor, envoie Ulysse, Ajax et Phœnix auprès d'Achille pour tenter de fléchir sa colère.

L'AMBASSADE ARRIVE CHEZ ACHILLE. (IX, 183-224).

Ils s'en allèrent tous deux, le long de la mer aux vagues sonores, par la grève, en invoquant longuement le Dieu qui porte la terre, le Dieu qui la fait trembler, pour qu'il leur accordât de convaincre aisément l'esprit hautain de l'Éacide. Quand ils arrivèrent aux tentes et aux navires des Myrmidons, ils le trouvèrent qui se distrayait aux accents clairs de la phorminx, de sa belle phorminx bien œuvrée, que couronnait une barre d'argent, part du butin conquis, quand il ruina la ville d'Éétion. Ainsi il charmait son cœur, en chantant les hauts faits des héros, et Patrocle seul en face de lui, gardait le silence, attendant que l'Éacide eût cessé de chanter.

τὼ δὲ βάτην παρὰ θῖνα πολυφλοίσβοιο θαλάσσης	καλῆι δαιδαλέηι, ἐπὶ δ' ἀργύρεον ζυγὸν ἦεν,
Hi autem iverunt juxta littus multum strepentis maris,	Pulchra, affabre-facta, (superne autem argenteum jugum erat:)
πολλὰ μάλ' εὐχομένω γαιηόχωι ἐννοσιγαίωι	τὴν ἄρετ' ἐξ ἐνάρων πόλιν Ἠετίωνος ὀλέσσας·
Permulta vota facientes terram-cingenti Neptuno,	Quam ceperat e spoliis, urbe Eëtionis eversa :
ῥηϊδίως πεπιθεῖν μεγάλας φρένας Αἰακίδαο.	τῆι ὅ γε θυμὸν ἔτερπεν, ἄειδε δ' ἄρα κλέα ἀνδρῶν.
Ut facile flecterent magnos animos AEacidae.	Hac is animum oblectabat, canebatque utique praeclara-facinora virorum.
Μυρμιδόνων δ' ἐπί τε κλισίας καὶ νῆας ἱκέσθην,	Πάτροκλος δέ οἱ οἶος ἐναντίος ἧστο σιωπῆι,
Myrmidonum vero ad tentoriaque et naves pervenerunt:	Patroclus autem ei solus e-regione sedebat tacitus,
τὸν δ' εὗρον φρένα τερπόμενον φόρμιγγι λιγείηι	δέγμενος Αἰακίδην ὁπότε λήξειεν ἀείδων,
Illumque invenerunt animum oblectantem citbara arguta,	Expectans AEacidem, quando desineret canere.

Ils s'avancèrent tous deux, le divin Ulysse marchant en tête, et ils s'arrêtèrent devant lui : Achille étonné se leva, la phorminx en main, du seuil où il était assis ; et mêmement Patrocle se leva à la vue des preux. Achille aux pieds légers les accueillit par ces mots : « Soyez tous deux les bienvenus. Certes ce Sont des amis qui m'arrivent (quel besoin peut les amener ?), des amis, qui, même dans mon courroux, restent pour moi les plus chers des Achéens. »

Ayant dit, le divin Achille les mena plus outre, et les fit asseoir sur des sièges et sur des tapis de pourpre. Vite il appela Patrocle, qui était proche : « Prends le plus grand cratère, fils de Ménœtios, et fais le mélange plus chaud ; car ce sont de bons amis que j'ai sous le toit de ma demeure. »

Il dit, et Patrocle obéit à son cher camarade. Achille plaça, dans le rayonnement du feu, un grand plateau, sur lequel il posa les filets d'une brebis et d'une chèvre dodue, avec l'échine d'un gros porc gras, ruisselante de graisse. Automédon tenait le plateau, et Achille découpait. Il fit bien les morceaux, et les fit passer dans les broches, tandis que le fils de Ménœtios, ce preux pareil aux dieux, allumait un grand feu ; quand le feu fut consumé et que la flamme se fana, il étala les charbons et étendit les broches par-dessus ;

τὼ δὲ βάτην προτέρω, ἡγεῖτο δὲ δῖος Ὀδυσσεύς,	ζωρότερον δὲ κέραιε, δέπας δ' ἔντυνον ἑκάστωι·
Hi vero progressi sunt ulterius, praeibat autem nobilis Ulysses :	" Meraciusque misce, poculumque para unicuique :
στὰν δὲ πρόσθ' αὐτοῖο· ταφὼν δ' ἀνόρουσεν Ἀχιλλεὺς	οἳ γὰρ φίλτατοι ἄνδρες ἐμῶι ὑπέασι μελάθρωι.
Steteruntque ante ipsum : attonitus autem exiliit Achilles,	" Hi enim carissimi viri meo sunt sub tecto."
αὐτῆι σὺν φόρμιγγι λιπὼν ἕδος ἔνθα θάασσεν.	ὣς φάτο, Πάτροκλος δὲ φίλωι ἐπεπείθεθ' ἑταίρωι.
Ipsa cum cithara, relicta sede, in qua sedebat.	Sic dixit : Patroclus autem dilecto obsecutus est socio,
ὣς δ' αὕτως Πάτροκλος, ἐπεὶ ἴδε φῶτας, ἀνέστη.	αὐτὰρ ὅ γε κρεῖον μέγα κάββαλεν ἐν πυρὸς αὐγῆι,
Eodem modo et Patroclus, postquam vidit viros, surrexit;	At ipse vas-carnarium magnum imposuit in ignis splendore,
τὼ καὶ δεικνύμενος προσέφη πόδας ὠκὺς Ἀχιλλεύς·	ἐν δ' ἄρα νῶτον ἔθηκ' ὄϊος καὶ πίονος αἰγός,
Eos autem dextra prehendens compellavit, pedibus velox Achilles ;	Et in illo tergum posuit ovis et pinguis caprae,
χαίρετον· ἦ φίλοι ἄνδρες ἱκάνετον ἦ τι μάλα χρεώ,	ἐν δὲ συὸς σιάλοιο ῥάχιν τεθαλυῖαν ἀλοιφῆι.
" Salvete, sane amici viri venistis; certe aliqua magna necessitas urget,	Injecit etiam porci saginati tergum abundans pinguedine.
οἵ μοι σκυζομένωι περ Ἀχαιῶν φίλτατοί ἐστον.	τῶι δ' ἔχεν Αὐτομέδων, τάμνεν δ' ἄρα δῖος Ἀχιλλεύς.
" Qui mihi, quamvis irato, Achivorum gratissimi estis,"	Ipsi autem Achilli tenebat carnes Automedon, secabatque nobilis Achilles:
ὣς ἄρα φωνήσας προτέρω ἄγε δῖος Ἀχιλλεύς,	καὶ τὰ μὲν εὖ μίστυλλε καὶ ἀμφ' ὀβελοῖσιν ἔπειρε,
Sic fatus, ulterius duxit nobilis Achilles ;	Atque eas quidem scite in-minuta-dividebat, et verubus transfigebat :
εἷσεν δ' ἐν κλισμοῖσι τάπησί τε πορφυρέοισιν.	πῦρ δὲ Μενοιτιάδης δαῖεν μέγα ἰσόθεος φώς.
Et sedere fecit in sellis recubitoriis, tapetibusque purpureis;	Ignem autem Menoetiades accendebat magnum, deo-similis vir.
αἶψα δὲ Πάτροκλον προσεφώνεεν ἐγγὺς ἐόντα·	αὐτὰρ ἐπεὶ κατὰ πῦρ ἐκάη καὶ φλὸξ ἐμαράνθη,
Statim autem Patroclum allocutus est, qui prope aderat;	Ac postquam ignis deflagrasset, et flamma elanguisset,
μείζονα δὴ κρητῆρα Μενοιτίου υἱὲ καθίστα,	ἀνθρακιὴν στορέσας ὀβελοὺς ἐφύπερθε τάνυσσε,
" Majorem jam craterem, Menoetii fili, appone,	Prunis stratis, is verua desuper extendit:

il saupoudra les viandes de sel divin, en appuyant les broches sur les landiers. Quand elles furent bien cuites, et qu'il les eut versées dans les plats, Patrocle prit le pain et le distribua à la table dans de belles corbeilles, cependant qu'Achille distribuait les viandes. Achille s'assit lui-même en face du divin Ulysse, contre le mur, de l'autre côté, et invita, à faire l'offrande aux dieux, Patrocle son camarade. Celui-ci jeta dans le feu les prémices, tandis que les convives portaient leurs mains sur les mets présentés. Quand ils eurent satisfait leur soif et leur faim, Ajax fit signe à Phénix ; Ulysse le vit, et remplissant sa coupe de vin, il porta la santé d'Achille. »

πάσσε δ' ἁλὸς θείοιο κρατευτάων ἐπαείρας.	Πάτροκλον ὃν ἑταῖρον· ὁ δ' ἐν πυρὶ βάλλε θυηλάς.
Inspersitque sale sacro, e fulcris elevans.	Patroclum, suum socium: is vero in ignem jecit primitias,
αὐτὰρ ἐπεί ῥ' ὤπτησε καὶ είν ἐλεοῖσιν ἔχευε,	οἳ δ' ἐπ' ὀνείαθ' ἑτοῖμα προκείμενα χεῖρας ἴαλλον.
Ac postquam assavisset, et in mensas-coquinarias fudisset,	Hi itaque in cibos paratos appositos manus extenderunt.
Πάτροκλος μὲν σῖτον ἑλὼν ἐπένειμε τραπέζηι	αὐτὰρ ἐπεὶ πόσιος καὶ ἐδητύος ἐξ ἔρον ἕντο,
Patroclus quidem panem acceptum distribuit in mensa,	Ac postquam potus et cibi desiderium exemissent,
καλοῖς ἐν κανέοισιν, ἀτὰρ κρέα νεῖμεν Ἀχιλλεύς.	νεῦσ' Αἴας Φοίνικι· νόησε δὲ δῖος Ὀδυσσεύς,
Pulchris in canistris: Sed cames distribuit Achilles.	Innuit Ajax Phoenici : animadvertit autera divinus Ulysses,
αὐτὸς δ' ἀντίον ἷζεν Ὀδυσσῆος θείοιο	πλησάμενος δ' οἴνοιο δέπας δείδεκτ' Ἀχιλῆα·
Ipse autem e-regione sedit Ulyssis divini,	Impletoque vino poculo, propinant Achilli;
τοίχου τοῦ ἑτέροιο, θεοῖσι δὲ θῦσαι ἀνώγει	
Ad parietem alterum : diis autem sacrificare jussit	

Le discours que prononce Ulysse est extrêmement habile ; comme tous ceux que contient le IXe chant, il est parfaitement adapté aussi bien à la situation qu'au caractère du personnage qui le débite, et il atteste, en un temps très antérieur à celui où la rhétorique a commencé de naître, combien l'art de la parole était naturel aux Grecs. Après un court compliment, Ulysse va droit au fait, et il confesse la détresse des Achéens. Il dépeint le danger en termes d'autant plus expressifs qu'il espère ainsi toucher Achille, et il fait appel au héros en qui réside le suprême espoir. Il sait la violence de sa colère, mais il tente de l'adoucir en lui rappelant les conseils qu'il a reçus de Pélée, quand il est parti pour la guerre. C'est seulement ensuite qu'il énumère, dans les termes employés déjà, selon la coutume homérique, les présents offerts par Agamemnon. Il termine en sacrifiant prudemment celui-ci, Achille refusera peut-être de pardonner à Agamemnon ; il dédaignera ses présents. Qu'il ait au moins pitié des autres Achéens qui le vénèrent comme un Dieu. Seul, il est capable de se mesurer avec Hector.

REPONSE D'ACHILLE A ULYSSE. (IX, 306-429).

« Fils de Laërte, race de Zeus, Ulysse l'ingénieux, il me faut dire ma décision sans considération de personne, telle que je vais l'arrêter et qu'elle sera accomplie, pour que vous cessiez, les uns et les autres, de m'assiéger de vos vains bavardages. Je dis que je hais autant que les portes de l'Hadês, celui qui cache une chose en son esprit, et en dit une autre. Moi, je vais dire ce qui me semble le meilleur. Je ne pense pas à me laisser fléchir par l'Atride Agamemnon, ni par les autres Danaens, puisqu'ils ne m'ont aucun gré de mes combats incessants contre les ennemis. Pareil sort pour qui reste à l'arrière, et pour qui ne cesse de guerroyer ! Le lâche et le brave ont même traitement. (Qui ne fait rien et qui peine toujours meurent pareillement). Aucun avantage ne me reste, après les labeurs que j'affronte, en exposant toujours ma vie dans la bataille. Comme un oiseau qui porte leur becquée à ses petits qui ne volent point encore, ce qu'il a réussi à prendre, sans profit pour lui-même, ainsi j'ai passé bien des nuits sans sommeil, j'ai consumé bien des jours à verser le sang au combat, me mesurant avec l'ennemi à cause de vos belles ! Avec ma flotte, j'ai renversé douze villes bien peuplées ; sur terre, j'en ai pris onze, dans la Thrace fertile.

διογενὲς Λαερτιάδη πολυμήχαν' Ὀδυσσεῦ	ἐν δὲ ἰῆι τιμῆι ἠμὲν κακὸς ἠδὲ καὶ ἐσθλός·
" Nobilissime Laërtiade, solertia pollens Ulysses,	" Inque eodem honore tum ignavus, tum fortis.
χρὴ μὲν δὴ τὸν μῦθον ἀπηλεγέως ἀποειπεῖν,	κάτθαν' ὁμῶς ὅ τ' ἀεργὸς ἀνὴρ ὅ τε πολλὰ ἐοργώς.
" Oportet sane sententiam meam aperte dicere,	" Occumbit aeque et iners vir, et qui multum laboravit:
ἧι περ δὴ φρονέω τε καὶ ὡς τετελεσμένον ἔσται,	οὐδέ τί μοι περίκειται, ἐπεὶ πάθον ἄλγεα θυμῶι
" Quemadmodum sentioque, et quemadmodum perfectum erit,	" Nec quidquam mihi prae aliis ex re fuit, quod pertulerim mala animo,
ὡς μή μοι τρύζητε παρήμενοι ἄλλοθεν ἄλλος.	αἰεὶ ἐμὴν ψυχὴν παραβαλλόμενος πολεμίζειν.
" Ut ne mihi obstrepatis assidentes aliunde alius :	" Semper meam animam objectans periculis pugnae.
ἐχθρὸς γάρ μοι κεῖνος ὁμῶς Ἀΐδαο πύληισιν	ὡς δ' ὄρνις ἀπτῆσι νεοσσοῖσι προφέρηισι
" Inimicus enim mihi ille aeque ac inferni portae,	" Sicut autem avis implumibus pullis affert
ὅς χ' ἕτερον μὲν κεύθηι ἐνὶ φρεσίν, ἄλλο δὲ εἴπηι.	μάστακ' ἐπεί κε λάβηισι, κακῶς δ' ἄρα οἱ πέλει αὐτῆι,
" Qui aliud quidem occultat in animo, aliud vero dicit	" Escam, postquam ceperit; male autem ei est ipsi:
αὐτὰρ ἐγὼν ἐρέω ὥς μοι δοκεῖ εἶναι ἄριστα·	ὣς καὶ ἐγὼ πολλὰς μὲν ἀΰπνους νύκτας ἴαυον,
" Sed ego dicam, ut mihi videtur esse optimum:	" Sic et ego multas quidem insomnes noctes duxi,
οὔτ' ἔμεγ' Ἀτρεΐδην Ἀγαμέμνονα πεισέμεν οἴω	ἤματα δ' αἱματόεντα διέπρησσον πολεμίζων
" Neque mihi Atridem Agamemnona persuasurum puto,	" Dies autem cruentos exegi pugnans,
οὔτ' ἄλλους Δαναούς, ἐπεὶ οὐκ ἄρα τις χάρις ἦεν	ἀνδράσι μαρνάμενος ὀάρων ἕνεκα σφετεράων.
" Nec alios Danaos: quippe ei haud unquam gratia fuit tributa.	" Cum viris praelians, uxorum gratia [Atridarum] istorum.
μάρνασθαι δηΐοισιν ἐπ' ἀνδράσι νωλεμὲς αἰεί.	δώδεκα δὴ σὺν νηυσὶ πόλεις ἀλάπαξ' ἀνθρώπων,
" Qui pugnaverit hostibus cum viris assidue semper.	" Duodecim utique classe urbes vastavi hominum,
ἴση μοῖρα μένοντι καὶ εἰ μάλα τις πολεμίζοι·	πεζὸς δ' ἕνδεκά φημι κατὰ Τροίην ἐρίβωλον·
" Utique aequa pars datur cessanti, ac si acriter quis pugnet :	" Pedester vero undecim aio per Troicum-agrum glebosum:

De toutes j'ai enlevé nombre de beaux trésors, et j'apportais tout ici pour le donner à Agamemnon, à l'Atride. Lui restait à, l'arrière, près des vaisseaux légers ; il acceptait le tout, en distribuait un peu, en gardait beaucoup ; ce qu'il ne gardait pas, il le donnait aux preux et aux rois. Tous les autres conservent leur part ; moi, seul de tous les Achéens, il m'a pris la mienne. Il a la femme que j'aimais ; qu'il dorme à ses côtés et y prenne son plaisir. Pourquoi faut-il que les Argiens combattent contre les Troyens ? Pourquoi Atride a-t-il rassemblé l'armée et l'a-t-il conduite ici ? N'est-ce pas à cause d'Hélène à la belle chevelure ? Est-ce qu'ils sont seuls entre les hommes, à aimer leurs femmes, les Atrides ? Non ; tout homme brave et loyal aime la sienne et la choie, comme moi j'aimais la mienne de tout cœur, toute captive de guerre qu'elle était. Maintenant donc, puisqu'il m'a arraché des mains mon bien, et qu'il m'a trompé, je suis bien averti ; qu'il n'essaie pas de m'éprouver ! Il ne me fléchira pas. Hé bien ! Ulysse, qu'avec toi et les autres Rois, il voie à protéger les vaisseaux contre le feu des ennemis ! Ah ! je sais qu'il a pris bien dc la peine, en mon absence ; il a construit un mur ; il a creusé une tranchée devant lui, large et grande, où il a fait planter des pieux ! Mais même ainsi il n'arrêtera pas l'homicide Hector.

τάων ἐκ πασέων κειμήλια πολλὰ καὶ ἐσθλὰ	Ἀτρεΐδαι; ἐπεὶ ὅς τις ἀνὴρ ἀγαθὸς καὶ ἐχέφρων
" His ex omnibus, supellectilem multam et pretiosam	" Atridae ? Utique quisquis vir bonus ct prudens,
ἐξελόμην, καὶ πάντα φέρων Ἀγαμέμνονι δόσκον	τὴν αὐτοῦ φιλέει καὶ κήδεται, ὡς καὶ ἐγὼ τὴν
" Abstuli, et omnia ferens Agamemnoni dabam	" Suam ipsius amat et curat : ut et ego hanc
Ἀτρεΐδῃ· ὁ δ᾽ ὄπισθε μένων παρὰ νηυσὶ θοῇσι	ἐκ θυμοῦ φίλεον δουρικτητήν περ ἐοῦσαν.
" Atridae : is vero remanens apud naves veloces,	" Ex animo amabam, captivam licet existentem.
δεξάμενος διὰ παῦρα δασάσκετο, πολλὰ δ᾽ ἔχεσκεν.	νῦν δ᾽ ἐπεὶ ἐκ χειρῶν γέρας εἵλετο καί μ᾽ ἀπάτησε
" Accipiens, pauca dividebat, pleraque autem retinebat.	" Nunc autem, postquam e manibus praemium eripuit et me fraudavit,
ἄλλα δ᾽ ἀριστήεσσι δίδου γέρα καὶ βασιλεῦσι·	μή μευ πειράτω εὖ εἰδότος· οὐδέ με πείσει.
" Alia vero optimatibus dabat munera, et regibus:	" Ne me tentet probe-gnarum, neque enim mihi persuadebit.
τοῖσι μὲν ἔμπεδα κεῖται, ἐμεῦ δ᾽ ἀπὸ μούνου Ἀχαιῶν	ἀλλ᾽ Ὀδυσεῦ σὺν σοί τε καὶ ἄλλοισιν βασιλεῦσι
" Ac istis quidem ca firma manent; a me vero solo Achivorum	" Verum, o Ulysses, tecum et aliis regibus
εἷλετ᾽, ἔχει δ᾽ ἄλοχον θυμαρέα· τῇ παριαύων	φραζέσθω νήεσσιν ἀλεξέμεναι δήϊον πῦρ.
" Abstulit: habetque uxorem meam animo-gratam: cui condormiens	" Cogitet, quomodo a navibus propellat hostilem ignem.
τερπέσθω. τί δὲ δεῖ πολεμιζέμεναι Τρώεσσιν	ἦ μὲν δὴ μάλα πολλὰ πονήσατο νόσφιν ἐμεῖο,
" Oblectetur. Quid autem oportet bellare cum Trojanis	" Sane quidem jam permulta fecit sine me,
Ἀργείους; τί δὲ λαὸν ἀνήγαγεν ἐνθάδ᾽ ἀγείρας	καὶ δὴ τεῖχος ἔδειμε, καὶ ἤλασε τάφρον ἐπ᾽ αὐτῷ
" Argivos? Quid vero exercitum adduxit huc congregatum	" Ac scilicet murum aedificavit, et duxit fossam prope ipsum
Ἀτρεΐδης; ἦ οὐχ Ἑλένης ἕνεκ᾽ ἠϋκόμοιο;	εὐρεῖαν μεγάλην, ἐν δὲ σκόλοπας κατέπηξεν·
" Atrides? an non Helenae causa pulchrae-comis?	" Latam, magnam ; inque ea vallos defixit :
ἦ μοῦνοι φιλέουσ᾽ ἀλόχους μερόπων ἀνθρώπων	ἀλλ᾽ οὐδ᾽ ὧς δύναται σθένος Ἕκτορος ἀνδροφόνοιο
" An soli diligunt uxores suas articulata-voce-loquentium homium	" Sed ne sic quidem potest vim Hectoris homicidae

Tant que, moi, je combattais parmi les Achéens, jamais Hector n'a osé risquer la bataille loin du rempart ; il ne s'avançait pas plus loin que la porte Scée et le hêtre. Là, un jour, il m'attendit, seul à seul, et il eut de la peine à échapper à mon attaque. Donc, puisque je me refuse à combattre contre le divin Hector, demain j'offrirai un sacrifice à Zeus et à tous les dieux ; je remplirai bien mes navires, après les avoir mis à la mer, et tu verras, si tu veux et si cela t'agrée, dès l'aurore, en marche vers l'Hellespont poissonneux, mes vaisseaux aux bons rameurs pleins de zèle. Si le grand Dieu qui ébranle la terre m'accorde une bonne mer, en trois jours je serai dans la terre fertile de Phthie. J'ai là-bas de grandes richesses, que j'y ai laissées pour venir ici, à mon dam ! J'y apporterai d'ici encore de l'or, et de l'airain rouge, et des femmes à la belle ceinture, et du fer gris, tout ce que j'ai eu pour ma part ; sauf mon meilleur lot. Celui qui me l'avait donné, me l'a ravi outrageusement, le Seigneur Agamemnon, l'Atride. Répète-lui tout cela, comme je te le dis, ouvertement, pour que tous les Achéens se fâchent, s'il espère encore tromper un des Danaens, cet homme toujours cuirassé d'impudence ! Moi pourtant, tout chien qu'il est, il n'oserait pas me regarder en face.

ἴσχειν· ὄφρα δ' ἐγὼ μετ' Ἀχαιοῖσιν πολέμιζον	ἤματί κε τριτάτωι Φθίην ἐρίβωλον ἱκοίμην.
" Sustinere. Dum autem ego inter Achivos pugnabam,	" Die sane tertio Phthiam glebosam pervenero.
οὐκ ἐθέλεσκε μάχην ἀπὸ τείχεος ὀρνύμεν Ἕκτωρ,	ἔστι δέ μοι μάλα πολλά, τὰ κάλλιπον ἐνθάδε ἔρρων·
" Non voluit pugnam procul a moenibus ciere Hector,	" Sunt autem mihi permulta, quae reliqui, huc malo-fato-veniens:
ἀλλ' ὅσον ἐς Σκαιάς τε πύλας καὶ φηγὸν ἵκανεν·	ἄλλον δ' ἐνθένδε χρυσὸν καὶ χαλκὸν ἐρυθρὸν
" Sed quantum ad Scaeasque portas et fagum progrediebatur.	" Aliud vero hinc aurum et aes rubrum,
ἔνθά ποτ' οἶον ἔμιμνε, μόγις δέ μευ ἔκφυγεν ὁρμήν. [impetum,	ἠδὲ γυναῖκας ἐϋζώνους πολιόν τε σίδηρον
" Ibi olim me solum semel mansit, vix autem meum effugit	" Et foeminas eleganter cinctas, splendidumque ferrum
νῦν δ' ἐπεὶ οὐκ ἐθέλω πολεμιζέμεν Ἕκτορι δίωι	ἄξομαι, ἅσσ' ἔλαχόν γε· γέρας δέ μοι, ὅς περ ἔδωκεν,
" Nunc vero, quoniam nolo pugnare cum Hectore nobili,	" Abducam, quae quidem sortitus sum. Praemium autem mihi, qui dedit,
αὔριον ἱρὰ Διὶ ῥέξας καὶ πᾶσι θεοῖσι	αὖτις ἐφυβρίζων ἕλετο κρείων Ἀγαμέμνων
" Cras, sacris Jovi factis et omnibus diis,	" Ipse per-injuriam abstulit rex Agamemnon
νηήσας εὖ νῆας, ἐπὴν ἅλα δὲ προερύσσω,	Ἀτρείδης· τῶι πάντ' ἀγορευέμεν ὡς ἐπιτέλλω
" Oneratas bene naves postquam in mare deduxero,	" Atrides: ei omnia referto, ut mando,
ὄψεαι, αἴ κ' ἐθέληισθα καὶ αἴ κέν τοι τὰ μεμήληι,	ἀμφαδόν, ὄφρα καὶ ἄλλοι ἐπισκύζωνται Ἀχαιοὶ
" Videbis, si volueris, et si tibi haec curae fuerint,	" Palam; ut et alii indignentur Achivi,
ἦρι μάλ' Ἑλλήσποντον ἐπ' ἰχθυόεντα πλεούσας	εἴ τινά που Δαναῶν ἔτι ἔλπεται ἐξαπατήσειν
" Bene mane Hellespontum super piscosum navigantes	" Si quem Danaorum adhuc sperat se fraudaturum,
νῆας ἐμάς, ἐν δ' ἄνδρας ἐρεσσέμεναι μεμαῶτας·	αἰὲν ἀναιδείην ἐπιειμένος· οὐδ' ἂν ἔμοιγε
" Naves meas, inque ipsis viros remigandi cupidos:	" Semper impudentia indutus : neque sane mihi
εἰ δέ κεν εὐπλοίην δώηι κλυτὸς ἐννοσίγαιος	τετλαίη κύνεός περ ἐὼν εἰς ὦπα ἰδέσθαι·
" Si autem prosperam-navigationem dederit inclytus Neptunus,	" Ausit, proterve-audax licet sit, faciem intueri;

Je ne lui prêterai plus ni conseil, ni main-forte. Car il m'a trompé ; il a péché contre moi ; mais il ne recommencerait pas à me tromper par ses paroles. C'est assez pour lui. Qu'il aille en paix ! Zeus, le Dieu sage, lui a enlevé la raison. Quant à ses dons, je les abhorre, et je n'en fais pas plus de cas que de rien du tout. Il peut m'offrir dix fois plus, vingt fois plus qu'il ne possède, ou possédera jamais, tout ce qui s'accumule à Orchomène, ou à Thèbes d'Égypte, dont les maisons contiennent les plus grands trésors, à Thèbes qui a cent portes, dont chacune peut donner passage à deux cents hommes avec leurs chevaux et leurs chars ! Ah ! me donnerait-il autant de présents qu'il y a de grains de sable ou de poussière, jamais Agamemnon ne réussira à toucher mon cœur, avant de m'avoir fait amende honorable pour sa cruelle offense. Sa fille, qu'il m'offre en mariage, la fille de l'Atride Agamemnon, je n'en veux pas ; pût-elle rivaliser de beauté avec Aphrodite la dorée, égaler en savoir-faire Athéné aux yeux pers, je n'en veux pas ! Qu'il prenne un autre Achéen ! qui lui convienne, et soit un Roi plus roi. Si les dieux me ramènent sain et sauf à mon foyer, c'est Pélée qui me choisira lui-même une femme. Il y a nombre d'Achéennes en Hellade et au pays de Phthie,

οὐδέ τί οἱ βουλὰς συμφράσσομαι, οὐδὲ μὲν ἔργον·

" Neque omnino cum eo consilia communicabo, neque factum ullum.

ἐκ γὰρ δή μ' ἀπάτησε καὶ ἤλιτεν· οὐδ' ἂν ἔτ' αὖτις

" Nara jam me decepit et offendit, neque adhuc rursus

ἐξαπάφοιτ' ἐπέεσσιν· ἅλις δέ οἱ· ἀλλὰ ἕκηλος

" Fallet verbis : satis autem ei sit : verum quietus

ἐρρέτω· ἐκ γάρ εὑ φρένας εἵλετο μητίετα Ζεύς.

" Pereat : nam ei mentem ademit providus Jupiter.

ἐχθρὰ δέ μοι τοῦ δῶρα, τίω δέ μιν ἐν καρὸς αἴσηι.

" Invisa autem mihi ejus dona, aestimoque eum nihili.

οὐδ' εἴ μοι δεκάκις τε καὶ εἰκοσάκις τόσα δοίη

" Neque si mihi deciesque et vicies tot daret,

ὅσσά τέ οἱ νῦν ἔστι, καὶ εἴ ποθεν ἄλλα γένοιτο,

" Quot et ei nunc sunt, et si alicunde alia accederent;

οὐδ' ὅσ' ἐς Ὀρχομενὸν ποτινίσεται, οὐδ' ὅσα Θήβας

" Nec quot Orchomenon adveniunt, nec quot Thebas

Αἰγυπτίας, ὅθι πλεῖστα δόμοις ἐν κτήματα κεῖται,

" AEgyptias, ubi plurimae in domibus opes reconditae-jacent;

αἵ θ' ἑκατόμπυλοί εἰσι, διηκόσιοι δ' ἀν' ἑκάστας

" Quae et centum habent portas, duceni autem unamquamque

ἀνέρες ἐξοιχνεῦσι σὺν ἵπποισιν καὶ ὄχεσφιν·

" Viri egrediuntur cum equis et curribus :

οὐδ' εἴ μοι τόσα δοίη ὅσα ψάμαθός τε κόνις τε,

" Neque si mihi tot daret, quot sumt arenaeque pulvisque,

οὐδέ κεν ὧς ἔτι θυμὸν ἐμὸν πείσει' Ἀγαμέμνων

" Ne sic quidem jam animum meum flexerit Agamemnon,

πρίν γ' ἀπὸ πᾶσαν ἐμοὶ δόμεναι θυμαλγέα λώβην.

" Antequam totius mihi poenas persolvat acerbae contumeliae.

κούρην δ' οὐ γαμέω Ἀγαμέμνονος Ἀτρεΐδαο,

" Filiam autem non ducam Agamemnonis Atridae:

οὐδ' εἰ χρυσείηι Ἀφροδίτηι κάλλος ἐρίζοι,

" Ne quidem si cum aurea Venere pulchritudine certet,

ἔργα δ' Ἀθηναίηι γλαυκώπιδι ἰσοφαρίζοι·

" Operibusque Minervae oculis-caesiae par-sit,

οὐδέ μιν ὧς γαμέω· ὁ δ' Ἀχαιῶν ἄλλον ἑλέσθω,

" Ne sic quidem eam ducam : ipse vero Achivorum alium eligat,

ὅς τις οἷ τ' ἐπέοικε καὶ ὃς βασιλεύτερός ἐστιν.

" Qui ei conveniat, et qui major-imperio sit.

ἢν γὰρ δή με σαῶσι θεοὶ καὶ οἴκαδ' ἵκωμαι,

" Si enim porro me servarint dii, et domum venero,

Πηλεύς θήν μοι ἔπειτα γυναῖκά γε μάσσεται αὐτός.

" Peleus tum mihi deinceps uxorem desponsabit ipse.

πολλαὶ Ἀχαιΐδες εἰσὶν ἀν' Ἑλλάδα τε Φθίην τε

" Multae certe Achivae sunt in Hellade Phthiaque,

filles de preux, gardiens des bonnes villes. Celle que je voudrai sera ma femme aimée. C'est là que j'ai toujours désiré, dans mon cœur généreux, choisir une femme et l'épouser, une compagne qui me convienne pour jouir des biens acquis par le vieux Pélée. La vie a plus de prix pour moi, que tous les biens que possédait, dit-on, Ilion, la bonne ville bien peuplée, jadis, pendant la paix, avant la venue des fils des Achéens ; ou que tous ceux que renferme le seuil de pierre de l'Archer, de Phoibos Apollon, dans Pytho la rocheuse. On peut s'emparer de bœufs et de grasses brebis, on peut acheter des trépieds et des chevaux aux crinières blondes ; mais la vie d'un homme ne revient plus ni ne se laisse prendre ou acheter, une fois que le souffle a franchi la barrière des dents. Ma mère me dit, Thétis la déesse aux pieds d'argent, que deux destins peuvent me mener au terme de la mort. Si je reste ici à faire le siège de la ville troyenne, je perds l'espoir du retour, mais ma gloire sera impérissable. Si je retourne à mon foyer, dans la terre paternelle, je perds ma noble gloire, mais longue sera ma vie, et la mort ne risque pas de m'atteindre bientôt. Aux autres aussi, je dois conseiller

κοῦραι ἀριστήων, οἵ τε πτολίεθρα ῥύονται,

" Filiae principum, qui utique urbes tuentur :

τάων ἥν κ' ἐθέλωμι φίλην ποιήσομ' ἄκοιτιν.

" Harum quam voluero, dilectam faciam uxorem:

ἔνθα δέ μοι μάλα πολλὸν ἐπέσσυτο θυμὸς ἀγήνωρ

" Illic autem mihi plurimum appetit animus generosus,

γήμαντα μνηστὴν ἄλοχον ἐϊκυῖαν ἄκοιτιν

" Ducta legitima uxore, apta conjuge,

κτήμασι τέρπεσθαι τὰ γέρων ἐκτήσατο Πηλεύς·

" Possessionibus frui, quas senex conquisivit Peleus.

οὐ γὰρ ἐμοὶ ψυχῆς ἀντάξιον οὐδ' ὅσα φασὶν

" Non enim mihi vitae aequiparandum, ne quidem quantas opes aiunt

Ἴλιον ἐκτῆσθαι εὖ ναιόμενον πτολίεθρον

" Ilium possedisse, bene-habitatam urbem,

τὸ πρὶν ἐπ' εἰρήνης, πρὶν ἐλθεῖν υἷας Ἀχαιῶν,

" Antehac tempore pacis, priusquam advenissent filii Achivorum:

οὐδ' ὅσα λάϊνος οὐδὸς ἀφήτορος ἐντὸς ἐέργει

" Nec quantas lapideum limen jaculatoris intus continet

Φοίβου Ἀπόλλωνος Πυθοῖ ἔνι πετρηέσσῃ.

" Phoebi Apollinis, Pytho in saxosa.

ληϊστοὶ μὲν γάρ τε βόες καὶ ἴφια μῆλα,

" Praedando enim parabiles quidem bovesque et pingues oves,

κτητοὶ δὲ τρίποδές τε καὶ ἵππων ξανθὰ κάρηνα,

" Parabiles autem tripodesque, et equorum flava capita:

ἀνδρὸς δὲ ψυχὴ πάλιν ἐλθεῖν οὔτε λεϊστὴ

" Hominis vero anima ut redeat, neque parabilis,

οὔθ' ἑλετή, ἐπεὶ ἄρ κεν ἀμείψεται ἕρκος ὀδόντων.

" Neque prensabilis, postquam semel transiverit septum dentium.

μήτηρ γάρ τέ μέ φησι θεὰ Θέτις ἀργυρόπεζα

" Mater enim me dicit dea, Thetis argenteos-pedes-habens,

διχθαδίας κῆρας φερέμεν θανάτοιο τέλος δέ.

" Duplicia fata ferre mortis ad finem.

εἰ μέν κ' αὖθι μένων Τρώων πόλιν ἀμφιμάχωμαι,

" Siquidem hic manens Trojanorum urbem circa-pugnavero,

ὤλετο μέν μοι νόστος, ἀτὰρ κλέος ἄφθιτον ἔσται·

" Periit quidem mihi reditus, sed gloria immortalis erit:

εἰ δέ κεν οἴκαδ' ἵκωμι φίλην ἐς πατρίδα γαῖαν,

" Sin autem domum reversus fuero, dilectam in patriam terram;

ὤλετό μοι κλέος ἐσθλόν, ἐπὶ δηρὸν δέ μοι αἰὼν

" Periit mihi gloria bona, diuturnum vero mihi aevum

ἔσσεται, οὐδέ κέ μ' ὦκα τέλος θανάτοιο κιχείη.

" Erit, neque me celeriter finis mortis deprehenderit.

καὶ δ' ἂν τοῖς ἄλλοισιν ἐγὼ παραμυθησαίμην

" Quin et aliis itidem ego suaserim,

de faire voile pour rentrer au foyer ; car vous ne pourrez plus trouver le jour qui perdra le roc escarpé d'Ilion. Zeus, dont le regard va loin, a étendu sa main sur lui, et son peuple a repris confiance. Vous donc, retournez porter aux chefs des Achéens ce message (car c'est le rôle des Anciens), pour que leur esprit imagine quelque meilleure idée, qui puisse sauver leur flotte et l'armée des Achéens, près de leurs vaisseaux creux ; celle qu'ils ont eue, ils n'y peuvent compter ; qu'ils n'espèrent pas que je renonce à ma colère. Quant à Phénix, qu'il resté coucher parmi nous, en attendant de m'accompagner sur mes vaisseaux, dans ma patrie, demain, s'il y consent ; je ne l'emmènerai pas de force. »

οἴκαδ' ἀποπλείειν, ἐπεὶ οὐκέτι δήετε τέκμωρ	ἥ κέ σφιν νῆάς τε σαῶι καὶ λαὸν Ἀχαιῶν
" Domum navigare: quia jam non invenietis finem	" Quod ipsis navesque servet, et populum Achivorum
Ἰλίου αἰπεινῆς· μάλα γάρ ἑθεν εὐρύοπα Ζεὺς	νηυσὶν ἔπι γλαφυρῆις, ἐπεὶ οὔ σφισιν ἥδέ γ' ἑτοίμη
" Ilii excelsae : valde enim ipsam late-sonans Jupiter	" Navibus in cavis: quoniam non ipsis hoc expeditum est,
χεῖρα ἑὴν ὑπερέσχε, τεθαρσήκασι δὲ λαοί.	ἣν νῦν ἐφράσσαντο ἐμεῦ ἀπομηνίσαντος·
" Manu sua protegit, et animo-confirmato-sunt copiae.	" Quod nunc excogitarunt, me iram-fovente.
ἀλλ' ὑμεῖς μὲν ἰόντες ἀριστήεσσιν Ἀχαιῶν	Φοῖνιξ δ' αὖθι παρ' ἄμμι μένων κατακοιμηθήτω,
" Sed vos quidem profecti principibus Achivorum	" Phoenix autem hic apud nos manens cubet ;
ἀγγελίην ἀπόφασθε· τὸ γὰρ γέρας ἐστὶ γερόντων·	ὄφρά μοι ἐν νήεσσι φίλην ἐς πατρίδ' ἕπηται
" Nuncium renunciate, hoc enim munus est legatorum;	" Ut me in navibus dilectam in patriam sequatur
ὄφρ' ἄλλην φράζωνται ἐνὶ φρεσὶ μῆτιν ἀμείνω,	αὔριον ἢν ἐθέληισιν· ἀνάγκηι δ' οὔ τί μιν ἄξω.
" Ut aliud excogitent mentibus consilium melius,	" Cras, si voluerit: vi autem neutiquam eum abducam."

C'est précisément Phénix qui, après l'émotion qu'ont produite ces paroles violentes, renouvellera la tentative qui vient d'échouer. Phénix ne fait pas à proprement parler partie de l'ambassade officielle, qui est composée d'Ajax et d'Ulysse avec leurs deux hérauts. Il y a été adjoint comme ami personnel d'Achille, comme son vieux maître. Phénix prend la parole en pleurant ; et, répondant d'abord aux derniers mots d'Achille, il lui déclare qu'il ne saurait se séparer de lui, quelque résolution qu'il prenne. Il lui rappelle que c'est à lui que Pélée l'a confié. Phénix doit être son conseiller, au combat comme à l'assemblée. Phénix donc ne l'abandonnerait pas, même si les dieux lui promettaient de lui rendre sa jeunesse. Sa jeunesse ! Cette pensée amène Phénix à conter longuement l'aventure décisive de sa vie, celle qui lui a fait chercher refuge auprès de Pélée, et l'a désormais attaché pour toujours à sa famille. Cette histoire est curieuse; elle détournera un moment Achille du présent ; elle lui rappellera ce qu'il doit à Phénix ; elle lui suggérera que la violence est toujours mauvaise, Phénix est fils d'Amyntor. Son père, quand il était jeune, négligea sa mère pour une maîtresse. Sa mère le décida à séduire celle-ci, pour s'en débarrasser. Phénix réussit, mais son père le maudit ; appela sur lui les Érinyes pour qu'il fût privé de postérité. Malgré la bonne garde que faisaient autour de lui ses parents, il parvint à s'enfuir de la maison paternelle, et il se réfugia à Phthie, où Pélée lui confia l'éducation d'Achille, qui tint pour lui la place d'un fils. Après avoir évoqué ces souvenirs, Phénix conte une vieille légende, celle de Méléagre, qui, comme Achille, se retira du combat après avoir subi une offense, qui refusa, comme Achille veut le faire, les présents offerts pour l'apaiser, et qui, en fin de compte, sauva sa patrie, quand sa femme à son tour vint le supplier. La leçon qui ressort de cet apologue est évidemment la suivante : Achille fera un jour comme Méléagre ; il serait sage en n'attendant pas aussi longtemps que lui. Nous citerons la plus grande partie du discours de Phénix.

L'EDUCATION D'ACHILLE. L'HISTOIRE DE MÉLÉAGRE (IX, 478-605).

Je m'enfuis alors loin de l'Hellade aux larges plaines, et j'arrivai à Phthie, terre de bonne glèbe, mère de troupeaux, chez le Seigneur Pélée ! Il me fit bon accueil ; il me traita comme un père traite son fils unique, l'enfant de ses vieux jours, quand il dispose de grandes richesses, et il me fit riche moi-même; il mit sous mes ordres un peuple nombreux. Je résidais à la frontière de Phthie, et je régnais sur les Dolopes. Et c'est moi qui t'ai fait tel que tu es, Achille semblable aux dieux ! Je t'aimais du fond de mon cœur, et tu n'aurais voulu suivre aucun autre, pour aller au banquet ou prendre tes repas dans le palais. Il fallait que d'abord je te plaçasse sur mes genoux, pour te découper les morceaux et te les faire goûter, pour te tendre la coupe de vin. Et souvent, sur ma poitrine, tu as mouillé ma tunique, en versant quelques gouttes de ce vin, pauvre innocent que tu étais ! Pour toi j'ai beaucoup souffert et j'ai pris beaucoup de peine, dans la pensée que les dieux ne feraient point naître un fils de moi. C'est toi qui as été mon fils, Achille semblable aux dieux ! toi sur qui j'ai compté, pour écarter de moi les maux de la vieillesse. Hé bien ! Achille, dompte ton cœur violent ; tu ne dois pas avoir une âme impitoyable. Les dieux eux-mêmes se laissent fléchir ; eux qui nous surpassent par leur majesté, leur gloire et leur force. Tels qu'ils sont, par l'encens et par de douces offrandes,

φεῦγον ἔπειτ' ἀπάνευθε δι' Ἑλλάδος εὐρυχόροιο,	ὄψου τ' ἄσαιμι προταμὼν καὶ οἶνον ἐπισχών.
" Fugi deinde procul, per Hellada spatiosam;	" Opsonioque satiassem secato-antea, et vinum admovens.
Φθίην δ' ἐξικόμην ἐριβώλακα μητέρα μήλων	πολλάκι μοι κατέδευσας ἐπὶ στήθεσσι χιτῶνα
" Phthiamque perveni glebosam, matrem ovium,	" Seape utique mihi rigasti ad pectora vestem,
ἐς Πηλῆα ἄναχθ'· ὁ δέ με πρόφρων ὑπέδεκτο,	οἴνου ἀποβλύζων ἐν νηπιέῃ ἀλεγεινῇ.
" Ad Peleum regem: is autem me lubens suscepit,	" Vino ex-ore-ejecto in infantia difficili.
καί μ' ἐφίλησ' ὡς εἴ τε πατὴρ ὃν παῖδα φιλήσῃ	ὣς ἐπὶ σοὶ μάλα πολλὰ πάθον καὶ πολλὰ μόγησα,
" Et me dilexit, ut pater suum filium dilexerit	" Ita tui causa permulta passus sum, et multa laboravi ;
μοῦνον τηλύγετον πολλοῖσιν ἐπὶ κτεάτεσσι,	τὰ φρονέων ὅ μοι οὔ τι θεοὶ γόνον ἐξετέλειον
" Unicum, extrema-aetate-natum, amplis in possessionibus;	" Haec cogitans, quod mihi nequaquem dii prolem perficiebant
καί μ' ἀφνειὸν ἔθηκε, πολὺν δέ μοι ὤπασε λαόν·	ἐξ ἐμεῦ· ἀλλὰ σὲ παῖδα θεοῖς ἐπιείκελ' Ἀχιλλεῦ
" Et me divitem fecit, multumque mihi dedit populum :	" Ex me ipso : sed Te filium, disis par Achille,
ναῖον δ' ἐσχατιὴν Φθίης Δολόπεσσιν ἀνάσσων.	ποιεύμην, ἵνα μοί ποτ' ἀεικέα λοιγὸν ἀμύνῃς.
" Incolebam autem extremam-oram Phthiae, Dolopibus imperans:	" Adoptabam, ut a me aliquando indignum fatum propulsares.
καί σε τοσοῦτον ἔθηκα θεοῖς ἐπιείκελ' Ἀχιλλεῦ,	ἀλλ' Ἀχιλεῦ δάμασον θυμὸν μέγαν· οὐδέ τί σε χρὴ
" Et te tantum feci, o diis-par Achille,	" Verum Achille, doma animum magnum : neque te oportet
ἐκ θυμοῦ φιλέων, ἐπεὶ οὐκ ἐθέλεσκες ἅμ' ἄλλωι	νηλεὲς ἦτορ ἔχειν· στρεπτοὶ δέ τε καὶ θεοὶ αὐτοί,
" Ex animo diligens; quippe non volebas cum alio	" Immisericordem animum habere : flecti utique solent et dii ipsi,
οὔτ' ἐς δαῖτ' ἰέναι οὔτ' ἐν μεγάροισι πάσασθαι,	τῶν περ καὶ μείζων ἀρετὴ τιμή τε βίη τε.
" Neque ad convivium ire, neque in aedibus tuis cibum-sumere ;	" Quorum tamen et major virtus, honorque, potentiaque.
πρίν γ' ὅτε δή σ' ἐπ' ἐμοῖσιν ἐγὼ γούνεσσι καθίσσας	καὶ μὲν τοὺς θυέεσσι καὶ εὐχωλῇς ἀγανῇσι
"Ante quam te meis ego genibus impositum	" Ac quidem hos sacrificiis et votis placidis,

par les libations, par la graisse des victimes, les hommes qui les prient, peuvent détourner leur courroux, quand un d'entre eux a failli et fait une faute. C'est pour cela qu'il y a les Prières, filles du grand Zeus. Elles sont boiteuses et ridées ; elles ont le regard louche ; et toujours, derrière la Faute, elles vont, elles s'empressent. Mais la Faute est robuste et légère ; aussi prend-elle largement l'avance, toujours ; et elle vole sur toute la terre, pour le plus grand dam des hommes. Les Prières, derrière elle, guérissent le mal qu'elle a fait. Or celui qui respecte les filles de Zeus, quand elles l'abordent, elles l'en récompensent grandement, et elles exaucent ses vœux. Mais si un autre les repousse et leur oppose un refus brutal, elles vont supplier Zeus le Cronide, pour que la Faute les suive auprès de lui, pour qu'il souffre et qu'il paie. Toi donc, Achille, toi aussi, fais que les filles de Zeus reçoivent l'honneur que tu leur dois, et que leur accorde l'esprit des autres preux. Si Atride ne t'apportait pas les présents qu'il t'apporte, s'il ne t'en promettait pas d'autres à l'avenir, si toujours, obstinément, il gardait sa colère, je ne t'inviterais pas à rejeter la tienne, pour secourir les Argiens, si grand besoin qu'ils aient de toi. Mais voici qu'à la fois il te fait dès aujourd'hui de belles offres et il prend des engagements pour l'avenir. Voici qu'il a choisi, pour te porter sa prière, les meilleurs hommes de toute l'armée achaïque, ceux que toi-même tu préfères entre les Argiens.

λοιβῆι τε κνίσηι τε παρατρωπῶσ' ἄνθρωποι
" Libamineque, nidoreque, avertunt ab ira homines
λισσόμενοι, ὅτε κέν τις ὑπερβήηι καὶ ἁμάρτηι.
" Supplicantes, cum quis transgressus fuerit et peccarit.
καὶ γάρ τε λιταί εἰσι Διὸς κοῦραι μεγάλοιο
" Etenim Preces sunt Jovis filiae magni,
χωλαί τε ῥυσαί τε παραβλῶπές τ' ὀφθαλμώ,
" Claudaaque, rugosaeque, strabaeque oculis:
αἵ ῥά τε καὶ μετόπισθ' ἄτης ἀλέγουσι κιοῦσαι.
" Quae etiam et a tergo Noxam curant sequentes.
ἡ δ' ἄτη σθεναρή τε καὶ ἀρτίπος, οὕνεκα πάσας
" Noxa vero robustaque est, et pedibus-integra; ideo omnes
πολλὸν ὑπεκπροθέει, φθάνει δέ τε πᾶσαν ἐπ' αἶαν
" Longe praecurrit, antevertitque omnem per terram,
βλάπτουσ' ἀνθρώπους· αἳ δ' ἐξακέονται ὀπίσσω.
" Laedens homines : hae vero medentur postmodo
ὃς μέν τ' αἰδέσεται κούρας Διὸς ἆσσον ἰούσας,
" Quisquis quidem reverebitur filias Jovis, propius accedentes;
τὸν δὲ μέγ' ὤνησαν καί τ' ἔκλυον εὐχομένοιο·
" Hunc valde juvant, et exaudiunt precantem :
ὃς δέ κ' ἀνήνηται καί τε στερεῶς ἀποείπηι,
" Qui vero renuerit, et obstinate recusaverit,
λίσσονται δ' ἄρα ταί γε Δία Κρονίωνα κιοῦσαι
" Precantur tum quidem hae Jovem Saturnium adeuntes,
τῶι ἄτην ἅμ' ἕπεσθαι, ἵνα βλαφθεὶς ἀποτίσηι.
" Eum ut Noxa simul sequatur, quo laesus poenas-luat.
ἀλλ' Ἀχιλεῦ πόρε καὶ σὺ Διὸς κούρηισιν ἕπεσθαι
" Sed, Achille, da et tu, Jovis filias qui sequatur
τιμήν, ἥ τ' ἄλλων περ ἐπιγνάμπτει νόον ἐσθλῶν.
" Honorem, qui et aliorum utique flectit mentes fortium.
εἰ μὲν γὰρ μὴ δῶρα φέροι τὰ δ' ὄπισθ' ὀνομάζοι
" Si quidem enim minime dona ferret, et alia in futurum nominaret
Ἀτρεΐδης, ἀλλ' αἰὲν ἐπιζαφελῶς χαλεπαίνοι,
" Atrides, sed semper pertinaciter iratus esset,
οὐκ ἂν ἔγωγέ σε μῆνιν ἀπορρίψαντα κελοίμην
" Non equidem te ira abjecta hortarer
Ἀργείοισιν ἀμυνέμεναι χατέουσί περ ἔμπης·
" Argivis auxiliari, quantumvis indigentibus :
νῦν δ' ἅμα τ' αὐτίκα πολλὰ διδοῖ τὰ δ' ὄπισθεν ὑπέστη,
" Nunc vero simul in praesenti multa dat, aliaque in posterum pollicetur,
ἄνδρας δὲ λίσσεσθαι ἐπιπροέηκεν ἀρίστους
" Viros etiam, qui supplicarent, ad te misit praestantissimos,
κρινάμενος κατὰ λαὸν Ἀχαιϊκόν, οἵ τε σοὶ αὐτῶι
" Electos per exercitum Achaïcum, quique tibi ipsi

Ne rends pas vaines leurs paroles, vaine leur démarche. Jusqu'à présent ta rancune était sans reproche. Pense à ce que dit la renommée des héros d'autrefois, quand ils se sont abandonnés à une colère obstinée : ils ont accepté des présents et se sont laissé toucher par des paroles. Je me souviens d'une histoire bien ancienne ; elle n'est pas d'hier ; je la sais, et je la conterai volontiers en présence d'amis comme vous. Les Courètes combattaient, et les Étoliens belliqueux, autour de la ville de Calydon, et ils s'égorgeaient les uns les autres. Les Étoliens défendaient l'aimable Calydon ; les Courètes voulaient la piller, enflammés par Arès. C'est qu'Artémis avait infligé une dure peine aux premiers, dans sa colère contre Œnée, qui, dans ses terres grasses, ne lui avait pas offert les prémices de la moisson, tandis que les autres dieux avaient reçu ses hécatombes. La fille du grand Zeus fut la seule qui n'eut pas ses offrandes. Il l'oublia, ou n'y pensa pas ; en tout cas, son péché fut grand ! Dans sa fureur, l'Archère, race de Zeus, lâcha contre lui un sanglier écumant, aux blanches défenses, qui prit son plaisir à ravager sans cesse le verger d'Œnée. Il déchaussa et jeta à terre plus d'un grand arbre, avec les racines et les fruits en leur fleur. Le fils d'Œnée, Méléagre, le tua ;

φίλτατοι Ἀργείων· τῶν μὴ σύ γε μῦθον ἐλέγξῃς	καὶ γὰρ τοῖσι κακὸν χρυσόθρονος Ἄρτεμις ὦρσε
" Amicissimi Argivorum: horum ne tu orationem aspemeris,	" Etenim his malum aureo-solio-sedens Diana excitavit
μηδὲ πόδας· πρὶν δ' οὔ τι νεμεσσητὸν κεχολῶσθαι. [exarsisse.	χωσαμένη ὅ οἱ οὔ τι θαλύσια γουνῷ ἀλωῆς
" Neque pedes (i. e. iter frustres) : At prius haud reprehendendum, te ira	" Irata; quod sibi non sacra post-fruges-comportatas in foecundo-loco agri
οὕτω καὶ τῶν πρόσθεν ἐπευθόμεθα κλέα ἀνδρῶν	Οἰνεὺς ῥέξ'· ἄλλοι δὲ θεοὶ δαίνυνθ' ἑκατόμβας,
" Sic et priscorum audivimus laudes virorum	" OEneus fecisset : Alii utique dii epulati-erant hecatombas;
ἡρώων, ὅτε κέν τιν' ἐπιζάφελος χόλος ἵκοι·	οἴῃ δ' οὐκ ἔρρεξε Διὸς κούρῃ μεγάλοιο.
" Heroum, quando aliquem vehemens ira occupasset,	" Soli vero non sacra fecit Jovis filiae magni,
δωρητοί τε πέλοντο παράρρητοί τ' ἐπέεσσι.	ἢ λάθετ' ἢ οὐκ ἐνόησεν· ἀάσατο δὲ μέγα θυμῷ.
" Donisque placabiles erant, exorabilesque verbis.	" Sive oblitus est, sive non advertit: devius-erat certe multum animi.
μέμνημαι τόδε ἔργον ἐγὼ πάλαι οὔ τι νέον γε	ἣ δὲ χολωσαμένη δῖον γένος ἰοχέαιρα
" Memini hoc factum ego vetus, neutiquam recens,	" Illa itaque irata, Jovis genus, sagittis-gaudens,
ὡς ἦν· ἐν δ' ὑμῖν ἐρέω πάντεσσι φίλοισι.	ὦρσεν ἔπι χλούνην σῦν ἄγριον ἀργιόδοντα,
" Quale esset ; inter vos autem narrabo omnes amicos.	" Immisit sylvestrem aprum, ferum, candjdis dentibus,
Κουρῆτές τ' ἐμάχοντο καὶ Αἰτωλοὶ μενεχάρμαι	ὃς κακὰ πόλλ' ἔρδεσκεν ἔθων Οἰνῆος ἀλωήν·
" Curetesque pugnabant et AEtoli fortiter-praelium-sustinentes,	" Qui damna multa patravit, frequentans OEnei agrum.
ἀμφὶ πόλιν Καλυδῶνα καὶ ἀλλήλους ἐνάριζον,	πολλὰ δ' ὅ γε προθέλυμνα χαμαὶ βάλε δένδρεα μακρὰ
" Circa urbem Calydona, et se-mutuo interficiebant ;	" Multas utique ille alias super-alias humi prostravit arbores altas
Αἰτωλοὶ μὲν ἀμυνόμενοι Καλυδῶνος ἐραννῆς,	αὐτῇσιν ῥίζῃσι καὶ αὐτοῖς ἄνθεσι μήλων.
" AEtoli quidem, defendentes Calydona amoenam;	" Cum ipsis radicibus, et ipsis floribus pomorum.
Κουρῆτες δὲ διαπραθέειν μεμαῶτες Ἄρηϊ.	τὸν δ' υἱὸς Οἰνῆος ἀπέκτεινεν Μελέαγρος
" Curetes autem, vastare ardentes Marte.	" Hunc autem filius OEnei occidit Meleager,

il avait rassemblé, de mainte ville, chasseurs et chiens ; car il ne fallait pas peu de gens pour en venir à bout, si grande était sa taille ! Il en fit monter plus d'un sur le bûcher fatal ! Il souleva, autour de son cadavre, bien du tumulte et bien des cris, entre les Courètes et les Étoliens magnanimes, qui se disputaient la tête du porc et sa peau velue. Tant donc que combattit Méléagre, cher à Arès, aussi longtemps les Courètes furent en mauvaise posture, incapables de tenir hors de leurs murs, malgré leur nombre. Mais quand la colère se fut emparée de Méléagre, la colère qui gonfle la poitrine d'autres encore, malgré leur sagesse, le héros, le cœur fâché contre sa mère Althée, se retira près de sa femme, la belle Cléopâtre, fille de Marpessa aux belles chevilles, la fille d'Événos, et d'Idas, qui fut, sur cette terre, le plus robuste des hommes de ce temps, et qui osa s'armer de l'arc en face de Messire Phoibos Apollon, à cause de la jeune fille aux belles chevilles ! Dans le palais de son père et de sa mère, Cléopâtre alors portait le nom d'Alcyoné, parce que sa propre mère pleurait et se lamentait, avec le gémissement d'un alcyon, pour avoir été ravie par Phoibos Apollon. Auprès d'elle, l'amoureux Méléagre demeurait, digérant la colère qui affligeait son cœur;

πολλέων ἐκ πολίων θηρήτορας ἄνδρας ἀγείρας

" Multis ex urbibus venatoribus viris congregatis,

καὶ κύνας· οὐ μὲν γάρ κε δάμη παύροισι βροτοῖσι·

" Et canibus; non enim domitus fuisset paucis hominibus;

τόσσος ἔην, πολλοὺς δὲ πυρῆς ἐπέβησ' ἀλεγεινῆς.

" Tantus erat, multosque adeo rogum ascendere-fecit tristem.

ἣ δ' ἀμφ' αὐτῶι θῆκε πολὺν κέλαδον καὶ ἀϋτὴν

" Illa vero (Diana) circa ipsum escitavit magnum tumultum et bellum,

ἀμφὶ συὸς κεφαλῆι καὶ δέρματι λαχνήεντι,

" Pro suis capite et pelle hirsuta,

Κουρήτων τε μεσηγὺ καὶ Αἰτωλῶν μεγαθύμων.

" Curetasque inter et AEtolos magnanimos.

ὄφρα μὲν οὖν Μελέαγρος ἄρηι φίλος πολέμιζε,

" Quamdiu igitur Meleager bellicosus pugnabat,

τόφρα δὲ Κουρήτεσσι κακῶς ἦν, οὐδὲ δύναντο

" Tamdiu utique Curetibus male erat ; neque poterant

τείχεος ἔκτοσθεν μίμνειν πολέες περ ἐόντες·

" Moenia estra manere, multi quamvis essent.

ἀλλ' ὅτε δὴ Μελέαγρον ἔδυ χόλος, ὅς τε καὶ ἄλλων

" At quando jam Meleagrum subiit ira, quae et aliorum

οἰδάνει ἐν στήθεσσι νόον πύκα περ φρονεόντων,

" Inflat in pectoribus mentem, probe licet sapientium;

ἤτοι ὁ μητρὶ φίληι Ἀλθαίηι χωόμενος κῆρ

" (Nempe ille, matri suae Althaeae iratus corde,

κεῖτο παρὰ μνηστῆι ἀλόχωι καλῆι Κλεοπάτρηι

" Jacebat apud legitimam uxorem, pulchram Cleopatram,

κούρηι Μαρπήσσης καλλισφύρου Εὐηνίνης

" Filiam Marpissae pedibus-elegantis Euenines,

Ἴδεώ θ', ὃς κάρτιστος ἐπιχθονίων γένετ' ἀνδρῶν

" Idaeque, qui fortissimus inter terrestres fuit viros,

τῶν τότε· καί ῥα ἄνακτος ἐναντίον εἵλετο τόξον

" Eorum qui tunc erant ; utique contra regem sumpsit arcum

Φοίβου Ἀπόλλωνος καλλισφύρου εἵνεκα νύμφης,

" Phoebum Apollinem, pedibus-elegantis gratia nymphae :

τὴν δὲ τότ' ἐν μεγάροισι πατὴρ καὶ πότνια μήτηρ

" Illam autem (Cleopatram) tunc in aedibus pater et veneranda mater

Ἀλκυόνην καλέεσκον ἐπώνυμον, οὕνεκ' ἄρ' αὐτῆς

" Alcyonen vocabant cognomine, quod ipsius

μήτηρ ἀλκυόνος πολυπενθέος οἶτον ἔχουσα

" Mater, Alcyonis luctuosae fatum habens,

κλαῖεν ὅ μιν ἑκάεργος ἀνήρπασε Φοῖβος Ἀπόλλων·

" Flebat, quando ipsam longe-jaculans rapuit Phoebus Apollo.

τῆι ὅ γε παρκατέλεκτο χόλον θυμαλγέα πέσσων

" Huic is (Meleager) accubabat, iram tristem coqueus,

son courroux venait des malédictions de sa mère, qui avait adressé mainte supplication aux dieux, dans sa douleur pour le meurtre de ses frères, et qui souvent labourait de ses mains la terre nourricière, en invoquant Hadès et la terrible Perséphone ; à genoux, le sein trempé de larmes, elle leur demandait la mort de son enfant ! L'Érinys, qui va, vêtue de ténèbres, l'entendit au fond de l'Érèbe, l'Érinys au cœur que rien n'adoucit. Bientôt, autour des portes, on entendit le tumulte des guerriers ; on entendit frapper les tours. Les Anciens du peuple étolien supplièrent Méléagre, en lui envoyant les plus saints prêtres des dieux, de sortir de sa retraite pour les défendre ; ils lui promettaient une belle récompense. Là où la terre de l'aimable pays de Calydon est la plus grasse, ils lui offraient de prendre un magnifique apanage, de cinquante arpents, la moitié dans le vignoble, la moitié à découper dans les simples labours de la plaine. Le vieil Œnée, le bon conducteur de chars, multipliait ses prières, venu jusqu'au seuil de la haute chambre, dont il secouait les planches bien jointes, en suppliant son fils. Et souvent ses sœurs, et Dame sa mère, le suppliaient aussi. Il ne s'obstinait que davantage ; il repoussait aussi ses compagnons eux-mêmes, ceux qui lui étaient les plus précieux et les plus chers de tous. Eux non plus ne touchaient point son cœur, au fond de sa poitrine,

ἐξ ἀρέων μητρὸς κεχολωμένος, ἥ ῥα θεοῖσι

" Propter diras matris iratus, quae utique diis

πόλλ' ἀχέουσ' ἠρᾶτο κασιγνήτοιο φόνοιο,

" Multum dolens supplicabat, fraternas caedis causa:

πολλὰ δὲ καὶ γαῖαν πολυφόρβην χερσὶν ἀλοία

" Multum autem et Terram almam manibus verberabat,

κικλήσκουσ' Ἀΐδην καὶ ἐπαινὴν Περσεφόνειαν

" Invocans Plutonem et horrendam Proserpinam,

πρόχνυ καθεζομένη, δεύοντο δὲ δάκρυσι κόλποι,

" In-genua considens, (rigabantur autem lachrymis sinus,)

παιδὶ δόμεν θάνατον· τῆς δ' ἠεροφοῖτις Ἐρινὺς

" Ut filio darent mortem: hanc autem per-tenebras-vagans Erinnys

ἔκλυεν ἐξ Ἐρέβεσφιν ἀμείλιχον ἦτορ ἔχουσα.

" Exaudivit ex Erebo, implacabile cor habens.)

τῶν δὲ τάχ' ἀμφὶ πύλας ὅμαδος καὶ δοῦπος ὀρώρει

" Horum vero tum confestim ad portas tumultus et strepitus excitabatur,

πύργων βαλλομένων· τὸν δὲ λίσσοντο γέροντες

" Turribus percussis: illum autem supplices orabant senes

Αἰτωλῶν, πέμπον δὲ θεῶν ἱερῆας ἀρίστους,

" AEtolorum, mittebantque deorum sacerdotes lectissimos,

ἐξελθεῖν καὶ ἀμῦναι ὑποσχόμενοι μέγα δῶρον·

" Ut-exiret et propulsaret hostes, polliciti magnum donum :

ὁππόθι πιότατον πεδίον Καλυδῶνος ἐραννῆς,

" Ubi scilicet pinguissimus erat ager Calydonis amoenae,

ἔνθά μιν ἤνωγον τέμενος περικαλλὲς ἑλέσθαι

" Ibi eum jusserunt praedium perpulchrum eligere,

πεντηκοντόγυον, τὸ μὲν ἥμισυ οἰνοπέδοιο,

" Quinquaginta jugerum : dimidium quidem, vitiferi soli;

ἥμισυ δὲ ψιλὴν ἄροσιν πεδίοιο ταμέσθαι.

" Dimidium autem, non-consiti arabilis agri separatum-accipere ;

πολλὰ δέ μιν λιτάνευε γέρων ἱππηλάτα Οἰνεὺς

" Multum item eum obsecrabat senex equûm-agitator OEneus,

οὐδοῦ ἐπεμβεβαὼς ὑψηρεφέος θαλάμοιο

" Limine conscenso altum-tectum-habentis thalami,

σείων κολλητὰς σανίδας γουνούμενος υἱόν·

" Quatiens conglutinatos asseres, suppliciter-orans filium:

πολλὰ δὲ τόν γε κασίγνηται καὶ πότνια μήτηρ

" Multum etiam eum sorores et veneranda mater

ἐλλίσσονθ'· ὁ δὲ μᾶλλον ἀναίνετο· πολλὰ δ' ἑταῖροι,

" Orabant; ille autem magis recusabat: Multum et socii,

οἵ οἱ κεδνότατοι καὶ φίλτατοι ἦσαν ἁπάντων·

" Qui ei carissimi et amicissimi erant omnium :

ἀλλ' οὐδ' ὧς τοῦ θυμὸν ἐνὶ στήθεσσιν ἔπειθον,

" Sed ne sic quidem ejus animum in pectoribus flectebant,

jusqu'au jour où les coups de l'ennemi atteignirent fréquemment la Chambre, où les Courètes escaladèrent les tours et se mirent à incendier la ville. Alors Méléagre vit son épouse à la belle ceinture venir en larmes le supplier, et lui énumérer tous les maux que souffrent ceux dont la ville est prise : le massacre des hommes, la ruine de la cité par le feu; le rapt aussi des enfants et des femmes à l'ample ceinture. Son cœur s'émouvait, au récit de ces désastres ; il se leva ; il revêtit son corps de ses armes brillantes. Ainsi il écarta des Étoliens le jour fatal, en cédant à l'appel de son cœur. Mais les Étoliens ne lui donnèrent pas en récompense des présents aussi nombreux qu'agréables. Malgré tout, il les préserva du malheur. Ne pense pas comme lui, ami, puisse la divinité ne pas t'inspirer la même attitude ! Tu aurais tort de ne défendre les vaisseaux que quand ils brûleront. Accepte les présents et viens ; les Achéens t'honoreront comme un dieu ! Si tu retournes au combat un jour, sans avoir accepté ce qu'ils t'offrent, tu auras beau les sauver de la guerre ; tu n'auras pas d'eux pareille récompense. »

πρίν γ' ὅτε δὴ θάλαμος πύκ' ἐβάλλετο, τοὶ δ' ἐπὶ πύργων	ὣς ὁ μὲν Αἰτωλοῖσιν ἀπήμυνεν κακὸν ἦμαρ
" Antequam jam thalamus frequenter percuteretur, ipsique turres	" Sic ille quidem ab AEtolis propulsavit malum diem,
βαῖνον Κουρῆτες καὶ ἐνέπρηθον μέγα ἄστυ.	εἴξας ᾧι θυμῶι· τῶι δ' οὐκέτι δῶρα τέλεσσαν
" Conscenderent Curetes, et incenderent magnam urbem:	" Obsecutus suo animo : ei autem non deinceps dona persolverunt
καὶ τότε δὴ Μελέαγρον ἐΰζωνος παράκοιτις	πολλά τε καὶ χαρίεντα, κακὸν δ' ἤμυνε καὶ αὔτως.
" Tum vero demum Meleagrum eleganter-cincta uxor	" Multaque et pulchra : malum tamen depulit etiam sic.
λίσσετ' ὀδυρομένη, καί οἱ κατέλεξεν ἅπαντα	ἀλλὰ σὺ μή μοι ταῦτα νόει φρεσί, μὴ δέ σε δαίμων
" Orabat lugens, et ei recensuit omnia	" Atqui tu ne mihi ista cogites in animo, neque te daemon
κήδε', ὅσ' ἀνθρώποισι πέλει τῶν ἄστυ ἁλώηι·	ἐνταῦθα τρέψειε φίλος· κάκιον δέ κεν εἴη
" Mala, quaecunque hominibus contingimt, quorum urbs capta-fuerit:	" Istuc vertat, amice; Pejus autem esset
ἄνδρας μὲν κτείνουσι, πόλιν δέ τε πῦρ ἀμαθύνει,	νηυσὶν καιομένῃσιν ἀμυνέμεν· ἀλλ' ἐπὶ δώρων [donorum
" Viros quidem occidunt, urbem autem ignis in-cineres-redigit;	" Navibus demum incensis te ferre auxilium : Sed nunc accepta conditione
τέκνα δέ τ' ἄλλοι ἄγουσι βαθυζώνους τε γυναῖκας.	ἔρχεο· ἶσον γάρ σε θεῶι τίσουσιν Ἀχαιοί.
" Liberosque alii abducunt, et profunde-succinctas mulieres.	" Veni: aeque enim te ac deum honorabunt Achivi.
τοῦ δ' ὠρίνετο θυμὸς ἀκούοντος κακὰ ἔργα,	εἰ δέ κ' ἄτερ δώρων πόλεμον φθισήνορα δύῃς
" Hujus autem tum motus est animus audientis saeva facta :	" Quod si tandem sine donis pugnam viros-perdentem inieris,
βῆ δ' ἰέναι, χροῒ δ' ἔντε' ἐδύσετο παμφανόωντα.	οὐκέθ' ὁμῶς τιμῆς ἔσεαι πόλεμόν περ ἀλαλκών,
" Perrexitque ire, corporeque arma induit collucentia,	" Non tum aeque in honore eris, bellum quamvis propulsaveris."

La réponse d'Achille à Phénix est brève ; amicale au début, elle reprend vite un ton sévère ; mais elle n'est pas violente, et, si elle est encore un refus, les termes en sont atténués ; Achille ne dit plus : nous partirons demain, mais : nous délibérerons s'il faut partir. Pour mettre fin à un entretien qui lui pèse, et où il craint peut-être de faiblir, Achille fait signe à Patrocle de préparer un lit pour Phénix. C'est signifier aux ambassadeurs qu'il est temps pour eux de se retirer. L'un d'entre eux, Ajax, n'a encore rien dit. Ajax n'est point un orateur ; mais il peut avoir l'éloquence du cœur. Renouer la conversation avec l'intraitable, il ne le veut point d'abord ; c'est à Ulysse qu'il s'adresse ; une fois échauffé, il se tournera malgré lui vers Achille, et il lui dira son fait.

PAROLES D'AJAX ET REPONSE D'ACHILLE. (IX, 624-615).

« Fils de Laërte, race de Zeus, ingénieux Ulysse, partons. Ce n'est pas aujourd'hui, je crois, que nos paroles obtiendront un résultat. Il faut, sans tarder, rapporter aux Danaens notre message, bien qu'il ne soit point agréable; ils ont pris place déjà, j'imagine, pour nous attendre. Quant à Achille, il a voulu que son grand cœur, en sa poitrine, se fît sauvage. Malheur à lui, qui n'a cure de l'attachement de ses camarades, qui oublie que près des vaisseaux nous l'honorions plus que tous les autres. L'impitoyable ! Un autre, du meurtrier de son frère ou du meurtrier de son enfant, accepte, pour le meurtre; une compensation ; et le meurtrier demeure en son pays quand il a payé la forte rançon, tandis que, lui, contient son cœur et son âme virile, quand il a reçu la compensation. Mais pour toi, point de fin à la mauvaise rancune que les dieux ont mise en ta poitrine, à cause d'une femme, sans plus. Et voici que nous t'en offrons sept choisies parmi les plus belles, et beaucoup d'autres choses avec elles. Rends donc ton cœur indulgent, et respecte ton toit ; nous sommes tes hôtes, nous représentons les Danaens, et nous prétendons t'être plus attachés qu'à tout autre, plus chers qu'aucun des Achéens. » Achille aux pieds légers lui répondit : « Ajax, race de Zeus, fils de Télamon, bon capitaine, tout ce que tu as dit m'a semblé juste.

'διογενὲς Λαερτιάδη πολυμήχαν' Ὀδυσσεῦ
" Nobilissime Laërtiade, solertia-pollens Ulysse,
ἴομεν: οὐ γάρ μοι δοκέει μύθοιο τελευτὴ
" Abeamus; non enim mihi videtur sermonis nostri exitus
τῇδέ γ' ὁδῷ κρανέεσθαι: ἀπαγγεῖλαι δὲ τάχιστα
" Hac quidem via perficiendus ; renunciare autem citissime
χρὴ μῦθον Δαναοῖσι καὶ οὐκ ἀγαθόν περ ἐόντα
" Oportet responsum Danais, etiamsi non laetum sit,
οἵ που νῦν ἕαται ποτιδέγμενοι. αὐτάρ Ἀχιλλεὺς
" Qui utique nunc sedent expectantes; sed Achilles
ἄγριον ἐν στήθεσσι θέτο μεγαλήτορα θυμὸν
" Trucem in pectoribus reposuit superbum animum,
σχέτλιος, οὐδὲ μετατρέπεται φιλότητος ἑταίρων
" Durus, neque rationem-habet amicitiae sodalium,
τῆς ᾗ μιν παρὰ νηυσὶν ἐτίομεν ἔξοχον ἄλλων
" Illius, qua eum apud naves honorabamus supra caeteros ;
νηλής: καὶ μέν τίς τε κασιγνήτοιο φονῆος
" Immisericors: Atqui aliquis etiam pro fratris caede
ποινὴν ἢ οὗ παιδὸς ἐδέξατο τεθνηῶτος:
" Pretium, vel pro suo filio accepit occiso:
καί ῥ' ὃ μὲν ἐν δήμῳ μένει αὐτοῦ πόλλ' ἀποτίσας, [persolutis,
" Et is quidem qui interfecerit, in sua civitate manet ibi, multis
τοῦ δέ τ' ἐρητύεται κραδίη καὶ θυμὸς ἀγήνωρ
" Et alterius sedatur cor et animus elatus,
ποινὴν δεξαμένῳ: σοὶ δ' ἄληκτόν τε κακόν τε
" Pretio accepto : tibi vero, o Achille, implacabilemque durumque
θυμὸν ἐνὶ στήθεσσι θεοὶ θέσαν εἵνεκα κούρης
" Animum in pectoribus dii posuerunt, graria puellae
οἴης: νῦν δέ τοι ἑπτὰ παρίσχομεν ἔξοχ' ἀρίστας,
" Unius: nunc vero tibi septem praebemus eximie praestantissimas,
ἄλλά τε πόλλ' ἐπὶ τῇσι: σὺ δ' ἵλαον ἔνθεο θυμόν,
" Aliaque multa praeter has: Tu vero propitium indue tibi animiun:
αἴδεσσαι δὲ μέλαθρον: ὑπωρόφιοι δέ τοί εἰμεν
" Reverere etiam tuam domum: sub tecto enim tuo sumus
πληθύος ἐκ Δαναῶν, μέμαμεν δέ τοι ἔξοχον ἄλλων
" Ex coetu Danaorum, studemusque tibi supra alios
κήδιστοί τ' ἔμεναι καὶ φίλτατοι ὅσσοι Ἀχαιοί.
" Carissimique esse et amicissimi omnium, quotquot sunt Achivi."
τὸν δ' ἀπαμειβόμενος προσέφη πόδας ὠκὺς Ἀχιλλεύς:
Hunc autem respondens allocutus est pedibus velox Achilles;
'Αἶαν διογενὲς Τελαμώνιε κοίρανε λαῶν
" Ajax nobilissime, Telamonie, princeps populorum,
πάντά τί μοι κατὰ θυμὸν ἐείσαο μυθήσασθαι:
" Omnia quodammodo mihi ex animo visus es dixisse :

Mais mon cœur se gonfle de colère, quand je pense à eux, quand je me souviens du traitement dégradant qu'Agamemnon m'a infligé devant les Argiens, quand je pense que l'Atride a agi envers moi comme envers un émigré qui ne compte pas. Cependant, vous, allez et communiquez votre message : je ne songerai pas à la guerre sanglante, avant que le fils du sage Priam, le divin Hector, soit arrivé jusqu'aux tentes et aux vaisseaux des Myrmidons, en massacrant les Argiens, et qu'il ait mis le feu à la flotte. Mais devant ma tente et mon vaisseau noir, je crois qu'Hector fera halte, si ardent qu'il soit au combat.»

ἀλλά μοι οἰδάνεται κραδίη χόλῳ ὁππότε κείνων " Sed mihi tumet cor ira, quoties illius μνήσομαι ὥς μ' ἀσύφηλον ἐν Ἀργείοισιν ἔρεξεν " Recordor, qui me inhonoruin inter Argivos fecit Ἀτρεΐδης ὡς εἴ τιν' ἀτίμητον μετανάστην. " Atrides, tanquam aliquem contemptibilem inquilinum. ἀλλ' ὑμεῖς ἔρχεσθε καὶ ἀγγελίην ἀπόφασθε: " Sed vos abite, et nuncium renunciate: οὐ γὰρ πρὶν πολέμοιο μεδήσομαι αἱματόεντος " Non enim ante de pugna cogitabo sanguinolenta, πρίν γ' υἱὸν Πριάμοιο δαΐφρονος Ἕκτορα δῖον " Quam filius Priami bellicosi, Hector nobilis,	Μυρμιδόνων ἐπί τε κλισίας καὶ νῆας ἱκέσθαι "' Myrmidonum ad tentoriaque et naves venerit. κτείνοντ' Ἀργείους, κατά τε σμῦξαι πυρὶ νῆας. " Interficiens Argivos, incendatque igne naves. ἀμφὶ δέ τοι τῇ ἐμῇ κλισίῃ καὶ νηῒ μελαίνῃ " Circa vero meum tentorium et navem nigram, Ἕκτορα καὶ μεμαῶτα μάχης σχήσεσθαι ὀΐω. ὣς ἔφαθ', " Hectorem, quantumvis ardentem, a pugna destiturum puto." οἳ δὲ ἕκαστος ἑλὼν δέπας ἀμφικύπελλον Sic dixit: Illi vero unusquisque, accepto poculo duplice-rotundo, σπείσαντες παρὰ νῆας ἴσαν πάλιν: ἦρχε δ' Ὀδυσσεύς. Libatione facta, ad naves redierunt : praeibat autem Ulysses.

Les ambassadeurs s'en retournent, tandis que Patrocle achève le lit de Phénix, qu'ensuite Achille se couche, avec la belle Diomédé à son côté, et Patrocle lui-même, auprès de la belle Iphis. Quand ils sont rentrés au camp achéen, on s'empresse auprès d'eux ; Agamemnon les interroge ; Ulysse rend compte de sa mission, et le refus d'Achille accable les Achéens. Seul Diomède, avec sa fierté ordinaire, exprime le regret qu'on se soit exposé, par une démarche humiliante, à ce refus prévu, et déclare qu'on saura se passer d'Achille. Le neuvième chant, dont on vient de voir l'intérêt et la beauté, se rattache sans difficulté à la partie de l'Iliade qui le précède. Mais il est, semble-t-il, inconnu de la Patroclie. Le discours d'Achille au chant XVI (49-100) n'est guère compatible avec l'idée que satisfaction lui a été déjà offerte. On peut hésiter à tirer cette conclusion du vers 72 où le héros dit : « Si le seigneur Agamemnon avait de bons sentiments pour moi » ; car l'Agamemnon du livre IX a bien consenti à donner à Achille des compensations, mais en exigeant assez sèchement qu'il se soumette. Elle ressort clairement des vers 83-86, où Achille défend à Patrocle de pousser trop loin sa victoire ; « afin que tu m'obtiennes grandement honneur et gloire — de tous les Danaens, qu'ils me restituent la très belle jeune fille, — et me donnent des présents magnifiques ». Dans un chant antérieur à la Patroclie (le XIe), est-il déjà vraisemblable qu'Achille s'exprime ainsi, quand il voit les Achéens en déroute ; « Maintenant, je crois que les Achéens viendront se jeter à mes genoux, pour me supplier ? » Il devrait, semble-t-il, dire de nouveau et non maintenant, si cet Achille avait déjà reçu l'ambassade. Il y a donc de bonnes raisons de croire que le chant IX n'est pas un des éléments primitifs du poème, et la contradiction que nous venons de rencontrer est une des raisons les plus fortes de mettre en doute l'unité originelle de l'Iliade. Nous avons laissé entendre de plus que l'analyse minutieuse de ce chant permet de penser qu'il n'a pas pris du premier coup la forme où nous le lisons. Le rôle de Phénix, si considérable dans notre texte, peut être une addition à un premier récit plus simple. En effet ni Aristarque, ni les unitaires les plus récents n'ont réussi à donner une explication satisfaisante de ce duel que le poète emploie aux vers 183-185, quand les ambassadeurs se mettent en route, et, quand ils arrivent à la tente d'Achille. Ce duel, conservé soit par négligence, soit par respect pour un morceau justement célèbre, nous reporte sans doute à un moment, où l'ambassade, qui, même ensuite, ne compta comme membres officiels qu'Ajax et Ulysse, se réduisait absolument à eux deux, sans le concours bénévole de Phénix. On a cru pouvoir signaler aussi, soit au point de vue des légendes et des mœurs, soit au point de vue de la langue, dans ce chant comme dans le suivant, certaines particularités qui indiqueraient une origine récente, une affinité avec l'Odyssée. L'interprétation en est délicate. L'exactitude des relevés, ou la signification des faits qu'ils contiennent, ont été contestées ; ce sont là des questions qui ne peuvent être débattues que dans un commentaire détaillé, et qu'il suffit d'indiquer. Mais, si le chant IX a pu subir des remaniements, il a, dans sa forme actuelle, son unité, et présente une gradation dramatique qui prouve que ces remaniements ont été opérés par un vrai poète. Le rôle de Phénix peut être dû à une addition, mais il est devenu indispensable. Les trois réponses d'Achille à Ulysse, à Phénix, à Ajax, diffèrent par des nuances très finement marquées. Elles sont toujours un refus, mais qui se subordonne à des conditions chaque fois moins rigoureuses. Malgré son apparente inflexibilité, Achille n'est pas resté entièrement insensible aux objurgations de ceux qu'il a lui-même qualifiés d'amis très chers.

8 La Dolonie (chant X).

Le chant X est un chant épisodique, qui pourrait être supprimé, sans que l'action principale souffrît aucun dommage. Ce ne serait point une raison suffisante pour en rendre l'origine suspecte. Une scholie nous dit que «cette rhapsodie avait eu son existence indépendante, qu'elle ne faisait point partie de l'Iliade, et qu'elle avait été insérée dans le poème par Pisistrate ». Nous ignorons sur quelle autorité se fondait le scholiaste du manuscrit T, auquel nous devons cette note, et la référence à Pisistrate n'est pas de nature à la recommander beaucoup à ceux qui croient légendaire le rôle attribué à ce tyran athénien dans l'histoire de l'Iliade. D'autre part, les caractères intrinsèques du chant nous inclinent à croire que la tradition qu'il a recueillie n'était pas sans fondement. La nuit tragique qui suit la défaite achéenne semble avoir été suffisamment remplie par les conseils, accompagnés de banquets, qu'Agamemnon a tenus et par l'ambassade qui se place entre eux. La Dolonie y introduit un nouvel élément d'intérêt, dont le sujet est d'ailleurs assez heureusement choisi. Les chefs achéens ont fini par prendre un repos bien gagné, sauf Agamemnon, qui veille, le cœur soucieux. Dans son inquiétude, il va réveiller Nestor, en compagnie de Ménélas, également tourmenté, et qu'il rencontre sur son chemin. Ménélas va pour sa part réveiller Ajax et Idoménée. Quand Agamemnon a trouvé Nestor, il lui propose de venir avec lui inspecter ces sentinelles, qui, sur la proposition du roi des Pyliens, et sans doute en vue de préparer la Dolonie, ont été placées aux abords du fossé. Nestor conseille de réunir auparavant les chefs. Il va lui-même appeler Ulysse. L'inspection des grand-gardes a lieu ensuite ; elle est rassurante. Ces préliminaires sont contés bien longuement ; ils sont suivis d'une nouvelle séance du conseil, qu'aucune raison grave n'a provoquée. Nestor y fait la proposition de donner à qui l'acceptera la mission de surprendre le plan des Troyens pour le lendemain, soit en capturant l'un d'entre eux, soit de quelque autre manière. Diomède s'offre le premier, mais demande un compagnon. Entre ceux qui se présentent, en grand nombre, il fait choix d'Ulysse, l'homme habile, qui complétera le mieux le vaillant qu'il est lui-même. Les deux héros se mettent en route dans les ténèbres, et pour leur faire sentir qu'elle les protégera, Athéné leur envoie un présage, l'envol d'un héron au bord du chemin, d'un héron qu'ils ne voient pas, mais dont ils entendent le cri. Pendant ce temps, Hector réunit une assemblée des Troyens, et, mû par la même pensée que Nestor, propose d'envoyer un espion examiner les dispositions des Achéens.

L'ESPION DOLON. (X, 314-470).

Il y avait, parmi les Troyens, un certain Dolon, fils d'Eumédés, qui exerçait la fonction sacrée de héraut. Dolon possédait beaucoup d'or et beaucoup d'airain ; il avait vilaine mine, mais il était agile. Il était seul garçon, parmi cinq sœurs. Il se leva alors, dans l'assemblée des Troyens, et il dit à Hector : « Hector, mon cœur et mon âme vaillante me poussent à aller près des vaisseaux rapides et à faire l'enquête. Mais lève ton sceptre, pour me jurer que tu me donneras les chevaux et le char brillant d'airain, qui portent le fils sans reproche de Pélée, et tu ne trouveras pas en moi un informateur inutile, indigne de gloire. Car je pénétrerai dans le camp, jusqu'à ce que j'arrive au navire d'Agamemnon, où les chefs doivent tenir conseil, sur la fuite ou la résistance. » Il dit ; Hector prit en mains le sceptre, et il lui fit ce serment : « Que Zeus lui-même le sache, l'époux d'Héré qui fait retentir le tonnerre, pas un autre Troyen ne montera sur ces chevaux, mais j'affirme sans réserve qu'ils seront toujours ton orgueil. » Il dit, et confirma, sa promesse par un serment qui devait rester vain ; il remplit ainsi Dolon d'ardeur. Dolon aussitôt jeta sur ses épaules son arc recourbé; il se revêtit, par-dessus sa tunique, de la peau d'un loup gris, et mit sur sa tête un bonnet de blaireau ; il prit un javelot pointu,

ἦν δέ τις ἐν Τρώεσσι Δόλων Εὐμήδεος υἱὸς	τόφρα γὰρ ἐς στρατὸν εἶμι διαμπερὲς ὄφρ' ἂν ἵκωμαι
Erat autem quidam inter Trojanos Dolon, Eumedis filius,	" Eousque enim in castra penetrabo, donec venero
κήρυκος θείοιο πολύχρυσος πολύχαλκος,	νῆ' Ἀγαμεμνονέην, ὅθι που μέλλουσιν ἄριστοι
Prasconis divini, dives-auri, dives-aeris;	" Ad navem Agamemnoniam, ubi fortasse erunt principes
ὃς δή τοι εἶδος μὲν ἔην κακός, ἀλλὰ ποδώκης·	βουλὰς βουλεύειν ἢ φευγέμεν ἠὲ μάχεσθαι.
Qui specie quidem erat turpis, sed pedibus-velox;	" Consilia agitantes, vel fugiendi, vel pugnandi."
αὐτὰρ ὁ μοῦνος ἔην μετὰ πέντε κασιγνήτῃσιν.	ὣς φάθ', ὁ δ' ἐν χερσὶ σκῆπτρον λάβε καί οἱ ὄμοσσεν·
Atque is solus erat inter quinque sorores:	Sic dixit: Ille vero in manibus sceptrum posuit, et ei juravit;
ὅς ῥα τότε Τρωσίν τε καὶ Ἕκτορι μῦθον ἔειπεν·	ἴστω νῦν Ζεὺς αὐτὸς ἐρίγδουπος πόσις Ἥρης
Qui utique tunc Trojanisque et Hectori dixit adstans;	" Sciat nunc Jupiter ipse, altitonans maritus Junonis,
Ἕκτορ ἔμ' ὀτρύνει κραδίη καὶ θυμὸς ἀγήνωρ	μὴ μὲν τοῖς ἵπποισιν ἀνὴρ ἐποχήσεται ἄλλος
" Hector, me impellit cor et animus fortis	" Non sane istis equis vir vehetur alius
νηῶν ὠκυπόρων σχεδὸν ἐλθέμεν ἔκ τε πυθέσθαι.	Τρώων, ἀλλά σέ φημι διαμπερὲς ἀγλαϊεῖσθαι.
" Ad naves veloces prope accedere, atque cognoscere.	" Trojanorum : sed te assevero perpetuo iis gavisurum."
ἀλλ' ἄγε μοι τὸ σκῆπτρον ἀνάσχεο, καί μοι ὄμοσσον	ὣς φάτο καί ῥ' ἐπίορκον ἐπώμοσε, τὸν δ' ὀρόθυνεν·
" Verum age, mihi sceptrum attolle, et mihi jura;	Sic dixit, et sane perjurium juravit : eum tamen incitavit.
ἦ μὲν τοὺς ἵππους τε καὶ ἅρματα ποικίλα χαλκῷ	αὐτίκα δ' ἀμφ' ὤμοισιν ἐβάλλετο καμπύλα τόξα,
" Certe ipsos equosque, et currus varios aere,	Protinus vero ille circa humeros posuit curvos arcus:
δωσέμεν, οἳ φορέουσιν ἀμύμονα Πηλεΐωνα,	ἕσσατο δ' ἔκτοσθεν ῥινὸν πολιοῖο λύκοιο,
" Daturum, qui ferunt eximium Pelidem:	Induitque exterius pellem cani lupi,
σοὶ δ' ἐγὼ οὐχ ἅλιος σκοπὸς ἔσσομαι οὐδ' ἀπὸ δόξης· [opinionem:	κρατὶ δ' ἐπὶ κτιδέην κυνέην, ἕλε δ' ὀξὺν ἄκοντα, [jaculum:
" Tibi autem ego non vanus speculator ero, neque tuam de me frustrabor	Capitique imposuit viverrae-pelle-munitam galeam; cepitque acutum

et il partit du bivouac, allant vers les vaisseaux. Mais il ne devait pas arriver jusqu'aux navires ni rapporter son message à Hector. Lors donc qu'il eut quitté la troupe des hommes et des chevaux, il chemina sur la route, plein d'ardeur. Son approche fut remarquée par Ulysse, race de Zeus, et Ulysse dit à Diomède ; « Voici un homme, Diomède, un homme qui vient du camp, je ne sais pourquoi, soit pour espionner nos vaisseaux, soit pour dépouiller un des morts trépasses. Mais laissons-le d'abord aller et s'avancer un peu dans la plaine ; ensuite, nous sauterons sur lui et nous en emparerons prestement. S'il est assez agile pour nous gagner de vitesse, toujours vers nos vaisseaux, loin du bivouac, poussons-le, rabattons-le l'épée en main, pour qu'il ne s'échappe pas vers la ville.» Quand ils eurent ainsi parlé, à l'écart du chemin, parmi les cadavres, ils se couchèrent. Vite il les dépassa, l'insensé ! Mais quand il fut à une distance égale au sillon que tracent les mulets (car les bœufs valent mieux pour tirer, dans la jachère, la charrue bien ajustée), tous deux coururent après lui ; il s'arrêta, en entendant le bruit. Il espérait en son cœur que c'étaient des Troyens, qui venaient le rappeler, sur l'ordre d'Hector. Mais quand ils ne furent plus qu'à la distance d'une lance, ou même moins,

βῆ δ' ἰέναι προτὶ νῆας ἀπὸ στρατοῦ· οὐδ' ἄρ' ἔμελλεν	αἰεί μιν ἐπὶ νῆας ἀπὸ στρατόφι προτιειλεῖν
Perrexitque ire ad naves ab exercitu: neque erat	" Semper ipsum naves versus a castris compelle
ἐλθὼν ἐκ νηῶν ἄψ Ἕκτορι μῦθον ἀποίσειν.	ἔγχει ἐπαΐσσων, μή πως προτὶ ἄστυ ἀλύξηι.
Venturus a navibus retro, ut Hectori nuncium referret.	" Hasta impetens, ne forte urbem versus effugiat."
ἀλλ' ὅτε δή ῥ' ἵππων τε καὶ ἀνδρῶν κάλλιφ' ὅμιλον,	ὣς ἄρα φωνήσαντε παρὲξ ὁδοῦ ἐν νεκύεσσι
Quum autem jam equorumque et virorum reliquit coetum,	Sic itaque loquuti, extra viam inter cadavera
βῆ ῥ' ἀν' ὁδὸν μεμαώς· τὸν δὲ φράσατο προσιόντα	κλινθήτην· ὁ δ' ἄρ' ὦκα παρέδραμεν ἀφραδίηισιν.
Ibat per viam acer: Hunc autem animadvertit accedentem	Reclinati sunt : ille vero celeriter praetercurrit prae imprudentia.
διογενὴς Ὀδυσεύς, Διομήδεα δὲ προσέειπεν·	ἀλλ' ὅτε δή ῥ' ἀπέην ὅσσόν τ' ἐπὶ οὖρα πέλονται
Nobilis Ulysses, Diomedemque allocutus est ;	Sed cum jam abesset, quantum sulci sunt
οὗτός τις Διόμηδες ἀπὸ στρατοῦ ἔρχεται ἀνήρ,	ἡμιόνων· αἱ γάρ τε βοῶν προφερέστεραί εἰσιν
" Iste sane, o Diomedes, a castris venit vir,	Mularum ; (hae enim bobus praestantiores sunt
οὐκ οἶδ' ἢ νήεσσιν ἐπίσκοπος ἡμετέρηισιν,	ἑλκέμεναι νειοῖο βαθείης πηκτὸν ἄροτρον·
" Haud scio an navibus explorator nostris;	Ad trahendum in novali alto compactile aratrum :)
ἦ τινα συλήσων νεκύων κατατεθνηώτων.	τὼ μὲν ἐπεδραμέτην, ὁ δ' ἄρ' ἔστη δοῦπον ἀκούσας.
" An aliquod spoliaturus cadaverum mortuorum.	Illi quidem accurrebant: hic vero constitit strepitu audito.
ἀλλ' ἐῶμέν μιν πρῶτα παρεξελθεῖν πεδίοιο	ἔλπετο γὰρ κατὰ θυμὸν ἀποστρέψοντας ἑταίρους
" Verum sinamus ipsum primum praeterire nos per campum	Sperabat enim animo, qui se revocarent socios
τυτθόν· ἔπειτα δέ κ' αὐτὸν ἐπαΐξαντες ἕλοιμεν	ἐκ Τρώων ἰέναι πάλιν Ἕκτορος ὀτρύναντος.
" Paululum: deinde vero ipsum insequentes capiamus	Ex Trojanis venire, rursus Hectore jubente.
καρπαλίμως· εἰ δ' ἄμμε παραφθαίησι πόδεσσιν,	ἀλλ' ὅτε δή ῥ' ἄπεσαν δουρηνεκὲς ἢ καὶ ἔλασσον,
" Celeriter : sin nos praeverterit pedibus,	Sed quando jam aberant hastae-jactum, vel etiam minus,

il reconnut des ennemis, et il mit en mouvement ses genoux pour la fuite. Eux, de leur côté, s'élancèrent à sa poursuite. Comme deux chiens aux dents aiguës, bons chasseurs, fondent, d'une allure que rien n'arrête, sur une biche ou un lièvre, dans un lieu boisé, tandis que la bête fuit en bêlant, ainsi le fils de Tydée et Ulysse, le saccageur de villes , l'ayant coupé de l'armée, le poursuivaient d'une allure ininterrompue. Mais quand il fut près d'entrer en contact avec les sentinelles, dans sa fuite vers les vaisseaux, alors Athéné jeta l'audace au cœur du fils de Tydée, pour qu'aucun des Achéens vêtus d'airain, ne le devançât dans son désir de l'atteindre, et que Diomède n'arrivât pas le second. Bondissant la lance en main, le fort Diomède lui cria : « Halte-là ! ou je te frappe de ma lance et je t'assure que ma main te fera sans tarder choir dans la mort. » Il dit, et sa lance vola ; mais il fit exprès de manquer l'homme. Passant sur son épaule droite, la pointe de la lance bien polie alla se ficher dans le sol. Dolon s'arrêta, tremblant, balbutiant ; ses dents s'entre-choquaient dans sa bouche; il était vert de peur. Ils l'atteignirent, essoufflés, et leurs mains le saisirent. Il fondit en pleurs et leur dit : « Prenez-moi vivant ; et je me rachèterai, car j'ai chez moi de l'airain, de l'or et du fer précieux.

γνῶ ῥ' ἄνδρας δηΐους, λαιψηρὰ δὲ γούνατ' ἐνώμα	δουρὶ δ' ἐπαΐσσων προσέφη κρατερὸς Διομήδης·
Sensit viros hostiles, velociaque genua movit	Hasta itaque impetens allocutus est eum fortis Diomedes;
φευγέμεναι· τοὶ δ' αἶψα διώκειν ὁρμήθησαν.	ἠὲ μέν' ἠέ σε δουρὶ κιχήσομαι, οὐδέ σέ φημι
Ut fugeret: illi autem confestim insequi festinarunt.	" Vel mane, vel te hasta assequar ; neque te puto
ὡς δ' ὅτε καρχαρόδοντε δύω κύνε εἰδότε θήρης	δηρὸν ἐμῆς ἀπὸ χειρὸς ἀλύξειν αἰπὺν ὄλεθρον.
Ac veluti quum asperis dentibus duo canes, periti venationis,	" Diu mea a manu effugiturum certam mortem."
ἢ κεμάδ' ἠὲ λαγωὸν ἐπείγετον ἐμμενὲς αἰεὶ	ἦ ῥα καὶ ἔγχος ἀφῆκεν, ἑκὼν δ' ἡμάρτανε φωτός·
Aut hinnulum, aut leporem, urgent constauter semper	Dixit, et hastam emisit; volens autem aberravitab homine;
χῶρον ἀν' ὑλήενθ', ὁ δέ τε προθέῃσι μεμηκώς,	δεξιτερὸν δ' ὑπὲρ ὦμον ἐΰξου δουρὸς ἀκωκὴ
Locum per sylvosum ; ille autem praecurrit clamans;	Dexterumque supra humerum bene-politae hastae cuspis
ὣς τὸν Τυδεΐδης ἠδ' ὁ πτολίπορθος Ὀδυσσεὺς	ἐν γαίῃ ἐπάγη· ὁ δ' ἄρ' ἔστη τάρβησέν τε
Sic hunc Tydides, atque urbium-vastator Ulysses,	In terra fixa est; ille autem constitit, trepidavitque,
λαοῦ ἀποτμήξαντε διώκετον ἐμμενὲς αἰεί.	βαμβαίνων· ἄραβος δὲ διὰ στόμα γίγνετ' ὀδόντων·
A suis cum interclusissent, persequebantur constanter semper:	Crepitans dentibus (stridor utique per os fiebat dentium,)
ἀλλ' ὅτε δὴ τάχ' ἔμελλε μιγήσεσθαι φυλάκεσσι	χλωρὸς ὑπαὶ δείους· τὼ δ' ἀσθμαίνοντε κιχήτην,
Sed quando jam mox esset permixturus-se custodibus	Pallidus prae timore: ii vero anhelantes assecuti sunt;
φεύγων ἐς νῆας, τότε δὴ μένος ἔμβαλ' Ἀθήνη	χειρῶν δ' ἀψάσθην· ὁ δὲ δακρύσας ἔπος ηὔδα·
Fugiens ad naves, jam tum robur injecit Minerva	Manibusque prehenderunt : ille autem lachrymans dixit;
Τυδεΐδῃ, ἵνα μή τις Ἀχαιῶν χαλκοχιτώνων	ζωγρεῖτ', αὐτὰρ ἐγὼν ἐμὲ λύσομαι· ἔστι γὰρ ἔνδον
Tydidae; ut ne quis Achivorum aere-loricatorum	" Vivum me capite, at ego me redimam: est enim mihi intus
φθαίη ἐπευξάμενος βαλέειν, ὁ δὲ δεύτερος ἔλθοι.	χαλκός τε χρυσός τε πολύκμητός τε σίδηρος,
Prior gloriaretur vulnerasse, ipse vero secundus veniret :	" AEsque, aurumque, et artficio-multo-elaboratum ferrum :

Mon père vous en offrirait une immense rançon, s'il apprenait que je suis vivant, près des vaisseaux des Achéens.» L'astucieux Ulysse lui répliqua ; « Prends courage ; et ne pense pas à la mort. Mais tu vas me dire et m'expliquer exactement ce que voici : comment se fait-il que tu ailles ainsi, seul, vers nos vaisseaux, dans les ténèbres de la nuit, loin du bivouac, quand tous les autres mortels dorment ? Est-ce qu'Hector t'a envoyé espionner tout ce qui se passe, vers les vaisseaux creux ? ou est-ce de ton propre mouvement que tu viens ? » Dolon lui répondit alors, en tremblant de tous ses membres : « Pour mon malheur, dans ma folie, je me suis laissé pousser par Hector ; il m'a promis de me donner les chevaux aux bons sabots de l'illustre Péléide, avec son char brillant d'airain. Et il m'a dit d'aller, dans les ténèbres de la nuit, de m'approcher de l'ennemi et de tâcher de savoir si les vaisseaux légers sont bien gardés comme auparavant, ou si, déjà vaincus par nos bras, vous méditez entre vous la retraite, et ne pensez pas à vous garder de nuit, parce que vous êtes recrus de fatigue. » L'astucieux Ulysse lui répondit avec un sourire : « Ce n'est pas une mince récompense que ton cœur désirait !

τῶν κ' ὔμμιν χαρίσαιτο πατὴρ ἀπερείσι' ἄποινα	πολλῇσίν μ' ἄτῃσι παρὲκ νόον ἤγαγεν Ἕκτωρ,
" Ex his vobis donabit pater infinita-dona-ob-liberationem,	" Multo me meo cum damno, praeter voluntatem, induxit Hector ;
εἴ κεν ἐμὲ ζωὸν πεπύθοιτ' ἐπὶ νηυσὶν Ἀχαιῶν.	ὅς μοι Πηλεΐωνος ἀγαυοῦ μώνυχας ἵππους
" Si me vivum esse audiverit apud naves Achivorum."	" Qui mihi Pelidae praeclari solidos-ungulis equos
τὸν δ' ἀπαμειβόμενος προσέφη πολύμητις Ὀδυσσεύς·	δωσέμεναι κατένευσε καὶ ἅρματα ποικίλα χαλκῶι,
Hunc autem respondens allocutus est consilio-abundans Ulysses;	" Daturum annuit, et currus varios aere :
θάρσει, μηδέ τί τοι θάνατος καταθύμιος ἔστω.	ἠνώγει δέ μ' ἰόντα θοὴν διὰ νύκτα μέλαιναν
" Confide, neque omnino tibi mors obversetur animo;	" Jussit autem me euntem, celerem per noctem nigram,
ἀλλ' ἄγε μοι τόδε εἰπὲ καὶ ἀτρεκέως κατάλεξον·	ἀνδρῶν δυσμενέων σχεδὸν ἐλθέμεν, ἔκ τε πυθέσθαι
" Sed age, mihi hoc dic, et vere narra ;	" Ad hostes prope accedere, et cognoscere,
πῇ δὴ οὕτως ἐπὶ νῆας ἀπὸ στρατοῦ ἔρχεαι οἶος	ἠὲ φυλάσσονται νῆες θοαὶ ὡς τὸ πάρος περ,
" Quonam sic ad naves a castris vadis solus,	" Utrumne custodiantur naves veloces, sicut antea;
νύκτα δι' ὀρφναίην, ὅτε θ' εὕδουσι βροτοὶ ἄλλοι;	ἦ ἤδη χείρεσσιν ὑφ' ἡμετέρῃσι δαμέντες
" Noctem per tenebrosam, quando dormiunt mortales caeteri?	" An jam manibus nostris domiti,
ἤ τινα συλήσων νεκύων κατατεθνηώτων;	φύξιν βουλεύουσι μετὰ σφίσιν, οὐδ' ἐθέλουσι
" An aliquod spoliaturus cadaverum mortuorum ?	" De fuga consilium agitetis inter vos, neque velitis
ἦ σ' Ἕκτωρ προέηκε διασκοπιᾶσθαι ἕκαστα	νύκτα φυλασσέμεναι, καμάτωι ἀδηκότες αἰνῶι.
" An te Hector praemisit speculatum singula	" Noctu excubias agere, labore fatigati gravi."
νῆας ἔπι γλαφυράς; ἦ σ' αὐτὸν θυμὸς ἀνῆκε;	τὸν δ' ἐπιμειδήσας προσέφη πολύμητις Ὀδυσσεύς·
" Naves ad cavas? an te ipsum animus impulit?"	Hunc autem subridens allocutus est consiliis-abundans Ulysses;
τὸν δ' ἠμείβετ' ἔπειτα Δόλων, ὑπὸ δ' ἔτρεμε γυῖα·	ἦ ῥά νύ τοι μεγάλων δώρων ἐπεμαίετο θυμὸς
Huic autem respondit deinde Dolon, subtusque tremebant membra ;	" Sane tibi magna dona appetebat animus,

les chevaux du sage Éacide ! Sais-tu qu'ils sont malaisés à gouverner et à atteler, pour les mortels, pour tout autre du moins qu'Achille, qu'a mis au monde une mère immortelle ? Mais dis-moi et explique-moi exactement : où, en venant ici, as-tu laissé Hector, pasteur des hommes ? Où sont ses armes de guerre ? où sont ses chevaux ? Où sont les sentinelles des Troyens, et leur campement ? Que méditent-ils entre eux ? Veulent-ils demeurer ici près des vaisseaux, loin de la ville, ou y rentreront-ils, satisfaits d'avoir vaincu les Achéens ? » Dolon, fils d'Eumédés lui fit cette réponse: « Hé bien ! je vais t'expliquer tout cela exactement. Hector, au milieu de ceux qui sont de bon conseil, délibère, près du tombeau du divin Ilos, loin du tumulte. Quant aux sentinelles sur lesquelles tu m'interroges, héros, on n'en a choisi aucune pour protéger et garder le camp. Dans tout ce qu'il y a de foyers troyens allumés, ceux à qui cette tâche incombe veillent et s'exhortent mutuellement à faire bonne garde. Mais au contraire leurs illustres alliés dorment ; ils laissent aux Troyens le soin de veiller, eux, qui n'ont pas près d'eux leurs femmes et leurs enfants. » L'astucieux Ulysse lui répondit :

ἵππων Αἰακίδαο δαΐφρονος· οἳ δ' ἀλεγεινοὶ

" Equos AEacidae bellicosi : atqui hi difficiles sunt

ἀνδράσι γε θνητοῖσι δαμήμεναι ἠδ' ὀχέεσθαι

" Viris mortalibus domitu, et equitatu,

ἄλλωι γ' ἢ Ἀχιλῆϊ, τὸν ἀθανάτη τέκε μήτηρ.

" Alii utique, quam Achilli, quem immortalis peperit mater.

ἀλλ' ἄγε μοι τόδε εἰπὲ καὶ ἀτρεκέως κατάλεξον·

" Verum age mihi hoc dic, et vere narra;

ποῦ νῦν δεῦρο κιὼν λίπες Ἕκτορα ποιμένα λαῶν;

" Ubi nunc huc profectus reliquisti Hectorem, pastorem populorum?

ποῦ δέ οἱ ἔντεα κεῖται ἀρήϊα, ποῦ δέ οἱ ἵπποι;

" Ubi vero ei arma jacent Martia? ubi vero ei equi?

πῶς δαὶ τῶν ἄλλων Τρώων φυλακαί τε καὶ εὐναί;

" Quomodo item aliorum Troum excubiaeque et contubernia?

ἅσσά τε μητιόωσι μετὰ σφίσιν, ἢ μεμάασιν

" Quaeque consultent inter se, narra; utrumne in animo habeant

αὖθι μένειν παρὰ νηυσὶν ἀπόπροθεν, ἦε πόλιν δὲ

" Illic manere secus naves procul, an ad urbem

ἂψ ἀναχωρήσουσιν, ἐπεὶ δαμάσαντό γ' Ἀχαιούς.

" Redituri sint, quandoquidem domuerunt scilicet Achivos."

τὸν δ' αὖτε προσέειπε Δόλων Εὐμήδεος υἱός·

Hunc autem rursus allocutus est Dolon, Eumedis filius;

τοὶ γὰρ ἐγώ τοι ταῦτα μάλ' ἀτρεκέως καταλέξω.

" Atqui ego tibi haec valde vere narrabo;

Ἕκτωρ μὲν μετὰ τοῖσιν, ὅσοι βουληφόροι εἰσί,

" Hector quidem inter eos qui consiliarii sunt,

βουλὰς βουλεύει θείου παρὰ σήματι Ἴλου

" Consilia agitat, divini ad sepulchrum Illi,

νόσφιν ἀπὸ φλοίσβου· φυλακὰς δ' ἃς εἴρεαι ἥρως

" Seorsum a strepitu: excubias vero quas quaeris, heros,

οὔ τις κεκριμένη ῥύεται στρατὸν οὐδὲ φυλάσσει.

" Nullae certae tuentur castra, neque custodiunt.

ὅσσαι μὲν Τρώων πυρὸς ἐσχάραι, οἷσιν ἀνάγκη

" Quotquot enim Trojanorum ignis sunt foci, quibus necesse,

οἳ δ' ἐγρηγόρθασι φυλασσέμεναί τε κέλονται

" Hi utique vigilant, excubiasque agere hortantur

ἀλλήλοις· ἀτὰρ αὖτε πολύκλητοι ἐπίκουροι

" Inter-se: at contra e-multis-locis convocati socii

εὕδουσι· Τρωσὶν γὰρ ἐπιτραπέουσι φυλάσσειν·

" Dormiunt; Trojanis enim permittunt custodias;

οὐ γάρ σφιν παῖδες σχεδὸν εἵαται οὐδὲ γυναῖκες.

" Non enim ipsis liberi prope sedent, neque uxores."

τὸν δ' ἀπαμειβόμενος προσέφη πολύμητις Ὀδυσσεύς·

Hunc autem respondens allocutus est consiliis-abundans Ulysses ;

« Comment dorment-ils maintenant ? Sont-ils mêlés aux bons écuyers Troyens, ou sont-ils à part ? Précise-moi cela ; que je le sache bien. » Dolon, fils d'Eumédés, lui fit cette réponse : « Je vais t'expliquer tout cela très exactement. Du côté de la mer sont les Cariens et les Péoniens à l'arc recourbé ; avec les Lélèges, les Cariens, et les divins Pélasges ; le côté de Thymbrée est échu aux Syriens, et aux nobles Mysiens ; aux Phrygiens, qui combattent à cheval et aux Méoniens qui ont sur leur casque une crinière. Mais pourquoi me demandez-vous ainsi tous ces détails ? Si vous avez envie de vous glisser dans la masse des Troyens, il y a ici les Thraces qui viennent d'arriver ; ils sont les derniers de tous, et il y a parmi eux Rhésos, leur roi, fils d'Eionées. Il a les plus beaux et les plus grands chevaux que j'aie jamais vus ; ils sont plus blancs que la neige, et courent comme le vent. Son char est bien garni d'or et d'argent ; il est venu avec des armes d'or, gigantesques, merveilleuses. Il semble qu'elles ne soient pas faites pour des hommes, mais pour des dieux immortels. Maintenant, menez-moi à vos navires, coureurs rapides de la mer, ou attachez-moi et laissez-moi ici, dans des liens impitoyables, jusqu'à votre retour, jusqu'à ce que vous ayez contrôlé mes dires, si je vous ai dit la vérité, ou non. »

πῶς γὰρ νῦν Τρώεσσι μεμιγμένοι ἱπποδάμοισιν	ἐν δέ σφιν Ῥῆσος βασιλεὺς πάϊς Ἠϊονῆος.
" At enim quomodo nunc, Trojanis permisti equûm-domitoribus	" Inter ipsos autem Rhesus rex, filius Eionei.
εὕδουσ᾽ ἦ ἀπάνευθε; δίειπέ μοι ὄφρα δαείω.	τοῦ δὴ καλλίστους ἵππους ἴδον ἠδὲ μεγίστους·
" Dormiunt, an seorsum? expone mihi, ut sciam."	" Cujus equidem pulcherrimos equos vidi, atque maximos :
τὸν δ᾽ ἠμείβετ᾽ ἔπειτα Δόλων Εὐμήδεος υἱός·	λευκότεροι χιόνος, θείειν δ᾽ ἀνέμοισιν ὁμοῖοι·
Huic autem respondit deinde Dolon, Eumedis filius ;	" Candidiores utique sunt nive, cursu autem ventis pares.
τοὶ γὰρ ἐγὼ καὶ ταῦτα μάλ᾽ ἀτρεκέως καταλέξω.	ἅρμα δέ οἱ χρυσῷ τε καὶ ἀργύρῳ εὖ ἤσκηται·
" Ego vero tibi etiam hac valde vere narrabo :	" Currus vero ci auroque et argento scite elaboratus est :
πρὸς μὲν ἁλὸς Κᾶρες καὶ Παίονες ἀγκυλότοξοι	τεύχεα δὲ χρύσεια πελώρια θαῦμα ἰδέσθαι
" Ad mare quidem Cares et Paeones curvis-arcubus-armati,	" Arma autem aurea, suspicienda, mirabile visu,
καὶ Λέλεγες καὶ Καύκωνες δῖοί τε Πελασγοί,	ἤλυθ᾽ ἔχων· τὰ μὲν οὔ τι καταθνητοῖσιν ἔοικεν
" Et Leleges, et Caucones, nobilesque Pelasgi :	" Venit habens: quae quidem neutiquam mortalibus convenit
πρὸς Θύμβρης δ᾽ ἔλαχον Λύκιοι Μυσοί τ᾽ ἀγέρωχοι	ἄνδρεσσιν φορέειν, ἀλλ᾽ ἀθανάτοισι θεοῖσιν.
" Ad Thymbram vero obtinent Lycii, Mysique superbi,	" Viris ferre, sed immortalibus diis.
καὶ Φρύγες ἱππόμαχοι καὶ Μῄονες ἱπποκορυσταί.	ἀλλ᾽ ἐμὲ μὲν νῦν νηυσὶ πελάσσετον ὠκυπόροισιν,
" Et Phryges equûm-domitores, et Maeones bellatores-equestres.	" At me nunc quidem navibus admovete velocibus,
ἀλλὰ τί ἢ ἐμὲ ταῦτα διεξερέεσθε ἕκαστα;	ἠέ με δήσαντες λίπετ᾽ αὐτόθι νηλέϊ δεσμῷ,
" Sed cur me haec percontammi singula ?	" Aut me ligatum relinquite hic rigido in vinculo,
εἰ γὰρ δὴ μέματον Τρώων καταδῦναι ὅμιλον	ὄφρά κεν ἔλθητον καὶ πειρηθῆτον ἐμεῖο
" Si enim jam cupitis Trojanorum penetrare in castra,	" Donec redieritis, et experti fueritis de me,
Θρήϊκες οἶδ᾽ ἀπάνευθε νεήλυδες ἔσχατοι ἄλλων·	ἠὲ κατ᾽ αἶσαν ἔειπον ἐν ὑμῖν, ἦε καὶ οὐκί.
" Thraces hi seorsum sunt novi-advenae, extremi omnium :	" Utrum secundum veritatem dixerim vobis, an etiam secus."

Diomède, en le regardant en dessous, lui fit cette réplique : « Ne t'imagine pas, Dolon, nous échapper. Tu nous as, il est vrai, bien renseignés, après être tombé en nos mains. Mais si nous te laissons te racheter ou partir, tu reviendras un jour vers les vaisseaux légers des Achéens ou nous espionner, ou nous combattre en face. Si, au contraire, ma main ne t'épargne pas et t'enlève la vie, tu ne risqueras plus de faire aucun mal aux Argiens. » Il dit, et tandis que Dolon voulait prendre son menton à pleine main pour le supplier, il bondit et poussa au milieu de sa nuque, la pointe de son glaive; il lui coupa les deux muscles du cou ; Dolon poussa un cri, et tomba le front dans la poussière. Ils enlevèrent de sa tête le bonnet de blaireau, prirent la peau de loup, son arc flexible et sa grande lance. Et le divin Ulysse les offrit, les mains levées, à Athéné, déesse du butin, en lui adressant cette prière : «Accepte, Déesse, cette offrande ! A toi, la première sur l'Olympe, entre tous les immortels, ira notre prière. Maintenant guide-nous encore vers les chevaux et le campement des gens de Thrace. » Il dit, et les soulevant bien haut, il plaça les dépouilles sur un tamaris.

τὸν δ' ἄρ' ὑπόδρα ἰδὼν προσέφη κρατερὸς Διομήδης·	φθεγγομένου δ' ἄρα τοῦ γε κάρη κονίῃσιν ἐμίχθη.
Illum autem torve intuens allocutus est fortis Diomedes ;	Loquentisque adeo illius caput pulveribus mistum est.
μὴ δή μοι φύξίν γε Δόλων ἐμβάλλεο θυμῶι·	τοῦ δ' ἀπὸ μὲν κτιδέην κυνέην κεφαλῆφιν ἕλοντο
" Ne, quaeso, mihi effugium, Dolon, meditere animo,	Ejus autem viverrae-pelle-munitam galeam a capite detraxerunt
ἐσθλά περ ἀγγείλας, ἐπεὶ ἵκεο χεῖρας ἐς ἁμάς.	καὶ λυκέην καὶ τόξα παλίντονα καὶ δόρυ μακρόν·
" Bona quamvis nunciasti, quum venisti manus in nostras:	Et pellem-lupinam, et arcus resilientes, et hastam longam:
εἰ μὲν γάρ κέ σε νῦν ἀπολύσομεν ἠὲ μεθῶμεν,	καὶ τά γ' Ἀθηναίηι ληΐτιδι δῖος Ὀδυσσεὺς
" Si enim te nunc pretio-accepto-liberaverimus, aut dimiserimus,	Et haec quidem Minervae praedatrici nobilis Ulysses
ἦ τε καὶ ὕστερον εἶσθα θοὰς ἐπὶ νῆας Ἀχαιῶν	ὑψόσ' ἀνέσχεθε χειρὶ καὶ εὐχόμενος ἔπος ηὔδα·
" Certe et posthac venies celeres ad Haves Achivorum,	In altum sustulit manu, et precans verbum dixit;
ἠὲ διοπτεύσων ἢ ἐναντίβιον πολεμίξων·	χαῖρε θεὰ τοῖσδεσσι· σὲ γὰρ πρώτην ἐν Ὀλύμπωι
" Aut speculaturus, aut aperte pugnans:	" Gaude, dea, hisce : te enim primam in Olympo
εἰ δέ κ' ἐμῇς ὑπὸ χερσὶ δαμεὶς ἀπὸ θυμὸν ὀλέσσῃς,	πάντων ἀθανάτων ἐπιδωσόμεθ'· ἀλλὰ καὶ αὖτις
" Sin autem meis manibus domitus vitam amiseris,	" Omnium immortalium invocabimus: sed et insuper
οὐκέτ' ἔπειτα σὺ πῆμά ποτ' ἔσσεαι Ἀργείοισιν.	πέμψον ἐπὶ Θρῃκῶν ἀνδρῶν ἵππους τε καὶ εὐνάς.
" Non amplius posthac tu nocumeutum unquam eris Argivis."	" Deduc nos ad Thracum virorum equosque et contubernia."
ἦ, καὶ ὁ μέν μιν ἔμελλε γενείου χειρὶ παχείῃ	ὣς ἄρ' ἐφώνησεν, καὶ ἀπὸ ἕθεν ὑψόσ' ἀείρας
Dixit, et ille quitlem eum erat mento manu crassa	Sic dixit, et ista a se in altum sublata
ἁψάμενος λίσσεσθαι, ὁ δ' αὐχένα μέσσον ἔλασσε	θῆκεν ἀνὰ μυρίκην· δέελον δ' ἐπὶ σῆμά τ' ἔθηκε
Prehenso supplex precaturus : is autem cervicem mediam percussit,	Posuit super myricam : conspicuumque signum apposuit,
φασγάνωι ἀΐξας, ἀπὸ δ' ἄμφω κέρσε τένοντε·	συμμάρψας δόνακας μυρίκης τ' ἐριθηλέας ὄζους,
Ense insurgens, et ambos incidit nervos:	Convellens arundines, myricaeque late-frondentes ramos;

L'épisode est intéressant. On a cru voir dans les particularités de l'armement (bonnets et manteaux de peaux de bête), une confirmation de son origine récente. Peut-être la situation (expédition nocturne) suffirait-elle à les expliquer, comme elle rend moins surprenant le fait qu'après avoir massacré Rhésos, Ulysse et Ajax s'enfuient montés sur les chevaux de leur victime, alors que les poèmes homériques ignorent partout ailleurs l'équitation et que les chevaux n'y sont employés qu'à mener les chars. Mais il faut noter aussi qu'Athéné y apparaît comme protectrice d'Ulysse, un peu comme dans l'Odyssée, bien que moins nettement, et que Rhésos et ses Thraces ne sont l'objet d'aucune mention ni allusion dans aucune autre partie du poème.

Iliade, Liv. X. 19.

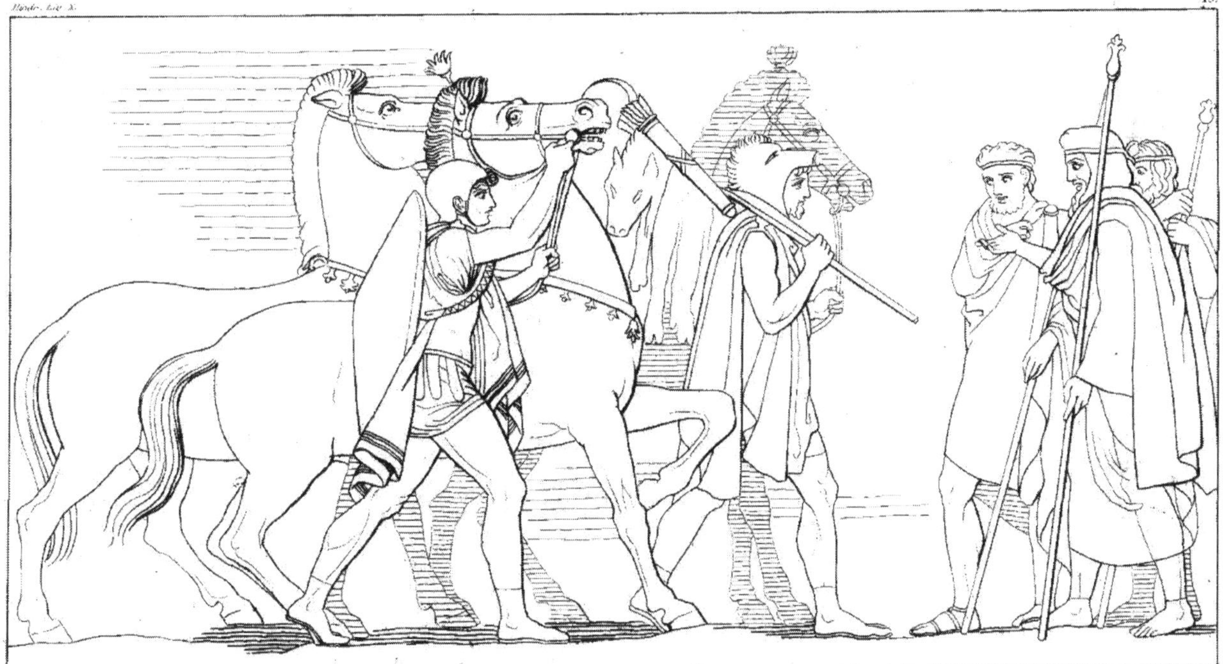

Flaxman inv. Diomède. Ulysse. Reveil sc.

Ulysse et Diomède, après avoir tué Rhésus, ramènent au camp des Grecs les chevaux qu'ils lui ont pris.

9 La troisième bataille (chant XI).

Toute la partie de l'Iliade que nous venons d'étudier, depuis le chant II, est d'une richesse et d'une variété incomparables. Mais, si l'on en examine la relation avec les autres parties du poème, on constate que celle-ci ne va point sans difficultés. La première bataille, avec son résultat indécis, répond mal au dessein annoncé par Zeus dans le chant Ier, et qu'il a commencé à exécuter au chant II, par l'envoi du songe. La seconde amène bien cette défaite complète des Achéens que la promesse à Thétis nous faisait attendre, mais le chant VIII, qui la raconte, semble avoir été composé pour servir d'introduction à l'Ambassade, qui, elle-même, semble ignorée du chant XI et de la Patroclie. Le chant X, la Dolonie, est purement épisodique. Au contraire, quand nous arrivons au chant XI, nous nous trouvons en présence d'un récit qui peut paraître donner une suite assez logique au Ier et au IIe chants, si on l'y rejoint directement, à la condition qu'on admette que le début en a été remanié pour être mis en harmonie avec les chants III-X, quand ils eurent été intercalés entre deux éléments primitivement consécutifs. De plus, par la clarté de la composition, par la vigueur simple et franche, par le naturel et le mouvement dramatique, le chant XI ressemble beaucoup plus à la Querelle que les Exploits de Diomède, avec leur recherche des effets brillants et violents, ou l'Ambassade, avec sa fine psychologie et son éloquence adroite. Une des hypothèses qui ont pu séduire, pour expliquer la formation de l'Iliade, c'est celle d'un poème primitif qui aurait compris la Querelle (avec la Supplication d'Achille à Thétis, la Promesse de Zeus, le Songe), une première bataille défavorable aux Achéens (celle du chant XI), et, comme nous le verrons plus tard, une Patroclie plus simple que celle que nous lisons aujourd'hui, suivie de la Mort d'Hector. Elle est moins en faveur aujourd'hui qu'elle ne l'a été pendant assez longtemps ; elle a, comme toutes les autres, ses difficultés sur lesquelles nous ne pouvons insister ici; elle a l'avantage d'offrir à notre esprit, comme le germe de l'immense épopée qui nous a été finalement transmise, une composition logique, d'une étendue mesurée, et dont les éléments (quelques réserves faites pour la Patroclie dont la forme première se laisse malaisément dégager), présentent des caractères poétiques assez analogues. Ces éléments ont été d'ailleurs remaniés, la Patroclie beaucoup plus profondément que les autres, de manière à être adaptés à l'état définitif pris par le poème. On s'accorde de plus en plus à reconnaître que celui à qui est dû cet état ne s'est pas borné à quelques raccords composés de vers d'emprunt, et c'est ce qui rend si complexe le problème homérique, en tant qu'il a l'Iliade pour objet. Nous devinons que l'Iliade a eu sans doute une assez longue histoire ; nous entrevoyons, plutôt que nous n'apercevons clairement, quelques grandes lignes de cette évolution. Le chant porte, pour titre traditionnel, celui d'Exploits d'Agamemnon. Le chef de l'armée y est, en effet, mis au premier plan jusqu'au moment où il est blessé, et il était naturel, si notre récit suivait la Querelle, qu'Agamemnon, soucieux de sa responsabilité, se fît un point d'honneur de montrer toute la vaillance possible, dans la première bataille livrée sans le concours d'Achille. Le début a été sans doute retouché pour être raccordé à ce qui précède. L'aède qui a fait ce raccord a eu recours à l'artifice d'une intervention divine, qui n'était point indispensable. Le combat devait, de toute façon, reprendre à l'aurore, sans l'envoi d'Éris (personnification de la Discorde).

Iliade. Liv. XI. 20.

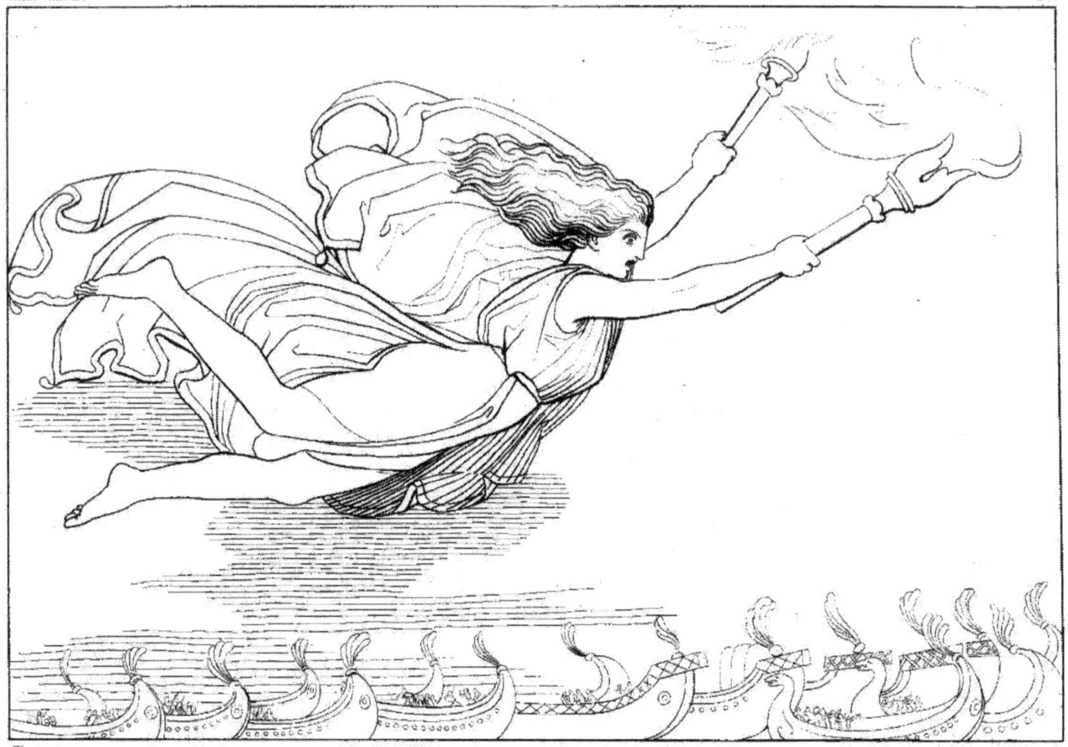

Flaxman inv. Reveil sc.

Jupiter envoie la Discorde dans les vaisseaux des Grecs.

Éris se place au milieu du camp, sur le navire d'Ulysse, et pousse un grand cri qui réveille au cœur des Achéens l'ardeur guerrière. Puis, Agamemnon revêt ses armes, que le poète décrit, particulièrement la cuirasse et le bouclier ; et Athéné, jointe à Héré, usurpant un privilège partout ailleurs réservé à Zeus, fait retentir le tonnerre en l'honneur du roi de Mycènes. Quelques vers assez obscurs montrent l'armée passant le fossé, tandis que les Troyens, se mettent eux-mêmes en marche, et que Zeus prend place pour contempler le combat, qu'il entend rendre favorable aux Troyens, malgré le mécontentement des autres dieux.

PREMIERS EXPLOITS D'AGAMEMNON. (XI, 84-122).

Tant que dura l'aurore et que la sainte lumière du jour s'accroissait, aussi longtemps les traits lancés des deux côtés portèrent, et décimèrent les combattants ; mais à l'heure où le bûcheron a coutume de préparer son repas, dans les gorges des monts, après que son bras s'est rassasié de couper les grands arbres, qu'il en a assez de sa tâche, et que son cœur se laisse aller au désir de prendre la joie du repas, jusqu'alors les Danaens, dans leur bravoure, brisèrent les phalanges troyennes de rang en rang, les bons camarades s'encourageaient. Au premier rang Agamemnon bondissait ; il atteignit d'abord Bianor, pasteur des peuples, et avec lui son féal Oïlée, bon piqueur de chevaux. Oïlée avait sauté à bas du char pour lui faire face ; au moment où il prenait son élan, droit contre lui, Agamemnon le frappa au front, de la pointe de sa lance, et le lourd casque d'airain n'arrêta pas celle-ci ; la lance passa outre, jusqu'à l'os, et la cervelle tout entière se répandit à l'intérieur. Agamemnon l'arrêta en plein élan. Puis le haut seigneur laissa là les victimes, montrant la blancheur de leur poitrine, après qu'il les eut dépouillées de leur tunique. Et il alla massacrer Ilos et Antiphos,

ὄφρα μὲν ἠὼς ἦν καὶ ἀέξετο ἱερὸν ἦμαρ,	αὐτόν, ἔπειτα δ' ἑταῖρον Ὀϊλῆα πλήξιππον.
Ac quamdiu quidem tempus matutinum erat et crescebat sacra dies,	Ipsum, deinde vero et socium Oileum agitatorem-equorum.
τόφρα μάλ' ἀμφοτέρων βέλε' ἥπτετο, πῖπτε δὲ λαός·	ἤτοι ὅ γ' ἐξ ἵππων κατεπάλμενος ἀντίος ἔστη·
Tamdiu valde utrosque tela attingebant, cadebatque populus:	Nempe hic ab equis in eum desiliens, adversus stetit;
ἦμος δὲ δρυτόμος περ ἀνὴρ ὁπλίσσατο δεῖπνον	τὸν δ' ἰθὺς μεμαῶτα μετώπιον ὀξέϊ δουρὶ
Quo tempore vero lignator apparat prandium	Hunc autem recta irruentem in fronte acuta basta
οὔρεος ἐν βήσσῃσιν, ἐπεί τ' ἐκορέσσατο χεῖρας	νύξ', οὐδὲ στεφάνη δόρυ οἱ σχέθε χαλκοβάρεια,
Montis in saltibus, postquam satiavit manus	Percussit, neque galea hastam ei morata est aere-gravis,
τάμνων δένδρεα μακρά, ἅδος τέ μιν ἵκετο θυμόν,	ἀλλὰ δι' αὐτῆς ἦλθε καὶ ὀστέου, ἐγκέφαλος δὲ
Caedendo arbores altas, satietasque ejus cepit animum,	Sed per ipsam penetravit et os, cerebrumque
σίτου τε γλυκεροῖο περὶ φρένας ἵμερος αἱρεῖ,	ἔνδον ἅπας πεπάλακτο· δάμασσε δέ μιν μεμαῶτα.
Cibique duleis circum praecordia desiderium occupat:	Intus totum foedatum est : domuit vero ipsum irruentem.
τῆμος σφῇ ἀρετῇ Δαναοὶ ῥήξαντο φάλαγγας	καὶ τοὺς μὲν λίπεν αὖθι ἄναξ ἀνδρῶν Ἀγαμέμνων
Tunc sua virtute Danai perfregeruut phalangas,	Et hos quidem reliquit illic rex virorum Agamemnon
κεκλόμενοι ἑτάροισι κατὰ στίχας· ἐν δ' Ἀγαμέμνων	στήθεσι παμφαίνοντας, ἐπεὶ περίδυσε χιτῶνας·
Adhortatione-facta sociis per ordines: Agamemnon vero	Pectora formosa-nudatos, quum exutas abstulisset tunicas :
πρῶτος ὄρουσ', ἕλε δ' ἄνδρα Βιάνορα ποιμένα λαῶν	αὐτὰρ ὁ βῆ Ἶσόν τε καὶ Ἄντιφον ἐξεναρίξων
Primus exiliit; interfecitque virum Bianorem, pastorem populorum,	Ipse vero ivit Isumque et Antiphum interfecturus,

tous deux fils de Priam, l'un bâtard, l'autre légitime, tous deux sur le même char ; le bâtard conduisait, et l'illustre Antiphos combattait à ses côtés. Tous deux un jour, sur les pâturages de l'Ida, furent pris par Achille et liés de jeunes brins d'osier, tandis qu'ils paissaient leurs brebis, et il avait accepté pour eux une rançon. Mais maintenant l'Atride, le haut seigneur Agamemnon, frappa l'un de sa lance à la poitrine, au-dessus de la mamelle, et l'autre, Antiphos, près de l'oreille, de son glaive ; il le jeta bas du char, et promptement il leur enleva leurs belles armures. Il les reconnut alors ; car il les avait vus près des vaisseaux légers, quand Achille aux pieds légers, les avait amenés de l'Ida. Comme un lion fracasse la nuque des pauvres petits d'une biche rapide, aisément, d'un coup de sa forte mâchoire, dans leur gîte où il les a trouvés, et leur arrache leur tendre vie, tandis qu'elle, même si elle est tout près, ne peut les défendre ; car elle est en proie à un tremblement terrible ; elle s'élance éperdument à travers les fourrés épais de la forêt ; elle court, elle ruisselle de sueur, fuyant les bonds du redoutable fauve ; ainsi personne ne pouvait écarter lc désastre des Troyens ; ils fuyaient, eux aussi, sous la menace des Argiens.

υἷε δύω Πριάμοιο νόθον καὶ γνήσιον ἄμφω	εἶδεν, ὅτ' ἐξ Ἴδης ἄγαγεν πόδας ὠκὺς Ἀχιλλεύς.
Filios duos Priami, nothum et legitimum, ambos	Viderat, quando ex Ida duxerat pedibus velox Achilles.
εἰν ἑνὶ δίφρωι ἐόντας· ὁ μὲν νόθος ἡνιόχευεν,	ὡς δὲ λέων ἐλάφοιο ταχείης νήπια τέκνα
In uno curru existentes: nothus quidem aurigabatur,	Sicut autem leo cervae velocis parvulos hinnulos
Ἄντιφος αὖ παρέβασκε περικλυτός· ὥ ποτ' Ἀχιλλεὺς	ῥηϊδίως συνέαξε λαβὼν κρατεροῖσιν ὀδοῦσιν
Antiphus autem e curru pugnabat inclytus: quos olim Achilles	Facile confringit, correptos validis dentibus,
Ἴδης ἐν κνημοῖσι δίδη μόσχοισι λύγοισι,	ἐλθὼν εἰς εὐνήν, ἁπαλόν τέ σφ' ἦτορ ἀπηύρα·
Idae in jugis ligavit teneris viminibus,	Veniens ad lustrum, teneramque ipsis animam aufert;
ποιμαίνοντ' ἐπ' ὄεσσι λαβών, καὶ ἔλυσεν ἀποίνων.	ἣ δ' εἴ πέρ τε τύχηισι μάλα σχεδόν, οὐ δύναταί σφι
Pascentes apud oves nactus; et devium liberavit pretio.	Illa vero, quamvis adsit valde prope, non potest ipsis
δὴ τότε γ' Ἀτρεΐδης εὐρὺ κρείων Ἀγαμέμνων	χραισμεῖν· αὐτὴν γάρ μιν ὑπὸ τρόμος αἰνὸς ἱκάνει·
Jam vero Atrides late-imperans Agamemnon	Opitulari; illam enim ipsam tremor vehemens subit;
τὸν μὲν ὑπὲρ μαζοῖο κατὰ στῆθος βάλε δουρί,	καρπαλίμως δ' ἤϊξε διὰ δρυμὰ πυκνὰ καὶ ὕλην
Horum alterum quidem supra mammam ad pectus percussit hasta:	Confestimque fugit per querceta densa et sylvam
Ἄντιφον αὖ παρὰ οὖς ἔλασε ξίφει, ἐκ δ' ἔβαλ' ἵππων.	σπεύδουσ' ἱδρώουσα κραταιοῦ θηρὸς ὑφ' ὁρμῆς·
Antiphum autem ad aurem feriit ense, dejecltque ab equis.	Festinans, sudans violentae ferae propter impetum :
σπερχόμενος δ' ἀπὸ τοῖιν ἐσύλα τεύχεα καλὰ	ὣς ἄρα τοῖς οὔ τις δύνατο χραισμῆσαι ὄλεθρον
Festinans vero ab iis detrahebat arma pulchra,	Sic illis nemo potuit arcere perniciem
γιγνώσκων· καὶ γάρ σφε πάρος παρὰ νηυσὶ θοῆισιν	Τρώων, ἀλλὰ καὶ αὐτοὶ ὑπ' Ἀργείοισι φέβοντο.
Agnoscens: etenim ipsos antea apud naves celeres	Ex Trojanis, sed et ipsi ab Argivis percellebantur.

Agamemnon poursuit le cours de ses succès, et ramène les Troyens en déroute jusqu'au tombeau d'Ilos d'abord, puis jusqu'à la porte Scée et au hêtre. Mais Zeus intervient alors. Il envoie Iris avertir Hector de se réserver pour le moment où il va voir Agamemnon blessé, et lui promettre qu'il prendra à son tour l'avantage, qu'il repoussera, avant le soir, l'ennemi jusqu'à ses vaisseaux.

LA BLESSURE D'AGAMEMNON. (XI, 218-279).

Dites-moi maintenant, Muses qui habitez les demeures de l'Olympe, qui le premier vint au-devant d'Agamemnon, d'entre les Troyens même ou leurs glorieux alliés ! Ce fut Iphidamas, fils d'Anténor, brave et de haute taille, nourri dans la Thrace à la glèbe féconde, mère des troupeaux ; Cisseus l'avait élevé en sa maison ; il l'avait reçu tout petit, Cisseus, père de sa mère, qui avait engendré Théano aux belles joues. Puis, quand il fut arrivé à l'âge heureux de l'adolescence, Cisseus le garda chez lui, et il lui donna sa fille. Quand Iphidamas eut épousé celle-ci, au sortir de la chambre nuptiale, il alla chercher la gloire en combattant les Achéens, avec une flotte de douze vaisseaux, douze vais- seaux recourbés qui l'accompagnaient. Il avait laissé ses navires bien ajustés à, Percote, et était arrivé à pied à Ilion ; c'est lui qui, ce jour-là, vint au-devant d'Agamemnon l'Atride. Quand, dans leur marche l'un contre l'autre, ils se trouvèrent tout près, l'Atride le manqua, et la lance passa à côté. Iphidamas, à l'attache de la cuirasse, au bas, le frappa, et appuya fortement le coup, laissant sa main suivre la lance. Mais il ne réussit pas à percer la ceinture étincelante ; bien auparavant la pointe s'émoussa comme du plomb, au contact de l'argent. Messire Agamemnon saisit la lance de sa main, et la tira à lui, avec l'ardeur d'un lion ;

ἔσπετε νῦν μοι Μοῦσαι Ὀλύμπια δώματ' ἔχουσαι	τὰς μὲν ἔπειτ' ἐν Περκώτῃ λίπε νῆας ἐΐσας,
Dicite nunc mihi, Musae, coelestes domos tenentes,	Has quidem deinde in Percope reliquit naves aequales :
ὅς τις δὴ πρῶτος Ἀγαμέμνονος ἀντίον ἦλθεν	αὐτὰρ ὁ πεζὸς ἐὼν ἐς Ἴλιον εἰληλούθει·
Quisnam tum primus Agamemnoni obvius venerit,	At ipse pedestri-itinere profectus, ad Ilium venerat:
ἢ αὐτῶν Τρώων ἠὲ κλειτῶν ἐπικούρων.	ὅς ῥα τότ' Ἀτρεΐδεω Ἀγαμέμνονος ἀντίον ἦλθεν.
Seu ipsorum Trojanorum, seu inclytorum sociorum.	Qui utique nunc Atridae Agamemnoni obvius venit
Ἰφιδάμας Ἀντηνορίδης ἠΰς τε μέγας τε	οἳ δ' ὅτε δὴ σχεδὸν ἦσαν ἐπ' ἀλλήλοισιν ἰόντες,
Iphidamas Antenorides, fortisque, magnusque,	Quum autem jam prope erant alter in alterum vadentes,
ὃς τράφη ἐν Θρῄκῃ ἐριβώλακι μητέρι μήλων·	Ἀτρεΐδης μὲν ἅμαρτε, παραὶ δέ οἱ ἐτράπετ' ἔγχος,
Qui fuit educatus in Thracia glebosa, matre ovium ;	Atrides quidem aberravit, ejusque aversa est hasta.
Κισσῆς τόν γ' ἔθρεψε δόμοις ἔνι τυτθὸν ἐόντα	Ἰφιδάμας δὲ κατὰ ζώνην θώρηκος ἔνερθε
Cisseus hunc educavit domi parvulum existentem	Iphidamas autem ad zonam, thoracem subter,
μητροπάτωρ, ὃς τίκτε Θεανὼ καλλιπάρῃον·	νύξ', ἐπὶ δ' αὐτὸς ἔρεισε βαρείῃ χειρὶ πιθήσας·
Avus-matemus, qui genuit Theano genis-pulchram.	Percussit; et ipse valde-connixus-imprimebat, robusta manu fretus;
αὐτὰρ ἐπεί ῥ' ἥβης ἐρικυδέος ἵκετο μέτρον,	οὐδ' ἔτορε ζωστῆρα παναίολον, ἀλλὰ πολὺ πρὶν
At postquam pubertatis gloriosae pervenit ad mensuram,	Neque perforavit balteum omni-artificio-varium, sed longe ante
αὐτοῦ μιν κατέρυκε, δίδου δ' ὅ γε θυγατέρα ἥν·	ἀργύρῳ ἀντομένη μόλιβος ὣς ἐτράπετ' αἰχμή.
Illic eum detinuit; deditque ipse filiam suam:	Argento occurrens, plumbum tanquam, retusa est cuspis.
γήμας δ' ἐκ θαλάμοιο μετὰ κλέος ἵκετ' Ἀχαιῶν	καὶ τό γε χειρὶ λαβὼν εὐρὺ κρείων Ἀγαμέμνων
Ut autem duxerat, ex ipso statim thalamo famam secutus est Achivorum,	Et hanc quidem manu prehensam late-dominans Agamemnon
σὺν δυοκαίδεκα νηυσὶ κορωνίσιν, αἵ οἱ ἕποντο.	ἕλκ' ἐπὶ οἷ μεμαὼς ὥς τε λίς, ἐκ δ' ἄρα χειρὸς
Cum duodecim navibus recimis, qua euiii sequebantur.	Trahebat ad se, forti-animo, veluti leo ; et ex manu ejus

il l'arracha de la main d'Iphidamas ; il frappa son adversaire au cou, et il lui rompit les membres. Iphidamas tomba sur place et s'endormit du sommeil d'airain, l'infortuné ! loin de la femme qu'il avait briguée, en défendant ses concitoyens ; loin de sa jeune épouse, sans avoir joui d'elle, après l'avoir chèrement payée : il avait donné pour elle cent bœufs, et il en avait promis mille, avec cela chèvres et brebis, qui paissaient pour lui en nombre infini. Mais alors l'Atride Agamemnon l'égorgea, et s'en retourna porter au milieu des Achéens sa belle armure Lors donc que Coon, guerrier illustre, fils aîné d'Anténor, eut vu la mort de son frère, une douleur violente assombrit ses yeux. Il se plaça de côté, à l'insu du divin Agamemnon, et le toucha au milieu de l'avant-bras, au-dessous du coude ; la pointe de la lance brillante pénétra tout droit. Le haut seigneur Agamemnon sentit alors un frisson ; mais malgré tout, il ne renonça pas au combat et à la lutte ; il s'élança contre Coon, tenant sa lance, au bois vigoureux, endurci par les vents. Coon cependant, s'empressait de tirer par le pied Iphidamas son frère, né du même père, et il appelait tous les vaillants. Tandis qu'il le tirait ainsi du côté des siens, à l'abri de son bouclier à bossette, Agamemnon l'atteignit de sa pique garnie d'airain, et lui rompit les membres. Puis, sur le cadavre d'Iphidamas, il lui coupa la tête.

σπάσσατο· τὸν δ' ἄορι πλῆξ' αὐχένα, λῦσε δὲ γυῖα.

Evulsit: eique ense percussit cervicem, solvitque membra.

ὣς ὁ μὲν αὖθι πεσὼν κοιμήσατο χάλκεον ὕπνον

Sic is quidem illic lapsus dormivit aereum somnum,

οἰκτρὸς ἀπὸ μνηστῆς ἀλόχου, ἀστοῖσιν ἀρήγων,

Miserandus, procul a legitima uxore, civibus auxilians,

κουριδίης, ἧς οὔ τι χάριν ἴδε, πολλὰ δ' ἔδωκε· [dederat :.

Quam-virginem-duxerat, cujus nondum gratiam perceperat, multa autem

πρῶθ' ἑκατὸν βοῦς δῶκεν, ἔπειτα δὲ χίλι' ὑπέστη

Pimum centum boves dedit, deinde autem mille promisit

αἶγας ὁμοῦ καὶ ὄϊς, τά οἱ ἄσπετα ποιμαίνοντο.

Capras simul et oves, quae ei multae-admodum pascebantur.

δὴ τότε γ' Ἀτρεΐδης Ἀγαμέμνων ἐξενάριξε,

Tum sane Atrides Agamemnon eum interfectum-spoliavit ;

βῆ δὲ φέρων ἀν' ὅμιλον Ἀχαιῶν τεύχεα καλά.

Abiitque ferens per turbam Achivorum arma pulchra.

τὸν δ' ὡς οὖν ἐνόησε Κόων ἀριδείκετος ἀνδρῶν

Hunc autem ut vidit Coon, clarus inter homines,

πρεσβυγενὴς Ἀντηνορίδης, κρατερόν ῥά ἑ πένθος

Major-natu Antenorides, vehemens eum dolor

ὀφθαλμοὺς ἐκάλυψε κασιγνήτοιο πεσόντος.

Oculos cooperuit, ob fratrem prostratum:

στῆ δ' εὐρὰξ σὺν δουρὶ λαθὼν Ἀγαμέμνονα δῖον,

Stetit itaque a latere cum hasta, latens Agamemnona nobilem;

νύξε δέ μιν κατὰ χεῖρα μέσην ἀγκῶνος ἔνερθε,

Percussitque ei brachium medium, cubitum infra,

ἀντικρὺ δὲ διέσχε φαεινοῦ δουρὸς ἀκωκή.

In contrariam vero partem perrupit splendidae hastae cuspis.

ῥίγησέν τ' ἄρ' ἔπειτα ἄναξ ἀνδρῶν Ἀγαμέμνων·

Cohorruit vero tum rex virorum Agamemnon :

ἀλλ' οὐδ' ὧς ἀπέληγε μάχης ἠδὲ πτολέμοιο,

At ne sic quidem cessavit a pugna, atque praelio,

ἀλλ' ἐπόρουσε Κόωνι ἔχων ἀνεμοτρεφὲς ἔγχος.

Sed irruit in Coonem, tenens ventis-auctam et firmatam hastam.

ἤτοι ὁ Ἰφιδάμαντα κασίγνητον καὶ ὄπατρον

Ille quidem Iphidamanta fratrem et eodem patre-natum

ἕλκε ποδὸς μεμαώς, καὶ ἀΰτει πάντας ἀρίστους·

Trahebat pede festinans, et inclamabat quosque fortissimos :

τὸν δ' ἕλκοντ' ἀν' ὅμιλον ὑπ' ἀσπίδος ὀμφαλοέσσης

Illum autem trahentem per turbam, sub clypeo umbone-munito,

οὔτησε ξυστῷ χαλκήρεϊ, λῦσε δὲ γυῖα·

Vulneravit [Agamemnon] hastili aerato, solvitque membra;

τοῖο δ' ἐπ' Ἰφιδάμαντι κάρη ἀπέκοψε παραστάς.

Ejusque super Iphidamante caput abscidit astans.

Ainsi les fils d'Anténor, sous les coups du souverain, fils d'Atrée, accomplirent leur destin et entrèrent en la demeure d'Hadès. Agamemnon cependant allait de rang en rang parmi les ennemis, la lance ou l'épée en main, ou leur jetant de grosses pierres, tant que le sang encore chaud apparaissait à fleur de peau, sur la blessure. Mais voici que la plaie se sécha, et que le sang cessa de couler. Une vive douleur pénétra le cœur de l'Atride; comme quand une femme en couches ressent les traits acérés, déchirants, que lancent, dans les enfantements pénibles, les Ilvthies, filles d'Héré, maîtresses des couches a mères ainsi une vive douleur pénétrait le cœur d'Agamemnon Il monta d'un bond sur son char, en commandant au cocher de pousser vers les vaisseaux creux car il avait grande peine. Et il cria aux Danaens d'une voix éclatante : « Amis, chefs et capitaines des Argiens, défendez, à votre tour, les vaisseaux bons coureurs des mers, contre l'attaque menaçante, puisque Zeus, dans sa sagesse n'a pas voulu que je combattisse tout le jour, contre les Troyens ».

ἔνθ' Ἀντήνορος υἷες ὑπ' Ἀτρεΐδῃ βασιλῆϊ	Ἥρης θυγατέρες πικρὰς ὠδῖνας ἔχουσαι,
Ita illic Antenoris filii sub Atrida rege	Junonis filiae, amarorum dolorum arbitrae:
πότμον ἀναπλήσαντες ἔδυν δόμον Ἄϊδος εἴσω.	ὣς ὀξεῖ' ὀδύναι δῦνον μένος Ἀτρεΐδαο.
Fato expleto, descenderunt in domum Orci:	Sic acuti dolores subierunt robur Atridae.
αὐτὰρ ὁ τῶν ἄλλων ἐπεπωλεῖτο στίχας ἀνδρῶν	ἐς δίφρον δ' ἀνόρουσε, καὶ ἡνιόχῳ ἐπέτελλε
Sed hic aliorum obibat ordines virorum,	In currum igitur insiliit, et aurigae praecepit
ἔγχεΐ τ' ἄορί τε μεγάλοισί τε χερμαδίοισιν,	νηυσὶν ἔπι γλαφυρῇσιν ἐλαυνέμεν· ἤχθετο γὰρ κῆρ.
Hastaque, enseque, magnisque saxis,	Naves ad cavas currum-agere; cruciabatur enim corde.
ὄφρά οἱ αἷμ' ἔτι θερμὸν ἀνήνοθεν ἐξ ὠτειλῆς.	ἤϋσεν δὲ διαπρύσιον Δαναοῖσι γεγωνώς·
Quamdiu ei sanguis adhuc calidus exiliebat e vulnere:	Clamavit autem intentissima-voce Danais vociferans;
αὐτὰρ ἐπεὶ τὸ μὲν ἕλκος ἐτέρσετο, παύσατο δ' αἷμα,	ὦ φίλοι Ἀργείων ἡγήτορες ἠδὲ μέδοντες
At postquam vulnus quidem siccatum est, cessavitque sanguis,	" O amici, Argivorum ductores, et principes,
ὀξεῖαι δ' ὀδύναι δῦνον μένος Ἀτρεΐδαο.	ὑμεῖς μὲν νῦν νηυσὶν ἀμύνετε ποντοπόροισι
Acuti dolores subierunt robur Atridae.	" Vos quidem nunc a navibus arcete pontum-transcuntibus
ὡς δ' ὅτ' ἂν ὠδίνουσαν ἔχῃ βέλος ὀξὺ γυναῖκα	φύλοπιν ἀργαλέην, ἐπεὶ οὐκ ἐμὲ μητίετα Ζεὺς
Ut vero cum parturientem tenet telum doloris acutum mulierem,	" Praelium grave ; quoniam non me providus Jupiter
δριμύ, τό τε προϊεῖσι μογοστόκοι Εἰλείθυιαι	εἴασε Τρώεσσι πανημέριον πολεμίζειν.
Acerbum, quod utique immittunt partuum-praesides Ilithyiae,	" Permisit cum Trojanis per-totam-diem pugnare."

Aussitôt qu'il a vu Agamemnon se retirer du combat, Hector exhorte ses troupes à l'offensive C'est à son tour maintenant d'abattre Achéen sur Achéen. Ému par ce massacre, Ulysse, appelant Diomède, se lance avec lui dans la mêlée, qu'il rend indécise. Diomède atteint Hector au casque, d'un coup qui, sans le blesser, le fait chanceler et le met momentanément hors de combat Mais Alexandre, d'une flèche, blesse à son tour au talon Diomède, qui lui jette à la face une belle invective Ulysse continue à combattre vaillamment, jusqu'à ce qu'il soit atteint lui aussi.

ULYSSE BLESSE ET PROTEGE PAR AJAX. (XI, 414-497 ET 544-574).

Comme lorsque de jeunes chiens, en pleine force se pressent autour d'un sanglier, et que le fauve sort du taillis épais en aiguisant sur le pli de ses lèvres sa blanche défense, les chiens l'entourent en bondissant, et ne couvrent pas le bruit de ses défenses, cependant ils lui résistent de pied ferme, si redoutable qu'il soit, ainsi, autour d'Ulysse cher à Zeus, se pressaient alors les Troyens. Lui, en premier lieu, toucha, au haut de l'épaule, Déiopitès sans reproche, d'un bond ; puis il égorgea Thoon et Ennomos ; ensuite Chersidamos, qui sautait à bas de son char ; il le toucha au nombril, sous son bouclier à bossette, de sa lance ; le Troyen tomba dans la poussière, en s'agrippant au sol ; Ulysse les laissa là, et blessa de sa lance Charops, fils d'Hippasos, le propre frère du noble Sôcos. Sôcos vint à l'aide de Charops ; ce héros pareil aux dieux s'approcha tout près d'Ulysse et lui dit : « Ulysse que tant on loue! insatiable de ruse ou de vaillance, aujourd'hui tu vas te vanter d'avoir vaincu deux fils d'Hippasos, et de leur avoir ravi leurs armures, ou ma lance va t'atteindre et te fera rendre l'âme ».

ὡς δ' ὅτε κάπριον ἀμφὶ κύνες θαλεροί τ' αἰζηοὶ	δουρὶ κατὰ πρότμησιν ὑπ' ἀσπίδος ὀμφαλοέσσης
Ut vero cum in aprum undique canes florentesque-aetate juvenes	Hasta, ad umbilicum, sub clypeo umbone-munito,
σεύωνται, ὁ δέ τ' εἶσι βαθείης ἐκ ξυλόχοιο	νύξεν· ὁ δ' ἐν κονίηισι πεσὼν ἕλε γαῖαν ἀγοστῶι.
Incitate-feruntur, ille vero prodit alto ex fruticeto,	Vulneravit : Ille vero in pulvere delapsus prehendit terram palma.
θήγων λευκὸν ὀδόντα μετὰ γναμπτῆισι γένυσσιν,	τοὺς μὲν ἔασ', ὁ δ' ἄρ' Ἱππασίδην Χάροπ' οὔτασε δουρὶ
Acuens album dentem in incurvis malis;	Atque hos quidem missos fecit: Hippasidem vero Charopa vulneravit hasta,
ἀμφὶ δέ τ' ἀΐσσονται, ὑπαὶ δέ τε κόμπος ὀδόντων	αὐτοκασίγνητον εὐηφενέος Σώκοιο.
Undique autem in eum impetum faciunt; stridor vero dentium	Germanum-fratrem generosi Soci
γίγνεται, οἳ δὲ μένουσιν ἄφαρ δεινόν περ ἐόντα,	τῶι δ' ἐπαλεξήσων Σῶκος κίεν ἰσόθεος φώς,
Suboritur : ii autem sustinent protinus, horrendum licet existentem:	Huic autem auxiliaturus Socus venit, par-deo vir:
ὥς ῥα τότ' ἀμφ' Ὀδυσῆα Διῒ φίλον ἐσσεύοντο	στῆ δὲ μάλ' ἐγγὺς ἰὼν καί μιν πρὸς μῦθον ἔειπεν
Sic sane tiim undique in Ulyssem, Jovi carum, incitate-ferebantur	Stetitque valde prope cum accessisset, et eum sermone allocutus est;
Τρῶες· ὁ δὲ πρῶτον μὲν ἀμύμονα Δηϊοπίτην	ὦ Ὀδυσεῦ πολύαινε δόλων ἆτ' ἠδὲ πόνοιο
Trojani: ille vero primum quidem egregium Deiopitem	" O Ulysse clarissime, dolorum insatiabilis, atque laboris:
οὔτασεν ὦμον ὕπερθεν ἐπάλμενος ὀξέϊ δουρί,	σήμερον ἢ δοιοῖσιν ἐπεύξεαι Ἱππασίδηισι
Vulneravit super humerum, insiliens acuta hasta :	" Hodie vel duobus gloriabere super Hippasidis,
αὐτὰρ ἔπειτα Θόωνα καὶ Ἔννομον ἐξενάριξε.	τοιώδ' ἄνδρε κατακτείνας καὶ τεύχε' ἀπούρας,
Deinde vero Thoonem, et Ennomum interfecit;	" Talibus viris interfectis, et armis spoliatis;
Χερσιδάμαντα δ' ἔπειτα καθ' ἵππων ἀΐξαντα	ἤ κεν ἐμῶι ὑπὸ δουρὶ τυπεὶς ἀπὸ θυμὸν ὀλέσσηις.
Chersidamanta vero deinceps, ab equis desilientem,	" Vel tu mea hasta percussus animam perdes."

Il dit et il frappa le bouclier parfaitement égal. À travers le bouclier passa la lance furieuse ; elle se ficha dans la cuirasse bien œuvrée, et elle déchira toute la chair du flanc ; Pallas Athéné ne permit pas qu'elle arrivât aux entrailles du héros. Ulysse sentit que le coup n'était pas mortel ; il recula et cria à Sôcos : « Ah ! vilain ! le gouffre de la mort est ouvert sous tes pas ! Oui, tu m'as empêché de combattre plus longtemps les Troyens ; mais je te le garantis : ici même, aujourd'hui, une fin sanglante, la noire Kère, t'attendent. Ma lance te frappera et tu vas me donner de la gloire ; ton âme, tu vas la donner à Hadès, fameux par ses coursiers ». Il dit, et tandis que Sôcos se retournait et s'enfuyait, pendant sa retraite, il lui planta sa lance dans la nuque, entre les épaules, et, la poussant, il lui traversa la poitrine. On entendit choir Sôcos, tandis que le divin Ulysse, s'écriait avec joie : « O Sôcos, fils d'Hippasos, le sage, le bon conducteur de char ; la mort, qui nous mène à notre terme, est allée plus vite que toi ; et tu ne lui as pas échappé ! Ah ! vilain ! tu es bien mort et ton père et ta mère ne fermeront pas tes yeux, mais les oiseaux rapaces te lacéreront, les rapaces qui battront de l'aile autour de ton cadavre. Mais moi, quand je serai mort, les Achéens me rendront les honneurs funèbres ! »

ὣς εἰπὼν οὔτησε κατ' ἀσπίδα πάντοσ' ἐΐσην.	εὖχος ἐμοὶ δώσειν, ψυχὴν δ' Ἄϊδι κλυτοπώλῳ.
Sic locutus, percussit ad clypeum undique aequalem:	" Gloriam mihi daturum, animam vero Plutoni equis-insigni."
διὰ μὲν ἀσπίδος ἦλθε φαεινῆς ὄβριμον ἔγχος,	ἤ, καὶ ὁ μὲν φύγαδ' αὖτις ὑποστρέψας ἐβεβήκει,
Per clypeum quidem penetravit lucidum rapida hasta,	Dixit : et ille quidem in.fugam retro converso gradu abibat ;
καὶ διὰ θώρηκος πολυδαιδάλου ἠρήρειστο,	τῷ δὲ μεταστρεφθέντι μεταφρένῳ ἐν δόρυ πῆξεν
Et per tboracem affabre-factum infixa est;	Ei autem converso, tergo hastam infixit
πάντα δ' ἀπὸ πλευρῶν χρόα ἔργαθεν, οὐδ' ἔτ' ἔασε	ὤμων μεσσηγύς, διὰ δὲ στήθεσφιν ἔλασσε,
Omnemque a costis cutem abstulit; neque tamen sivit	Humerorum in medio, perque pectora trajecit:
Παλλὰς Ἀθηναίη μιχθήμεναι ἔγκασι φωτός.	δούπησεν δὲ πεσών· ὁ δ' ἐπεύξατο δῖος Ὀδυσσεύς·
Pallas Minerva misceri visceribus viri.	Fragorem autem edidit cadens : insultavitque illi nobilis Ulysses;
γνῶ δ' Ὀδυσεὺς ὅ οἱ οὔ τι τέλος κατακαίριον ἦλθεν,	ὦ Σῶχ' Ἱππάσου υἱὲ δαΐφρονος ἱπποδάμοιο
Sensit autem Ulysses, quod sibi nequaquam telum lethale venisset:	" O Soce, Hippasi fili bellicosi equûm-domitoris,
ἂψ δ' ἀναχωρήσας Σῶκον πρὸς μῦθον ἔειπεν·	φθῆ σε τέλος θανάτοιο κιχήμενον, οὐδ' ὑπάλυξας.
Retroque cedens Socum sermone allocutus est;	" Occupavit te finis mortis deprehensum, nec effugisti.
ἆ δείλ' ἦ μάλα δή σε κιχάνεται αἰπὺς ὄλεθρος.	ἆ δείλ' οὐ μὲν σοί γε πατὴρ καὶ πότνια μήτηρ
" Vah! miser, certe omnino jam te assequitur grave exitium:	" Vah ! miser, non quidem, tibi pater et veneranda mater
ἤτοι μέν ῥ' ἔμ' ἔπαυσας ἐπὶ Τρώεσσι μάχεσθαι·	ὄσσε καθαιρήσουσι θανόντι περ, ἀλλ' οἰωνοὶ
" Tu quidem me cessare fecisti, ne cum Trojanis jam amplius pugnem;	" Oculos comprimént mortuo videlicet, sed alites
σοὶ δ' ἐγὼ ἐνθάδε φημὶ φόνον καὶ κῆρα μέλαιναν	ὠμησταὶ ἐρύουσι, περὶ πτερὰ πυκνὰ βαλόντες.
" Tibi vero ego hic aio caedem et mortem nigram	" Cruda-vorantes te diripient, circum alis crebris verberatum:
ἤματι τῷδ' ἔσσεσθαι, ἐμῷ δ' ὑπὸ δουρὶ δαμέντα	αὐτὰρ ἔμ', εἴ κε θάνω, κτεριοῦσί γε δῖοι Ἀχαιοί.
" Die hoc fore : meaquc hasta domitum,	" Sed ubi ego mortuus fuero, justa-facient mihi generosi Achivi."

Il dit, et retira la lance robuste du sage Sôcos de son corps et de son bouclier à bossette. Mais quand il l'eut retirée, le sang jaillit, et Ulysse souffrit. Les Troyens magnanimes, à la vue du sang d'Ulysse, s'encouragèrent les uns les autres et lui coururent sus en masse. Lui recula, en appelant ses camarades. Trois fois il appela, criant à tue-tête, et trois fois entendit son cri, Ménélas, favori d'Arès. Ménélas aussitôt se tourna vers Ajax, qui était proche : « Ajax, race de Zeus, fils de Télamon, capitaine de guerre, jusqu'à moi est venue la voix du patient Ulysse ; elle semblait celle d'un homme en péril, abandonné, coupé des autres par les Troyens, au milieu de la bataille ardente. Allons, entrons dans la mêlée. Il faut aller à son aide. Je crains que, resté seul en face des Troyens, il ne lui arrive malheur, si brave qu'il soit, et qu'il ne laisse un grand regret aux Danaens ». Il dit, se mit en marche le premier, et le héros divin le suivit. Ils trouvèrent ensuite Ulysse cher à Zeus ; autour de lui, les Troyens le harcelaient comme des chacals sanguinaires, sur la montagne, poursuivent un cerf encorné, blessé, que la flèche d'un homme a atteint ; grâce à ses jambes, il a échappé aux chasseurs, et fuit, tant que son sang coule chaud et que ses genoux peuvent se mouvoir ;

ὣς εἰπὼν Σώκοιο δαΐφρονος ὄβριμον ἔγχος	τῶι ἰκέλη ὡς εἴ ἑ βιώιατο μοῦνον ἐόντα
Sic fatus, Soci bellicosi validam hastam	" Ei similis, ac si eiim violenter- urgerent solum existentem
ἔξω τε χροὸς ἕλκε καὶ ἀσπίδος ὀμφαλοέσσης·	Τρῶες ἀποτμήξαντες ἐνὶ κρατερῆι ὑσμίνηι.
Eque cute sua traxit, et clypeo umbone-munito :	" Trojani interclusum in acri pugna.
αἷμα δέ οἱ σπασθέντος ἀνέσσυτο, κῆδε δὲ θυμόν.	ἀλλ' ἴομεν καθ' ὅμιλον· ἀλεξέμεναι γὰρ ἄμεινον.
Sanguis autem ei extracta hasta erumpebat, angebatque illi animum.	" Quare eamus per turbam ; opitulari enim melius.
Τρῶες δὲ μεγάθυμοι ὅπως ἴδον αἷμ' Ὀδυσῆος	δείδω μή τι πάθηισιν ἐνὶ Τρώεσσι μονωθεὶς
Trojani vero magnanimi postquam viderunt sanguinem Ulyssis,	" Timeo, ne quid patiatur humanitus inter Trojanos solus relictus,
κεκλόμενοι καθ' ὅμιλον ἐπ' αὐτῶι πάντες ἔβησαν.	ἐσθλὸς ἐών, μεγάλη δὲ ποθὴ Δαναοῖσι γένηται.
Cohortantes per turbam in ipsum oranes iverunt :	" Strenuus cum sit: magnum autem desiderium Danaos subeat."
αὐτὰρ ὅ γ' ἐξοπίσω ἀνεχάζετο, αὗε δ' ἑταίρους.	ὣς εἰπὼν ὁ μὲν ἦρχ', ὁ δ' ἅμ' ἕσπετο ἰσόθεος φώς.
Verum is retrocedebat, inclamabatque socios:	Sic fatus, ipse quidem praeibat, ille vero una sequebatur par-deo vir.
τρὶς μὲν ἔπειτ' ἤϋσεν ὅσον κεφαλὴ χάδε φωτός,	εὗρον ἔπειτ' Ὀδυσῆα Διῒ φίλον· ἀμφὶ δ' ἄρ' αὐτὸν
Ter quidem tum clamavit, quantum caput capiebat viri;	Invenerunt deinde Ulyssem, Jovi carum; circa vero ipsum
τρὶς δ' ἄϊεν ἰάχοντος ἄρηι φίλος Μενέλαος.	Τρῶες ἕπονθ' ὡς εἴ τε δαφοινοὶ θῶες ὄρεσφιν
Ter autem audivit clamantem bellicosus Menelaus:	Trojani simul ibant, sicut perquam-avidi-caedis thoës in montibus
αἶψα δ' ἄρ' Αἴαντα προσεφώνεεν ἐγγὺς ἐόντα·	ἀμφ' ἔλαφον κεραὸν βεβλημένον, ὅν τ' ἔβαλ' ἀνὴρ
Confestimque Ajacem allocutus est prope existentem ;	Circa cervum cornutum vulneratum, quem utique vulnerarit vir
Αἶαν διογενὲς Τελαμώνιε κοίρανε λαῶν	ἰῶι ἀπὸ νευρῆς· τὸν μέν τ' ἤλυξε πόδεσσι
" Ajax nobilissime, Telamonie, princeps populorum,	Sagitta a nervo missa: ac illum quidem evadit pedibus
ἀμφί μ' Ὀδυσσῆος ταλασίφρονος ἵκετ' ἀϋτὴ	φεύγων, ὄφρ' αἷμα λιαρὸν καὶ γούνατ' ὀρώρηι·
" Circa me Ulyssis magnanimi venit clamor,	Fugiens, quamdiu sanguis tepidus, et genua moventur:

puis, quand la flèche rapide est venue à bout de lui, les chacals carnassiers le mettent en pièces sur la montagne, dans un bois ombreux ; mais si le hasard conduit là un lion pillard, les chacals prennent la fuite ; et c'est lui qui se gorge. Ainsi, autour du sage Ulysse, d'Ulysse l'ingénieux, les Troyens se pressaient, nombreux et vaillants ; le héros bondissait, défendant sa vie, avec sa lance. Mais Ajax s'approcha, tenant son bouclier comme une tour, et se plaça à ses côtés ; les Troyens s'enfuirent en tous sens, Ménélas cependant, favori d'Arès, prit Ulysse par la main, et le fit sortir de la mêlée, tandis que son cocher amenait vers lui le char. Ajax fondit sur les Troyens, et il frappa Doryclos, fils de Priam, son bâtard, puis il blessa Pandocos, ensuite Lysandros, Pyrasos et Pylartés. Comme un fleuve en pleine crue descend vers la plaine, torrent venu des monts, grossi par la pluie qu'envoie Zeus, emporte avec lui les chênes secs, ou les pins en grand nombre, et vient jeter à la mer une masse de limon, ainsi, alors, l'illustre Ajax parcourait et balayait la plaine, massacrant chevaux et guerriers.

αὐτὰρ ἐπεὶ δὴ τόν γε δαμάσσεται ὠκὺς ὀϊστός,	χειρὸς ἔχων, εἷος θεράπων σχεδὸν ἤλασεν ἵππους.
Sed postquam hunc domuerit velox sagitta,	Manu tenens, donec famulus prope egisset equos.
ὠμοφάγοι μιν θῶες ἐν οὔρεσι δαρδάπτουσιν	Αἴας δὲ Τρώεσσιν ἐπάλμενος εἷλε Δόρυκλον
Ciuda-vorantes eum thoës in montibus dilaniando-vorant,	Ajax autem Trojanis insiliens interfecit Doryclum
ἐν νέμεϊ σκιερῶι· ἐπί τε λῖν ἤγαγε δαίμων	Πριαμίδην νόθον υἱόν, ἔπειτα δὲ Πάνδοκον οὗτα,
In nemore umbroso: leonem autem adducit fortuna	Priamidem, nothum filium; deinde vero Pandocum vulneravit;
σίντην· θῶες μέν τε διέτρεσαν, αὐτὰρ ὁ δάπτει·	οὗτα δὲ Λύσανδρον καὶ Πύρασον ἠδὲ Πυλάρτην.
Exitialem: tunc thoës quidem diffugiunt, atque ille eo vescitur:	Vulneravit et Lysandrum, et Pyrasum, et Pylartem,
ὥς ῥα τότ' ἀμφ' Ὀδυσῆα δαΐφρονα ποικιλομήτην	ὡς δ' ὁπότε πλήθων ποταμὸς πεδίον δὲ κάτεισι
Sic tunc circa Ulyssem bellicosum versutum	Ut vero cum inundans flumen in campum decurrit
Τρῶες ἕπον πολλοί τε καὶ ἄλκιμοι, αὐτὰρ ὅ γ' ἥρως	χειμάρρους κατ' ὄρεσφιν ὀπαζόμενος Διὸς ὄμβρωι,
Trojani simul-ibant multique et fortes: sed ille heros	Torrens de montibus, urgente Jovis imbre,
ἀΐσσων ὧι ἔγχει ἀμύνετο νηλεὲς ἦμαρ.	πολλὰς δὲ δρῦς ἀζαλέας, πολλὰς δέ τε πεύκας
Ruens sua hasta propulsabat crudelem diem.	Multasque quercus aridas, multasque larices
Αἴας δ' ἐγγύθεν ἦλθε φέρων σάκος ἠΰτε πύργον,	ἐσφέρεται, πολλὸν δέ τ' ἀφυσγετὸν εἰς ἅλα βάλλει,
Ajax vero prope accessit, ferens scutum, velut turrim;	Secum-rapit, multumque limum in mare projicit:
στῆ δὲ παρέξ· Τρῶες δὲ διέτρεσαν ἄλλυδις ἄλλος.	ὣς ἔφεπε κλονέων πεδίον τότε φαίδιμος Αἴας,
Stetitque juxta: Trojani autem perterrefacti diffugerunt alio alius:	Sic insequebatur turbans per campum tunc illustris Ajax,
ἤτοι τὸν Μενέλαος ἀρήϊος ἔξαγ' ὁμίλου	δαΐζων ἵππους τε καὶ ἀνέρας· οὐδέ πω Ἕκτωρ
Atque hunc quidem Menelaus Mavortius eduxit e turba	Concidens equosque et viros : necdum Hector

Zeus, le Père qui trône dans les hauteurs, obligea Ajax à fuir; le héros s'arrêta éperdu, jeta sur son dos Son bouclier à sept peaux de bœuf, et il recula, regardant du côté de l'armée achéenne, pareil à un fauve, qui fait retraite, en comptant ses pas, à un lion furieux, que, loin de l'étable à bœufs, chassent les chiens et les hommes des champs, qui veillent toute la nuit pour l'empêcher de ravir les bœufs gras, tandis que lui, avide de viande, fonce droit sur eux, mais sans succès ; car une nuée de javelots vole vers lui de leurs mains hardies, avec des tisons enflammés, qui l'effraient, malgré son ardeur ; à, l'aurore, il se retire le cœur en rage ; ainsi Ajax, le cœur en rage, reculait devant les Troyens, bien à regret ; car il avait peur pour la flotte des Achéens. Et comme un âne, qui s'en va à travers un champ, résiste à des enfants, un âne têtu, sur le dos duquel plus d'un bâton s'est brisé, et qui tond l'épaisse prairie où il a pénétré, tandis que les enfants le frappent à coups de bâton ; mais leur violence puérile est vaine ; à force de frapper cependant, ils le chassent, quand il s'est bien rassasié de paître ; ainsi alors sur Ajax, le héros de haute taille, le fils de Télamon, les Troyens en furie et leurs illustres alliés fonçaient toujours, en frappant son bouclier de leurs piques,

544 Ζεὺς δὲ πατὴρ Αἴανθ' ὑψίζυγος ἐν φόβον ὦρσε·

Jupiter vero pater Ajaci in-alto-sedens metum incussit:

545 στῆ δὲ ταφών, ὄπιθεν δὲ σάκος βάλεν ἑπταβόειον,

545 Stetit vero attonitus, in-tergum autem rejecit scutum septem-bubulis-pellibus-mutinum ;

τρέσσε δὲ παπτήνας ἐφ' ὁμίλου θηρὶ ἐοικὼς

Pavefactus autem recedebat, circumspectans in turba, ferae similis,

ἐντροπαλιζόμενος ὀλίγον γόνυ γουνὸς ἀμείβων.

Subinde-se convertens, lente genua alternans.

ὡς δ' αἴθωνα λέοντα βοῶν ἀπὸ μεσσαύλοιο

Ut vero fervidum leonem boum a stabulo

ἐσσεύαντο κύνες τε καὶ ἀνέρες ἀγροιῶται,

Abigunt canesque et viri rustici,

550 οἵ τέ μιν οὐκ εἰῶσι βοῶν ἐκ πῖαρ ἑλέσθαι

550 Qui utique ipsum non sinunt boum pinguedinem eripere,

πάννυχοι ἐγρήσσοντες· ὁ δὲ κρειῶν ἐρατίζων

Totam-noctem vigilantes: ille autem carnium cupidus

ἰθύει, ἀλλ' οὔ τι πρήσσει· θαμέες γὰρ ἄκοντες

Recta-irruit; sed nihil proficit: frequentia enim jacula

ἀντίον ἀΐσσουσι θρασειάων ἀπὸ χειρῶν

Adversa volant audacibus a manibus,

καιόμεναί τε δεταί, τάς τε τρεῖ ἐσσύμενός περ·

Incensaeque faces, quas nempe horrens recedit, incitatus licet:

555 ἠῶθεν δ' ἀπὸ νόσφιν ἔβη τετιηότι θυμῶι·

555 Mane autem seorsum discedit moesto animo:

ὣς Αἴας τότ' ἀπὸ Τρώων τετιημένος ἦτορ

Sic Ajax tum a Trojanis tristis corde

ἤϊε πόλλ' ἀέκων· περὶ γὰρ δίε νηυσὶν Ἀχαιῶν.

Abiit admodum invitus: valde enim timebat navibus Achivorum.

ὡς δ' ὅτ' ὄνος παρ' ἄρουραν ἰὼν ἐβιήσατο παῖδας

Ut vero cum asinus in arvura ingressus praevalet pueris

νωθής, ὧι δὴ πολλὰ περὶ ῥόπαλ' ἀμφὶς ἐάγηι,

Tardus, in quem utique multi baculi circum fracti sunt,

560 κείρει τ' εἰσελθὼν βαθὺ λήϊον· οἳ δέ τε παῖδες

560 Tondetque ingressus altam segetem; pueri vero

τύπτουσιν ῥοπάλοισι· βίη δέ τε νηπίη αὐτῶν·

Verberant baculis ; at vis infirma est ipsorum ;

σπουδῆι τ' ἐξήλασσαν, ἐπεί τ' ἐκορέσσατο φορβῆς·

Visque expellunt, nec nisi postquam saturatus sit pabulo:

ὣς τότ' ἔπειτ' Αἴαντα μέγαν Τελαμώνιον υἱὸν

Sic tunc dein Ajacem magnum Telamonium filium

Τρῶες ὑπέρθυμοι πολυηγερέες τ' ἐπίκουροι

Trojani magnanimi et e-longinquo-vocati socii,

565 νύσσοντες ξυστοῖσι μέσον σάκος αἰὲν ἕποντο.

565 Percutientes hastilibus medium scutum, continenter sequebantur.

Ajax parfois, revenant à l'offensive, se retournait encore et repoussait les phalanges des bons écuyers Troyens; et puis il se remettait à fuir, Il les empêchait tous de s'ouvrir un chemin vers les vaisseaux légers, et lui-même se tenait entre les Troyens et les Achéens, terrible ; les lances échappées aux mains hardies tantôt venaient, en leur élan, se planter dans son grand bouclier, tantôt, dans l'intervalle, avant d'avoir goûté à sa chair blanche, elles se fichaient dans le sol, avides de tâter de la chair ».

Αἴας δ' ἄλλοτε μὲν μνησάσκετο θούριδος ἀλκῆς	ἱστάμενος· τὰ δὲ δοῦρα θρασειάων ἀπὸ χειρῶν
Ajax vero, nunc quidem recordabatur impetuosae fortitudinis,	Stans: at jacula audacibus a manibus,
αὖτις ὑποστρεφθείς, καὶ ἐρητύσασκε φάλαγγας	ἄλλα μὲν ἐν σάκεϊ μεγάλωι πάγεν ὄρμενα πρόσσω,
Retro conversus, et cohibebat phalangas	Alia quidem in scuto magno figebantur, impetu-acta adversus;
Τρώων ἱπποδάμων· ὁτὲ δὲ τρωπάσκετο φεύγειν.	πολλὰ δὲ καὶ μεσσηγύ, πάρος χρόα λευκὸν ἐπαυρεῖν,
Trojanorum equûm-domitorum ; nunc vero vertebat-se ad fugam;	Multa vero et in medio spatio, antequam corpus candidum attingerent,
πάντας δὲ προέεργε θοὰς ἐπὶ νῆας ὁδεύειν,	ἐν γαίηι ἵσταντο λιλαιόμενα χροὸς ἆσαι.
Omnibus autem se opposuit, ne celeres ad naves irent:	In terra stabant, cupientia corpore se saturare.
αὐτὸς δὲ Τρώων καὶ Ἀχαιῶν θῦνε μεσηγὺ	
Ipse vero Trojanorum et Achivorum furebat in-medio	

Eurypyle vient à l'aide d'Ajax ; il essaie de le dégager ; mais Alexandre le voit, le vise, et le blesse à la cuisse. Eurypyle appelle les autres Achéens. Ajax, rejoint un groupe d'amis, qui, la lance en avant, le protègent de leurs boucliers, tandis que Nestor, sur son char, emmène, loin de la mêlée, un autre héros blessé, Machaon. Cet épisode va fournir au poète le moyen de préparer un autre moment essentiel de l'action, la Patroclie. Achille, pendant le combat, s'était placé sur la poupe de son navire, et de cet observatoire, il suivait les événements. Quand il aperçoit Nestor, il appelle Patrocle, et d'abord il exprime férocement sa joie de la situation critique où se trouvent les Achéens. C'est à ce moment qu'il prononce le mot que nous avons cité, et qui semble nous révéler que l'Ambassade était ignorée du poète qui a composé le XIe chant : « Maintenant, je crois bien que les Achéens vont se jeter à mes genonx, pour me supplier». Puis, il envoie son fidèle ami voir si le blessé ramené par Nestor est bien Machaon, qu'il a cru reconnaître. Pendant que Patrocle se met en route, Nestor est arrivé à sa tente, Hécamédé, la captive qu'il a ramenée de Ténédos, quand Achille a saccagé l'île, prépare pour le blessé le cycèon, mélange de vin de Pramnos, de fromage de chèvre, et de blanche farine, et elle lui offre à boire dans la coupe fameuse, à quatre anses, ornées chacune de deux colombes, analogue à un vase qui a été retrouvé. Puis les deux héros se mettent à causer. Tout à coup, Patrocle apparaît à la porte ; Nestor se lève pour lui faire accueil, et l'invite à s'asseoir. Mais Patrocle refuse, alléguant l'impatience d'Achille. Nestor, selon sa coutume, lui répond par un très long discours. Comme Patrocle, après l'avoir écouté, rencontre, en s'en retournant, Eurypyle, qui, nous l'avons vu, a été blessé en se portant au secours d'Ajax, comme il s'arrêtera pour le soigner, nous ne le verrons que longtemps après, au chant XV, penser à la mission dont Achille l'a chargé et retourner vers son ami. Le retard de Patrocle est manifestement contraire à la vraisemblance ; il a pour but de permettre, entre les Exploits d'Agamemnon et la Patroclie, l'insertion d'un groupe de chants qui racontent l'assaut du camp achéen par les Troyens, et qui, pas plus que les exploits de Diomède et que la construction du rempart, n'ont appartenu probablement au poème primitif. Le discours de Nestor à Patrocle commence, comme il est naturel, par une mention de la situation critique où se trouvent les Achéen s, et un blâme adressé à la rancune intraitable d'Achille.

Mais bientôt le vieux héros s'abandonne une fois de plus à ses souvenirs, et, comme suite au regret qu'il exprime de n'avoir plus la vigueur de sa jeunesse, il conte une de ses aventures de jadis. Ce récit serait singulièrement hors de propos, si le poète qui l'a composé (ou ajouté à un premier discours de Nestor plus simple), n'avait en vue de retenir Patrocle le plus longtemps possible. Il est intéressant comme spécimen d'une razzia qui est une vendetta.

L'EXPEDITION DE NESTOR CONTRE LES ÉLEENS. (XI, 670-762).

Plût au ciel que je fusse jeune et en la plénitude de ma force, comme au temps où un conflit s'éleva entre les Eléens et nous, pour un rapt de bœufs, quand je tuai Itymonée, le noble fils d'Hypeirochos, qui résidait en Élide, pour lui enlever mes reprises. Lui, en défendant ses bœufs, fut frappé au premier rang, de ma main, par un javelot; il tomba, et ses gens, hommes de la campagne, prirent la fuite. Nous ramenâmes de la plaine un butin immense, cinquante troupeaux de bœufs, autant de brebis, autant de porcs, autant de bandes de chèvres capricieuses, cent cinquante cavales baies, toutes des juments, dont beaucoup avaient leurs poulains, et nous les conduisîmes à Pylos, pays de Nélée, de nuit, jusqu'à la ville. Nélée avait le cœur plein de joie, parce que, jeune comme j'étais, j'avais gagné un tel butin à la guerre. Les hérauts, de leur voix claire, dès l'apparition de l'aurore, convoquairent ceux qui avaient un titre de créance sur l'Élide divine ; et les capitaines des Pyliens se réunirent pour faire le partage ; les Épéens devaient une réparation à beaucoup,

εἴθ' ὣς ἡβώοιμι βίη δέ μοι ἔμπεδος εἴη	ἵππους δὲ ξανθὰς ἑκατὸν καὶ πεντήκοντα
" Utinam sic pubescerem, roburque mihi firmum esset,	" Equasque flavas centum et quinquaginta,
ὡς ὁπότ' Ἠλείοισι καὶ ἡμῖν νεῖκος ἐτύχθη	πάσας θηλείας, πολλῇσι δὲ πῶλοι ὑπῆσαν.
" Sicut quando inter Eleos et nos certamen ortum est,	" Omnes foeminas : multis etiam pulli suberant.
ἀμφὶ βοηλασίῃ, ὅτ' ἐγὼ κτάνον Ἰτυμονῆα	καὶ τὰ μὲν ἠλασάμεσθα Πύλον Νηλήϊον εἴσω
" De boum-abactione, quando ego interfeci Itymoneum,	" Et haec quidem abegimus Pylum Neleïum intra,
ἐσθλὸν Ὑπειροχίδην, ὃς ἐν Ἤλιδι ναιετάασκε,	ἐννύχιοι προτὶ ἄστυ· γεγήθει δὲ φρένα Νηλεύς,
" Fortem Hypirochidem, (qui in Elide habitabat,)	" Nocturni in urbem: laetatus est autem animo Neleus,
ῥύσι' ἐλαυνόμενος· ὁ δ' ἀμύνων ᾗσι βόεσσιν	οὕνεκά μοι τύχε πολλὰ νέῳ πόλεμον δὲ κιόντι.
" Pignora abigens: ille vero vim-propulsans a suis bobus,	" Quod mihi contigissent multa juveni ad bellum profecto.
ἔβλητ' ἐν πρώτοισιν ἐμῆς ἀπὸ χειρὸς ἄκοντι,	κήρυκες δ' ἐλίγαινον ἅμ' ἠοῖ φαινομένηφι
" Percussus est inter primos mea a manu jaculo :	" Praecones autem canore-edixerunt, simul ac aurora apparuit,
κὰδ δ' ἔπεσεν, λαοὶ δὲ περίτρεσαν ἀγροιῶται.	τοὺς ἴμεν οἷσι χρεῖος ὀφείλετ' ἐν Ἤλιδι δίῃ·
" Concidit autem, copiaeque undiquaque-trepidae-aufugerunt agrestes:	" Illos adesse, quibus debitum deberetur in Elide ampla :
ληΐδα δ' ἐκ πεδίου συνελάσσαμεν ἤλιθα πολλὴν	οἳ δὲ συναγρόμενοι Πυλίων ἡγήτορες ἄνδρες
" Praedam igitur ex campo coëgimus valde multam,	" Congregati itaque Pyliorum principes viri
πεντήκοντα βοῶν ἀγέλας, τόσα πώεα οἰῶν,	δαίτρευον· πολέσιν γὰρ Ἐπειοὶ χρεῖος ὄφειλον,
" Quinquaginta boum armenta, totidem greges ovium,	" Dividebant ; (multis enim Epei debitum debebant:
τόσσα συῶν συβόσια, τόσ' αἰπόλια πλατέ' αἰγῶν,	
" Tot suum greges, tot greges magnos caprarum:	

pour le petit nombre que nous étions, à Pylos, après le désastre que nous avions subi, Car Messire Héraclès était venu pour notre dam, dans les années antérieures, et il avait massacré nos plus braves. Nous étions douze fils de Nélée sans reproche je restai seul ; tous les autres périrent. Les Épéens vêtus d'airain en tirèrent confiance, et ils nous insultaient, ils méditaient de vilains projets contre nous. Le vieux Nélée donc prit pour lui un troupeau de boeufs et un grand parc de brebis ; il en choisit trois cents avec leurs bergers. Car il avait lui aussi une grande créance sur l'Élide, divine, quatre chevaux de course avec leurs chars, venus pour disputer le prix ; ils devaient courir pour un trépied. Mais le haut seigneur Augias les avait confisqués, et avait renvoyé le cocher, le cœur désolé, sans ses chevaux. Le vieillard, irrité des paroles et des actes qu'il avait subis, prit donc sa part, très large. Le reste, il le donna au peuple, pour être partagé, afin que personne ne lui pût reprocher d'être traité iniquement. Nous exécutâmes tous ses ordres, et auprès de la ville, nous offrîmes des sacrifices aux dieux. Mais nos ennemis, trois jours après, survinrent nombreux, avec leurs chevaux aux bons sabots, en masse. Avec eux avaient pris les armes les deux Moliones ; ils étaient encore enfants ; ils n'étaient pas encore experts aux jeux de la guerre.

ὡς ἡμεῖς παῦροι κεκακωμένοι ἐν Πύλωι ἦμεν·	ἐλθόντες μετ' ἄεθλα· περὶ τρίποδος γὰρ ἔμελλον
" Quandoquidem nos pauci malis-fracti in Pylo eramus.	" Qui ierant ad praemia reportanda; de tripode enim erant
ἐλθὼν γάρ ῥ' ἐκάκωσε βίη Ἡρακληείη	θεύσεσθαι· τοὺς δ' αὖθι ἄναξ ἀνδρῶν Αὐγείας
" Veniens enim afflixerat vis Herculea,	" Cursu-certaturi; eos autem illic rex virorum Augeas
τῶν προτέρων ἐτέων, κατὰ δ' ἔκταθεν ὅσσοι ἄριστοι·	κάσχεθε, τὸν δ' ἐλατῆρ' ἀφίει ἀκαχήμενον ἵππων.
" Superioribus annis : interfecti autem fuerant, quotquot optimi.	" Detinuit ; aurigamque dimisit tristem, equorum caussa.
δώδεκα γὰρ Νηλῆος ἀμύμονος υἱέες ἦμεν·	τῶν ὁ γέρων ἐπέων κεχολωμένος ἠδὲ καὶ ἔργων
" Duodecim enim Nelei eximii filii eramus,	" Ob haec senex dicta iratus atque facta,
τῶν οἶος λιπόμην, οἳ δ' ἄλλοι πάντες ὄλοντο.	ἐξέλετ' ἄσπετα πολλά· τὰ δ' ἄλλ' ἐς δῆμον ἔδωκε
" Quorum solus relictus sum ; alii autem omnes perierunt	" Exemit sibi admodum multa,) reliqua autem populo dedit
ταῦθ' ὑπερηφανέοντες Ἐπειοὶ χαλκοχίτωνες	δαιτρεύειν, μή τίς οἱ ἀτεμβόμενος κίοι ἴσης.
" Ob haec animo-elati Epei aere-loricati,	" Dividenda, ne quis ab eo fraudatus abiret aequali portione.
ἡμέας ὑβρίζοντες ἀτάσθαλα μηχανόωντο.	ἡμεῖς μὲν τὰ ἕκαστα διείπομεν, ἀμφί τε ἄστυ
" Nos insultantes, iniqua moliti erant:)	" Nos quidem haec singula administrabamus, perque urbem
ἐκ δ' ὁ γέρων ἀγέλην τε βοῶν καὶ πῶϋ μέγ' οἰῶν	ἔρδομεν ἱρὰ θεοῖς· οἳ δὲ τρίτωι ἤματι πάντες
" Senex autem sibi armentumque boum et gregem magnum ovium	" Faciebamus sacra diis: illi vero tertio die omnes
εἵλετο κρινάμενος τριηκόσι' ἠδὲ νομῆας.	ἦλθον ὁμῶς αὐτοί τε πολεῖς καὶ μώνυχες ἵπποι
" Exemit, electis trecentis, atque pastoribus.	" Venerunt simul ipsique multi et solidi ungulis equi,
καὶ γὰρ τῶι χρεῖος μέγ' ὀφείλετ' ἐν Ἤλιδι δίηι	πανσυδίηι· μετὰ δέ σφι Μολίονε θωρήσσοντο
" (Nam et ipsi debitum magnum debebatur in Elide ampla,	" Cum universis copiis : cumque ipsis Moliones duo arma induerant,
τέσσαρες ἀθλοφόροι ἵπποι αὐτοῖσιν ὄχεσφιν	παῖδ' ἔτ' ἐόντ', οὔ πω μάλα εἰδότε θούριδος ἀλκῆς.
" Quatuor scilicet in cursu-victores equi cum ipsis curribus,	" Pueri adhuc existentes, nondum perquam periti impetuosae-in-pugna [fortitudinis,

Il y a une ville dite Les Joncs, sur un plateau escarpé, au loin, au bord de l'Alphée, à l'extrémité de la Pylos des sables. Ils l'assiégèrent, brûlant de la détruire. Mais quand ils eurent envahi toute la plaine, Athéné courut, du haut de l'Olympe, nous avertir de prendre nos armes ; elle vint en pleine nuit, et n'eut pas de peiné à rassembler les gens de Pylos ; ils étaient pleins d'ardeur au combat. Nélée ne me permit pas de prendre mes armes, et il fit cacher mes chevaux, car il disait que j'ignorais encore le métier des armes. Malgré cela, au milieu de nos cavaliers, je me distinguai, tout fantassin que j'étais, sous l'inspiration d'Athéné, qui dirigea le combat. Il y a un fleuve, dit le Minyen, qui se jette à la mer, près d'Arène, où nous attendions l'aurore divine, nous, les cavaliers Pyliens, tandis qu'affluaient pour nous rejoindre les bandes de fantassins. C'est de là que nous parûmes en masse, revêtus de nos armures, pour arriver au cours du fleuve saint, l'Alphée, où nous offrîmes à Zeus, le dieu suprême, de beaux sacrifices, et à Athéné aux yeux pers un bœuf de troupeau. Nous prîmes alors notre repas dans le camp, par divisions, et couchâmes, chacun dans son armure, sur les rives du fleuve. Cependant les vaillants Épéens

ἔστι δέ τις Θρυόεσσα πόλις αἰπεῖα κολώνη	ἔστι δέ τις ποταμὸς Μινυήϊος εἰς ἅλα βάλλων
" Est autem quaedam nomine Thryoessa urbs, arduo loco sita,	" Est autem quidam fluvius Minyeïus in mare se projiciens,
τηλοῦ ἐπ' Ἀλφειῷ, νεάτη Πύλου ἠμαθόεντος·	ἐγγύθεν Ἀρήνης, ὅθι μείναμεν Ἠῶ δῖαν
" Procul ad Alpheum, extrema Pyli arenosi:	" Prope Arenam, ubi expectabamus auroram pulchram
τὴν ἀμφεστρατόωντο διαρραῖσαι μεμαῶτες.	ἱππῆες Πυλίων, τὰ δ' ἐπέρρεον ἔθνεα πεζῶν.
" Hanc obsidebaat, evertere cupidi :	" Equites Pyliorum, affluebantque interea agmina peditum,
ἀλλ' ὅτε πᾶν πεδίον μετεκίαθον, ἄμμι δ' Ἀθήνη	ἔνθεν πανσυδίηι σὺν τεύχεσι θωρηχθέντες
" Sed cum totum campum transissent, nobis utique Minerva	" Inde cum universis copiis, armis-armati,
ἄγγελος ἦλθε θέουσ' ἀπ' Ὀλύμπου θωρήσσεσθαι	ἔνδιοι ἱκόμεσθ' ἱερὸν ῥόον Ἀλφειοῖο.
" Nuncia venit currens ab Olympo, ut armaremur,	" Meridiani pervenimus ad sacrum fluentum Alphei.
ἔννυχος, οὐδ' ἀέκοντα Πύλον κάτα λαὸν ἄγειρεν	ἔνθα Διὶ ῥέξαντες ὑπερμενεῖ ἱερὰ καλά,
" Nocturna, nec invitum per Pylum populum congregavit,	" Ibi Jovi cum fecissemus praepotenti sacra opima,
ἀλλὰ μάλ' ἐσσυμένους πολεμίζειν. οὐδέ με Νηλεὺς	ταῦρον δ' Ἀλφειῷ, ταῦρον δὲ Ποσειδάωνι,
" Sed valde incitatos-cupiditate pugnandi; neque me Neleus	" Taurumque Alpheo, taurum et Neptuno sacrificassemus,
εἴα θωρήσσεσθαι, ἀπέκρυψεν δέ μοι ἵππους·	αὐτὰρ Ἀθηναίη γλαυκώπιδι βοῦν ἀγελαίην,
" Sinebat armari : abscondit autem mihi equos;	" Ac Minervae oculos-caesiae bovem indomitam:
οὐ γάρ πώ τί μ' ἔφη ἴδμεν πολεμήϊα ἔργα. [operum:	δόρπον ἔπειθ' ἑλόμεσθα κατὰ στρατὸν ἐν τελέεσσι,
" Nondum enim omnino me existimabat peritum esse bellicorum	" Coenam deinde sumpsimus per exercitum turmatim;
ἀλλὰ καὶ ὧς ἱππεῦσι μετέπρεπον ἡμετέροισι	καὶ κατεκοιμήθημεν ἐν ἔντεσιν οἷσιν ἕκαστος
" Veruntamen et sic inter equites insignis eram nostros,	" Et dormivimus in armis suis quisque
καὶ πεζός περ ἐών, ἐπεὶ ὧς ἄγε νεῖκος Ἀθήνη.	ἀμφὶ ῥοὰς ποταμοῖο. ἀτὰρ μεγάθυμοι Ἐπειοὶ
" Pedes licet existens, quandoquidem sic me duxit ad pugnam Minerva.	" Circum fluenta fluvii: At magnanimi Epei

enveloppaient la ville et brûlaient de la détruire. Mais avant qu'ils en fussent venus à bout, on vit un grand exploit d'Arès. Quand les rayons du soleil parurent au-dessus de la terre, nous livrâmes le combat, en invoquant Zeus et Athéné. Lors donc que s'engagea la bataille entre Pyliens et Épéens, le premier, je pris mon homme, et je m'emparai de ses chevaux aux bons sabots. C'était Moulios, le bon lancier ; il était gendre d'Augias ; il avait pour femme sa fille, la blonde Agamédé, qui connaissait toutes les herbes médicinales que nourrit la surface de la terre. Je le frappai, tandis qu'il venait sur moi, de la pointe d'airain de ma lance, et il s'écroula dans la poussière. Je bondis sur son char, et pris place parmi les champions. Cependant les vaillants Épéens prirent en tous sens la fuite, quand ils eurent vu tomber le guerrier, le conducteur de char, qui excellait à la bataille. Alors, je m'élançai, comme la noire bourrasque, et je capturai cinquante chars ; deux hommes, pour chacun d'eux, mordirent la poussière, abattus par ma lance. Et j'aurais alors renversé les deux Moliones, ces enfants, fils d'Actor, si leur père, le haut seigneur qui ébranle la terre, ne les avait sauvés du combat, en les cachant sous une épaisse nuée. Ce jour-là, Zeus octroya aux Pyliens un grand succès. Nous continuâmes la poursuite, dans la vaste plaine,

ἀμφέσταν δὴ ἄστυ διαρραῖσαι μεμαῶτες·

" Circumstabant jam, urbem vastare cupidi :

ἀλλά σφι προπάροιθε φάνη μέγα ἔργον Ἄρηος·

" Sed ipsis ante apparuit magnum opus Martis:

εὖτε γὰρ ἠέλιος φαέθων ὑπερέσχεθε γαίης,

" Quum enim sol lucidus eminuit supra terram,

συμφερόμεσθα μάχηι Διί τ' εὐχόμενοι καὶ Ἀθήνηι.

" Congressi sumus pugna, Jovique supplicantes et Minervae.

ἀλλ' ὅτε δὴ Πυλίων καὶ Ἐπειῶν ἔπλετο νεῖκος,

" At quando jam Pyliorum et Epeorum commisum erat certamen,

πρῶτος ἐγὼν ἕλον ἄνδρα, κόμισσα δὲ μώνυχας ἵππους,

" Primus ego occidi virum, abstulique solidos-ungulis equos,

Μούλιον αἰχμητήν· γαμβρὸς δ' ἦν Αὐγείαο,

" Mulium bellatorem : gener vero is erat Augeae,

πρεσβυτάτην δὲ θύγατρ' εἶχε ξανθὴν Ἀγαμήδην,

" Maximamque natu filiam habebat flavam Agameden,

ἣ τόσα φάρμακα ᾔδη ὅσα τρέφει εὐρεῖα χθών.

" Quae tot pharmaca norat, quot alit lata terra.

τὸν μὲν ἐγὼ προσιόντα βάλον χαλκήρεϊ δουρί,

" Hunc quidem ego accedentem percussi aerata hasta;

ἤριπε δ' ἐν κονίηισιν· ἐγὼ δ' ἐς δίφρον ὀρούσας

" Prolapsusque est in pulvere : ego vero in currum insiliem

στῆν ῥα μετὰ προμάχοισιν· ἀτὰρ μεγάθυμοι Ἐπειοὶ

" Steti inter primos-pugnatores: sed magnanimi Epei

ἔτρεσαν ἄλλυδις ἄλλος, ἐπεὶ ἴδον ἄνδρα πεσόντα

" Territi-fugerunt alio alius, ut viderunt virum lapsum,

ἡγεμόν' ἱππήων, ὃς ἀριστεύεσκε μάχεσθαι.

" Ductorem equitum, qui fortissimus erat in praeliando.

αὐτὰρ ἐγὼν ἐπόρουσα κελαινῆι λαίλαπι ἶσος,

" At ego irrui, atrae procellae par:

πεντήκοντα δ' ἕλον δίφρους, δύο δ' ἀμφὶς ἕκαστον

" Quinquaginta autem cepi currus, duoque in unoquoque

φῶτες ὀδὰξ ἕλον οὖδας ἐμῶι ὑπὸ δουρὶ δαμέντες.

" Viri mordicus prehenderunt solum, mea hasta domiti.

καί νύ κεν Ἀκτορίωνε Μολίονε παῖδ' ἀλάπαξα,

" Et sane Actorionas Molionas juvenes interfecissem,

εἰ μή σφωε πατὴρ εὐρὺ κρείων ἐνοσίχθων

" Nisi ipsos pater late-dominans Neptunus

ἐκ πολέμου ἐσάωσε καλύψας ἠέρι πολλῆι.

" Ex pugna ereptos senasset, tectos caligine multa.

ἔνθα Ζεὺς Πυλίοισι μέγα κράτος ἐγγυάλιξε·

" Tum Jupiter Pyliis magnam victoriam dedit :

τόφρα γὰρ οὖν ἑπόμεσθα διὰ σπιδέος πεδίοιο

" Tantisper enim insecuti sumus per stratum clypeis campum,

en les massacrant et en ramassant leurs belles armures, jusqu'à ce que nos chars fussent arrivés à Bouprasion, riche en froment, au roc d'Oléné et à la hauteur qui porte le nom d'Alésion ; là, Athéné arrêta notre armée. Là, je laissai le dernier homme que je tuai. De leur côté, les Achéens ramenèrent de Bouprasion à Pylos leurs chevaux rapides, et tous rendirent grâces à Zeus, parmi les dieux, et à Nestor parmi les hommes. Tel je fus alors, si jamais, entre les hommes ».

κτείνοντές τ' αὐτοὺς ἀνά τ' ἔντεα καλὰ λέγοντες,	ἔνθ' ἄνδρα κτείνας πύματον λίπον· αὐτὰρ Ἀχαιοὶ
" Interficientesque ipsos, armaque pulchra colligentes ;	" Ibi virum interfectum extremum reliqui; atque Achivi
ὄφρ' ἐπὶ Βουπρασίου πολυπύρου βήσαμεν ἵππους	ἂψ ἀπὸ Βουπρασίοιο Πύλονδ' ἔχον ὠκέας ἵππους,
" Donec ad Buprasium tritici-ferax egimus equos,	" Retro a Buprasio Pylum-versus agebant veloces equos:
πέτρης τ' Ὠλενίης, καὶ Ἀλησίου ἔνθα κολώνη	πάντες δ' εὐχετόωντο θεῶν Διὶ Νέστορί τ' ἀνδρῶν.
" Petramque Oleniam et Alesium, ubi Colone	" Omnes autem gratias-agebant ex diis Jovi, Nestorique ex hominibus.
κέκληται· ὅθεν αὖτις ἀπέτραπε λαὸν Ἀθήνη.	ὣς ἔον, εἴ ποτ' ἔον γε, μετ' ἀνδράσιν. αὐτὰρ Ἀχιλλεὺς
" Vocatur: unde rursum avertit copias Minerva.	" Talis fui, si quando eram, iater viros: sed Achilles

10 L'Assaut du camp (chant XII).

Le chant XII va nous montrer cet assaut du camp, que la défaite des Achéens au chant XI a rendu possible. Comme toutes les parties de l'Iliade, ce chant a ses beautés, Mais la composition y manque de netteté. Le mur, avons-nous dit, n'appartient pas à la conception primitive. Les morceaux divers où il apparaît ne sont pas très bien accordés les uns avec les autres, ni très clairs, si on les considère chacun isolément. Dans le récit qui va suivre, on a peine à voir si cette fortification a plusieurs portes ou une seule ; si la porte qui est attaquée par Hector est aussi celle contre laquelle s'était porté Asios. Aristarque avait écrit tout un traité sur le camp des Achéens.

Le chant commence par l'histoire de la disparition du mur. Selon le poète, après la fin de la guerre, Poséidon, et Apollon l'ensevelirent sous les flots conjugués de toutes les rivières qui descendent de la chaîne de l'Ida. Sans doute, l'impossibilité d'en reconnaître aucun vestige fit imaginer cette fiction. « Le poète qui l'avait inventé », disait Aristote « l'a fait aussi disparaître ».

Nestor conduit l'assaut ; la comparaison qui le décrit est assez mal adaptée à la situation, mais elle est vive et pittoresque.

UNE COMPARAISON HOMERIQUE. (XII, 40-50).

Comme au milieu des chiens et des hommes qui le chassent, un sanglier ou un lion, vigoureux et en furie, tourne et retourne en tous sens, tandis qu'eux, disposés en guise de rempart, lui font face, et le couvrent de javelots, que lancent sans cesse leurs bras, sans que jamais son cœur vaillant tremble et songe à la fuite ; sa bravoure causera sa mort ; sans cesse, il tourne, essayant de forcer les rangs des chasseurs ; ainsi Hector parcourant ses troupes, suppliait ses compagnons et les exhortait à franchir le fossé.

ὡς δ' ὅτ' ἂν ἔν τε κύνεσσι καὶ ἀνδράσι θηρευτῇσι	ταρβεῖ οὐδὲ φοβεῖται, ἀγηνορίη δέ μιν ἔκτα·
Ut vero quando interque canes et viros venatores,	Pavet, neque fugam-capessit: fortitudo vero ipsum occidit:
κάπριος ἠὲ λέων στρέφεται σθένεϊ βλεμεαίνων·	ταρφέα τε στρέφεται στίχας ἀνδρῶν πειρητίζων·
Aper, sive leo versatur, prae robure truces-oculos-volvens;	Crebroque se convertit, ordines virorum tentans ;
οἳ δέ τε πυργηδὸν σφέας αὐτοὺς ἀρτύναντες	ὅππῃ τ' ἰθύσῃ τῇ εἴκουσι στίχες ἀνδρῶν·
Illi vero quadratis-agminibus quum se-ipsos instruxerunt,	Quaque fecerit impetum, ibi cedunt ordines virorum :
ἀντίον ἵστανται καὶ ἀκοντίζουσι θαμειὰς	ὣς Ἕκτωρ ἀν' ὅμιλον ἰὼν ἐλλίσσεθ' ἑταίρους
Adversi stant, et jaculantur crebra	Sic Hector turbam obiens se motabat, socios
αἰχμὰς ἐκ χειρῶν· τοῦ δ' οὔ ποτε κυδάλιμον κῆρ	τάφρον ἐποτρύνων διαβαινέμεν· οὐδέ οἱ ἵπποι
Spicula de manibus ; ejus autem nunquam generosum cor	Fossam adhortans transcendere : neque tamen ei equi

Iliade liv. XII 21.

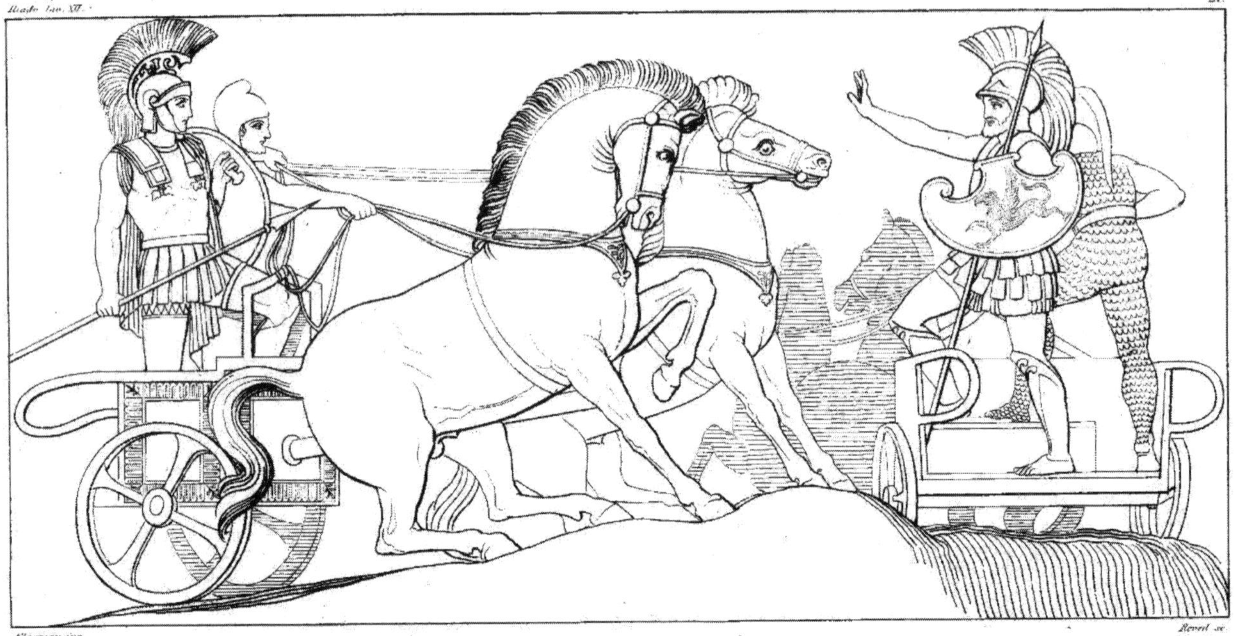

Flaxman inv. *Reveil sc.*

Hector, par le conseil de Polydamas, ordonne aux chefs des Troyens de descendre de leurs chars, pour attaquer les Grecs.

Les pieux qui sont plantés au fond du fossé arrêtent les chars des Troyens, Polydamas donne le conseil d'abandonner ceux-ci aux mains des cochers, et de franchir l'obstacle à pied. Les combattants, suivant ce conseil, se divisent en cinq corps, sous le commandement d'Hector et de Polydamas ; d'Alcathoos et d'Agénor ; d'Hélènos, de Déiphobe et d'Asios ; d'Énée, avec Archilochos et Acamas, fils d'Anténor ; de Sarpédon, Glaucos et Astéropée. Cette division, solennellement annoncée, ne sert d'ailleurs à rien dans la suite.

Le premier qui attaque est Asios, qui s'est refusé à écouter l'avis de Polydamas. Il se lance donc, avec son char, et suivi de ses féaux, à la gauche du camp, là où se trouve la porte (ou une des portes), qui est restée grand'ouverte, pour laisser passage au reflux des Achéens en déroute. Elle est gardée par deux Lapithes, Polypœtés et Léonteus, qui parviennent à repousser l'attaque. Hector en conduit une autre, qui lui donne lieu de prononcer un mot fameux.

HECTOR ET LES PRESAGES. (XII, 199-250).

Ils (les Troyens) hésitaient au bord du fossé. Car, tandis qu'ils s'évertuaient à le franchir, un oiseau leur était apparu, un aigle qui volait haut, et laissait l'armée à sa gauche ; il tenait en ses serres un dragon sanguinaire, monstrueux ; qui vivait encore et se débattait, sans renoncer à la lutte. Il mordait l'oiseau qui le tenait, à la poitrine, près du cou, en se tordant en arrière. L'aigle le laissa échapper et choir par terre, vaincu par la souffrance; il le rejeta au milieu de la mêlée, tandis que lui-même, avec un grand cri, se laissait emporter aux souffles du vent. Les Troyens frissonnèrent, à la vue du serpent tacheté, qui gisait au milieu d'eux, présage envoyé par Zeus qui tient l'égide. Alors Polydamas se plaça auprès d'Hector l'audacieux et lui dit : « Hector, toujours tu me blâmes dans les assemblées, quand je donne un bon avis ; N'allons pas engager la lutte avec les Danaens en prenant pour enjeu leur flotte ! Car voici ce qui en résultera, je pense, si, véritablement, les Troyens ont vu venir à eux cet oiseau,

οἵ ῥ᾽ ἔτι μερμήριζον ἐφεσταότες παρὰ τάφρωι.	κείμενον ἐν μέσσοισι Διὸς τέρας αἰγιόχοιο.
Hi tamen adhuc anxie-deliberabant, stantes ad fossam:	Jacentem in mediis, Jovis portentum AEgiochi.
ὄρνις γάρ σφιν ἐπῆλθε περησέμεναι μεμαῶσιν	δὴ τότε Πουλυδάμας θρασὺν Ἕκτορα εἶπε παραστάς·
Augurium enim ipsis supervenit transire cupientibus,	Ac tum quidem Polydamas audacem Hectorem allocutus est astans;
αἰετὸς ὑψιπέτης ἐπ᾽ ἀριστερὰ λαὸν ἐέργων	Ἕκτορ ἀεὶ μέν πώς μοι ἐπιπλήσσεις ἀγορῆισιν
Aquila altivolaus, ad sinistram copias dividens,	" Hector, semper quidem fere me increpas in concionibus,
φοινήεντα δράκοντα φέρων ὀνύχεσσι πέλωρον	ἐσθλὰ φραζομένωι, ἐπεὶ οὐδὲ μὲν οὐδὲ ἔοικε
Cruentatum serpentem gestans unguibus immanem,	" Quanquam recte monentem : uti quidem nequaquam par est,
ζωὸν ἔτ᾽ ἀσπαίροντα, καὶ οὔ πω λήθετο χάρμης,	δῆμον ἐόντα παρὲξ ἀγορευέμεν, οὔτ᾽ ἐνὶ βουλῆι
Vivum, adhuc palpitantem ; necdum is oblitus erat pugnae :	" Civis qui sit, praeter rectum dicere, neque iri concilio,
κόψε γὰρ αὐτὸν ἔχοντα κατὰ στῆθος παρὰ δειρὴν	οὔτέ ποτ᾽ ἐν πολέμωι, σὸν δὲ κράτος αἰὲν ἀέξειν·
Percussit enim ipsam tenentem ad pectus, prope collum,	" Neque unquam in bello, sed tuam potentiam semper augere.
ἰδνωθεὶς ὀπίσω· ὁ δ᾽ ἀπὸ ἕθεν ἧκε χαμᾶζε	νῦν αὖτ᾽ ἐξερέω ὥς μοι δοκεῖ εἶναι ἄριστα.
Contortus retro ; Illa autem a se demisit in terram,	" Nunc autem rursus proloquar, ut mihi videntur esse optima.
ἀλγήσας ὀδύνηισι, μέσωι δ᾽ ἐνὶ κάββαλ᾽ ὁμίλωι,	μὴ ἴομεν Δαναοῖσι μαχησόμενοι περὶ νηῶν.
Dolens angoribus, mediumque dejecit in agmen :	" Ne eamus cum Danais pugnaturi de navibus:
αὐτὸς δὲ κλάγξας πέτετο πνοιῇς ἀνέμοιο.	ὧδε γὰρ ἐκτελέεσθαι ὀΐομαι, εἰ ἐτεόν γε
Ipsaque elangens avolavit flatibus venti.	" Sic enim eventurum puto, si quidem vere
Τρῶες δ᾽ ἐρρίγησαν ὅπως ἴδον αἰόλον ὄφιν	Τρωσὶν ὅδ᾽ ὄρνις ἦλθε περησέμεναι μεμαῶσιν
Trojani vero cohorruerunt, ut viderunt maculosum serpentem	" Trojanis hoc augurium advenit transire cupientibus,

car il ne convient pas sans doute qu'un sujet parle en un autre sens que toi, ni au conseil, ni au combat ; mais toujours nous devons accroître ta gloire. Cependant je vais dire de nouveau ce qui me semble le meilleur parti. quand ils s'évertuèrent à passer (cet aigle qui volait haut, et ferions-nous sa gauche l'armée), et qui tenait en ses serres un dragon sanguinaire, monstrueux, vivant encore ; il l'a laissé échapper avant d'arriver en son aire, et n'a pas réussi à l'apporter à ses petits. Ainsi nous-mêmes, réussissions-nous à rompre la porte et le rempart des Achéens, à grand effort, et ferions-nous céder les Achéens, nous n'arriverions pas en bon ordre, au bout de cette marche, près des vaisseaux, car nous laisserons en arrière, nombre de Troyens, que les Achéens auront fait périr par l'airain, en défendant leur flotte. Ainsi vous donnerait son oracle un devin, s'il connaissait vraiment la valeur des présages, et savait se faire obéir par l'armée ». Hector, au casque étincelant, lui répondit avec un regard en dessous : « Polydamas, voilà encore des paroles qui ne sont pas pour me plaire ; tu dois savoir un autre propos, meilleur à envisager que celui-ci. Mais si, en vérité, tu parles sérieusement, c'est donc que les dieux eux-mêmes t'ont fait perdre maintenant l'esprit, pour que tu m'invites à oublier les volontés de Zeus, maître du tonnerre, les promesses qu'il m'a lui-même signifiées Et voici que tu m'invites à obéir aux oiseaux aux larges ailes. Je n'en ai cure ni souci, qu'ils aillent à droite vers l'aurore et le soleil ; ou à gauche, vers les ténèbres du couchant.

αἰετὸς ὑψιπέτης ἐπ' ἀριστερὰ λαὸν ἐέργων	τὸν δ' ἄρ' ὑπόδρα ἰδὼν προσέφη κορυθαίολος Ἕκτωρ·
" Aquila altivolans, ad sinistram copias dividens,	Hunc autem torve intuitus allocutus est pugnam.expedite-ciens Hector ;
φοινήεντα δράκοντα φέρων ὀνύχεσσι πέλωρον	Πουλυδάμα, σὺ μὲν οὐκ ἔτ' ἐμοὶ φίλα ταῦτ' ἀγορεύεις·
" Cruentatum serpentem portans unguibus immanem,	" Polydama, tu quidem non jam mihi grata haec dicis;
ζωόν· ἄφαρ δ' ἀφέηκε πάρος φίλα οἰκί' ἱκέσθαι,	οἶσθα καὶ ἄλλον μῦθον ἀμείνονα τοῦδε νοῆσαι.
" Vivum ; citoque dimisit, antequam ad caros nidos pervenisset,	" Nosti et aliam sententiam meliorem hac excogitare.
οὐδ' ἐτέλεσσε φέρων δόμεναι τεκέεσσιν ἑοῖσιν.	εἰ δ' ἐτεὸν δὴ τοῦτον ἀπὸ σπουδῆς ἀγορεύεις,
" Neque effecit portans ut daret pullis suis:	" Sin autem revera jam hanc serio dicis,
ὣς ἡμεῖς, εἴ πέρ τε πύλας καὶ τεῖχος Ἀχαιῶν	ἐξ ἄρα δή τοι ἔπειτα θεοὶ φρένας ὤλεσαν αὐτοί,
" Sic nos, etiamsi portas et murum Achivorum	" Utique tibi jam dii mentem ademerunt ipsi :
ῥηξόμεθα σθένεϊ μεγάλωι, εἴξωσι δ' Ἀχαιοί,	ὃς κέλεαι Ζηνὸς μὲν ἐριγδούποιο λαθέσθαι
" Perruperimus robore magno, cesserintque Achivi;	" Qui jubes Jovis quidem altitonantis oblivisci
οὐ κόσμωι παρὰ ναῦφιν ἐλευσόμεθ' αὐτὰ κέλευθα·	βουλέων, ἅς τέ μοι αὐτὸς ὑπέσχετο καὶ κατένευσε·
" Non fauste a navibus revertemur per easdem vias:	" Consiliorum, quae mihi ipse promisit et annuit.
πολλοὺς γὰρ Τρώων καταλείψομεν, οὕς κεν Ἀχαιοὶ	τύνη δ' οἰωνοῖσι τανυπτερύγεσσι κελεύεις
" Multos enim Trojanorum relinquemus, quos quidem Achivi	" Tu vero me alitibus alas-expandentibus jubes
χαλκῶι δηιώσωσιν ἀμυνόμενοι περὶ νηῶν.	πείθεσθαι, τῶν οὔ τι μετατρέπομ' οὐδ' ἀλεγίζω
" AEre interfecerint pugnantes pro navibus.	" Parere; quos minime moror, neque curo,
ὧδέ χ' ὑποκρίναιτο θεοπρόπος, ὃς σάφα θυμῶι	εἴτ' ἐπὶ δεξί' ἴωσι πρὸς ἠῶ τ' ἠέλιόν τε,
" Hac certe interpretatione responderit augur, qui vere animo	" Sive ad dextram vadant, ad auroramque solemque,
εἰδείη τεράων καί οἱ πειθοίατο λαοί.	εἴτ' ἐπ' ἀριστερὰ τοί γε ποτὶ ζόφον ἠερόεντα.
" Peritus bit prodigiorum, et ei paruerint populi."	" Sive ad sinistram isti, ad occasum obscurum.

Nous autres, obéissons à la volonté du grand Zeus, qui règne sur tous les mortels et tous les immortels. Le meilleur des présages, le seul, c'est de combattre pour son pays. Pourquoi crains-tu donc la guerre et les armes ? Si nous devons être tués, nous autres, près des vaisseaux des Achéens, il n'y a pas de risque que tu y périsses. Car tu n'as pas le cœur ferme devant l'ennemi, tu n'as pas le cœur guerrier. Si tu t'abstiens de combattre, ou si par tes paroles décevantes, tu détournes quelque autre de la bataille, à l'instant même ma lance va te frapper et t'ôter le souffle. »

ἡμεῖς δὲ μεγάλοιο Διὸς πειθώμεθα βουλῇ,	νηυσὶν ἐπ' Ἀργείων, σοὶ δ' οὐ δέος ἔστ' ἀπολέσθαι·
" Nos vero magni Jovis pareamus consilio,	" Naves ad Argivorum ; tibi tamen non timor est percundi:
ὃς πᾶσι θνητοῖσι καὶ ἀθανάτοισιν ἀνάσσει.	οὐ γάρ τοι κραδίη μενεδήϊος οὐδὲ μαχήμων.
" Qui omnibus mortalibus et immortalibus imperat.	" Non enim tibi est cor impetus-hostium-manens, neque pugnax.
εἷς οἰωνὸς ἄριστος ἀμύνεσθαι περὶ πάτρης.	εἰ δὲ σὺ δηϊοτῆτος ἀφέξεαι, ἠέ τιν' ἄλλον
" Unum augurium est praestantissimum, pugnare pro patria.	" Si vero tu a pugna abstinebis, vel aliquem alium
τίπτε σὺ δείδοικας πόλεμον καὶ δηϊοτῆτα;	παρφάμενος ἐπέεσσιν ἀποτρέψεις πολέμοιο,
" Cur tu times pugnam et praelium?	" Dehortatione-deceptum verbis avertes a praelio;
εἴ περ γάρ τ' ἄλλοι γε περὶ κτεινώμεθα πάντες	αὐτίκ' ἐμῷ ὑπὸ δουρὶ τυπεὶς ἀπὸ θυμὸν ὀλέσσεις.
" Etsi enim alii circum-occidamur omnes	" Statim mea hasta percussus animam amittes."

Hector, cette fois, a raison d'avoir confiance en Zeus. Zeus soulève une tempête, qui envoie la poussière dans la direction des vaisseaux. Les Troyens arrivent jusqu'au mur et se mettent à y faire brèche. Les Danaens cependant leur opposent une résistance opiniâtre, que dirigent souvent les deux Ajax. Alors intervient un allié des Troyens, un fils de Zeus, Sarpédon, qui, pour donner le coup décisif, fait appel à son fidèle Glaucos.

APPEL DE SARPEDON A GLAUCOS. (XII, 310-329).

« Glaucos, pourquoi, tous les deux, sommes-nous les mieux honorés, par la place qu'on nous donne, la viande qu'on nous sert, les coupes qu'on nous remplit, en Lycie ? Pourquoi tous nous regardent-ils comme des dieux? Nous cultivons un grand apanage, près des rives du Xanthe, un domaine bien planté et plein de labours féconds en froment. Aussi devons-nous être au premier rang des Lyciens, et courir à la bataille ardente, afin que l'on dise parmi les Lyciens aux fortes cuirasses :

Γλαῦκε τί ἢ δὴ νῶϊ τετιμήμεσθα μάλιστα	καλὸν φυταλιῆς καὶ ἀρούρης πυροφόροιο;
" Glauce, cumam nos honoribus affecti-sumus maxime,	" Amoenam, vitifero solo et frugifero?
ἕδρῃ τε κρέασίν τε ἰδὲ πλείοις δεπάεσσιν	τὼ νῦν χρὴ Λυκίοισι μέτα πρώτοισιν ἐόντας
" Sedeque, carnibusque, et plenis poculis,	" Quamobrem nunc oportet, Lycios inter primos existentes,
ἐν Λυκίῃ, πάντες δὲ θεοὺς ὣς εἰσορόωσι,	ἑστάμεν ἠδὲ μάχης καυστείρης ἀντιβολῆσαι,
" In Lycia, omnes autem, deos tanquam, nos aspiciunt?	" Stare, et pugnae ardenti interesse ;
καὶ τέμενος νεμόμεσθα μέγα Ξάνθοιο παρ' ὄχθας	ὄφρά τις ὧδ' εἴπῃ Λυκίων πύκα θωρηκτάων·
" Et agri-portionem possidemus magnam Xanthi ad ripas,	" Ut aliquis sic dicat Lyciorum bene-armatorum:

« Nous n'avons pas pour chefs, en Lycie, des rois sans gloire, bons à manger de grasses brebis et à boire du vin de choix, doux comme le miel. Les nôtres sont forts et vaillants ; ils combattent au premier rang des Lyciens. » Ah ! pauvre ami ! Si nous pouvions, en échappant à cette guerre, espérer vivre sans vieillir et devenir immortels, je n'irais pas combattre au premier rang, je ne t'enverrais pas au milieu de la mêlée où les hommes gagnent la gloire. Mais de toute façon, mille sortes de morts nous attendent, qu'un mortel ne peut fuir ni éviter. Marchons donc, et triomphons aux dépens d'un autre, ou que quelque autre triomphe à nos dépens ! »

οὐ μὰν ἀκλεέες Λυκίην κάτα κοιρανέουσιν	ἔσσεσθ', οὔτέ κεν αὐτὸς ἐνὶ πρώτοισι μαχοίμην
" Nequaquam inglorii Lyciam administrant	" Futuri, nec ipse quidem inter primos pugnarem,
ἡμέτεροι βασιλῆες, ἔδουσί τε πίονα μῆλα	οὔτέ κε σὲ στέλλοιμι μάχην ἐς κυδιάνειραν·
" Nostri reges, eduntque pingues oves,	" Neque te mitterem pugnam in gloriosam :
οἶνόν τ' ἔξαιτον μελιηδέα· ἀλλ' ἄρα καὶ ἴς	νῦν δ' ἔμπης γὰρ κῆρες ἐφεστᾶσιν θανάτοιο
" Vinumque eximium, dulce: venim utique et robur iis est	" Nunc vero, (nihilominus quippe fata instant mortis
ἐσθλή, ἐπεὶ Λυκίοισι μέτα πρώτοισι μάχονται.	μυρίαι, ἃς οὐκ ἔστι φυγεῖν βροτὸν οὐδ' ὑπαλύξαι,
" Praestans, quandoquidem Lycios inter primos pugnant	" Plurima, quae non licet effugere hominem, neque evitare,)
ὦ πέπον εἰ μὲν γὰρ πόλεμον περὶ τόνδε φυγόντε	ἴομεν ἠέ τωι εὖχος ὀρέξομεν ἠέ τις ἡμῖν.
" O amice, si quidem enim, bello hoc evitato,	" Eamus; vel alicui gloriam dabimus, vel aliquis nobis."
αἰεὶ δὴ μέλλοιμεν ἀγήρω τ' ἀθανάτω τε	
" Perpetuo porro essemus expertesque senii immortalesque	

L'attaque des Lyciens est soutenue par Ménesthée, aidé des deux Ajax et de Teucer. Ce dernier blesse Glaucos au bras d'une flèche. Mais Sarpédon arrache un créneau de sa forte main ; il ouvre un passage à ses soldats. Il ne réussit pas cependant à rompre la résistance achéenne. Un combat des plus sanglants se livre près des tours et sur les créneaux. Hector, venant à la rescousse, enfonce la porte en lançant contre elle un énorme bloc de pierre, et il pénètre dans le camp, ses deux javelots en main, irrésistible. Les Danaens cèdent et prennent la fuite.

11 Chant XIII.

Le combat va se continuer, avec des alternatives de succès et de revers, jusqu'au moment où, les Troyens ayant atteint la ligne des vaisseaux, la situation des Achéens deviendra désespérée et Achille autorisera l'intervention de Patrocle, c'est- à-dire jusqu'au chant XV. Le chant XIII porte le titre de : Combat auprès des vaisseaux. La partie essentielle en est le récit des Exploits d'Idoménée, qui constitue comme une petite épopée en l'honneur du héros crétois, moins développée et moins brillante que les Exploits de Diomède au Ve chant. Il se combine avec une intervention de Poséidon, qui le précède. Les deux morceaux ne sont pas en parfaite harmonie l'un avec l'autre. Le combat que dirige Poséidon suppose l'existence du mur, et se relie à la situation qu'a décrite le chant précédent.

Les Exploits d'Idoménée pourraient tout aussi bien faire partie d'une bataille en rase campagne; le fossé et le mur n'y jouent aucun rôle, et les chars y participent librement. Ils se rattacheraient mieux à une situation analogue à celle que présente la fin du chant XI, avant l'assaut, avant la brèche ouverte par Sarpédon, avant la porte enfoncée par Hector. Le début du chant est un bon exemple de cette mythologie brillante que l'on rencontre pour la première fois à la fin du chant Ier, avec le banquet des Olympiens, et que nous retrouverons au chant XIV, avec la ruse d'Héré. Zeus est toujours posté sur l'Ida. Mais il cesse de regarder le combat, et tourne ses yeux vers le pays des Thraces, des Mysiens, des Hippémolges et des Abiens. C'est ce qui permet l'intervention de Poséidon, que la protection accordée par Zeus aux Troyens indigne. Le dieu contemple le combat de la plus haute cime de Samothrace, d'où il a vue sur la côte troyenne. Il est assez singulier que, pour aller au secours des Achéens qu'il aime, il commence par gagner à pied le sanctuaire d'Ægæ, en tournant le dos à la Troade, et là monte sur son char pour rejoindre celle-ci. C'est sans doute que le poète qui a composé le début du chant XIII cherchait un prétexte pour nous donner une description éclatante d'un voyage du dieu des mers, ou que le compilateur, qui a fait ici un raccord, a trouvé à cet endroit la place convenable pour introduire cette description préalablement existante.

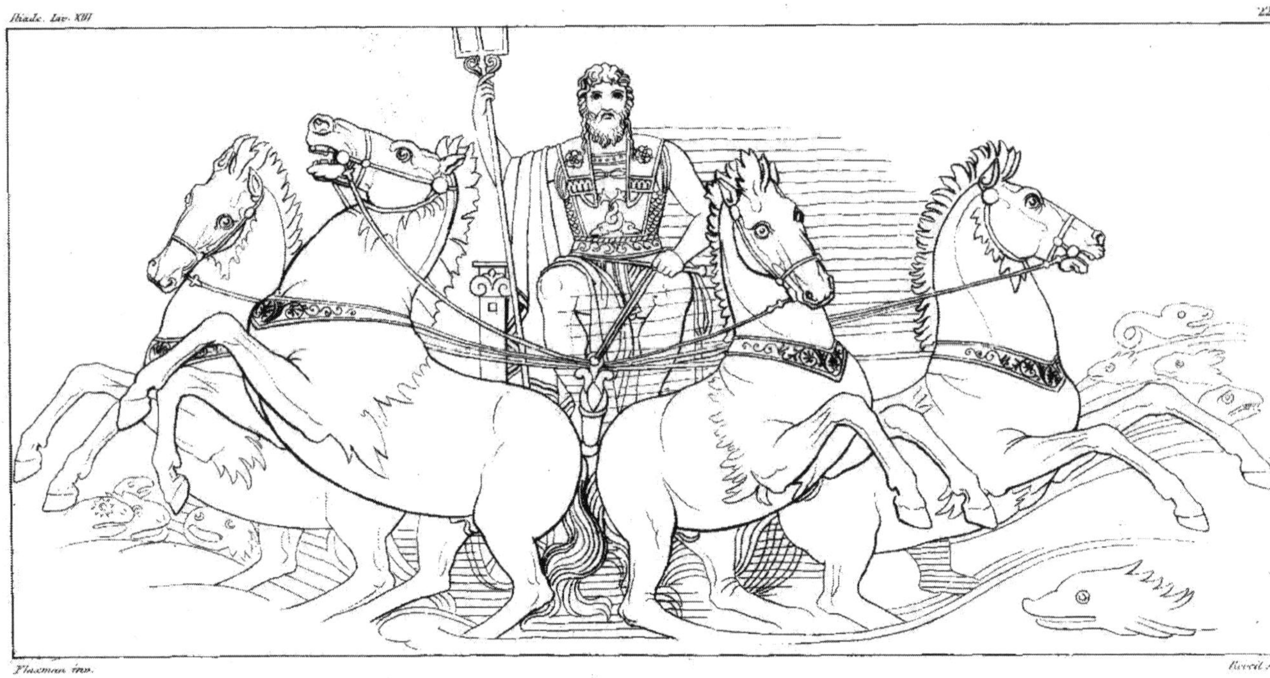

Neptune, affligé des malheurs des Grecs, monte sur son char et vole à leurs vaisseaux.

POSEIDON, PARTI DE SAMOTHRACE, GAGNE D'ABORD ÆGÆ, ENSUITE LA PLAINE DE TROIE. (XIII, 10-38).

Le seigneur qui ébranle la terre ne se tint pas vainement sur sa guette. Contemplant le combat et la mêlée, il s'était posté bien haut, sur la cime la plus élevée de Samos, l'île boisée, l'île de Thrace. De là on pouvait voir toute la chaîne de l'Ida, on pouvait voir la ville de Priam et la flotte des Achéens.

10 οὐδ' ἀλαοσκοπιὴν εἶχε κρείων ἐνοσίχθων·	Θρηϊκίης· ἔνθεν γὰρ ἐφαίνετο πᾶσα μὲν Ἴδη,
10 Neque vero caecam-speculationem agebat rex Neptunus :	Threïciae: inde enim conspiciebatur tota quidem Ida,
καὶ γὰρ ὁ θαυμάζων ἧστο πτόλεμόν τε μάχην τε	φαίνετο δὲ Πριάμοιο πόλις καὶ νῆες Ἀχαιῶν.
Etenim hic spectans sedebat bellumque pugnamque	Conspiciebatur et Priami urbs, et naves Achivorum.
ὑψοῦ ἐπ' ἀκροτάτης κορυφῆς Σάμου ὑληέσσης	15 ἔνθ' ἄρ' ὅ γ' ἐξ ἁλὸς ἕζετ' ἰών, ἐλέαιρε δ' Ἀχαιοὺς
Alte super summum verticem Sami sylvosae	15 Illic utique is e mari sedebat egressus, miserabatur autem Achivos

C'est là que, sorti de la mer, il s'était assis ; il prenait en pitié les Achéens vaincus par les Troyens, et il s'indignait violemment contre Zeus. Tout d'un coup, il descendit du mont escarpé, s'avançant à grands pas. Les hautes montagnes et la forêt tremblaient sous les pas immortels de Poséidon en marche. Trois fois il prit son élan, et la quatrième il atteignit son but, Ægæ ; c'est là que son beau palais, au fond de la mer, s'élève brillant d'or, pour toujours impérissable. Il vint donc là, et à son char il attela ses deux chevaux aux sabots d'airain, au vol rapide, aux longues crinières d'or ; lui-même se revêtit d'or, et, prenant son fouet au manche d'or bien œuvré, il monta sur le char. Il le guida sur les vagues, et les monstres marins se jouaient en le voyant ; venus de toutes parts de l'abîme, ils n'avaient garde de méconnaître leur souverain. La mer en joie s'entr'ouvrait, et les chevaux volaient d'une allure rapide, sans que l'essieu d'airain fût mouillé par dessous. Les chevaux bien découplés le menèrent aux vaisseaux des Achéens. Il y a, au fond de la mer, une vaste caverne, entre Ténédos et Imbros la rocheuse ; c'est là que Poséidon, qui fait trembler la terre, arrêta ses chevaux, les dételа du char et leur jeta l'ambroisie, leur aliment.

Τρωσὶν δαμναμένους, Διὶ δὲ κρατερῶς ἐνεμέσσα.	χρυσὸν δ' αὐτὸς ἔδυνε περὶ χροΐ, γέντο δ' ἱμάσθλην
A Trojanis domitos, Jovique graviter succensebat,	Aurum autem ipse induit circum corpus; accepitque scuticam
αὐτίκα δ' ἐξ ὄρεος κατεβήσετο παιπαλόεντος	χρυσείην εὔτυκτον, ἑοῦ δ' ἐπεβήσετο δίφρου,
Protinus itaque de monte descendit praerupto,	Auream, scite-factam, suumque conscendit currum ;
κραιπνὰ ποσὶ προβιβάς· τρέμε δ' οὔρεα μακρὰ καὶ ὕλη	βῆ δ' ἐλάαν ἐπὶ κύματ'· ἄταλλε δὲ κήτε' ὑπ' αὐτοῦ
Rapide pedibus progressus; tremebant autem montes alti et sylva	Coepitque invehi super undas; exultabant autem cete sub ipso
ποσσὶν ὑπ' ἀθανάτοισι Ποσειδάωνος ἰόντος.	πάντοθεν ἐκ κευθμῶν, οὐδ' ἠγνοίησεν ἄνακτα·
Pedibus sub immortalibus Neptuni incedentis.	Undique e latebris, neque non.agnoverunt regem :
τρὶς μὲν ὀρέξατ' ἰών, τὸ δὲ τέτρατον ἵκετο τέκμωρ	γηθοσύνῃ δὲ θάλασσα διίστατο· τοὶ δὲ πέτοντο
Ter quidem protendit gressum, quarto autem passu pervenit ad locum-destinatum,]	Cum laetitia etiam mare huc-illuc-diductum-cedebat; Ili itaque volabant
Αἰγάς, ἔνθα δέ οἱ κλυτὰ δώματα βένθεσι λίμνης	ῥίμφα μάλ', οὐδ' ὑπένερθε διαίνετο χάλκεος ἄξων·
AEgas: Illic scilicet ei inclytae aedes in imo mari,	Celeriter admodum, neque subtus madescebat aereus axis:
χρύσεα μαρμαίροντα τετεύχαται ἄφθιτα αἰεί.	τὸν δ' ἐς Ἀχαιῶν νῆας ἐΰσκαρθμοι φέρον ἵπποι.
Aureae, coruscantes, aedificatae sunt, incorruptibiles semper.	Hunc autem ad Achivorum naves agiles ferebant equi,
ἔνθ' ἐλθὼν ὑπ' ὄχεσφι τιτύσκετο χαλκόποδ' ἵππω	ἔστι δέ τι σπέος εὐρὺ βαθείης βένθεσι λίμνης
Illuc cum venisset, sub curru junxit aeripedes equos,	Est autem quaedam specus ampla alti in profundo maris,
ὠκυπέτα χρυσέῃσιν ἐθείρῃσιν κομόωντε,	μεσσηγὺς Τενέδοιο καὶ Ἴμβρου παιπαλοέσσης·
Celeriter-volantes, aureis jubis comantes.	Inter Tenedum et Imbrum asperam :

Il entrava leurs jambes de chaînes d'or, impossibles à briser comme à délier, pour que fidèlement ils attendissent le retour de leur maître, et il s'en alla vers le camp des Achéens ».

ἔνθ' ἵππους ἔστησε Ποσειδάων ἐνοσίχθων	ἀρρήκτους ἀλύτους, ὄφρ' ἔμπεδον αὖθι μένοιεν
Illic equos stabulare-fecit Neptunus terrae-quassator,	Infrangibiles, insolubiles, ut firmiter illic manerent
λύσας ἐξ ὀχέων, παρὰ δ' ἀμβρόσιον βάλεν εἶδαρ	νοστήσαντα ἄνακτα· ὁ δ' ἐς στρατὸν ᾤχετ' Ἀχαιῶν.
Solutos curribus, juxtaque divinum posuit pabulum	Rediturum regem : is autem ad exercitum abiit Achivorum
ἔδμεναι· ἀμφὶ δὲ ποσσὶ πέδας ἔβαλε χρυσείας	
Ut ederent : circaque pedes pedicas jecit aureas,	

Les Troyens sont en train de pousser leur attaque, pleins de confiance. Le dieu prend la figure de Calchas, et exhorte les deux Ajax, auxquels il communique une force mystérieuse. Il est reconnu par le fils d'Oïlée, quand il le quitte pour adresser à tous les Achéens une harangue enflammée, où sont rappelés les torts d'Agamemnon et ceux de l'armée entière envers Achille. La mêlée se reforme. Hector porte partout la mort, comme un gros bloc de roches détaché de la montagne par un torrent. Déiphobe qui l'aide est attaqué par Mérion, l'écuyer d'Idoménée, qui plante sa javeline dans le bouclier du Troyen, et s'en retourne vers sa tente pour y prendre une autre arme. Ce départ du champ de bataille, qui n'est point habituel aux héros homériques, a pour objet de relier assez maladroitement l'intervention de Poséidon aux exploits d'Idoménée. C'est ensuite Teucer que nous voyons se distinguer. Ajax fils d'Oïlée, venu à son aide, coupe la tête d'un des ennemis que Teucer a tués, Imbrios, et la jette férocement au milieu des Troyens. Le poète explique cette barbarie par la colère qu'Ajax ressent de la mort d'Amphimaque, que vient de tuer Hector ; Amphimaque est un petit-fils de Poséidon, qui, douloureusement ému lui aussi, court exciter Idoménée, en prenant la figure de Thoas, chef des Étoliens. C'est ainsi que se fait la jonction entre les deux épisodes principaux du chant XIII, épisodes qui, nous l'avons vu, ne sont pas organiquement liés l'un à l'autre et présentent des disparates assez choquantes.

Ce qui confirme la probabilité qu'ils aient été primitivement indépendants, c'est la longueur et la maladresse avec laquelle est mis en scène Idoménée. Comme Mérion plus tôt, il se retire du combat pour s'armer, et, pendant qu'il est à l'arrière, il rencontre Mérion, avec lequel il retourne au combat, non sans avoir eu avec lui un dialogue assez oiseux. Il n'y a guère de morceaux dans l'Iliade aussi lents et insignifiants que celui-ci.

Le deux Ajax et Teucer défendent suffisamment le centre ; Idoménée et son écuyer se portent à la gauche de l'armée.

L'APPARITION D'IDOMENEE SUR LE CHAMP DE BATAILLE. (XIII, 330-357).

Quand ils virent Idoménée, irrésistible comme la flamme, arriver avec son écuyer, dans son armure bien ornée, tous, s'appelant les uns les autres, marchèrent vers lui. Et ce fut une mêlée générale qui s'engagea auprès des poupes.

οἱ δ' ὡς Ἰδομενῆα ἴδον φλογὶ εἴκελον ἀλκὴν [fortitudine,	κεκλόμενοι καθ' ὅμιλον ἐπ' αὐτῶι πάντες ἔβησαν·
Hi autem, [hostes] quum Idomeneum viderent, flammae similem	Cohortantes per turbam, in ipium omnes irruebant ;
αὐτὸν καὶ θεράποντα σὺν ἔντεσι δαιδαλέοισι,	τῶν δ' ὁμὸν ἵστατο νεῖκος ἐπὶ πρυμνῆισι νέεσσιν. [navium.
Ipsum et famulum cum armis vario-artificio-factis,	Manibusque-utrinque-consertis, commissum-est certamen. ad puppes

Comme quand font rage les tempêtes que soulèvent les vents sifflants, en ces jours où la poussière abonde sur les chemins, et où leur violence la fait surgir en une nuée dense, tel se développa le combat, et ils brûlaient en leur cœur de se massacrer les uns les autres, dans la mêlée, à la pointe de l'airain. La bataille meurtrière se hérissa de leurs longues lances, bien affilées pour percer les chairs. Les yeux étaient éblouis par l'éclat du bronze, par les casques étincelants, les cuirasses bien astiquées, les boucliers brillants des guerriers qui affluaient sans cesse. Il eût fallu avoir un cœur bien ferme, pour se réjouir à la vue de cette mêlée et n'en point éprouver d'émotion. Les deux fils puissants de Cronos, chacun de son côté, préparaient aux héros d'affreuses peines. Zeus voulait la victoire d'Hector et des Troyens, pour honorer Achille aux pieds légers, sans consentir cependant à la perte complète de l'armée achéenne devant Ilion ; mais il voulait satisfaire Thétis et son fils au cœur violent. Poséidon au contraire parcourait les rangs des Argiens en les excitant, depuis qu'il était sorti subrepticement de la mer grise, peiné qu'il était par la défaite des Achéens, et indigné contre Zeus. Tous deux certes, avaient même race et même origine, mais Zeus était né le premier, et avait plus de science.

ὣς δ' ὅθ' ὑπὸ λιγέων ἀνέμων σπέρχωσιν ἄελλαι	τὼ δ' ἀμφὶς φρονέοντε δύω Κρόνου υἷε κραταιὼ
Ut vero cum a stridulis ventis agitatae ingruunt procellae,	Porro diversis partibus faventes duo Saturni filii viribus-potentes,
ἤματι τῶι ὅτε τε πλείστη κόνις ἀμφὶ κελεύθους,	ἀνδράσιν ἡρώεσσιν ἐτεύχετον ἄλγεα λυγρά.
Die illo quum plurimus pulvis est in viis;	Viris heroibus struebant dolores graves.
οἵ τ' ἄμυδις κονίης μεγάλην ἱστᾶσιν ὀμίχλην,	Ζεὺς μέν ῥα Τρώεσσι καὶ Ἕκτορι βούλετο νίκην
Qui porro venti, simul pulveris magnum stare-faciunt nebulam:	Quippe Jupiter quidem Trojanis et Hectori volebat victoriam,
ὣς ἄρα τῶν ὁμόσ' ἦλθε μάχη, μέμασαν δ' ἐνὶ θυμῶι	κυδαίνων Ἀχιλῆα πόδας ταχύν· οὐδέ τι πάμπαν
Sic utique his simul irruentibus inita est pugna, ardebantque animo	Gloiosum-reddens Achillem pedibiis velocem; neque tamen ille penitus
ἀλλήλους καθ' ὅμιλον ἐναιρέμεν ὀξέϊ χαλκῶι.	ἤθελε λαὸν ὀλέσθαι Ἀχαιϊκὸν Ἰλιόθι πρό,
Invicem-se per turbam interficere acuto aere.	Volebat populum perdere Achaïcum, ad Ilium;
ἔφριξεν δὲ μάχη φθισίμβροτος ἐγχείῃσι	ἀλλὰ Θέτιν κύδαινε καὶ υἱέα καρτερόθυμον.
Horruit autem pugna mortalibus-exitiosa hastis	Sed Thetin honorabat, et filium ejus magnanimum :
μακρῇς, ἃς εἶχον ταμεσίχροας· ὄσσε δ' ἄμερδεν	Ἀργείους δὲ Ποσειδάων ὀρόθυνε μετελθὼν
Longis, quas tenebant acutas ; oculosque perstringebat	Argivorum vero Neptunus animos-excitabat interventa suo,
αὐγὴ χαλκείη κορύθων ἄπο λαμπομενάων	λάθρῃ ὑπεξαναδὺς πολιῆς ἁλός· ἤχθετο γάρ ῥα
Splendor aereus, galeis a lucentilbus,	Clam emersus e cano mari; dolebat enim
θωρήκων τε νεοσμήκτων σακέων τε φαεινῶν	Τρωσὶν δαμναμένους, Διὶ δὲ κρατερῶς ἐνεμέσσα.
Thoracibusque recens-tersis, scutisque fulgentibus,	A Trojanis illos domari, Jovique vehementer iratus erat.
ἐρχομένων ἄμυδις· μάλα κεν θρασυκάρδιος εἴη	ἦ μὰν ἀμφοτέροισιν ὁμὸν γένος ἠδ' ἴα πάτρη,
Congredientium in-unum: Valde utique audax-animo esset,	Sane quidem utriusque unum erat genus, atque unus ortus;
ὃς τότε γηθήσειεν ἰδὼν πόνον οὐδ' ἀκάχοιτο.	ἀλλὰ Ζεὺς πρότερος γεγόνει καὶ πλείονα ᾔδη.
Qui tunc gavisus osset viso labore, neque animo-turbaretur.	Sed Jupiter prior natus-fuerat, et plura noverat.

C'est pourquoi Poséidon évitait de secourir les Achéens ouvertement ; il se bornait toujours à exciter secrètement l'armée, en prenant les traits d'un homme.

τῶ ῥα καὶ ἀμφαδίην μὲν ἀλεξέμεναι ἀλέεινε,	λάθρῃ δ' αἰὲν ἔγειρε κατὰ στρατὸν ἀνδρὶ ἐοικώς.
Quocirea etiam Neptunus palam quidem auxiliari cavebat,	Clam vero semper concitabat eos per exercitum, homini assimilatus.

Idoménée tue successivement Othryonée, gendre de Priam ; Asios, Alcathoos, gendre d'Anchise ; il est attaqué par Énée, et il se sent en danger ; car Énée est dans la force de l'âge, et Idoménée approche de la vieillesse; il appelle un groupe d'amis à l'aide ; Énée en fait autant de son côté. Dans l'engagement qui a lieu entre ces deux partis périt un fils d'Arès, Ascalaphos ; autour de son cadavre, la lutte se fait plus ardente. Déiphobe est blessé au bras par Mérion. Énée d'un côté, Antiloque de l'autre se distinguent. Ménélas blesse Hélénos, également au bras ; il tue Pisandre et le dépouille. Il tue aussi le fils de ce Pylæménés, qui a péri lui-même au chant V ; Pylæménés ressuscite ici pour se joindre au cortège qui ramène à Ilion le corps du jeûne homme. Du côté troyen, Pâris frappe à la gorge Euchénor, fils du devin Polyidos.

Hector ignore ce qui se passe ainsi à la gauche de la ligne de bataille, et les Achéens y remportent un succès complet. Celles de leurs forces qui combattent à cet endroit sont énumérées dans une liste où l'on s'étonne de voir mentionner « les Ioniens aux tuniques flottantes », dont l'Iliade ne parle jamais ailleurs, où sont en bon rang les Athéniens avec leur chef Ménesthée, fort effacé dans le reste du poème, et où d'autres détails encore peuvent surprendre. C'est manifestement un morceau d'origine très récente. Nous passons ensuite du côté des Troyens, pour assister à une de ces scènes, dont nous avons vu déjà plus d'un exemple, où s'affrontent Polydamas le prudent et le bouillant Hector ; puis à une altercation, également assez banale, entre Hector et son frère Pâris. Le chant se termine par le tableau de l'offensive que mène Hector, et contre laquelle Ajax, fils de Télamon, conduit la résistance achéenne.

12 Chant XIV.

Le titre traditionnel du chant XIV (Zeus trompé), a été tiré de l'épisode principal. Dans l'ensemble, ce chant continue le récit de la bataille livrée auprès des vaisseaux. Il commence par un raccord assez médiocre, qui, en utilisant le personnage de Nestor, est plus directement en rapport avec la fin du chant XI qu'avec le chant XIII, mais qui suppose la connaissance de ce chant et du chant XII ; car les Troyens ont réussi à faire brèche au mur et à passer le fossé. Laissant Machaon aux soins de la bonne Hécamédé, Nestor s'arme du bouclier de son fils Thrasymède, et sortant de sa tente, constate avec tristesse que la défaite des Achéens s'est aggravée, depuis qu'il a quitté le combat. Il rencontre ceux des chefs qui viennent d'être blessés, Diomède, Ulysse, Agamemnon, et le poète, pour situer la scène, nous explique assez obscurément la disposition des vaisseaux sur la plage, en plusieurs rangs. Agamemnon exprime sa crainte de voir Hector incendier la flotte, et attribue son échec au mécontentement des Achéens contre lui. Nestor propose de tenir conseil. Agamemnon se plaint de Zeus, qui manifeste sa volonté de perdre les Achéens, et il émet l'avis de mettre à la mer les vaisseaux du rang le plus rapproché ; on laissera passer la nuit, et, si l'assaut des Troyens recommence au matin, on mettra à la mer les autres. Nous avons donc ici une seconde réplique, plus compliquée, de la scène du conseil tenu au chant II, scène qui a déjà été reprise, au chant XI, Ulysse proteste contre toute lâcheté, et avec lui, plus ardemment encore, Diomède, qui entend, malgré sa blessure, retourner au combat, et qui entraîne avec lui Ulysse ainsi qu'Agamemnon. Nous retrouvons alors Poséidon, déguisé sous les traits d'un vieil homme, et qui, avec quelques paroles de blâme contre Achille, essaie de lui rendre l'espoir. Puis le dieu pousse un cri effrayant, aussi sonore que le pousseraient neuf ou dix mille guerriers, et fait ainsi revenir la confiance au cœur des Achéens. Son rôle est alors rempli, et c'est Héré qui va maintenant, par une ruse bien féminine, leur apporter une aide nouvelle. Cette ruse, assurément, n'est pas indispensable ; car Zeus a détourné ses yeux du champ de bataille au commencement du chant XII, et laissé ainsi toute liberté à Poséidon, qui, cependant, a cru bon de n'intervenir que sous des déguisements divers. Héré va prendre ses précautions pour que cet intermède dure. Pour lire le morceau brillant que nous allons traduire, il faut avoir garde de ne pas oublier les réflexions que nous avons faites sur le caractère de la mythologie homérique et sa relation avec les réalités cultuelles de la religion hellénique.

LA RUSE D'HÉRÉ. (XIV, 154-354).

Les yeux d'Héré au trône d'or virent ce spectacle ; elle était postée sur l'Olympe, à l'une des cimes. Elle reconnut aussitôt, s'agitant dans la mêlée où les hommes trouvent la gloire, son propre frère et beau-frère, et son cœur se réjouit. Mais elle aperçut aussi Zeus, assis sur le plus haut sommet de l'Ida aux sources nombreuses, et cela déplut à son cœur. Dame Héré aux yeux bovins se demanda alors comment elle réussirait à tromper l'esprit de Zeus qui tient l'égide. Le plan qui, après réflexion, lui parut le meilleur, fut d'aller jusqu'à l'Ida, après s'être bien parée, pour tenter de lui inspirer le désir de s'étendre amoureusement à ses côtés, et de verser un sommeil, qui libère doucement des soucis, sur ses paupières et son esprit vigilant. Elle alla donc en sa chambre, que lui avait édifiée son fils, Héphaistos, et qu'il avait munie de portes aux solides jambages, fermées par une serrure secrète, qu'aucune autre divinité ne savait ouvrir. Elle entra, et referma les portes brillantes. D'abord, avec de l'ambroisie, de sa peau désirable

Ἥρη δ' εἰσεῖδε χρυσόθρονος ὀφθαλμοῖσι	ἐλθεῖν εἰς Ἴδην εὖ ἐντύνασαν ἓ αὐτήν,
Juno autem inspexit, aureum-solium-habens oculis ;	Ire ad Idam, postquam scite ornasset se ipsam,
στᾶσ' ἐξ Οὐλύμποιο ἀπὸ ῥίου· αὐτίκα δ' ἔγνω	εἴ πως ἱμείραιτο παραδραθέειν φιλότητι
Stans, ex Olympo a vertice ; statimque agnovit	Si forte ille cuperet juxta-dormire amore
τὸν μὲν ποιπνύοντα μάχην ἀνὰ κυδιάνειραν	ἧι χροιῆι, τῶι δ' ὕπνον ἀπήμονά τε λιαρόν τε
Satagentem quidem, pugnam per gloriosam	Propter ejus pulchritudinem, ilii autem somnum jucundumque dulcemque
αὐτοκασίγνητον καὶ δαέρα, χαῖρε δὲ θυμῶι·	χεύηι ἐπὶ βλεφάροισιν ἰδὲ φρεσὶ πευκαλίμηισι.
Fratrem-germanum et levirum, gaudebatque animo ;	Funderet in palpebras atque praecordia prudentia.
Ζῆνα δ' ἐπ' ἀκροτάτης κορυφῆς πολυπίδακος Ἴδης	βῆ δ' ἴμεν ἐς θάλαμον, τόν οἱ φίλος υἱὸς ἔτευξεν
Jovem vero in summo cacumine fontibus-irriguae Idae	Perrexit igitur ire in thalamum, quem ei carus filius struxerat
ἥμενον εἰσεῖδε, στυγερὸς δέ οἱ ἔπλετο θυμῶι.	Ἥφαιστος, πυκινὰς δὲ θύρας σταθμοῖσιν ἐπῆρσε
Sedentem vidit ; odiosus autem ei erat animo.	Vulcanus, solidas autem fores postibus aptaverat
μερμήριξε δ' ἔπειτα βοῶπις πότνια Ἥρη	κληῗδι κρυπτῆι, τὴν δ' οὐ θεὸς ἄλλος ἀνῶιγεν·
Anxie igitur cogitavit deinde magnis-oculis veneranda Juno,	Cum clave arcana: quem porro thalamum haud deus alius aperire poterat.
ὅππως ἐξαπάφοιτο Διὸς νόον αἰγιόχοιο·	ἔνθ' ἥ γ' εἰσελθοῦσα θύρας ἐπέθηκε φαεινάς.
Quomodo deciperet Jovis animum AEgiochi :	Illuc haec ingressa, fores clausit fulgentes:
ἥδε δέ οἱ κατὰ θυμὸν ἀρίστη φαίνετο βουλή	ἀμβροσίηι μὲν πρῶτον ἀπὸ χροὸς ἱμερόεντος
Hoc autem ei in animo optimum visum est consilium,	Atque ambrosia quidem primum a corpore amabili

elle fit disparaître toutes les tares, et elle l'enduisit d'huile grasse, faite d'ambroisie, agréable parfum qu'elle possédait. Tandis qu'elle la remuait dans la maison de Zeus au seuil d'airain, l'odeur s'en répandit partout, sur la terre et dans le ciel. Elle en oignit sa belle chair, peigna ses cheveux, et se fit de ses mains des tresses brillantes, qui retombaient superbes, sentant l'ambroisie, du haut de sa tête immortelle. Elle se revêtit d'une robe merveilleuse, tissu bien uni, que lui avait fabriqué Athéné, en l'ornant de nombreuses broderies ; et elle l'attacha sur sa poitrine avec des agrafes d'argent. Elle se ceignit de sa ceinture, munie de cent franges, et aux lobes de ses oreilles, dans les trous bien percés, elle mit ses pendants à trois grains, pareils à des baies, qui rayonnaient d'un vif éclat. Sur sa robe, la divine entre les Déesses passa un beau voile d'une blancheur éclatante, resplendissant comme le soleil. A ses pieds luisants elle attacha de belles chaussures. Quand elle eut paré son corps de cette toilette, elle sortit de sa chambre, pour aller quérir Aphrodite ; elle l'emmena à l'écart des autres dieux, et lui dit : « Voudras-tu bien, chère enfant, me faire une grâce, si je te la demande ? ou me refuseras-tu, parce que ton cœur est fâche du soutien que je donne aux Danaens, quand tu protèges les Troyens ? »

λύματα πάντα κάθηρεν, ἀλείψατο δὲ λίπ' ἐλαίωι	ἐν δ' ἄρα ἕρματα ἧκεν ἐϋτρήτοισι λοβοῖσι
Sordes omnes purgavit, unxitque se pingui oleo	Inauresque immisit in scite-perforatas auriculas,
ἀμβροσίωι ἑδανῶι, τό ῥά οἱ τεθυωμένον ἦεν·	τρίγληνα μορόεντα· χάρις δ' ἀπελάμπετο πολλή.
Divino, suavi, quod utique sibi odoriferum erat;	Tribus-gemmarum-oculis-insignes, elaboratas : gratiaque effulgebat multa.
τοῦ καὶ κινυμένοιο Διὸς κατὰ χαλκοβατὲς δῶ	κρηδέμνωι δ' ἐφύπερθε καλύψατο δῖα θεάων
Cujus, si modo agitaretur in Jovis solida domo,	Calyptra porro desuper velavit se augustissima dearum,
ἔμπης ἐς γαῖάν τε καὶ οὐρανὸν ἵκετ' ἀϋτμή.	καλῶι νηγατέωι· λευκὸν δ' ἦν ἠέλιος ὥς·
Etiam ad terramque et coelum pervenit halitus.	Pulchra, recens-facta; candida autem erat, sol veluti.
τῶι ῥ' ἥ γε χρόα καλὸν ἀλειψαμένη ἰδὲ χαίτας	ποσσὶ δ' ὑπὸ λιπαροῖσιν ἐδήσατο καλὰ πέδιλα.
Eo utique illa corpus pulchrum cum unxisset, atque capillos	Pedibus demum sub nitidis ligavit pulchros calceos.
πεξαμένη χερσὶ πλοκάμους ἔπλεξε φαεινοὺς	αὐτὰρ ἐπεὶ δὴ πάντα περὶ χροῒ θήκατο κόσμον
Pexuisset, manibus cineinnos composuit nitentes,	Tum postquam omnem circum corpus adposuerat ornatum,
καλοὺς ἀμβροσίους ἐκ κράατος ἀθανάτοιο.	βῆ ῥ' ἴμεν ἐκ θαλάμοιο, καλεσσαμένη δ' Ἀφροδίτην
Pulchros, divinos, a capite fluentes immortali.	Perrexit ire ex thalamo ; advocatamque Venerem,
ἀμφὶ δ' ἄρ' ἀμβρόσιον ἑανὸν ἕσαθ', ὅν οἱ Ἀθήνη	τῶν ἄλλων ἀπάνευθε θεῶν πρὸς μῦθον ἔειπε·
Circum porro divinum peplum induit, quod ei Minerva	Ab aliis seorsum diis, verbis ita allocuta est ;
ἔξυσ' ἀσκήσασα, τίθει δ' ἐνὶ δαίδαλα πολλά·	ἦ ῥά νύ μοί τι πίθοιο φίλον τέκος ὅττί κεν εἴπω,
Expoliverat elaborate-concinnatum, intexueratque artificii-plena multa:	" Nunquid mihi obsequi voles, dilecta filia, in eo quod dixero?
χρυσείῃς δ' ἐνετῇισι κατὰ στῆθος περονᾶτο.	ἦέ κεν ἀρνήσαιο κοτεσσαμένη τό γε θυμῶι,
Aureisque hoc fibulis ad pectus suum nectebat.	" An recusaveris; irata ob id animo,
ζώσατο δὲ ζώνηι ἑκατὸν θυσάνοις ἀραρυίηι,	οὕνεκ' ἐγὼ Δαναοῖσι, σὺ δὲ Τρώεσσιν ἀρήγεις;
Cinxit autem se zona, centum fimbriis concinnata;	" Quod ego Danais, tuautem Trojanis auxiliaris?"

La fille de Zeus, Aphrodite, lui répondit alors : « Héré, déesse souveraine, fille du grand Cronos, dis-moi ce que tu veux ; mon cœur souhaite de l'accomplir, si je le puis et si c'est chose réalisable. » Dame Héré, artificieusement, lui répondit : « Donne-moi le charme et l'attrait, qui te font vaincre tous les immortels aussi bien que tous les hommes mortels. Car je vais voir, aux extrémités de la terre fécondé, Océan, source des dieux, et leur mère Téthys, qui m'ont nourrie et bien choyée en leur demeure, quand ils m'eurent reçu de Rhéa, après que Zeus au vaste regard eut précipité, sous la terre, et sous la mer sans vendanges, Cronos. Ce sont eux que je vais voir, pour apaiser leurs interminables querelles. Car voilà déjà beau temps qu'ils ont l'un à l'autre renoncé au lit commun et à l'amour ; depuis que le ressentiment est entré en leur cœur. Si je réussissais à toucher leur cœur par mes paroles, et si je les amenais à reprendre leur amour et à partager le même lit, je leur serais toujours chère et j'acquerrais pour toujours des titres à leur gratitude. » Aphrodite toujours souriante lui fit cette réponse : « Y a-t-il moyen de repousser ta requête ; à toi qui dors dans les bras de Zeus le très Grand ? » Elle dit, et détacha de sa poitrine sa belle bande de cuir historié, où résidait tout son pouvoir magique ; amour, désir, entretiens qui séduisent, et font perdre l'esprit aux plus sages eux-mêmes. Elle la lui mit dans la main ; elle prit la parole et lui dit : « Voici ; mets cette bande dans ton sein ;

τὴν δ' ἠμείβετ' ἔπειτα Διὸς θυγάτηρ Ἀφροδίτη·
Huic autem respondit dein Jovis filia Venus;
Ἥρη πρέσβα θεὰ θύγατερ μεγάλοιο Κρόνοιο
" Juno, veneranda dea, filia magni Saturni,
αὔδα ὅ τι φρονέεις· τελέσαι δέ με θυμὸς ἄνωγεν,
" Eloquere quod in-animo-habes; perficere enim me animus jubet,
εἰ δύναμαι τελέσαι γε καὶ εἰ τετελεσμένον ἐστίν.
" Si possum quidem perficere, et si perfici potest."
τὴν δὲ δολοφρονέουσα προσηύδα πότνια Ἥρη·
Hanc autem dolos-struens allocuta est veneranda Juno ;
δὸς νῦν μοι φιλότητα καὶ ἵμερον, ᾧ τε σὺ πάντας
" Da nunc mihi amabilitatem et desiderium, quo utique tu omnes
δαμνᾷ ἀθανάτους ἠδὲ θνητοὺς ἀνθρώπους.
" Domas immortales, atque mortales homines :
εἶμι γὰρ ὀψομένη πολυφόρβου πείρατα γαίης,
" Vado enim visura almae fines terrae,
Ὠκεανόν τε θεῶν γένεσιν καὶ μητέρα Τηθύν,
" Oceanumque, deorum parentem, et matrem Tethyn ;
οἵ μ' ἐν σφοῖσι δόμοισιν ἐῢ τρέφον ἠδ' ἀτίταλλον
" Qui me in suis sedibus magna-cum-cura-nutrierunt et educarunt,
δεξάμενοι Ῥείας, ὅτε τε Κρόνον εὐρύοπα Ζεὺς
" Excipientes a Rhea, quando nempe Saturnum late-sonans Jupiter
γαίης νέρθε καθεῖσε καὶ ἀτρυγέτοιο θαλάσσης·
" Terram subter dejecit et infructuosum mare.
τοὺς εἶμ' ὀψομένη, καί σφ' ἄκριτα νείκεα λύσω·
" Hes vado visura, et ipsis acerbas lites dirimam :
ἤδη γὰρ δηρὸν χρόνον ἀλλήλων ἀπέχονται
" Jam enim diuturno tempore inter se abstinent
εὐνῆς καὶ φιλότητος, ἐπεὶ χόλος ἔμπεσε θυμῷ.
" Cubili et amore, quoniam ira eis invasit animum.
εἰ κείνω ἐπέεσσι παραιπεπιθοῦσα φίλον κῆρ
" Quod-si illos quidem verbis meis persuasos suo-sibi animo
εἰς εὐνὴν ἀνέσαιμι ὁμωθῆναι φιλότητι,
" In lectum reduxero, ut-jungantur amore ;
αἰεί κέ σφι φίλη τε καὶ αἰδοίη καλεοίμην.
" Semper sane eis dilectaque et veneranda vocabor."
τὴν δ' αὖτε προσέειπε φιλομειδὴς Ἀφροδίτη·
Hanc autem rursus allocuta est amans-risum Venus;
οὐκ ἔστ' οὐδὲ ἔοικε τεὸν ἔπος ἀρνήσασθαι·
" Non licet, neque decet, tu-quod-petiisti, recusare :
Ζηνὸς γὰρ τοῦ ἀρίστου ἐν ἀγκοίνῃσιν ἰαύεις.
" Jovis enim potentissimi in ulnis dormis."
ἦ, καὶ ἀπὸ στήθεσφιν ἐλύσατο κεστὸν ἱμάντα
Dixit, et a pectoribus solvit acu-pictum cingulum,

elle est belle, et elle contient tout ; je te garantis que tu ne reviendras pas sans avoir fait ce que ton esprit médite. » Elle dit, et Dame Héré eut le sourire ; en souriant, elle mit la bande dans son sein. La fille de Zeus, Aphrodite, rentra alors dans la demeure de Zeus, et Héré quitta d'un bond la cime de l'Olympe ; elle entra dans la Piérie et l'Emathie aimable, vola vers les monts neigeux des Thraces, bons cavaliers, sur les plus hauts sommets, sans toucher la terre de ses pieds. De l'Athos, elle passa sur la mer et les vagues, et elle arriva à Lemnos, au pays du divin Thoas. Là, elle rencontre le Sommeil, frère de la mort ; elle lui prit la main, lui adressa la parole et lui exposa ceci : « Sommeil, maître de tous les dieux et de tous les hommes, si jamais tu as exaucé mes vœux, aujourd'hui encore, écoute-moi. Je t'en serai reconnaissante éternellement. Endors, sous leurs sourcils, les yeux brillants de Zeus,

ποικίλον, ἔνθα δέ οἱ θελκτήρια πάντα τέτυκτο·

Varium; in eo autem sibi delinimenta omnia inclusa erant:

ἔνθ' ἔνι μὲν φιλότης, ἐν δ' ἵμερος, ἐν δ' ὀαριστὺς [colloquium,

Ibi inerat quidem amor, inerat desiderium, inerat et amantium-

πάρφασις, ἥ τ' ἔκλεψε νόον πύκα περ φρονεόντων.

Blandiloquentia scilicet, quae furtim-surripit mentem etiam prudentium :

τόν ῥά οἱ ἔμβαλε χερσὶν ἔπος τ' ἔφατ' ἔκ τ' ὀνόμαζε·

Hoc utique ei imposuit manibus, verbaque fecit, dixitque;

τῆ νῦν τοῦτον ἱμάντα τεῷι ἐγκάτθεο κόλπωι

" Accipe nunc hoc cingulum, tuoque reconde sinu,

ποικίλον, ὧι ἔνι πάντα τετεύχαται· οὐδέ σέ φημι

" Varium, in quo omnia inclusa sunt : neque te puto

ἄπρηκτόν γε νέεσθαι, ὅ τι φρεσὶ σῇισι μενοινᾷς.

" Re-infecta redituram, quicquid mentibus tuis concupieris."

ὣς φάτο, μείδησεν δὲ βοῶπις πότνια Ἥρη,

Sic dixit: Subrisit autem magnos-oculos-habens veneranda Juno;

μειδήσασα δ' ἔπειτα ἑῷι ἐγκάτθετο κόλπωι.

Subridensque, deinde suo recondidit sinu.

ἣ μὲν ἔβη πρὸς δῶμα Διὸς θυγάτηρ Ἀφροδίτη,

Ac tum quidem ivit ad domum, Jovis filia, Venus:

Ἥρη δ' ἀΐξασα λίπεν ῥίον Οὐλύμποιο,

Juno autem festinans reliquit verticem Olympi,

Πιερίην δ' ἐπιβᾶσα καὶ Ἠμαθίην ἐρατεινὴν

Pieriamque supergressa, et Emathiam amoenam,

σεύατ' ἐφ' ἱπποπόλων Θρῃκῶν ὄρεα νιφόεντα

Ferebatur super equestrium Thracum montes nivosos,

ἀκροτάτας κορυφάς· οὐδὲ χθόνα μάρπτε ποδοῖιν·

Summa cacumina, neque terram carpebat pedibus.

ἐξ Ἀθόω δ' ἐπὶ πόντον ἐβήσετο κυμαίνοντα,

Ex Atho autem ad pontum descendit fluctuantem :

Λῆμνον δ' εἰσαφίκανε πόλιν θείοιο Θόαντος.

Lemnumque pervenit, in urbem divini Thoantis,

ἔνθ' Ὕπνωι ξύμβλητο κασιγνήτωι Θανάτοιο,

Ubi Somnum convenit, fratrem Mortis,

ἔν τ' ἄρα οἱ φῦ χειρὶ ἔπος τ' ἔφατ' ἔκ τ' ὀνόμαζεν·

Inque ejus haesit manu, verbaque fecit, dixitque;

Ὕπνε ἄναξ πάντων τε θεῶν πάντων τ' ἀνθρώπων,

" Somne, rex omniumque deorum omniuinque hominum,

ἠμὲν δή ποτ' ἐμὸν ἔπος ἔκλυες, ἠδ' ἔτι καὶ νῦν

" Si quidem unquam-antea meo verbo auscultasti, etiam nunc

πείθευ· ἐγὼ δέ κέ τοι ἰδέω χάριν ἤματα πάντα.

" Obsequere; ego autem tibi habeo gratias dies omnes:

κοίμησόν μοι Ζηνὸς ὑπ' ὀφρύσιν ὄσσε φαεινὼ

" Sopito mihi Jovis sub palpebris oculos fulgentes,

tout de suite, dès que tu me verras étendue près de lui, pour l'amour. Je te ferai présent d'un beau trône indestructible, en or ; Héphaistos, mon fils, l'estropié, te le fabriquera adroitement, et y placera pour les pieds un tabouret ; tu pourras poser tes pieds luisants, en festoyant. ». Le Sommeil, le doux Sommeil lui fit cette réponse : « Héré, Déesse souveraine, fille du grand Cronos, il me serait aisé d'endormir tout autre des dieux immortels, même les flots du fleuve Océan, qui est la source de tous les êtres. Mais je n'oserais approcher de Zeus le Cronide, ni l'endormir, à moins qu'il ne me l'ordonnât lui-même. Dans une autre circonstance déjà, un de tes ordres m'a fait recevoir une leçon, le jour où lo fils de Zeus, ce Téméraire, revenait d'Ilion, après avoir renversé la ville des Troyens. Oui, je charmai le cœur de Zeus qui tient l'égide, je versai sur lui, de toutes parts, mon enchantement, et ton cœur méditait un méfait contre lui. Tu lanças sur la mer les souffles des vents redoutables, et tu emportas Héraclès à Cos, l'île bien peuplée, loin de tous les siens. Zeus à son réveil s'irrita ; il parcourait son palais, il houspillait les dieux ; et c'était moi qu'il cherchait plus que tous. Et il m'eût anéanti en me jetant à la mer, du haut des cieux,

αὐτίκ' ἐπεί κεν ἐγὼ παραλέξομαι ἐν φιλότητι.	οὐδὲ κατευνήσαιμ', ὅτε μὴ αὐτός γε κελεύοι.
" Statim, postquam ego accubuero in amore.	" Neque sopivero, quando non ipse quidem jusserit.
δῶρα δέ τοι δώσω καλὸν θρόνον ἄφθιτον αἰεὶ	ἤδη γάρ με καὶ ἄλλο τεὴ ἐπίνυσσεν ἐφετμὴ
" Dona autem tibi dabo, pulchrum solium, incorruptum ia-perpetuum,	" Jam enim me et alias tuum sapere-fecit mandatum,
χρύσεον· Ἥφαιστος δέ κ' ἐμὸς πάϊς ἀμφιγυήεις	ἤματι τῶι ὅτε κεῖνος ὑπέρθυμος Διὸς υἱὸς
" Aureum; Vulcanus nempe meus filius utroque-pede-claudus	" Die isto, quando ille magnanimus Jovis filius [Hercules]
τεύξει' ἀσκήσας, ὑπὸ δὲ θρῆνυν ποσὶν ἥσει,	ἔπλεεν Ἰλιόθεν Τρώων πόλιν ἐξαλαπάξας.
" Fabricabit elaboratum, sub pedibusque scabellum mittet,	" Navigabat ex Ilio, Trojanorum urbe direpta.
τῶι κεν ἐπισχοίης λιπαροὺς πόδας εἰλαπινάζων.	ἤτοι ἐγὼ μὲν ἔλεξα Διὸς νόον αἰγιόχοιο
" Cui utique imponas nitidos pedes dum-convivaris."	" Tum ego sane demulsi Jovis mentem A'Egiochi
τὴν δ' ἀπαμειβόμενος προσεφώνεε νήδυμος Ὕπνος·	νήδυμος ἀμφιχυθείς· σὺ δέ οἱ κακὰ μήσαο θυμῶι
Hanc autem respondens allocutus-est suavis Somnus;	" Suavis circumfusus: tu autem ei mala struebas animo,
Ἥρη πρέσβα θεὰ θύγατερ μεγάλοιο Κρόνοιο	ὄρσασ' ἀργαλέων ἀνέμων ἐπὶ πόντον ἀήτας,
" Juno, veneranda dea, filia magni Saturni,	" Excitatis saevorum ventorum in pontum flatibus:
ἄλλον μέν κεν ἔγωγε θεῶν αἰειγενετάων	καί μιν ἔπειτα Κόων δ' εὖ ναιομένην ἀπένεικας
" Alium quidem ego deorum sempiternorum	" Et eum deinde ad Coon bene habitatam de-cursu-detulisti,
ῥεῖα κατευνήσαιμι, καὶ ἂν ποταμοῖο ῥέεθρα	νόσφι φίλων πάντων. ὁ δ' ἐπεγρόμενος χαλέπαινε
" Facile sopiverim ; etiam torrentis fluenta	" Seorsum ab amicis omnibus: Jupiter autem experrectus indignabatur,
Ὠκεανοῦ, ὅς περ γένεσις πάντεσσι τέτυκται·	ῥιπτάζων κατὰ δῶμα θεούς, ἐμὲ δ' ἔξοχα πάντων
" Oceani, qui quidem parens omnibus est:	" Proturbans per domum deos; me autem maxime omnium
Ζηνὸς δ' οὐκ ἂν ἔγωγε Κρονίονος ἆσσον ἱκοίμην	ζήτει· καί κέ μ' ἄϊστον ἀπ' αἰθέρος ἔμβαλε πόντωι,
" Jovem autem non ego Saturnium prope adiero,	" Quaerebat, et me perditum ab aethere injecisset ponto,

si la Nuit ne m'eût sauvé, la Nuit qui triomphe des dieux et des hommes. J'allai la trouver, dans ma fuite ; et il se calma, malgré sa fureur. Il craignait de déplaire à la Nuit rapide. Et voici que tu m'invites encore à tenter cette tâche impossible ! »

Dame Héré aux yeux bovins lui fit cette réponse : « Sommeil, à quoi pense ton esprit ? T'imaginés-tu que Zeus va défendre les Troyens, comme il prit à cœur Héraclès, son enfant ? Va donc, et moi je te donnerai en mariage, une des jeunes Grâces ; elle portera le nom de ton épouse. »

Elle dit, et mit la joie au cœur du Sommeil. Il lui répliqua : « Hé bien ! jure-moi par l'eau terrible du Styx, en prenant d'une main la terre, nourricière de bœufs, de l'autre la mer resplendissante, afin que nous ayons pour témoins tous les dieux souterrains qui sont autour de Cronos, jure que tu me donneras l'une des jeunes Grâces, Pasithée, dont je rêve tous les jours. »Il dit, et Héré aux bras blancs ne refusa pas. Elle jura, comme il le voulait, par le nom de tous les dieux, qui sont dans l'abîme du Tartare, et portent l'appellation de Titans. Quand elle eut juré, bien achevé la formule, tous deux repartirent, loin de Lemnos et de la ville d'Imbros ;

εἰ μὴ Νὺξ δμήτειρα θεῶν ἐσάωσε καὶ ἀνδρῶν·	ἄγρει νῦν μοι ὄμοσσον ἀάατον Στυγὸς ὕδωρ,
" Nisi Nox domitrix deorum servasset et hominum,	" Age, nunc mihi jura inviolabilem Stygis aquam,
τὴν ἱκόμην φεύγων, ὁ δ' ἐπαύσατο χωόμενός περ.	χειρὶ δὲ τῇ ἑτέρῃ μὲν ἕλε χθόνα πουλυβότειραν,
" Quam adivi fugiens: ille autem cobibuit-se, iratus licet;	" Manuque altera quidem tange terram almam,
ἅζετο γὰρ μὴ Νυκτὶ θοῇ ἀποθύμια ἕρδοι.	τῇ δ' ἑτέρῃ ἅλα μαρμαρέην, ἵνα νῶϊν ἅπαντες
" Verebatur enim, ne Nocti celeri ingrata-animo faceret.	" Altera veromare marmorcem; ut nobis omnes
νῦν αὖ τοῦτό μ' ἄνωγας ἀμήχανον ἄλλο τελέσσαι.	μάρτυροι ὦσ' οἳ ἔνερθε θεοὶ Κρόνον ἀμφὶς ἐόντες,
" Jamque rursus hoc me jubes periculosissimum aliud perficere."	" Testes siut inferi dii, Saturnum circa existentes ;
τὸν δ' αὖτε προσέειπε βοῶπις πότνια Ἥρη·	ἦ μὲν ἐμοὶ δώσειν Χαρίτων μίαν ὁπλοτεράων
Hunc autem rursus allocuta est magnis-oculis veneranda Juno;	" Omnino te mihi daturam-esse Gratiarum unam juniorum,
Ὕπνε τί ἢ δὲ σὺ ταῦτα μετὰ φρεσὶ σῇσι μενοινᾷς;	Πασιθέην, ἧς τ' αὐτὸς ἐέλδομαι ἤματα πάντα.
" Somne, quid vero tu haec in mentibus tuis cogitas?	" Pasitheam, quam et ego cupio dies omnes."
ἦ φῂς ὣς Τρώεσσιν ἀρηξέμεν εὐρύοπα Ζῆν	ὣς ἔφατ', οὐδ' ἀπίθησε θεὰ λευκώλενος Ἥρη,
" Putasne ita Trojanis favere late-sonantem Jovem,	Sic dixit: Neque non obsecuta est dea ulnas-candida Juno;
ὡς Ἡρακλῆος περιχώσατο παῖδος ἑοῖο;	ὄμνυε δ' ὡς ἐκέλευε, θεοὺς δ' ὀνόμηνεν ἅπαντας
" Sicut propter Herculem iratus est, filium suum?	Jurabat autem ut is jubebat, deosque nominabat omnes
ἀλλ' ἴθ', ἐγὼ δέ κέ τοι Χαρίτων μίαν ὁπλοτεράων	τοὺς ὑποταρταρίους οἳ Τιτῆνες καλέονται.
" Quin ito mecum; ego autem tibi Gratiarum unam juniorum	Subtartareos, qui Titanes appellantur,
δώσω ὀπυιέμεναι καὶ σὴν κεκλῆσθαι ἄκοιτιν.	αὐτὰρ ἐπεί ῥ' ὄμοσέν τε τελεύτησέν τε τὸν ὅρκον,
" Dabo ducendam, et tuam vocandam conjugem,	Tum postquam juraveratque, absolveratque juramentum,
ὣς φάτο, χήρατο δ' Ὕπνος, ἀμειβόμενος δὲ προσηύδα·	τὼ βήτην Λήμνου τε καὶ Ἴμβρου ἄστυ λιπόντε
Sic dixit: Gavisus est autem Somnus, respondensque allocutus est;	Ipsi simul ibant, Lemnique et Imbri urbe relicta,

ils faisaient route prestement, couverts d'une nuée. Ils arrivèrent à l'Ida, à la montagne pleine de sources, mère des fauves ; et à Lectos ils commencèrent à quitter la mer. Ils passèrent tous deux sur la terre ferme ; sous leurs pieds, s'agitaient les forêts les plus hautes. Là le Sommeil, avant d'avoir vu le regard de Zeus, resta perché sur un immense sapin, le plus élevé qui alors eût poussé sur l'Ida et qui touchait, à travers l'air, jusqu'à l'éther. Il se posta là, caché par les rameaux du sapin, pareil à l'oiseau mélodieux, que, sur les monts, les dieux appellent chalcis, et que les hommes nomment cymindis. Héré gagna rapidement la cime du Gargare, sur les hauteurs de l'Ida ; Zeus, l'assembleur de nuages, la vit arriver. Il la vit, et l'amour le pénétra jusqu'au fond de son cœur, comme au premier jour où ils s'étaient aimés, et s'étaient mis au même lit, à l'insu de leurs parents. Il s'approcha d'elle, prit la parole et lui dit : « Héré ! quel désir t'a conduite ici, du haut de l'Olympe ? Je ne vois pas que tu aies ni chevaux ni char, où tu sois montée. » Dame Héré, artificieusement, lui répondit : « Je vais voir, aux extrémités de la terre féconde, Océan, source des dieux, et leur mère Téthys, qui m'ont nourrie et bien choyée en leur demeure ;

ἠέρα ἑσσαμένω ῥίμφα πρήσσοντε κέλευθον. Caligine induti, celeriter conficientes iter:	Ἴδης ὑψηλῆς· ἴδε δὲ νεφεληγερέτα Ζεύς. Idae excelsae: vidit autem eam nubes-cogens Jupiter.
Ἴδην δ' ἱκέσθην πολυπίδακα μητέρα θηρῶν Ad Idam autem pervenerunt fontibus irriguam, matrem ferarum,	ὡς δ' ἴδεν, ὥς μιν ἔρως πυκινὰς φρένας ἀμφεκάλυψεν, Ut vero vidit, continuo illum amor prudentia praecordia cooperuit,
Λεκτόν, ὅθι πρῶτον λιπέτην ἅλα· τὼ δ' ἐπὶ χέρσου Ad Lecton ; ubi primum liquerunt mare : hique super terra	οἷον ὅτε πρῶτόν περ ἐμισγέσθην φιλότητι Perinde-ac quando primum congressi sunt amore,
βήτην, ἀκροτάτη δὲ ποδῶν ὕπο σείετο ὕλη. Ibant: summa autem sub pedibus quassabatur sylva.	εἰς εὐνὴν φοιτῶντε, φίλους λήθοντε τοκῆας. Cubili inito suis clam parentibus:
ἔνθ' Ὕπνος μὲν ἔμεινε πάρος Διὸς ὄσσε ἰδέσθαι Atque illic Somnus quidem mansit, antequam Jovis oculi viderent eum,	στῆ δ' αὐτῆς προπάροιθεν ἔπος τ' ἔφατ' ἔκ τ' ὀνόμαζεν· Stetit autem ipsam ante, verbaque fecit, dixitque ;
εἰς ἐλάτην ἀναβὰς περιμήκετον, ἣ τότ' ἐν Ἴδῃ Abiete conscensa admodum procera, quae tunc in Ida	Ἥρη πῆι μεμαυῖα κατ' Οὐλύμπου τόδ' ἱκάνεις; " Juno, quo festinans ab Olympo huc venis?
μακροτάτη πεφυυῖα δι' ἠέρος αἰθέρ' ἵκανεν· Altissima enata per aërem ad aethera ibat:	ἵπποι δ' οὐ παρέασι καὶ ἅρματα τῶν κ' ἐπιβαίης. " Equi autem non adsunt et cuitus, quos conscendas."
ἔνθ' ἧστ' ὄζοισιν πεπυκασμένος εἰλατίνοισιν Illic is sedit ramis dense-opertus abiegnis,	τὸν δὲ δολοφρονέουσα προσηύδα πότνια Ἥρη· Hunc autem dolos-struens allocuta est veneranda Juno;
ὄρνιθι λιγυρῇ ἐναλίγκιος, ἥν τ' ἐν ὄρεσσι Avi argutae similis, quam utiquc in montibus	ἔρχομαι ὀψομένη πολυφόρβου πείρατα γαίης, " Eo visura almae fines terrae,
χαλκίδα κικλήσκουσι θεοί, ἄνδρες δὲ κύμινδιν. Chalcidem nominant dii, homines autem Cymindin,	Ὠκεανόν τε θεῶν γένεσιν καὶ μητέρα Τηθύν, " Occanumque deorum parentem, et matrem Tethyn,
Ἥρη δὲ κραιπνῶς προσεβήσετο Γάργαρον ἄκρον Juno autem celeriter conscendebat in Gargarum summum	οἵ με σφοῖσι δόμοισιν εὖ τρέφον ἠδ' ἀτίταλλον· " Qui me in suis aedibus magna-cum-cura nutrierunt et educarunt:

je vais les voir, et apaiser leurs querelles interminables. Voilà beau temps en effet qu'ils ont renoncé l'un et l'autre au lit et à l'amour, depuis que le ressentiment est entré en leur âme. Mes chevaux sont au pied de l'Ida plein de sources, pour me mener sur le sol et sur l'eau. Mais d'abord je viens ici, du haut de l'Olympe, te faire visite, de peur que tu ne te fâches plus tard, parce que je serai allée, sans te le dire, jusqu'à la demeure de l'Océan, au cours profond. » Zeus, l'assembleur de nuages, lui répondit : « Héré, tu auras le temps d'aller là-bas, plus tard. Maintenant, pensons à l'amour, et couchons-nous. Car jamais à ce point l'amour d'une déesse ou d'une femme n'a envahi mon cœur dans ma poitrine, pour le dompter ! (ni quand je fus épris de la femme d'Ixion, qui a enfanté d'un dieu Pirithoos, seigneur inégalable ; ni quand ce fut Danaé, la fille d'Acrisios aux belles chevilles, qui a enfanté Persée, le plus éminent de tous les hommes ; ou la fille de Phénix, à la réputation universelle, qui me donna Minos et Rhadamanthe égal aux dieux ; ou Sémélé ou Alcmène à Thèbes, qui mit au monde Héraclès, cet enfant vaillant ; tandis que Sémélé, pour la joie des mortels, enfanta Dionysos;

τοὺς εἶμ' ὀψομένη, καί σφ' ἄκριτα νείκεα λύσω·	οὐ γάρ πώ ποτέ μ' ὧδε θεᾶς ἔρος οὐδὲ γυναικὸς
" Hos vado visura, et ipsis acerbas lites dirimam.	" Non enim unquam mihi sic des amor, neque mulieris,
ἤδη γὰρ δηρὸν χρόνον ἀλλήλων ἀπέχονται	θυμὸν ἐνὶ στήθεσσι περιπροχυθεὶς ἐδάμασσεν,
" Jam enim diuturno tempore inter se abstinent	" Animum in pectoribus circumfusus domuit;
εὐνῆς καὶ φιλότητος, ἐπεὶ χόλος ἔμπεσε θυμῷι.	οὐδ' ὁπότ' ἠρασάμην Ἰξιονίης ἀλόχοιο,
" Cubili et amore : quoniam ira eis invasit animum.	" Neque quando captus-fui amore Ixioniae uxoris,
ἵπποι δ' ἐν πρυμνωρείῃι πολυπίδακος Ἴδης	ἣ τέκε Πειρίθοον θεόφιν μήστωρ' ἀτάλαντον·
" Equi autem in radicibus fontibus-irriguae Idae.	" Quae peperit Pirithoüm, diis consiliarium parem :
ἑστᾶσ', οἵ μ' οἴσουσιν ἐπὶ τραφερήν τε καὶ ὑγρήν.	οὐδ' ὅτε περ Δανάης καλλισφύρου Ἀκρισιώνης,
" Stant, qui me ferent supra aridumque et humidum.	" Neque quando Danaës pedibus-elegantis Acrisii-filiae,
νῦν δὲ σεῦ εἵνεκα δεῦρο κατ' Οὐλύμπου τόδ' ἱκάνω,	ἣ τέκε Περσῆα πάντων ἀριδείκετον ἀνδρῶν·
" Nunc vero tui gratia huc ab Olympo ob hoc venio,	" Quae peperit Perseum, omnium clarissimum virorum:
μή πώς μοι μετέπειτα χολώσεαι, αἴ κε σιωπῇι	οὐδ' ὅτε Φοίνικος κούρης τηλεκλειτοῖο,
" Ne-forte mihi posthac irascaris, si silentio	" Neque quando Phoenicis-filiae percelebris,
οἴχωμαι πρὸς δῶμα βαθυρρόου Ὠκεανοῖο.	ἣ τέκε μοι Μίνων τε καὶ ἀντίθεον Ῥαδάμανθυν·
" Abeam ad domum profunde-fluentis Oceani."	" Quae peperit mihi Minoaque et diis-parem Rhadamanthyn :
τὴν δ' ἀπαμειβόμενος προσέφη νεφεληγερέτα Ζεύς·	οὐδ' ὅτε περ Σεμέλης οὐδ' Ἀλκμήνης ἐνὶ Θήβῃι,
Hanc autem respondens allocutus est nubes-cogens Jupiter;	" Neque quando Semeles, ncque Alemenes in Thebis;
Ἥρη κεῖσε μὲν ἔστι καὶ ὕστερον ὁρμηθῆναι,	ἣ ῥ' Ἡρακλῆα κρατερόφρονα γείνατο παῖδα·
" Juno, illuc quidem licet et posthac proficisci ;	" Quarum haec quidem Herculem fortissimum peperit filium;
νῶϊ δ' ἄγ' ἐν φιλότητι τραπείομεν εὐνηθέντε.	ἣ δὲ Διώνυσον Σεμέλη τέκε χάρμα βροτοῖσιν·
" Nos autem age amore congrediamur concumbentes:	" At Bacchum Semele peperit, gaudium mortalibus.

ou Dame Déméter aux belles tresses, ou l'illustre Létô, ou toi-même) ; jamais je n'ai ressenti autant d'amour que j'en ressens aujourd'hui pour toi ; le doux désir est maître de moi. »

Dame Héré, artificieusement, lui fît cette réponse ; « Redoutable fils de Cronos, qu'as-tu dit ? Tu veux que nous nous aimions maintenant, sur les cimes de l'Ida, où tout est à découvert ? Qu'arriverait-il, si quelqu'un des dieux immortels nous voyait couchés, et allait le dire à tous les autres dieux ? Je n'oserais pas revenir an palais des dieux en nie levant de ta couche ; ce serait chose trop facile à décrier. Si tu le désires et s'il plaît à ton cœur, tu as une chambre, que ton fils t'a fabriquée, ton fils Héphaistos, et qu'il a garnie de portes aux solides jambages ; allons nous coucher là, puisque l'amour t'agrée ! »

Zeus, l'Assembleur de nuages, lui répliqua : « Héré, n'aie crainte d'être vue par aucun Dieu ni par aucun homme ; tel sera le nuage d'or dont je vais nous envelopper ! l'esprit même du Soleil ne nous verrait pas, quoiqu'il ait la vue la plus perçante, » Le fils de Cronos dit, et il prit dans ses bras sa compagne. Sous eux, la terre divine faisait naître une herbe fraîche,

οὐδ' ὅτε Δήμητρος καλλιπλοκάμοιο ἀνάσσης,	ἀλλ' εἰ δή ῥ' ἐθέλεις καί τοι φίλον ἔπλετο θυμῶι,
" Neque quando Cereris, comas-pulchra; reginae :	" Sed si revera vis, et tibi hoc gratum est animo ;
οὐδ' ὁπότε Λητοῦς ἐρικυδέος, οὐδὲ σεῦ αὐτῆς,	ἔστιν τοι θάλαμος, τόν τοι φίλος υἱὸς ἔτευξεν
" Nec quando Latonae gloriosae, neque quando tui ipsius :	" Est tibi thalamus, quem tibi dilectus filius fabricatus est
ὡς σέο νῦν ἔραμαι καί με γλυκὺς ἵμερος αἱρεῖ.	Ἥφαιστος, πυκινὰς δὲ θύρας σταθμοῖσιν ἐπῆρσεν·
" Ut tui nunc amore-teneor, et me dulce desiderium capit"	" Vulcanus, solidasque fores postibus aptavit:
τὸν δὲ δολοφρονέουσα προσηύδα πότνια Ἥρη·	ἔνθ' ἴομεν κείοντες, ἐπεί νύ τοι εὔαδεν εὐνή.
Hunc autem dolos-struens allocuta est veneranda Juno;	" Illuc eamus dormituri, quandoquidem tibi placet concubitus."
αἰνότατε Κρονίδη ποῖον τὸν μῦθον ἔειπες.	τὴν δ' ἀπαμειβόμενος προσέφη νεφεληγερέτα Ζεύς·
" Importunissime Saturnie, quale verbum dixisti?	Hanc autem respondens allocutus est nubes-cogens Jupiter ;
εἰ νῦν ἐν φιλότητι λιλαίεαι εὐνηθῆναι	Ἥρη μήτε θεῶν τό γε δείδιθι μήτέ τιν' ἀνδρῶν
" Si nunc in amore cupis dormire	" Juno, nec tu deorum hoc metue, nec quemquam hominum
Ἴδης ἐν κορυφῇσι, τὰ δὲ προπέφανται ἅπαντα·	ὄψεσθαι· τοῖόν τοι ἐγὼ νέφος ἀμφικαλύψω
" Idae in verticibus, haec autem loca propatula-sunt omnia;	" Visurum esse: talem tibi ego nubem circumfundam,
πῶς κ' ἔοι εἴ τις νῶϊ θεῶν αἰειγενετάων	χρύσεον· οὐδ' ἂν νῶϊ διαδράκοι Ἠέλιός περ,
" Quomodo esset, si quis nos deorum sempitemorum	" Auream : neque nos per-eam-viderit ne Sol quidem,
εὕδοντ' ἀθρήσειε, θεοῖσι δὲ πᾶσι μετελθὼν	οὗ τε καὶ ὀξύτατον πέλεται φάος εἰσοράασθαι.
" Dormientes videret, diisque omnibus interveniens	" Cujus et acutissimum est lumen ad inspiciendum. "
πεφράδοι; οὐκ ἂν ἔγωγε τεὸν πρὸς δῶμα νεοίμην	ἦ ῥα καὶ ἀγκὰς ἔμαρπτε Κρόνου παῖς ἣν παράκοιτιν·
" Indicaret? non equidem tuam ad domum redirem,	Dixit, et ulnis complexus est Saturni filius suam uxorem:
ἐξ εὐνῆς ἀνστᾶσα, νεμεσσητὸν δέ κεν εἴη.	τοῖσι δ' ὑπὸ χθὼν δῖα φύεν νεοθηλέα ποίην,
" E cubili cum consurrexero : vituperabile certe esset. :	His autem subter Tellus divina summisit recentem herbam,

le lotos qui aime la rosée, et le safran, et l'hyacinthe, épais et mol, pour les exhausser au-dessus du sol. Sur cette couche, ils s'étendirent, et se revêtirent d'une belle nuée d'or, qui distillait des gouttes de rosée. C'est ainsi que tranquille, au sommet du Gargare, s'endormait le Père, vaincu par le sommeil et l'amour, et il tenait dans ses bras sa compagne. »

λωτόν θ' ἑρσήεντα ἰδὲ κρόκον ἠδ' ὑάκινθον	ὣς ὁ μὲν ἀτρέμας εὗδε πατὴρ ἀνὰ Γαργάρωι ἄκρωι,
Lotumque roscidum, et crocum, et hyacinthum	Sic quidem quiete dormiebat pater in Gargaro summo,
πυκνὸν καὶ μαλακόν, ὃς ἀπὸ χθονὸς ὑψόσ' ἔεργε.	ὕπνωι καὶ φιλότητι δαμείς, ἔχε δ' ἀγκὰς ἄκοιτιν·
Densum et mollem; qui a terra eos alte elevabat:	Somno et amore domitus, tenebatque in ulnis uxorem.
τῶι ἔνι λεξάσθην, ἐπὶ δὲ νεφέλην ἕσσαντο	βῆ δὲ θέειν ἐπὶ νῆας Ἀχαιῶν νήδυμος Ὕπνος
Hoc in toro cubarunt, insuperque nubem sibi-induerunt	Somno et amore domitus, tenebatque in ulnis uxorem.
καλὴν χρυσείην· στιλπναὶ δ' ἀπέπιπτον ἔερσαι.	
Pulchram, auream ; lucidique decidebant rores.	

Iliade. Liv. XIV. 23.

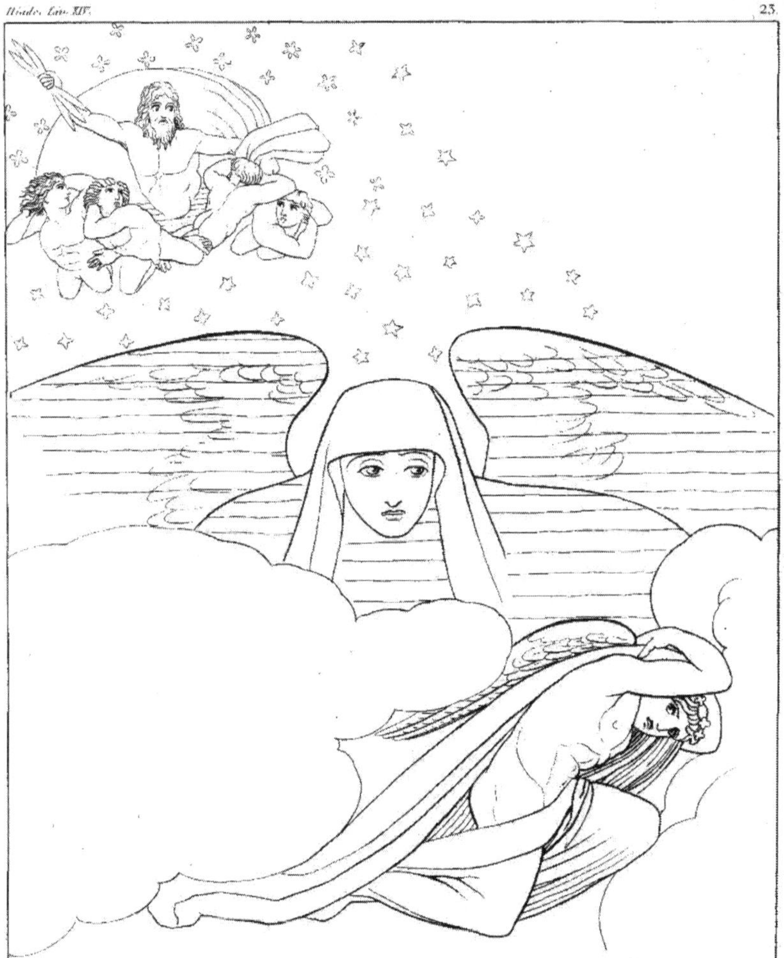

Flaxman inv. Reveil sc.

La Nuit enveloppe de ses ailes le Sommeil, que Jupiter allait précipiter du sommet de l'Olympe dans la mer.

Le Sommeil alors, sans qu'Héré lui en ait donné explicitement l'ordre, vole au camp des Achéens, informer Poséidon, qu'il n'a plus aucun ménagement à garder. Poséidon s'élance au premier rang, et adresse aux combattants une harangue enflammée. Diomède, Ulysse, Agamemnon, les trois chefs blessés, ont repris place parmi eux. Le dieu, pour raffermir la solidité des troupes achéennes, imagine une mesure qui nous semble d'une utilité douteuse ; il fait procéder à un échange d'armes ; les meilleurs soldats prennent les meilleures, et les médiocres les moins bonnes. Pendant ce temps, Hector exhorte les Troyens. La mer vient déborder jus-qu'aux tentes et aux vaisseaux des Achéens, qui voient là un présage favorable Le combat continue furieux. Il a pour épisode principal un duel d'Ajax et d'Hector, qui doit se relier aux défis que tous deux se sont lancés à la fin du chant précédent, sans résultat immédiat.

LE DUEL D'AJAX ET D'HECTOR. (XIV, 402-439).

Le premier, l'illustre Hector lança son javelot contre Ajax, qui venait droit à lui, et il ne le manqua pas. Il le toucha là où deux baudriers s'étalaient sur sa poitrine, celui de son bouclier, celui de son glaive aux clous d'argent. Ces deux baudriers protégeaient sa chair délicate. Hector s'irrita que le trait rapide échappé de sa main restât sans effet, et il recula vers le groupe de ses féaux pour éviter la Kère ; tandis qu'il s'en allait, le grand Ajax, fils de Télamon, soulevant une des grosses pierres qui, servant d'étais aux navires, roulaient en grand nombre sous les pieds des combattants, l'atteignit à la poitrine, par-dessus le rebord du bouclier, près de la gorge ; le coup le secoua comme une toupie, et le fit tourner en tous sens. Comme un chêne, sous le souffle de la foudre envoyée par Zeus le Père, s'abat, déraciné, en répandant une horrible odeur de soufre, et le cœur manque à celui, qui voit de près ce spectacle car le tonnerre du grand Zeus est redoutable,

Αἴαντος δὲ πρῶτος ἀκόντισε φαίδιμος Ἕκτωρ	χερμαδίωι, τά ῥα πολλὰ θοάων ἔχματα νηῶν
In Ajacem vero primus jaculatus est illustris Hector	Saxo, quae sane multa, velocium retinacula navium,
ἔγχει, ἐπεὶ τέτραπτο πρὸς ἰθύ οἱ, οὐδ' ἀφάμαρτε,	πὰρ ποσὶ μαρναμένων ἐκυλίνδετο, τῶν ἓν ἀείρας
Hasta, quippe conversus erat recta in ipsum; neque aberravit;	Ad pedes pugnantium passim-jacebant ; horum uno sublato,
τῆι ῥα δύω τελαμῶνε περὶ στήθεσσι τετάσθην,	στῆθος βεβλήκει ὑπὲρ ἄντυγος ἀγχόθι δειρῆς,
Sed eum percussit qua duo baltei circa pectora extensi erant,	In pectus percussit super scuti-orbem, prope collum;
ἤτοι ὁ μὲν σάκεος, ὁ δὲ φασγάνου ἀργυροήλου·	στρόμβον δ' ὣς ἔσσευε βαλών, περὶ δ' ἔδραμε πάντηι.
Alter quidem scuti, alter vero ensis argenteis-clavis distincti :	Turbinis autem instar, concitum misit, rotatumque est circumcirca.
τώ οἱ ῥυσάσθην τέρενα χρόα. χώσατο δ' Ἕκτωρ,	ὡς δ' ὅθ' ὑπὸ πληγῆς πατρὸς Διὸς ἐξερίπηι δρῦς
Atque hi quidem ei tutati sunt tenerum corpus : Iratus est autem Hector,	Ut vero quum violento-ictu patris Jovis procidit quercus
ὅττί ῥά οἱ βέλος ὠκὺ ἐτώσιον ἔκφυγε χειρός,	πρόρριζος, δεινὴ δὲ θεείου γίγνεται ὀδμὴ
Quod sibi telum velox irritum evolasset e manu ;	Radicitus, teter autem sulfuris oritur odor
ἂψ δ' ἑτάρων εἰς ἔθνος ἐχάζετο κῆρ' ἀλεείνων.	ἐξ αὐτῆς, τὸν δ' οὔ περ ἔχει θράσος ὅς κεν ἴδηται
Retroque sociorum in agmen cessit, mortem evitans.	Ex ea ; isque nullius amplius est animi, qui viderit
τὸν μὲν ἔπειτ' ἀπιόντα μέγας Τελαμώνιος Αἴας	ἐγγὺς ἐών, χαλεπὸς δὲ Διὸς μεγάλοιο κεραυνός,
Hunc quidem deinde abeuntem magnus Telamonius Ajax	Prope existens ; durum quippe Jovis magni fulmen :

ainsi l'ardent Hector tomba du coup sur le sol, dans la poussière. Sa main laissa échapper la lance ; sous lui, le bouclier se brisa, ainsi que le casque, et ses armes de bel airain résonnèrent sourdement autour de son corps. En poussant de grands cris, les fils des Achéens se précipitèrent, espérant le tirer à eux, et lançant mainte lance. Mais nul ne put blesser ou atteindre le pasteur des peuples ; car auparavant les plus vaillants l'avaient entouré, Polydamas, avec Énée, et le divin Agénor, Sarpédon, chef des Lyciens, et Glaucos sans reproche. Aucun autre non plus ne resta indifférent ; tous devant lui, auparavant, avaient mis leurs boucliers bien ronds. Cependant ses compagnons l'emmenaient hors de la mêlée, jusqu'à ses chevaux rapides, qui, en arrière du champ de bataille et du combat, étaient arrêtés avec le cocher et le char brillant. Ils le portaient donc vers la ville, et il poussait de grands soupirs. Mais quand ils furent arrivés au gué du fleuve au beau cours, du Xanthe tourbillonnant, qu'avait enfanté Zeus l'immortel, ils le firent descendre du char, le mirent à terre, et versèrent sur lui de l'eau ; il reprit haleine, et rouvrit les yeux ; il se mit sur ses genoux, et vomit un sang noir. Et tout à coup, de nouveau, il retomba à terre ; la nuit noire recouvrit ses yeux ; la force du coup faisait encore défaillir son cœur.

ὡς ἔπεσ' Ἕκτορος ὦκα χαμαὶ μένος ἐν κονίῃσι·

Sic cecidit Hectoris celeriter humi robur in pulveribus :

χειρὸς δ' ἔκβαλεν ἔγχος, ἐπ' αὐτῶι δ' ἀσπὶς ἑάφθη

Manu autem demisit hastam, insuperque scutum secutum est,

καὶ κόρυς, ἀμφὶ δέ οἱ βράχε τεύχεα ποικίλα χαλκῶι.

Et galea ; circaque ipsum sonitum-dedere arma varia aere.

οἳ δὲ μέγα ἰάχοντες ἐπέδραμον υἷες Ἀχαιῶν

Tum vero magno cum clamore accurrebant filii Achivorum,

ἐλπόμενοι ἐρύεσθαι, ἀκόντιζον δὲ θαμειὰς

Sperantes trabere ad se ; jaculabanturque crebra

αἰχμάς· ἀλλ' οὔ τις ἐδυνήσατο ποιμένα λαῶν

Spicula ; at nemo potuit pastorem populorum

οὐτάσαι οὐδὲ βαλεῖν· πρὶν γὰρ περίβησαν ἄριστοι

Nec cominus, nec eminus-ferire: prius enim circumjecerunt-se fortissimi,

Πουλυδάμας τε καὶ Αἰνείας καὶ δῖος Ἀγήνωρ

Polydamasque, et AEneas, et nobilis Agenor,

Σαρπηδών τ' ἀρχὸς Λυκίων καὶ Γλαῦκος ἀμύμων.

Sarpedonque princeps Lyciorum, et Glaucus eximius:

τῶν δ' ἄλλων οὔ τίς εὑ ἀκήδεσεν, ἀλλὰ πάροιθεν

Caeterorumque nullus ipsum neglexit, sed ante

ἀσπίδας εὐκύκλους σχέθον αὐτοῦ. τὸν δ' ἄρ' ἑταῖροι

Clypeos probe-orbiculatos tenebant ipsum ; eumque socii

χερσὶν ἀείραντες φέρον ἐκ πόνου, ὄφρ' ἵκεθ' ἵππους

Manibus sublatum asportabant ex pugna, donec pervenit ad equos

ὠκέας, οἵ οἱ ὄπισθε μάχης ἠδὲ πτολέμοιο

Veloces, qui ei post pugnam et praelium

ἕστασαν ἡνίοχόν τε καὶ ἅρματα ποικίλ' ἔχοντες·

Stabant, aurigamque et currum varium habentes:

οἳ τόν γε προτὶ ἄστυ φέρον βαρέα στενάχοντα.

Qui porro eum urbem versus portabant graviter gementem.

ἀλλ' ὅτε δὴ πόρον ἷξον ἐϋρρεῖος ποταμοῖο

Sed quando jam ad vadum pervenerunt pulchre-fluentis fluvii

Ξάνθου δινήεντος, ὃν ἀθάνατος τέκετο Ζεύς

Xanthi vorticosi, quem immortalis genuit Jupiter ;

ἔνθά μιν ἐξ ἵππων πέλασαν χθονί, κὰδ δέ οἱ ὕδωρ

Ibi illiun e curru admoverunt terrae, eique aquam

χεῦαν· ὁ δ' ἀμπνύνθη καὶ ἀνέδρακεν ὀφθαλμοῖσιν,

Affuderunt: ille itaque spiritum-recepit, et suspexit oculis;

ἑζόμενος δ' ἐπὶ γοῦνα κελαινεφὲς αἷμ' ἀπέμεσσεν·

Sedensque in genua, nigrum sanguinem evomuit:

αὖτις δ' ἐξοπίσω πλῆτο χθονί, τὼ δέ οἱ ὄσσε

Iterum vero retro lapsus est in terram, eique oculos

νὺξ ἐκάλυψε μέλαινα· βέλος δ' ἔτι θυμὸν ἐδάμνα.

Nox obtexit nigra ; ictus enim adhuc animum domabat.

La défaillance d'Hector favorise le retour offensif des Argiens, qui ont toujours à leur tête les deux Ajax, tandis que Polydamas est au premier rang des Troyens. Un de ceux-ci, Acamas, tue un Béotien, Promachos, et, pour venger Promachos, Pénéléos, chef du même contingent, tue Ilionée, lui coupe la tête, et comme, un trophée, là montre au bout de sa pique à l'ennemi. Une invocation aux Muses termine le chant.

13 Chant XV.

Il n'y a pas de solution de continuité réelle entre le XIVe chant et le XVe. La disparition d'Hector permet aux Achéens de repousser l'ennemi jusqu'au fossé, qu'il repasse en désordre. Mais à ce moment Zeus se réveille.

LE REVEIL DE ZEUS. (XV, 1-46).

Quand ils furent arrivés aux pieux et aux fossés, dans leur fuite, beaucoup furent massacrés par le bras des Danaens ; les uns restèrent en place, retenus par leurs chars, pâles de crainte ; mais voici que Zeus s'éveilla, sur les cimes de l'Ida, aux côtés d'Héré au trône d'or. Il se dressa d'un bond, et il vit Troyens et Achéens, les uns en pleine fuite, les autres, les Argiens, pressant l'ennemi par derrière, et parmi eux Messire Poséidon. Il vit Hector gisant dans la plaine, avec ses compagnons autour de lui. Il le vit, l'haleine courte, le Cœur défaillant, vomissant le sang, frappé qu'il avait été par un Achéen qui n'était pas des moindres. En le voyant, le Père des hommes et des dieux fut ému de pitié. Il jeta un regard oblique, furieux, vers Héré, et lui tint ce propos : « Ai ! Héré, ta mauvaise ruse, femme intraitable que tu es, a obligé le divin Hector à se retirer du combat et mis en fuite ses soldats. Je ne sais si tu ne seras pas la première à récolter le fruit de ton vilain complot,

Αὐτὰρ ἐπεὶ διά τε σκόλοπας καὶ τάφρον ἔβησαν	Ἕκτορα δ' ἐν πεδίωι ἴδε κείμενον, ἀμφὶ δ' ἑταῖροι
At postquam vallosque et fossam transcendissent	Hectorem vero in campo vidit jacentem; circumque socii
φεύγοντες, πολλοὶ δὲ δάμεν Δαναῶν ὑπὸ χερσίν,	εἵαθ', ὁ δ' ἀργαλέωι ἔχετ' ἄσθματι κῆρ ἀπινύσσων
Fugientes, multique domiti essent Danaorum manibus,	Sedebant; is autem gravi angebatur anhelitu, mente-et-viribus defectus,
οἳ μὲν δὴ παρ' ὄχεσφιν ἐρητύοντο μένοντες	αἷμ' ἐμέων, ἐπεὶ οὔ μιν ἀφαυρότατος βάλ' Ἀχαιῶν.
Trojani quidem jam ad currus repressa-fuga manebant,	Sanguinem vomens; eum quippe non imbecillimus vulneravit Achivorum.
χλωροὶ ὑπαὶ δείους πεφοβημένοι· ἔγρετο δὲ Ζεὺς	τὸν δὲ ἰδὼν ἐλέησε πατὴρ ἀνδρῶν τε θεῶν τε,
Pallidi prae metu, exterriti : experrectus vero est Jupiter	Hunc autem intuitus, misertus est pater hominumque deûmque;
Ἴδης ἐν κορυφῆισι παρὰ χρυσοθρόνου Ἥρης,	δεινὰ δ' ὑπόδρα ἰδὼν Ἥρην πρὸς μῦθον ἔειπεν·
Idae in verticibus, ex aureum-solium-habentis Junonis amplexu ;	Ac terribili-modo torvum intuens, Junonem verbo allocutus est;
στῆ δ' ἄρ' ἀναΐξας, ἴδε δὲ Τρῶας καὶ Ἀχαιοὺς	ἦ μάλα δὴ κακότεχνος ἀμήχανε σὸς δόλος Ἥρη
Stetique raptim-exurgens, viditque Trojanos et Achivos,	" Certo-certius mali-artifex, o fraudulenta, tuus dolus, Juno,
τοὺς μὲν ὀρινομένους, τοὺς δὲ κλονέοντας ὄπισθεν	Ἕκτορα δῖον ἔπαυσε μάχης, ἐφόβησε δὲ λαούς.
Trojanos quidem turbatos, turbantes autem eos a-tergo .	" Hectora nobilem cessare-fecit a pugna, fugavitque ejusdem copias.
Ἀργείους, μετὰ δέ σφι Ποσειδάωνα ἄνακτα·	οὐ μὰν οἶδ' εἰ αὖτε κακορραφίης ἀλεγεινῆς
Argivos; interque hos Neptunum regem.	" Haud equidem scio, annon rursus machinationum perniciosarum

et si je ne vais pas te donner le fouet. Tu as donc oublié le jour où tu fus suspendue dans les airs ? A tes deux pieds, j'attachai deux enclumes, et je fis passer autour de tes bras un lien infrangible, une chaîne d'or ; tu restas ainsi suspendue, dans l'air et les nuées. Les dieux se désespéraient sur le haut Olympe ; mais ils ne pouvaient t'approcher et te délivrer ; si j'en attrapais un, je le saisissais et, le jetais à bas du seuil ; et il allait tomber sur la terre, défaillant. Et cela même ne faisait pas oublier à mon cœur la douleur angoissante que j'éprouvais, â causé du divin Héraclès, qu'en séduisant les tempêtes, tu chassas, sous le souffle de Borée, sur la mer sans vendanges ; tu lui voulais du mal et tu l'égaras jusqu'à Cos, l'île bien peuplée. Je le tirai de là, et je le ramenai à Argos, nourricière de bœufs, après cette grande épreuve. Voilà de quoi je veux te faire souvenir, pour que tu renonces à tes tromperies, et que tu voies à quoi te servent l'amour et la coucherie que tu es venue chercher ici, à l'écart des dieux, en me trompant. »

Il dit et Dame Héré aux yeux bovins frissonna ; elle lui répondit, et donna l'essor à ces paroles : « Que la terre le sache, ainsi que le vaste ciel au-dessus d'elle, et l'eau qui coule du Styx, serment le plus, fort et le plus terrible qui soit pour les dieux bienheureux !

πρώτη ἐπαύρηαι καί σε πληγῇσιν ἱμάσσω.	καί μιν ἔπειτα Κόων δ' εὖ ναιομένην ἀπένεικας.
" Prima fructum-sis-perceptura, et te verberibus caedam.	" Et eum deinde ad Coon bene habitatam de-cursu-detulisti.
ἦ οὐ μέμνῃ ὅτε τ' ἐκρέμω ὑψόθεν, ἐκ δὲ ποδοῖιν	τὸν μὲν ἐγὼν ἔνθεν ῥυσάμην καὶ ἀνήγαγον αὖτις
" An non meministi, quando pependisti ab-alto, a pedibus autem	" Ac eum quidem ego inde liberavi, et reduxi iterum
ἄκμονας ἧκα δύω, περὶ χερσὶ δὲ δεσμὸν ἴηλα	Ἄργος ἐς ἱππόβοτον καὶ πολλά περ ἀθλήσαντα.
" Incudes-suspensas demisi duas, circum manus autem vinculum misi	" In Argos equis-aptum, multis licet malis-exercitum.
χρύσεον ἄρρηκτον; σὺ δ' ἐν αἰθέρι καὶ νεφέλῃσιν	τῶν σ' αὖτις μνήσω ἵν' ἀπολλήξῃς ἀπατάων,
" Aureum, infrangibile ? tu autem in aethere et nubibus	" Haec tibi rursus-in memoriam-reducam, ut desistas a fallaciis:
ἐκρέμω· ἠλάστεον δὲ θεοὶ κατὰ μακρὸν Ὄλυμπον,	ὄφρα ἴδῃ ἥν τοι χραίσμῃ φιλότης τε καὶ εὐνή,
" Pependisti ; moerore-afficiebantur autem Dii per excelsum Olympum:	" Ut scias, an tibi profuerit congressusque et cubile,
λῦσαι δ' οὐκ ἐδύναντο παρασταδόν· ὃν δὲ λάβοιμι [prehenderem,	ἣν ἐμίγης ἐλθοῦσα θεῶν ἄπο καί μ' ἀπάτησας.
" Solvere autem non poterant circumstantes : quemcunque autem	" Quo mista es, veniens seorsum a-diis, et me decepisti."
ῥίπτασκον τεταγὼν ἀπὸ βηλοῦ ὄφρ' ἂν ἵκηται	ὣς φάτο, ῥίγησεν δὲ βοῶπις πότνια Ἥρη,
" Projiciebam correptum de limine coeli, donec perveniret	Sic dixit; Cohorruit autem magnis-oculis veneranda Juno,
γῆν ὀλιγηπελέων· ἐμὲ δ' οὐδ' ὧς θυμὸν ἀνίει	καί μιν φωνήσασ' ἔπεα πτερόεντα προσηύδα·
" In terram vix-spirans : me vero ne sic quidem ira missum-faciebat	Et eum compellans verbis alatis allocuta est ;
ἀζηχὴς ὀδύνη Ἡρακλῆος θείοιο,	ἴστω νῦν τόδε Γαῖα καὶ Οὐρανὸς εὐρὺς ὕπερθε
" Vebemens ob dolorem Herculis divini ;	" Sciat nunc hoc Terra et Coelum latum superne,
τὸν σὺ ξὺν Βορέῃ ἀνέμωι πεπιθοῦσα θυέλλας	καὶ τὸ κατειβόμενον Στυγὸς ὕδωρ, ὅς τε μέγιστος
" Quem tu cum Borea vento inductis procellis,	" Et subterlabens Stygis aqua, quod utique maximum
πέμψας ἐπ' ἀτρύγετον πόντον κακὰ μητιόωσα,	ὅρκος δεινότατός τε πέλει μακάρεσσι θεοῖσι,
" Misisti per infructuosum pontum, mala machinans,	" Juramentum, gravissimumque est beatis diis;

qu'elle le sache aussi, ta tête sainte, et notre lit légitime, que jamais je ne prendrais à témoin faussement ! Ce n'est pas par ma volonté que Poséidon qui ébranle la terre, tourmente les Troyens et Hector, et aide les Achéens ; c'est bien, je crois, son cœur qui le pousse et l'excite, et la pitié qu'il a éprouvée pour les Achéens, en mauvaise posture auprès des vaisseaux. Bien au contraire, je suis prête à lui donner l'avis de prendre la voie que tu nous prescris, maître des sombres nuées. »

σή θ' ἱερὴ κεφαλὴ καὶ νωΐτερον λέχος αὐτῶν	ἀλλά που αὐτὸν θυμὸς ἐποτρύνει καὶ ἀνώγει,
" Tuumque sacrum caput, et noster torus ipsorum	" Sed nimirum ipsum suus animus incitat jubetque;
κουρίδιον, τὸ μὲν οὐκ ἂν ἐγώ ποτε μὰψ ὀμόσαιμι·	τειρομένους δ' ἐπὶ νηυσὶν ἰδὼν ἐλέησεν Ἀχαιούς.
" Nuptialis, quem quidem non ego unquam temere jurarim ;	" Afflictos autem ad naves videns miseratus est Achivos.
μὴ δι' ἐμὴν ἰότητα Ποσειδάων ἐνοσίχθων	αὐτάρ τοι καὶ κείνωι ἐγὼ παραμυθησαίμην
" Non meo hortatu Neptunus terrae-quassator	" Atquin et ei ego consuluerim,
πημαίνει Τρῶάς τε καὶ Ἕκτορα, τοῖσι δ' ἀρήγει,	τῆι ἴμεν ἧι κεν δὴ σὺ κελαινεφὲς ἡγεμονεύηις.
" Cladem-infert Trojanis et Hectori, Argivis autem auxiliatur:	" Eo ire, quo quidem tu, o Jupiter, atras-nubes-cogens, imperaveris."

Zeus, satisfait d'avoir contraint Héré à faire amende honorable, sourit, et envoie Iris intimer à Poséidon l'ordre de la retraite, tandis qu'Apollon rendra ses forces à Hector et le ramènera au combat,

pour que de nouveau il chasse les Achéens et jette dans leurs rangs la déroute et la peur, qu'ils fuient et viennent se réfugier jusqu'aux vaisseaux, aux nombreux bancs de rameurs, d'Achille le Péléide ; alors ce héros enverra à la bataille son camarade Patrocle ; Patrocle sera tué par l'illustre Hector, devant les murs de Troie, après avoir massacré force jeunes guerriers, et bien d'autres, parmi lesquels le divin Sarpédon, mon fils.

ὄφρ' ἣ μὲν μετὰ λαὸν Ἀχαιῶν χαλκοχιτώνων	" Iterum avertat imbelli fuga immissa :
" Ut illa quidem ad exercitum Achivorum aere-loricatorum	φεύγοντες δ' ἐν νηυσὶ πολυκλήϊσι πέσωσι
ἔλθηι, καὶ εἴπηισι Ποσειδάωνι ἄνακτι	" Fugientes autem, in naves multa-transtra-habentes incidant
" Eat, et dicat Neptuno regi,	Πηλεΐδεω Ἀχιλῆος· ὁ δ' ἀνστήσει ὃν ἑταῖρον
παυσάμενον πολέμοιο τὰ ἃ πρὸς δώμαθ' ἱκέσθαι,	" Pelidae Achillis: Is vero excitabit suum socium
" Ut, relicta pugna, suas ad aedes redeat :	Πάτροκλον· τὸν δὲ κτενεῖ ἔγχεϊ φαίδιμος Ἕκτωρ
Ἕκτορα δ' ὀτρύνηισι μάχην ἐς Φοῖβος Ἀπόλλων,	" Patroclum, illumque interficiet hasta illustris Hector
" Hectorem vero excitet ad pugnam Phoebus Apollo,	Ἰλίου προπάροιθε πολέας ὀλέσαντ' αἰζηούς
αὖτις δ' ἐμπνεύσηισι μένος, λελάθηι δ' ὀδυνάων	" Ilium ante; multos ubi-ille-peremerit juvenes
" Iterumque inspiret robur, obliviscique-faciat dolorum,	τοὺς ἄλλους, μετὰ δ' υἱὸν ἐμὸν Σαρπηδόνα δῖον.
αἵ νῦν μιν τείρουσι κατὰ φρένας, αὐτὰρ Ἀχαιοὺς	" Cum alios, tum filium meum Sarpedona nobilem;
" Qui nunc ei premunt praecordia : Achivos autem	
αὖτις ἀποστρέψηισιν ἀνάλκιδα φύζαν ἐνόρσας,	

Dans sa colère pour cette mort, le divin Achille tuera Hector. Et dès lors, tu me verras toujours faire en sorte que l'ennemi soit repoussé des vaisseaux, jusqu'à ce que les Achéens aient pris la haute citadelle d'Ilion, grâce au conseil d'Athéné. Jusqu'alors je ne ferai pas taire mon ressentiment contre eux, et je ne laisserai aucun immortel prêter secours aux Danaens, avant que le fils de Pélée ait reçu l'honneur qui lui est dû, tel que je le lui ai promis, en secouant la tête, le jour où Thétis a embrassé mes genoux, en me suppliant de venger Achille, destructeur des villes. »

τοῦ δὲ χολωσάμενος κτενεῖ Ἕκτορα δῖος Ἀχιλλεύς.
" Ob Patroclum autem iratus interficiet Hectorem nobilis Achilles.
ἐκ τοῦ δ' ἄν τοι ἔπειτα παλίωξιν παρὰ νηῶν [navibus,
" Ex eo deinceps tempore ut-iterum-in-fugam-avertantur-Trojani a
αἰὲν ἐγὼ τεύχοιμι διαμπερὲς εἰς ὅ κ' Ἀχαιοὶ
" Semper ego efficiam perpetuo ; usque-dum Achivi
Ἴλιον αἰπὺ ἕλοιεν Ἀθηναίης διὰ βουλάς.
" Ilium excelsum ceperint, Minervae consiliis.
τὸ πρὶν δ' οὔτ' ἄρ' ἐγὼ παύω χόλον οὔτέ τιν' ἄλλον
" Prius autem neque ego cessabo ab ira, neque quempiam aliorum
ἀθανάτων Δαναοῖσιν ἀμυνέμεν ἐνθάδ' ἐάσω
" Immortalium Danais auxiliari hic sinam,
πρίν γε τὸ Πηλεΐδαο τελευτηθῆναι ἐέλδωρ,
" Quam Pelidae expletum fuerit desiderium ;
ὥς οἱ ὑπέστην πρῶτον, ἐμῶι δ' ἐπένευσα κάρητι,
" Sicut ei promisi primum, meoque annui capite
ἤματι τῶι ὅτ' ἐμεῖο θεὰ Θέτις ἥψατο γούνων,
" Die illo, quando mihi Dea Thetis tetigit genua,
λισσομένη τιμῆσαι Ἀχιλλῆα πτολίπορθον.
" Supplicans, ut honorarem Achillem urbium-vastatorem."

Héré s'en retourne à l'Olympe aussi rapidement que « la pensée d'un homme le transporte d'un lieu à un autre ». Elle apparaît aux dieux comme égarée, tant sa crainte a été vive, et Thémis la réconforte. Héré, soulagée, déclare qu'il est insensé, pour un dieu, quel qu'il soit, d'oser se mettre en conflit avec Zeus ; en même temps, avec une adresse perfide, elle apprend à Arès, qui l'ignorait, la mort de son fils Ascalaphos. Arès furieux proclame qu'il vengera son fils, la foudre de Zeus dût-elle le réduire en cendre, et il attelle son char pour se rendre sur le champ de bataille. Mais la sage Athéné se lève de son siège ; elle court vers Arès, elle le désarme, le harangue, et le reconduit au banquet des dieux. Héré se résigne à appeler Iris et Apollon ; elle les envoie prendre les ordres de Zeus que la Déesse et le dieu exécutent. Poséidon obéit au message d'iris, non sans protester violemment. Zeus a confié à Apollon son égide, pour qu'il frappe d'épouvante les Achéens, après avoir ranimé Hector. Le héros troyen, quand le dieu lui a rendu sa force, revient au combat, et son retour est décrit par la répétition d'une comparaison, — avec un cheval généreux, — qui a déjà servi au chant VI pour caractériser Pâris.

Le premier Achéen qui voit reparaître Hector est l'Étolien Thoas ; Thoas appelle à lui les deux qui n'est pas une habitude homérique, — et ce programme, exact dans les grandes lignes, ne l'est pas dans plus d'un détail.

Ajax, Idoménée et d'autres héros. Tous ensemble se préparent à faire front contre la nouvelle offensive qu'Hector va conduire. Mais Apollon, en avant des Troyens, caché par une nuée, agite l'égide « qu'Héphaistos le forgeron a fabriquée et donnée à Zeus pour jeter la crainte au cœur des hommes». Tant que le dieu est présent, l'avantage reste du Côté des Troyens, qu'Hector exhorte à négliger les dépouilles des morts, pour pousser plus avant, sans laisser souffler l'ennemi, vers ces vaisseaux qu'il veut détruire. Le dieu lui-même les aide à démolir le rempart. Tout ce récit, intéressant et animé, qui va jusqu'au vers 366, mène à son terme l'action engagée par la ruse d'Héré, au chant XIV, et continuée par le réveil de Zeus.

Tout le milieu du chant est moins brillant et plus confus. On y voit d'abord reparaître Nestor, sans que son intervention soit vraiment préparée, et sans qu'elle soit suivie sérieusement d'effet. On y voit Zeus intervenir par un coup de foudre, qui semble une réponse à une invocation de Nestor, et devrait être un présage favorable aux Achéens, mais qui exalte au contraire la confiance des Troyens. Il faut noter qu'au vers 387 les Achéens, pour se défendre, sont montés sur leurs vaisseaux, dont ils tentent d'éloigner l'ennemi en se servant de longues piques. Or, plus bas, dans le même chant, le progrès des Troyens ne les aura pas encore menés jusque-là.

Ce morceau semble donc un raccord maladroit. Lorsqu'au vers 390, nous retrouvons Patrocle, qui était demeuré, on s'en souvient, auprès d'Eurypyle pour soigner sa blessure, la conduite de l'action n'est pas plus logique. Nous avons déjà vu combien était suspect le long retard de Patrocle ; la fin de ce retard et le départ de l'écuyer d'Achille sont bien gauchement motivés dans quelques vers où l'emploi d'un terme qui est étranger à la langue homérique, alors qu'il est des plus courants à l'époque historique, suffirait à dénoter une interpolation. Pans le développement qui suit, et où la langue prête à des observations analogues, nous sommes fort étonnés de lire que les Troyens ne peuvent pas réussir « à briser les phalanges des Achéens, et à se rapprocher des tentes et des vaisseaux », alors que quelques vers plus bas, Ajax et Hector s'affrontent près du même navire. Tous ces indices révèlent les remaniements et les additions que le combat auprès des vaisseaux a subis dans Ce chant, comme dans les précédents.

L'épisode le meilleur, dans cet assemblage assez indigeste qui constitue le milieu du chant XV, c'est celui des exploits de Teucer, qui combat d'abord comme archer, puis, quand Zeus a brisé la corde de son arc, comme hoplite. Les deux harangues antithétiques d'Hector et d'Ajax, ne font pas avancer l'action. Les combats individuels qui suivent ont plus d'intérêt, mais on ne retrouve un morceau vraiment remarquable qu'à partir du vers 593, jusqu'à la fin du chant. Ce morceau se relie mal à la situation qui nous avait déjà montré les Achéens, au vers 387, luttant, montés sur leurs vaisseaux. Car, sans que rien ait clairement indiqué auparavant un recul de l'ennemi, les Troyens, à ce moment, tentent un effort décisif, et c'est seulement au vers 653 qu'ils arriveront « en vue des vaisseaux ». A ce moment critique, c'est la vaillance d'Ajax qui protégera ceux-ci contre l'incendie.

Iliade. Liv. XV. 24.

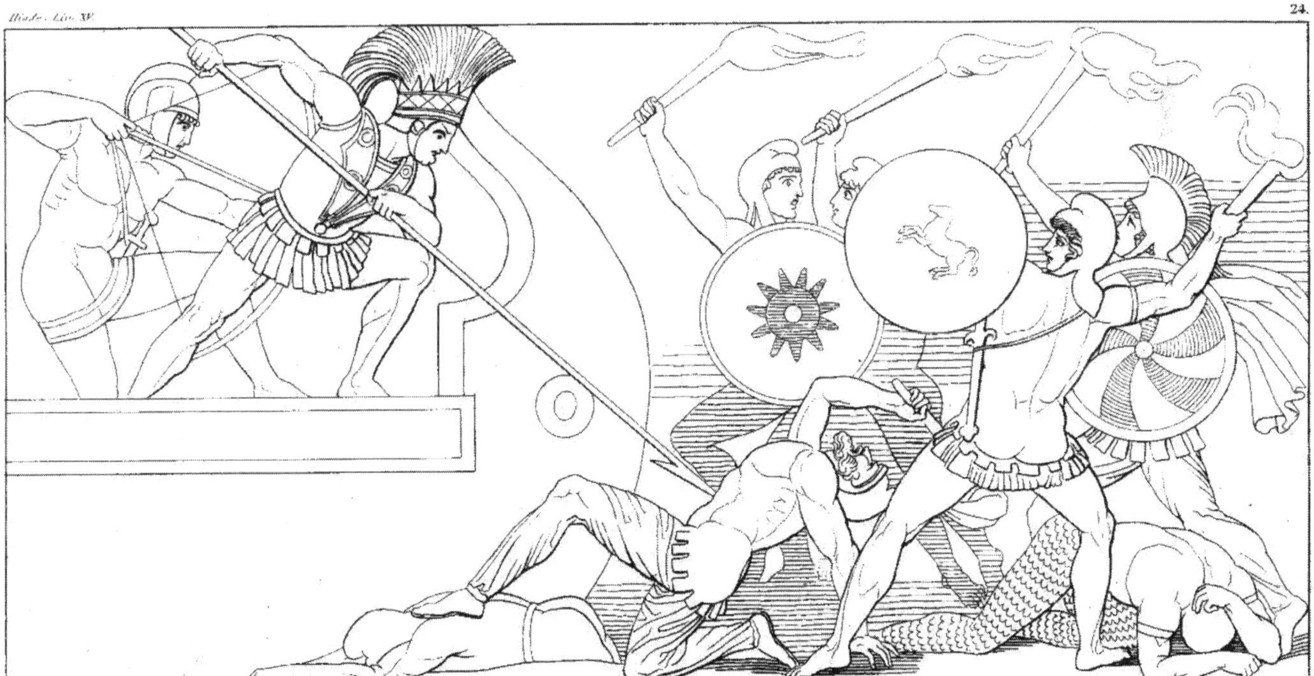

Flaxman inv. Reveil sc.

Ajax repousse les Troyens, qui cherchent a incendier les vaisseaux des Grecs.

AJAX DEFENDANT LES VAISSEAUX. (XV, 674-697).

Mais Ajax ne consentit pas, en son cœur magnanime, à se tenir là où les autres Achéens avaient reculé. A grandes enjambées, il parcourait les planchers des navires, et ses mains brandissaient une longue perche marine, bien ajustée avec des chevilles, longue de vingt-deux coudées. Comme un homme expert dans l'art de la voltige, qui, ayant fait choix, entre tous, de quatre chevaux, les harnache, et, de la plaine, les mène vers la grande ville, sur la grande route, tandis qu'une foule d'hommes et de femmes le contemple ; lui cependant, toujours sûrement, sans perdre pied, saute alternativement de l'un à l'autre, pendant qu'ils volent ; tel Ajax, sur maint plancher des vaisseaux légers, allait et venait, à grands pas, et sa voix montait jusqu'au ciel. Ses cris terribles, sans relâche, ordonnaient aux Danaens de défendre les vaisseaux et les tentes. Hector, de son côté, ne restait pas mêlé à la masse des Troyens bien cuirassés ; mais comme un aigle fauve fond sur une troupe d'oiseaux ailés, qui picorent le long d'un fleuve, ou grues ou cygnes aux longs cous, tel Hector allait droit contre un navire à la proue sombre, en bondissant. Zeus le poussait par derrière, de sa main toute puissante, et excitait son armée avec lui.

οὐδ' ἄρ' ἔτ' Αἴαντι μεγαλήτορι ἥνδανε θυμῶι
Neque vero amplius Ajaci magnanimo placuit mento
ἑστάμεν ἔνθά περ ἄλλοι ἀφέστασαν υἷες Ἀχαιῶν·
Stare, ubi alii consistebant filii Achivorum:
ἀλλ' ὅ γε νηῶν ἴκρι' ἐπώιχετο μακρὰ βιβάσθων,
Sed hic navium tabulata obibat, magnis-passibus gradiens,
νώμα δὲ ξυστὸν μέγα ναύμαχον ἐν παλάμηισι
Versabatque contum magnum navalem in manibus,
κολλητὸν βλήτροισι δυωκαιεικοσίπηχυ.
Compactum clavis-ferreis, duorum-et-viginti-cubitorum.
ὡς δ' ὅτ' ἀνὴρ ἵπποισι κελητίζειν εὖ εἰδώς,
Ut vero quum vir equis desultoriis-uti peritus,
ὅς τ' ἐπεὶ ἐκ πολέων πίσυρας συναείρεται ἵππους,
Qui, postquam ex multis quatuor selegit equos,
σεύας ἐκ πεδίοιο μέγα προτὶ ἄστυ δίηται
Agitans ex campo magnam ad urbem incitat,
λαοφόρον καθ' ὁδόν· πολέες τέ ἑ θηήσαντο
Publicam per viam, multique eum admirantes-spectant
ἀνέρες ἠδὲ γυναῖκες· ὁ δ' ἔμπεδον ἀσφαλὲς αἰεὶ
Viri et mulieres; ipse autem firmiter sine-lapsu assidue
θρώισκων ἄλλοτ' ἐπ' ἄλλον ἀμείβεται, οἳ δὲ πέτονται·
Subsiliens, alias in alium altemat; illique interim volant:
ὣς Αἴας ἐπὶ πολλὰ θοάων ἴκρια νηῶν
Sic Ajax multa velocium tabulata-excelsa-in-puppibus navium
φοίτα μακρὰ βιβάς, φωνὴ δέ οἱ αἰθέρ' ἵκανεν,
Obibat, magnis-passibus gradiens ; voxque ejus ad aethera perveniebat.
αἰεὶ δὲ σμερδνὸν βοόων Δαναοῖσι κέλευε
Semper enim terribiliter clamans Danaos hortabatur
νηυσί τε καὶ κλισίηισιν ἀμυνέμεν. οὐδὲ μὲν Ἕκτωρ
Navesque et tentoria defendere. At neque Hector
μίμνεν ἐνὶ Τρώων ὁμάδωι πύκα θωρηκτάων·
Manebat in Trojanorum turba bene armatorum:
ἀλλ' ὥς τ' ὀρνίθων πετεηνῶν αἰετὸς αἴθων
Sed sicut avium volucrium aquila fulva
ἔθνος ἐφορμᾶται ποταμὸν πάρα βοσκομενάων
Gentem invadit, fluvium justa pascentium,
χηνῶν ἢ γεράνων ἢ κύκνων δουλιχοδείρων,
Anserum, vel gruum, vel cygnorum longa-colla-habentium:
ὣς Ἕκτωρ ἴθυσε νεὸς κυανοπρώιροιο
Sic Hector impetu ferebatur-recta in navem prora-caeruleam,
ἀντίος ἀΐξας· τὸν δὲ Ζεὺς ὦσεν ὄπισθε
Prorsum prorumpens; eumque Jupiter impellebat a tergo
χειρὶ μάλα μεγάληι, ὄτρυνε δὲ λαὸν ἅμ' αὐτῶι.
Manu valde magna, concitabatque populum una-cum ipso.

Le vaisseau qu'attaque Hector est celui de Protésilas, autour duquel se livre une mêlée sanglante. Hector a réussi à saisir la poupe, et commande à ses soldats d'apporter des torches. Ajax, qu'une grêle de traits accable, est lui-même obligé de reculer enfin, tout en continuant à se battre, et en réussissant à écarter les Troyens qui menacent d'incendier le navire.

XVI, Ce beau morceau ne se relie pas parfaitement, nous l'avons vu, à ce qui précède. Il pourrait se rattacher aisément au récit d'un moment antérieur à celui où nous a mené la première moitié du chant. On a quelquefois pensé qu'il pouvait appartenir à la partie la plus ancienne du poème, où il aurait eu sa place dans l'intervalle qui séparait le chant XI de la Patroclie, et qui était probablement moins chargé d'événement que ne le sont aujourd'hui les chants XII-XV, puisque l'auteur de la Colère d'Achille, — s'il a existé une épopée réduite à ce thème, — ignorait vraisemblablement le mur. Mais, s'il est aisé de voir que tout ce groupe de chants représente, en son ensemble, un développement postérieur, il est au contraire extrêmement difficile d'y retrouver les éléments qui peuvent y avoir été conservés d'un état plus ancien.

14 La Patroclie (chant XVI).

La conception d'un héros, Achille, qui se refuse intraitablement à oublier l'outrage qu'il a subi, tant qu'il n'aura pas reçu amende honorable ou que son offenseur n'aura pas été châtié par Zeus, ruais qui oublie tout le passé, dès qu'il apprend que son ami a péri et ne pense plus qu'à le venger, est une conception aussi féconde en beautés poétiques qu'elle est noble et élevée. La partie de l'Iliade que nous allons aborder et que l'on appelle communément la Patroclie, du nom de son héros principal, en constitue un des éléments essentiels. Ceux qui croient à un poème primitif plus simple que l'Iliade actuelle, et borné plus strictement aux effets de la colère d'Achille, regardent les exploits et la mort de Patrocle comme en ayant fait nécessairement partie. Mais le texte que nous lisons ne saurait en provenir directement, et il est assez malaisé de discerner les éléments qui pourraient remonter jusqu'à lui, des additions que des aèdes postérieurs y ont apportées, ou des remaniements qui ont dû être opérés pour le mettre en accord avec celles, qui, dans les chants antérieurs, ont transformé la Colère d'Achille en un Iliade, par exemple avec l'Ambassade du chant IX, et avec cette construction du rempart qui donne leur caractère principal aux combats qui se livrent à partir du chant XII. Il y a donc dans le chant XVI des beautés supérieures, et il y a aussi des inégalités, des disparates, des contradictions même, soit intérieures, soit relatives aux chants qui précèdent ou à ceux qui suivent. Nos citations ont pour objet surtout de faire connaître les beautés, mais, dans une certaine mesure aussi, de permettre au lecteur de juger des difficultés.

Le début du chant XVI, qui nous montre Patrocle signalant à Achille le péril extrême où se trouvent les Achéens et faisant un émouvant appel à sa pitié, semble d'abord composé sans relation aucune avec l'ambassade ni même avec la mission confiée à Patrocle par Achille, lorsque ce dernier a vu Nestor ramener au camp un blessé en qui il a cru reconnaître Machaon. Mais, dans la suite, cette mission est expressément rappelée, et il y a vraisemblablement une allusion à l'attitude d'Achille, au chant IX.

L'APPEL DE PATROCLE A ACHILLE. (XVI, 1-129).

Telle était la bataille, autour du vaisseau bien muni de bancs. Patrocle cependant se présenta à Achille, pasteur des hommes. Il versait de chaudes larmes, comme une source à l'eau noire qui, du haut d'un roc escarpé, verse son eau sombre. Le divin Achille, aux bonnes jambes, à sa vue, eut pitié de lui ; il l'interpella en donnant l'essor à ces paroles : « Pourquoi pleures-tu, Patrocle, comme une fillette innocente, qui suit sa mère en courant et la prie de la prendre dans ses bras ; elle s'attache à sa robe, elle retarde sa marche, lève ses yeux vers elle en pleurant, jusqu'à ce que celle-ci la prenne ; tu lui ressembles, Patrocle, en laissant couler ces tendres larmes. Viens-tu porter quelque message aux Myrmidons ou à moi-même ? est-il venu de Phthie quelque nouvelle que tu es seul à connaître ? On dit pourtant que Ménoitios, fils d'Actor, est toujours vivant, et toujours vivant Pelée, l'Éacide, au milieu des Myrmidons, les deux êtres dont la mort nous ferait le plus de peine. Est-ce des Argiens que tu as pitié, en les voyant périr, près des vaisseaux creux, pour la faute qu'ils ont commise ? Parle, ne garde pas ton secret ; que nous soyons informés tous deux ».

Ὣς οἳ μὲν περὶ νηὸς ἐϋσσέλμοιο μάχοντο·

Sic hi quidem de navi bonis-transtris-instructa pugnabant :

Πάτροκλος δ' Ἀχιλῆϊ παρίστατο ποιμένι λαῶν

Patroclus autem Achilli astabat, pastori populorum,

δάκρυα θερμὰ χέων ὥς τε κρήνη μελάνυδρος,

Lachrymas calidas fundens; tanquam fons aquis-niger,

ἥ τε κατ' αἰγίλιπος πέτρης δνοφερὸν χέει ὕδωρ.

Qui utique ab excelsa petra nigram fundit aquam.

τὸν δὲ ἰδὼν ᾤκτιρε ποδάρκης δῖος Ἀχιλλεύς,

Hunc autem intuens miseratus est pedibus-celer nobilis Achilles,

καί μιν φωνήσας ἔπεα πτερόεντα προσηύδα·

Et ipsum compellans verbis-alatis allocutus est;

τίπτε δεδάκρυσαι Πατρόκλεες, ἠΰτε κούρη

" Curnam lachrymaris, Patrocle, tanquam puella

νηπίη, ἥ θ' ἅμα μητρὶ θέουσ' ἀνελέσθαι ἀνώγει

" Parvula? quae cum matre currens, eam se-brachiis-suscipere flagitat,

εἱανοῦ ἁπτομένη, καί τ' ἐσσυμένην κατερύκει,

" Vestem apprehendens, et properantem detinet ;

δακρυόεσσα δέ μιν ποτιδέρκεται, ὄφρ' ἀνέληται·

" Lachrymabunda autem ipsam suspicit, ut ulnis-se-attollat:

τῇ ἴκελος Πάτροκλε τέρεν κατὰ δάκρυον εἴβεις.

" Huic similis, Patrocle, rorantem lachrymam effundis.

ἠέ τι Μυρμιδόνεσσι πιφαύσκεαι, ἦ ἐμοὶ αὐτῷ,

" Anne aliquid Myrmidonibus nuncias, aut mihi ipsi?

ἦέ τιν' ἀγγελίην Φθίης ἐξέκλυες οἶος;

" An aliquem nuncium ex Phthia audivisti solus?

ζώειν μὰν ἔτι φασὶ Μενοίτιον Ἄκτορος υἱόν,

" Vivere sane adhuc aiunt Menoetium, Actoris filium ;

ζώει δ' Αἰακίδης Πηλεὺς μετὰ Μυρμιδόνεσσι;

" Vivit et AEacides Peleus inter Myrmidonas;

τῶν κε μάλ' ἀμφοτέρων ἀκαχοίμεθα τεθνηώτων.

" Quorum utique valde alterutro tristaremur mortuo.

ἦε σύ γ' Ἀργείων ὀλοφύρεαι, ὡς ὀλέκονται

" An vero tu Argivorum gratia luges, quod ita pereant

νηυσὶν ἔπι γλαφυρῇσιν ὑπερβασίης ἕνεκα σφῆς;

" Naves ad cavas, injustitiam propter suam?

ἐξαύδα, μὴ κεῦθε νόῳ, ἵνα εἴδομεν ἄμφω.

" Eloquere ; ne cela mente; ut sciamus ambo."

Avec un lourd gémissement, tu lui répondis, Patrocle bon cavalier : « O Achille, fils de Pélée, le plus éminent des Achéens, ne me fais pas de reproches ; si tu savais à quelle épreuve sont en proie les Achéens Tous ceux qui, auparavant, étaient les plus vaillants, restent auprès des vaisseaux, frappés par les armes de jet ou de corps à corps. Une flèche a frappé le fils de Tydée, le fort Diomède ; une lance, Ulysse, le bon lancier, ainsi qu'Agamemnon ; une flèche encore Eurypyle, à la cuisse. Autour d'eux, sont les médecins, habiles à trouver des remèdes, qui soignent leurs plaies. Mais toi, tu es intraitable, Achille ! Ah ! que jamais rancune ne s'empare de moi, pareille à celle que tu gardes ! Maudite soit ta vaillance ! A quoi seras-tu bon pour autrui, fût-ce pour la postérité lointaine, si tu te refuses à écarter des Argiens l'affreuse catastrophe ! Cœur sans pitié ! tu n'as donc pas pour père le bon cavalier Pélée, ni pour mère Thétis ! C'est la mer glauque qui t'a donné le jour ; ce sont d'âpres rochers, tant ton âme est dure ! Est-ce quelque prédiction que redoute ton esprit ? Dame ta mère t'a-t-elle révélé quelque oracle de Zeus ? Allons ! laisse-moi aller bien vite, et donne-moi aussi ta troupe de Myrmidons ; que je voie si je puis être le salut des Danaens ! Permets-moi aussi de revêtir mes épaules de ton armure ; peut-être les Troyens me prendront-ils pour toi, et renonceront-ils à la lutte,

τὸν δὲ βαρὺ στενάχων προσέφης Πατρόκλεες ἱππεῦ·
" Hunc autem graviter-suspirans allocutus es, Patrocle eques;
ὦ Ἀχιλεῦ Πηλῆος υἱὲ μέγα φέρτατ' Ἀχαιῶν
" O Achille, Pelei fili, multo fortissime Achivorum,
μὴ νεμέσα· τοῖον γὰρ ἄχος βεβίηκεν Ἀχαιούς.
" Ne indigneris: tam-gravis eaim dolor oppressit Achivos.
οἳ μὲν γὰρ δὴ πάντες, ὅσοι πάρος ἦσαν ἄριστοι,
" Illi enim jam omnes, quicunque ante erant fortissimi,
ἐν νηυσὶν κέαται βεβλημένοι οὐτάμενοί τε.
" In navibus jacent eminus cominusque vulnerati.
βέβληται μὲν ὁ Τυδεΐδης κρατερὸς Διομήδης,
" Eminus quidem sauciatus est Tydides fortis Diomedes;
οὔτασται δ' Ὀδυσεὺς δουρικλυτὸς ἠδ' Ἀγαμέμνων,
" Cominus vero Ulysses hasta-inclytus, atque Agamemnon :
βέβληται δὲ καὶ Εὐρύπυλος κατὰ μηρὸν ὀϊστῷ.
" Vulneratus etiam est Eurypylus in femore sagitta.
τοὺς μέν τ' ἰητροὶ πολυφάρμακοι ἀμφιπένονται [occupati sunt,
" Atque hos quidem medici multis-medicamentis-utentes curando-
ἕλκε' ἀκειόμενοι· σὺ δ' ἀμήχανος ἔπλευ Ἀχιλλεῦ.
" Vulnera sanantes: tu vero inexorabilis es, Achille.
μὴ ἐμέ γ' οὖν οὗτός γε λάβοι χόλος, ὃν σὺ φυλάσσεις
" Ne me unquam talis tique ceperit ira, qualem tu servas,
αἰναρέτη· τί σευ ἄλλος ὀνήσεται ὀψίγονός περ
" In-malum-fortis: Quisnam a te alius juvabitur posthac,
αἴ κε μὴ Ἀργείοισιν ἀεικέα λοιγὸν ἀμύνῃς;
" Si non Argivis nunc indignam perniciem propulsaveris?
νηλεές, οὐκ ἄρα σοί γε πατὴρ ἦν ἱππότα Πηλεύς,
" Immisericors: non utique tibi pater erat eques Peleus,
οὐδὲ Θέτις μήτηρ· γλαυκὴ δέ σε τίκτε θάλασσα
" Nec Thetis mater ; caeruleum autem te peperit mare,
πέτραι τ' ἠλίβατοι, ὅτι τοι νόος ἐστὶν ἀπηνής.
" Excel aeeque petrae; quoniam tibi mens est saeva:
εἰ δέ τινα φρεσὶ σῇσι θεοπροπίην ἀλεείνεις
" Quod si aliquod mentibus tuis vaticinium vereris,
καί τινά τοι πὰρ Ζηνὸς ἐπέφραδε πότνια μήτηρ,
" Et aliquod tibi a Jove dixit veneranda mater;
ἀλλ' ἐμέ περ πρόες ὦχ', ἅμα δ' ἄλλον λαὸν ὄπασσον
" At me saltem mitte cito, simulque caeteras copias praebe
Μυρμιδόνων, ἤν πού τι φόως Δαναοῖσι γένωμαι.
" Myrmidonum, si forte quid luminis Danais fiam.
δὸς δέ μοι ὤμοιιν τὰ σὰ τεύχεα θωρηχθῆναι,
" Da autem mihi humeris tua arma ut induam;
αἴ κ' ἐμὲ σοὶ ἴσκοντες ἀπόσχωνται πολέμοιο
" Si forte, me ob-similitudinem-esse-Te credentes, abstineant a pugna

court répit sans doute, répit cependant. Ainsi va la guerre ! Troupe fraîche, contre des hommes harassés par le combat, nous les repousserons sans doute aisément loin des vaisseaux et des tentes, jusqu'à la côte ».

Telle fut sa prière ! L'insensé ! il devait ainsi implorer pour lui-même la mort mauvaise et provoquer le destin. Avec un grand soupir, Achille aux pieds légers lui répondit : « Patrocle, race de Zeus, qu'as-tu dit ? Je n'ai cure d'aucune prédiction, si j'en connais une, et Dame ma mère ne m'a rien révélé, aucun dire de Zeus. Non ; mais le cœur, mais l'âme sentent une affreuse douleur, quand un homme veut dépouiller son pair et lui reprendre le bien qu'il a reçu, parce qu'il a l'avantagé de la force ! Voilà l'affreuse douleur qui est la mienne, depuis l'épreuve que mon cœur a soufferte !

[Les vers 40-44, où Patrocle demande à Achille l'autorisation de prendre ses armes, interrompent le mouvement du discours, où le vers 45 succéderait beaucoup mieux au vers 39, Nous verrons par la suite que, dans tout l'épisode, cet emprunt crée des difficultés assez sérieuses.]

La femme que m'avaient réservée les fils des Achéens, que ma lance avait conquise, quand je saccageai sa ville aux bons remparts, Messire Agamemnon me l'a reprise ; Agamemnon l'Atride, qui m'a traité comme un émigré indigne d'égards !

Τρῶες, ἀναπνεύσωσι δ' Ἀρήϊοι υἷες Ἀχαιῶν	οὐτέ τί μοι πὰρ Ζηνὸς ἐπέφραδε πότνια μήτηρ·
" Trojani, respirentque Mavortii filii Achivorum	" Neque quidquam mihi a Jove dixit veneranda mater :
τειρόμενοι· ὀλίγη δέ τ' ἀνάπνευσις πολέμοιο.	ἀλλὰ τόδ' αἰνὸν ἄχος κραδίην καὶ θυμὸν ἱκάνει,
" Afflicti jam : exigua sane respiratio in bello, profuerit,	" Sed hic gravis dolor cor et animum occupat,
ῥεῖα δέ κ' ἀκμῆτες κεκμηότας ἄνδρας ἀϋτῆι	ὀππότε δὴ τὸν ὁμοῖον ἀνὴρ ἐθέλῃσιν ἀμέρσαι
" Facile vero integri defessos viros praelio	" Quando aequalem quis voluerit privare-portione-sua,
ὤσαιμεν προτὶ ἄστυ νεῶν ἄπο καὶ κλισιάων.	καὶ γέρας ἂψ ἀφελέσθαι, ὅ τε κράτεϊ προβεβήκῃ·
" Repulerimus ad urbem, a navibus et tentoriis."	" Et praemium rursus auferre is, qui potentia antecellat :
ὣς φάτο λισσόμενος μέγα νήπιος· ἦ γὰρ ἔμελλεν	αἰνὸν ἄχος τό μοί ἐστιν, ἐπεὶ πάθον ἄλγεα θυμῶι. [animo.
Sic dixit supplicans, valde demens : certe enim erat	" Gravis dolor hic mihi est, quandoquidem inde passus sum moerores
οἷ αὐτῶι θάνατόν τε κακὸν καὶ κῆρα λιτέσθαι.	κούρην ἣν ἄρα μοι γέρας ἔξελον υἷες Ἀχαιῶν,
Sibi ipsi mortemque malam, et fatum rogaturus.	" Puellam, quam quidem mihi praemium elegerant filii Achivorum,
τὸν δὲ μέγ' ὀχθήσας προσέφη πόδας ὠκὺς Ἀχιλλεύς·	δουρὶ δ' ἐμῶι κτεάτισσα πόλιν εὐτείχεα πέρσας,
Illum autem graviter gemens allocutus est pedibus velox Achilles;	" Hastaque mea quaesiveram, urbe bene-munita eversa;
ὤ μοι διογενὲς Πατρόκλεες οἷον ἔειπες·	τὴν ἂψ ἐκ χειρῶν ἕλετο κρείων Ἀγαμέμνων
" Hei mihi, nobilissime Patrocle, quod dixeris;	" Hanc rursus e manibus eripuit rex Agamemnon
οὔτε θεοπροπίης ἐμπάζομαι ἥν τινα οἶδα,	Ἀτρεΐδης ὡς εἴ τιν' ἀτίμητον μετανάστην.
" Neque vaticinium ullum vereor, quod audiverim;	" Atrides, tanquam ab aliquo honorum-exorte inquilino.

Mais laissons le passé ; je savais bien qu'il n'était pas possible de garder implacablement la rancune en son cœur. N'ai-je pas dit que je n'imposerais silence à mon ire que quand la bataille, avec son fracas, serait arrivée jusqu'à mes vaisseaux ? [Le mot ἔφην peut signifier dire, ou se dire à soi-même, penser, Si on le prend au premier sens il fait allusion à l'ambassade ; si on lui donne le second, l'ambassade est ici ignorée comme plus bas.] Toi donc, mets sur tes épaules ma glorieuse armure et donne aux Myrmidons belliqueux l'ordre du combat ! puisque, à ton dire, la nuée sombre de l'armée troyenne enveloppe les vaisseaux d'une étreinte redoutable, que les nôtres sont repoussés jusqu'à la grève, et qu'ils ne gardent plus qu'une petite bande de terrain, les Argiens ! tandis que toute la ville de Troie les attaque, pleine de confiance! Car on ne voit plus la visière de mon casque ; on ne le voit plus resplendir de près. Sans doute ils fuiraient et ils rempliraient le lit de leurs fleuves de leurs cadavres, si le seigneur Agamemnon avait des égards pour moi, tandis que maintenant ils assiègent le camp ! Car Diomède, fils de Tydée, ne tient plus en main sa lance furieuse, pour épargner la catastrophe aux Danaens ; et je n'ai pas encore entendu sonner la voix de l'Atride ; je n'ai pas entendu sa bouche odieuse ! Je n'entends que celle de l'homicide Hector donnant ses ordres aux Troyens, qui, de leur clameur, emplissent la plaine, dans la joie de leur victoire sur les Achéens. Eh bien ! quoiqu'il en soit, Patrocle, écarte le péril des vaisseaux. Fonds sur l'ennemi, irrésistible !

ἀλλὰ τὰ μὲν προτετύχθαι ἐάσομεν· οὐδ' ἄρα πως ἦν	ἐγγύθι λαμπομένης· τάχα κεν φεύγοντες ἐναύλους
" Sed haec quidem ante-acta-esse sinamus: neque enim fas erat	" Prope splendentis : Cito certe fugientes fossas-campestres
ἀσπερχὲς κεχολῶσθαι ἐνὶ φρεσίν· ἤτοι ἔφην γε	πλήσειαν νεκύων, εἴ μοι κρείων Ἀγαμέμνων
" Perpetuo iratum esse animo: At statueram sane,	" Implevissent cadaveribus, si in me rex Agamemnon
οὐ πρὶν μηνιθμὸν καταπαυσέμεν, ἀλλ' ὁπότ' ἂν δὴ	ἤπια εἰδείη· νῦν δὲ στρατὸν ἀμφιμάχονται.
" Non prius iram me cohibiturum, quam cum jam	" Leni animo-fuisset ; nunc vero exercitum occlusum-oppugnant.
νῆας ἐμὰς ἀφίκηται ἀϋτή τε πτόλεμός τε.	οὐ γὰρ Τυδεΐδεω Διομήδεος ἐν παλάμῃσι
" Ad naves meas pervenisset clamorque, pugnaque.	" Non enim Tydidae Diomedis in manibus
τύνη δ' ὤμοιιν μὲν ἐμὰ κλυτὰ τεύχεα δῦθι,	μαίνεται ἐγχείη Δαναῶν ἀπὸ λοιγὸν ἀμῦναι·
" Tu tamen humeris quidem mea inclyta arma indue,	" Furit hasta, a Danais mortem ut-arcere-possit;
ἄρχε δὲ Μυρμιδόνεσσι φιλοπτολέμοισι μάχεσθαι,	οὐδέ πω Ἀτρεΐδεω ὀπὸς ἔκλυον αὐδήσαντος
" Et Dux esto Myrmidonibus bellicosis ad pugnam ;	" Neque dum Atridae vocem audivi clamantis,
εἰ δὴ κυάνεον Τρώων νέφος ἀμφιβέβηκε	ἐχθρῆς ἐκ κεφαλῆς· ἀλλ' Ἕκτορος ἀνδροφόνοιο
" Siquidem nigra Trojanorum nubes circumdedit	" Inimico ex capite; sed Hectoris homicidae vox,
νηυσὶν ἐπικρατέως, οἳ δὲ ῥηγμῖνι θαλάσσης	Τρωσὶ κελεύοντος περιάγνυται, οἳ δ' ἀλαλητῷ
" Naves praevalide ; at littore maris	" Trojanos adhortantis, resonat : illi autem cum clamore
κεκλίαται, χώρης ὀλίγην ἔτι μοῖραν ἔχοντες	πᾶν πεδίον κατέχουσι μάχῃ νικῶντες Ἀχαιούς.
" Conclusi sunt, loci parvam deinceps portionem habentes,	" Totum campum obtinent, praelio vincentes Achivos.
Ἀργεῖοι, Τρώων δὲ πόλις ἐπὶ πᾶσα βέβηκε	ἀλλὰ καὶ ὧς Πάτροκλε νεῶν ἄπο λοιγὸν ἀμύνων
" Argivi: Trojanarum autem civitas tota ingruit,	" Sed et sic, Patrocle, a navibus pestem propulsans
θάρσυνος· οὐ γὰρ ἐμῆς κόρυθος λεύσσουσι μέτωπον	
" Fiduciae-plena: Non enim meae galeae vident frontem	

Que la flamme de l'incendie n'embrase pas les vaisseaux, et n'anéantisse pas l'espoir du retour ! Mais écoute bien ma recommandation Anale, si tu veux me faire obtenir de tous les Danaens force gloire et force honneur ; si tu veux qu'ils me restituent cette femme si belle, et qu'ils m'apportent de magnifiques présents, chasse-les des vaisseaux, et reviens en arrière. Si l'époux d'Héré, le dieu du tonnerre, te donne la victoire, ne cède pas au désir de combattre sans moi les Troyens belliqueux : tu diminuerais alors les honneurs que j'attends. Ne te laisse pas enivrer par l'ardeur du combat ; ne mène pas, parmi les Troyens massacrés, l'armée jusqu'à Ilion ! Crains que du haut de l'Olympe un des dieux impérissables n'intervienne ! Tu sais l'amour qu'a pour eux le bon archer Apollon. Non ! reviens en arrière, quand tu auras apporté le salut aux vaisseaux, et laisse les autres se chamailler dans la plaine. Plût au ciel, ô Zeus, ô père, ô Athéné, ô Apollon, qu'aucun des Troyens, tant qu'ils sont, n'évitât la mort, ni aucun des Argiens, et que, seuls, nous pussions échapper au désastre, pour abattre seuls ces murs, qui font à Troie son diadème ! » Tels étaient les propos qui s'échangeaient entre eux ! Ajax cependant ne pouvait plus tenir ; les traits qu'il recevait avaient raison de sa résistance.

ἔμπεσ' ἐπικρατέως, μὴ δὴ πυρὸς αἰθομένοιο	Τρῶας ἐναιρόμενος προτὶ Ἴλιον ἡγεμονεύειν,
" Irrue strenue ; ne jam igne ardenti	" Trojanos occidens, ad Ilium usque tuos milites ducas :
νῆας ἐνιπρήσωσι, φίλον δ' ἀπὸ νόστον ἕλωνται.	μή τις ἀπ' Οὐλύμποιο θεῶν αἰειγενετάων
" Naves incendant, dulcemque reditum praecidant.	" Nequis ab Olympo deorum sempiternorum adversus te
πείθεο δ' ὥς τοι ἐγὼ μύθου τέλος ἐν φρεσὶ θείω,	ἐμβήηι· μάλα τούς γε φιλεῖ ἑκάεργος Ἀπόλλων·
" Pareto autem, sicut tibi ego sermonis summam in animo posuero;	" Descendat : valde hos utique diligit longe-jaculans Apollo :
ὡς ἄν μοι τιμὴν μεγάλην καὶ κῦδος ἄρηαι	ἀλλὰ πάλιν τρωπᾶσθαι, ἐπὴν φάος ἐν νήεσσι
" Quo mihi honorem magnum et gloriam referas	" Sed revertaris, postquam salutem navibus
πρὸς πάντων Δαναῶν, ἀτὰρ οἳ περικαλλέα κούρην	θήῃς, τοὺς δ' ἔτ' ἐᾶν πεδίον κάτα δηριάασθαι.
" Ab omnibus Danais; et illi perpulchram puellam	" Dederis, illosque sine per campum praelio-certare.
ἂψ ἀπονάσσωσιν, ποτὶ δ' ἀγλαὰ δῶρα πόρωσιν.	αἲ γὰρ Ζεῦ τε πάτερ καὶ Ἀθηναίη καὶ Ἄπολλον
" Abductam reddant, insuperque splendida dona praebeant.	" Utinam enim, Jupiterque pater, et Minerva, et Apollo,
ἐκ νηῶν ἐλάσας ἰέναι πάλιν· εἰ δέ κεν αὖ τοι	μήτέ τις οὖν Τρώων θάνατον φύγοι ὅσσοι ἔασι,
" A navibus ubi-hostem-repuleris, revertere: Quod si tibi	" Neu quis Trojanorum mortem effugiat, quam multi sunt,
δώηι κῦδος ἀρέσθαι ἐρίγδουπος πόσις Ἥρης,	μήτέ τις Ἀργείων, νῶϊν δ' ἐκδῦμεν ὄλεθρον,
" Dederit gloriam consequi altitonans maritus Junonis,	" Neve quis Argivorum; nobis vero duobus effugere perniciem contingat :
μὴ σύ γ' ἄνευθεν ἐμεῖο λιλαίεσθαι πολεμίζειν	ὄφρ' οἶοι Τροίης ἱερὰ κρήδεμνα λύωμεν.
" Ne tu sine me sis-cupidus pugnandi	" Ut soli Troja sacra moenia diruamus."
Τρωσὶ φιλοπτολέμοισιν· ἀτιμότερον δέ με θήσεις·	ὣς οἳ μὲν τοιαῦτα πρὸς ἀλλήλους ἀγόρευον,
" Cum Trojanis bellicosis; inhonoratiorem quippe me reddes.	Sic hi quidem talia inter se loquebantur.
μὴ δ' ἐπαγαλλόμενος πολέμωι καὶ δηϊοτῆτι	Αἴας δ' οὐκ ἔτ' ἔμιμνε· βιάζετο γὰρ βελέεσσι·
" Neve exultans praelio et pugna,	Ajax vero non amplius permanebat; obruebatur enim telis:

La volonté de Zeus triomphait de lui, et les coups des vaillants Troyens. Autour de ses tempes, son casque brillant résonnait terriblement, sous les coups ; sans cesse, ceux-ci portaient contre les bossettes bien œuvrées. Son épaule gauche fléchissait sous le poids qui pesait toujours sur elle du bouclier étincelant, sans qu'ils pussent l'ébranler, malgré tout l'effort de leurs coups. Sans relâche, il était en proie à un essoufflement pénible et une sueur abondante ruisselait de tous ses membres, sans qu'il pût en aucune façon reprendre haleine ; tous les maux s'accumulaient sur lui. Dites-moi maintenant, Muses qui résidez sur l'Olympe, comment le feu commença d'atteindre les vaisseaux des Achéens. Hector, s'approchant le plus possible, frappa la lance de frêne d'Ajax, de sa grande épée, près de l'emmanchement de la pointe, en arrière, et la brisa net ; Ajax, fils de Télamon, resta brandissant vainement un tronçon de lance, et, loin de lui, tomba sur le sol, à grand fracas, la pointe d'airain. Ajax comprit, et son cœur sans reproche en frémit, que la volonté des dieux se manifestait, que Zeus intervenait énergiquement dans la bataille, Zeus, qui fait rugir les nuées, et qu'il voulait la victoire pour les Troyens. Il recula donc hors de la portée des javelots, et les ennemis jetèrent le feu invincible sur le navire rapide ; une flamme inextinguible se répandit aussitôt autour de lui. Cependant le feu gagnait la poupe ; alors Achille

δάμνα μιν Ζηνός τε νόος καὶ Τρῶες ἀγαυοὶ	Ἕκτωρ Αἴαντος δόρυ μείλινον ἄγχι παραστὰς
Domabat eum nempe Jovisque consilium, et Trojani feroces,	Hector Ajaeis hastam fraxineam prope astans
βάλλοντες· δεινὴν δὲ περὶ κροτάφοισι φαεινὴ	πλῆξ' ἄορι μεγάλωι αἰχμῆς παρὰ καυλὸν ὄπισθεν,
Jaculantes : terribilem autem circa tempora fulgens	Percussit ense magno, cuspidis ad commissuram cum-ligno retro;
πήληξ βαλλομένη καναχὴν ἔχε, βάλλετο δ' αἰεὶ	ἀντικρὺ δ' ἀπάραξε· τὸ μὲν Τελαμώνιος Αἴας
Galea percussa sonitum edebat: Percutiebatur quippe assidue	Penitusque amputavit: Ac tum quidem Telamonius Ajax
κὰπ φάλαρ' εὐποίηθ'· ὁ δ' ἀριστερὸν ὦμον ἔκαμνεν	πῆλ' αὔτως ἐν χειρὶ κόλον δόρυ, τῆλε δ' ἀπ' αὐτοῦ
Ad clavos-cassidis affabre-factos: Ille vero sinistro humero delassabatur,	Vibrabat frustra in manu mutilum hastile; procul autem ab ipso
ἔμπεδον αἰὲν ἔχων σάκος αἰόλον· οὐδὲ δύναντο	αἰχμὴ χαλκείη χαμάδις βόμβησε πεσοῦσα.
Firmiter usque tenendo scutum versatile : neque-tamen poterant	Cuspis aerea humi resonuit cadens.
ἀμφ' αὐτῶι πελεμίξαι ἐρείδοντες βελέεσσιν.	γνῶ δ' Αἴας κατὰ θυμὸν ἀμύμονα ῥίγησέν τε
Undique illum loco-movere, urgentes telis :	Agnovit vero Ajax animo egregio, exhorruitque
αἰεὶ δ' ἀργαλέωι ἔχετ' ἄσθματι, κὰδ δέ οἱ ἱδρὼς	ἔργα θεῶν, ὅ ῥα πάγχυ μάχης ἐπὶ μήδεα κεῖρε
Jugiter autem gravi tenebatur anhelitu ; eique sudor	Opera deorum ; quod penitus belli consilia praecidat
πάντοθεν ἐκ μελέων πολὺς ἔρρεεν, οὐδέ πηι εἶχεν	Ζεὺς ὑψιβρεμέτης, Τρώεσσι δὲ βούλετο νίκην·
Undique ex membris multus defluebat, neque omnino poterat	Jupiter altitonans ; Trojanisque tum vellet victoriam.
ἀμπνεῦσαι· πάντηι δὲ κακὸν κακῶι ἐστήρικτο.	χάζετο δ' ἐκ βελέων. τοὶ δ' ἔμβαλον ἀκάματον πῦρ
Respirare; ex-omni-parte enim malo opprimebatur.	Recessit itaque extra tela: Illi vero injecerunt indefessum ignem
ἔσπετε νῦν μοι Μοῦσαι Ὀλύμπια δώματ' ἔχουσαι,	νηῒ θοῆι· τῆς δ' αἶψα κατ' ἀσβέστη κέχυτο φλόξ.
Dicite nunc mihi, Musae, coelestes domos tenentes,	Navi veloci: per hanc autem statim inextinguibilis diffusa est flamma
ὅππως δὴ πρῶτον πῦρ ἔμπεσε νηυσὶν Ἀχαιῶν.	ὣς τὴν μὲν πρυμνὴν πῦρ ἄμφεπεν· αὐτὰρ Ἀχιλλεὺς
Quomodo primo ignis inciderit navibus Achivorum.	Sic quidem puppim ignis circum-dedit : At Achilles

se frappa les cuisses et dit à Patrocle : « Lève-toi, Patrocle, race de Zeus, bon écuyer ; je vois du côté des vaisseaux l'éclat du feu destructeur. Vont-ils prendre les vaisseaux ? Allons-nous assister à l'irréparable ? Plus vite, revêts ton armure, pendant que je rassemblerai les soldats ».

μηρὼ πληξάμενος Πατροκλῆα προσέειπεν·	μὴ δὴ νῆας ἕλωσι καὶ οὐκέτι φυκτὰ πέλωνται·
Femora percutiens, Patroclum allocutus est;	" Ne jam naves capiant, et non posthac facultas fugiendi sit ;
ὄρσεο διογενὲς Πατρόκλεες ἱπποκέλευθε·	δύσεο τεύχεα θᾶσσον, ἐγὼ δέ κε λαὸν ἀγείρω.
" Propera, nobilissime Patrocle, eques:	" Induere ariua ocyus, ego autem copias congregabo."
λεύσσω δὴ παρὰ νηυσὶ πυρὸς δηΐοιο ἰωήν·	
" Video utique apud naves, ignis hostilis impetum:	

Patrocle se revêt alors de l'armure d'Achille, ce qui ne sera pas sans difficulté dans le récit qui va suivre. Il semble qu'il ait dû exister une première version, selon laquelle Patrocle portait ses propres armes.

Dans notre texte, il laisse seulement de côté la lance gigantesque d'Achille, présent de Chiron à Pélée, qu'Achille seul est capable de brandir. Il prend aussi les chevaux d'Achille, les deux chevaux divins, Xanthos et Balios (le Bai et le Tacheté), fils de Zéphyre et de la Harpye Podargé, avec, comme cheval de renfort, Pédases, dont Achille s'est emparé dans le sac de la ville d'Éétion.

LE DÉPART DÉS MYRMIDONS. (XVI, 155-167).

Achille, donc, passait en revue les Myrmidons, et les faisait s'armer ; tous, ils étaient rassemblés le long de leurs tentes, avec leurs armures. Comme des loups carnassiers, qui ont au cœur une vaillance indicible, ont surpris sur la montagne un grand cerf encorné et le dépècent ; tous ont la gueule rouge de sang ; et tandis qu'ils s'en vont en troupe lapper l'eau sombre à la source noirâtre, du bout de leurs langues minces, tout dégouttants encore du carnage,

Μυρμιδόνας δ' ἄρ' ἐποιχόμενος θώρηξεν Ἀχιλλεὺς	δάπτουσιν· πᾶσιν δὲ παρήϊον αἵματι φοινόν·
Myrmidonas autem obiens armabat Achilles,	Laniantes-vorant; omnibusque maxilla sanguine fit rubra ;
πάντας ἀνὰ κλισίας σὺν τεύχεσιν· οἳ δὲ λύκοι ὣς	καί τ' ἀγεληδὸν ἴασιν ἀπὸ κρήνης μελανύδρου
Omnes per tentoria cum armis: Illi vero, lupi tanquam	Tumque gregatim vadunt, e fonte aquis-nigro
ὠμοφάγοι, τοῖσίν τε περὶ φρεσὶν ἄσπετος ἀλκή,	λάψοντες γλώσσῃσιν ἀραιῇσιν μέλαν ὕδωρ
Carnivori, quibus in praecordiis immensum robur,	Hausturi linguis tenuibus nigram aquam
οἵ τ' ἔλαφον κεραὸν μέγαν οὔρεσι δῃώσαντες	ἄκρον ἐρευγόμενοι φόνον αἵματος· ἐν δέ τε θυμὸς
Qui cervum cornutum magnum in montibus interfectum	Summam, eructantes glutitum sanguinem ; animus vero

dans leur poitrine leur cœur reste sans crainte, et leur ventre rempli est à la gêne ; tels les chefs des Myrmidons et leurs capitaines, autour du vaillant écuyer d'Achille aux pieds légers, s'empressaient ; et parmi eux se tenait, fièrement, Achille ; il excitait les chevaux et les hommes couverts du bouclier.

στήθεσιν ἄτρομός ἐστι, περιστένεται δέ τε γαστήρ·	ῥώοντ'· ἐν δ' ἄρα τοῖσιν ἀρήϊος ἵστατ' Ἀχιλλεύς,
Pectoribus intrepidus inest, distenditurque venter:	Magnis.ibant-animis: inter eos autem Mavortius stabat Achilles.
τοῖοι Μυρμιδόνων ἡγήτορες ἠδὲ μέδοντες	ὀτρύνων ἵππους τε καὶ ἀνέρας ἀσπιδιώτας.
Tales Myrmidonum ductores, atque principes,	Adhortationibus-urgens equosque et viros clypeatos.
ἀμφ' ἀγαθὸν θεράποντα ποδώκεος Αἰακίδαο	
Circum strenuum famulum velocis AEacidae	

Cette belle tirade est suivie d'un catalogue des Myrmidons, venus sur cinquante navires, qui portaient chacun cinquante soldats, et divisés en cinq corps. Ce catalogue, et le petit discours d'Achille qui s'y relie, sont bien vraisemblablement une addition au texte primitif. C'est au contraire un morceau de ce texte que la comparaison qui suit, et la prière adressée par Achille à Zeus.

PRIÈRE D'ACHILLE.- PREMIÈRE ATTAQUE DES MYRMIDONS, (XVI, 220-284).

Achille de son côté se dirigea vers sa tente, et ouvrit le couvert d'un coffre, d'un beau coffre bien orné, que Thétis aux pieds d'argent avait mis sur son navire pour qu'il l'emportât, après l'avoir empli de tuniques, de manteaux capables de protéger contre le vent et de tapis épais, Là se trouvait une coupe bien faite où aucun autre homme que lui ne buvait le vin ensoleillé, et qui ne lui servait à faire des libations que pour Zeus le père. Il l'enleva donc du coffre, la purifia avec du soufre, d'abord, puis il la nettoya avec de l'eau pure, se lava lui-même les mains, et puisa le vin ensoleillé. Ensuite il se plaça au milieu de l'enclos et versa le vin en libation,

πρόσθεν Μυρμιδόνων πολεμιζέμεν. αὐτὰρ Ἀχιλλεὺς	οὔτ' ἀνδρῶν πίνεσκεν ἀπ' αὐτοῦ αἴθοπα οἶνον,
In-prima-acie Myrmidonum pugnare : Sed Achilles	Neque virorum bibebat ex eo nigrum vinum,
βῆ ῥ' ἴμεν ἐς κλισίην, χηλοῦ δ' ἀπὸ πῶμ' ἀνέῳγε	οὔτέ τεῳ σπένδεσκε θεῶν, ὅτε μὴ Διὶ πατρί.
Perrexit ire in tentorium; arcaeque operculum aperuit	Neque cui libabat deorum, nisi Jovi patri.
καλῆς δαιδαλέης, τήν οἱ Θέτις ἀργυρόπεζα	τό ῥα τότ' ἐκ χηλοῖο λαβὼν ἐκάθηρε θεείῳ
Pulchrae, affabre-factae, quam ei Thetis pedes-argentea	Hoc utique tunc ex arca sumptum purgavit sulphure
θῆκ' ἐπὶ νηὸς ἄγεσθαι εὖ πλήσασα χιτώνων	πρῶτον, ἔπειτα δ' ἔνιψ' ὕδατος καλῇσι ῥοῇσι,
Imposuit navi vehendam, quum bene-implesset tunicis,	Primum, postea autem lavit aquae puro liquore ;
χλαινάων τ' ἀνεμοσκεπέων οὔλων τε ταπήτων.	νίψατο δ' αὐτὸς χεῖρας, ἀφύσσατο δ' αἴθοπα οἶνον.
Chlaenisque ventum-arcentibus, villosisque tapetibus.	Lavitque ipse sibi manus, hausitque nigrum vinum :
ἔνθα δέ οἱ δέπας ἔσκε τετυγμένον, οὐδέ τις ἄλλος	εὔχετ' ἔπειτα στὰς μέσῳ ἕρκεϊ, λεῖβε δὲ οἶνον
Inibi autem ei poculum erat elaborate-factum; neque quis alius	Precabatur deinde stans medio in septo, libavitque vinum,

les yeux tournés vers le ciel. Zeus, qui lance la foudre, ne manqua pas de le voir, « Zeus, souverain de Dodone, Zeus des pélasges, qui résides au loin, et qui veilles sur Dodone, en son froid climat, où habitent tes serviteurs, les Helles, les prophètes qui ne se lavent point les pieds et couchent sur la terre dure, tu viens d'écouter ma prière ; tu m'as bien vengé, et tu as frappé lourdement l'armée des Achéens. Maintenant encore, accorde-moi mon vœu. Moi-même, je vais rester au camp des vaisseaux, mais j'envoie mon camarade, avec une troupe de Myripidons, au combat. Accorde-lui la gloire, Zeus au vaste regard, donne-lui un cœur ferme, afin qu'Hector lui-même sache si notre écuyer, livré à lui seul, sait combattre, ou si ses bras ne sont indomptables, en la furie de la bataille, que quand je vais moi-même en la mêlée d'Arès. Mais, quand il aura repoussé la bataille et son fracas loin de la flotte, qu'il me revienne intact, jusqu'aux vaisseaux rapides, avec toutes ses armes et ses compagnons bons au corps à corps » ! Telle fut sa prière, et Zeus le sage l'entendit. Le Père lui accorda une de ses demandes ; il lui refusa l'autre. Il lui accorda que Patrocle écartât des vaisseaux la guerre et le combat, il lui refusa qu'il revînt sain et sauf de la bataille. Après avoir offert la libation et adressé sa prière à Zeus le Père,

οὐρανὸν εἰσανιδών· Δία δ' οὐ λάθε τερπικέραυνον·

Coelum suspiciens; Jovemque non latuit fulmine-gaudentem;

Ζεῦ ἄνα Δωδωναῖε Πελασγικὲ τηλόθι ναίων

" Jupiter rex, Dodonaee, Pelasgice, procul habitans,

Δωδώνης μεδέων δυσχειμέρου, ἀμφὶ δὲ Σελλοὶ

" Dodonsa praesidens hyberno-frigore-infestae; circum autem Selli

σοὶ ναίουσ' ὑποφῆται ἀνιπτόποδες χαμαιεῦναι,

" Tui habitant vates, pedibus-illotis, humi-cubantes :

ἠμὲν δή ποτ' ἐμὸν ἔπος ἔκλυες εὐξαμένοιο,

" Certe quidem jam olim meum sermonem exaudisti precantis:

τίμησας μὲν ἐμέ, μέγα δ' ἴψαο λαὸν Ἀχαιῶν,

" Honorasti quidem me, valdeque laesisti populum Achivorum :

ἠδ' ἔτι καὶ νῦν μοι τόδ' ἐπικρήηνον ἐέλδωρ·

" Itaque adhuc etiam nunc mihi hoc perfice votum :

αὐτὸς μὲν γὰρ ἐγὼ μενέω νηῶν ἐν ἀγῶνι,

" Ipse quidem enim ego manebo navium in coetu ;

ἀλλ' ἕταρον πέμπω πολέσιν μετὰ Μυρμιδόνεσσι

" Sed socium mitto, multis cum Myrmidonibus,

μάρνασθαι· τῶι κῦδος ἅμα πρόες εὐρύοπα Ζεῦ,

" Ad-pugnam: cum hoc una victoriam praemitte, late-sonans Jupiter:

θάρσυνον δέ οἱ ἦτορ ἐνὶ φρεσίν, ὄφρα καὶ Ἕκτωρ

" Confirma autem ei cor in praecordiis; ut et Hector

εἴσεται ἤ ῥα καὶ οἶος ἐπίστηται πολεμίζειν

" Intelligat, duid, etiam solus-cum-sit, sciat pugnare

ἡμέτερος θεράπων, ἦ οἱ τότε χεῖρες ἄαπτοι

" Noster famulus; an ei tunc tantum maims invictae

μαίνονθ', ὁππότ' ἐγώ περ ἴω μετὰ μῶλον Ἄρηος.

" Insaniant, quando ego iero ad pugnam Martis.

αὐτὰρ ἐπεί κ' ἀπὸ ναῦφι μάχην ἐνοπήν τε δίηται,

" Ac postquam a navibus praelium clamoremque repulerit,

ἀσκηθής μοι ἔπειτα θοὰς ἐπὶ νῆας ἵκοιτο

" Incolumis mihi postea veloces ad naves redeat,

τεύχεσί τε ξὺν πᾶσι καὶ ἀγχεμάχοις ἑτάροισιν.

" Armisque cutn omnibus, et cominus-pugnantibus sociis. "

ὣς ἔφατ' εὐχόμενος, τοῦ δ' ἔκλυε μητίετα Ζεύς.

Sic dixit precans: hunc autem audivit Jupiter;

τῶι δ' ἕτερον μὲν ἔδωκε πατήρ, ἕτερον δ' ἀνένευσε·

Eique alterum quidem dedit pater, alterum vero abnuit:

νηῶν μέν οἱ ἀπώσασθαι πόλεμόν τε μάχην τε

A navibus quidem ei repellere praeliumque pugnamque

δῶκε, σόον δ' ἀνένευσε μάχης ἐξαπονέεσθαι.

Dedit; salvum autem Patroclum abnuit e pugna reverti.

ἤτοι ὁ μὲν σπείσας τε καὶ εὐξάμενος Διὶ πατρὶ

Atque hic quidem, ubi ita libaratque et supplicaverat Jovi patri,

Achille retourna en sa tente, et déposa la coupe dans le coffre. Puis, il se plaça auprès de la tente ; son cœur souhaitait encore de contempler la mêlée horrible des Troyens et des Achéens. Les Myrmidons cependant, après s'être armés en même temps que Patrocle au grand cœur, se mettaient en rangs ; attendant le moment de fondre sur les Troyens, avec furie. Tout de suite, ils s'étalèrent, semblables à des guêpes routières, que les enfants ont coutume d'exciter, en les taquinant sans cesse parce qu'elles ont leur nid sur le chemin. Les jeunes fous ! ils causent ainsi le malheur de plus d'un ; car si vient à passer par là quelque voyageur et s'il les émeut sans le vouloir, les guêpes au cœur vaillant volent chacune à l'encontre, pour défendre leur petits.. Avec le même cœur, avec même vaillance, les Myrmidons alors, se répandirent hors des vaisseaux ; une clameur inextinguible s'éleva de leurs rangs. Patrocle, avec de grands éclats de voix, exhortait ses compagnons : « Myrmidons, compagnons d'Achille, fils de Pélée, soyez des hommes, amis, appelez à vous toute votre bravoure. Allons faire honneur au fils de Pélée, qui l'emporte de beaucoup sur tous les Argiens qui sont près des vaisseaux, lui et ses compagnons bons au corps à corps. Qu'Atride aussi, le haut seigneur Agamemnon, comprenne sa folie, qui lui a fait traiter sans égards le plus brave des Achéens ». Il dit, et il échauffa le cœur et la vaillance de chacun.

ἂψ κλισίην εἰσῆλθε, δέπας δ᾽ ἀπέθηκ᾽ ἐνὶ χηλῶι,	πρόσσω πᾶς πέτεται καὶ ἀμύνει οἷσι τέκεσσι.
Rursus tentorium ingressus est, poculumque reposuit in arca.	Ultro quaeque provolat, et defendit suos foetus.
στῆ δὲ πάροιθ᾽ ἐλθὼν κλισίης, ἔτι δ᾽ ἤθελε θυμῶι	τῶν τότε Μυρμιδόνες κραδίην καὶ θυμὸν ἔχοντες
Stetit autem egressus pro tentorio: adhuc enim voluit animo	Harum tunc Myrmidones cor et animum habentes,
εἰσιδέειν Τρώων καὶ Ἀχαιῶν φύλοπιν αἰνήν.	ἐκ νηῶν ἐχέοντο· βοὴ δ᾽ ἄσβεστος ὀρώρει.
Spectare Trojanorum et Achivorum pugnam gravem,	Ex navibus fundebantur: clamor autem immensus ortus est,
οἳ δ᾽ ἅμα Πατρόκλωι μεγαλήτορι θωρηχθέντες	Πάτροκλος δ᾽ ἑτάροισιν ἐκέκλετο μακρὸν ἀΰσας·
Illi vero cum Patroclo magnanimo armati	Patroclus vero socios hortabatur, altum clamans;
ἔστιχον, ὄφρ᾽ ἐν Τρωσὶ μέγα φρονέοντες ὄρουσαν.	Μυρμιδόνες ἕταροι Πηληϊάδεω Ἀχιλῆος
Ordine-ibant, donec in Trojanos magnis cum-animis irruerent.	" Myrmidones, socii Pelidae Achillis,
αὐτίκα δὲ σφήκεσσιν ἐοικότες ἐξεχέοντο	ἀνέρες ἔστε φίλοι, μνήσασθε δὲ θούριδος ἀλκῆς,
Protinus autem vespis similes effundebantur	" Viri estote, amici; recordaminique strenuae fortitudinis;
εἰνοδίοις, οὓς παῖδες ἐριδμαίνωσιν ἔθοντες	ὡς ἂν Πηλεΐδην τιμήσομεν, ὃς μέγ᾽ ἄριστος
In-via-habitantibus, quas pueri irritant de-more,	" Ut Pelidem honoremus, qui longe fortissimus est
αἰεὶ κερτομέοντες ὁδῶι ἔπι οἰκί᾽ ἔχοντας	Ἀργείων παρὰ νηυσὶ καὶ ἀγχέμαχοι θεράποντες,
Assidue vexantes, in via domicilia habentes,	" Argivorum apud nares, et cominus-pugnantes famuli:
νηπίαχοι· ξυνὸν δὲ κακὸν πολέεσσι τιθεῖσι.	γνῶι δὲ καὶ Ἀτρεΐδης εὐρὺ κρείων Ἀγαμέμνων
Insipientes; commune autem malum multis faciunt.	" Cognoscat autem et Atrides late-dominans Agamemnon,
τοὺς δ᾽ εἴ περ παρά τίς τε κιὼν ἄνθρωπος ὁδίτης	ἣν ἄτην, ὅ τ᾽ ἄριστον Ἀχαιῶν οὐδὲν ἔτισεν.
Has porro si aliquis praeteriens homo viator	" Suam noxam, quod fortissimum Achivorum nihil honoravit."
κινήσηι ἀέκων, οἳ δ᾽ ἄλκιμον ἦτορ ἔχοντες	ὣς εἰπὼν ὄτρυνε μένος καὶ θυμὸν ἑκάστου,
Moverit insciens, ipsae continuo animosum cor habentes,	Sic fatus, excitavit robur et animum uniuscujusque :

Ils tombèrent sur les Troyens, en masse. Les vaisseaux tout autour répétèrent l'écho de la clameur terrible poussée par les Achéens. Les Troyens, dès qu'ils virent le fils valeureux de Ménoitios, avec son écuyer, sous leurs armes brillantes, furent tous émus en leur cœur, et leur phalanges furent ébranlées. Ils croyaient qu'auprès des vaisseaux le fils de Pélée aux pieds légers avait abdiqué sa rancune, et écouté l'appel du sentiment. Chacun d'eux regarda où il pourrait bien fuir l'abîme de la mort.

ἐν δ᾽ ἔπεσον Τρώεσσιν ἀολλέες· ἀμφὶ δὲ νῆες	πᾶσιν ὀρίνθη θυμός, ἐκίνηθεν δὲ φάλαγγες
Irruerunt itaque in Trojanos conferti : Circum autem naves	Omnibus commotus est animus, inclinataeque sunt phalanges,
σμερδαλέον κονάβησαν ἀϋσάντων ὑπ᾽ Ἀχαιῶν.	ἐλπόμενοι παρὰ ναῦφι ποδώκεα Πηλεΐωνα
Terribiliter resonabant, clamantibus ab Achivis.	Existimantes apud naves velocem Pelidem
Τρῶες δ᾽ ὡς εἴδοντο Μενοιτίου ἄλκιμον υἱὸν	μηνιθμὸν μὲν ἀπορρῖψαι, φιλότητα δ᾽ ἑλέσθαι·
Trojani autem, ut viderunt Menoetii fortem filium,	Iram quidem abjecisse, in gratiam vero rediisse:
αὐτὸν καὶ θεράποντα σὺν ἔντεσι μαρμαίροντας,	πάπτηνεν δὲ ἕκαστος ὅπηι φύγοι αἰπὺν ὄλεθρον.
Ipsum, et famulum cum armis coruscantes;	Circumspectabat igitur unusquisque, qua effugere-posset gravem pemiciem.

Patrocle se distingue à la tête de cette troupe fraîche, dont l'apparition imprévue est décisive. La flotte est libérée de l'incendie qui la menaçait, en un clin d'œil, comme, quand Zeus chasse les nuages, reparaissent tout à coup les cimes, les vallées, et le bleu infini du ciel. Le récit des combats individuels qui suivent est digne de cette belle introduction. Ajax vise particulièrement Hector, qui en est réduit à prendre la fuite. Patrocle, après avoir enfoncé les Troyens, les ramène au camp, et leur ferme les issues vers la ville ; il continue à les massacrer entre les vaisseaux et le Scamandre. Au milieu de cette déroute, c'est le chef des Lyciens, Sarpédon, qui tente d'organiser la résistance. Il est possible que ce héros n'ait été introduit dans l'Iliade qu'à une date assez récente. Les morceaux où il apparaît, dans le récit de l'assaut du rempart, prêtent à certaines difficultés ; l'épisode du chant XVI pourrait se détacher assez aisément du contexte. Quoi qu'il faille penser de son origine et de sa date, il est brillant et émouvant. Sarpédon saute à bas de son char ; Patrocle en fait autant ; les deux héros vont se mesurer.

DÉLIBÉRATION ENTRE ZEUS ET HÉRÉ SUR LE SORT DE SARPEDON. (XVI, 431-461).

En les voyant, le fils de Cronos aux pensées obliques, fut pris de pitié, et il dit à Héré, sa sœur et son épouse : « Malheur à moi ! tu vois Sarpédon, qui m'est le plus cher entre tous les hommes. Le destin veut qu'il soit vaincu par Patrocle, fils de Ménoitios. Mon cœur, dans mes réflexions, est partagé en deux ; Vais-je l'enlever, vivant, à la bataille, cause de tant de larmes,

τοὺς δὲ ἰδὼν ἐλέησε Κρόνου πάϊς ἀγκυλομήτεω,	μοῖρ᾽ ὑπὸ Πατρόκλοιο Μενοιτιάδαο δαμῆναι.
Hos autem intuitus, misertus est Saturi filius versuti,	" In fatis sit a Patroclo Menoetiade domari.
Ἥρην δὲ προσέειπε κασιγνήτην ἄλοχόν τε·	διχθὰ δέ μοι κραδίη μέμονε φρεσὶν ὁρμαίνοντι,
Junonemque allocutus est sororem uxoremque ;	" Bifariam autem animus mihi fertur, in praecordiis versanti,
ὤ μοι ἐγών, ὅ τέ μοι Σαρπηδόνα φίλτατον ἀνδρῶν	ἤ μιν ζωὸν ἐόντα μάχης ἄπο δακρυοέσσης
" Hei mihi, cum mihi Sarpedonem, carissimum hominum,	" Utrumne ipsum vivum pugna e lachrymosa

et le déposer dans le gras pays de Lycie ? Ou vais-je le laisser, aujourd'hui, vaincre par le fils de Ménoitios ? » Dame Héré aux yeux bovins, lui fit cette réponse : « Très redoutable flls de Cronos, quelle parole as-tu dite ? Un homme, qui est mortel, dont le destin, est depuis longtemps fixé, tu veux, au contraire, le sauver de la mort odieuse ? Soit : mais tous les autres dieux se garderont de t'approuver. J'ai encore une chose à te dire, à laquelle je te prie de réfléchir. Si tu ramènes en sa demeure Sarpédon, sain et sauf, prends garde que dès lors quelque autre dieu ne veuille arracher son fils à la violence de la mêlée. Ils sont nombreux à combattre autour de la grande ville de Priam, les fils des immortels, auxquels tu vas donner un redoutable grief. Si Sarpédon t'est cher et si tu en as pitié, tu peux le laisser au cœur de la mêlée, vaincre par le bras de Patrocle, fils de Ménoitios. Quand le souffle et la vie l'auront abandonné, envoie la Mort, avec le doux Sommeil, l'emporter jusqu'à ce qu'ils arrivent à la région de la vaste Lyçie, où ses frères et ses féaux lui donneront un tombeau avec une stèle ; car tel est l'honneur que l'on rend aux morts »,

θείω ἀναρπάξας Λυκίης ἐν πίονι δήμωι,

" Ponam abreptum Lyciae in opulento populo,

ἦ ἤδη ὑπὸ χερσὶ Μενοιτιάδαο δαμάσσω.

" An jam sub manibus Menoetiadae domem."

τὸν δ᾽ ἠμείβετ᾽ ἔπειτα βοῶπις πότνια Ἥρη·

Huic autem respondit deinde magnis-oculis veneranda Juno;

αἰνότατε Κρονίδη ποῖον τὸν μῦθον ἔειπες.

" Importunissime Saturnie, quale verbum dixisti ?

ἄνδρα θνητὸν ἐόντα πάλαι πεπρωμένον αἴσηι

" Virumne mortalem, jam-olim destinatum fato,

ἂψ ἐθέλεις θανάτοιο δυσηχέος ἐξαναλῦσαι;

" Iterum nunc vis a morte tristi liberare?

ἕρδ᾽· ἀτὰρ οὔ τοι πάντες ἐπαινέομεν θεοὶ ἄλλοι.

" Fac: at non tibi omnes assentiemur dii caeteri.

ἄλλο δέ τοι ἐρέω, σὺ δ᾽ ἐνὶ φρεσὶ βάλλεο σῆισιν·

" Aliud autem tibi dicam, tu vero animo reconde tuo ;

αἴ κε ζῶν πέμψηις Σαρπηδόνα ὃν δὲ δόμον δέ,

" Si vivum dimiseris Sarpedonem suam ad domum,

φράζεο μή τις ἔπειτα θεῶν ἐθέληισι καὶ ἄλλος

" Perpende, ne quis posthac deorum velit et alius

πέμπειν ὃν φίλον υἱὸν ἀπὸ κρατερῆς ὑσμίνης·

" Abducendum-curare suum carum filium ex aspero praelio :

πολλοὶ γὰρ περὶ ἄστυ μέγα Πριάμοιο μάχονται

" Multi enim circum urbem magnam Priami pugnant

υἱέες ἀθανάτων, τοῖσιν κότον αἰνὸν ἐνήσεις.

" Filii immortalium, quibus iram gravem injicies.

ἀλλ᾽ εἴ τοι φίλος ἐστί, τεὸν δ᾽ ὀλοφύρεται ἦτορ,

" Sed si hic tibi dilectus est, tuumque vicem ejus miseratur cor;

ἤτοι μέν μιν ἔασον ἐνὶ κρατερῆι ὑσμίνηι

" Eum quidem sinito in aspera pugna

χέρσ᾽ ὕπο Πατρόκλοιο Μενοιτιάδαο δαμῆναι·

" Manibus sub Patrocli Menoetiadae domari :

αὐτὰρ ἐπὴν δὴ τόν γε λίπηι ψυχή τε καὶ αἰών,

" At postquam jam eum reliquerit animaque et vita,

πέμπειν μιν θάνατόν τε φέρειν καὶ νήδυμον ὕπνον

" Mitte eum ut Mors ferat, et suavis Somnus,

εἰς ὅ κε δὴ Λυκίης εὐρείης δῆμον ἵκωνται,

" Donec Lyciae latae ad populum pervenerint:

ἔνθά ἑ ταρχύσουσι κασίγνητοί τε ἔται τε

" Ibi ei exequias-facient fratresque, amicique,

τύμβωι τε στήληι τε· τὸ γὰρ γέρας ἐστὶ θανόντων.

" Cum tumuloque, cippoque: hic enim honor est mortuorum."

Elle dit, et le père des hommes et des dieux ne la contredit pas. Il fit pleuvoir sur la terre des gouttes de sang, en hommage à son fils que Patrocle allait lui faire perdre, dans la Troade à la glèbe féconde, loin de sa patrie ».

ὣς ἔφατ', οὐδ' ἀπίθησε πατὴρ ἀνδρῶν τε θεῶν τε·	460 παῖδα φίλον τιμῶν, τόν οἱ Πάτροκλος ἔμελλε
Sic dixit; neque non-obsecutus-est pater hominumque deûmque:	460 Filium dilectum honorans, quem ei Patroclus erat
αἱματοέσσας δὲ ψιάδας κατέχευεν ἔραζε	φθίσειν ἐν Τροίῃ ἐριβώλακι τηλόθι πάτρης.
Cruentas aufcm guttas demisit in terram,	Interempturus in Troja glebosa, procul a patria.

Le duel commence ; après quelques passes, Patrocle frappe Sarpédon en pleine poitrine. Le fils de Zeus tombe, comme un grand arbre que les bûcherons ont coupé, et il pousse un rugissement pareil à celui d'un taureau égorgé par un lion ; il meurt en faisant appel à Glaucos, pour que celui-ci sauve son cadavre. Glaucos accourt aussitôt, malgré la blessure qu'il a reçue au chant XII ; il invoque Apollon qui le guérit miraculeusement. Un combat d'une violence inouïe s'engage autour du corps de Sarpédon. Zeus le contemple sans jamais en détourner les yeux, et ses hésitations le reprennent. Il décide enfin que Patrocle sera vainqueur et pourra repousser les Troyens jusque sous les murs de leur ville. Hector prend la fuite ; car il devine la volonté de Zeus. Les Lyciens eux-mêmes lâchent pied. Sarpédon est dépouillé de son armure. Zeus alors envoie Apollon enlever le cadavre, et faire exécuter par la Mort et le Sommeil le plan que lui a suggéré Héré.

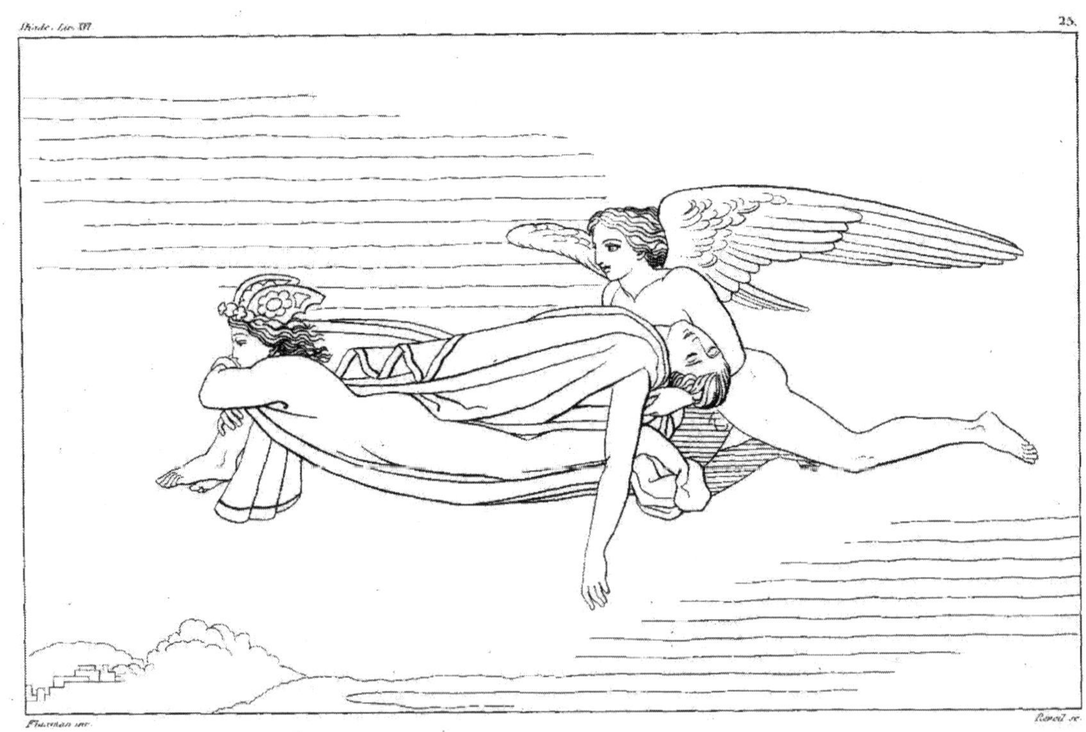

Le Sommeil et la Mort, emportent dans la Lycie, le corps de Sarpedon.

Ce succès enivre Patrocle ; il lui fait oublier la recommandation d'Achille, et il va causer sa perte. Patrocle repousse les Troyens jusqu'à Troie, et, dit le poète, les Achéens se seraient emparés de la ville ce jour même, si Apollon ne s'était posté sur une des tours ; trois fois Patrocle s'élance contre le rempart ; trois fois, le dieu lui-même le repousse. A une quatrième tentative, il lui intime l'ordre de reculer, et lui annonce que le destin ne veut pas que Troie soit prise par lui, ni même par Achille. Puis, sous la figure d'Asios, oncle maternel d'Hector, il va trouver Hector à la porte Scée et l'exhorte à défier Patrocle. Hector obéit. Les deux héros sont en présence l'un de l'autre. Patrocle tue le cocher d'Hector, Gébrion, et proclame sa victoire avec une raillerie amère. Il s'apprête à le dépouiller ; mais Hector défend obstinément le cadavre, que Patrocle a saisi déjà par un pied, tandis que lui-même l'a pris par la tête. Une mêlée, pareille à celle qui a suivi la mort de Sarpédon, s'engage de nouveau.

LA MORT DE PATROCLE. (XVI, 777-867).

Tant que le soleil parcourait le milieu du ciel, les traits des deux partis portèrent, et les hommes furent abattus. Quand le soleil pencha vers l'heure où l'on dételle les bœufs, les Grecs prirent l'avantage, contre le destin. Ils arrachèrent Cébrion aux traits et aux clameurs des Troyens ; ils lui enlevèrent des épaules son armure. Patrocle, avec fureur, s'élança contre les Troyens. Trois fois il s'élança, pareil au rapide Arès, avec un cri affreux ; et trois fois il tua neuf adversaires. Mais quand une quatrième fois il bondit semblable à un dieu, alors, ô Patrocle bon cavalier, parut l'heure marquée pour la fin de ta vie. Phoibos vint à ta rencontre, dans la mêlée violente, terrible ! Patrocle ne le vit pas venir, au milieu du tumulte. Car il marchait à lui recouvert d'une épaisse nuée. Il se plaça derrière lui, frappa sa nuque et ses larges épaules, de sa main, de haut en bas ; les yeux de Patrocle chavirèrent.

ὄφρα μὲν Ἠέλιος μέσον οὐρανὸν ἀμφιβεβήκει,	σμερδαλέα ἰάχων, τρὶς δ' ἐννέα φῶτας ἔπεφνεν.
Quamdiu quidem sol medium coelum ascendebat,	Horrendum clamans; ter autem novenos viros interfecit :
τόφρα μάλ' ἀμφοτέρων βέλε' ἥπτετο, πῖπτε δὲ λαός·	ἀλλ' ὅτε δὴ τὸ τέταρτον ἐπέσσυτο δαίμονι ἶσος,
Tamdiu valde utrosque tela attingebant; cadebatque populus ;	Sed cum jam quartum impetum-faceret, deo par,
ἦμος δ' Ἠέλιος μετενίσετο βουλυτὸν δέ,	ἔνθ' ἄρα τοι Πάτροκλε φάνη βιότοιο τελευτή·
Cum vero sol transibat ad occasum,	Tum vero tibi, Patrocle, manifestus-imminebat vitae finis:
καὶ τότε δή ῥ' ὑπὲρ αἶσαν Ἀχαιοὶ φέρτεροι ἦσαν.	ἤντετο γάρ τοι Φοῖβος ἐνὶ κρατερῆι ὑσμίνηι
Et tum quidem praeter fatum Achivi superiores erant:	Occurrebat enim tibi Phoebus in aspera pugna
ἐκ μὲν Κεβριόνην βελέων ἥρωα ἔρυσσαν	δεινός· ὁ μὲν τὸν ἰόντα κατὰ κλόνον οὐκ ἐνόησεν,
Cebrionem quidem e telorum-acervo heroëm estraxerunt,	Terribilis: Hic quidem illum euntem per turbam non vidit;
Τρώων ἐξ ἐνοπῆς, καὶ ἀπ' ὤμων τεύχε' ἕλοντο,	ἠέρι γὰρ πολλῆι κεκαλυμμένος ἀντεβόλησε·
Trojanorum e tumultu, et humeris arma ademerunt.	Caligine enim multa tectus obvius-veniebat :
Πάτροκλος δὲ Τρωσὶ κακὰ φρονέων ἐνόρουσε.	στῆ δ' ὄπιθεν, πλῆξεν δὲ μετάφρενον εὐρέε τ' ὤμω
Patroclus vero Trojanis infesto animo irruit.	Stetit autem a-tergo, percussitque interscapilium, latosque humeros,
τρὶς μὲν ἔπειτ' ἐπόρουσε θοῶι ἀτάλαντος Ἄρηϊ	χειρὶ καταπρηνεῖ, στρεφεδίνηθεν δέ οἱ ὄσσε.
Ter quidem deinde irruit, veloci par Marti,	Manu prona: vertigine autem correpti-sunt ei oculi.

Phoibos Apollon lui arracha de la tête son couvre-chef qui roula bruyamment sous les pieds des chevaux. C'était un casque à visière, dont la crinière se souilla de poussière et de sang. Auparavant, il n'eût pas été passible que Ce heaume à l'aigrette en crins de cheval fût ainsi souillé de poussière ; car il protégeait la tête charmante et le front d'un homme divin, d'Achille. Mais alors Zeus permit à Hector de le porter sur sa tête. C'est que l'heure de sa perte était proche. Dans les mains de Patrocle, la longue lance se brisa, la lance pesante, énorme, solide, à la pointe d'airain. De ses épaules, le vaste bouclier tomba à terre avec le baudrier. Apollon, fils de Zeus, délia sa cuirasse. Un délire s'empara de son esprit ; ses beaux membres fléchirent ; il resta éperdu. Par derrière, à la nuque, de la pointe de sa lance, entre les épaules, de tout près, un Dardanien le frappa ; c'était Euphorbe, fils de Panthoos, éminent entre ceux de son âge par son habileté au jeu de la lance et à la conduite des chars, par l'agilité de ses jambes ; il avait jeté bas de leurs chars vingt guerriers, le jour où il monta le premier sur le sien, pour se former à l'art de la guerre. Ce fut lui qui te lança le premier trait, Patrocle bon cavalier ! sans venir à bout de toi ; puis, il courut en arrière, et se perdit dans la foule, après avoir retiré de ton corps sa lance de frêne, sans oser tenir de pied ferme

τοῦ δ' ἀπὸ μὲν κρατὸς κυνέην βάλε Φοῖβος Ἀπόλλων·	λῦσε δέ οἱ θώρηκα ἄναξ Διὸς υἱὸς Ἀπόλλων.
Hujus vero a capite quidem galeam dejecit Phoebus Apollo:	Solvit porro ei thoracem rex, Jovis filius, Apollo.
ἣ δὲ κυλινδομένη καναχὴν ἔχε ποσσὶν ὑφ' ἵππων	τὸν δ' ἄτη φρένας εἷλε, λύθεν δ' ὑπὸ φαίδιμα γυῖα,
Voluta autem tinnitum dabat pedibus sub equorum	Illi vero stupor animum occupavit, solutaque sunt pulchra membra:
αὐλῶπις τρυφάλεια, μιάνθησαν δὲ ἔθειραι	στῆ δὲ ταφών· ὄπιθεν δὲ μετάφρενον ὀξέϊ δουρὶ
Oblonga galea ; foedataeque sunt jubae	Stetit itaque attonitus: a-tergo autem interscapilium acuta hasta
αἵματι καὶ κονίηισι· πάρος γε μὲν οὐ θέμις ἦεν	ὤμων μεσσηγὺς σχεδόθεν βάλε Δάρδανος ἀνὴρ
Sanguine et pulveribus : Antea quidem fas utique non erat,	Humeros inter ex-propinquo percussit Dardanus vir,
ἱππόκομον πήληκα μιαίνεσθαι κονίηισιν,	Πανθοΐδης Εὔφορβος, ὃς ἡλικίην ἐκέκαστο
Setis.equinis comantem cassidem foedari pulveribus;	Panthoides Euphorbus, qui supra aequales ornatus erat
ἀλλ' ἀνδρὸς θείοιο κάρη χαρίεν τε μέτωπον	ἔγχεΐ θ' ἱπποσύνηι τε πόδεσσί τε καρπαλίμοισι·
Sed viri divini caput, venustamque frontem	Hastaque, aurigandique-peritia, pedibusque velocibus:
ῥύετ' Ἀχιλλῆος· τότε δὲ Ζεὺς Ἕκτορι δῶκεν	καὶ γὰρ δὴ τότε φῶτας ἐείκοσι βῆσεν ἀφ' ἵππων
Tuebatur Achillis: tum vero Jupiter Hectori dedit	Etenim jam olim viros viginti deturbaverat de curribus,
ἧι κεφαλῆι φορέειν, σχεδόθεν δέ οἱ ἦεν ὄλεθρος.	πρῶτ' ἐλθὼν σὺν ὄχεσφι διδασκόμενος πολέμοιο·
Suo capite ferendam: prope enim ei erat exitium:	Cum primum venit curru-vectus, discens praeliari.
πᾶν δέ οἱ ἐν χείρεσσιν ἄγη δολιχόσκιον ἔγχος	ὅς τοι πρῶτος ἐφῆκε βέλος Πατρόκλεες ἱππεῦ
Tota vero ei in manibus fracta est praelonga hasta,	Qui tibi primus immisit telum, Patrocle eques,
βριθὺ μέγα στιβαρὸν κεκορυθμένον· αὐτὰρ ἀπ' ὤμων	οὐδὲ δάμασσ'· ὁ μὲν αὖτις ἀνέδραμε, μίκτο δ' ὁμίλωι,
Gravis, magna, valida, aere-praemunita ; et ab humeris	Neque domuit : Is quidem retro recurrit, immistusque est turbae,
ἀσπὶς σὺν τελαμῶνι χαμαὶ πέσε τερμιόεσσα.	ἐκ χροὸς ἁρπάξας δόρυ μείλινον, οὐδ' ὑπέμεινε
Clypeus cum loro in humum cecidit talaris:	E corpore abrepta hasta fraxinea ; neque sustinuit

contre Patrocle, bien qu'il fût désarmé. Patrocle, vaincu par les coups que lui avait portés le dieu et par la lance d'Euphorbe, recula jusqu'à la troupe de ses compagnons, cherchant à éviter la mort. Mais quand Hector vit le généreux Patrocle revenant en arrière, et touché par la pointe de l'airain, il le serra de près, à travers les rangs, et le blessa de sa lance au bas du ventre, en enfonçant l'airain profondément, On entendit le bruit de la chute de Patrocle et l'armée des Achéens fut en grand deuil. Comme un lion triomphe au combat d'un sanglier obstiné, sur la cime d'un mont où les deux fauves au grand cœur sont aux prises, près d'un mince filet d'eau, parce que tous deux ont envie de boire, le sanglier éperdu s'essouffle et la force du lion triomphe de lui, ainsi, quand il eut tué de nombreux adversaires, Hector, fils de Priam ôta la vie au valeureux Patrocle, fils de Ménoitios, en le frappant de près avec sa lance, et, fier de sa victoire, il donna l'essor à ces paroles : « Patrocle, tu croyais bien, j'imagine, que tu allais ruiner notre ville, enlever le jour de la liberté aux femmes troyennes, et les emmener sur tes vaisseaux en ta patrie ! Pauvre innocent ! C'est devant ces vaisseaux que les chevaux d'Hector aux jambes rapides, viennent combattre ; et moi-même, lance en main, je suis au premier rang des Troyens belliqueux, et j'écarte d'eux le jour fatal. Toi, les vautours vont te manger ici. Malheureux ! Achille est brave, mais à quoi t'a servi sa vaillance ?

Πάτροκλος δὲ θεοῦ πληγῆι καὶ δουρὶ δαμασθεὶς	ὣς πολέας πεφνόντα Μενοιτίου ἄλκιμον υἱὸν
Patroclus autem Dei plaga et hasta domitus	Sic multos occidenti Menoetii forti filio
ἂψ ἑτάρων εἰς ἔθνος ἐχάζετο κῆρ' ἀλεείνων.	Ἕκτωρ Πριαμίδης σχεδὸν ἔγχεϊ θυμὸν ἀπηύρα,
Retro sociorum in agmen recedebat, mortem evitans.	Hector Priamides cominus hasta animam abstulit :
Ἕκτωρ δ' ὡς εἶδεν Πατροκλῆα μεγάθυμον	καί οἱ ἐπευχόμενος ἔπεα πτερόεντα προσηύδα·
Hector vero, ut vidit Patroclum magnanimum	Et super eum glorians verba alata dixit ;
ἂψ ἀναχαζόμενον βεβλημένον ὀξέϊ χαλκῶι,	Πάτροκλ' ἦ που ἔφησθα πόλιν κεραϊξέμεν ἁμήν,
Retro cedentem, vulneratum aculo aere,	" Patrocle, credidisti utique urbem te vastaturum nostram,
ἀγχίμολόν ῥά οἱ ἦλθε κατὰ στίχας, οὖτα δὲ δουρὶ	Τρωϊάδας δὲ γυναῖκας ἐλεύθερον ἦμαρ ἀπούρας
Prope eum venit per ordines, cominusque percussit hasta	" Trojanasque mulieres, libero die erepto,
νείατον ἐς κενεῶνα, διὰ πρὸ δὲ χαλκὸν ἔλασσε·	ἄξειν ἐν νήεσσι φίλην ἐς πατρίδα γαῖαν
Imum ad ile: penitus autem aes adegit:	" Abducturum esse in navibus dilectam in patriam terram,
δούπησεν δὲ πεσών, μέγα δ' ἤκαχε λαὸν Ἀχαιῶν· [Achivorum,	νήπιε· τάων δὲ πρόσθ' Ἕκτορος ὠκέες ἵπποι
Fragorem vero is edidit cadens, magnoque affecit dolore populum	" Demens! pro hisenim Hectoris veloces equi
ὡς δ' ὅτε σῦν ἀκάμαντα λέων ἐβιήσατο χάρμηι,	ποσσὶν ὀρωρέχαται πολεμίζειν· ἔγχεϊ δ' αὐτὸς
Ut autem cum aprum viribus-ingentem leo urget pugna,	" Pedibus contendunt pugnatum : hasta vero ipse
ὥ τ' ὄρεος κορυφῆισι μέγα φρονέοντε μάχεσθον	Τρωσὶ φιλοπτολέμοισι μεταπρέπω, ὅ σφιν ἀμύνω
Hique montis in verticibus magnis animis decertant,	" Inter Trojanos bellicosos excello, qui ab ipsis arceo
πίδακος ἀμφ' ὀλίγης· ἐθέλουσι δὲ πιέμεν ἄμφω·	ἦμαρ ἀναγκαῖον· σὲ δέ τ' ἐνθάδε γῦπες ἔδονται.
Fonte de exiguo; volunt quippe bibere ambo:	" Diem servilem: te autem hic vultures comedent.
πολλὰ δέ τ' ἀσθμαίνοντα λέων ἐδάμασσε βίηφιν·	ἆ δείλ', οὐδέ τοι ἐσθλὸς ἐὼν χραίσμησεν Ἀχιλλεύς,
Multum autem anhelantem aprum leo domat vi:	" Infelix, neque tibi fortis licet, auxilio fuit Achilles,

A quoi lui a servi de te recommander avec insistance, quand il restait et que tu partais: « Ne reviens pas, Patrocle, bon écuyer, aux vaisseaux creux, avant d'avoir, sur la poitrine de l'homicide Hector, déchiré sa tunique sanglante ? C'est sans doute ainsi qu'il t'a parlé, et tu l'as cru, insensé que tu étais ! » Défaillant déjà, tu lui dis, Patrocle, bon cavalier ; « Tu te vantes bien fort aujourd'hui, Hector ; car Zeus le Cronide et Apollon t'ont donné la victoire ; ce sont eux qui n'ont pas eu de peine à me vaincre, en m'enlevant eux-mêmes mon armure des épaules. Mais si même vingt guerriers tels que toi étaient venus à ma rencontre, tous auraient péri sur place, vaincus par ma lance. C'est la fatalité du destin, c'est le fils de Léto qui m'ont tué, et, si c'est un homme, c'est Euphorbe ! Tu n'es que le troisième à venir prendre ma dépouille ! J'ai encore une chose à te dire, et prends garde de l'oublier ! Tu n'as plus toi-même longtemps à vivre ; déjà la mort est proche de toi, la mort et le destin irrésistible. Tu seras vaincu par le bras d'Achille, l'Éacide sans reproche ».

Quand il eut dit ces mots, la mort qui finit tout voila ses yeux, et son âme hors de ses membres s'envola vers Hadès, pleurant son sort, disant adieu à la vie en sa pleine force. L'illustre Hector répondit au mourant : «Patrocle, que viens-tu me prédire la mort ?

ὅς πού τοι μάλα πολλὰ μένων ἐπετέλλετ' ἰόντι·	ἀλλά με μοῖρ' ὀλοὴ καὶ Λητοῦς ἔκτανεν υἱός,
" Qui nimirum tibi admodum multis remanens mandavit proficiscenti,	" Sed me fatum perniciosum et Latonae interfecit filius,
μή μοι πρὶν ἰέναι Πατρόκλεες ἱπποκέλευθε	ἀνδρῶν δ' Εὔφορβος· σὺ δέ με τρίτος ἐξεναρίζεις.
" Ne mihi ante revertere, Patrocle equestris,	" Eque mortalibus Euphorbus : tu vero me tertius interfectum-spolias.
νῆας ἔπι γλαφυρὰς πρὶν Ἕκτορος ἀνδροφόνοιο	ἄλλο δέ τοι ἐρέω, σὺ δ' ἐνὶ φρεσὶ βάλλεο σῇσιν·
" Naves ad cavas, quam Hectoris homicidae	" Aliud autem tibi dicam, tu vero in animo reconde tuo,
αἱματόεντα χιτῶνα περὶ στήθεσσι δαΐξαι.	οὔ θην οὐδ' αὐτὸς δηρὸν βέῃ, ἀλλά τοι ἤδη
" Sanguinolentam loricam circa pectora discideris :	" Haud sane ne tu quidem ipse diu in-vita progredieris, sed tibi jam
ὥς πού σε προσέφη, σοὶ δὲ φρένας ἄφρονι πεῖθε.	ἄγχι παρέστηκεν θάνατος καὶ μοῖρα κραταιὴ
" Sic nimirum te allocutus est, tibique animum vecordi persuasit."	" Prope astat mors et fatum violentum,
τὸν δ' ὀλιγοδρανέων προσέφης Πατρόκλεες ἱππεῦ·	χερσὶ δαμέντ' Ἀχιλῆος ἀμύμονος Αἰακίδαο.
Illum vero languens allocutus es, Patrocle eques ;	" Manibus domando Achillis eximii AEacidae."
ἤδη νῦν Ἕκτορ μεγάλ' εὔχεο· σοὶ γὰρ ἔδωκε	ὣς ἄρα μιν εἰπόντα τέλος θανάτοιο κάλυψε·
" Jam nunc, Hector, magnis-verbis gloriator; tibi enim dedit	Sic illum quidem locutum finis mortis obtexit.
νίκην Ζεὺς Κρονίδης καὶ Ἀπόλλων, οἵ με δάμασσαν	ψυχὴ δ' ἐκ ῥεθέων πταμένη Ἄϊδος δὲ βεβήκει
" Victoriam Jupiter Saturnius et Apollo, qui me domuerunt	Anima autem e membris volans ad orcum descendit,
ῥηιδίως· αὐτοὶ γὰρ ἀπ' ὤμων τεύχε' ἕλοντο.	ὃν πότμον γοόωσα λιποῦσ' ἀνδροτῆτα καὶ ἥβην.
" Facile : ipse enim ab humeris arma dextraxerunt.	Suam fortem lugens, relicto robore-virili et juventa.
τοιοῦτοι δ' εἴ πέρ μοι ἐείκοσιν ἀντεβόλησαν,	τὸν καὶ τεθνηῶτα προσηύδα φαίδιμος Ἕκτωρ·
" Tales vero etiam si mihi viginti occurrissent,	Hunc et mortuum allocutus est illustris Hector;
πάντές κ' αὐτόθ' ὄλοντο ἐμῷ ὑπὸ δουρὶ δαμέντες.	Πατρόκλεις τί νύ μοι μαντεύεαι αἰπὺν ὄλεθρον;
" Omnes hic periissent, mea hasta domiti.	" Patrocle, cur mihi vaticinaris grave exitium?

Qui sait si Achille, le fils de Thétis à la belle chevelure, ne sera pas le premier frappé par ma lance, si ce ne sera pas lui qui perdra la vie ? » Il dit, et de la plaie il retira sa lance d'airain, en reculant, et en repoussant le corps, étendu face au ciel. Et, vite, il marcha, la lance en main, à la poursuite d'Automédon, l'écuyer pareil aux dieux de l'Éacide aux pieds légers ; il brûlait de le frapper ; mais les chevaux rapides l'emportaient ; c'étaient des chevaux immortels, dont les dieux avaient fait à Pélée le présent magnifique.

τίς δ' οἶδ' εἴ κ' Ἀχιλεὺς Θέτιδος πάϊς ἠϋκόμοιο	αὐτίκα δὲ ξὺν δουρὶ μετ' Αὐτομέδοντα βεβήκει
" Quis vero scit, an Achilles Thetidis filius comas-pulchrae,	Statim autem cum hasta in Automedontem ibat,
φθήηι ἐμῶι ὑπὸ δουρὶ τυπεὶς ἀπὸ θυμὸν ὀλέσσαι;	ἀντίθεον θεράποντα ποδώκεος Αἰακίδαο·
" Prior mea hasta percussus animam perdiderit?"	Deo parem famulum velocis AEacidae;
ὣς ἄρα φωνήσας δόρυ χάλκεον ἐξ ὠτειλῆς	ἵετο γὰρ βαλέειν· τὸν δ' ἔκφερον ὠκέες ἵπποι
Sic sane locutus hastam aeream e vulnere	Cupiebat enim percutere : Illum vero extulerunt veloces equi
εἴρυσε λὰξ προσβάς, τὸν δ' ὕπτιον ὦσ' ἀπὸ δουρός.	ἄμβροτοι, οὓς Πηλῆϊ θεοὶ δόσαν ἀγλαὰ δῶρα.
Traxit, calce impresso: illum vero supinum repulit ab hasta.	Immortales, quos Peleo dii dederant, splendida dona.

Le dialogue entre Patrocle mourant et Achille est digne des plus belles parties de l'Iliade. Le récit du combat ne l'égale pas à nos yeux. Nous sommes surpris que, pour abattre Patrocle, trois agrèsseurs soient nécessaires, dont un dieu ; nous sommes surpris que ce dieu livre perfidement le héros à Hector et à Euphorbe, en le désarmant ; nous le sommes encore qu'une part de la victoire soit attribuée à l'insignifiant Euphorbe, que le poète cependant cherche à relever en lui attribuant un exploit qu'il ne justifie lui-même nulle part ailleurs dans le poème ; nous sommes surpris que le rôle d'Hector soit réduit à porter le dernier coup. On a souvent pensé que ce récit avait subi des remaniements, et, si l'idée de faire revêtir à Patrocle les armes d'Achille n'est pas primitive, il a dû être modifié un jour au moins pour être mis en accord avec cette invention. Mais peut-être aussi avons-nous tort de l'apprécier avec un sentiment trop moderne. Nous verrons au XXIIe chant, dans un chant de la plus grande beauté et qui porte tous les caractères d'une œuvre ancienne, Athéné se conduire envers Hector d'une manière qui, pour nous, est aussi odieuse que la conduite d'Apollon envers Patrocle, et, bien que, dans l'Iliade, les Troyens soient traités en général avec impartialité, le poète y fait preuve à plusieurs reprises d'un patriotisme qui peut expliquer pourquoi il a tenu à montrer Patrocle vaincu déloyalement, et à diminuer la gloire d'Hector.

15 Les Exploits de Ménélas (chant XVII).

Le corps de Patrocle est resté sur le champ de bataille ; il est à présumer, selon les habitudes de la poésie homérique, qu'un combat va se livrer autour de lui, comme tout à l'heure autour du cadavre de Sarpédon. Il est même assez surprenant qu'Hector, à la fin du chant XVI se lance à la poursuite d'Automédon au lieu de chercher à dépouiller Patrocle, surtout Si celui-ci est revêtu des armes d'Achille. Il doit y avoir là encore la trace de ces remaniements que toute cette partie de l'Iliade semble avoir subie à plus d'une reprise.

C'est à Ménélas, et ensuite à Ajax, que le premier rôle est réservé ici, du côté des Achéens, sauf un épisode où il appartiendra à Automédon. Dès que Ménélas a vu tomber Patrocle, il se hâte de venir protéger son corps, qu'Euphorbe menace. Les défis coutumiers s'échangent entre les deux adversaires. Ménélas rappelle à Euphorbe qu'il a déjà tué un autre fils de Panthoos, Hypérénor, et Euphorbe proclame qu'il vengera son frère.

MORT D'EUPHORBE. (VXII, 43-81).

Euphorbe dit, et frappa le bouclier parfaitement égal de Ménélas. L'airain ne brisa pas le bouclier ; ce fut la pointe qui s'émoussa sur le bouclier solide. Le second, Ménélas l'Atride, bondit, la lance en main, en invoquant Zeus le père, et, comme Euphorbe reculait, à la base de la gorge, il le perça, en pesant sur sa lance, en suivant l'élan de sa main. Le trait entra droit dans le cou tendre. On entendit choir Euphorbe ; et ses armes retentirent sous son poids. Ses cheveux pareils à ceux des Grâces furent trempés de sang ; ses cheveux tressés, que retenaient des épingles d'or et d'argent. Comme un homme soigne un jeune olivier florissant, dans un lieu solitaire ; l'olivier se gorge d'eau, il est beau, il grandit ; les souffles de tous les vents l'agitent, et sa fleur blanche foisonne ; puis, survient brusquement une forte tempête qui l'arrache de sa fosse et l'étend sur la terre ; ainsi le fils de Panthoos, le bon lancier Euphorbe, fut tué par Ménélas l'Atride, et Ménélas se mit à le dépouiller. Comme un lion, nourri sur la montagne, confiant en sa force, enlève d'un troupeau en train de paître un bœuf, en choisissant le plus beau ; il le saisit à la nuque, qu'il brise d'abord de ses dents robustes, puis il se gorge de son sang et de ses entrailles,

ὣς εἰπὼν οὔτησε κατ' ἀσπίδα πάντοσ' ἐΐσην·	χώρωι ἐν οἰοπόλωι, ὅθ' ἅλις ἀναβέβροχεν ὕδωρ,
Sic fatus, feriit clypeum undique aequale:	Loco in solitario, ubi abunde scaturit aqua,
οὐδ' ἔρρηξεν χαλκός, ἀνεγνάμφθη δέ οἱ αἰχμὴ	καλὸν τηλεθάον· τὸ δέ τε πνοιαὶ δονέουσι
Neque perrupit aes, recurvata autem est ei cuspis	Pulchram, germinantem, quam flatus motant
ἀσπίδ' ἐνὶ κρατερῆι· ὁ δὲ δεύτερος ὄρνυτο χαλκῶι	παντοίων ἀνέμων, καί τε βρύει ἄνθεϊ λευκῶι·
Scuto in valido : Secundus vero impetum-fecit aere	Omnium ventorum, et pullulat ea flore albo;
Ἀτρεΐδης Μενέλαος ἐπευξάμενος Διὶ πατρί·	ἐλθὼν δ' ἐξαπίνης ἄνεμος σὺν λαίλαπι πολλῆι
Atrides Menelaus,, precatus Jovem patrem.	Veniens autem repente ventus cum turbine multo,
ἂψ δ' ἀναχαζομένοιο κατὰ στομάχοιο θέμεθλα	βόθρου τ' ἐξέστρεψε καὶ ἐξετάνυσσ' ἐπὶ γαίηι·
Pedem autem retrahentis gulam imam	Fossaque evertit, et extendit super terram :
νύξ', ἐπὶ δ' αὐτὸς ἔρεισε βαρείηι χειρὶ πιθήσας·	τοῖον Πάνθου υἱὸν ἐϋμμελίην Εὔφορβον
Percussit, et ipse connixus- imprimebat, robusta manu fretus;	Talem Panthi filium hastae-peritia-insignem Euphorbum
ἀντικρὺ δ' ἁπαλοῖο δι' αὐχένος ἤλυθ' ἀκωκή,	Ἀτρεΐδης Μενέλαος ἐπεὶ κτάνε τεύχε' ἐσύλα.
E-regione autem mollem per cervicem abiit cuspis.	Atrides Menelaus, postquam interfecerat, armis spoliabat.
δούπησεν δὲ πεσών, ἀράβησε δὲ τεύχε' ἐπ' αὐτῶι.	ὡς δ' ὅτε τίς τε λέων ὀρεσίτροφος ἀλκὶ πεποιθὼς
Fragorem vero edidit cadens, sonitumque dedere arma super ipsum.	Ut vero quando quis leo in-montibus-nutritus, robore fretus,
αἵματί οἱ δεύοντο κόμαι Χαρίτεσσιν ὁμοῖαι	βοσκομένης ἀγέλης βοῦν ἁρπάσηι ἥ τις ἀρίστη·
Sanguine ei rigabantur comae, Gratiis similes,	Pascentis armenti bovem rapuerit, quae optima :
πλοχμοί θ', οἳ χρυσῶι τε καὶ ἀργύρωι ἐσφήκωντο.	τῆς δ' ἐξ αὐχέν' ἔαξε λαβὼν κρατεροῖσιν ὀδοῦσι
Cincinnique, qui auroque et argento constricti erant.	Hujus autem cervicem frangit, correptam validis dentibus,
οἷον δὲ τρέφει ἔρνος ἀνὴρ ἐριθηλὲς ἐλαίης	πρῶτον, ἔπειτα δέ θ' αἷμα καὶ ἔγκατα πάντα λαφύσσει
Qualem vero nutrit plantam vir late-frondentem olivae	Primum, deinde vero sanguinemque et viscera omnia haurit

qu'il dévore ; autour de lui, les chiens et les hommes, les pâtres, poussent de loin de grands cris, sans vouloir l'attaquer en face ; car la peur qui les étreint les fait pâlir ; ainsi aucun des Troyens n'osait marcher contre l'illustre Ménélas. L'Atride eût aisément enlevé les armes illustres du fils de Panthoos, si Phoibos Apollon ne le lui avait refusé. Le dieu alla exciter contre lui Hector, pareil à Arès, en prenant la forme d'un homme, celle de Mentés, capitaine des Cicones ; il l'interpella et donna l'essor à ces paroles : « Hector, qui cours à la poursuite de l'impossible, qui prétends rejoindre les chevaux du sage Éacide, eux qui sont malaisés à dompter et à guider, pour des hommes mortels, à part le seul Achille, qu'a mis au monde une mère immortelle, pendant ce temps, Ménélas, le fils vaillant d'Atrée, en protégeant Patrocle, a tué le plus vaillant des Troyens, Euphorbe, fils de Panthoos ; il l'a mis hors de combat ».

δηιῶν· ἀμφὶ δὲ τόν γε κύνες τ' ἄνδρές τε νομῆες	καί μιν φωνήσας ἔπεα πτερόεντα προσηύδα·
Dilanians ; circum autem hunc canesque virique pastores	Et ipsum edita-voce verbis alatis allocutus est ;
πολλὰ μάλ' ἰύζουσιν ἀπόπροθεν οὐδ' ἐθέλουσιν	Ἕκτορ νῦν σὺ μὲν ὧδε θέεις ἀκίχητα διώκων
Crebro admodum clamant e longinquo, neque animus fert	" Hector, nunc tu quidem sic curris, quos-non-assequeris persequens
ἀντίον ἐλθέμεναι· μάλα γὰρ χλωρὸν δέος αἱρεῖ·	ἵππους Αἰακίδαο δαΐφρονος· οἳ δ' ἀλεγεινοὶ
Contra ire; valde enim pallidus timor occupat:	" Equos AEacidae bellicosi : illi vero difficiles
ὣς τῶν οὔ τινι θυμὸς ἐνὶ στήθεσσιν ἐτόλμα	ἀνδράσι γε θνητοῖσι δαμήμεναι ἠδ' ὀχέεσθαι
Sic horum nemini animus in pectoribus audebat	" Viris quidem mortalibus domitu, et equitatu,
ἀντίον ἐλθέμεναι Μενελάου κυδαλίμοιο.	ἄλλωι γ' ἢ Ἀχιλῆϊ, τὸν ἀθανάτη τέκε μήτηρ.
Contra ire Menelaum gloria-sublimem.	" Alii saltem, quam Achilli, quem immortalis peperit mater.
ἔνθά κε ῥεῖα φέροι κλυτὰ τεύχεα Πανθοΐδαο	τόφρα δέ τοι Μενέλαος ἀρήϊος Ἀτρέος υἱὸς
Tunc quidem facile abstulisset inclyta arma Panthoidae	" Interim autem tibi Menelaus, Mavortius Atrei filius,
Ἀτρεΐδης, εἰ μή οἱ ἀγάσσατο Φοῖβος Ἀπόλλων,	Πατρόκλωι περιβὰς Τρώων τὸν ἄριστον ἔπεφνε
Atrides, nisi ipsi invidisset Phoebus Apollo,	" Patroclum protegens, Trojanorum fortissimum occidit
ὅς ῥά οἱ Ἕκτορ' ἐπῶρσε θοῶι ἀτάλαντον Ἄρηϊ	Πανθοΐδην Εὔφορβον, ἔπαυσε δὲ θούριδος ἀλκῆς.
Qui in eum Hectorem incitavit veloci parem Marti,	" Panthoidem Euphorbum, finemque imposuit impetuosae fortitudini."
ἀνέρι εἰσάμενος Κικόνων ἡγήτορι Μέντηι·	
Viro se-cum-assimulasset Ciconum ductori Mentae:	

Devant l'apparition d'Hector, Ménélas recule prudemment, mais en cherchant des yeux Ajax, qu'il appelle à la rescousse. Hector, qui a déjà emporté les armes de Patrocle, cherche à lui couper la tête et à enlever son cadavre, pour le livrer aux chiens. L'approche d'Ajax le fait fuir, comme avait fui devant lui Ménélas. Ajax et Ménélas montent tous deux maintenant la garde autour de Patrocle.

Glaucos voit Hector reculer, et lui en fait honte. Hector s'excuse, en disant que la volonté de Zeus est plus forte que son courage. Puis il court à l'arrière, vers ceux qu'il a chargés d'emmener à Troie les armes d'Achille, que portait Patrocle et qu'il vient de conquérir. Il veut les revêtir lui-même, et Zeus, qui le voit, s'apitoie sur lui à la pensée qu'il ne les portera pas longtemps. Quand il s'en est recouvert, il réunit les plus vaillants des Troyens, et vole de nouveau à la conquête du corps de Patrocle. De leur côté, Ajax et Ménélas appellent au secours. Le second Ajax, Idoménée et son écuyer Mérion viennent les rejoindre. Zeus répand sur les combattants une nuée sombre. Un Troyen, Hippothoos, tenait déjà le corps de Patrocle par la jambe. Ajax le tue, pousse ensuite son avantage et, dit l'aède, en répétant deux vers du chant VI, les Troyens auraient été repoussés jusque dans Ilion, si Apollon ne les avait sauvés de nouveau, en appelant Énée. Tandis que la mêlée se prolonge sans résultat décisif, le poète nous rappelle le souvenir d'Achille, qui ne connaît pas encore le sort de son ami. Puis, il nous ramène à Automédon et aux chevaux d'Achille.

LES CHEVAUX D'ACHILLE. (XVII, 424-455)

Les chevaux d'Achille, loin, du champ de bataille, pleuraient, depuis qu'ils avaient vu leur conducteur tomber dans la poussière, sous les coups de l'homicide Hector. Automédon, le fils valeureux de Diorès, les excitait sans cesse en les frappant de son fouet léger, et tantôt il les flattait de douces paroles, tantôt il les grondait. Mais eux ne voulaient ni revenir aux vaisseaux, dans la direction du large Hellespont, ni retourner au champ de bataille vers les Achéens. Ils restaient sur place comme une stèle, qui se dresse sur le tombeau d'un mort ou d'une morte ; tels ils restaient, fermes, avec le char si beau, les têtes penchées vers le sol ; et, dans leur tristesse, de chaudes larmes tombaient à terre de leurs paupières, par regret de leur conducteur, tandis que leur crinière abondante se souillait sur le sol, échappée au harnais et tombant le long du joug, des deux côtés. Le fils de Cronos les vit gémir et les prit en pitié.

ὣς οἳ μὲν μάρναντο, σιδήρειος δ' ὀρυμαγδὸς	ἠθελέτην ἰέναι οὔτ' ἐς πόλεμον μετ' Ἀχαιούς,
Sic hi quidem pugnabant: ferreus autem strepitus	Volebant ire, neque in pugnam ad Achivos:
χάλκεον οὐρανὸν ἷκε δι' αἰθέρος ἀτρυγέτοιο·	ἀλλ' ὥς τε στήλη μένει ἔμπεδον, ἥ τ' ἐπὶ τύμβωι
AEreum ad coelum ibat, per aërem infructuosum.	Sed veluti cippus manet firmiter, qui super tumulo
ἵπποι δ' Αἰακίδαο μάχης ἀπάνευθεν ἐόντες	ἀνέρος ἑστήκηι τεθνηότος ἠὲ γυναικός,
Equi autem AEacidie, a pugna seorsum stantes,	Viri stat mortui, aut mulieris ;
κλαῖον, ἐπεὶ δὴ πρῶτα πυθέσθην ἡνιόχοιο	ὣς μένον ἀσφαλέως περικαλλέα δίφρον ἔχοντες
Flebant, ut primum senserunt aurigam	Sic manebant immote perpulchro currui juncti,
ἐν κονίηισι πεσόντος ὑφ' Ἕκτορος ἀνδροφόνοιο.	οὔδει ἐνισκίμψαντε καρήατα· δάκρυα δέ σφι
In pulvere prostratum Hectoris vi homicidac,	Solo admotis capitibus : lachrymas autem illis
ἦ μὰν Αὐτομέδων Διώρεος ἄλκιμος υἱὸς	θερμὰ κατὰ βλεφάρων χαμάδις ῥέε μυρομένοισιν
Et Automedon quidem, Dioris fortis filius,	Calidae de palpebris in-terram fluebaut plorantibus,
πολλὰ μὲν ἂρ μάστιγι θοῆι ἐπεμαίετο θείνων,	ἡνιόχοιο πόθωι· θαλερὴ δ' ἐμιαίνετο χαίτη
Saepe et scutica arguta urgebat verberans,	Aurigae desiderio; floridaque foedabatur juba,
πολλὰ δὲ μειλιχίοισι προσηύδα, πολλὰ δ' ἀρειῆι·	ζεύγλης ἐξεριποῦσα παρὰ ζυγὸν ἀμφοτέρωθεν.
Saepe et blandis verbis alloquebatur, saepe et minis :	Circulo profusa juxta jugum ambobus.
τὼ δ' οὔτ' ἂψ ἐπὶ νῆας ἐπὶ πλατὺν Ἑλλήσποντον	μυρομένω δ' ἄρα τώ γε ἰδὼν ἐλέησε Κρονίων,
Illi vero neque retro ad naves latum versus Hellespontum	Plorantes autem illos conspicatus, miseratus est Saturnius,

Il secoua la tête, et dit à son propre cœur : « Infortunés ! pourquoi vous avons-nous donnés à sire Pélée, à un mortel, vous qui êtes invincibles à la mort et à la vieillesse ? Etait-ce pour vous faire avoir vos peines, au milieu des hommes malheureux ? Car il n'y a rien de plus digne de pitié qu'un homme, rien de tout ce qui respire et marche sur la terre. Eh bien ! cependant Hector le Priamide ne se servira pas de vous ni de votre char bien œuvré. Je ne le permettrai pas. N'est-ce pas assez qu'il ait l'armure, et s'en vante comme il fait ? Pour vous deux, je vais mettre de la force en vos genoux et en votre cœur, afin que vous puissiez sauver Automédon du combat, en le ramenant aux vaisseaux creux. Car je vais encore donner la victoire aux Troyens ; leur permettre de tuer, jusqu'à ce qu'ils soient arrivés aux vaisseaux bien munis de bancs, jusqu'à ce que le soleil se couche et que viennent les ombres saintes de la nuit ».

ἆ δειλώ, τί σφῶϊ δόμεν Πηλῆϊ ἄνακτι	ἦ οὐχ ἅλις ὡς καὶ τεύχε' ἔχει καὶ ἐπεύχεται αὔτως;
" Ah miseri, cur vos dedimus Peleo regi	" Annon satis, quod et arma habet, et gloriatur temere?
θνητῷι, ὑμεῖς δ' ἐστὸν ἀγήρω τ' ἀθανάτω τε;	σφῶϊν δ' ἐν γούνεσσι βαλῶ μένος ἠδ' ἐνὶ θυμῶι,
" Mortali? vos autem estis senii expertes, immortalesque:	" Vobis autem in genua mittam robur et in animum,
ἦ ἵνα δυστήνοισι μετ' ἀνδράσιν ἄλγε' ἔχητον;	ὄφρα καὶ Αὐτομέδοντα σαώσετον ἐκ πολέμοιο
" An ut aerumnosos inter homines dolores haberetis?	" Ut et Automedontem salvum-evehatis e pugna
οὐ μὲν γάρ τί πού ἐστιν ὀϊζυρώτερον ἀνδρὸς	νῆας ἔπι γλαφυράς· ἔτι γάρ σφισι κῦδος ὀρέξω
" Non enim quicquam alicubi est calamitosius homine	" Naves ad cavas: Adhuc enim istis, [Trojanis] gloriam praebebo,
πάντων, ὅσσά τε γαῖαν ἔπι πνείει τε καὶ ἕρπει.	κτείνειν, εἰς ὅ κε νῆας ἐϋσσέλμους ἀφίκωνται [pervenerint,
" Omnium, quotquot super terram spirantque et moventur.	" Ut caedem.edant, usque-dum ad naves bonis-transtris-instructas
ἀλλ' οὐ μὰν ὑμῖν γε καὶ ἅρμασι δαιδαλέοισιν	δύηι τ' ἠέλιος καὶ ἐπὶ κνέφας ἱερὸν ἔλθηι·
" At non sane vobis tamen et curribus artificiose-factis	" Occideritque Sol, et tenebrae sacras supervenerint."
Ἕκτωρ Πριαμίδης ἐποχήσεται· οὐ γὰρ ἐάσω.	
" Hector Priamides vehetur: haud enim permittam.	

Entraîné par les chevaux, le char passe à travers les Troyens et les Achéens, sans qu'Automédon, occupé à les conduire, puisse combattre, jusqu'à ce qu'il soit aperçu par Alcimédon, excellent cocher lui aussi, qui monte à son côté. Hector les montre à Énée, et tous deux, avec deux autres Troyens, Chromios et Arétos se mettent à leur poursuite. Automédon appelle à la rescousse les Ajax et Ménélas. Il tue lui-même Arétos ; Hector le vise et le manque. Les Ajax sont là. Automédon réussit à s'échapper après avoir dépouillé Arétos.

Athéné intervient pour encourager les Danaens ; elle prend la figure de Phénix pour aller trouver Ménélas qui reprend sa garde autour de Patrocle avec l'ardeur infatigable « d'une mouche qui, quoiqu'on la chasse, revient sans cesse à la charge, dans son envie de piquer la chair humaine, dans son amour pour le sang tiède de l'homme. » Apollon de son côté prend la figure de Phænops pour exciter Hector. Zeus agite son égide ; il fait entendre son tonnerre pour mettre en fuite les Achéens, et rendre la victoire aux Troyens. Le Béotien Pénéléos, blessé par Polydamas, donne l'exemple de la fuite ; Idoménée même recule. C'est à ce moment qu'Ajax, dans une prière à Zeus, prononce un mot que l'auteur du Traité de Sublime a mis au nombre de ceux qu'il admire le plus chez Homère.

PRIÈRE D'AJAX. (XVII, 626-648).

Ajax au grand cœur et Ménélas ne se dissimulaient pas que Zeus mettait du côté des Troyens la victoire changeante. Le grand Ajax, fils de Télamon, prit le premier la parole : « Morbleu ! même le plus sot comprendrait maintenant que Zeus le Père vient lui-même secourir les Troyens. Car tous leurs traits portent, quel que soit celui qui les lance, lâche ou brave. C'est Zeus, vraiment, qui les dirige tous au but. Les nôtres, au contraire, tombent tous à terre, sans effet. Allons, cherchons cependant le meilleur moyen ou d'enlever le cadavre, ou tout au moins de nous sauver nous-mêmes et de rendre la joie à nos chers compagnons en revenant parmi eux. Ils nous voient ici, ils s'affligent ; ils se disent que rien ne pourra arrêter l'ardeur et le bras invincible d'Hector, et qu'il va fondre sur nos vaisseaux noirs. N'y a-t-il pas quelque camarade qui aille annoncer le plus vite possible ce qui se passe au fils de Pélée ? car je ne crois pas qu'il sache rien encore de la triste nouvelle ; il ignore que son cher compagnon a péri. Mais je ne puis découvrir un Achéen qui nous rende ce service ! Tous, en effet, sont également cachés par la nuée, hommes et chevaux. O Zeus, ô Père, sauve du moins des ténèbres les fils des Achéens ! Éclaircis le ciel ; et fais que nos yeux puissent voir. Fais-nous périr au grand jour, puisque tel est ton bon plaisir ».

οὐδ᾽ ἔλαθ᾽ Αἴαντα μεγαλήτορα καὶ Μενέλαον	οἵ που δεῦρ᾽ ὁρόωντες ἀκηχέδατ᾽, οὐδ᾽ ἔτι φασὶν
Neque latuit Ajacem magnanimum et Menelaum	" Qui huc utique respicientes tristantur, neque jam putant
Ζεύς, ὅτε δὴ Τρώεσσι δίδου ἑτεραλκέα νίκην.	Ἕκτορος ἀνδροφόνοιο μένος καὶ χεῖρας ἀάπτους
Jupiter, quum jara Trojanis dabat alternantem victoriam :	" Hectoris homicidae robur et manus invictas
τοῖσι δὲ μύθων ἦρχε μέγας Τελαμώνιος Αἴας·	σχήσεσθ᾽, ἀλλ᾽ ἐν νηυσὶ μελαίνῃσιν πεσέεσθαι.
Hisce autem sermonem orsus est magnus Telamonius Ajax;	" Sustenturos nos, sed in navibus nigris casuros esse.
ὢ πόποι ἤδη μέν κε καὶ ὃς μάλα νήπιός ἐστι	εἴη δ᾽ ὅς τις ἑταῖρος ἀπαγγείλειε τάχιστα
" Eheu, jam quidem etiam qui admodum stultus est,	" Utinam vero esset socius, qui nunciaret citissime
γνοίη ὅτι Τρώεσσι πατὴρ Ζεὺς αὐτὸς ἀρήγει.	Πηλεΐδῃ, ἐπεὶ οὔ μιν ὀΐομαι οὐδὲ πεπύσθαι
" Senserit, quod Trojanis pater Jupiter gloriam praebet.	" Pelidae: non enim illum opinor ne audiisse quidem
τῶν μὲν γὰρ πάντων βέλε᾽ ἅπτεται ὅς τις ἀφήῃ	λυγρῆς ἀγγελίης, ὅτι οἱ φίλος ὤλεθ᾽ ἑταῖρος.
" Illorum enim omnium tela assequuntur, quicunque emittat,	" Tristem nuncium, quod sibi carus periit socius.
ἢ κακὸς ἢ ἀγαθός· Ζεὺς δ᾽ ἔμπης πάντ᾽ ἰθύνει·	ἀλλ᾽ οὔ πῃ δύναμαι ἰδέειν τοιοῦτον Ἀχαιῶν·
" Seu imbellis, seu strenuus; Jupiter nempe omnino omnia dirigit:	" Atqui nondum possum conspicari talem inter Achivos:
ἡμῖν δ᾽ αὔτως πᾶσιν ἐτώσια πίπτει ἔραζε.	ἠέρι γὰρ κατέχονται ὁμῶς αὐτοί τε καὶ ἵπποι.
" Nobis vero incassum omnibus irrita cadunt in terram.	" Caligine enim occupati sunt simul ipsique et equi.
ἀλλ᾽ ἄγετ᾽ αὐτοί περ φραζώμεθα μῆτιν ἀρίστην,	Ζεῦ πάτερ ἀλλὰ σὺ ῥῦσαι ὑπ᾽ ἠέρος υἷας Ἀχαιῶν,
" Sed agite, per nos tamen excogitemus consilium optimum,	" Jupiter pater, quin tu libera a caligine filios Achivorum;
ἠμὲν ὅπως τὸν νεκρὸν ἐρύσσομεν, ἠδὲ καὶ αὐτοὶ	ποίησον δ᾽ αἴθρην, δὸς δ᾽ ὀφθαλμοῖσιν ἰδέσθαι·
" Quo pacto et mortuum extrahamus, et ipsi	" Facque serenitatem, daque oculis videre:
χάρμα φίλοις ἑτάροισι γενώμεθα νοστήσαντες,	ἐν δὲ φάει καὶ ὄλεσσον, ἐπεί νύ τοι εὔαδεν οὕτως.
" Gaudio dilectis sociis simus reversi;	" In luce vero vel perde; quandoquidem tibi placuit ita."

Zeus entend la prière d'Ajax ; il dissipe la nuée ; Ajax s'adresse à Ménélas, pour lui demander s'il voit Antiloque, le fils de Nestor, pour qu'Antiloque porte à Achille le message. Ménélas s'éloigne à regret d'Ajax ; il finit par découvrir le fils de Nestor, il l'envoie à Achille, et ainsi se prépare la suite de l'action. Puis, il retourne à son poste.

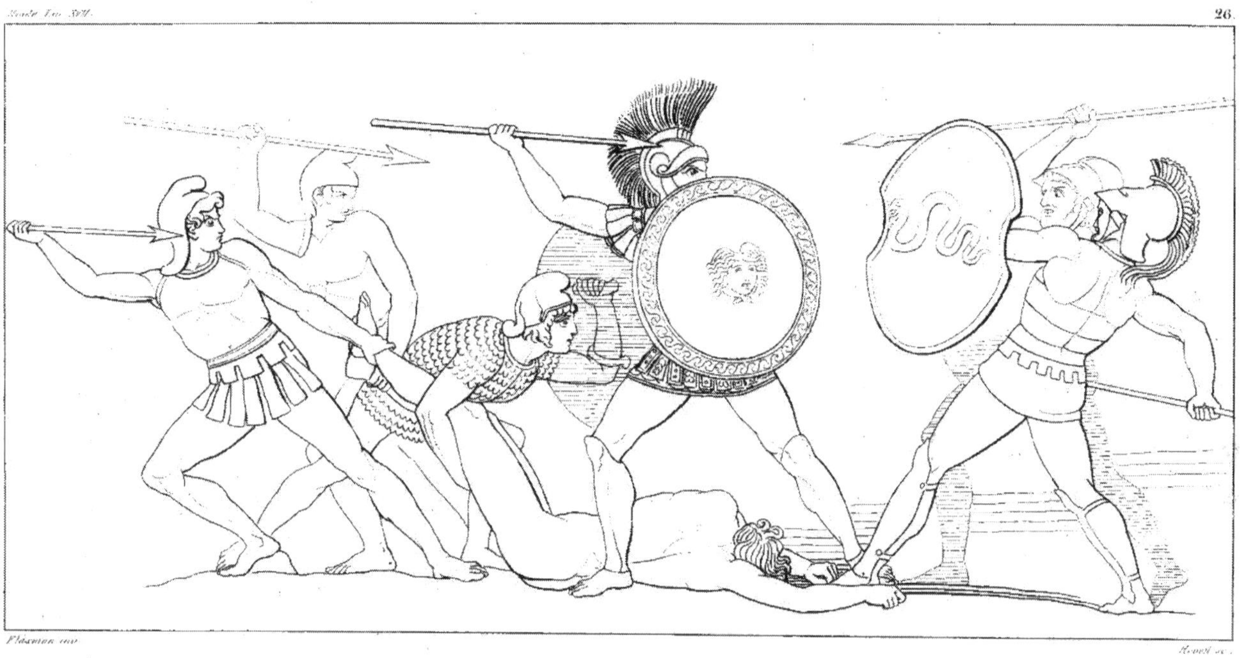

Combat des Grecs et des Troyens autour du corps de Patrocle.

AJAX ET MÉNÉLAS SAUVENT LE CORPS DE PATROCLE. (XVI,706-761).

Ménélas arrêta sa course auprès des deux Ajax, et leur dit aussitôt : « J'ai envoyé Antiloque aux vaisseaux rapides, auprès d'Achille aux pieds légers. Je ne crois pas cependant qu'Achille vienne maintenant à, nous, si forte que doive être sa colère contre le divin Hector. Il ne pourrait combattre les Troyens, puisqu'il est sans armes. Voyons donc entre nous quel est le meilleur parti, comment nous pourrons enlever le cadavre, et nous sauver nous- mêmes de la mort et de la Kére, loin des clameurs que poussent les Troyens ».

αὐτὸς δ' αὖτ' ἐπὶ Πατρόκλωι ἥρωϊ βεβήκει,	οὐ γάρ πως ἂν γυμνὸς ἐὼν Τρώεσσι μάχοιτο.
Ipse vero rursus ad Patroclum heroëm profectus est:	" Nullo enim modo inermis cum-Trojanis pugnaverit :
στῆ δὲ παρ' Αἰάντεσσι θέων, εἶθαρ δὲ προσηύδα·	ἡμεῖς δ' αὐτοί περ φραζώμεθα μῆτιν ἀρίστην,
Constitit autem ut ad Ajaces venit, et statim allocutus est;	" Nos autem etiam per-nos escogitemus consilium optimum,
κεῖνον μὲν δὴ νηυσὶν ἐπιπροέηκα θοῇσιν	ἠμὲν ὅπως τὸν νεκρὸν ἐρύσσομεν, ἠδὲ καὶ αὐτοὶ
" Illum quidem jam ad naves misi celeres	" Quo-pacto et mortuum extrahamus, et ipsi
ἐλθεῖν εἰς Ἀχιλῆα πόδας ταχύν· οὐδέ μιν οἴω	Τρώων ἐξ ἐνοπῆς θάνατον καὶ κῆρα φύγωμεν.
" Ut-eat ad Achillem pedibus velocem ; neque tamen illum puto	" Trojanorum e clamore mortem et fatum effugiamus."
νῦν ἰέναι μάλα περ κεχολωμένον Ἕκτορι δίωι·	
" Nunc venturum, vehementer licet iratum Hectori nobili:	

Le grand Ajax, fils, de Télamon, lui répondit : « Tout ce que tu as dit est juste, illustre Ménélas. Toi donc et Mérion, glissez-vous vite sous le corps ; soulevez-le, et portez-le hors de la mêlée, tandis que nous, derrière vous, nous combattrons contre les Troyens et contre le divin Hector, avec le même cœur, comme nous avons le même nom, comme nous avons coutume de soutenir l'effort d'Arès coude à coude ».

Il dit, et ils prirent le cadavre dans leurs bras ; l'enlevèrent de terre, vigoureusement et haut ; derrière eux, l'armée troyenne poussa de grands cris, en voyant les Achéens emporter le corps. Ils foncèrent, pareils à des chiens qui, sur un sanglier blessé, sautent, en avant des chasseurs ; ils courent après lui, ardents à le harceler ; mais, quand il se retourne, au milieu d'eux, confiant en sa force, ils reculent, et fuient chacun de son côté ; ainsi les Troyens, en masse, suivaient sans relâche les Ajax et Ménélas, en les piquant de leurs glaives et de leurs lances; mais lorsque les deux Ajax se retournaient contre eux et leur faisaient face, leur corps tremblait, et nul n'osait bondir en avant, pour leur disputer le cadavre. Ainsi, vaillamment, ils emportaient le cadavre hors du champ de bataille, vers les vaisseaux creux ; le combat faisait rage autour d'eux,

τὸν δ' ἠμείβετ' ἔπειτα μέγας Τελαμώνιος Αἴας·
Huic autem respondit deinde ingens Telamonius Ajax;
πάντα κατ' αἶσαν ἔειπες ἀγακλεὲς ὦ Μενέλαε·
" Omnia recte dixisti, admodum-inclyte o Menelaë:
ἀλλὰ σὺ μὲν καὶ Μηριόνης ὑποδύντε μάλ' ὦκα
" Sed tu quidem, et Meriones, subeuntes valde cito,
νεκρὸν ἀείραντες φέρετ' ἐκ πόνου· αὐτὰρ ὄπισθε
" Mortuum sublatum ferte e praelio: a-tergo autem
νῶϊ μαχησόμεθα Τρωσίν τε καὶ Ἕκτορι δίῳ
" Nos pugnabimus cum Trojanisque et Hectore nobili,
ἶσον θυμὸν ἔχοντες ὁμώνυμοι, οἳ τὸ πάρος περ
" Parem animum habentes cognomines, qui et antea
μίμνομεν ὀξὺν Ἄρηα παρ' ἀλλήλοισι μένοντες.
" Sustinebamus acrem Martem prope invicem manentes."
ὣς ἔφαθ', οἳ δ' ἄρα νεκρὸν ἀπὸ χθονὸς ἀγκάζοντο
Sic dixit : Illi vero mortuum a terra ulnis-sustulerunt
ὕψι μάλα μεγάλως· ἐπὶ δ' ἴαχε λαὸς ὄπισθε
Alte admodum strenue ; acclamavit autem populus retro
Τρωϊκός, ὡς εἴδοντο νέκυν αἴροντας Ἀχαιούς
Trojanus, ut viderunt cadaver tollentes Achivos:
ἴθυσαν δὲ κύνεσσιν ἐοικότες, οἵ τ' ἐπὶ κάπρῳ
Recta vero irruerunt, canibus similes, qui in aprum
βλημένῳ ἀΐξωσι πρὸ κούρων θηρητήρων·
Percussum, impetum-faciunt ante juvenes venatores:
ἕως μὲν γάρ τε θέουσι διαρραῖσαι μεμαῶτες,
Aliquantisper etenim currunt dilacerare cupidi;
ἀλλ' ὅτε δή ῥ' ἐν τοῖσιν ἑλίξεται ἀλκὶ πεποιθώς,
Sed cum jam in illos convertitur, robore fretus,
ἄψ τ' ἀνεχώρησαν διά τ' ἔτρεσαν ἄλλυδις ἄλλος.
Continuo retroceduntque, diffugiuntque trepidi alio alius:
ὣς Τρῶες εἶος μὲν ὁμιλαδὸν αἰὲν ἕποντο
Sic Trojani, aliquantisper quidem catervatim assidue sequebantur,
νύσσοντες ξίφεσίν τε καὶ ἔγχεσιν ἀμφιγύοισιν·
Ferientes ensibusque et hastis utrinque-acutis;
ἀλλ' ὅτε δή ῥ' Αἴαντε μεταστρεφθέντε κατ' αὐτοὺς
At ubi jam Ajaces conversi contra ipsos
σταίησαν, τῶν δὲ τράπετο χρώς, οὐδέ τις ἔτλη
Constitissent, eorum utique mutabatur color, neque quis sustinebat
πρόσσω ἀΐξας περὶ νεκροῦ δηριάασθαι.
Impetu in-adversum facto, de mortuo pugnare.
ὣς οἵ γ' ἐμμεμαῶτε νέκυν φέρον ἐκ πολέμοιο
Sic hi utique alacres cadaver efferebant ex praelio
νῆας ἔπι γλαφυράς· ἐπὶ δὲ πτόλεμος τέτατό σφιν
Naves versus cavas: pugna vero gliscebat ipsis

féroce comme le feu, qui fond sur une ville et dans son élan l'incendie en un instant ; les maisons s'effondrent, dans l'immense lueur, et le vent mugit avec force ; ainsi, comme des mulets robustes, qui, des deux côtés du joug, tirent, sur un sentier escarpé de montagne, ou quelque poutre ou quelque planche pour la construction des vaisseaux ; leur cœur est épuisé par la fatigue et la sueur, tandis qu'ils se pressent ; ainsi, vaillamment, ils portaient le cadavre. Derrière eux, les deux Ajax tenaient bon, comme une hauteur boisée fait obstacle à l'eau, en s'avançant à travers la plaine ; elle contient les flots dangereux des fortes rivières, et tout d'un coup détourne leurs cours vers cette plaine, sans que leur effort puisse la briser ; ainsi, sans relâche, les deux Ajax repoussaient en arrière l'attaque des Troyens ; ceux-ci cependant les poursuivaient, deux d'entre eux plus que tous les autres, Énée, le fils d'Anchise, et l'illustre Hector. Les autres semblaient une nuée d'étourneaux ou de geais, qui passent, poussant ensemble un grand cri, lorsqu'ils voient venir un épervier, qui porte la mort aux petits oiseaux ; ainsi, sous l'effort d'Énée et d'Hector, les fils des Achéens

ἄγριος ἠΰτε πῦρ, τό τ' ἐπεσσύμενον πόλιν ἀνδρῶν	ὑλήεις πεδίοιο διαπρύσιον τετυχηκώς,
Atrox, velut ignis, qui ingruens, urbem hominum	Sylvosus campum per totum porrectus;
ὄρμενον ἐξαίφνης φλεγέθει, μινύθουσι δὲ οἶκοι	ὅς τε καὶ ἰφθίμων ποταμῶν ἀλεγεινὰ ῥέεθρα
Impetu-citato-latus ex-improviso incendit, pereuntque sedes	Qui vel rapidorum fluminum violentos cursus
ἐν σέλαϊ μεγάλωι· τὸ δ' ἐπιβρέμει ἲς ἀνέμοιο.	ἴσχει, ἄφαρ δέ τε πᾶσι ῥόον πεδίον δὲ τίθησι
In flamma magna; eamque fremebunda agitat vis venti:	Reprimit, et continuo omnibus fluentem in campum dirigit
ὣς μὲν τοῖς ἵππων τε καὶ ἀνδρῶν αἰχμητάων	πλάζων· οὐδέ τί μιν σθένεϊ ῥηγνῦσι ῥέοντες·
Sic quidem hos equorumque et virorum bellicosorum	Repellens, haudquaquam enim eum vi perrumpunt fluentes:
ἀζηχὴς ὀρυμαγδὸς ἐπήϊεν ἐρχομένοισιν·	ὣς αἰεὶ Αἴαντε μάχην ἀνέεργον ὀπίσσω
Horrisonus tumultus insequebatur abeuntes.	Sic usque Ajaces aciem reprimebant retro
οἳ δ' ὥς θ' ἡμίονοι κρατερὸν μένος ἀμφιβαλόντες	Τρώων· οἳ δ' ἅμ' ἕποντο, δύω δ' ἐν τοῖσι μάλιστα
Illi vero tanquam muli, validum robur induti,	Trojanorum: illi tamen simul sequebantur, duoque in iis maxime,
ἕλκωσ' ἐξ ὄρεος κατὰ παιπαλόεσσαν ἀταρπὸν	Αἰνείας τ' Ἀγχισιάδης καὶ φαίδιμος Ἕκτωρ.
Trahunt ex monte per asperam viam,	AEneasque Anchisiades, et illustris Hector.
ἢ δοκὸν ἠὲ δόρυ μέγα νήϊον· ἐν δέ τε θυμὸς	τῶν δ' ὥς τε ψαρῶν νέφος ἔρχεται ἠὲ κολοιῶν
Vel trabem, vel lignum ingens navale; in ipsis vero et animus	Ut vero sicut sturnorum nubes aufugit, vel graculorum
τείρεθ' ὁμοῦ καμάτωι τε καὶ ἱδρῶι σπευδόντεσσιν·	οὖλον κεκλήγοντες, ὅτε προΐδωσιν ἰόντα
Affligitur simul laboreque et sudore magnopere-contendentibus :	Acutum vociferantium, cum vident ingruentem
ὣς οἵ γ' ἐμμεμαῶτε νέκυν φέρον. αὐτὰρ ὄπισθεν	κίρκον, ὅ τε σμικρῇσι φόνον φέρει ὀρνίθεσσιν,
Sic illi alacres cadaver ferebant : at a-tergo	Circum, qui panis caedem infert avibus :
Αἴαντ' ἰσχανέτην, ὥς τε πρὼν ἰσχάνει ὕδωρ	ὣς ἄρ' ὑπ' Αἰνείαι τε καὶ Ἕκτορι κοῦροι Ἀχαιῶν
Ajaces arcebant Trojanos, sicut agger arcet aquam	Sic utique acti vi AEneaeque et Hectoris filii Achivorum

poussaient ensemble une clameur, fuyaient, renonçant à la lutte. Beaucoup de belles armures tombaient tout autour du fossé, sur les deux bords, dans la déroute des Danaens; et le combat n'avait point de relâche.

οὖλον κεκλήγοντες ἴσαν, λήθοντο δὲ χάρμης.	φευγόντων Δαναῶν· πολέμου δ' οὐ γίγνετ' ἐρωή.
Acutum vociferantes abibant, obliviscebanturque pugnae.	Fugientium Danaorum: pugnae autem non erat cessatio.
πολλὰ δὲ τεύχεα καλὰ πέσον περί τ' ἀμφί τε τάφρον	
Multa vero arma pulchra ceciderunt inque circumque fossam,	

16 Le retour d'Achille au combat (chant XVIII).

LA FABRICATION DES ARMES.

Si, comme nous avons cru en apercevoir plus d'un indice dans les chants précédents, le premier poète qui ait conté la mort de Patrocle le faisait combattre sous ses propres armes, le chant XVIII ne saurait lui appartenir tout entier. Il a en effet, pour sujet principal la démarche que Thétis fait auprès d'Héphaistos, afin que le dieu forgeron fabrique pour Achille de nouvelles armes, le consentement d'Héphaistos, et l'exécution du travail qu'il a promis. Ce chant n'en est pas moins, quelles qu'en soient la date et l'origine, un des plus remarquables de l'Iliade. Il a, à un haut degré, cette aisance brillante qui distingue la poésie homérique. Il a aussi le mérite d'être, comme le banquet des dieux au chant Ier, la visite d'Hector à Troie au chant VI, la ruse d'Héré au chant XIV, un de ces intermèdes qui nous reposent des longues batailles. Il est relié au chant XVII par la mission d'Antiloque auprès d'Achille ; mais il reprend le récit de l'enlèvement du corps de Patrocle en des termes qui ne sont pas facilement conciliables avec ceux que nous lisons dans ce chant. Il présente par lui-même un tout complet et harmonieux qui pourrait, si on le détachait de l'ensemble, avoir un intérêt suffisant et fournir le thème d'une récitation isolée. Il est donc un de ceux qui peuvent paraître favoriser, au moins dans une certaine mesure, la thèse de Lachmann, et un assez grand nombre de critiques, aujourd'hui encore, sont disposés à y voir un poème qui aurait été d'abord indépendant. L'invention de l'emprunt des armes d'Achille par Patrocle aurait été faite pour permettre de l'insérer dans l'Iliade. Il est clair que le chant XVIII a une relation nécessaire avec cette invention ; mais il y a sans doute plus de vraisemblance à croire qu'il en a été une conséquence, qu'à admettre le rapport inverse.

La scène où Achille apprend la triste nouvelle est d'une simplicité émouvante ; elle peut appartenir, en ses éléments essentiels, au poème primitif, et avoir été remaniée pour être mise en accord avec le thème des armes prêtées.

ACHILLE APPREND LA MORT DE PATROCLE. (XVIII, 1-34).

Ils combattaient ainsi, avec la rage du feu dévorant, quand Antiloque arriva, messager rapide, auprès d'Achille aux pieds légers. Il le trouva un peu en avant des navires aux cornes droites qui sentait naître en lui la crainte de ce qui déjà était accompli.

Ὣς οἳ μὲν μάρναντο δέμας πυρὸς αἰθομένοιο,	τὸν δ' εὗρε προπάροιθε νεῶν ὀρθοκραιράων
Sic illi quidem pugnabant instar ignis ardentis:	Illum autem invenit ante naves puppibus-excelsas,
Ἀντίλοχος δ' Ἀχιλῆϊ πόδας ταχὺς ἄγγελος ἦλθε.	τὰ φρονέοντ' ἀνὰ θυμὸν ἃ δὴ τετελεσμένα ἦεν·
Antilochus vero Achilli pedibus celer nuncius venit,	Ea cogitantem animo, quae jam perfecta erant :

Avec un soupir, parlant à son propre cœur, Achille dit : « Malheur à moi ! qu'arrive-t-il aux Achéens chevelus, que je vois éperdus fuir de la plaine vers les vaisseaux ? Les dieux ont-ils accompli ce qui ferait grand deuil à, mon cœur ? ce que ma mère m'a prédit jadis, quand elle me dit que le plus vaillant des Myrmidons, de mon vivant, par le bras des Troyens, serait privé de voir le jour ! Ah ! je suis sûr que le vaillant fils de Ménoitios est mort, l'infortuné! Je lui avais cependant prescrit, quand il aurait repoussé le feu apporté par l'ennemi, de retourner aux vaisseaux, et de ne pas engager contre Hector un combat périlleux ! »

Telles étaient les pensées qu'agitaient son esprit et son cœur, jusqu'à ce que fût arrivé près de lui le fils de l'illustre Nestor, qui, versant de chaudes larmes, lui annonça la fatale nouvelle : « Malheur à moi ! ô fils de Pélée, tu vas apprendre une nouvelle bien triste ! Ah ! plût au ciel qu'elle ne fût pas vraie ! Patrocle est mort, et le combat se livre autour de son cadavre dépouillé. Ses armes, elles, sont aux mains d'Hector au casque étincelant ».

Il dit, et le deuil enténébra l'âme d'Achille. De ses deux mains, il ramassa la poussière et la cendre, qu'il répandit sur sa tête ; il en souilla son charmant visage. Une suie noire recouvrit sa tunique odorante. De tout son long, il étendit son grand corps dans la poussière,

ὀχθήσας δ' ἄρα εἶπε πρὸς ὃν μεγαλήτορα θυμόν·
Ingemiscens autem dicebat ad suum magnum animum ;
ὤ μοι ἐγώ, τί τ' ἄρ' αὖτε κάρη κομόωντες Ἀχαιοὶ
" Hei mihi, quid est, quod rursus comantes Achivi
νηυσὶν ἔπι κλονέονται ἀτυζόμενοι πεδίοιο;
" Ad naves fugati-aguntur. turbati per campum?
μὴ δή μοι τελέσωσι θεοὶ κακὰ κήδεα θυμῷ,
" Metuo, ne jam mihi perfecerint dii tristes solicitudines animo,
ὥς ποτέ μοι μήτηρ διεπέφραδε καί μοι ἔειπε
" Ut olim mihi mater narravit, et mihi dixit,
Μυρμιδόνων τὸν ἄριστον ἔτι ζώοντος ἐμεῖο
" Myrmidonum fortissimum, adhuc vivente me,
χερσὶν ὕπο Τρώων λείψειν φάος ἠελίοιο.
" Manibus domitum Trojanorum deserturum esse lucem Solis.
ἦ μάλα δὴ τέθνηκε Μενοιτίου ἄλκιμος υἱὸς
" Certe omnino jam mortuus est Menoetii fortis filius,
σχέτλιος· ἦ τ' ἐκέλευον ἀπωσάμενον δήϊον πῦρ
" Miserandus: certe jusseram eum repulso-hostili igne,
ἂψ ἐπὶ νῆας ἴμεν, μηδ' Ἕκτορι ἶφι μάχεσθαι.
" Ad naves redire, neque cum Hectore magno-animo pugnare."
εἷος ὁ ταῦθ' ὥρμαινε κατὰ φρένα καὶ κατὰ θυμόν,
Dum is haec versabat in mente et in animo,
τόφρά οἱ ἐγγύθεν ἦλθεν ἀγαυοῦ Νέστορος υἱὸς
Interea ad eum prope accessit illustris Nestoris filius,
δάκρυα θερμὰ χέων, φάτο δ' ἀγγελίην ἀλεγεινήν·
Lachrymas calidas fundens, dixitque nuncium gravem;
ὤ μοι Πηλέος υἱὲ δαΐφρονος ἦ μάλα λυγρῆς
" Hei mihi, Pelei fili bellicosi, profecto perquam tristem
πεύσεαι ἀγγελίης, ἣ μὴ ὤφελλε γενέσθαι.
" Audies nuncium, qui non debuit fuisse.
κεῖται Πάτροκλος, νέκυος δὲ δὴ ἀμφιμάχονται
" Jacet Patroclus; de cadavere autem jam pugnant
γυμνοῦ· ἀτὰρ τά γε τεύχε' ἔχει κορυθαίολος Ἕκτωρ.
" Nudo : arma enim habet pugnam-expedite-ciens Hector."
ὣς φάτο, τὸν δ' ἄχεος νεφέλη ἐκάλυψε μέλαινα·
Sic dixit : Illum vero doloris nubes obtexit nigra:
ἀμφοτέρῃσι δὲ χερσὶν ἑλὼν κόνιν αἰθαλόεσσαν
Ambabus autem manibus sublatos cineres,
χεύατο κὰκ κεφαλῆς, χαρίεν δ' ἤισχυνε πρόσωπον
Fudit super caput, venustamque deturpabat faciem:
νεκταρέῳ δὲ χιτῶνι μέλαιν' ἀμφίζανε τέφρη.
Divinae porro tunicae niger undique-adhaesit cinis.
αὐτὸς δ' ἐν κονίῃσι μέγας μεγαλωστὶ τανυσθεὶς
Ipse vero in pulveribus ingens ingenti-spatio porrectus

et ses mains flétrirent sa chevelure en la déchirant. Et les servantes qu'Achille et Patrocle avaient prises à la guerre, le cœur désolé, poussaient de grands gémissements ; elles sortaient de la tente et venaient en courant entourer le sage Achille. Toutes de leurs mains battaient leurs poitrines, et chacune sentait ses jambes défaillir. Antiloque, d'un autre côté, se lamentait et versait des larmes, en tenant les mains d'Achille, du glorieux Achille gémissant ; car il craignait qu'il ne se tranchât la gorge avec le fer.

κεῖτο, φίλῃισι δὲ χερσὶ κόμην ἤισχυνε δαΐζων.	στήθεα πεπλήγοντο, λύθεν δ' ὑπὸ γυῖα ἑκάστης.
Jacebat, suisque manibus comam deturpabat scindens.	Pectora plangebant, resolutaque sunt membra cujusque.
δμωιαὶ δ' ἃς Ἀχιλεὺς ληΐσσατο Πάτροκλός τε	Ἀντίλοχος δ' ἑτέρωθεν ὀδύρετο δάκρυα λείβων
Ancillae autem, quas Achilles in-praeda-ceperat, Patroclusque,	Antilochus autem ex-altera-parte lugebat, lachrymas fundens,
θυμὸν ἀκηχέμεναι μεγάλ' ἴαχον, ἐκ δὲ θύραζε	χεῖρας ἔχων Ἀχιλῆος· ὁ δ' ἔστενε κυδάλιμον κῆρ·
Animo tristatae altum ejulabant, et foras	Manus tenens Achillis : Ille autem suspirabat generoso corde :
ἔδραμον ἀμφ' Ἀχιλῆα δαΐφρονα, χερσὶ δὲ πᾶσαι	δείδιε γὰρ μὴ λαιμὸν ἀπαμήσειε σιδήρωι.
Procurrebant circa Achillem bellicosum; manibus vero omnes	Timebat cnim, ne jugulum discinderet ferro.

Thétis entend, du fond de la mer, les plaintes de son fils ; et elle se lamente elle-même, avec son cortège de Néréides ; le poète nous donne le nom d'un certain nombre d'entre celles-ci, dans des vers mélodieux, mais qui peuvent avoir été ajoutés au morceau après que ces sortes de catalogues avaient été mis à la mode par la poésie hésiodique. Puis elle vient consoler son fils.

THÉTIS CONSOLANT ACHILLE. (XVIII, 65-126).

Elle dit, et quitta sa grotte ; les Néréides l'accompagnaient en pleurant ; autour d'elles la vague marine venait se briser. Quand elles furent parvenues à la Troade féconde, .elles montèrent droit sur la grève, où avaient été tirés, en grand nombre, autour du bon coureur Achille, les vaisseaux des Myrmidons. Achille continuait à gémir lourdement. Dame Thétis, sa mère, parut auprès de lui ; en poussant un cri perçant, elle prit la tête de son enfant, et, pleine de pitié, elle donna l'essor à ces paroles : « Mon fils, pourquoi pleures-tu ? Quelle douleur est venue en ton âme ?

ὣς ἄρα φωνήσασα λίπε σπέος· αἳ δὲ σὺν αὐτῆι	τῶι δὲ βαρὺ στενάχοντι παρίστατο πότνια μήτηρ,
Sic locuta reliquit specum : illae vero cum ipsa	Huic autem graviter-suspiranti astitit veneranda mater,
δακρυόεσσαι ἴσαν, περὶ δέ σφισι κῦμα θαλάσσης	ὀξὺ δὲ κωκύσασα κάρη λάβε παιδὸς ἑοῖο,
Lachrymabundae ibant ; circum ipsas autem unda maris	Acuto autem edito-ululatu caput prehendit filii sui:
ῥήγνυτο· ταὶ δ' ὅτε δὴ Τροίην ἐρίβωλον ἵκοντο	καί ῥ' ὀλοφυρομένη ἔπεα πτερόεντα προσηύδα·
Scindebatur: Hae autem ubi jam ad Trojam glebosam venerant,	Et lugens, verbis alatis allocuta est ;
ἀκτὴν εἰσανέβαινον ἐπισχερώ, ἔνθα θαμειαὶ	τέκνον τί κλαίεις; τί δέ σε φρένας ἵκετο πένθος;
Littus conscenderunt ordine, ubi frequentes	" Fili, quid fles? quisnam tuara mentem invasit dolor?
Μυρμιδόνων εἴρυντο νέες ταχὺν ἀμφ' Ἀχιλῆα.	
Myrmidonum subductae-erant naves velocem circum Achillem.	

Dis-le-moi ; ne garde pas ton secret ! Tout n'a-t-il pas été accompli, par la volonté de Zeus, comme tu le demandais naguère, les mains levées ? Voici l'armée entière des Achéens ramenée auprès des poupes ; ils ont besoin de toi ; ils ont éprouvé un horrible désastre. »

Avec un sourd sanglot, Achille aux pieds légers lui répondit : « Ma mère, oui, Zeus a accompli pour moi tout cela. Mais quelle joie en puis-je avoir ? quand mon cher compagnon Patrocle, celui que je mettais au-dessus de tous mes compagnons, celui que j'aimais comme ma propre tête, est perdu pour moi ! quand Hector l'a tué et l'a dépouillé des armes qu'il portait, de ces armes gigantesques, merveilleuses, la beauté même ! Les dieux en avaient fait à Pélée le présent magnifique, en ce jour où ils te jetèrent dans la couche d'un homme mortel. Plût au ciel que tu fusses demeurée dans la mer, avec les immortelles, et que Pélée eût pris une mortelle pour compagne ! II en fut autrement, pour que toi aussi tu eusses la peine infinie de voir mourir ton fils, que tu n'accueilleras plus, de retour en sa patrie, puisque moi-même je n'ai plus le goût de vivre et de rester parmi les hommes, à moins qu'Hector ne soit maintenant le premier à perdre la vie, sous le coup de ma lance, et qu'il ne me paie la rançon du meurtre de Patrocle, fils de Ménoitios. »

Thétis, en versant des pleurs, lui fit alors cette réponse : « Mon fils, je devrai me résigner à voir ta vie bien courte, si tu parles ainsi, car, aussitôt après Hector, tu dois trouver le trépas. »

ἐξαύδα, μὴ κεῦθε· τὰ μὲν δή τοι τετέλεσται	δῃώσας ἀπέδυσε πελώρια θαῦμα ἰδέσθαι
" Eloquere, ne cela: Illa quidem jam tibi perfecta sunt	" Postquam-trucidaverat, exuit ingentia, mirabilia visu,
ἐκ Διός, ὡς ἄρα δὴ πρίν γ' εὔχεο χεῖρας ἀνασχὼν	καλά· τὰ μὲν Πηλῆϊ θεοὶ δόσαν ἀγλαὰ δῶρα
" A Jove, ut jam antea precatus-es, manibus sublatis,	" Pulchra; quae quidem Peleo dii dederunt, splendida dona,
πάντας ἐπὶ πρύμνῃσιν ἀλήμεναι υἷας Ἀχαιῶν	ἤματι τῷ ὅτε σε βροτοῦ ἀνέρος ἔμβαλον εὐνῇ.
" Omnes ad puppes cogi filios Achivorum,	" Die illo, quando te mortalis viri collocarunt in cubili.
σεῦ ἐπιδευομένους, παθέειν τ' ἀεκήλια ἔργα.	αἴθ' ὄφελες σὺ μὲν αὖθι μετ' ἀθανάτῃς ἁλίῃσι
" Tui indigentes, patique indignas res."	" Utinam tu quidem ibidem inter immortales marinas
τὴν δὲ βαρὺ στενάχων προσέφη πόδας ὠκὺς Ἀχιλλεύς·	ναίειν, Πηλεὺς δὲ θνητὴν ἀγαγέσθαι ἄκοιτιν.
Illam autem graviter-suspirans allocutus est pedibus velox Achilles;	" Habitasses, Peleusque mortalem duxisset uxorem.
μῆτερ ἐμή, τὰ μὲν ἄρ μοι Ὀλύμπιος ἐξετέλεσσεν·	νῦν δ' ἵνα καὶ σοὶ πένθος ἐνὶ φρεσὶ μυρίον εἴη
" Mater mea, haec quidem mihi Olympius perfecit:	" Nunc vero mortali nupsisti, ut et tibi luctus in animo immensus esset,
ἀλλὰ τί μοι τῶν ἦδος ἐπεὶ φίλος ὤλεθ' ἑταῖρος	παιδὸς ἀποφθιμένοιο, τὸν οὐχ ὑποδέξεαι αὖτις
" Sed quae mihi ex his voluptas, cum carus periit socius,	" De filio interfecto; quem non recipies rursus
Πάτροκλος, τὸν ἐγὼ περὶ πάντων τῖον ἑταίρων	οἴκαδε νοστήσαντ', ἐπεὶ οὐδ' ἐμὲ θυμὸς ἄνωγε
" Patroclus? Quem ego supra omnes honorabam socios,	" Domum reversum: Neque enim me animus jubet
ἶσον ἐμῇ κεφαλῇ; τὸν ἀπώλεσα, τεύχεα δ' Ἕκτωρ	ζώειν οὐδ' ἄνδρεσσι μετέμμεναι, αἴ κε μὴ Ἕκτωρ
" AEque ac meum caput, hunc perdidi : arma vero Hector,	" Vivere, neque hominibus interesse, nisi Hector

Avec un grand soupir, Achille lui répondit : « Ah ! que je meure tout de suite ! puisque je n'ai pas pu défendre mon compagnon contre la mort ! Il a péri, loin de sa patrie, et il ne m'a pas eu pour le sauver. J'irai donc maintenant, puisque je ne dois plus rentrer dans mon cher pays natal, puisque je n'ai pas apporté le salut à Patrocle, ni à mes autres compagnons, à tous ceux qui, si nombreux, ont été frappés par le divin Hector ; et que me voici, près des vaisseaux, inutile fardeau de la terre, alors que je suis tel au combat qu'aucun des Achéens à la tunique d'airain ne m'égale ; au combat — à l'assemblée, d'autres valent mieux que moi. Ah ! périsse la discorde, parmi les dieux et parmi les hommes ! Périsse la rancune, qui endurcit même le sage, et qui semble plus douce que la libation de miel, quand elle croît dans la poitrine des hommes, comme une vapeur qui s'élève. Ainsi, maintenant, le Haut Seigneur Agamemnon m'a rempli de colère. Mais laissons le passé, malgré notre douleur, et domptons notre cœur dans notre poitrine, puisqu'il le faut !

πρῶτος ἐμῶι ὑπὸ δουρὶ τυπεὶς ἀπὸ θυμὸν ὀλέσσηι,	τοῖς ἄλλοις, οἳ δὴ πολέες δάμεν Ἕκτορι δίωι,
" Primus mea hasta percussus animam perdiderit,	" Caeteris, qui jam multi domiti sunt ab Hectore nobili:
Πατρόκλοιο δ' ἕλωρα Μενοιτιάδεω ἀποτίσηι.	ἀλλ' ἧμαι παρὰ νηυσὶν ἐτώσιον ἄχθος ἀρούρης,
" Patroclumque ob-interfectum-poenas Menoetiadem dederit"	" Sed sedeo apud naves inutile pondus terrae,
τὸν δ' αὖτε προσέειπε Θέτις κατὰ δάκρυ χέουσα·	τοῖος ἐὼν οἷος οὔ τις Ἀχαιῶν χαλκοχιτώνων
Illum vero vicissim affata est Thetis lachrymas-fundens;	" Talis cum sim qualis nullus Achivorum aere-loricatorum
ὠκύμορος δή μοι τέκος ἔσσεαι, οἷ' ἀγορεύεις·	ἐν πολέμωι· ἀγορῆι δέ τ' ἀμείνονές εἰσι καὶ ἄλλοι.
" Cito-moriturus certe mihi, fili, es, cum ita dicis:	" In pugna; concione autem meliores sunt et alii:
αὐτίκα γάρ τοι ἔπειτα μεθ' Ἕκτορα πότμος ἑτοῖμος.	ὡς ἔρις ἔκ τε θεῶν ἔκ τ' ἀνθρώπων ἀπόλοιτο
" Illico enim tibi deinde post Hectorem fatum imminet"	" Utinam Contentio a Diis, et ab hominibus pereat;
τὴν δὲ μέγ' ὀχθήσας προσέφη πόδας ὠκὺς Ἀχιλλεύς·	καὶ χόλος, ὅς τ' ἐφέηκε πολύφρονά περ χαλεπῆναι,
Illam vero graviter ingemiscens allocutus est pedibus velox Achilles;	" Et Ira, quae impellit etiam admodum-prudentem saevire:
αὐτίκα τεθναίην, ἐπεὶ οὐκ ἄρ' ἔμελλον ἑταίρωι	ὅς τε πολὺ γλυκίων μέλιτος καταλειβομένοιο
" Illico moriar, cum in fatis non erat me socio	" Quaeque multo dulcior melle stillante
κτεινομένωι ἐπαμῦναι· ὁ μὲν μάλα τηλόθι πάτρης	ἀνδρῶν ἐν στήθεσσιν ἀέξεται ἠΰτε καπνός·
" Dum-interficeretur auxiliari: Ille quidem valde procul a patria	" Hominum in pectoribus augescit, tanquam fumus:
ἔφθιτ', ἐμεῖο δὲ δῆσεν ἀρῆς ἀλκτῆρα γενέσθαι.	ὡς ἐμὲ νῦν ἐχόλωσεν ἄναξ ἀνδρῶν Ἀγαμέμνων.
" Interiit; me vero desideravit, malum qui propulsarem.	" Adeo me nunc irasci-fecit rex virorum Agamemnon.
νῦν δ' ἐπεὶ οὐ νέομαί γε φίλην ἐς πατρίδα γαῖαν,	ἀλλὰ τὰ μὲν προτετύχθαι ἐάσομεν ἀχνύμενοί περ,
" Nunc autem, quoniam non revertar utique caram in patriam terram,	" Sed haec quidem ante-acta.essc sinamus, dolentes licet,
οὐδέ τι Πατρόκλωι γενόμην φάος οὐδ' ἑτάροισι	θυμὸν ἐνὶ στήθεσσι φίλον δαμάσαντες ἀνάγκηι·
" Neque ullam Patroclo attuli salutem, neque sociis	" Animo in pectoribus nostro domito necessitate.

Je pars, pour rencontrer le meurtrier d'une tête qui m'était chère, Hector ! La mort, je la recevrai moi-même, à l'heure où Zeus voudra l'accomplir, ainsi que les autres dieux immortels. Sa Force Héraclès, non plus, n'a pas évité la Kère, quoiqu'il fût le favori de Zeus, le Seigneur fils de Cronos ; le destin l'a vaincu, ainsi que la terrible rancune d'Héré. Ainsi, moi-même si le même destin m'est réservé, je resterai gisant, quand je serai mort. Aujourd'hui, puissé-je m'illustrer noblement ! Puisse quelque Troyenne ou quelque Dardanienne à l'ample robe essuyer de ses deux mains, sur ses joues délicates, des larmes abondantes, en gémissant, par mon fait ! Qu'ils s'aperçoivent qu'il y a longtemps que j'ai renoncé au combat ! Toi, n'essaie pas de m'arrêter, parce que tu m'aimes ; tu ne me persuaderais pas. »

νῦν δ' εἶμ' ὄφρα φίλης κεφαλῆς ὀλετῆρα κιχείω	κείσομ' ἐπεί κε θάνω· νῦν δὲ κλέος ἐσθλὸν ἀροίμην,
" Nunc vero ibo, ut cari capitis perditorem inveniam	" Jacebo, ubi mortuus fuero: nunc autem gloriam bonam auferam,
Ἕκτορα· κῆρα δ' ἐγὼ τότε δέξομαι ὁππότε κεν δὴ [demum	καί τινα Τρωϊάδων καὶ Δαρδανίδων βαθυκόλπων
" Hectorem: mortem autem ego tunc accipiam, quandocunque	" Et aliquam Troadum et Dardanidum profundos-sinus-habentium,
Ζεὺς ἐθέλῃ τελέσαι ἠδ' ἀθάνατοι θεοὶ ἄλλοι.	ἀμφοτέρῃσιν χερσὶ παρειάων ἁπαλάων
" Jupiter voluerit perficere, atque immortales dii caeteri.	" Ambabus manibus genis a teneris
οὐδὲ γὰρ οὐδὲ βίη Ἡρακλῆος φύγε κῆρα,	δάκρυ' ὀμορξαμένην ἁδινὸν στοναχῆσαι ἐφείην,
" Neque enim ne vis quidem Herculis effugit mortem,	" Lachrymas abstergentem, crebro suspirare cogam:
ὅς περ φίλτατος ἔσκε Διὶ Κρονίωνι ἄνακτι·	γνοῖεν δ' ὡς δὴ δηρὸν ἐγὼ πολέμοιο πέπαυμαι·
" Qui tamen carissimus erat Jovi Saturnio regi:	" Sentiant autem, quod jamdiu ego a pugna cessavi.
ἀλλά ἑ μοῖρα δάμασσε καὶ ἀργαλέος χόλος Ἥρης.	μή δέ μ' ἔρυκε μάχης φιλέουσά περ· οὐδέ με πείσεις.
" Sed eum fatum domuit et gravis ira Junonis.	" Neque mae prohibe a praelio, diligens licet; neque enim mihi persuadebis."
ὣς καὶ ἐγών, εἰ δή μοι ὁμοίη μοῖρα τέτυκται,	
" Ita et ego, si jam mihi simile fatum est,	

Thétis n'essaie pas de combattre cette résolution implacable. Mais elle rappelle à Achille que ses armes sont aux mains d'Hector. Ainsi s'introduit le thème particulier de ce chant.

La Déesse s'en retourne, et renvoie son cortège au sein des flots. Elle même se dirige vers l'Olympe, pour y chercher Héphaistos. Avant que nous assistions à son entretien avec le forgeron divin, se place une tirade qui nous ramène au champ de bataille, et nous fait voir Hector réussissant à saisir par trois fois le cadavre de Patrocle à la jambe, et trois fois repoussé par les deux Ajax. Aucune allusion n'est faite à Ménélas et à Mérion, qui, à la fin du chant XVII, avaient, réussi à emporter le corps. Cela ne laisse pas de surprendre, si le poète a bien en vue la même situation. Est-ce l'indice de remaniements ? Est-ce simplement un raccord négligent, destiné à introduire l'intervention d'iris, envoyée par Héré, qui va signaler le péril à Achille ? Celui-ci, sur son conseil, puisqu'il ne peut sans armes se mêler aux combattants, va seulement se montrer au bord du fossé, et Athéné, pour rendre son apparition subite plus effrayante, nimbe sa tête d'une auréole dorée. Il pousse un grand cri, par trois fois, et trois fois le désordre se met dans les rangs des Troyens épouvantés. Le cadavre de Patrocle est définitivement sauvé. Il est ramené au camp et est déposé sur un lit funèbre. Achille a suivi, en larmes, le triste cortège ;

Héré précipite le coucher du soleil ; et cette lugubre journée se termine enfin pour les Achéens.

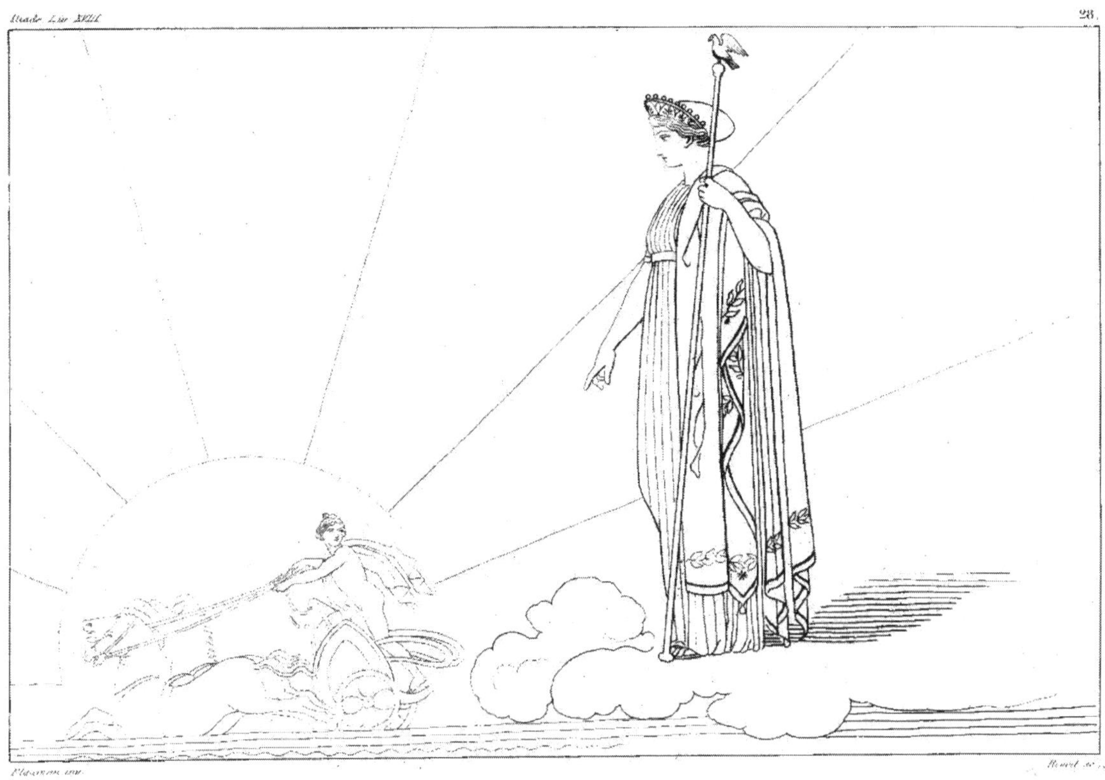

Pour mettre fin au combat des Grecs et des Troyens, Junon ordonne au Soleil de cesser d'éclairer la Terre.

Une assemblée des Troyens se tient, au commencement de la nuit ; elle ressemble singulièrement à celle du chant VIII, et l'on y voit de nouveau s'affronter le prudent Polydamas et le bouillant Hector. Pendant cette même nuit, tout entière, les Achéens pleurent Patrocle. Achille, dans une belle plainte, exprime ses regrets, loue la vaillance de son ami, et lui jure de ne pas procéder à la cérémonie des funérailles avant de l'avoir vengé. Toutefois, on lave le cadavre ; on l'oint d'huile ; on introduit de la graisse dans ses plaies ; on le place sur un lit et on le voile de la tête aux pieds.

Suit une courte scène olympique que Zénodote considérait comme interpolée, et sur laquelle beaucoup de critiques modernes portent le même jugement. Zeus interroge ironiquement Héré sur la faveur excessive qu'elle accorde aux Achéens « comme s'ils étaient nés d'elle » ; Héré se défend en quelques mots. Que ces vers soient ou non une addition au texte primitif de ce chant, ils paraissent avoir pour objet de servir d'introduction, en nous faisant passer du monde des hommes chez celui des dieux, à la conversation entre Thétis et Héphaistos.

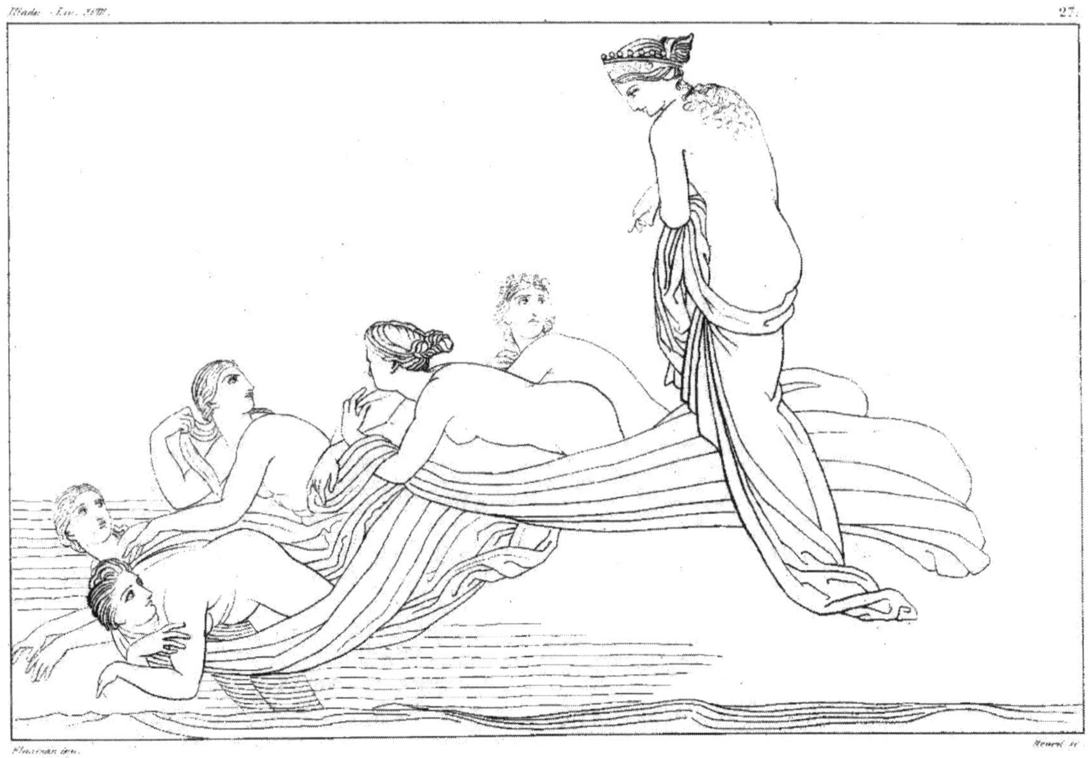

Thétis ordonne aux Néréides de rentrer dans la mer, tandis qu'elle va demander à Vulcain des armes pour son fils Achille.

L'arrivée de Thétis chez le forgeron divin est d'une grâce aimable à laquelle se mêle une vérité familière. Thétis le trouve boitant et suant autour de ses soufflets, en train de fabriquer vingt trépieds, mobiles grâce à des roulettes d'or. Sa femme, Charis, reçoit la Déesse marine avec l'aménité qui lui est naturelle ; elle appelle son époux, qui s'incline devant une si noble divinité ; et lui exprime la reconnaissance qu'il conserve pour un bienfait qu'elle lui a rendu autrefois. Puis il range soigneusement ses outils, se lave le visage, s'essuie les mains, fait toilette, et, quand il est présentable, demande à Thétis l'objet de sa visite. Quand elle lui a exposé sa requête, il lui promet de la satisfaire de son mieux, et il entreprend aussitôt sa besogne ; il remet ses soufflets en activité, et il fond au feu les métaux précieux : le bronze, l'étain, l'or, l'argent, qu'il va employer pour la fabrication des armes.

De celles-ci, l'une seulement est décrite, avec la plus grande précision que l'on puisse demander à un poète. C'est le bouclier, choisi de préférence pour des raisons qui apparaîtront clairement à la seule lecture de cette description célèbre.

LE BOUCLIER D'ACHILLE. (XVIII, 478-608).

Il fit d'abord un bouclier, grand et solide, qu'il œuvra avec soin en toutes ses parties, qu'il entoura d'une triple bordure d'un éclat resplendissant ;

ποίει δὲ πρώτιστα σάκος μέγα τε στιβαρόν τε	πάντοσε δαιδάλλων, περὶ δ' ἄντυγα βάλλε φαεινὴν
Fecit autem primum Scutum magnumque solidumque,	Undiquaque artificio-vario exornans, orbemque extimum circumdedit fulgidum,

et qu'il munit d'un baudrier d'argent. Le bouclier lui-même avait cinq couches ; sur sa surface, il lit une riche décoration avec un art savant.

Il y représenta la terre, et le ciel, et la mer, avec le soleil infatigable et la lune en son plein ; il y représenta tous les astres, dont le ciel se couronne, les Pléiades et les Hyades et le robuste Orion, et l'Ourse, à, laquelle on donne aussi l'appellation de Chariot, qui fait sa conversion sur place en poursuivant Orion, et qui seule est dispensée de se baigner dans l'Océan. Il y représenta deux villes d'hommes, unis par l'usage de la parole, deux belles villes. Dans l'une, il y avait des noces et des festins ; de leurs chambres, les fiancées, à la lumière des torches, étaient menées vers la cité, et le chant de l'hyménée retentissait bruyamment. De jeunes danseurs tournaient, et au milieu d'eux, flûtes et phorminx se faisaient entendre. Les femmes, chacune debout sur sa porte, admiraient. Les citoyens étaient rassemblés à l'agora : là, une dispute se déroulait ; deux d'entre eux se querellaient pour la rançon d'un homme tué;

τρίπλακα μαρμαρέην, ἐκ δ' ἀργύρεον τελαμῶνα.	καλάς. ἐν τῇ μέν ῥα γάμοι τ' ἔσαν εἰλαπίναι τε,
Triplicem, candentem, et ab ea nexuit argenteum lorum.	Pulchras: in una quidem nuptiaeque erant, conviviaque-solennia :
πέντε δ' ἄρ' αὐτοῦ ἔσαν σάκεος πτύχες· αὐτὰρ ἐν αὐτῶι	νύμφας δ' ἐκ θαλάμων δαΐδων ὕπο λαμπομενάων
Quinque autem ipsius erant scuti plicae : et in eo	Sponsas autem ex thalamis, taedis adlucentibus,
ποίει δαίδαλα πολλὰ ἰδυίῃσι πραπίδεσσιν.	ἠγίνεον ἀνὰ ἄστυ, πολὺς δ' ὑμέναιος ὀρώρει·
Fecit artificiosa multa peritis praecordiis,	Ducebant per urbem, crebroque hymenaeus excitabatur-clamore:
ἐν μὲν γαῖαν ἔτευξ', ἐν δ' οὐρανόν, ἐν δὲ θάλασσαν,	κοῦροι δ' ὀρχηστῆρες ἐδίνεον, ἐν δ' ἄρα τοῖσιν
In eo quidem terram finxit, finxit et coelum, finxit et mare,	Adolescentes autem saltatores in orbem-agebant-se, interque eos
ἠέλιόν τ' ἀκάμαντα σελήνην τε πλήθουσαν,	αὐλοὶ φόρμιγγές τε βοὴν ἔχον· αἳ δὲ γυναῖκες
Solemque indefessum, lunamque plenam.	Tibiae, citharaeque sonum edebant: mulieres vero
ἐν δὲ τὰ τείρεα πάντα, τά τ' οὐρανὸς ἐστεφάνωται,	ἱστάμεναι θαύμαζον ἐπὶ προθύροισιν ἑκάστη.
Finxit et sidera omnia, quibus coelum redimitum-ornatur,	Stantes admirabantur in vestibulis unaquaeque.
Πληϊάδας θ' Ὑάδας τε τό τε σθένος Ὠρίωνος	λαοὶ δ' εἰν ἀγορῇι ἔσαν ἀθρόοι· ἔνθα δὲ νεῖκος
Pleïadasque, Hyadasque, roliurque Orionis,	Populi autem in foro erant frequentes; ibi nempe contentio
Ἄρκτόν θ', ἣν καὶ Ἄμαξαν ἐπίκλησιν καλέουσιν,	ὠρώρει, δύο δ' ἄνδρες ἐνείκεον εἵνεκα ποινῆς
Ursamque, quam et Plaustrum vulgo vocant,	Orta erat: duo enim viri contendebant gratia mulctae,
ἥ τ' αὐτοῦ στρέφεται καί τ' Ὠρίωνα δοκεύει,	ἀνδρὸς ἀποφθιμένου· ὁ μὲν εὔχετο πάντ' ἀποδοῦναι
Quae ibidem vertitur, et Orionem observat;	Propter virum interfectum: alter quidem affirmabat, omnia reddidisse,
οἴη δ' ἄμμορός ἐστι λοετρῶν Ὠκεανοῖο.	δήμωι πιφαύσκων, ὁ δ' ἀναίνετο μηδὲν ἑλέσθαι·
Sola. autem exors est lavacrorum Oceani.	Populo declarans; alter vero negabat, quicquam accepisse.
ἐν δὲ δύω ποίησε πόλεις μερόπων ἀνθρώπων	ἄμφω δ' ἱέσθην ἐπὶ ἴστορι πεῖραρ ἑλέσθαι.
Fecit in eo et duas urbes articulate-loquentium hominum	Ambo itaque cupiebant testibus-datis litem ad exitum perducere.

le premier promettait de donner tout ce qu'on voudrait, et le déclarait au peuple ; l'autre refusait de rien recevoir. Et tous deux voulaient prendre un arbitre pour terminer le différend. Les citoyens soutenaient l'un ou l'autre, et se divisaient en deux partis. Des hérauts formaient une barrière ; les Anciens siégeaient sur des pierres polies dans l'enceinte consacrée. Ils tenaient les sceptres que leur avaient passés les hérauts à la voix forte ; le sceptre en main, ils se levaient pour prendre la parole, et émettre leur avis tour à tour. Au milieu d'eux, étaient placés deux talents d'or, destinés à récompenser celui qui aurait proposé la sentence la plus droite. Autour de l'autre ville, on voyait deux troupes de soldats aux armures brillantes. Les assiégeants hésitaient entre deux partis, la piller ou faire un partage, en deux parts égales, de tout ce que cette belle forteresse contenait en ses murs. Mais les assiégés ne consentaient pas, et s'armaient secrètement pour une embuscade. Le rempart était gardé par leurs femmes et leurs enfants innocents, qui faisaient sentinelle avec les hommes que retenait la vieillesse. Les autres se mettaient en marche, sous le commandement d'Arès et de Pallas Athéné, deux figures d'or qui marchaient en tête, avec des vêtements dorés ; belles et grandes sous leurs armures, comme sont les dieux, elles se distinguaient de toutes les autres ; les soldats étaient de plus petite taille. Quand ils furent arrivés à l'emplacement choisi pour l'embuscade, à un fleuve où tous les mortels venaient puiser de l'eau, ils firent halte, revêtus de l'airain au rouge éclat. A distance de l'armée, il y avait deux observateurs

λαοὶ δ' ἀμφοτέροισιν ἐπήπυον ἀμφὶς ἀρωγοί·

Cives autem utrisque acclamabant, hinc-inde fautores:

κήρυκες δ' ἄρα λαὸν ἐρήτυον· οἳ δὲ γέροντες

Praecones vero populum sedabant: At seniores

εἵατ' ἐπὶ ξεστοῖσι λίθοις ἱερῶι ἐνὶ κύκλωι,

Sedebant super politos lapides, sacro in circulo:

σκῆπτρα δὲ κηρύκων ἐν χέρσ' ἔχον ἠεροφώνων· [replentium;

Sceptra vero praeconum in manibus habebant vocibus-aerem-

τοῖσιν ἔπειτ' ἤϊσσον, ἀμοιβηδὶς δὲ δίκαζον.

Cum his deinde exurgebant, et alternatim sententias-ferebant.

κεῖτο δ' ἄρ' ἐν μέσσοισι δύω χρυσοῖο τάλαντα,

Jacebant autem in medio duo auri talenta,

τῶι δόμεν ὃς μετὰ τοῖσι δίκην ἰθύντατα εἴποι.

Ei danda qui inter hos sententiam rectissime diceret.

τὴν δ' ἑτέρην πόλιν ἀμφὶ δύω στρατοὶ ἥατο λαῶν

Alteram vero urbem duo exercitus obsidebant copiarum,

τεύχεσι λαμπόμενοι· δίχα δέ σφισιν ἥνδανε βουλή,

Armis fulgentes : bifariam autem ipsis placebat consilium,

ἠὲ διαπραθέειν ἢ ἄνδιχα πάντα δάσασθαι

Aut evertere, aut in-duas-partes omnia dividere,

κτῆσιν ὅσην πτολίεθρον ἐπήρατον ἐντὸς ἔεργεν·

Opes scilicet, quantas oppidum amoenum intus continet.

οἳ δ' οὔ πω πείθοντο, λόχωι δ' ὑπεθωρήσσοντο.

Illi vero nondum parebant, ad insidias autem clam-armabantur.

τεῖχος μέν ῥ' ἄλοχοί τε φίλαι καὶ νήπια τέκνα

Murum quidem conjugesque dilectae et parvi liberi,

ῥύατ' ἐφεσταότες, μετὰ δ' ἀνέρες οὓς ἔχε γῆρας·

Custodiebant supra-stantes, interque viri, quos tenebat senectus.

οἳ δ' ἴσαν· ἦρχε δ' ἄρά σφιν Ἄρης καὶ Παλλὰς Ἀθήνη

Ipsi vero profecti sunt : dux-erat autem iis Mars et Pallas Minerva,

ἄμφω χρυσείω, χρύσεια δὲ εἵματα ἕσθην,

Ambo aurei, aureasque vestes induti erant,

καλὼ καὶ μεγάλω σὺν τεύχεσιν, ὥς τε θεώ περ

Pulchri et magni cum armis, sicut dii scilicet,

ἀμφὶς ἀριζήλω· λαοὶ δ' ὑπολίζονες ἦσαν.

Utrinque perinsignes : populi autem humiliores erant.

οἳ δ' ὅτε δή ῥ' ἵκανον ὅθι σφίσιν εἶκε λοχῆσαι

Ii autem cum jam pervenerant, ubi illis videbatur insidiari,

ἐν ποταμῶι, ὅθι τ' ἀρδμὸς ἔην πάντεσσι βοτοῖσιν,

Apud fluvium, ubi et aquatio erat omni pecori,

ἔνθ' ἄρα τοί γ' ἵζοντ' εἰλυμένοι αἴθοπι χαλκῶι.

Ibi hi consederunt, tecti corusco aere.

τοῖσι δ' ἔπειτ' ἀπάνευθε δύω σκοποὶ εἵατο λαῶν

His vero deinde seorsum duo speculatores sedebant a copiis,

qui attendaient de voir les troupeaux de moutons ou de bœufs encornés. Les troupeaux arrivaient vite, et deux pâtres les accompagnaient ; ils s'amusaient à jouer de la syrinx, sans soupçonner aucun piège. Les autres, à cette vue, fondirent sur eux, et prestement ensuite, ils razziaient les troupeaux de bœufs et les belles brebis blanches, en tuant les pâtres et les bouviers... Quand ceux qui étaient à délibérer entendirent un grand tapage dans la direction des bœufs, ils montèrent tout de suite sur leurs chars, aux bons galopeurs, et arrivèrent rapidement sur place. Ils firent alors halte, et ils combattaient sur les rives du fleuve ; les deux partis se frappaient de leurs lances d'airain. La Discorde et la Guerre étaient au milieu d'eux, ainsi que la funèbre Kère ; celle-ci tenait en ses mains un guerrier qui venait d'être blessé, vivant encore, avec un autre guerrier sans blessure, et elle tirait par les jambes, en pleine mêlée, un guerrier mort. Elle portait autour de ses épaules un vêtement rouge de sang humain. Ces figures étaient au milieu des combattants, comme si elles eussent été des mortels, et prenaient part à la bataille ; les deux partis relevaient les morts trépassés.

Il y représenta aussi une molle jachère, un champ gras, vaste, trois fois labouré. De nombreux laboureurs le parcouraient en conduisant leurs attelages, de çà et de là. Quand, à chaque tour, ils arrivaient à la limite du champ, un homme venait leur mettre en main une coupe de vin, doux comme le miel ;

δέγμενοι ὁππότε μῆλα ἰδοίατο καὶ ἕλικας βοῦς.	ἐν δ' Ἔρις ἐν δὲ Κυδοιμὸς ὁμίλεον, ἐν δ' ὀλοὴ Κήρ,
Observantes, siquando oves viderent et camuros boves.	Inter eos autem Discordia, et Tumultus versabantur, et exitiale Fatum,
οἳ δὲ τάχα προγένοντο, δύω δ' ἅμ' ἕποντο νομῆες	ἄλλον ζωὸν ἔχουσα νεούτατον, ἄλλον ἄουτον,
Illi vero statim progrediebantur, duoque una sequebantur pastores,	Alium vivum tenens recens-vulneratum, alium illaesum,
τερπόμενοι σύριγξι· δόλον δ' οὔ τι προνόησαν.	ἄλλον τεθνηῶτα κατὰ μόθον ἕλκε ποδοῖιν·
Oblectantes.se fistulis : insidias enim neutiquam praesenserant.	Alium interfectum per praelium trahebat pedibus.
οἳ μὲν τὰ προϊδόντες ἐπέδραμον, ὦκα δ' ἔπειτα	εἶμα δ' ἔχ' ἀμφ' ὤμοισι δαφοινεὸν αἵματι φωτῶν. [humano ;
Ii quidem his prospectis incurrerunt, et continuo	Vestem autem habebat circum humeros admodum-cruentatam sanguine
τάμνοντ' ἀμφὶ βοῶν ἀγέλας καὶ πώεα καλὰ	ὡμίλευν δ' ὥς τε ζωοὶ βροτοὶ ἠδ' ἐμάχοντο,
Praedantes abducebant boum armenta et greges pulchros	Versabantur vero, tanquam vivi homines, atque pugnabant,
ἀργεννέων οἰῶν, κτεῖνον δ' ἐπὶ μηλοβοτῆρας.	νεκρούς τ' ἀλλήλων ἔρυον κατατεθνηῶτας.
Candidarum ovium, interficiebant autem insuper pastores.	Cadaveraque suorum-invicem trahebant interempta.
οἳ δ' ὡς οὖν ἐπύθοντο πολὺν κέλαδον παρὰ βουσὶν	ἐν δ' ἐτίθει νειὸν μαλακὴν πίειραν ἄρουραν
Illi vero ut audierunt magnum tumultum apud boves,	Posuit in eo et navale molle, pingue arvum,
εἰράων προπάροιθε καθήμενοι, αὐτίκ' ἐφ' ἵππων	εὐρεῖαν τρίπολον· πολλοὶ δ' ἀροτῆρες ἐν αὐτῇ
Pro concione sedentes, confesum equos	Latum, tertiatum: multi autem aratores in ipso
βάντες ἀερσιπόδων μετεκίαθον, αἶψα δ' ἵκοντο. [pervenerunt	ζεύγεα δινεύοντες ἐλάστρεον ἔνθα καὶ ἔνθα.
Conscendentes pedes-in-altum-attollentes insecuti sunt; moxque	Juga convertentes agebant huc et illuc.
στησάμενοι δ' ἐμάχοντο μάχην ποταμοῖο παρ' ὄχθας,	οἳ δ' ὁπότε στρέψαντες ἱκοίατο τέλσον ἀρούρης,
Consistentes vero pugnabant pugnam fluvii propter ripas,	Ii autem quoties reversi pervenirent ad finem arvi,
βάλλον δ' ἀλλήλους χαλκήρεσιν ἐγχείῃσιν.	τοῖσι δ' ἔπειτ' ἐν χερσὶ δέπας μελιηδέος οἴνου
Feriebantque invicem se aeratis hastis.	Iis tunc in manus poculum praedulcis vini

ensuite, ils retournaient aux sillons, avec le désir de revenir au terme de l'ample jachère. On voyait derrière eux sa surface sombre, et on eût dit qu'elle était labourée, bien qu'elle fût en or ; c'était une merveille d'art.

Il y représenta aussi un enclos royal : des ouvriers y moissonnaient ; ils avaient en mains des faux pointues ; à poignées, les épis pressés tombaient d'abord dans le sillon, puis les lieurs de gerbes les liaient en faisceaux. Il y avait trois lieurs de gerbes; par derrière, des enfants prenaient à poignées les épis, et les portaient par brassées, pour leur en fournir sans relâche. Le roi, au milieu d'eux, en silence, se tenait avec son sceptre sur un sillon, le cœur réjoui. Des hérauts, en un coin, sous un chêne, préparaient pour lui le repas. Ils avaient sacrifié un grand bœuf, et le cuisinaient, tandis que les femmes préparaient une bouillie de blanche farine pour le souper des ouvriers.

Il y représenta aussi une grande vigne chargée de raisins, beau travail d'or ; les grappes y étaient représentées en noir ; la plante était partout soutenue par des pieux d'argent ; la vigne était entourée d'un fossé d'émail bleu, autour duquel il avait tracé une haie d'étain. Un unique sentier menait à elle, où passaient les porteurs, quand on la vendangeait. Jeunes filles et jeunes garçons, à la joie innocente,

δόσκεν ἀνὴρ ἐπιών· τοὶ δὲ στρέψασκον ἀν' ὄγμους,	σκῆπτρον ἔχων ἑστήκει ἐπ' ὄγμου γηθόσυνος κῆρ.
Dabat vir obiens; illi autem convertebant- se ad suos quisque sulcos,	Sceptrum tenens stabat super manipulorum.serie laetus corde.
ἱέμενοι νειοῖο βαθείης τέλσον ἱκέσθαι.	κήρυκες δ' ἀπάνευθεν ὑπὸ δρυῒ δαῖτα πένοντο,
Cupidi novalis profundi ad terminum perveniendi.	Praecones autem seorsum sub quercu convivium apparabant ;
ἣ δὲ μελαίνετ' ὄπισθεν, ἀρηρομένῃ δὲ ἐῴκει,	βοῦν δ' ἱερεύσαντες μέγαν ἄμφεπον· αἳ δὲ γυναῖκες
Ipsum autem novale nigricabat a-tergo, versoque-aratris simile-erat,	Bovem nempe mactatum magnum hinc-inde-curabant: Mulieres autem
χρυσείη περ ἐοῦσα· τὸ δὴ περὶ θαῦμα τέτυκτο.	δεῖπνον ἐρίθοισιν λεύκ' ἄλφιτα πολλὰ πάλυνον.
Aurcum licet esset: hoc sane ingeus miraculum effictum erat.	Coenam operariis, albas farinas multas immiscebant.
ἐν δ' ἐτίθει τέμενος βασιλήϊον· ἔνθα δ' ἔριθοι	ἐν δ' ἐτίθει σταφυλῇσι μέγα βρίθουσαν ἀλωὴν
Posuit in eo et separatum-agrum profundae segetis; in quo operarii	Posuit in eo et uvis admodum gravatam vineam,
ἤμων ὀξείας δρεπάνας ἐν χερσὶν ἔχοντες.	καλὴν χρυσείην· μέλανες δ' ἀνὰ βότρυες ἦσαν,
Metebant, acutas falces ia manibus tenentes :	Pulchram, auream; nigri autem per eam racemi erant:
δράγματα δ' ἄλλα μετ' ὄγμον ἐπήτριμα πῖπτον ἔραζε,	ἑστήκει δὲ κάμαξι διαμπερὲς ἀργυρέῃσιν.
Manipuli autem alii recta serie densi cadebant in-terram,	Stabat autem innixa-palis-ex-ordine argenteis.
ἄλλα δ' ἀμαλλοδετῆρες ἐν ἐλλεδανοῖσι δέοντο.	ἀμφὶ δὲ κυανέην κάπετον, περὶ δ' ἕρκος ἔλασσε
Alios vero manipulorum-ligatores vinculis constringebant.	Circum autem, cyaneam fossam, circum et septum duxit
τρεῖς δ' ἄρ' ἀμαλλοδετῆρες ἐφέστασαν· αὐτὰρ ὄπισθε	κασσιτέρου· μία δ' οἴη ἀταρπιτὸς ἦεν ἐπ' αὐτήν,
Tres autem manipulorum-ligatores sequentes-instabant : at pone	Stanni: una autem sola semita erat ad eam,
παῖδες δραγμεύοντες ἐν ἀγκαλίδεσσι φέροντες	τῇ νίσοντο φορῆες ὅτε τρυγόῳεν ἀλωήν.
Pueri manipulos colligentes in ulnis ferentes,	Qua ibant bajuli, quando vindemiarent vineam.
ἀσπερχὲς πάρεχον· βασιλεὺς δ' ἐν τοῖσι σιωπῇ	παρθενικαὶ δὲ καὶ ἠΐθεοι ἀταλὰ φρονέοντες
Usque porrigebant : Rex vero inter hos silentio	Virgunculae autem et adolescentuli, teneris animis,

portaient en des paniers tressés les doux fruits. Au milieu d'eux, un enfant, avec une phorminx aux sons clairs, jouait un air agréable, et chantait en s'accompagnant un beau linos, d'une voix fine. Les autres frappant la terre avec ensemble, suivaient en dansant, en chantant, et l'on voyait bondir leurs pieds.

Il représenta aussi un troupeau de bœufs aux cornes droites. Les bœufs étaient faits d'or et d'étain ; en mugissant, ils allaient de l'étable au pâturage, près d'un fleuve qui murmurait le long des roseaux souples. Des pâtres, faits en or, marchaient avec les bœufs, au nombre de quatre, et neuf chiens aux pieds agiles les accompagnaient. Deux lions terribles, en tête du troupeau, tenaient un taureau beuglant ; la bête, avec de longs mugissements, était entraînée par eux ; chiens et valets allaient à sa poursuite. Les deux fauves déchiraient la peau du .grand bœuf, et se gorgeaient de ses entrailles et de son sang noir, tandis que les pâtres excitaient vainement les chiens rapides. Ceux-ci se gardaient de mordre les lions ; ils se tenaient tout près, à aboyer, en les évitant.

L'illustre Boiteux représenta aussi un pâturage, dans une belle vallée, un grand pâturage de brebis blanches avec des étables, des baraquements couverts et des parcs.

πλεκτοῖς ἐν ταλάροισι φέρον μελιηδέα καρπόν.	σμερδαλέω δὲ λέοντε δύ' ἐν πρώτῃσι βόεσσι
Textilibus in qualis portabant praedulcem fructum.	Terribiles vero leones duo inter primas boves
τοῖσιν δ' ἐν μέσσοισι πάϊς φόρμιγγι λιγείῃ	ταῦρον ἐρύγμηλον ἐχέτην· ὁ δὲ μακρὰ μεμυκὼς
His vero in mediis puer cithara arguta	Taurum graves-gemitus-edentem tenebant: is autem, alte mugiens
ἱμερόεν κιθάριζε, λίνον δ' ὑπὸ καλὸν ἄειδε	ἕλκετο· τὸν δὲ κύνες μετεκίαθον ἠδ' αἰζηοί.
Suaviter personabat ; chordaque eleganter succinebat	Trahebatur: eumque canes recepturi-sequebantur et juvenes.
λεπταλέῃ φωνῇ· τοὶ δὲ ῥήσσοντες ἁμαρτῇ	τὼ μὲν ἀναρρήξαντε βοὸς μεγάλοιο βοείην
Tenella voce: hi autem ferientes-terram simul	Illi quidem discerpta bovis magni pelle,
μολπῇ τ' ἰυγμῷ τε ποσὶ σκαίροντες ἕποντο.	ἔγκατα καὶ μέλαν αἷμα λαφύσσετον· οἱ δὲ νομῆες
Cum cantuque sibiloque, pedibus tripudiantes sequebantur.	Viscera et nigrum sanguinem hauriebant : pastores vero
ἐν δ' ἀγέλην ποίησε βοῶν ὀρθοκραιράων·	αὔτως ἐνδίεσαν ταχέας κύνας ὀτρύνοντες.
In eo et armentum fecil boum capita-alte-ferentium;	Frustra insequebantur, veloces canes hortatibus-incitantes.
αἱ δὲ βόες χρυσοῖο τετεύχατο κασσιτέρου τε,	οἳ δ' ἤτοι δακέειν μὲν ἀπετρωπῶντο λεόντων,
Boves autem ex auro effictae erant, stannoque,	Illi enim mordere quidem recusant aversi a leonibus,
μυκηθμῷ δ' ἀπὸ κόπρου ἐπεσσεύοντο νομὸν δὲ	ἱστάμενοι δὲ μάλ' ἐγγὺς ὑλάκτεον ἔκ τ' ἀλέοντο.
Cumque mugitu e stabulo ruebant ad-pascua	Stantes autem admodum prope latrabant, et evitabant,
πὰρ ποταμὸν κελάδοντα, παρὰ ῥοδανὸν δονακῆα.	ἐν δὲ νομὸν ποίησε περικλυτὸς ἀμφιγυήεις
Praeter fluvium resonantem, admodum rapidum, cannis-abundantem.	Fecit in eo et pascuum inclytus Vulcanus,
χρύσειοι δὲ νομῆες ἅμ' ἐστιχόωντο βόεσσι	ἐν καλῇ βήσσῃ μέγαν οἰῶν ἀργεννάων,
Aurei autem pastores una ibant cum bobus	Amoeno in saltu, niagnum ovium candidarum,
τέσσαρες, ἐννέα δέ σφι κύνες πόδας ἀργοὶ ἕποντο.	σταθμούς τε κλισίας τε κατηρεφέας ἰδὲ σηκούς.
Quatuor, novemque illos canes pedibus celeres sequebantur.	Stabulaque, tuguriaque, tectaque ovilia.

L'illustre Boîteux traça un emplacement pour les chœurs, semblable à celui que jadis, dans la grande ville de Cnosse, Dédale construisit pour Ariadne aux belles tresses. Là, jeunes gens et jeunes Allés, valant maints bœufs, dansaient, se tenant l'un l'autre par le poignet. Les Ailes avaient de fins vêtements de toile ; les garçons des tuniques bien cousues, qui brillaient de l'éclat mat de l'huile. Elles avaient de beaux diadèmes, et, eux, des glaives d'or, avec des baudriers d'argent. Ils couraient, de leurs pieds savants, avec une aisance parfaite, comme un potier assis près d'un tour, bien ajusté en ses mains, l'essaie pour voir s'il marche bien. D'autres fois, ils couraient en rang, se faisant face les uns aux autres, et une grande foule entourait ce chœur charmant, en liesse. Deux bateleurs parmi eux, guidant la danse, tournoyaient au centre. Il y représenta la force puissante du fleuve Océan, près du bord extrême du bouclier savamment œuvré.

ἐν δὲ χορὸν ποίκιλλε περικλυτὸς ἀμφιγυήεις,	οἳ δ' ὁτὲ μὲν θρέξασκον ἐπισταμένοισι πόδεσσι
In eo et chorum vario-effinxit-artificio inclytus Vulcanus,	Hi autem quandoque quidem in orbem discurrebant doctis pedibus
τῶι ἴκελον οἷόν ποτ' ἐνὶ Κνωσῶι εὐρείηι	ῥεῖα μάλ', ὡς ὅτε τις τροχὸν ἄρμενον ἐν παλάμηισιν
Ei similem, qualem olim in Cnosso lata	Leviter admodum, veluti cum aliquis rotam aptatam manibus
Δαίδαλος ἤσκησεν καλλιπλοκάμωι Ἀριάδνηι.	ἑζόμενος κεραμεὺς πειρήσεται, αἴ κε θέηισιν·
Daedalus concinnavit comas-pulchrae Ariadnae.	Sedens figulus tentaverit, si currat:
ἔνθα μὲν ἠΐθεοι καὶ παρθένοι ἀλφεσίβοιαι	ἄλλοτε δ' αὖ θρέξασκον ἐπὶ στίχας ἀλλήλοισι.
Ibi quidem adolescentes, et virgines formosae	Quandoque autem rursus discurrebant per ordines invicem.
ὀρχεῦντ' ἀλλήλων ἐπὶ καρπῶι χεῖρας ἔχοντες.	πολλὸς δ' ἱμερόεντα χορὸν περιίσταθ' ὅμιλος τερπόμενοι·
Tripudiabant, alter-alterius ad carpum manus tenentes :	Multa vero pulchram choream circumstabat turba
τῶν δ' αἳ μὲν λεπτὰς ὀθόνας ἔχον, οἳ δὲ χιτῶνας [tunicas	δοιὼ δὲ κυβιστητῆρε κατ' αὐτοὺς
Horum autem illae quidem tenues linteas-vestes habebant, illi vero	Oblectantes-se : Duo autem saltantes-in-caput inter ipsos
εἵατ' ἐϋννήτους, ἦκα στίλβοντας ἐλαίωι·	μολπῆς ἐξάρχοντες ἐδίνευον κατὰ μέσσους.
Induti erant bene-testas, leniter nitentes oleo:	Cantum exordientes agebant-se per medios.
καί ῥ' αἳ μὲν καλὰς στεφάνας ἔχον, οἳ δὲ μαχαίρας	ἐν δ' ἐτίθει ποταμοῖο μέγα σθένος Ὠκεανοῖο
Et hae quidem pulchras coronas gerebant, illi vero gladios	Posuit in eo et fluvii magnum robur Oceani,
εἶχον χρυσείας ἐξ ἀργυρέων τελαμώνων.	ἄντυγα πὰρ πυμάτην σάκεος πύκα ποιητοῖο.
Habebant aureos pendentes ab argenteis balteis.	Orbem propter extremum scuti affabre facti.

En quelques mots, après avoir ainsi longuement décrit le bouclier, le poète expédie la fabrication de la cuirasse, du casque, et des jambières. La connaissance que nous avons, depuis les fouilles de Schliemann et d'Évans, de l'art mycénien ou de l'art crétois, nous permet aujourd'hui de comprendre, au moins en quelque mesure, les procédés de décoration qu'avait en vue le poète. La distribution des scènes sur le bouclier peut prêter à des hypothèses diverses, selon qu'on se représente le bouclier lui-même comme du genre dit mycénien, ou comme un bouclier rond, et même après qu'on a fait choix d'une de ces deux possibilités. Dans un tableau comme celui de la ville assiégée, des compartiments placés côte à côte pouvaient représenter les épisodes successifs. Le poète a conté ces scènes comme si elles se déroulaient sous nos yeux, dans la vie réelle. Il s'est sans doute inspiré d'œuvres d'art qu'il connaissait, mais il n'est pas vraisemblable qu'il en ait reproduit une, intégralement et servilement.

Iliade Liv. XVIII. 29.

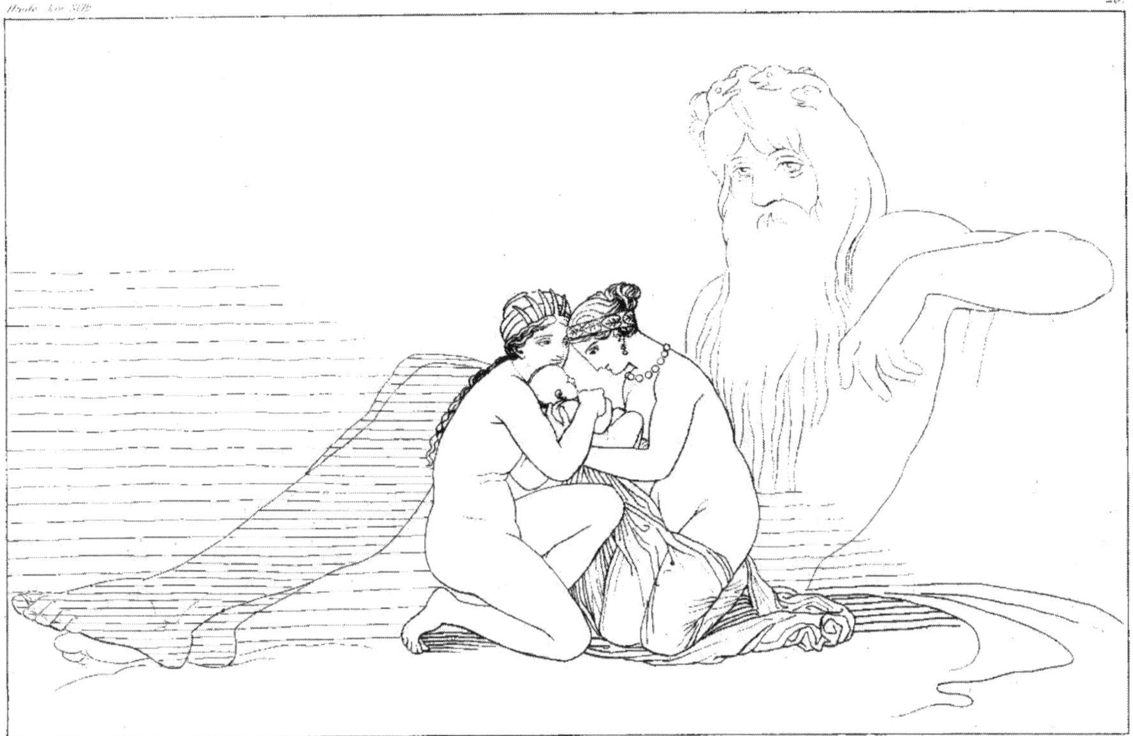

Flaxman inv. Thétis. Vulcain enfant. Eurynome. Reveil sc.

Thétis et Eurynome recueillent Vulcain, que sa mère avait précipité du haut de l'Olympe.

Iliade Liv. XVIII. 30.

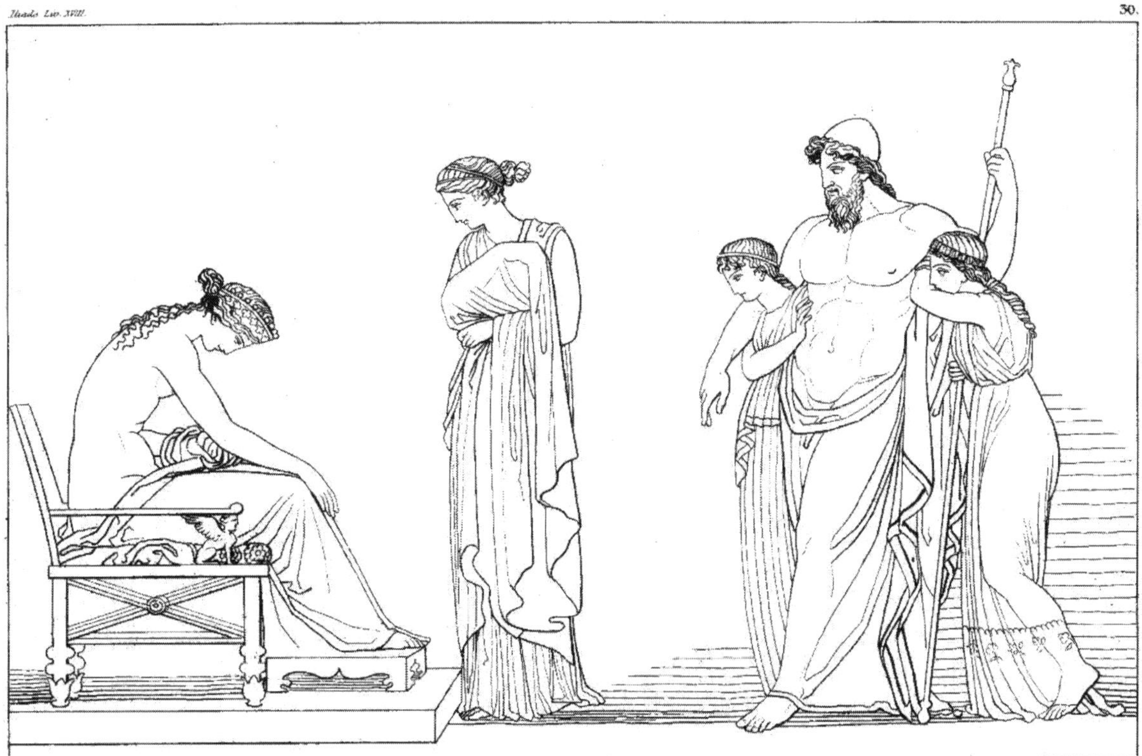

Flaxman inv. Thétis. Charis. Vulcain. Reveil sc.

Vulcain soutenu par deux esclaves d'or qui semblent animées, vient demander à Thétis les motifs de sa visite et de sa tristesse.

17 Réconciliation d'Achille et d'Agamemnon (chant XIX).

Il n'était pas nécessaire qu'il y eût une réconciliation d'Achille et d'Agamemnon dans le poème sur la Colère d'Achille, qui a peut-être été le germe d'où l'Iliade est sortie. Après la mort de Patrocle, Achille pouvait retourner au combat de son propre mouvement, sans entente préalable, comme il y envoie Patrocle et ses Myrmidons, dans l'Iliade elle-même. La réconciliation ne pouvait manquer, au contraire, après que le chant de l'Ambassade fut devenu partie intégrante de l'épopée. Le chant XIX en contient le récit. Malgré plus d'un trait touchant, ce chant paraît assez froid, si l'on en retire le début, qui fait en réalité partie de la Fabrication des armes et lui sert de conclusion, et la fin qui est l'introduction de la dernière bataille. Cette froideur peut tenir en partie au thème, dont l'intérêt est moins vif que celui de la Querelle. Mais quelques indices d'un autre genre donnent aussi l'impression que nous ne sommes pas en présence d'une œuvre provenant du grand poète qui a écrit la Querelle et la Mort d'Hector.

Dès que paraît l'aurore, Thétis apporte les armes nouvelles à son fils, qu'elle trouve continuant sans relâche sa lamentation auprès de Patrocle.

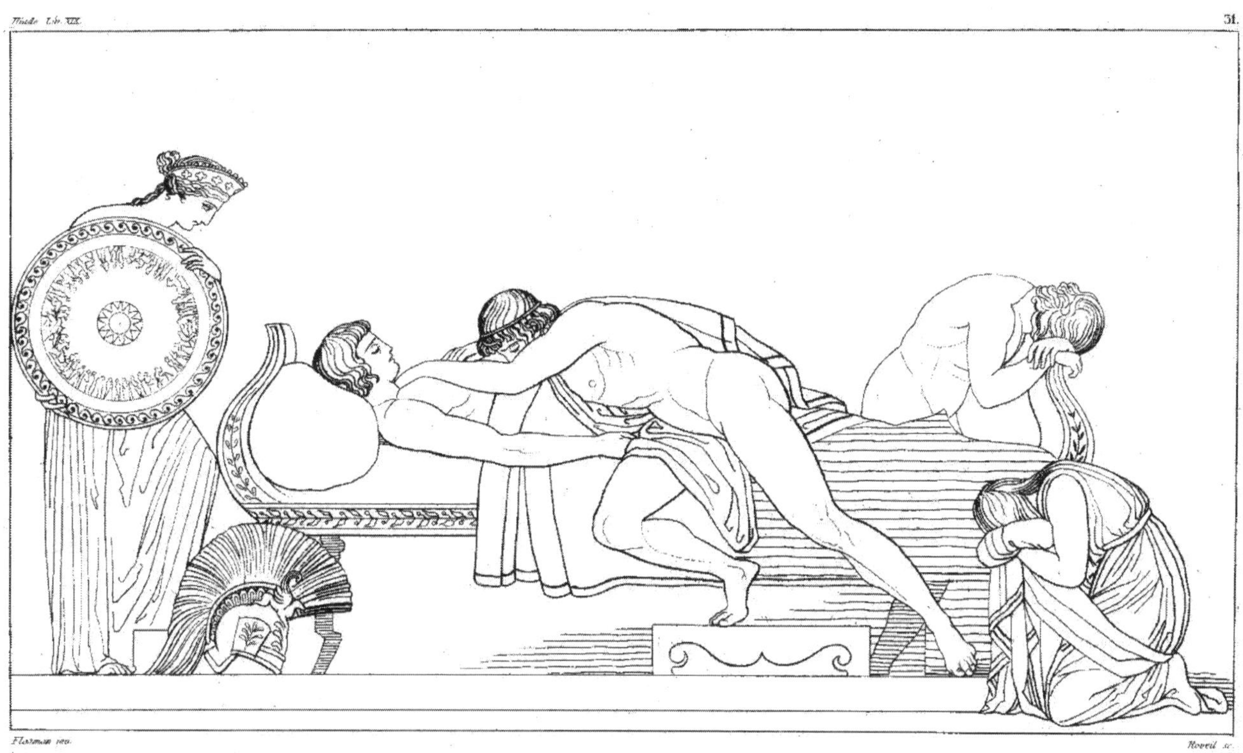

Thétis apportant à Achille les armes forgées par Vulcain ; elle le trouve étendu sur le corps de Patrocle.

Achille admire l'ouvrage d'Héphaistos ; il voudrait s'en revêtir tout de suite, mais il est préoccupé du cadavre, qui risque de se décomposer. Thétis le rassure. Elle l'invite à se réconcilier avec Agamemnon, avant de retourner à la bataille. Elle verse dans les narines de Patrocle des gouttes de nectar et d'ambroisie qui conserveront son corps.

La série des scènes qui suivent a été conçue pour faire pendant à celles qui forment l'épisode de la Querelle. Achille convoque de nouveau une assemblée générale. A cette nouvelle, l'émotion est si forte parmi les soldats, que même les derniers valets d'armée se rendent à la convocation. Les chefs qui ont été blessés dans les combats précédents s'y rendent aussi. Des deux discours qui vont être prononcés, celui d'Achille est le meilleur ; Achille fait la paix avec Agamemnon, sans compromettre en rien sa dignité.

DISCOURS D'ACHILLE. (XIX, 56-73).

« Atride, est-ce que vraiment nous avons fait ce qui valait le mieux pour nous deux, pour toi comme pour moi, quand tous deux, dans notre chagrin, nous avons commis la folie, pour une femme.de nous laisser aller à la haine qui ronge les cœurs ? Artémis aurait dû la tuer d'une flèche, parmi nos vaisseaux, le jour où je la pris dans le sac de Lymesse. Ainsi tant d'Achéens n'auraient pas mordu la terre de leurs dents, par la main des ennemis, et par le fait de ma colère. C'est pour les Troyens et pour Hector que fut le profit : les Achéens au contraire, je crois qu'ils garderont longtemps le souvenir de notre querelle. Mais laissons le passé, quel que soit notre chagrin, et domptons notre cœur dans notre poitrine, puisqu'il le faut ! Donc, maintenant, je renonce à ma rancune; il ne sied pas que mon ire dure sans relâche ! Allons ! appelle vite au combat les Achéens chevelus, pour que je me mesure de nouveau avec les Troyens, face à face. Nous verrons s'ils ont envie de coucher auprès des vaisseaux ! Ah ! je crois que plus d'un pliera volontiers le genou, pour fuir la bataille et l'ennemi, sous la menace de ma lance. »

Ἀτρεΐδη ἦ ἄρ τι τόδ' ἀμφοτέροισιν ἄρειον	ἀλλὰ τὰ μὲν προτετύχθαι ἐάσομεν ἀχνύμενοί περ
" Atride. omnino hoc utique utilius	" Sed ea quidem ante-acta-esse sinemus, dolentes licet,
ἔπλετο σοὶ καὶ ἐμοί, ὅ τε νῶΐ περ ἀχνυμένω κῆρ	θυμὸν ἐνὶ στήθεσσι φίλον δαμάσαντες ἀνάγκῃ·
" Foret, tibi et mihi ; quando nos quidem dolentes corde,	" Animo in pectoribus nostro domito necessitate.
θυμοβόρῳ ἔριδι μενεήναμεν εἵνεκα κούρης;	νῦν δ' ἤτοι μὲν ἐγὼ παύω χόλον, οὐδέ τί με χρὴ
" Animum-rodente contentione irati fuimus, gratia puellae.	" Nunc vero ego sane impono-finem irae, neque omnino me par est
τὴν ὄφελ' ἐν νήεσσι κατακτάμεν Ἄρτεμις ἰῷ	ἀσκελέως αἰεὶ μενεαινέμεν· ἀλλ' ἄγε θᾶσσον
" Hanc debuit in navibus occidisse Diana sagitta,	" Pertinaciter usque irasci: sed age ocyus
ἤματι τῷ ὅτ' ἐγὼν ἑλόμην Λυρνησσὸν ὀλέσσας·	ὄτρυνον πόλεμον δὲ κάρη κομόωντας Ἀχαιούς,
" Die illo, quo ego cepi Lymessum populatus:	" Hortatibus-concita ad praelium comantes Achivos,
τώ κ' οὐ τόσσοι Ἀχαιοὶ ὀδὰξ ἕλον ἄσπετον οὖδας	ὄφρ' ἔτι καὶ Τρώων πειρήσομαι ἀντίον ἐλθὼν
" Tum sane non tot Achivi mordicus prehendissent immensum solum,	" Ut adhuc etiam Troiim periculum-faciam obvius profectus,
δυσμενέων ὑπὸ χερσὶν ἐμεῦ ἀπομηνίσαντος.	αἴ κ' ἐθέλωσ' ἐπὶ νηυσὶν ἰαύειν· ἀλλά τιν' οἴω
" Hostium manibus-strati, me iram-fovente.	" Num velint apud naves pernoctare: sed aliquem puto
Ἕκτορι μὲν καὶ Τρωσὶ τὸ κέρδιον· αὐτὰρ Ἀχαιοὺς	ἀσπασίως αὐτῶν γόνυ κάμψειν, ὅς κε φύγῃσι
" Hectori quidem et Trojanis hoc utilius: at Achivos	" Libenter ipsorum genu flexurum esse, qui quidem effugerit
δηρὸν ἐμῆς καὶ σῆς ἔριδος μνήσεσθαι ὀΐω.	δηΐου ἐκ πολέμοιο ὑπ' ἔγχεος ἡμετέροιο.
" Diu meae et tuae contentionis memores-fore puto.	" Ardenti e praelio fugatus vi hastae nostrae."

La situation d'Agamemnon est plus délicate ; sa réponse s'en ressent. Il rejette la faute sur les dieux ; Até — personnification du délire qui s'empare de l'esprit de l'homme, et le conduit à la faute, — est fille de Zeus, et n'épargne personne, pas même Zeus. Et le Roi des Rois se lance dans un long récit, qui apporte un exemple à l'appui de son excuse : c'est celui de la ruse d'Héré qui obtint pour Eurysthée le privilège que Zeus comptait réserver à Héraclès.

On a souvent vu en ce morceau, comme en la plupart de ceux qui mentionnent Héraclès, une interpolation dans un chant qui, lui-même, ne saurait être très ancien ; ce que M. V. Bérard appelle une surinterpolation. L'aventure de Zeus, qui est dupé plutôt que coupable, ne répond qu'assez imparfaitement au cas d'Agamemnon. Agamemnon termine en invitant Achille à reprendre son rang au combat, et en se déclarant prêt à lui payer toute la rançon que lui a promise de sa part Ulysse dans le chant de l'Ambassade. Achille, lui, ne pense qu'à rencontrer Hector, et demande qu'on remette à plus tard l'exécution de la promesse.

Le poète est moins pressé qu'Achille, et bien des événements se passent, dans notre Iliade, avant que l'ami de Patrocle puisse le venger. Le premier retard vient d'Ulysse qui intervient, après la réplique d'Achille, et fait remarquer longuement que les Achéens sont à jeun. Il faut qu'ils prennent le repas habituel avant de se ranger en bataille. Cet incident de bien mince intérêt, occupe, à notre goût, une part beaucoup trop longue du XIXe chant. Il n'a d'autre avantage que de mettre encore mieux en relief l'impatience d'Achille, qui se déclare, lui, décidé à ne prendre aucun aliment avant d'avoir châtié Hector. Ulysse l'en reprend, un peu longuement encore, et, quoiqu'en ait dit Achille, Agamemnon ne met aucun délai à la délivrance des présents promis. Trépieds, chaudrons, chevaux, femmes sont amenés, et parmi ces dernières, Briséis, qu'Agamemnon jure solennellement avoir respectée.

Quand les femmes et les autres présents sont conduits au camp des Myrmidons, le poète tire un moment Briséis de la pénombre où elle est maintenue partout ailleurs. Il lui prête une plainte assez touchante sur la mort de Patrocle.

PLAINTE DE BRISÉIS. (XIX, 282-302).

Briséis donc, semblable à Aphrodite la dorée, dès qu'elle vit Patrocle déchiré par la pointe de l'airain, l'embrassa et poussa des gémissements perçants, en égratignant de ses mains sa poitrine, sa gorge délicate et son beau visage. Elle dit alors, en pleurant, cette femme pareille aux Déesses : « Patrocle, qui plaisais plus qu'aucun autre au cœur de l'infortunée que je suis, je t'ai laissé vivant, quand je suis parti de la tente. Et maintenant, je te trouve mort, bon capitaine, à mon retour ! Les maux pour moi succèdent aux maux. L'époux, auquel m'avaient donnée mon père et Dame ma mère, je l'ai vu, devant notre ville, déchiré par la pointe de l'airain, avec trois frères, que la même mère avait mis au monde,

Βρισηῒς δ' ἄρ' ἔπειτ' ἰκέλη χρυσέηι Ἀφροδίτηι	ζωὸν μέν σε ἔλειπον ἐγὼ κλισίηθεν ἰοῦσα,
Tura vero Briseïs, similis aureae Veneri,	" Vivum quidem te reliqui ego, e tentorio abiens,
ὡς ἴδε Πάτροκλον δεδαϊγμένον ὀξέϊ χαλκῶι,	νῦν δέ σε τεθνηῶτα κιχάνομαι ὄρχαμε λαῶν
Ut vidit Patroclum laceratum acuto aere,	" Nunc vero te mortuum invenio, princeps populorum,
ἀμφ' αὐτῶι χυμένη λίγ' ἐκώκυε, χερσὶ δ' ἄμυσσε	ἂψ ἀνιοῦσ'· ὥς μοι δέχεται κακὸν ἐκ κακοῦ αἰεί.
Ipsi circumfusa, stridulum edidit-ululatum, manibusque laniabat	" Reversa : Ut me excipit malum e malo semper !
στήθεά τ' ἠδ' ἁπαλὴν δειρὴν ἰδὲ καλὰ πρόσωπα.	ἄνδρα μὲν ὧι ἔδοσάν με πατὴρ καὶ πότνια μήτηρ
Pectoraque, et teneram cervicem, atque pulchra ora:	" Virum quidem, cui collocarant me pater et veneranda mater,
εἶπε δ' ἄρα κλαίουσα γυνὴ ἐϊκυῖα θεῇσι·	εἶδον πρὸ πτόλιος δεδαϊγμένον ὀξέϊ χαλκῶι,
Dixit autem flens mulier, similis deabus ;	" Vidi ante urbem confossum acuto aere;
Πάτροκλέ μοι δειλῇι πλεῖστον κεχαρισμένε θυμῶι	τρεῖς τε κασιγνήτους, τούς μοι μία γείνατο μήτηρ,
" Patrocle, mihi miserae carissime animo,	" Tresque fratres, quos mihi eadem peperit mater,

frères aimés, qui tous ont vu le jour du trépas. Et cependant tu ne voulais pas, quand Achille aux pieds légers eut tué mon époux, quand il eut ravagé la ville du divin Mynès, me voir pleurer ; tu me disais que tu ferais de moi l'épouse légitime d'Achille, et que tu m'emmènerais sur vos vaisseaux à Phthie, pour y fêter notre mariage au milieu des Myrmidons. Voilà pourquoi je te pleure, maintenant que tu es mort, toi qui toujours étais doux ! » Elle parla ainsi en pleurant, et les autres femmes se lamentaient avec elle, en apparence, sur Patrocle, mais chacune sur ses propres peines.

κηδείους, οἳ πάντες ὀλέθριον ἦμαρ ἐπέσπον.	ἐς Φθίην, δαίσειν δὲ γάμον μετὰ Μυρμιδόνεσσι.
" Conjunctissimos, qui omnes exitialem diem obierunt :	" In Phthiam, instructurumque epulas-nuptiales inter Myrmidonas.
οὐδὲ μὲν οὐδέ μ' ἔασκες, ὅτ' ἄνδρ' ἐμὸν ὠκὺς Ἀχιλλεὺς [Achilles	τώ σ' ἄμοτον κλαίω τεθνηότα μείλιχον αἰεί.
" Haudquaquam tamen me sinebas, quando virum meum velox	" Ideo te inexpletum fleo mortuum, animo semper mansuetum."
ἔκτεινεν, πέρσεν δὲ πόλιν θείοιο Μύνητος,	ὣς ἔφατο κλαίουσ', ἐπὶ δὲ στενάχοντο γυναῖκες
" Interfecit, evertitque urbem divini Mynetis,	Sic dixit flens: adgemebant autem foeminae,
κλαίειν, ἀλλά μ' ἔφασκες Ἀχιλλῆος θείοιο	Πάτροκλον πρόφασιν, σφῶν δ' αὐτῶν κήδε' ἑκάστη.
" Flere ; sed me dicebas Achillis divini	De Patroclo, specie ; de suis autem revera ipsarum malis singulae.
κουριδίην ἄλοχον θήσειν, ἄξειν τ' ἐνὶ νηυσὶν	
" Primam uxorem te facturum esse, abducturumque in navibus	

Achille refuse de nouveau de prendre aucune nourriture, et il se lamente de nouveau, avec une émotion touchante ; l'origine récente du morceau se révèle toutefois par la mention de Néoptolème ; car la légende d'Achille à Scyros est inconnue partout ailleurs de l'Iliade ; elle est même en contradiction avec un chant qui n'est pas des plus anciens, celui de l'Ambassade (IX.437-43 ; cf. aussi XI, 783).

L'obstination d'Achille à garder le jeûne touche Zeus, qui envoie Athéné distiller miraculeusement dans sa poitrine du nectar et de l'ambroisie. La dernière partie du chant montre Achille revêtant ses nouvelles armes, et prenant avec elles cette lance en frêne du Pélion, présent de Chiron à Pélée, que seule Patrocle s'était abstenu d'emporter. Il attelle son char ; c'est alors qu'un de ses chevaux lui prédit la mort qui l'attend :

LA PRÉDICTION DU CHEVAL XANTHOS. (XIX, 399-424).

D'une voix terrible, Achille excitait les chevaux de son père : « Xanthos et Balios, enfants illustres de Podargé, pensez à sauver autrement votre cocher et à le ramener au milieu des Danaens, quand nous serons rassasiés de la guerre ! Ne le laissez pas sur place, mort comme Patrocle. »

σμερδαλέον δ' ἵπποισιν ἐκέκλετο πατρὸς ἑοῖο·	ἄψ Δαναῶν ἐς ὅμιλον ἐπεί χ' ἕωμεν πολέμοιο,
Terribiliter autem equis imperitabat patris sui;	" Retro Danaorum in agmen, ubi satiati-fuerimus pugna;
Ξάνθέ τε καὶ Βαλίε τηλεκλυτὰ τέκνα Ποδάργης	μηδ' ὡς Πάτροκλον λίπετ' αὐτόθι τεθνηῶτα.
" Xantheque, et Balie, inclyta soboles Podarges,	" Neque, ut Patroclum, relinquite illic mortuum."
ἄλλως δὴ φράζεσθε σαωσέμεν ἡνιοχῆα	
" Alio jam modo deliberate salvum-referre aurigam	

De sous le joug, Xanthos, le cheval rapide comme la lumière, lui dit, en courbant aussitôt la tête, tandis que toute sa crinière, échappée à la courroie qui la retenait, tombait jusqu'au sol (Héré aux bras blancs lui fit don de la parole) : « Oui, il est bien sûr que nous te sauverons aujourd'hui, vaillant Achille ! Mais le jour fatal est tout près de toi ! Ce n'est point nous qui en sommes la cause ; c'est un dieu puissant, c'est le Destin souverain. Ce n'est pas notre lenteur et notre paresse qui a livré aux Troyens les armes qu'ils ont enlevées des épaules de Patrocle ! C'est le plus vaillant des dieux, celui qu'a enfanté Létô aux beaux cheveux, qui l'a tué, au premier rang, et a donné la victoire à Hector.

τὸν δ' ἄρ' ὑπὸ ζυγόφι προσέφη πόδας αἰόλος ἵππος	αἴτιοι, ἀλλὰ θεός τε μέγας καὶ Μοῖρα κραταιή.
Hunc autem sub jugo allocutus est pedibus celer equus	" In culpa, sed deusque magnus et fatum violentum
Ξάνθος, ἄφαρ δ' ἤμυσε καρήατι· πᾶσα δὲ χαίτη	οὐδὲ γὰρ ἡμετέρηι βραδυτῆτί τε νωχελίηι τε
Xanthus, statim vero inclinavit capiit; tota autem juba,	" Neque enim nostra tarditateque segnitieque,
ζεύγλης ἐξεριποῦσα παρὰ ζυγὸν οὖδας ἵκανεν·	Τρῶες ἀπ' ὤμοιιν Πατρόκλου τεύχε' ἕλοντο·
Circulo profusa juxta jugum, ad terram pervenit;	" Trojani ab humeris Patrocli arma detraxerunt :
αὐδήεντα δ' ἔθηκε θεὰ λευκώλενος Ἥρη·	ἀλλὰ θεῶν ὥριστος, ὃν ἠΰκομος τέκε Λητώ,
Vocalem vero reddidit dea ulnas-candida Juno;	" Sed deorum fortissimus, quem comas-pulchra peperit Latona,
καὶ λίην σ' ἔτι νῦν γε σαώσομεν ὄβριμ' Ἀχιλλεῦ·	ἔκταν' ἐνὶ προμάχοισι καὶ Ἕκτορι κῦδος ἔδωκε.
" Et certe te etiam nunc saltem salvum-referemus, impetuose Achille:	" Interfecit inter primos-pugnatores, et Hectori gloriam dedit.
ἀλλά τοι ἐγγύθεν ἦμαρ ὀλέθριον· οὐδέ τοι ἡμεῖς	
" Sed tibi prope dies exitialis, neque quicquam nos	

Nous, nous pouvons courir aussi vite que le souffle du Zéphyre, qu'on dit le plus rapide de tous. Mais, toi aussi, ton sort est d'être vaincu par la force réunie d'un dieu et d'un homme. » Il parla ainsi, et les Érinyes arrêtèrent sa voix. Achille aux pieds légers, avec un grand soupir, lui fit cette réponse : « Xanthos ! à quoi bon me prédire la mort ! Point n'est besoin que tu t'en charges ! Je sais bien par moi-même que mon sort est de périr ici, loin de mon père et de ma mère. Et pourtant, je ne cesserai pas de combattre avant d'avoir, dans le combat, harcelé les Troyens à mon soûl. » Il dit, et, poussant un cri, mena ses chevaux aux bons sabots au premier rang.

νῶϊ δὲ καί κεν ἅμα πνοιῇ Ζεφύροιο θέοιμεν,	Ξάνθε τί μοι θάνατον μαντεύεαι; οὐδέ τί σε χρή.
" Nos vero vel flatum Zephyri cursu asquaremus,	" Xanthe, quid mihi mortem vaticinaris? ueque quid te oportet.
ἥν περ ἐλαφροτάτην φάσ' ἔμμεναι· ἀλλὰ σοὶ αὐτῶι	εὖ νυ τὸ οἶδα καὶ αὐτὸς ὅ μοι μόρος ἐνθάδ' ὀλέσθαι
" Quem tamen velocissimum dicunt esse: quin et tibi ipsi	" Bene jam novi et ipse, quud mihi fatum hic perire,
μόρσιμόν ἐστι θεῶι τε καὶ ἀνέρι ἶφι δαμῆναι.	νόσφι φίλου πατρὸς καὶ μητέρος· ἀλλὰ καὶ ἔμπης
" Fatale est, a deoque et viro vi domari."	" Procul a dilecto patre et matre: attamen
ὣς ἄρα φωνήσαντος Ἐρινύες ἔσχεθον αὐδήν.	οὐ λήξω πρὶν Τρῶας ἄδην ἐλάσαι πολέμοιο.
Sic sane locuti Erinnyes inhibuerunt vocem.	" Non cessabo, antequam Troës abunde satiaverint-se pugna."
τὸν δὲ μέγ' ὀχθήσας προσέφη πόδας ὠκὺς Ἀχιλλεύς·	ἦ ῥα, καὶ ἐν πρώτοις ἰάχων ἔχε μώνυχας ἵππους.
Hunc autem valde indignatus allocutus est pedibus velox Achilles;	Dixit, et inter primos clamans dirigebat solidos-ungulis equos.

18 Dernière bataille et mort d'Hector (chants XX-XXII).

La Bataille des Dieux.

Le titre traditionnel du chant ne répond qu'imparfaitement à son contenu. Il ne contient pas une véritable bataille entre les dieux ; mais Zeus y lève la défense qu'il leur avait faite au chant VIII, et ils se partagent en deux camps, l'un favorable aux Achéens, l'autre favorable aux Troyens. Ils ne se livreront une sorte de combat qu'au chant XXI, dans un épisode qui est un des rares morceaux vraiment médiocres de l'Iliade. Mais ils s'affronteront déjà ; ils prendront une part importante à la bataille qui commence, et dont le principal incident sera ici un duel d'Achille et d'Énée. Ce duel est, comme le chant sur la Fabrication des armes, un petit poème qui pourrait se suffire à lui-même ; une des parties de l'Iliade, auxquelles s'appliquerait le système de Lachmann. On peut croire avec vraisemblance qu'il a été composé par quelque aède qui se proposait de glorifier quelque dynastie locale d'Asie-Mineure, dont la prétention était de faire remonter son origine à Énée, et par lui à Anchise et à Aphrodite.

Pendant qu'Achille et les Achéens s'arment dans le camp, et que les Troyens se mettent en bataille sur le plateau qui avoisine le Seamandre, Zeus envoie Thémis convoquer les dieux à une assemblée. Le moment est si solennel, que, comme aucun Achéen, même les valets, n'avait manqué à l'assemblée convoquée par Achille pour sa réconciliation avec Agamemnon, aucune divinité, pas même le plus petit fleuve ou la dernière des nymphes, ne néglige de répondre à l'appel de Thémis. Quand cet innombrable peuple divin est réuni, Poséidon interroge Zeus sur l'objet de la réunion ; Zeus explique sa raison de permettre aux dieux une intervention qu'il leur avait interdite au chant VIII : c'est que les Troyens, livrés à eux-mêmes, auront en Achille un adversaire trop redoutable. Les dieux ensuite se rangent en deux camps : Héré, Pallas, Athéné, Poséidon, Hermès, Héphaistos, du côté des Achéens ; Arès, Phoibos, Artémis, Léto, le fleuve Xanthe et Aphrodite, du côté des Troyens.

Iliade Liv XX. 32.

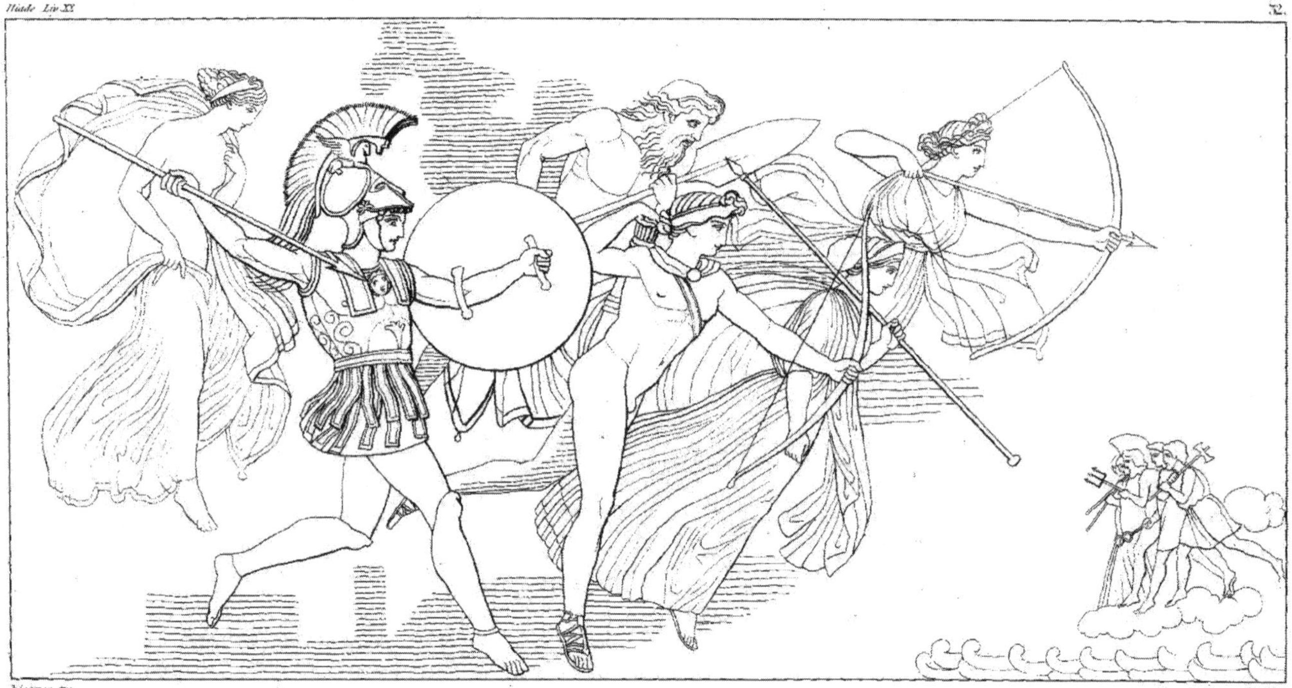

Flaxman inv. Reveil sc.

Jupiter permet aux divinités de l'Olympe de prendre part au combat que les Grecs et les Troyens vont se livrer.

Achille paraît sur le champ de bataille ; la terreur s'empare des Troyens. L'effet de son apparition n'est guère augmenté par l'intervention de la Discorde, d'Athéné et d'Arès, qui se jettent parmi les combattants pour exciter leur fureur. Il y a plus de grandeur épique dans celle de Zeus, qui fait retentir un formidable coup de tonnerre, si violent que tout l'Ida, toute la ville de Troie, et tout le camp achéen en ressentent le contre-coup, et qu'Hadès tremble dans sa demeure souterraine. Poséidon prend place au combat en face d'Apollon; Athéné, en face d'Arès ; Héré en face d'Artémis ; Hermès en face de Léto ; Héphaistos en face du fleuve Xanthe ; mais c'est plus tard seulement que nous les verrons aux prises.

Achille a, nous le savons, une pensée unique, celle de venger Patrocle sur Hector, Mais Apollon va retarder sa vengeance en jetant sur ses pas Énée. Celui-ci hésite à se mesurer avec un tel adversaire, qui déjà, au commencement de la guerre, l'a mis facilement en fuite. Apollon l'encourage en lui rappelant que sa mère, Aphrodite, est une divinité supérieure à Thétis. D'autre part, Héré voudrait assurer à Achille le secours de Poséidon ; Poséidon se récuse et finalement les dieux se décident à demeurer spectateurs du duel ; ils prennent place, ceux qui sont favorables aux Achéens, sur les ruines du mur construit autrefois pour aider Héraclès dans sa lutte contre le monstre qui voulait dévorer Hésione ; ceux qui sont amis des Troyens, sur la hauteur de Callicoloné (la Belle Colline).

Achille et Énée commencent par échanger longuement les défis habituels. Achille rappelle à Énée comment il l'a fait fuir, lors de la prise de Lyrnesse. Énée vante ses origines, et rapporte tout au long sa généalogie, ce qui se comprend, si l'auteur du morceau a bien eu l'intention que nous lui avons prêtée.

Le duel d'Achille et d'Énée. (XX, 259-308).

Énée dit et poussa sa lance solide, contre le bouclier redoutable, le bouclier terrible. Le grand bouclier retentit sous la pointe de la lance. Le fils de Pélée trembla et écarta de lui, à pleine main, le bouclier, car il se disait que la longue lance d'Énée au grand cœur passerait facilement au travers ! Le fou ! qui ne s'avisait pas, en son esprit et en son cœur, que les présents magnifiques des dieux ne se laissent pas aussi aisément vaincre et fléchir par des hommes mortels. Alors donc la lance solide du sage Énée ne brisa pas le bouclier ; l'or l'arrêta, l'or donné par le dieu. Elle pénétra seulement deux couches, et il en restait trois encore, puisque le Boiteux en avait placé cinq ; deux en airain, deux intérieurement en étain, et une seule en or ; ce fut celle qui arrêta la lance de frêne. Achille le second lança sa longue lance, et il frappa le bouclier parfaitement égal d'Énée, à la frange du rebord, là, où courait l'airain le plus léger, recouvert du cuir de bœuf le plus léger aussi. Le frêne du Pélion passa à travers, et le bouclier retentit sous le coup. Énée se ramassa sur lui-même et écarta de lui le bouclier en le tenant haut, dans sa crainte ;

ἦ ῥα καὶ ἐν δεινῶι σάκει ἤλασεν ὄβριμον ἔγχος	ἀλλὰ δύω μὲν ἔλασσε διὰ πτύχας, αἳ δ᾽ ἄρ᾽ ἔτι τρεῖς
Dixit utique, et in terribile scutum intorsit aeream hastam,	Sed duas quidem transiit per plicas; tres vero
σμερδαλέωι· μέγα δ᾽ ἀμφὶ σάκος μύκε δουρὸς ἀκωκῆι.	ἦσαν, ἐπεὶ πέντε πτύχας ἤλασε κυλλοποδίων,
Visu-horrendum ; ingensque scutum mugiit hastae cuspide.	Supererant: quinque enim plicas superinduxerat Vulcanus,
Πηλεΐδης δὲ σάκος μὲν ἀπὸ ἕο χειρὶ παχείηι	τὰς δύο χαλκείας, δύο δ᾽ ἔνδοθι κασσιτέροιο,
Pelides vero scutum quidem a se procul manu robusta	Duas, aereas, duasque interiores stanni,
ἔσχετο ταρβήσας· φάτο γὰρ δολιχόσκιον ἔγχος	τὴν δὲ μίαν χρυσῆν, τῆι ῥ᾽ ἔσχετο μείλινον ἔγχος.
Tenuit perculsus: credebat enim praelongam hastam	Unam vero, auream ; qua demum detenta est aerea hasta.
ῥέα διελεύσεσθαι μεγαλήτορος Αἰνείαο	δεύτερος αὖτ᾽ Ἀχιλεὺς προΐει δολιχόσκιον ἔγχος,
Facile penetraturam esse magnanimi AEneae:	Secundus vero Achilles emisit praelongam hastam,
νήπιος, οὐδ᾽ ἐνόησε κατὰ φρένα καὶ κατὰ θυμὸν	καὶ βάλεν Αἰνείαο κατ᾽ ἀσπίδα πάντοσ᾽ ἐΐσην
Imprudens. neque enim cogitabat in mente et in animo,	Et percussit AEneae ad clypeum undinque aequalem,
ὡς οὐ ῥηΐδι᾽ ἐστὶ θεῶν ἐρικυδέα δῶρα	ἄντυγ᾽ ὕπο πρώτην, ἧι λεπτότατος θέε χαλκός,
Quod non facile deorum inclyta dona	Oram ad summam, ubi tenuissimum currebat aes ;
ἀνδράσι γε θνητοῖσι δαμήμεναι οὐδ᾽ ὑποείκειν.	λεπτοτάτη δ᾽ ἐπέην ῥινὸς βοός· ἣ δὲ διὰ πρὸ
A viris mortalibus domantur, neque eis cedunt.	Tenuissimum etiam inductum erat corium bovis : penitus autem
οὐδὲ τότ᾽ Αἰνείαο δαΐφρονος ὄβριμον ἔγχος	Πηλιὰς ἤϊξεν μελίη, λάκε δ᾽ ἀσπὶς ὑπ᾽ αὐτῆς.
Neque tunc AEneae bellicosi rapida hasta	Pelias prorupit fraxinus ; crepuit vero clypeus ex ejus ictu.
ῥῆξε σάκος· χρυσὸς γὰρ ἐρύκακε, δῶρα θεοῖο·	Αἰνείας δ᾽ ἐάλη καὶ ἀπὸ ἔθεν ἀσπίδ᾽ ἀνέσχε
Perrupit scutum; aurum enim inhibuit, dona Dei:	AEneas autem corpore-contracto-subsedit, et a se procul scutum sustuli :

la lance alors, par-dessus son dos, alla se ficher en terre, après avoir fendu deux cercles du bouclier, capable de couvrir tout le corps ; le héros, après avoir évité la longue lance, resta immobile, et ses yeux se couvrirent d'une tristesse infinie, dans la crainte que lui avait inspirée la lance, en se plantant si près. Achille cependant fondait sur lui avec furie, l'épée pointue hors du fourreau, poussant un cri terrible. Énée saisit alors de la main, rare exploit, un bloc de pierre, que deux hommes n'auraient pas pu soulever, deux hommes tels que ceux d'aujourd'hui. Il le brandit facilement à lui seul. Ainsi Énée aurait atteint Achille en plein bond, de ce roc, au casque ou au bouclier, qui l'auraient protégé contre la mort funeste, et le fils de Pélée, l'abordant corps à corps, lui eût enlevé le souffle, si Poséidon, qui ébranle la terre, ne s'en fût promptement aperçu. Sans tarder, il s'adressa aux dieux immortels : «Malheur à moi ! j'ai pitié du généreux Énée, qui va bientôt descendre chez Hadès, vaincu par le fils de Pélée, pour avoir obéi, l'innocent, à la parole d'Apollon, le bon archer. Apollon ne lui servira de rien contre la mort funeste. Mais pourquoi Énée, sans être responsable, souffre-t-il maintenant cette peine, sans raison, à cause de maux où il n'est pour rien, quand toujours il offre des dons qui leur agréent, aux dieux, qui habitent le vaste ciel ? Allons ! nous du moins, arrachons-le à la mort ;

δείσας· ἐγχείη δ' ἄρ' ὑπὲρ νώτου ἐνὶ γαίῃ	τὸν δέ κε Πηλεΐδης σχεδὸν ἄορι θυμὸν ἀπηύρα,
Territus : hasta autem supra dorsum in terra	Illum vero Pelides cominus ense anima privasset;
ἔστη ἱεμένη, διὰ δ' ἀμφοτέρους ἕλε κύκλους	εἰ μὴ ἄρ' ὀξὺ νόησε Ποσειδάων ἐνοσίχθων·
Stetit ulterius- pergendi-cupida ; utrosque autem disruperat orbes	Nisi celeriter animadvertisset Neptunus quassator-terrae:
ἀσπίδος ἀμφιβρότης· ὁ δ' ἀλευάμενος δόρυ μακρὸν	αὐτίκα δ' ἀθανάτοισι θεοῖς μετὰ μῦθον ἔειπεν·
Clypei ingentis : Is vero evitata hasta longa,	Statim autem inter immortales deos verbum dixit;
ἔστη, κὰδ δ' ἄχος οἱ χύτο μυρίον ὀφθαλμοῖσι,	ὢ πόποι ἦ μοι ἄχος μεγαλήτορος Αἰνείαο,
Constitit (trepidatio autem cura dolore ei offusa-est immensa oculis,)	" O dii, certe mihi dolor de magnanimo AEnea,
ταρβήσας ὅ οἱ ἄγχι πάγη βέλος. αὐτὰρ Ἀχιλλεὺς	ὃς τάχα Πηλεΐωνι δαμεὶς Ἄϊδος δὲ κάτεισι
Perculsus, quod prope se fixum erat telum : verum Achilles	" Qui cito a Pelide domitus ad orcum descendet,
ἐμμεμαὼς ἐπόρουσεν ἐρυσσάμενος ξίφος ὀξὺ	πειθόμενος μύθοισιν Ἀπόλλωνος ἑκάτοιο
Animo-paratissimo irruit, stricto ense acuto,	" Persuasus verbis Apollinis longe-jaculantis,
σμερδαλέα ἰάχων· ὁ δὲ χερμάδιον λάβε χειρὶ	νήπιος, οὐδέ τί οἱ χραισμήσει λυγρὸν ὄλεθρον.
Terribilem edens-clamorem: At saxum sumpsit manu	" Demens : neque enim is ab eo onmino propulsabit triste exitium.
Αἰνείας, μέγα ἔργον, ὃ οὐ δύο γ' ἄνδρε φέροιεν,	ἀλλὰ τί ἢ νῦν οὗτος ἀναίτιος ἄλγεα πάσχει
AEneas, vastum pondus, quod ne duo quidem viri ferrent,	" Sed cur nunc hic insons mala patitur,
οἷοι νῦν βροτοί εἰσ'· ὁ δέ μιν ῥέα πάλλε καὶ οἶος.	μὰψ ἕνεκ' ἀλλοτρίων ἀχέων, κεχαρισμένα δ' αἰεὶ
Quales nunc homines sunt : is vero ipsum facile agitabat et solus.	" Immerito ob debitos-aliis dolores; grata autem semper
ἔνθά κεν Αἰνείας μὲν ἐπεσσύμενον βάλε πέτρῳ	δῶρα θεοῖσι δίδωσι τοὶ οὐρανὸν εὐρὺν ἔχουσιν;
Tum certe AEneas quidem irruentem percussisset saxo,	" Munera diis exhibet, qui coelum latum habitant?
ἢ κόρυθ' ἠὲ σάκος, τό οἱ ἤρκεσε λυγρὸν ὄλεθρον,	ἀλλ' ἄγεθ' ἡμεῖς πέρ μιν ὑπὲκ θανάτου ἀγάγωμεν,
Vel galeam, vel scutum, quod ab eo defeudisset tristem mortem :	" Sed agite, nos ipsi eum e morte subducamus,

craignons la colère du fils de Cronos, si Achille vient à le tuer. Le destin veut qu'il échappe, pour que ne périsse pas sans postérité, dans l'oubli, la race de Dardanos, que le fils de Cronos a aimé par-dessus tous les enfants qu'il a engendrés de femmes mortelles. Car voici que le fils de Cronos a pris en haine la race de Priam ; c'est maintenant le Seigneur Énée qui régnera sur les Troyens, et les enfants de ses enfants qui viendront au monde après lui ».

μή πως καὶ Κρονίδης κεχολώσεται, αἴ κεν Ἀχιλλεὺς	οἳ ἔθεν ἐξεγένοντο γυναικῶν τε θνητάων.
" Ne forte et Saturnius irascatur, si Achilles	" Qui ex se nati sunt, mulieribusque mortalibus.
τόνδε κατακτείνῃ· μόριμον δέ οἵ ἐστ' ἀλέασθαι,	ἤδη γὰρ Πριάμου γενεὴν ἔχθηρε Κρονίων·
" Hunc interimat: Fatale vero ei est effugere,	" Dudum enim Priami genus odit Saturnius :
ὄφρα μὴ ἄσπερμος γενεὴ καὶ ἄφαντος ὄληται	νῦν δὲ δὴ Αἰνείαο βίη Τρώεσσιν ἀνάξει
" Ut ne sine-prole genus et prorsus-extinctum pereat	" Nunc vero utique AEneae vis Trojanis imperabit,
Δαρδάνου, ὃν Κρονίδης περὶ πάντων φίλατο παίδων	καὶ παίδων παῖδες, τοί κεν μετόπισθε γένωνται.
" Dardani, quem Saturnius prae omnibus dilexit liberis,	" Et filii filiorum, qui in-posterum nati fuerint."

Héré, toujours ennemie intraitable de Troie, laisse à Poséidon la responsabilité de ce qu'il veut faire et le dieu enlève Énée, en le cachant sous un nuage. Il l'emporté en arrière, à l'endroit où les Caucones étaient en train de s'armer, et il lui intime l'ordre de se réserver pour le moment où Achille aura lui-même subi son destin.

Achille, un moment déconcerté, s'élance de nouveau. C'est dans cette dernière partie du chant qu'il peut se retrouver certains éléments empruntés au poème le plus ancien.

Elle doit toutefois avoir été elle-même remaniée. Hector est à la tête des Troyens. Mais sa rencontre avec Achille n'aura pas encore lieu. Apollon le fait rentrer dans le rang. Ce sont des comparses qu'immole d'abord Achille ; le plus intéressant de ces personnages secondaires est un fils de Priam, Polydore, dont la mort émeut Hector au point que, malgré la recommandation d'Apollon, il se porte au-devant d'Achille.

LA PREMIÈRE RENCONTRE D'ACHILLE ET D'HECTOR. (XX, 419-454).

Hector, quand il vit son frère Polydore tenir ses entrailles dans Sa main et se convulser sur le sol, sentit un nuage voiler ses yeux. Il ne se résigna plus à virer à l'écart, et il vint au-devant d'Achille, brandissant sa lance perçante ; il était pareil à une flamme. De son côté, Achille, dès qu'il le vit, fit un bond, et dit en invoquant les dieux ;

Ἕκτωρ δ' ὡς ἐνόησε κασίγνητον Πολύδωρον	δηρὸν ἑκὰς στρωφᾶσθ', ἀλλ' ἀντίος ἦλθ' Ἀχιλῆϊ
Hector vero, ut vidit fratrem Polydorum,	Diu procul versari, sed obvius venit Achilli,
ἔντερα χερσὶν ἔχοντα λιαζόμενον ποτὶ γαίῃ	ὀξὺ δόρυ κραδάων φλογὶ εἴκελος· αὐτὰρ Ἀχιλλεὺς
Viscera manibus tenentem, advolutum terrae;	Acutam hastam vibrans, flammae similis : At Achilles
κάρ ῥά οἱ ὀφθαλμῶν κέχυτ' ἀχλύς· οὐδ' ἄρ' ἔτ' ἔτλη	ὡς εἶδ', ὣς ἀνεπᾶλτο, καὶ εὐχόμενος ἔπος ηὔδα·
Continuo ejus oculis offusa est caligo, neque amplius sustinuit	Ut vidit, ut exiliit, et jactabundus verbum dixit;

« Voici l'homme que mon cœur souhaite le plus de trouver, celui qui m'a tué le compagnon que j'honorais. Nous n'allons pas longtemps nous cacher l'un devant l'autre, sur les ponts de la bataille ».

Il dit, et avec un regard en dessous, il interpella le divin Hector : « Approche-toi ; plus vite, viens trouver la mort qui t'attend ». Hector, au casque étincelant, lui répondit sans trembler : « Fils de Pélée, n'espère pas m'effrayer, comme un petit enfant, par des paroles ; car je sais fort bien moi- même proférer des railleries et des menaces ! Je n'ignore pas que tu es brave, et que je te suis très inférieur. Mais notre sort repose sur les genoux des dieux. Quoique ton inférieur, qui sait si je ne t'enlèverai pas la vie, en te frappant de ma lance ? mon arme aussi a sa bonne pointe au bout ».

Il dit, brandit sa lance et la jeta. Athéné la détourna du glorieux Achille, d'un souffle, d'un souffle bien léger ; elle fit retour vers le divin Hector, et alla choir devant ses pieds. De son côté, Achille bondit avec furie, brûlant de le tuer, avec un cri terrible. Mais Apollon l'enleva, bien aisément, comme fait un dieu, en le couvrant d'une épaisse nuée.

ἐγγὺς ἀνὴρ ὃς ἐμόν γε μάλιστ' ἐσεμάσσατο θυμόν,	ἀλλ' ἤτοι μὲν ταῦτα θεῶν ἐν γούνασι κεῖται,
" Prope vir, qui meum quidem maxime intimum-pupugit animum,	" Sed haec quidem Deorum in genibus posita sunt,
ὅς μοι ἑταῖρον ἔπεφνε τετιμένον· οὐδ' ἂν ἔτι δὴν	αἴ κέ σε χειρότερός περ ἐὼν ἀπὸ θυμὸν ἕλωμαι
" Qui mihi sodalem interfecit carissimum ; neque sane diutius	" An tibi, inferior licet sim, animum exemero,
ἀλλήλους πτώσσοιμεν ἀνὰ πτολέμοιο γεφύρας.	δουρὶ βαλών, ἐπεὶ ἦ καὶ ἐμὸν βέλος ὀξὺ πάροιθεν.
" Alter alterum trepidi-fugiamus per aciei semitas."	" Hasta percusso: nam et meum telum acutum cuspide."
ἦ, καὶ ὑπόδρα ἰδὼν προσεφώνεεν Ἕκτορα δῖον·	ἦ ῥα, καὶ ἀμπεπαλὼν προΐει δόρυ, καὶ τό γ' Ἀθήνη
Dixit, et torve intuitus allocutus est Hectorem nobilem;	Dixit utique, et vibratam emisit hastam, et eam quidem Minerva
ἆσσον ἴθ' ὥς κεν θᾶσσον ὀλέθρου πείραθ' ἵκηαι.	πνοιῇ Ἀχιλλῆος πάλιν ἔτραπε κυδαλίμοιο
" Propius accede, ut ocyus ad mortis metas pervenias."	Flatu ab Achille retro avertit glorioso,
τὸν δ' οὐ ταρβήσας προσέφη κορυθαίολος Ἕκτωρ·	ἦκα μάλα ψύξασα· τὸ δ' ἂψ ἵκεθ' Ἕκτορα δῖον,
Illum vero interritus allocutus est pugnam-expedite-ciens Hector;	Leniter admodum afflatam; illa autem rediit ad Hectorem nobilem,
Πηλεΐδη μὴ δὴ ἐπέεσσί με νηπύτιον ὣς	αὐτοῦ δὲ προπάροιθε ποδῶν πέσεν. αὐτὰρ Ἀχιλλεὺς
" Pelide, ne jam me verbis saltem, puerulum tanquam.	Ipsiusque ante pedes cecidit : verum Achilles
ἔλπεο δειδίξεσθαι, ἐπεὶ σάφα οἶδα καὶ αὐτὸς	ἐμμεμαὼς ἐπόρουσε κατακτάμεναι μενεαίνων,
" Speres te perterrefacturum ; facile cnim possum et ipse	Animo-paratissimo irruit, occidere cupiens,
ἠμὲν κερτομίας ἠδ' αἴσυλα μυθήσασθαι.	σμερδαλέα ἰάχων· τὸν δ' ἐξήρπαξεν Ἀπόλλων
" Et convicia, et opprobria proloqui :	Horrendum vociferans : Illum vero eripuit Apollo
οἶδα δ' ὅτι σὺ μὲν ἐσθλός, ἐγὼ δὲ σέθεν πολὺ χείρων.	ῥεῖα μάλ' ὥς τε θεός, ἐκάλυψε δ' ἄρ' ἠέρι πολλῇ.
" Scio autem, quod tu quidem strenuus, cgo vero te multo inferior.	Facile admodum, utpote Deus, operuitque caligine multa.

Trois fois encore le divin Achille, ferme au combat, bondit, là lance d'airain en avant, et trois fois il frappa le vide de l'air. (Mais lorsqu'il bondissait une quatrième, pareil à un dieu), dans sa colère, il donna l'essor à ces paroles : « Voici que tu as encore évité la mort, chien ; ce n'est pas qu'elle ne soit passée près de toi ! Maintenant, Phoibos Apollon t'a sauvé ; tu le pries sans doute avant d'aller entendre le bruit des javelots. Je saurai te rencontrer plus tard, et te régler ton compte, si moi aussi je trouve quelque dieu pour m'aider. A présent, je vais m'attaquer aux autres Troyens ; gare à celui que je rencontre ».

ἀλλ᾽ ὅτε δὴ τὸ τέταρτον ἐπέσσυτο δαίμονι ἶσος,	ᾧι μέλλεις εὔχεσθαι ἰὼν ἐς δοῦπον ἀκόντων.
Sed quando jam quarto irruebat deo par,	" Cui scilicet vota facis, cum proficisceris in stridorem jaculorum.
δεινὰ δ᾽ ὁμοκλήσας ἔπεα πτερόεντα προσηύδα·	ἦ θήν σ᾽ ἐξανύω γε καὶ ὕστερον ἀντιβολήσας,
Minaciter tum vero increpitans verbis-alatis allocutus est;	" At certe te conficiam omnino et posthac obvius-factus,
ἐξ αὖ νῦν ἔφυγες θάνατον κύον· ἦ τέ τοι ἄγχι	εἴ πού τις καὶ ἔμοιγε θεῶν ἐπιτάρροθός ἐστι.
" Rursus nunc effugisti mortem, canis; certe tibi prope	" Si forte aliquis et mihi deorum adjutor est:
ἦλθε κακόν· νῦν αὖτέ σ᾽ ἐρύσατο Φοῖβος Ἀπόλλων,	νῦν αὖ τοὺς ἄλλους ἐπιείσομαι, ὅν κε κιχείω. [potuero. "
" Venerat malum ; nunc vero te eripuit Phoebus Apollo,	" Nunc vero alios Trojanorum persequar, quemcunque deprehendere

Achille tient sa promesse en tuant coup sur coup dix ennemis, et le chant se termine sur une comparaison qui décrit l'horreur du combat.

La bataille auprès du fleuve. (Chant XXI)

Ce chant, comme le précédent, doit contenir beaucoup de développements ajoutés au récit primitif, soit pour faire une place à certains personnages et à certaines légendes négligés par celui- ci, soit pour satisfaire le goût d'un public, qui ne se contentait plus d'une simplicité forte, pareille à celle qui règne dans la Querelle et les autres parties analogues de l'Iliade, mais réclamait des effets plus violents ou des inventions plus pittoresques. Le chant XXI est d'ailleurs très supérieur, par sa valeur poétique, au chant XX, et il contient plusieurs morceaux d'une grande beauté.

Achille poursuit les Troyens jusqu'au gué du Xanthe ; là, il les coupe en deux, rejetant les uns vers la ville, à travers la plaine, poussant l'autre moitié vers le fleuve. Héré lui dérobe les premiers en les couvrant d'une nuée. Les autres sont obligés de se précipiter dans les eaux, où Achille en fait un grand massacre. Il capture douze beaux jeunes gens, qu'il se propose d'immoler sur le bûcher de Patrocle. Il rencontre ensuite un fils de Priam, Lycaon ; le récit de la mort de ce Priamide est un des morceaux les plus émouvants que contienne l'Iliade.

LA MORT DE LYCAON. (XXI, 34-135).

Là, il rencontra un fils de Priam, le Dardanide Lycaon, qui fuyait en sortant du fleuve ; Achille autrefois l'avait capturé et emmené, bien malgré lui, du verger de son père, dans une surprise nocturne. Il s'occupait, l'airain tranchant en main, à couper de jeunes branches de figuier, pour en faire des jantes de char. Achille vint à lui, péril imprévu, et il le transporta à Lemnos, l'île bien cultivée, sur ses vaisseaux ; puis, il le vendit au fils de Jason. Là, un hôte le racheta, à grand prix ; ce fut Éétion d'Imbros, qui l'envoya en la divine Arisbé. De là, il réussit à s'enfuir et retourna à la maison paternelle. Pendant onze jours son cœur se réjouit, avec ses amis, à son retour de Lemnos ; le douzième, de nouveau la volonté des dieux le rejeta dans les mains d'Achille, qui devait l'envoyer chez Hadès, bien contre son gré. Dès que le divin Achille, ferme au combat, l'aperçut, Sans armes, sans casque ni bouclier, et même sans lance, car il avait jeté à terre tout cela, épuisé qu'il était par la sueur, en s'échappant hors du fleuve, les genoux vaincus par la fatigue, avec un soupir, il dit, en parlant à son grand cœur : « Malheur à moi ! quelle est cette grande merveille, que je vois ici de mes yeux ? Alors, les Troyens magnanimes, que j'ai déjà tués,

ἔνθ' υἷι Πριάμοιο συνήντετο Δαρδανίδαο
Illic filio Priami obvius factus-est Dardanidae,
ἐκ ποταμοῦ φεύγοντι Λυκάονι, τόν ῥά ποτ' αὐτὸς
E fluvio fugienti, Lycaoni ; quem olim ipsemet
ἦγε λαβὼν ἐκ πατρὸς ἀλωῆς οὐκ ἐθέλοντα
Abduxerat, captum ex patris agro invitum,
ἐννύχιος προμολών· ὁ δ' ἐρινεὸν ὀξέϊ χαλκῶι
Noctumus progressus : is vero caprifici acuto aere
τάμνε νέους ὄρπηκας, ἵν' ἅρματος ἄντυγες εἶεν·
Incidebat novellos ramos, ut currus ambitus essent:
τῶι δ' ἄρ' ἀνώϊστον κακὸν ἤλυθε δῖος Ἀχιλλεύς.
Ei autem improvisum malum supervenit nobilis Achilles:
καὶ τότε μέν μιν Λῆμνον ἐϋκτιμένην ἐπέρασσε
Et tunc quidem ipsum in Lemnum bene-habitatam vendidit,
νηυσὶν ἄγων, ἀτὰρ υἱὸς Ἰήσονος ὦνον ἔδωκε·
Navibus abductum: filius autem Iasonis pretium dedit.
κεῖθεν δὲ ξεῖνός μιν ἐλύσατο πολλὰ δ' ἔδωκεν
Illinc vero hospes ipsum redemit, multaque dedit,
Ἴμβριος Ἠετίων, πέμψεν δ' ἐς δῖαν Ἀρίσβην·
Imbrius Eëtion, misitque ad nobilem Arisben:
ἔνθεν ὑπεκπροφυγὼν πατρώϊον ἵκετο δῶμα.
Inde is clam-arrepta-fuga, paternam venit in domum.
ἕνδεκα δ' ἤματα θυμὸν ἐτέρπετο οἷσι φίλοισιν
Undecim autem dies animum oblectabat cum suis amicis,
ἐλθὼν ἐκ Λήμνοιο· δυωδεκάτηι δέ μιν αὖτις
Reversus ex Lemno: duodecima vero ipsum rursus
χερσὶν Ἀχιλλῆος θεὸς ἔμβαλεν, ὅς μιν ἔμελλε
Manibus Achillis Deus injecit, qui ipsum erat
πέμψειν εἰς Ἀΐδαο καὶ οὐκ ἐθέλοντα νέεσθαι.
Missurus ad Orcum, etiam nolentem ire.
τὸν δ' ὡς οὖν ἐνόησε ποδάρκης δῖος Ἀχιλλεὺς
Hunc autem ut advertit pedibus-valens nobilis Achilles
γυμνὸν ἄτερ κόρυθός τε καὶ ἀσπίδος, οὐδ' ἔχεν ἔγχος,
Nudum sine galeaque et clypeo, neque habebat hastam,
ἀλλὰ τὰ μέν ῥ' ἀπὸ πάντα χαμαὶ βάλε· τεῖρε γὰρ ἱδρὼς
Namque ea quidem omnia in terram abjecerat; conficiebat enim sudor
φεύγοντ' ἐκ ποταμοῦ, κάματος δ' ὑπὸ γούνατ' ἐδάμνα·
Fugientem e fluvio, delassatioque genua subtus domabat:
ὀχθήσας δ' ἄρα εἶπε πρὸς ὃν μεγαλήτορα θυμόν·
Indignatus utique dixit ad suum magnum animum ;
ὢ πόποι ἦ μέγα θαῦμα τόδ' ὀφθαλμοῖσιν ὁρῶμαι·
" Papae, ingens sane miraculum hoc oculis video:
ἦ μάλα δὴ Τρῶες μεγαλήτορες οὕς περ ἔπεφνον
" Jam nimirum Trojani magnanimi, quos interfeci,

vont ressusciter des ténèbres de l'abîme, puisqu'en voici un qui a échappé au jour sans pitié, alors que je l'avais fait passer à Lemnos, l'île fortunée ; l'étendue de la mer grise n'a pas pu l'y retenir, quand elle arrête tant de gens malgré eux ! Mais allons ! il va goûter lui aussi la pointe de notre lance, afin que je voie et que j'apprenne s'il reviendra pareillement de là-bas, ou si la terre féconde saura le garder, elle qui en garde de bien forts ».

Il raisonnait ainsi, et lui s'approcha, épouvanté, empressé de toucher ses genoux, tant il avait envie d'échapper à la mort funeste et à la noire Kère. Mais le divin Achille leva sa longue lance, brûlant de le frapper ; l'autre passa en courant par-dessous, et lui saisit les genoux en se courbant ; la lance, par-dessus son dos, se ficha dans le sol, affamée de chair humaine. Lycaon cependant, d'une main tenait ses genoux et le suppliait, de l'autre, il avait pris la lance pointue et ne la lâchait pas ; et s'adressant à lui, il donna l'essor à ces paroles : « Je suis à tes genoux, Achille ; épargne-moi, aie pitié de moi ; je suis pour toi un suppliant, ô nourrisson de Zeus, un suppliant qu'il faut respecter ; Car tu es le premier Achéen chez qui j'ai goûté à la mouture de Déméter, le jour où tu me pris dans le verger bien planté.

αὖτις ἀναστήσονται ὑπὸ ζόφου ἠερόεντος,	ἤτοι ὁ μὲν δόρυ μακρὸν ἀνέσχετο δῖος Ἀχιλλεὺς
" Rursus resurgent ex infernis tenebris caliginosis ;	At quidem hastam longam sustulit nobilis Achilles,
οἷον δὴ καὶ ὅδ᾽ ἦλθε φυγὼν ὕπο νηλεὲς ἦμαρ	οὐτάμεναι μεμαώς, ὁ δ᾽ ὑπέδραμε καὶ λάβε γούνων
" Ut jam et hic reversus est, postquam effugit saevum diem,	Percutere paratus: is autem currens subiit et prehendit genua
Λῆμνον ἐς ἠγαθέην πεπερημένος· οὐδέ μιν ἔσχε	κύψας· ἐγχείη δ᾽ ἄρ᾽ ὑπὲρ νώτου ἐνὶ γαίηι
" Lemnum in sacram licet venundatus: neque ipsum tenuit	Pronus : hasta vero super dorsum in terra
πόντος ἁλὸς πολιῆς, ὃ πολέας ἀέκοντας ἐρύκει.	ἔστη ἱεμένη χροὸς ἄμεναι ἀνδρομέοιο.
" Pontus sali cani, qui multos invitos coërcet.	Stetit, cupiens corpore satiari humano.
ἀλλ᾽ ἄγε δὴ καὶ δουρὸς ἀκωκῆς ἡμετέροιο	αὐτὰρ ὁ τῆι ἑτέρηι μὲν ἑλὼν ἐλλίσσετο γούνων,
" Sed agedum et hastae cuspidem nostrae	Caeterum hic altera manu quidem prehensis supplicabat genibus,
γεύσεται, ὄφρα ἴδωμαι ἐνὶ φρεσὶν ἠδὲ δαείω	τῆι δ᾽ ἑτέρηι ἔχεν ἔγχος ἀκαχμένον οὐδὲ μεθίει·
" Gustabit, ut videam in mente et edocear,	Altera vero tenebat hastam acutam, neque dimittebat :
ἢ ἄρ᾽ ὁμῶς καὶ κεῖθεν ἐλεύσεται, ἦ μιν ἐρύξει	καί μιν φωνήσας ἔπεα πτερόεντα προσηύδα·
" An similiter et illinc resersurus sit, an ipsum coërcitura	Et eum supplicans verbis alatis allocutus est ;
γῆ φυσίζοος, ἥ τε κατὰ κρατερόν περ ἐρύκει.	γουνοῦμαι σ᾽ Ἀχιλεῦ· σὺ δέ μ᾽ αἴδεο καί μ᾽ ἐλέησον·
" Terra alma, quae et fortem licet coërcet"	" Genua-amplexus te oro, Achille; tu autem me respice, meique miserere;
ὣς ὅρμαινε μένων· ὁ δέ οἱ σχεδὸν ἦλθε τεθηπὼς [constematus,	ἀντί τοί εἰμ᾽ ἱκέταο διοτρεφὲς αἰδοίοιο·
Haec animo-versabat manens: Is vero prope eum venit animo-	" Loco tibi sum supplicis, Jovis-alumnne, reverendi.
γούνων ἅψασθαι μεμαώς, περὶ δ᾽ ἤθελε θυμῶι	πὰρ γὰρ σοὶ πρώτωι πασάμην Δημήτερος ἀκτὴν
Genua tangere cupiens; valde enim exoptabat animo	" Apud te enim primum gustavi Cereris fruges,
ἐκφυγέειν θάνατόν τε κακὸν καὶ κῆρα μέλαιναν.	ἤματι τῶι ὅτε μ᾽ εἷλες ἐϋκτιμένηι ἐν ἀλωῆι,
Effugere mortemque exitialem et fatum nigrum.	" Die illo, quando me cepisti bene-culto in agro,

Et tu m'as fait passer, loin de mon père et des miens, à Lemnos, l'île fortunée, et je t'ai valu Une rançon de cent bœufs. Aujourd'hui, je me rachèterais en te donnant le triple. C'est aujourd'hui le douzième jour, depuis que je suis revenu à Ilion, après beaucoup d'épreuves, et voici que le Destin fatal m'a mis de nouveau en tes mains. Il faut sans doute que je sois en haine à Zeus, le Père, qui m'a livré à toi une Seconde fois ; c'est pour une vie courte que ma mère m'a mis au monde, ma mère Laothoé, fille du vieil Altès, Altès, souverain des Léléges belliqueux, qui possédait la haute ville de Pédasos, sur le Satnioeis, Priant eut sa fille pour femme, avec beaucoup d'autres ; elle lui donna deux fils, et tous deux auront été égorgés par toi. Tu as navré, au premier rang des champions, Polydore, égal aux dieux, en le frappant de ta lance pointue ; et voici que le malheur m'attend ici ; car je n'espère pas échapper à tes mains, puisque le sert m'a livré à elles. J'ai cependant autre chose à te dire, que je te prie de considérer, ne me tue pas, puisque je ne suis pas frère utérin d'Hector, qui a mis à mort ton compagnon, doux autant que vaillant »,

Ainsi lui parlait le fils illustré de Priam ; telles étaient ses supplications ; mais il entendit une voix inexorable. « Innocent ! ne me parle pas d'une rançon ; n'en fais pas luire à mes yeux la richesse !

καί μ' ἐπέρασσας ἄνευθεν ἄγων πατρός τε φίλων τε	τῆς δὲ δύω γενόμεσθα, σὺ δ' ἄμφω δειροτομήσεις,
" Et me vendidisti, procul abductum a patreque, amicisque,	" Ex-hac duo nati sumus, tu vero ambos obtruncaveris.
Λῆμνον ἐς ἠγαθέην, ἑκατόμβοιον δέ τοι ἦλφον.	ἤτοι τὸν πρώτοισι μετὰ πρυλέεσσι δάμασσας
" Lemnum in sacram; centum autem boum pretium tibi peperi:	" Illum quidem primos inter pedites domuisti,
νῦν δὲ λύμην τρὶς τόσσα πορών· ἠὼς δέ μοί ἐστιν	ἀντίθεον Πολύδωρον, ἐπεὶ βάλες ὀξέϊ δουρί·
" Nunc vero redemptus-fuero ter tantis datis: Aurora autem mihi est	" Deo-parem Polydorum, postquam percussisti acuta hasta:
ἥδε δυωδεκάτη, ὅτ' ἐς Ἴλιον εἰλήλουθα	νῦν δὲ δὴ ἐνθάδ' ἐμοὶ κακὸν ἔσσεται· οὐ γὰρ ὀΐω
" Haec duodecima, postquam in Ilium perveni,	" Nunc vero hic mihi malum erit; non enim puto
πολλὰ παθών· νῦν αὖ με τεῇς ἐν χερσὶν ἔθηκε	σὰς χεῖρας φεύξεσθαι, ἐπεί ῥ' ἐπέλασσέ γε δαίμων.
" Multa perpessus ; nunc demum me tuis in manibus posuit	" Tuas manus me effugiturum, postquam prope adduxit Deus.
μοῖρ' ὀλοή· μέλλω που ἀπεχθέσθαι Διὶ πατρί,	ἄλλο δέ τοι ἐρέω, σὺ δ' ἐνὶ φρεσὶ βάλλεο σῇσι·
" Fatum exitiale: odio nimirum sum Jovi patri,	" Aliud autem tibi dicam, tu vero in mente reconde tua;
ὅς με σοὶ αὖτις δῶκε· μινυνθάδιον δέ με μήτηρ	μή με κτεῖν', ἐπεὶ οὐχ ὁμογάστριος Ἕκτορός εἰμι,
" Qui me tibi rursus tradidit : Brevis autem aevi me mater	" Ne me interfice, non enim uterinus-frater Hectoris sum,
γείνατο Λαοθόη θυγάτηρ Ἄλταο γέροντος	ὅς τοι ἑταῖρον ἔπεφνεν ἐνηέα τε κρατερόν τε.
" Peperit Laothoë, filia Altae senis,	" Qui tibi sodalem interemit mitemque, fortemque."
Ἄλτεω, ὃς Λελέγεσσι φιλοπτολέμοισιν ἀνάσσει	ὣς ἄρα μιν Πριάμοιο προσηύδα φαίδιμος υἱὸς
" Altae, qui Lelegibus bellicosis imperat,	Sic utique eum Priami allocutus est illustris filius,
Πήδασον αἰπήεσσαν ἔχων ἐπὶ Σατνιόεντι.	λισσόμενος ἐπέεσσιν, ἀμείλικτον δ' ὄπ' ἄκουσε·
" Pedasum excelsam obtinens prope Satnioëntem:	Supplicans verbis: immitem autetn vocem audivit;
τοῦ δ' ἔχε θυγατέρα Πρίαμος, πολλὰς δὲ καὶ ἄλλας·	νήπιε μή μοι ἄποινα πιφαύσκεο μηδ' ἀγόρευε·
" Hujus autem habuit filiam Priamus, multas etiam et alias:	" Stulte, ne mihi pretia-redemptionis memora, neque narra :

Avant que Patrocle eût rencontré le jour du trépas, j'aimais à épargner les Troyens ; j'en ai capturé et vendu plus d'un, en le laissant Vivre. Mais aujourd'hui, point de quartier pour aucun de ceux que la divinité, devant Ilion, jettera dans mes mains, pour aucun des Troyens, mais avant tout pour les enfants de Priam. Va, mon cher, meurs à ton tour ; à quoi bon te lamenter ainsi ! Patrocle aussi est mort, qui valait bien mieux que toi. Et ne vois-tu pas combien je suis beau, combien je suis grand ? Ne sais-tu pas que mon père fut vaillant et que j'ai pour mère une déesse ? Cependant, sur moi aussi planent la mort et le Destin irrésistible. Sera-ce à l'aurore, à la vesprée, ou en plein midi ? Le jour viendra où quelqu'un m'immolera, moi aussi, à Arès, en me frappant de sa lance, ou de la flèche partie de son arc ».

Il dit, et Lycaon sentit défaillir ses genoux et son cœur ; il laissa échapper la lance, et s'affaissa en étendant les deux mains. Achille tira son glaive pointu, et le frappa à la clavicule, près de la gorge ; tout entier, le glaive à deux tranchants, entra dans la blessure. Lycaon tomba la tête la première sur le sol, où il resta gisant, tandis que son sang noir coulait et trempait la terre. Achille le prit par le pied, et le jeta au courant du fleuve ; puis, se vantant de sa victoire, il donna l'essor à ces paroles ;

πρὶν μὲν γὰρ Πάτροκλον ἐπισπεῖν αἴσιμον ἦμαρ	ἔσσεται ἢ ἠὼς ἢ δείλη ἢ μέσον ἦμαρ
" Antequam enim Patroclus assecutus esset fatalem diem,	" Aderit, seu aurora fuerit, seu crepusculum, seu meridies;
τόφρά τί μοι πεφιδέσθαι ἐνὶ φρεσὶ φίλτερον ἦεν	ὁππότε τις καὶ ἐμεῖο Ἄρηι ἐκ θυμὸν ἕληται
" Interea aliquantum mihi parcere in animo gratum erat	" Quando quis et mihi aere animum auferet,
Τρώων, καὶ πολλοὺς ζωοὺς ἕλον ἠδ' ἐπέρασσα·	ἢ ὅ γε δουρὶ βαλὼν ἢ ἀπὸ νευρῆφιν ὀϊστῶι.
" Trojanis, et multos vivos cepi, et vendidi :	" Sive is hasta percusserit, sive a nervo sagitta."
νῦν δ' οὐκ ἔσθ' ὅς τις θάνατον φύγηι ὅν κε θεός γε	ὣς φάτο, τοῦ δ' αὐτοῦ λύτο γούνατα καὶ φίλον ἦτορ·
" Nunc vero non est, qui mortem effugiat, quemcunque utique Deus	Sic dixit: illius vero ibi soluta sunt genua et carum cor:
Ἰλίου προπάροιθεν ἐμῇς ἐν χερσὶ βάληισι	ἔγχος μέν ῥ' ἀφέηκεν, ὁ δ' ἕζετο χεῖρε πετάσσας
" Ilium ante meas in manus conjecerit,	Hastam quidem dimisit, conseditque manibus passis
καὶ πάντων Τρώων, περὶ δ' αὖ Πριάμοιό γε παίδων.	ἀμφοτέρας· Ἀχιλεὺς δὲ ἐρυσσάμενος ξίφος ὀξὺ
" Universorum Trojanorum, praecipue autem Priami filiorum.	Ambabus: Achilles vero stricto ense acuto
ἀλλὰ φίλος θάνε καὶ σύ· τί ἦ ὀλοφύρεαι οὕτως;	τύψε κατὰ κληῗδα παρ' αὐχένα, πᾶν δέ οἱ εἴσω
" Sed, amice, morere et tu : cur lamentaris frustra?	Percussit ad claviculam prope cervicem : totus autem ei intro
κάτθανε καὶ Πάτροκλος, ὅ περ σέο πολλὸν ἀμείνων.	δῦ ξίφος ἄμφηκες· ὁ δ' ἄρα πρηνὴς ἐπὶ γαίηι
" Occubuit et Patroclus, qui tamen te multo praestantior.	Subiit ensis anceps ; ille vero pronus in terra
οὐχ ὁράαις οἷος καὶ ἐγὼ καλός τε μέγας τε;	κεῖτο ταθείς, ἐκ δ' αἷμα μέλαν ῥέε, δεῦε δὲ γαῖαν.
" Nonne vides, qualis et ego, pulcherque, magnusque;	Jacebat extensus; sanguis autem ater effluebat rigabatque terram.
πατρὸς δ' εἰμ' ἀγαθοῖο, θεὰ δέ με γείνατο μήτηρ·	τὸν δ' Ἀχιλεὺς ποταμὸν δὲ λαβὼν ποδὸς ἧκε φέρεσθαι,
" Quin et patre natus sum eximio, deaque me peperit mater :	Illum vero Achilles in-fluvium, prehensum pede, misit ferendum,
ἀλλ' ἔπι τοι καὶ ἐμοὶ θάνατος καὶ μοῖρα κραταιή·	καί οἱ ἐπευχόμενος ἔπεα πτερόεντ' ἀγόρευεν·
" Et mihi tamen utique mors et fatum violentum	Et super eum glorians verba alata profatus est ;

« Gis maintenant ici, avec les poissons, qui, sans pitié lécheront le sang de ta blessure ; ta mère ne te placera pas sur le lit funèbre, et ne te pleurera pas ; le Scamandre t'emportera dans ses tourbillons jusqu'au vaste sein de la mer. Là, maint poisson, bondissant sur l'écume noire de la vague, dévorera la graisse blanche du corps de Lycaon. La mort vous attend, jusqu'à ce que nous ayons atteint la sainte ville d'Ilion. Fuyez ; je ne cesserai pas de vous poursuivre et de vous massacrer. Le fleuve lui-même, le fleuve aux belles ondes d'argent, ne vous sauvera pas, malgré tous les taureaux que vous lui offrez en sacrifice, tous les chevaux aux bons sabots que vous jetez dans ses flots. Vous n'en périrez pas moins de male mort jusqu'à ce que tous vous ayez expié le meurtre de Patrocle et le désastre des Achéens, que vous avez égorgés près des vaisseaux rapides, quand je n'étais pas là ».

ἐνταυθοῖ νῦν κεῖσο μετ᾽ ἰχθύσιν, οἵ σ᾽ ὠτειλὴν	ὑμεῖς μὲν φεύγοντες, ἐγὼ δ᾽ ὄπιθεν κεραΐζων.
" Istic nunc jace inter pisces, qui tibi vulneris	" Vos quidem, fugientes, ego vero a-tergo contrucidans :
αἷμ᾽ ἀπολιχμήσονται ἀκηδέες· οὐδέ σε μήτηρ	οὐδ᾽ ὑμῖν ποταμός περ ἐΰρροος ἀργυροδίνης
" Sanguinem delambent, securi ; neque te mater	" Neque vobis ipse fluvius late-fluens vorticibus-argenteus
ἐνθεμένη λεχέεσσι γοήσεται, ἀλλὰ Σκάμανδρος	ἀρκέσει, ᾧ δὴ δηθὰ πολέας ἱερεύετε ταύρους,
" Impositum lectis deflebit, sed Scamander	" Proderit, cui jam saepe multos sacrificatis tauros,
οἴσει δινήεις εἴσω ἁλὸς εὐρέα κόλπον·	ζωοὺς δ᾽ ἐν δίνῃσι καθίετε μώνυχας ἵππους.
" Feret vorticosus in maris latum sinum.	" Vivosque in vortices demittitis solidos-ungulis equos.
θρῴσκων τις κατὰ κῦμα μέλαιναν φρῖχ᾽ ὑπαΐξει	ἀλλὰ καὶ ὧς ὀλέεσθε κακὸν μόρον, εἰς ὅ κε πάντες
" Saltans quis per undam sub nigram horrescentem-superficiem evehetur	" Sed et sic peribitis dira morte, usque dum omnes
ἰχθύς, ὅς κε φάγησι Λυκάονος ἀργέτα δημόν.	τίσετε Πατρόκλοιο φόνον καὶ λοιγὸν Ἀχαιῶν,
" Piscis ut comedat Lycaonis albam pinguedinem.	" Lueritis Patrocli caedem, et interitum Achivorum,
φθείρεσθ᾽ εἰς ὅ κεν ἄστυ κιχείομεν Ἰλίου ἱρῆς	οὓς ἐπὶ νηυσὶ θοῇσιν ἐπέφνετε νόσφιν ἐμεῖο.
" Pereatis, donec urbe potiamur Ilii sacrae,	" Quos ad naves veloces interfecistis, absente me."

La dureté d'Achille irrite le fleuve, ce qui prépare son intervention prochaine. Achille immole une seconde victime, le chef péonien Astéropée. Ce nouveau combat est encore raconté en détail, et le récit en est pittoresque et dramatique ; mais le pathétique de la mort de Lycaon était difficile à égaler. Le héros se jette ensuite sur la troupe de Péoniens qui accompagnait Astéropée, et y sème la mort. L'indignation du fleuve s'accroît encore.

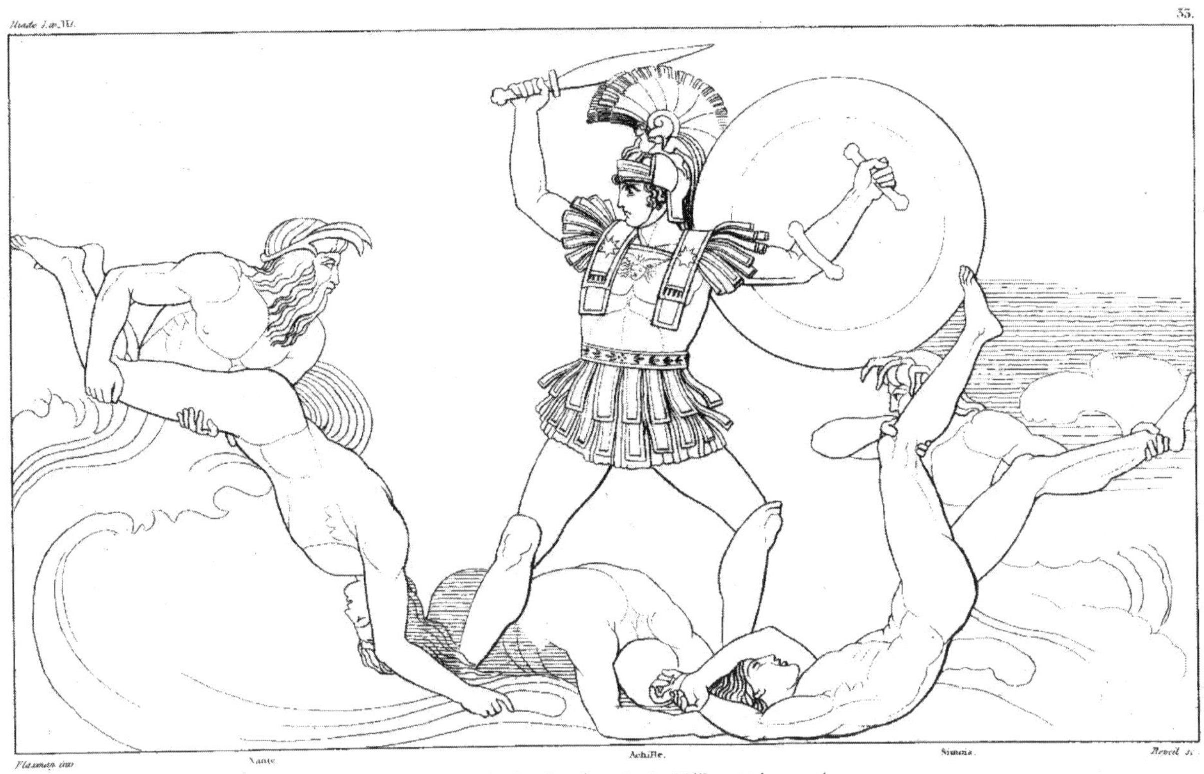

Le Xante et le Simoïs cherchent à engloutir Achille sous leurs ondes.

LE COMBAT D'ACHILLE ET DU SCAMANDRE. (XXI, 211-382).

Achille aux pieds légers aurait encore tué un plus grand nombre de Péoniens, si le fleuve aux profonds tourbillons, indigné, ne lui avait dit, en prenant la figure d'un homme, et en faisant entendre sa voix du fond de ses ondes : « Achille, tu es toujours vainqueur ; tu fais des autres ce que tu veux. Car tu es toujours protégé par les dieux même. Si le fils de Cronos t'a permis de faire périr tous les Troyens, chasse-les du moins loin de moi, et commets tes atrocités dans la plaine. Mes belles ondes regorgent de morts ; mon cours est arrêté, et ne peut descendre à la mer divine, tant les cadavres l'encombrent ; tu massacres et égorges tout.

καί νύ κ' ἔτι πλέονας κτάνε Παίονας ὠκὺς Ἀχιλλεύς,	εἴ τοι Τρῶας ἔδωκε Κρόνου παῖς πάντας ὀλέσσαι,
Et omnino adhuc plures interemisset Paeonas velox Achilles,	" Si tibi Trojanos dedit Saturni filius omnes perdere,
εἰ μὴ χωσάμενος προσέφη ποταμὸς βαθυδίνης	ἐξ ἐμέθεν γ' ἐλάσας πεδίον κάτα μέρμερα ῥέζε·
Nisi iratus allocutus fuisset Fluvius vorticibus-profundus,	" Ex me saltem cum exegeris per campum, ardua patrato:
ἀνέρι εἰσάμενος, βαθέης δ' ἐκ φθέγξατο δίνης·	πλήθει γὰρ δή μοι νεκύων ἐρατεινὰ ῥέεθρα,
Viro se postquam assimularat, e profundo autem vocem-edidit vortice;	" Referta enim jam sunt mihi cadaveribus amoena fluenta,
ὦ Ἀχιλεῦ, περὶ μὲν κρατέεις, περὶ δ' αἴσυλα ῥέζεις	οὐδέ τί πῃ δύναμαι προχέειν ῥόον εἰς ἅλα δῖαν
" O Achille, aliis quidem fortitudine superior es, superior et indigne factis	" Neque prorsus aliquo possum effundere undas in mare vastum,
ἀνδρῶν· αἰεὶ γάρ τοι ἀμύνουσιν θεοὶ αὐτοί.	στεινόμενος νεκύεσσι, σὺ δὲ κτείνεις ἀϊδήλως.
" Hominibus: semper enim tibi auxiliantur dii ipsi.	" Angustatus cadaveribus: tu autem interficis omnes penitus:

Allons ! épargne-moi ; je suis frappé de stupeur, bon capitaine ! » Achille aux pieds Légers lui fit cette réponse : « Il en sera, comme tu le veux », Scamandre, race de Zeus ; mais je ne cesserai pas de massacrer les Troyens, avant de les avoir ramenés dans la ville et de m'être mesuré avec Hector, face à face. Il faut qu'il me navre ou que je le navre ». Il dit, et fondit sur les Troyens, pareil à un dieu. Alors le fleuve aux eaux profondes s'adressa à Apollon : « Morbleu ! dieu dont l'arc est d'argent, enfant de Zeus, tu n'observes pas la volonté du fils de Cronos, qui t'a bien recommandé d'assister les Troyens et de les défendre, jusqu'à ce qu'arrive le crépuscule, et qu'il enténèbre la plaine féconde », Il dit, et Achille, le bon lancier, sauta au milieu du fleuve, de la rive escarpée où il se trouvait. Le Scamandre en furie, enfla ses vagues, agita tous ses filets en bouillonnant, et rejeta nombre de morts, victimes d'Achille, qui l'encombraient. Il s'en débarrassa, en mugissant comme un taureau, et les rejeta sur la terre ; il sauva les survivants dans ses belles ondes, et les cacha dans ses grands tourbillons profonds. Bouillonnante, une vague énorme se dressa autour d'Achille ; le flot tombant sur son bouclier le bousculait ; ses pieds perdaient leur point d'appui. Le héros saisit de ses mains un bel orme de grande taille ;

ἀλλ' ἄγε δὴ καὶ ἔασον· ἄγη μ' ἔχει ὄρχαμε λαῶν.	δείελος ὀψὲ δύων, σκιάσηι δ' ἐρίβωλον ἄρουραν.
" Quin agedum et desiste ; stupor me occupat, princeps populorum."	" Sol-vespertinus sero occidens, obumbraretque glebosa arva."
τὸν δ' ἀπαμειβόμενος προσέφη πόδας ὠκὺς Ἀχιλλεύς·	ἦ, καὶ Ἀχιλλεὺς μὲν δουρικλυτὸς ἔνθορε μέσσωι
Hunc autem respondens allocutus est pedibus celer Achilles;	Dixit, et Achilles quidem hasta-inclytus insiliit medio,
ἔσται ταῦτα Σκάμανδρε διοτρεφές, ὡς σὺ κελεύεις.	κρημνοῦ ἀπαΐξας· ὁ δ' ἐπέσσυτο οἴδματι θύων,
" Erunt haec, Scamander Jovis-alumne, ut tu jubes:	A crepidine ruens: ille vero concitus-ingruit tumidis fluctibus furens ;
Τρῶας δ' οὐ πρὶν λήξω ὑπερφιάλους ἐναρίζων,	πάντα δ' ὄρινε ῥέεθρα κυκώμενος, ὦσε δὲ νεκροὺς
" Trojanos tamen non ante desinam foedifragos interficere,	Omnia autem commovit fluenta-turbidus : impulit vero mortuos
πρὶν ἔλσαι κατὰ ἄστυ καὶ Ἕκτορι πειρηθῆναι	πολλούς, οἵ ῥα κατ' αὐτὸν ἅλις ἔσαν, οὓς κτάν' Ἀχιλλεύς
" Quam conclusero in urbem, et Hectorem periculum-fecero	Multos, qui per eum affatim erant, quos occiderat Achilles :
ἀντιβίην, ἤ κέν με δαμάσσεται, ἦ κεν ἐγὼ τόν.	τοὺς ἔκβαλλε θύραζε μεμυκὼς ἠΰτε ταῦρος
" Adversus, an utique me domabit, an ego ipsum."	Hos ejecit foras, mugiens, tanquam taurus,
ὣς εἰπὼν Τρώεσσιν ἐπέσσυτο δαίμονι ἶσος·	χέρσον δέ· ζωοὺς δὲ σάω κατὰ καλὰ ῥέεθρα,
Sic fatus, in Trojanos irruit, deo-par.	In terram: vivos autem servavit in pulchris fluentis,
καὶ τότ' Ἀπόλλωνα προσέφη ποταμὸς βαθυδίνης·	κρύπτων ἐν δίνηισι βαθείηισιν μεγάληισι.
Et tunc Apollinem allocutus est Fluvius profundus-vorticibus;	Occultans in vorticibus profundis ingentibus.
ὢ πόποι ἀργυρότοξε Διὸς τέκος οὐ σύ γε βουλὰς	δεινὸν δ' ἀμφ' Ἀχιλῆα κυκώμενον ἵστατο κῦμα,
" Proh, malum, Argenteo-arcu-insignis, Jovis fili, non tu sane consilia	Horrenda autem circum Achillem turbida constitit unda,
εἰρύσαο Κρονίωνος, ὅ τοι μάλα πόλλ' ἐπέτελλε	ὤθει δ' ἐν σάκεϊ πίπτων ῥόος· οὐδὲ πόδεσσιν
" Observasti Saturnii, qui tibi multis admodum mandavit	Urgebatque scuto incumbens fluctus, neque pedibus
Τρωσὶ παρεστάμεναι καὶ ἀμύνειν, εἰς ὅ κεν ἔλθηι	εἶχε στηρίξασθαι· ὁ δὲ πτελέην ἕλε χερσὶν
" Trojanis adesse et opem ferre, usque dum veniret	Poterat se stabilire: At ille ulmum prehendit manibus

l'arbre s'abattit déraciné ; il entraîna avec lui tout le talus, et ses rameaux épais firent barrage aux belles ondes. Comme il s'était écroulé tout entier dans le lit du fleuve, il fit un pont au héros, qui, échappé au tourbillon, bondit sur la plaine, prêt à voler de ses pieds rapides, épouvantable. Mais le grand dieu ne s'apaisa pas ; il, s'élança après lui, soulevant ses vagues sombres, pour mettre hors de combat le divin Achille, et épargner le désastre aux Troyens, Le fils de Pélée s'éloigna d'un bond, à portée d'une lance ; il avait l'allure d'un aigle noir, bon chasseur, le plus fort et le plus vite des oiseaux ; ainsi, Achille bondissait, et l'airain, sur sa poitrine, sonnait terriblement ; il fuyait, en se courbant, devant le fleuve, et le fleuve, toujours coulant, le poursuivait à grand fracas. Comme un homme, qui s'occupe à irriguer plantes et vergers, trace son cours à l'eau d'une source aux ondes noires, et, avec la pioche qu'il tient en main, rejette hors du canal tous les obstacles : l'eau gagne, en entraînant tous les petits cailloux, et elle se déverse eu murmurant sur un terrain en pente ; elle devance même celui qui la guide ; ainsi toujours la vague du fleuve rejoignait Achille, si léger qu'il fût ; car les dieux sont plus forts que les hommes.

εὐφυέα μεγάλην· ἣ δ' ἐκ ῥιζῶν ἐριποῦσα	τῶι εἰκὼς ἤϊξεν, ἐπὶ στήθεσσι δὲ χαλκὸς
Feliciter-crescentem, ingentem : ea autem radicitus procidens	Huic similis ruit ; circa pectus autem aes
κρημνὸν ἅπαντα διῶσεν, ἐπέσχε δὲ καλὰ ῥέεθρα	σμερδαλέον κονάβιζεν· ὕπαιθα δὲ τοῖο λιασθεὶς
Crepidinem totam disjecit, repressitque pulchra fluenta	Horrendum resonabat : oblique autem ab illo declinans
ὄζοισιν πυκινοῖσι, γεφύρωσεν δέ μιν αὐτὸν	φεῦγ', ὁ δ' ὄπισθε ῥέων ἕπετο μεγάλωι ὀρυμαγδῶι.
Ramis densis; junxit autem tanquam ponte illum ipsum,	Fugiebat, is vero a-tergo fiuens sequebatur magno sonitu.
εἴσω πᾶσ' ἐριποῦσ'· ὁ δ' ἄρ' ἐκ δίνης ἀνορούσας	ὡς δ' ὅτ' ἀνὴρ ὀχετηγὸς ἀπὸ κρήνης μελανύδρου
Intus tota prolapsa; Is vero e voragine prosiliens	Ut vero cum vir aquilex a fonte aquis-nigro
ἤϊξεν πεδίοιο ποσὶ κραιπνοῖσι πέτεσθαι	ἂμ φυτὰ καὶ κήπους ὕδατι ῥόον ἡγεμονεύηι
Festinavit per campum pedibus rapidis volare,	Per plantas et hortos aquae rivum deducit,
δείσας· οὐδέ τ' ἔληγε θεὸς μέγας, ὦρτο δ' ἐπ' αὐτῶι	χερσὶ μάκελλαν ἔχων, ἀμάρης ἐξ ἔχματα βάλλων·
Perculsus : Necdum destitit magnus deus, sed surrexit-ruiturus in illum	Manibus ligonem tenens, et sulco obices ejiciens :
ἀκροκελαινιόων, ἵνα μιν παύσειε πόνοιο	τοῦ μέν τε προρέοντος ὑπὸ ψηφῖδες ἅπασαι
In-summo-nigricans, utipsum arceret a bellico-labore	Et hac quidem profluente subtus calculi omnes
δῖον Ἀχιλλῆα, Τρώεσσι δὲ λοιγὸν ἀλάλκοι.	ὀχλεῦνται· τὸ δέ τ' ὦκα κατειβόμενον κελαρύζει
Nobilem Achillem, Trojanisque exitium averteret.	Agitantur, haec autem-cito-defluens immurmurat
Πηλεΐδης δ' ἀπόρουσεν ὅσον τ' ἐπὶ δουρὸς ἐρωή,	χώρωι ἔνι προαλεῖ, φθάνει δέ τε καὶ τὸν ἄγοντα·
Pelides vero saltu-dato refugit, quantum est hastae jactus,	Loco in declivi, praecurritque etiam ipsum ductorem :
αἰετοῦ οἴματ' ἔχων μέλανος τοῦ θηρητῆρος,	ὣς αἰεὶ Ἀχιλῆα κιχήσατο κῦμα ῥόοιο
Aquilae impetus habens, nigrae, venatricis,	Sic perpetuo Achillem assequebatur fluctus fluvii,
ὅς θ' ἅμα κάρτιστός τε καὶ ὤκιστος πετεηνῶν·	καὶ λαιψηρὸν ἐόντα· θεοὶ δέ τε φέρτεροι ἀνδρῶν.
Quae simul fortissimaque et celerrima volucrum.	Velocem licet : Dii enim potentiores mortalibus.

Chaque fois que le divin Achille, aux bonnes jambes, prenait son élan pour lui résister, et pour savoir enfin s'il était poursuivi par tous les dieux qui habitent le vaste ciel, autant de fois la forte vague du fleuve, issu du ciel venait frapper et couvrir ses épaules, Achille levait les jambes, et sautait, le cœur en peine ; et le fleuve poussant sous lui ses flots impétueux, faisait fléchir ses genoux et dévorait la poussière de ses pieds. Le fils de Pélée gémit en levant le regard vers le vaste ciel : « Zeus, ô Père, comment aucun dis» n'est-il venu me prendre en pitié, pour me sauver du fleuve ? Sans doute, il va m'arriver malheur ! Mais je ne dois accuser aucun, autre des Ouranides, que ma mère, qui me berçait de mensonges, en me disant que, sous les remparts des Troyens cuirassés, je périrais par les flèches rapides d'Apollon. Plût au ciel qu'Hector m'eût tué, lui qui est le plus brave des gens de ce pays ! Un brave alors m'eût tué, et il eût dépouillé un autre brave. Et voici qu'il m'était réservé de périr d'une mort répugnante, surpris par un grand fleuve, comme un jeune porcher, qu'un torrent d'hiver balaie, quand il passe ». Il dit, et bien vite Poséidon et Athéné furent auprès de lui ; ils avaient pris figure humaine. Ils lui donnèrent la main, et le rassurèrent par leurs paroles.

ὁσσάκι δ' ὁρμήσειε ποδάρκης δῖος Ἀχιλλεὺς	ἀλλὰ φίλη μήτηρ, ἥ με ψεύδεσσιν ἔθελγεν·
Quoties vero conarerur pedibus-valens nobilis Achilles	" Quantum mea mater, quae me mendaciis lactabat;
στῆναι ἐναντίβιον καὶ γνώμεναι εἴ μιν ἅπαντες	ἥ μ' ἔφατο Τρώων ὑπὸ τείχεϊ θωρηκτάων
Stare contra, et cognoscere, an ipsum omnes	" Quae me dicebat Trojanorum sub muro armatorum
ἀθάνατοι φοβέουσι, τοὶ οὐρανὸν εὐρὺν ἔχουσι,	λαιψηροῖς ὀλέεσθαι Ἀπόλλωνος βελέεσσιν.
Immortales in fugam-agerent, qui coelum latum tenent;	" Velocibus periturum esse Apollinis jaculis.
τοσσάκι μιν μέγα κῦμα διιπετέος ποταμοῖο	ὥς μ' ὄφελ' Ἕκτωρ κτεῖναι ὃς ἐνθάδε γ' ἔτραφ' ἄριστος·
Toties ipsi magnus fluctus a-Jove-fluentis fluvii	" Utinam me Hector occidisset, qui hic nutritus est fortissimus;
πλάζ' ὤμους καθύπερθεν· ὁ δ' ὑψόσε ποσσὶν ἐπήδα	τώ κ' ἀγαθὸς μὲν ἔπεφν', ἀγαθὸν δέ κεν ἐξενάριξε·
Alluebat humeros desuper: Is autem in altum pedibus saliebat,	" Tum fortem quidem occidisset, et ipse fortis occisum spoliasset:
θυμῶι ἀνιάζων· ποταμὸς δ' ὑπὸ γούνατ' ἐδάμνα	νῦν δέ με λευγαλέωι θανάτωι εἵμαρτο ἁλῶναι
Animo moestus: fluvius vero subtus genua domabat	" Nunc autem me ingloria-morte fatale-est corripi,
λάβρος ὕπαιθα ῥέων, κονίην δ' ὑπέρεπτε ποδοῖιν.	ἐρχθέντ' ἐν μεγάλωι ποταμῶι ὡς παῖδα συφορβόν,
Rapidus, oblique fluens, pulveremque subtrahebat pedibus :	" Conclusum in magno fiuvio, tanquam servulum subulcum,
Πηλεΐδης δ' ὤιμωξεν ἰδὼν εἰς οὐρανὸν εὐρύν·	ὅν ῥά τ' ἔναυλος ἀποέρσηι χειμῶνι περῶντα.
Pelides autem ejulavit, intuitus in coelum latum;	" Quem torrens obrutum-perdit pluvio-tempore transeuntem."
Ζεῦ πάτερ ὡς οὔ τίς με θεῶν ἐλεεινὸν ὑπέστη	ὣς φάτο, τῶι δὲ μάλ' ὦκα Ποσειδάων καὶ Ἀθήνη
" Jupiter pater, ut nullus me deorum miserabilem sustinet	Sic dixit: Hunc autem valde cito Neptunus et Minerva
ἐκ ποταμοῖο σαῶσαι· ἔπειτα δὲ καί τι πάθοιμι.	στήτην ἐγγὺς ἰόντε, δέμας δ' ἄνδρεσσιν ἐΐκτην, [erant;
" Ex fluvio eripere: in posterum vero vel quidvis patiar.	Steterunt prope accedentes, corpore autem hominibus similes-facti
ἄλλος δ' οὔ τις μοι τόσον αἴτιος Οὐρανιώνων,	χειρὶ δὲ χεῖρα λαβόντες ἐπιστώσαντ' ἐπέεσσι.
" Alius autem nullus mihi tantum in culpa coelestium,	Manuque manum prehendentes, confirmarunt verbis:

Le premier, Poséidon, qui ébranle la terre, commença ainsi : « Fils de Pélée, n'aie pas tant de crainte ; ne tremble pas ainsi. Tu peux te fier à nous deux. Les dieux qui viennent à ton aide, avec la permission de Zeus, c'est, avec moi, Pallas Athéné. Ton sort n'est pas d'être vaincu par un fleuve ; il va se calmer bientôt ; tu vas le voir ; cependant, voici notre conseil ; il est sage ; écoute-le : ne laisse pas tes mains se reposer du combat où tous courent même chance, avant d'avoir ramené, jusqu'aux fameux murs d'Ilion, toute l'armée troyenne, en déroute ; mais quand tu auras enlevé la vie à Hector, reviens aux vaisseaux : nous te garantissons la victoire ». Ils dirent tous deux, et s'en retournèrent chez les immortels. Lui se remit en marche, grandement encouragé par la recommandation des dieux, vers la plaine ; celle-ci, tout entière, était emplie de l'eau qui s'y déversait ; nombre de belles armures de jeunes guerriers égorgés y flottaient, avec les cadavres. Ses genoux s'élevaient en bondissant ; ils'élançait contre le courant, droit devant lui ; et le fleuve au large lit ne l'arrêtait pas ; car Athéné lui avait prêté une grande vigueur. Le Scamandre non plus ne mettait pas fin à sa colère ; il s'irritait au contraire encore plus contre le fils de Pélée, et il dressait ses vagues ; il s'enflait et montait, en appelant de ses cris le Simoïs : « Frère chéri, arrêtons, à nous deux du moins, la vigueur de cet homme ;

τοῖσι δὲ μύθων ἦρχε Ποσειδάων ἐνοσίχθων·	τὼ μὲν ἄρ' ὣς εἰπόντε μετ' ἀθανάτους ἀπεβήτην·
Inter hos autem sermonem orsus est Neptunus terrae-quassator ;	Hi sane sic loquuti ad immortales abierunt:
Πηλεΐδη μήτ' ἄρ τι λίην τρέε μήτέ τι τάρβει·	αὐτὰρ ὁ βῆ, μέγα γάρ ῥα θεῶν ὄτρυνεν ἐφετμή,
" Pelide, neque jam valde trepida, neque turbare ;	At ille ivit, (valde enim deorum impellebat eum praeceptum,)
τοίω γάρ τοι νῶϊ θεῶν ἐπιταρρόθω εἰμὲν	ἐς πεδίον· τὸ δὲ πᾶν πλῆθ' ὕδατος ἐκχυμένοιο,
" Tales enim tibi nos ex diis auxiliatores sumus,	In carapum; Hic vero totus inundabatur aqua effusa:
Ζηνὸς ἐπαινήσαντος ἐγὼ καὶ Παλλὰς Ἀθήνη·	πολλὰ δὲ τεύχεα καλὰ δαὶ κταμένων αἰζηῶν
" Jove approbante, ego et Pallas Minerva :	Multa autem arma pulchra praelio-caesorum juvenum
ὡς οὔ τοι ποταμῷ γε δαμήμεναι αἴσιμόν ἐστιν,	πλῶον καὶ νέκυες· τοῦ δ' ὑψόσε γούνατ' ἐπήδα
" Quoniam haud tibi a fliivio utique domari fatale est;	Fluitabant, et cadavera : illius autem in altum genua exiliebant
ἀλλ' ὅδε μὲν τάχα λωφήσει, σὺ δὲ εἴσεαι αὐτός·	πρὸς ῥόον ἀΐσσοντος ἀν' ἰθύν, οὐδέ μιν ἴσχεν
" Sed hic quidem cito desinet, tu autem videbis ipse:	Adversus cursum ruentis recta ; neque enim tenuit
αὐτάρ τοι πυκινῶς ὑποθησόμεθ' αἴ κε πίθηαι·	εὐρὺ ῥέων ποταμός· μέγα γὰρ σθένος ἔμβαλ' Ἀθήνη.
" At tibi prudens suggeremus consilium, si modo parueris,	Late fluens fluvius; magnum enim robur immiserat Minerva:
μὴ πρὶν παύειν χεῖρας ὁμοιΐου πολέμοιο	οὐδὲ Σκάμανδρος ἔληγε τὸ ὃν μένος, ἀλλ' ἔτι μᾶλλον
" Ne prius abstineas manus ab omnibus-aeque-gravi pugna,	Neque Scamander remisit suam vim, sed adhuc magis
πρὶν κατὰ Ἰλιόφι κλυτὰ τείχεα λαὸν ἐέλσαι	χώετο Πηλεΐωνι, κόρυσσε δὲ κῦμα ῥόοιο
" Quam in Ilii inclytos muros populum concluseris	Irascebatur Pelidae, tumefaciebatque undam fluenti,
Τρωϊκόν, ὅς κε φύγῃσι· σὺ δ' Ἕκτορι θυμὸν ἀπούρας	ὑψόσ' ἀειρόμενος, Σιμόεντι δὲ κέκλετ' ἀΰσας·
" Trojanum, quicunque effugere poterit : Tu vero Hectori anima erepta	In altum sublatus: Simoëntem vero hortabatur vociferans;
ἂψ ἐπὶ νῆας ἴμεν· δίδομεν δέ τοι εὖχος ἀρέσθαι.	φίλε κασίγνητε σθένος ἀνέρος ἀμφότεροί περ
" Ad naves redito: damus nempe tibi gloriam referre."	" Care frater, robur viri ambo saltem

car il va bientôt ruiner la grande ville du seigneur Priam et les Troyens dans la mêlée ne pourront soutenir son choc. Vite, viens à mon aide, et comble mon lit de l'eau de tes sources ; appelle à toi tous tes affluents, soulève bien haut tes vagues, et fais un grand fracas de troncs et de corps, pour arrêter cet homme féroce, qui triomphe à cette heure, et sévit comme font les dieux. Je le jure, ni sa force, ni sa taille ne lui serviront, ni sa belle armure, qui quelque part, au fond de ce lac, va choir, recouverte de boue ; tandis que je l'envelopperai lui-même de sable, que j'accumulerai sur lui sans relâche mes dépôts, de sorte que les Achéens ne sauront pas même recueillir ses os, si grande sera la couche de vase dont je le recouvrirai. On lui fera sur place un monument et point ne sera besoin d'amasser la terre d'un tertre, le jour où les Achéens célébreront ses funérailles ». Il dit, et fondit sur Achille, en bouillonnant, en s'enflant avec furie, débordant d'écume, de sang, de cadavres ! La vague empourprée du fleuve issu du ciel se dressait haut, et eût emporté le fils de Pélée, si Héré n'eût poussé un grand cri, dans sa crainte extrême pour Achille, dans sa peur que le grand fleuve aux tourbillons profonds ne le balayât. Elle s'adressa aussitôt à Héphaistos, son cher fils :

σχῶμεν, ἐπεὶ τάχα ἄστυ μέγα Πριάμοιο ἄνακτος
" Cohibeamus ; mox enim urbem magnam Priami regis
ἐκπέρσει, Τρῶες δὲ κατὰ μόθον οὐ μενέουσιν.
" Evertet; Trojani vero in pugna non manebunt.
ἀλλ' ἐπάμυνε τάχιστα, καὶ ἐμπίπληθι ῥέεθρα
" Sed auxilium affer celerrime, et imple fluenta
ὕδατος ἐκ πηγέων, πάντας δ' ὀρόθυνον ἐναύλους,
" Aqua ex fontibus, omnesque concita rivos;
ἵστη δὲ μέγα κῦμα, πολὺν δ' ὀρυμαγδὸν ὄρινε
" Atque erige magnam undam: multam vero turbam excita
φιτρῶν καὶ λάων, ἵνα παύσομεν ἄγριον ἄνδρα
" Truncorum et lapidum, ut compescamus immanem virum,
ὃς δὴ νῦν κρατέει, μέμονεν δ' ὅ γε ἶσα θεοῖσι.
" Qui jamdudum victor-grassatur, animoque agitat paria diis.
φημὶ γὰρ οὔτε βίην χραισμησέμεν οὔτέ τι εἶδος
" Aio enim neque vim illius profuturam, neque omnino formam,
οὔτε τὰ τεύχεα καλά, τά που μάλα νειόθι λίμνης
" Neque illa arma pulchra, quae alicubi in imo fundo voraginis
κείσεθ' ὑπ' ἰλύος κεκαλυμμένα· κὰδ δέ μιν αὐτὸν
" Jacebunt sub limo tecta : quin et ipsum
εἰλύσω ψαμάθοισιν ἅλις χέραδος περιχεύας
" Involvam arenis, sabulo affatim circumfuso

μυρίον, οὐδέ οἱ ὀστέ' ἐπιστήσονται Ἀχαιοὶ
" Immenso; neque ejus ossa poterunt Achivi
ἀλλέξαι· τόσσην οἱ ἄσιν καθύπερθε καλύψω.
" Colligere: tantam ei colluviem desuper obtendam.
αὐτοῦ οἱ καὶ σῆμα τετεύξεται, οὐδέ τί μιν χρεὼ
" Ibidem ei et sepulchrum erit, iieque omnimo ei opus
ἔσται τυμβοχόης, ὅτε μιν θάπτωσιν Ἀχαιοί.
" Erit humarione, quando ei exequias-facient Achivi,"
ἦ, καὶ ἐπῶρτ' Ἀχιλῆϊ κυκώμενος ὑψόσε θύων
Dixit, et ingruit in Achillem turbidus in-altum furens,
μορμύρων ἀφρῷ τε καὶ αἵματι καὶ νεκύεσσι.
Murmurans spumaque, et sanguine, et cadaveribus.
πορφύρεον δ' ἄρα κῦμα διιπετέος ποταμοῖο
Purpurea vero continuo unda a-Jove-fluentis fluvii
ἵστατ' ἀειρόμενον, κατὰ δ' ᾕρεε Πηλεΐωνα·
Stabat elevata, occupabatque Pelidem.
Ἥρη δὲ μέγ' ἄϋσε περιδείσασ' Ἀχιλῆϊ
Juno autem alte-clamavit, admodum-timens Achilli,
μή μιν ἀποέρσειε μέγας ποταμὸς βαθυδίνης,
Ne ipsum abriperet magnus flurius vorticibus-profundus;
αὐτίκα δ' Ἥφαιστον προσεφώνεεν ὃν φίλον υἱόν·
Statim vero Vulcanum allocuta est suum dilectum filium;

« Lève toi, Boiteux, mon enfant; ne pensions-nous pas que le Scamandre devait trouver en toi un adversaire ?

Vite, à la rescousse ! fais luire tous tes feux. Je vais susciter le Zéphyre et le blanc Notos, et faire Surgir de la mer une terrible bourrasque, capable de brûler les Troyens, avec leurs armures, par l'incendie destructeur qu'elle apportera. Toi sur les rives du Xanthe, brûle les arbres, fais-lui sentir à lui-même le feu ; Sans qu'aucunement ses douces paroles te détournent, ni sa résistance, et ne mets pas fin à ta colère, avant que je t'appelle par mes cris ; alors arrête le feu infatigable ! »

Il dit, et Héphaistos prépara le feu à la force divine. D'abord le feu fit rage dans la plaine ; il brûla nombre de morts, entassés autour du fleuve, victimes d'Achille. Toute la plaine fut séchée et l'eau brillante contenue. Comme lorsque Borée, en automne, sèche, en un instant un verger nouvellement arrosé; à la joie de celui qui le cultive ainsi fut séchée toute la plaine, et les morts furent brûlés. Puis, il tourna sa flamme éclatante contre le fleuve. Ormes, saules et tamarins s'allumèrent ; le lotos brûlait, avec le jonc et le souchet, qui poussaient en abondance le long du lit de ce beau fleuve.

ὄρσεο κυλλοπόδιον ἐμὸν τέκος· ἄντα σέθεν γὰρ	ὣς ἔφαθ', Ἥφαιστος δὲ τιτύσκετο θεσπιδαὲς πῦρ.
" Exurge-ad-certaram, Vulcane, mi fili: contra te enim	Sic dixit : Vulcanus autem jaculabatur immane-ardentem ignem.
Ξάνθον δινήεντα μάχηι ἠΐσκομεν εἶναι·	πρῶτα μὲν ἐν πεδίωι πῦρ δαίετο, καῖε δὲ νεκροὺς
" Xanthum vorticosum in pugna conjicimus parem esse:	Primum quidem in campo ignis accendebatur, cremebatque mortuos
ἀλλ' ἐπάμυνε τάχιστα, πιφαύσκεο δὲ φλόγα πολλήν.	πολλούς, οἵ ῥα κατ' αὐτὸν ἅλις ἔσαν, οὓς κτάν' Ἀχιλλεύς·
" Quin opem-fer citissime, et ostenta flammam multam:	Multos, qui in eo affatim erant, quos interfecerat Achilles:
αὐτὰρ ἐγὼ Ζεφύροιο καὶ ἀργεστᾶο Νότοιο	πᾶν δ' ἐξηράνθη πεδίον, σχέτο δ' ἀγλαὸν ὕδωρ.
" Ego vero Zephyri et velocis Noti	Totus vero siccatus est campus, coërcitaque est limpida aqua.
εἴσομαι ἐξ ἁλόθεν χαλεπὴν ὄρσουσα θύελλαν,	ὡς δ' ὅτ' ὀπωρινὸς Βορέης νεοαρδέ' ἀλωὴν
" Ibo e mari gravem excitatura procellam,	Ut vero cum autumnalis Boreas recens-irrigatum-hortum
ἥ κεν ἀπὸ Τρώων κεφαλὰς καὶ τεύχεα κήαι	αἶψ' ἀγξηράνηι· χαίρει δέ μιν ὅς τις ἐθείρηι·
" Quae Trojanorum capita et arma comburat,	Statim exiccaverit, gaudet vero, ipsum quisquis de-more-colit:
φλέγμα κακὸν φορέουσα· σὺ δὲ Ξάνθοιο παρ' ὄχθας	ὣς ἐξηράνθη πεδίον πᾶν, κὰδ δ' ἄρα νεκροὺς
" Incendium exitiale ferens : tu vero Xanthi praeter ripas	Sic exiccatus est campus totus, atque mortuos
δένδρεα καῖ', ἐν δ' αὐτὸν ἵει πυρί· μὴ δέ σε πάμπαν	κῆεν· ὁ δ' ἐς ποταμὸν τρέψε φλόγα παμφανόωσαν.
" Arbores ure, ipsumque immitte igni; neque te omnino	Exussit : at is in fluvium vertit flammam collucentem.
μειλιχίοις ἐπέεσσιν ἀποτρεπέτω καὶ ἀρειῆι·	καίοντο πτελέαι τε καὶ ἰτέαι ἠδὲ μυρῖκαι,
" Blandis verbis avertat, aut minis:	Urebantur ulmique et salices, atque myricae;
μὴ δὲ πρὶν ἀπόπαυε τεὸν μένος, ἀλλ' ὁπότ' ἂν δὴ	καίετο δὲ λωτός τε ἰδὲ θρύον ἠδὲ κύπειρον,
" Neque ante cohibeas tuam vini, quam ubi	Urebatur etiam lotusque, et ulva, atque cyperus,
φθέγξομ' ἐγὼν ἰάχουσα, τότε σχεῖν ἀκάματον πῦρ.	τὰ περὶ καλὰ ῥέεθρα ἅλις ποταμοῖο πεφύκει·
" Signum-dedero clamore; tunc compesce indefessum ignem."	Quae circum pulchra fluenta affatim fluvii nascebantur:

Anguilles et poissons étaient étouffés, tandis que, dans les tourbillons, dans les beaux filets de ses ondes, ils faisaient le plongeon de çà, de là ; le souffle du Subtil Héphaistos les étouffait. Le fleuve sentait se consumer sa force ; il prit la parole, et s'exprima ainsi : « Héphaistos, aucun dieu ne peut te tenir tête. Moi non plus, je ne saurais combattre contre toi quand tu t'armes ainsi de feu ardent. Cesse le combat, et qu'à l'instant même le divin Achille Chasse de la Ville les Troyens ! Que m'importe leur querelle ? que m'importe de les aider ? »

Il dit; dévoré par le feu ; ses belles ondes s'enflaient en bouillant. Comme l'eau que presse un grand feu, bout dans un chaudron, où fond la graisse d'un porc bien nourri ; de toutes parts elle s'échappe du Chaudron posé sur un bois sec ; ainsi ses belles ondes étaient dévorées par le feu ; l'eau bouillait, sans pouvoir s'écouler ; elle était arrêtée ; étouffée par le souffle du subtil et fort Héphaistos. Le fleuve alors, adressant à Héré force prières, donna l'essor à ces paroles : « Héré, pour qui ton fils a-t-il Choisi mes eaux, pour les tourmenter ? Je ne suis pas aussi coupable que tous les autres dieux qui portent secours aux Troyens. Je veux bien me calmer, certes, si tu m'y invites, à condition qu'il se calme aussi. Et j'ajouterai un serment : je jure de ne plus défendre les Libyens contre le jour fatal, même lorsque Troie toute entière sera consumée par un feu violent

τείροντ' ἐγχέλυές τε καὶ ἰχθύες οἳ κατὰ δίνας,	πάντοθεν ἀμβολάδην, ὑπὸ δὲ ξύλα κάγκανα κεῖται,
Laborabant anguillaeque, et pisces, qui per vortices,	Undique eructans, subtus nempe ligna sicca jacent:
οἳ κατὰ καλὰ ῥέεθρα κυβίστων ἔνθα καὶ ἔνθα	ὣς τοῦ καλὰ ῥέεθρα πυρὶ φλέγετο, ζέε δ' ὕδωρ·
Qui per pulchra fluenta urinabantur huc et illuc,	Sic hujus pulchra fluenta igne ardebant, bulliebatque aqua;
πνοιῇ τειρόμενοι πολυμήτιος Ἡφαίστοιο.	οὐδ' ἔθελε προρέειν, ἀλλ' ἴσχετο· τεῖρε δ' ἀϋτμὴ
Spiritu laborantes varii-artificiis Vulcani.	Nec poterat profluere, sed inhibebatur: infestabat enim vapor,
καίετο δ' ἲς ποταμοῖο ἔπος τ' ἔφατ' ἔκ τ' ὀνόμαζεν·	Ἡφαίστοιο βίηφι πολύφρονος. αὐτὰρ ὅ γ' Ἥρην
Urebatur et vis Fluvii, verbaque fecit, dixitque;	Vulcani per vim multiscii: At ille Junonem,
Ἥφαιστ', οὔ τις σοί γε θεῶν δύνατ' ἀντιφερίζειν,	πολλὰ λισσόμενος ἔπεα πτερόεντα προσηύδα·
" Vulcane, nullus tibi certe deorum potest ex-aequo-adversari,	Multis supplicans, verbis alatis allocutus est;
οὐδ' ἂν ἐγὼ σοί γ' ὧδε πυρὶ φλεγέθοντι μαχοίμην.	Ἥρη τίπτε σὸς υἱὸς ἐμὸν ῥόον ἔχραε κήδειν
" Neque omnino ego tibi sic igne ardenti pugnavero.	" Juno, cur tuus filius in meum fluentum furenter-incubuit, ut infestaret
λῆγ' ἔριδος, Τρῶας δὲ καὶ αὐτίκα δῖος Ἀχιλλεὺς	ἐξ ἄλλων; οὐ μέν τοι ἐγὼ τόσον αἴτιός εἰμι
" Desine a certamine: Trojanos vero vel statim nobilis Achilles	" Prae caeteris? non sane tibi ego tantum in culpa sum,
ἄστεος ἐξελάσειε· τί μοι ἔριδος καὶ ἀρωγῆς;	ὅσσον οἱ ἄλλοι πάντες, ὅσοι Τρώεσσιν ἀρωγοί.
" Urbe espellat: Quid mihi cum contentione et auxilio?"	" Quantum caeteri omnes dii, quotquot Trojanis auxiliatores.
φῆ πυρὶ καιόμενος, ἀνὰ δ' ἔφλυε καλὰ ῥέεθρα.	ἀλλ' ἤτοι μὲν ἐγὼν ἀποπαύσομαι εἰ σὺ κελεύεις,
Dixit igne ardens : ebulliebant autem pulchra fluenta.	" Sed certe quidem ego desistam, si tu jubes:
ὡς δὲ λέβης ζεῖ ἔνδον ἐπειγόμενος πυρὶ πολλῷ	παυέσθω δὲ καὶ οὗτος· ἐγὼ δ' ἐπὶ καὶ τόδ' ὀμοῦμαι,
Ut vero lebes fervet intus, dom urgetur igne multo,	" Desistat autem et hic : ego vero insuper et hoc juro,
κνίσην μελδόμενος ἁπαλοτρεφέος σιάλοιο	μή ποτ' ἐπὶ Τρώεσσιν ἀλεξήσειν κακὸν ἦμαρ,
Adipem liquefaciens saginati porci,	" Nunquam a Trojanis me depulsurum.ope-allata malum diem ;

et que les vaillants fils des Achéens l'incendieront ».

Quand Héré, la déesse aux bras blancs, eut entendu ces mots, elle s'adressa de nouveau à son fils Héphaistos : « Héphaistos, arrête-toi mon fils glorieux ; il ne sied pas de tourmenter ainsi un dieu immortel, pour le profit des hommes »,

Elle dit, et Héphaistos éteignit le feu à la force divine ; la vague alors, allant en sens inverse, se précipita dans le beau lit du fleuve.

μὴ δ᾽ ὁπότ᾽ ἂν Τροίη μαλερῷι πυρὶ πᾶσα δάηται	Ἥφαιστε σχέο τέκνον ἀγακλεές· οὐ γὰρ ἔοικεν
" Ne quidem cum Troja exitiali igne tota cremabitur	" Vulcane, abstine, fili inclyte: haud enim par est
καιομένη, καίωσι δ᾽ ἀρήϊοι υἷες Ἀχαιῶν.	ἀθάνατον θεὸν ὧδε βροτῶν ἕνεκα στυφελίζειν.
" Incensa, incenderint autem Mavortii filii Achivorum."	" Immortalem Deum ita mortalium gratia torquere."
αὐτὰρ ἐπεὶ τό γ᾽ ἄκουσε θεὰ λευκώλενος Ἥρη,	ὣς ἔφαθ᾽, Ἥφαιστος δὲ κατέσβεσε θεσπιδαὲς πῦρ,
Ut vero hoc audierat dea ulnas-candida Juno,	Sic dixit : Volcanus autem extinxit immane-ardentem ignem:
αὐτίκ᾽ ἄρ᾽ Ἥφαιστον προσεφώνεεν ὃν φίλον υἱόν·	ἄψορρον δ᾽ ἄρα κῦμα κατέσσυτο καλὰ ῥέεθρα.
Confestim Vulcanum allocuta est suum dilectum filium;	Et reflua continuo unda dejecit se in pulchros rivos. e."

La bataille du fleuve est suivie d'un épisode qui pourrait porter le nom de Bataille des Dieux plus justement que le chant XX. C'est, nous l'avons dit, un morceau médiocre. Les dieux sont traités, dans la fin du chant Ier, au chant XIV, et dans bien d'autres endroits encore, avec une liberté qui n'exclut pas la noblesse. Le banquet olympique qui nous les montre riant de la boiterie d'Héphaistos, est précédé de la supplication de Thétis, après laquelle se trouvent les beaux vers qui prêtent à Zeus, prononçant son serment, tant de majesté, et qui passent pour avoir inspiré Phidias. Dans le morceau du XXIe chant, la familiarité est poussée jusqu'au point où le ton touche à la parodie. Arès traite Athéné de « mouche à chien » ; Athéné lui répond par le jet d'une pierre, qui l'étend sur le sol, où son corps gigantesque couvre sept arpents. Héré saisit Artémis au poignet, lui arrache son arc, lui donne un soufflet, et Artémis s'enfuit en pleurant. Nous avons hâte de retrouver Achille. La fin du chant, qui nous ramène à lui, est tout à fait remarquable, et peut être attribuée, pour la plus grande partie, comme le chant XXII, au grand poète à qui nous devons la Querelle.

L'armée des Troyens en déroute approche déjà des murs de Troie. Priam monte sur la tour, d'où il aperçoit Achille, qui les balaie dans la plaine ; il fait ouvrir les portes pour recueillir ce troupeau éperdu. Apollon, pour protéger la retraite, fait

appel à un fils d'Anténor, Agénor. Agénor délibère sur ce qu'il fera, dans un monologue qui a beaucoup d'analogie avec celui d'Hector, au chant suivant.

MONOLOGUE D'AGÉNOR (XXI, 552-572).

« Malheur à moi ! si, sous la menace du redoutable Achille, je prends la fuite, du côté où les autres se bousculent éperdus,

ὤ μοι ἐγών· εἰ μέν κεν ὑπὸ κρατεροῦ Ἀχιλῆος	φεύγω, τῆι περ οἱ ἄλλοι ἀτυζόμενοι κλονέονται,
" Hei mihi, siquidem metu violenti Achillis	" Fugero, qua et alii turbati fugantur,

il m'attrapera même alors et m'égorgera comme un lâche. Si je les laisse s'éparpiller à l'approche d'Achille le Péléide, et si, de toute la vitesse de mes jambes, je fuis dans une autre direction, loin du rempart, vers la plaine d'Ilion, jusqu'à ce que j'arrive aux gorges de l'Ida et que je me cache dans les taillis, le soir, ensuite, je me baignerai dans le fleuve, j'essuierai ma sueur et je retournerai vers Ilion. Mais pourquoi mon cœur me tient-il ce propos ? Si, pendant que je m'écarterai de la ville, dans la direction de la plaine, il me voyait, et, sautant sur moi, avec ses pieds rapides, me saisissait ! je ne pourrais plus éviter la mort et la Kère. Car sa force l'emporte par trop sur celle de tous les autres hommes. Si, au contraire, j'allais au-devant de lui, sous les murs de la ville, sa chair n'est-elle pas, elle aussi, vulnérable par l'airain perçant ? n'a-t-il pas une seule vie comme nous, et ne dit-on pas qu'il est mortel ? Mais c'est Zeus le Cronide qui lui octroie la victoire ».

αἱρήσει με καὶ ὧς, καὶ ἀνάλκιδα δειροτομήσει.	καί με μεταΐξας μάρψηι ταχέεσσι πόδεσσιν.
" Capiet me etiam sic, et imbellem obtruncabit :	" Et me rapide persecutus consequatur velocibus pedibus :
εἰ δ' ἂν ἐγὼ τούτους μὲν ὑποκλονέεσθαι ἐάσω	οὐκέτ' ἔπειτ' ἔσται θάνατον καὶ κῆρας ἀλύξαι·
" Si vero ego hos quidem turbari sinam	" Non amplius deinde licebit mortem et fatum effugere.
Πηλεΐδηι Ἀχιλῆϊ, ποσὶν δ' ἀπὸ τείχεος ἄλληι	λίην γὰρ κρατερὸς περὶ πάντων ἔστ' ἀνθρώπων.
" A Pelide Achille, pedibusque a muro alio	" Valde enim fortis supra omnes est mortales.
φεύγω πρὸς πεδίον Ἰλήϊον, ὄφρ' ἂν ἵκωμαι	εἰ δέ κέ οἱ προπάροιθε πόλεος κατεναντίον ἔλθω·
" Fugero per campum Iliacum, donec pervenero	" Quod si ipsi ante urbem obviam venero ;
Ἴδης τε κνημοὺς κατά τε ῥωπήϊα δύω·	καὶ γάρ θην τούτωι τρωτὸς χρὼς ὀξέϊ χαλκῶι,
" Idaeque ad saltus, senticetaque ingrediar ;	" Etenim huic certe vulnerabile corpus acuto aere,
ἑσπέριος δ' ἂν ἔπειτα λοεσσάμενος ποταμοῖο	ἐν δὲ ἴα ψυχή, θνητὸν δέ ἕ φασ' ἄνθρωποι
" Vespertinus autem deinde cum me lavero in fluvio.	" Inestque una anima, mortalemque ipsum dicunt homines
ἱδρῶ ἀποψυχθεὶς προτὶ Ἴλιον ἀπονεοίμην·	ἔμμεναι· αὐτάρ οἱ Κρονίδης Ζεὺς κῦδος ὀπάζει.
" A sudore refrigeratus, ad Ilium reverterer;	" Esse: atqui ei Saturnius Jupiter gloriam praebet."
ἀλλὰ τί ἤ μοι ταῦτα φίλος διελέξατο θυμός;	ὣς εἰπὼν Ἀχιλῆα ἀλεὶς μένεν, ἐν δέ οἱ ἦτορ
" Sed cur mihi haec meus secum-disserit animus?	Sic fatus, Achillem conversus expectabat; intusque ei cor
μή μ' ἀπαειρόμενον πόλιος πεδίον δὲ νοήσηι	ἄλκιμον ὁρμᾶτο πτολεμίζειν ἠδὲ μάχεσθαι.
" Ne me abeuntem ab urbe ad campum advertat,	Forte gestiebat praeliari atque pugnare.

Comme une panthère indomptable, le vaillant Agénor affronte la lutte. Il défie Achille en quelques mots, lance son javelot contre lui, le touche à la jambe, mais sans percer la jambière. Au moment où le fils de Pélée se précipite sur lui, Apollon enlève Agénor dans une nuée, prend sa figure, s'enfuit et entraîne Achille à sa suite dans la direction du Scamandre. Pendant cette diversion, les Troyens peuvent se mettre en sûreté.

CHANT XXII.

LA MORT D'HECTOR.

Le chant XXII a pu subir quelques retouches et recevoir quelques additions. Dans son ensemble, il doit se relier aux parties les plus anciennes du poème et appartenir au même auteur. Le pathétique y est obtenu, comme dans la Querelle, par les moyens les plus simples. Les caractères y sont peints avec force et avec vérité. L'action y est conduite avec clarté et rapidité. Le style joint l'aisance à la vigueur et à l'éclat.

Pour les modernes, le véritable héros du livre c'est Hector, le guerrier vaillant, l'époux tendre, le père infortuné, qui, jusqu'à la dernière heure, combat sans espoir pour sa patrie et ne succombe que par l'intervention d'une divinité. Le rôle de cette divinité, Pallas Athéné, leur paraît odieux ; elle trompe, elle trahit le malheureux Hector par une machination abominable. Achille fait assurément notre admiration par sa force et sa bravoure ; et nous ne devons pas oublier que, s'il se montre d'une dureté impitoyable, c'est qu'il est dominé par un sentiment noble, en lui-même : son amitié pour Patrocle. C'est toutefois à Hector que va spontanément notre sympathie.

Toutes les couvres poétiques vraiment fortes, toutes celles que le génie de leur auteur a rendues immortelles, sont capables de recevoir, dans la suite des âges, selon les révolutions du sentiment et du goût, des interprétations qui en altèrent la signification première. Elles y sont d'autant plus exposées qu'elles sont plus riches de substance, et elles n'auraient point réussi à toucher les cœurs, pendant tant de siècles, s'il n'y avait en elles quelque chose de cotte complexité qu'offre la vie. L'historien et le critique ont le devoir de constater cette possibilité indéfinie de renouvellement, et d'en montrer la raison, mais leur rôle consiste essentiellement à replacer l'œuvre dans le milieu et le moment où elle a vu le jour. Les poètes de l'âge homérique ont su s'inspirer du sentiment humain le plus large comme le plus profond ; des scènes comme celle de Priam et d'Hélène sur la tour, ou surtout comme celle des adieux d'Hector et d'Andromaque, le prouvent abondamment. On peut attribuer au poète du XXIIe chant le même mérite ; il n'est pas resté indifférent à la vaillance d'Hector ni à son infortune. Mais il ne jugeait pas toujours, du point de vue moral, comme nous-mêmes ; il était Grec ; une belle ruse lui semblait aussi admirable qu'un bel acte de courage, qu'elle fût imaginée par un dieu ou par un homme, et l'apparition d'Athéné sous la figure de Deiphobe, n'est pas représentée par lui comme une perfidie condamnable. Il ne considérait pas non plus que l'aide prêtée par les dieux à un héros diminuât son mérite ; elle le grandissait au contraire, elle l'élevait au-dessus des autres hommes, à ses yeux et à ceux de ses auditeurs. Le poète du XXIIe chant entendait glorifier Achille, sans lui sacrifier cependant injustement Hector.

Le début du chant continue directement la fin du précédent. Les Troyens ont achevé de se réfugier derrière les remparts. Hector seul est resté au dehors, devant la porte Scée. Le faux Agénor se retourne vers Achille, et lui révèle ironiquement qu'il n'est autre qu'Apollon. Achille dupé lui répond avec irrévérence :

« Tu m'as joué, bon archer, le plus pernicieux de tous les dieux, en m'entraînant ici, loin du mur. Sans toi, bien d'autres encore auraient mordu la terre de leurs dents avant d'arriver à Ilion. Tu viens de me ravir une grande gloire, et il t'était facile de les sauver, à toi qui n'avais pas à craindre qu'on t'en punît ensuite. Ah ! je te punirais, si j'en avais le pouvoir » (14-20).

Achille revient vers Troie. La peinture que nous fait le poète de son aspect irrésistible est un digne prélude de ce beau chant.

Priam aperçoit Achille (XXII, 25-37).

Le vieillard Priam, le premier, le vit bondir à travers la plaine, étincelant comme l'astre

25 τὸν δ' ὁ γέρων Πρίαμος πρῶτος ἴδεν ὀφθαλμοῖσι	παμφαίνονθ' ὥς τ' ἀστέρ' ἐπεσσύμενον πεδίοιο,
25 Hunc vero senex Priamus primus vidit oculis,	Collucentem tanquam stellam, ruentem per campum,

(c'est le plus brillant de tous, mais son apparition est redoutable, et il apporte aux pauvres mortels des fièvres qui paraît en automne, et dont la clarté se distingue, parmi tant d'autres, en l'obscurité de la nuit, l'astre auquel on donne l'appellation de chien d'Orion, graves), tel l'airain brillait sur la poitrine d'Achille, dans sa course.

Priam se lamente, tend les mains vers Hector, et lui adresse une touchante prière ; il le supplie de ne pas s'exposer à un péril certain, de se réfugier dans la ville, d'épargner une nouvelle douleur à son père, qui vient de remarquer l'absence, parmi les Troyens rentrés dans les murs, de Lycaon et de Polydore ; de conserver à ses concitoyens le défenseur en qui reposent toutes leurs espérances. A l'appel de Priam, succède celui d'Hécube, plus bref, mais aussi pathétique. Hector délibère, comme Agénor naguère, sur le parti qu'il doit prendre.

ὅς ῥά τ' ὀπώρης εἶσιν, ἀρίζηλοι δέ οἱ αὐγαὶ	ὤιμωξεν δ' ὁ γέρων, κεφαλὴν δ' ὅ γε κόψατο χερσὶν
Quae scilicet Autumno oritur: perillustres autem ejus radii	Ejulabat vero senex, caputque pulsabat manibus,
φαίνονται πολλοῖσι μετ' ἀστράσι νυκτὸς ἀμολγῷ,	ὑψόσ' ἀνασχόμενος, μέγα δ' οἰμώξας ἐγεγώνει
Lucent multa inter astra nocte intempesta ;	In altum sublatis, magnoque edito ejulatu clamabat,
ὅν τε κύν' Ὠρίωνος ἐπίκλησιν καλέουσι.	λισσόμενος φίλον υἱόν· ὁ δὲ προπάροιθε πυλάων
Quam canem Orionis vulgo vocant :	Supplex-orans dilectum filium : is autem ante portas
λαμπρότατος μὲν ὅ γ' ἐστί, κακὸν δέ τε σῆμα τέτυκται,	ἑστήκει ἄμοτον μεμαὼς Ἀχιλῆϊ μάχεσθαι·
Splendidissima quidem haec est, at exitiale signum est,	Stabat, vehementer animis-ardens cum Achille pugnare:
καί τε φέρει πολλὸν πυρετὸν δειλοῖσι βροτοῖσιν·	τὸν δ' ὁ γέρων ἐλεεινὰ προσηύδα χεῖρας ὀρεγνύς·
Atque emittit magnum aestum miseris mortalibus :	Illum vero senex miserabiliter allocutus est, manus extendens;
ὣς τοῦ χαλκὸς ἔλαμπε περὶ στήθεσσι θέοντος.	
Sic hujus aes splendebat circa pectora currentis.	

Monologue d'Hector. — La fuite. (XXII, 90-166).

Ainsi, tous deux, en pleurant, s'adressaient à leur fils, multipliant les prières ; mais sans convaincre le cœur d'Hector. Il attendait Achille, qui s'approchait, gigantesque. Comme un serpent attend un homme en son gîte, sur la montagne ; gorgé d'herbes mauvaises, plein de rage, il tourne autour de son gîte avec un regard terrible, ainsi Hector, avec une bravoure indéfectible, ne reculait pas, il avait appuyé son bouclier brillant contre la saillie de la tour.

ὣς τώ γε κλαίοντε προσαυδήτην φίλον υἱὸν	βεβρωκὼς κακὰ φάρμακ', ἔδυ δέ τέ μιν χόλος αἰνός,
Sic hi lugentes alloquebantur dilectum filium,	Pastus mala venena; subiit autem et ipsum ira gravis,
πολλὰ λισσομένω· οὐδ' Ἕκτορι θυμὸν ἔπειθον,	σμερδαλέον δὲ δέδορκεν ἑλισσόμενος περὶ χειῇ·
Multis supplicantes; neque Hectori animum flectebant;	Horrendumque aspicit, convolvens se circa latibulum:
ἀλλ' ὅ γε μίμν' Ἀχιλῆα πελώριον ἆσσον ἰόντα.	ὣς Ἕκτωρ ἄσβεστον ἔχων μένος οὐχ ὑπεχώρει
Sed is expectabat Achillem ingentem propius accedentem.	Sic Hector, inextinguibili praeditus animorum-vi, non recedebat,
ὡς δὲ δράκων ἐπὶ χειῇ ὀρέστερος ἄνδρα μένῃσι	πύργῳ ἔπι προὔχοντι φαεινὴν ἀσπίδ' ἐρείσας·
Ut vero draco ad lustrum ferus virum expectat,	Turrim ad prominentem fulgido clypeo-acclinato :

Alors avec un soupir, il dit, en parlant à son grand cœur : « Malheur à moi ! si je franchis la porte et le mur, Polydamas, avant tous les autres, me jettera le blâme, lui qui me conseillait de ramener les Troyens à la ville dans cette nuit fatale, où le divin Achille a reparu. Je ne l'ai pas écouté ; j'aurais bien plutôt dû le faire. Et voici que j'ai perdu l'armée par ma folie, et je redoute les Troyens et les Troyennes à la robe traînante, à la pensée qu'un plus lâche que moi va peut-être dire : « Hector, pour obéir à son obstination, a perdu l'armée. » Voilà ce qu'ils diront ; mieux vaudrait de beaucoup pour moi attendre Achille de pied ferme et revenir après l'avoir tué ou périr moi-même glorieusement devant la ville. Mais si je déposais mon bouclier à bossette et mon casque pesant, si j'appuyais ma lance contre le mur, et si j'allais moi-même au devant d'Achille, le héros sans reproche ? Si je lui promettais de rendre aux Atrides Hélène avec ses trésors, tous, sans réserve, tous ceux qu'Alexandre, sur ses vaisseaux creux, a menés à Troie, ce qui fut le commencement de la querelle ? Et si, en outre, j'offrais aux Achéens la moitié de tous les biens que la ville renferme, en me faisant fort d'obtenir des Troyens le serment,

ὀχθήσας δ' ἄρα εἶπε πρὸς ὃν μεγαλήτορα θυμόν·	ἄντην ἢ Ἀχιλῆα κατακτείναντα νέεσθαι,
Indignabundus vero dixit ad suum magnum animum ;	" Contra pugnando aut Achille interfecto redire,
ὤ μοι ἐγών, εἰ μέν κε πύλας καὶ τείχεα δύω,	ἠέ κεν αὐτῶι ὀλέσθαι ἐϋκλειῶς πρὸ πόληος.
" Hei mihi, si quidem portas et moenia ingressus fuero,	" Aut ab ipso interfici gloriose pro urbe.
Πουλυδάμας μοι πρῶτος ἐλεγχείην ἀναθήσει,	εἰ δέ κεν ἀσπίδα μὲν καταθείομαι ὀμφαλόεσσαν
" Polydamas me primus probris onerabit,	" Quod si clypeum quidem deposuero umbonibus munitum,
ὅς μ' ἐκέλευε Τρωσὶ ποτὶ πτόλιν ἡγήσασθαι	καὶ κόρυθα βριαρήν, δόρυ δὲ πρὸς τεῖχος ἐρείσας
" Qui me hortatus-est Trojanos ad urbem ducere,	" Et cassidem validam, hastaque ad murum acclinata,
νύχθ' ὕπο τήνδ' ὀλοὴν ὅτε τ' ὤρετο δῖος Ἀχιλλεύς.	αὐτὸς ἰὼν Ἀχιλῆος ἀμύμονος ἀντίος ἔλθω
" Nocte ista exitiali, quando surrexit-ad-certamen nobilis Achilles.	" Ipse profectus Achilli eximio obvius venero,
ἀλλ' ἐγὼ οὐ πιθόμην· ἦ τ' ἂν πολὺ κέρδιον ἦεν.	καί οἱ ὑπόσχωμαι Ἑλένην καὶ κτήμαθ' ἅμ' αὐτῆι,
" At ego non parui ; certe multo utilius fuisset;	" Et ei pollicear Helenam, et opes cum ipsa
νῦν δ' ἐπεὶ ὤλεσα λαὸν ἀτασθαλίησιν ἐμῆσιν,	πάντα μάλ' ὅσσά τ' Ἀλέξανδρος κοίλης ἐνὶ νηυσὶν
" Nunc vero postquam perdidi populum damnosa-pertinacia mea,	" Omnes prorsus, quascunque Alexander cavis in navibus
αἰδέομαι Τρῶας καὶ Τρωιάδας ἑλκεσιπέπλους,	ἠγάγετο Τροίηνδ', ἥ τ' ἔπλετο νείκεος ἀρχή,
" Vereor Trojanos et Trojanas longa-peplorum-syrmata-trahentes,	" Dusit ad Trojam, quae fuit certaminis origo,
μή ποτέ τις εἴπησι κακώτερος ἄλλος ἐμεῖο·	δωσέμεν Ἀτρεΐδησιν ἄγειν, ἅμα δ' ἀμφὶς Ἀχαιοῖς
" Ne quando quis dicat deterior alius me ;	" Daturum Atridis abducendas, simulque separatim Achivis
Ἕκτωρ ἧφι βίηφι πιθήσας ὤλεσε λαόν.	ἄλλ' ἀποδάσσεσθαι ὅσα τε πτόλις ἥδε κέκευθε·
" Hector suis viribus fretus perdidit copias.	" Alias distributurum, quascunque urbs haec abditas-habet :
ὣς ἐρέουσιν· ἐμοὶ δὲ τότ' ἂν πολὺ κέρδιον εἴη	Τρωσὶν δ' αὖ μετόπισθε γερούσιον ὅρκον ἕλωμαι
" Sic dicent : mihi vero tunc multo satius esset,	" A Trojanis vero deinde honorabile jusjuraudum exigam,

que prêteront les Anciens, de ne rien dissimuler, et de partager tout en deux ? Mais pourquoi mon cœur me tient-il ce propos ? Pourquoi aller le supplier ? Il n'aura pas pitié de moi, et ne m'épargnera pas ; il me tuera, désarmé, tout comme une femme, puisque j'aurai dépouillé mon armure. Ah ! ce n'est pas l'heure des calineries du chêne et du rocher, entre la jeune fille et le jeune homme ! des mots câlins que se disent l'un à l'autre le jeune homme et la jeune fille. Mieux vaut, oui mieux vaut courir au combat. Voyons sans tarder auquel des deux l'Olympien donnera la victoire ».

Il délibérait ainsi, quand Achille arriva près de lui, pareil à Ényalios, le bon guerrier au panache flottant ; il brandissait sur son épaule gauche, le frêne du Pélion, la lance terrible. Autour de lui l'airain scintillait, pareil à la clarté d'un feu qui brûle ou du soleil qui se lève. Hector, dès qu'il l'aperçut, fut saisi d'un frisson. Il n'est plus assez de courage pour l'attendre sur place ; il laissa la porte derrière lui, et il prit la fuite. Le Péléide s'élança, plein de confiance en ses jambes rapides, comme l'épervier venu des monts, le plus vite des oiseaux, fend l'air avec aisance, à la poursuite d'une tremblante colombe ; celle-ci fuit au-dessous de lui ; il s'approche, pousse un cri perçant,

μή τι κατακρύψειν, ἀλλ᾽ ἄνδιχα πάντα δάσασθαι	ὣς ὅρμαινε μένων, ὁ δέ οἱ σχεδὸν ἦλθεν Ἀχιλλεὺς
" Nihil occultaturos, sed bifariam omnia divisuros,	Haec animo-versabat manens: Ast ad eum prope accessit Achilles,
κτῆσιν ὅσην πτολίεθρον ἐπήρατον ἐντὸς ἐέργει·	ἶσος Ἐνυαλίωι κορυθάϊκι πτολεμιστῆι
" Facultates quascunque urbs amabilis intus continet.	Par Marti galeam-quassanti bellatori,
ἀλλὰ τί ἤ μοι ταῦτα φίλος διελέξατο θυμός;	σείων Πηλιάδα μελίην κατὰ δεξιὸν ὦμον
" Sed cur mihi haec meus secum-disserit animus ?	Vibrans Peliacam hastam ad dextrum humerum
μή μιν ἐγὼ μὲν ἵκωμαι ἰών, ὁ δέ μ᾽ οὐκ ἐλεήσει [misereatur,	δεινήν· ἀμφὶ δὲ χαλκὸς ἐλάμπετο εἴκελος αὐγῆι
" Vereor, ne ei ego quidem supplicem profectus; is autem mea non	Terribilem ; circum vero aes splendebat simile fulgofi
οὐδέ τί μ᾽ αἰδέσεται, κτενέει δέ με γυμνὸν ἐόντα	ἢ πυρὸς αἰθομένου ἢ ἠελίου ἀνιόντος.
" Neque omnino me revereatur, interficiat vero me, inermem existentem,	Vel ignis ardentis, vel solis orientis.
αὔτως ὥς τε γυναῖκα, ἐπεί κ᾽ ἀπὸ τεύχεα δύω.	Ἕκτορα δ᾽, ὡς ἐνόησεν, ἕλε τρόμος· οὐδ᾽ ἄρ᾽ ἔτ᾽ ἔτλη
" Temere, tanquam mulierem, postquam arma exuero.	Hectorem vero, ut vidit, cepit tremor, neque amplius sustinuit
οὐ μέν πως νῦν ἔστιν ἀπὸ δρυὸς οὐδ᾽ ἀπὸ πέτρης	αὖθι μένειν, ὀπίσω δὲ πύλας λίπε, βῆ δὲ φοβηθείς·
" Non sane prorsus nunc licet a quercu neque a petra	Illic manere, a tergo autem portas reliquit, abiitque perterritus.
τῶι ὀαριζέμεναι, ἅ τε παρθένος ἠΐθεός τε	Πηλεΐδης δ᾽ ἐπόρουσε ποσὶ κραιπνοῖσι πεποιθώς.
" Cum hoc confabulari, ceu virgo juvenisque,	Pelides vero irruit, pedibus rapidis fretus ;
παρθένος ἠΐθεός τ᾽ ὀαρίζετον ἀλλήλοιιν.	ἠΰτε κίρκος ὄρεσφιν ἐλαφρότατος πετεηνῶν
" Virgo juvenisque confabulantur inter se.	Veluti Circus in montibus, velocissimus volucrum,
βέλτερον αὖτ᾽ ἔριδι ξυνελαυνέμεν ὅττι τάχιστα·	ῥηϊδίως οἴμησε μετὰ τρήρωνα πέλειαν,
" Satius vero certamine congredi : quam celerrime	Facile impetum-dat in pavidam columbam :
εἴδομεν ὁπποτέρωι κεν Ὀλύμπιος εὖχος ὀρέξηι.	ἡ δέ θ᾽ ὕπαιθα φοβεῖται, ὁ δ᾽ ἐγγύθεν ὀξὺ λεληκὼς
" Videamus, utri Olympius gloriam praebiturus sit."	Haec autem oblique fugit: iste vero in-proximo acutum-edens-clangorem.

multiplie ses bonds, dans le désir qui le pousse à s'emparer d'elle ; ainsi, Achille volait droit devant lui, avec emportement ; et Hector s'enfuyait, sous le mur de Troie, précipitant l'allure de ses genoux. Tous deux, le long de la guette et du figuier battu par les vents, se hâtaient, suivant toujours le mur, un peu à l'écart, sur la grand'route. Ils arrivèrent aux fontaines aux belles ondes, à l'endroit où jaillissent deux sources du Scamandre tourbillonnant : l'une d'elles laisse couler une eau chaude, d'où s'élève une vapeur pareille à celle d'un feu qui brûle ; l'autre, en été, coule pareille à de la grêle ou à de la neige froide, et à la glace que forme l'eau. Là, tout près d'elles, étaient les vastes lavoirs, les beaux lavoirs de pierre où les femmes et les filles jolies des Troyens venaient laver leurs vêtements d'étoffe brillante, jadis, pendant la paix, avant l'arrivée des fils des Achéens. Ils les longèrent en courant ; l'un fuyait, l'autre le poursuivait ; en avant, c'était un brave qui fuyait, c'était un plus brave encore qui le poursuivait ; tous deux redoublaient de vitesse ; car ce n'était pas une victime, ce n'était pas une peau de bœuf, qui étaient l'enjeu, comme il arrive dans les concours de vitesse ; l'enjeu de leur course, c'était la vie d'Hector, le bon écuyer ! Comme au terme de l'arène, des chevaux qui se disputent le prix courent à toute vitesse ;

ταρφέ' ἐπαΐσσει, ἑλέειν τέ ἑ θυμὸς ἀνώγει·	ἔνθα δ' ἐπ' αὐτάων πλυνοὶ εὐρέες ἐγγὺς ἔασι
Crebros faciens impetus, insequitur, capereque illam animus jubet:	Illic autem ad ipsos labra-ad-lavandum luta prope sunt,
ὣς ἄρ' ὅ γ' ἐμμεμαὼς ἰθὺς πέτετο, τρέσε δ' Ἕκτωρ	καλοὶ λαΐνεοι, ὅθι εἵματα σιγαλόεντα
Sic utique ille ardens recta volabat : trepidus autem fugiebat Hector	Pulchra, lapidea, ubi vestes speciosas
τεῖχος ὕπο Τρώων, λαιψηρὰ δὲ γούνατ' ἐνώμα.	πλύνεσκον Τρώων ἄλοχοι καλαί τε θύγατρες
Muro sub Trojanorum, velociaque genua movebat	Lavabant Trojanorum uxores, pulchraeque filiae,
οἳ δὲ παρὰ σκοπιὴν καὶ ἐρινεὸν ἠνεμόεντα	τὸ πρὶν ἐπ' εἰρήνης πρὶν ἐλθεῖν υἷας Ἀχαιῶν.
Hi vero praeter speculam et caprificum ventosam	Olim tempore pacis, priusquam venissent filii Achivorum.
τείχεος αἰὲν ὑπ' ἐκ κατ' ἀμαξιτὸν ἐσσεύοντο,	τῆι ῥα παραδραμέτην φεύγων ὁ δ' ὄπισθε διώκων·
Murum usque subter per viam-publicam rapido-cursu-ferebantur;	Hac utique praetercurrerunt, alter fugiens, alterque a tergo persequens :
κρουνὼ δ' ἵκανον καλλιρρόω· ἔνθα δὲ πηγαὶ	πρόσθε μὲν ἐσθλὸς ἔφευγε, δίωκε δέ μιν μέγ' ἀμείνων
Ad scaturigines autem pervenerunt pulchre-fluentes, ubi nempe fontes	Ante quidem fortis fugiebat, persequebatur vero ipsum multo fortior
δοιαὶ ἀναΐσσουσι Σκαμάνδρου δινήεντος.	καρπαλίμως, ἐπεὶ οὐχ ἱερήϊον οὐδὲ βοείην
Duo erumpunt Scamandri vorticosi.	Rapide : Neque enim victimam, neque bubulam pellem
ἣ μὲν γάρ θ' ὕδατι λιαρῶι ῥέει, ἀμφὶ δὲ καπνὸς	ἀρνύσθην, ἅ τε ποσσὶν ἀέθλια γίγνεται ἀνδρῶν,
Alter quidem aqua calida fluit, circumque fumus	Adipisci-conabantur, qualia pedibus praemia sunt virorum;
γίγνεται ἐξ αὐτῆς ὡς εἰ πυρὸς αἰθομένοιο·	ἀλλὰ περὶ ψυχῆς θέον Ἕκτορος ἱπποδάμοιο.
Oritur ex ipso, velut ab igne ardenti:	Sed de anima certantes currebant Hectoris equûm-domitons.
ἣ δ' ἑτέρη θέρεϊ προρέει εἴκυῖα χαλάζηι,	ὡς δ' ὅτ' ἀεθλοφόροι περὶ τέρματα μώνυχες ἵπποι
Alter vero aestate profluit, similis grandini,	Ut vero cum assueti-vincere circa metas solidis-ungulis equi
ἢ χιόνι ψυχρῆι ἢ ἐξ ὕδατος κρυστάλλωι.	ῥίμφα μάλα τρωχῶσι· τὸ δὲ μέγα κεῖται ἄεθλον
Vel nivi frigidae, vel ex aqua concretae glaciei.	Celeriter admodum currunt; magnum autem propositum est praemium,

le prix proposé est un trépied ou une femme, et les jeux se célèbrent pour honorer un défunt ; ainsi, tous deux, trois fois, firent le tour de la ville de Priam, de toute la vitesse de leurs jambes. Tous les dieux regardaient ce spectacle.

ἢ τρίπος ἠὲ γυνὴ ἀνδρὸς κατατεθνηῶτος·	καρπαλίμοισι πόδεσσι· θεοὶ δ᾽ ἐς πάντες ὁρῶντο·
Vel tripos, vel mulier, in honorem viri defuncti :	Rapidis pedibus: Dii vero omnes spectabant
ὣς τὼ τρὶς Πριάμοιο πόλιν πέρι δινηθήτην	
Sic hi ter Priami urbem gyro-circum-acti sunt	

Ce dernier vers est suivi d'une scène olympique, qui ressemble singulièrement à celle qui précède la mort de Sarpédon, au chant XVI, comme le monologue d'Hector a de l'analogie avec celui d'Agénor. Cette similitude a induit un assez grand nombre de critiques à suspecter tout l'épisode d'Agénor, et notre scène olympique. Zeus demande aux autres dieux, s'il faut abandonner Hector au courroux d'Achille. Athéné proteste contre une hésitation qui est une faiblesse, et Zeus la rassure par une formule vague qui s'est rencontrée déjà au chant VIII.

La mort d'Hector. (XXII, 188-404).

Achille aux pieds légers, sans relâche, chassait devant lui Hector. Comme un chien, sur la montagne, poursuit le faon d'une biche, qu'il a fait lever du gîte, à travers les gorges et les vallées ; si le faon lui échappe, en se blottissant sous un taillis, il cherche la piste et court sans se lasser, jusqu'à ce qu'il l'ait relancé ; tel Hector ne pouvait se dérober à l'agile fils de Pélée. Chaque fois qu'il tentait de bondir dans la direction de la porte Dardanienne, vers les tours solides, pour voir si les Troyens, du haut du mur, le protégeraient en lançant des flèches, autant de fois, le devançant, Achille l'écartait vers la plaine, en volant toujours lui-même du côté de la ville. Comme, en un songe, un homme ne peut poursuivre celui qu'il voit fuir ;

Ἕκτορα δ᾽ ἀσπερχὲς κλονέων ἔφεπ᾽ ὠκὺς Ἀχιλλεύς.	ὁσσάκι δ᾽ ὁρμήσειε πυλάων Δαρδανιάων
Hectorem vero indesinenter urgens sequebatur celer Achilles,	Quoties vero impetum-sumeret ad portas Dardanias
ὡς δ᾽ ὅτε νεβρὸν ὄρεσφι κύων ἐλάφοιο δίηται	ἀντίον ἀΐξασθαι ἐϋδμήτους ὑπὸ πύργους,
Ut vero quum hinnulum in montibus canis cervae insequitur,	Recta ruere bene-aedificatas versus turres,
ὄρσας ἐξ εὐνῆς διά τ᾽ ἄγκεα καὶ διὰ βήσσας·	εἴ πως οἷ καθύπερθεν ἀλάλκοιεν βελέεσσι,
Excitatum e cubili: perque convalles et per fruticeta;	Si quo modo ei desuper auxiliarentur telis;
τὸν δ᾽ εἴ πέρ τε λάθηισι καταπτήξας ὑπὸ θάμνωι,	τοσσάκι μιν προπάροιθεν ἀποστρέψασκε παραφθὰς
Eum autem, etiam si lateat metu-perculsus sub arbusto,	Toties eum avertebat praevertens
ἀλλά τ᾽ ἀνιχνεύων θέει ἔμπεδον ὄφρά κεν εὕρηι·	πρὸς πεδίον· αὐτὸς δὲ ποτὶ πτόλιος πέτετ᾽ αἰεί.
Tamen vestigia-legens currit perpetuo, donec inveniat :	In campum : ipse autem prope urbem volabat semper.
ὣς Ἕκτωρ οὐ λῆθε ποδώκεα Πηλεΐωνα.	ὡς δ᾽ ἐν ὀνείρωι οὐ δύναται φεύγοντα διώκειν·
Sic Hector non latebat pedibus-velocem Pelidem.	Ut vero in somno non potest fugientem consequi,

ni celui qui fuit ne peut fuir, ni celui qui poursuit, poursuivre ; ainsi Achille, ne pouvait, dans sa course, atteindre Hector, ni Hector lui échapper. Mais comment Hector eût-il réussi à échapper aux Kères de la mort, si au dernier tour, au tour suprême, Apollon ne fut venu à lui, de tout près, lui inspirer une force nouvelle et doubler l'agilité de ses genoux ? Achille faisait signe aux autres Achéens, de la tête, pour les empêcher de lancer contre Hector leurs traits perçants, de peur que l'un d'entre eux, en l'atteignant, ne lui enlevât la victoire, et qu'il n'arrivât lui-même que le second. Mais, lorsque, pour la quatrième fois, ils furent parvenus aux fontaines, alors le Père étendit ses balances d'or ; il y plaça deux Kères de la mort qui fait des hommes des gisants, celle d'Achille et celle d'Hector, bon conducteur de chars ; prenant la balance par le milieu, il fit la pesée, et ce fut le jour fatal d'Hector qui s'abaissa ; Hector prit le chemin de l'Hadès et Phoibos Apollon l'abandonna. Athéné aux yeux pers vint auprès d'Achille, fils de Pélée ; elle se plaça à ses côtés, et donna l'essor à ces paroles : « C'est maintenant, je l'espère, glorieux Achille cher à Zeus, qu'à nous deux nous allons remporter, pour les Achéens, une grande victoire, qui nous ramènera triomphants aux vaisseaux ; nous allons vaincre Hector, bien qu'il soit insatiable de vaillance. Il ne lui est plus possible de nous échapper, quelques efforts que puisse faire Apollon, le bon Archer, en se roulant aux pieds de Zeus, le Père qui tient l'égide.

οὔτ' ἄρ' ὁ τὸν δύναται ὑποφεύγειν οὔθ' ὁ διώκειν·	τὴν μὲν Ἀχιλλῆος, τὴν δ' Ἕκτορος ἱπποδάμοιο,
Neque alter alterum potest effugere, neque alter consequi :	Hoc quidem, Achillis, illud vero, Hectoris equûm-domitoris :
ὣς ὁ τὸν οὐ δύνατο μάρψαι ποσίν, οὐδ' ὃς ἀλύξαι.	ἕλκε δὲ μέσσα λαβών· ῥέπε δ' Ἕκτορος αἴσιμον ἦμαρ,
Sic hic illum non poterat assequi pedibus, neque ille effugere.	Sustinuitque medias prehensas: Inclinata autem est Hectoris fatalis dies;
πῶς δέ κεν Ἕκτωρ κῆρας ὑπεξέφυγεν θανάτοιο,	ᾤχετο δ' εἰς Ἀΐδαο, λίπεν δέ ἑ Φοῖβος Ἀπόλλων.
Quo vero tandem pacto Hector fata effugere potuisset mortis,	Descenditque ad orcum ; reliquitque illum Phoebus Apollo.
εἰ μή οἱ πύματόν τε καὶ ὕστατον ἤντετ' Ἀπόλλων	Πηλεΐωνα δ' ἵκανε θεὰ γλαυκῶπις Ἀθήνη,
Nisi ei postremumque et ultimum occurrisset Apollo	Ast ad Pelidem accessit dea caesia-oculis Minerva,
ἐγγύθεν, ὅς οἱ ἐπῶρσε μένος λαιψηρά τε γοῦνα;	ἀγχοῦ δ' ἱσταμένη ἔπεα πτερόεντα προσηύδα·
Prope, qui ei excitavit robur velociaque genua?	Et prope stans verbis alatis allocuta est;
λαοῖσιν δ' ἀνένευε καρήατι δῖος Ἀχιλλεύς,	νῦν δὴ νῶϊ ἔολπα Διῒ φίλε φαίδιμ' Ἀχιλλεῦ
Copiis autem renuebat capite nobilis Achilles,	" Nunc demum nos utique spero, Jovi dilecte, illustris Achille,
οὐδ' ἔα ἱέμεναι ἐπὶ Ἕκτορι πικρὰ βέλεμνα,	οἴσεσθαι μέγα κῦδος Ἀχαιοῖσι προτὶ νῆας
Neque sinebat mittere in Hectorem amara tela;	" Relaturos magnam gloriam Achivis ad naves,
μή τις κῦδος ἄροιτο βαλών, ὁ δὲ δεύτερος ἔλθοι.	Ἕκτορα δηιώσαντε μάχης ἄατόν περ ἐόντα.
Ne quis gloriam auferret percutiens, ipseque secundus veniret.	" Hectore caeso, pugnae insatiabilis licet sit.
ἀλλ' ὅτε δὴ τὸ τέταρτον ἐπὶ κρουνοὺς ἀφίκοντο,	οὔ οἱ νῦν ἔτι γ' ἔστι πεφυγμένον ἄμμε γενέσθαι,
Sed quando jam quartum ad scaturigines pervenerant,	" Non ei nunc amplius certe licet nos effugere,
καὶ τότε δὴ χρύσεια πατὴρ ἐτίταινε τάλαντα,	οὐδ' εἴ κεν μάλα πολλὰ πάθοι ἑκάεργος Ἀπόλλων
Tum vero aureas pater attollebat lances;	" Ne quidem si perquam multum laboret longe-jaculans Apollo,
ἐν δ' ἐτίθει δύο κῆρε τανηλεγέος θανάτοιο,	προπροκυλινδόμενος πατρὸς Διὸς αἰγιόχοιο.
Imposuitque duo fata longum-somnum-adferentis mortis,	" Advolvens se pedibus patris Jovis AEgiochi.

Toi donc, maintenant, fais halte, et prends haleine ; moi je vais le trouver, et le décider à combattre de pied ferme». Ainsi dit Athéné ; Achille lui obéit, le cœur en joie. Il fit halte, appuyé sur le frêne à la pointe d'airain. Athéné le laissa, et alla rejoindre le divin Hector, Elle avait pris la figure de Déiphobe et sa voix forte. Elle se plaça à ses côtés et donna l'essor à ces paroles : « Cousin, voici qu'Achille, avec son agilité te met grandement à, l'épreuve, en te poursuivant, de toute la vitesse de ses jambes, autour de la ville de Priam. Allons ! arrêtons-nous et défendons-nous de pied ferme ». Le grand Hector au casque étincelant lui fit cette réponse : « Déiphobe, tu fus toujours pour moi le plus cher parent, entre tous les enfants de Priam et d'Hécube. Mais voici que mon cœur me dit de t'aimer encore plus toi qui as eu le courage, à cause de moi, quand tes yeux m'ont aperçu, de sortir de la ville, tandis que les autres s'y renferment ». Athéné, la déesse aux yeux pers, lui fit cette réponse : « Cousin, mon père et Dame ma mère m'ont grandement supplié, l'un après l'autre, et mes compagnons avec eux, de rester où j'étais ; telle est l'épouvante de tous: Mais mon cœur, dans ma poitrine, était rongé d'une affreuse douleur. Me voici : allons droit au combat ; n'épargnons pas les lances,

ἀλλὰ σὺ μὲν νῦν στῆθι καὶ ἄμπνυε, τόνδε δ' ἐγώ τοι	Δηΐφοβ' ἦ μέν μοι τὸ πάρος πολὺ φίλτατος ἦσθα
" Sed tu quidem nunc sta et respira ; huic vero ego tecum	" Deïphobe, profecto quidem mihi antea multo carissimus eras
οἰχομένη πεπιθήσω ἐναντίβιον μαχέσασθαι.	γνωτῶν οὓς Ἑκάβη ἠδὲ Πρίαμος τέκε παῖδας·
" Accedens persuadebo adversis.viribus pugnare."	" Fratrum, quos Hecuba atque Priamus genuit filios ;
ὣς φάτ' Ἀθηναίη, ὁ δ' ἐπείθετο, χαῖρε δὲ θυμῶι	νῦν δ' ἔτι καὶ μᾶλλον νοέω φρεσὶ τιμήσασθαι,
Sic dixit Minerva ; Ille vero paruit gavisusque est animo:	" Nunc vero adhuc etiam magis habeo in animo honorare,
στῆ δ' ἄρ' ἐπὶ μελίης χαλκογλώχινος ἐρεισθείς.	ὃς ἔτλης ἐμεῦ εἵνεκ', ἐπεὶ ἴδες ὀφθαλμοῖσι,
Stetit autem fraxineae hastae aere-praefixae innixus.	" Cum sustinuisti mei gratia, ut vidisti oculis,
ἣ δ' ἄρα τὸν μὲν ἔλειπε, κιχήσατο δ' Ἕκτορα δῖον	τείχεος ἐξελθεῖν, ἄλλοι δ' ἔντοσθε μένουσι.
Haec vero hunc quidem reliquit, assecutaque est Hectorem nobilem,	" Moenibus egredi, caeteri vero intus manent."
Δηϊφόβωι εἴκυῖα δέμας καὶ ἀτειρέα φωνήν·	τὸν δ' αὖτε προσέειπε θεὰ γλαυκῶπις Ἀθήνη·
Deïphobo cum se assimulasset corpore et indefessa voce.	Hunc autem rursus allocuta est dea caesia-oculis Minerva;
ἀγχοῦ δ' ἱσταμένη ἔπεα πτερόεντα προσηύδα·	ἠθεῖ' ἦ μὲν πολλὰ πατὴρ καὶ πότνια μήτηρ
Prope autem stans verbis alatis allocuta est;	" Venerande frater, profecto quidem multum pater et veneranda mater
ἠθεῖ' ἦ μάλα δή σε βιάζεται ὠκὺς Ἀχιλλεὺς	λίσσονθ' ἑξείης γουνούμενοι, ἀμφὶ δ' ἑταῖροι,
" Venerande frater, profecto admodum jam te urget celer Achilles,	" Supplicabant, deinceps genua-amplectentes, circum et sodales,
ἄστυ πέρι Πριάμοιο ποσὶν ταχέεσσι διώκων·	αὖθι μένειν· τοῖον γὰρ ὑποτρομέουσιν ἅπαντες·
" Urbem circa Priami pedibus velocibus persequens:	" Ut illic manerem; (adeo enim metu tremunt omnes:)
ἀλλ' ἄγε δὴ στέωμεν καὶ ἀλεξώμεσθα μένοντες.	ἀλλ' ἐμὸς ἔνδοθι θυμὸς ἐτείρετο πένθεϊ λυγρῶι.
" Sed age jam stemus, et propulsemus manentes."	" Sed meus intus animus conficiebatur dolore gravi.
τὴν δ' αὖτε προσέειπε μέγας κορυθαίολος Ἕκτωρ·	νῦν δ' ἰθὺς μεμαῶτε μαχώμεθα, μὴ δέ τι δούρων
Hanc autem vicissim allocutus est ingens pugnam-expedite-ciens Hector;	" Nunc vero adversi praesentibus-animis pugnemus, neque jam hastarum

et sachons si Achille nous aura tous les deux et emportera nos dépouillés sanglantes jusqu'aux vaisseaux creux, ou si peut-être ta lance triomphera de lui »: Athéné dit, et l'entraîna perfidement: Quand les deux adversaires furent en présence l'un de l'autre, le grand Hector au casque étincelant dit le premier à Achille : « Je ne fuirai plus devant toi, fils de Pélée, comme je viens de fuir trois fois autour de la grande ville de Priam, sans oser soutenir ton attaque. Voici qu'au contraire mon Cœur me pousse à t'affronter , je vais te tuer ou je vais périr. Mais allons, invoquons ici les dieux ; ils seront les meilleurs témoins et les garants de nos accords ; je ne mutilerai pas ta belle stature, si Zeus m'accorde de te tenir tête, et si je t'enlève la vie. Quand je t'aurai dépouillé de tes armes glorieuses, je rendrai ton cadavre aux Achéens ; jure d'en faire autant. » Avec un regard en dessous, Achille aux pieds légers lui répondit : « Hector, ne me parle pas de nous entendre, misérable. Il n'y a pas de traité loyal entre les lions et les hommes, et les loups et les agneaux ne peuvent garder la paix entre eux. Toujours ils se veulent du mal les uns aux autres. Nous ne pouvons pas davantage nous ménager, toi et moi, et entre nous deux,

ἔστω φειδωλή, ἵνα εἴδομεν εἴ κεν Ἀχιλλεὺς	μάρτυροι ἔσσονται καὶ ἐπίσκοποι ἁρμονιάων·
" Sit parsimonia, ut videamus an Achilles,	" Testes erunt et custodes pactorum :
νῶϊ κατακτείνας ἔναρα βροτόεντα φέρηται	οὐ γὰρ ἐγώ σ' ἔκπαγλον ἀεικιῶ, αἴ κεν ἐμοὶ Ζεὺς
" Nobis interfectis, spolia sanguinolenta referat	" Non enim ego te immaniter deturpabo, si mihi Jupiter
νῆας ἔπι γλαφυράς, ἦ κεν σῷ δουρὶ δαμήηι.	δώηι καμμονίην, σὴν δὲ ψυχὴν ἀφέλωμαι·
" Naves ad cavas, an tua hasta dometur."	" Dederit victoriam, tuamque animam abstulero;
ὣς φαμένη καὶ κερδοσύνηι ἡγήσατ' Ἀθήνη·	ἀλλ' ἐπεὶ ἄρ κέ σε συλήσω κλυτὰ τεύχε' Ἀχιλλεῦ
Sic locuta, continuo astu praeivit Minerva.	" At postquam tibi detraxero pulchra arma, Achille,
οἳ δ' ὅτε δὴ σχεδὸν ἦσαν ἐπ' ἀλλήλοισιν ἰόντες,	νεκρὸν Ἀχαιοῖσιν δώσω πάλιν· ὣς δὲ σὺ ῥέζειν.
Illi vero cum jam prope erant alter in alterum vadentes,	" Cadaver Achivis reddam : sic et tu facito."
τὸν πρότερος προσέειπε μέγας κορυθαίολος Ἕκτωρ·	τὸν δ' ἄρ' ὑπόδρα ἰδὼν προσέφη πόδας ὠκὺς Ἀχιλλεύς·
Hunc prior allocutus est ingens pugnam.expedite-ciens Hector;	Illum vero torve intuitus allocutus est pedibus-velox Achilles;
οὔ σ' ἔτι Πηλέος υἱὲ φοβήσομαι, ὡς τὸ πάρος περ	Ἕκτορ μή μοι ἄλαστε συνημοσύνας ἀγόρευε·
" Non te amplius, Pelei fili, fugiam, ut antea :	" Hector, ne mihi, acerbissime, pacta memora.
τρὶς περὶ ἄστυ μέγα Πριάμου δίον, οὐδέ ποτ' ἔτλην	ὡς οὐκ ἔστι λέουσι καὶ ἀνδράσιν ὅρκια πιστά,
" Ter circa urbem magnam Priami fugi, nec unquam sustinui	" Ut non sunt leonibus et hominibus foedera fida,
μεῖναι ἐπερχόμενον· νῦν αὖτέ με θυμὸς ἀνῆκε	οὐδὲ λύκοι τε καὶ ἄρνες ὁμόφρονα θυμὸν ἔχουσιν,
" Expectare te ingruentem ; nunc vero me animus impulit	" Neque lupi et agni concordem animum habent,
στήμεναι ἀντία σεῖο· ἕλοιμί κεν ἤ κεν ἁλοίην.	ἀλλὰ κακὰ φρονέουσι διαμπερὲς ἀλλήλοισιν,
" Stare contra te : interimam certe, vel interimar.	" Sed hostili animo sunt perpetuo sibi-invicem:
ἀλλ' ἄγε δεῦρο θεοὺς ἐπιδώμεθα· τοὶ γὰρ ἄριστοι	ὣς οὐκ ἔστ' ἐμὲ καὶ σὲ φιλήμεναι, οὐδέ τι νῶϊν
" Sed agedum deos testes-faciamus; hi enim optimi	" Sic non fas est me et te amicitiam contrahere, neque prorsus nobis

il n'y aura pas de serments, avant que l'un ou l'autre ne tombe et ne rassasie de son sang Arès, le guerrier au bon bouclier de cuir. Fais appel à toute ta vaillance ; l'heure est venue pour toi d'être bon lancier et hardi combattant. Tu ne peux plus échapper, et à l'instant Pallas Athéné va te vaincre par ma lance. Tu vas payer d'un coup la mort de mes compagnons, que ta lance folle a tués ».

Il dit ; il brandit et jeta sa longue lance ; l'illustre Hector, qui lui faisait face, sut l'éviter. Il la vit venir et se baissa ; la lance d'airain vola sur sa tête, et se ficha dans le sol. Pallas Athéné l'en arracha. Elle la rendit à Achille, sans être vue d'Hector, pasteur des hommes. Hector dit alors au Péléide sans reproche : « Tu m'as manqué ; ainsi donc, Achille semblable aux dieux, Zeus ne t'avait pas encore révélé mon destin ; tu le disais cependant ; mais tu n'étais qu'un beau parleur et un artificieux qui voulais m'effrayer, me faire perdre ma force et ma vaillance. Mais non! tu ne me feras pas fuir, et tu ne planteras pas ta lance dans mon dos. Pousse-la dans ma poitrine, pendant que je vais droit à toi, si les dieux te donnent cette chance ; à toi maintenant d'éviter ma lance d'airain. Puisses-tu la recevoir tout entière dans ta chair ! La guerre deviendrait plus légère aux Troyens,

ὅρκια ἔσσονται, πρίν γ' ἢ ἕτερόν γε πεσόντα	ἂψ δ' Ἀχιλῆϊ δίδου, λάθε δ' Ἕκτορα ποιμένα λαῶν.
" Foedera erunt, antequam utique alter stratus	Achillique reddidit, latuitque Hectorem, pastorem populorum.
αἵματος ἆσαι Ἄρηα ταλαύρινον πολεμιστήν.	Ἕκτωρ δὲ προσέειπεν ἀμύμονα Πηλεΐωνα·
" Sanguine satiarit Martem invictum bellatorem.	Hector vero allocutus est eximium Pelidem;
παντοίης ἀρετῆς μιμνήσκεο· νῦν σε μάλα χρὴ	ἤμβροτες, οὐδ' ἄρα πώ τι θεοῖς ἐπιείκελ' Ἀχιλλεῦ
" Omnigenae virtutis recordare; nunc te admodum oportet	" Aberrasti, nec dum utique, diis similis Achille,
αἰχμητήν τ' ἔμεναι καὶ θαρσαλέον πολεμιστήν.	ἐκ Διὸς ἠείδης τὸν ἐμὸν μόρον, ἦ τοι ἔφης γε·
" Hastaque acerrimum esse et audacem bellatorem.	" Ex Jove noras meum fatum, dixisti certe:
οὔ τοι ἔτ' ἔσθ' ὑπάλυξις, ἄφαρ δέ σε Παλλὰς Ἀθήνη	ἀλλά τις ἀρτιεπὴς καὶ ἐπίκλοπος ἔπλεο μύθων,
" Non tibi est amplius effugium ; statim enim te Pallas Minerva	" Sed quidam loquax et subdolus es verbis,
ἔγχει ἐμῶι δαμάαι· νῦν δ' ἀθρόα πάντ' ἀποτίσεις	ὄφρά σ' ὑποδείσας μένεος ἀλκῆς τε λάθωμαι.
" Hasta mea domat : nunc vero simul omnes lues	" Ut tui prae metu animorum virtutisque obliviscerer.
κήδε' ἐμῶν ἑτάρων οὓς ἔκτανες ἔγχεϊ θύων.	οὐ μέν μοι φεύγοντι μεταφρένωι ἐν δόρυ πήξεις,
" Dolores meorum sociorum, quos interfecisti hasta furens."	" Haud tamen mihi fugienti dorso hastam infiges,
ἦ ῥα, καὶ ἀμπεπαλὼν προΐει δολιχόσκιον ἔγχος·	ἀλλ' ἰθὺς μεμαῶτι διὰ στήθεσφιν ἔλασσον
Dixit quidem, et vibratam emisit praelongam hastam :	" Sed recta-ruenti animis-praesentibus per pectora adige,
καὶ τὸ μὲν ἄντα ἰδὼν ἠλεύατο φαίδιμος Ἕκτωρ·	εἴ τοι ἔδωκε θεός· νῦν αὖτ' ἐμὸν ἔγχος ἄλευαι
Et hanc quidem ex adverso conspicatus evitavit illustris Hector:	" Si tibi dedit deus : nunc vicissim meam hastam evita
ἕζετο γὰρ προϊδών, τὸ δ' ὑπέρπτατο χάλκεον ἔγχος,	χάλκεον· ὡς δή μιν σῶι ἐν χροῒ πᾶν κομίσαιο.
Sabsedit enim praevidens, supervolavit autem aerea hasta,	" AEream; utinam jam tuo in corpore totam recipias.
ἐν γαίηι δ' ἐπάγη· ἀνὰ δ' ἥρπασε Παλλὰς Ἀθήνη,	καί κεν ἐλαφρότερος πόλεμος Τρώεσσι γένοιτο
Terraeque infixa est : evulsit vero eam Pallas Minerva,	" Tum certe levius bellum Trojanis esset,

si tu venais à mourir ; c'est toi qui es pour eux le grand souci ».

Il dit ; il brandit et jeta sa longue lance ; il toucha le bouclier du Péléide au centre ; il ne le manqua pas. Mais la lance rebondit loin du bouclier. Hector s'indigna que le trait rapide fût parti vainement de sa main. Il resta décontenancé ; car il n'avait pas d'autre lance, et il fit appel à Déiphobe, le héros au bouclier blanc, d'un grand cri ; il lui demandait une longue javeline ; mais Déiphobe n'était plus auprès de lui. Hector comprit et dit : « Malheur à moi ! je vois bien que les dieux m'ont attiré à ma perte ! Car je croyais que le héros Déiphobe m'assistait. Mais il est au dedans du mur, et c'est Athéné qui m'a trompé. Voici que la male mort est sur moi ; elle n'est plus loin. Il n'y a plus de salut. C'était donc là ce que voulaient Zeus et le fils de Zeus, le bon archer, qui, jusqu'à ce jour, m'ont donné tout leur appui. Voici qu'au contraire le Destin me frappe. Du moins, ne mourons pas sans vaillance et sans gloire ! Faisons un grand exploit, que se répète la postérité ! »

Il dit et il tira son glaive acéré, son glaive grand et fort, qui pendait le long de son flanc, et il fendit l'air, ramassé sur lui-même, comme un aigle au vol sublime, qui s'en va vers la plaine à traversâtes nuages noirs,

σεῖο καταφθιμένοιο· σὺ γάρ σφισι πῆμα μέγιστον.	ἀλλ' ὁ μὲν ἐν τείχει, ἐμὲ δ' ἐξαπάτησεν Ἀθήνη.
" Te interfecto : tu enim ipsis pernicies maxima."	" Sed ille quidem in muro, me vero decepit Minerva.
ἦ ρα, καὶ ἀμπεπαλὼν προΐει δολιχόσκιον ἔγχος,	νῦν δὲ δὴ ἐγγύθι μοι θάνατος κακός, οὐδ' ἔτ' ἄνευθεν,
Dixit, et vibratam emisit praelongam hastam,	" Nunc autem prope mihi mors exitialis, nec jam longe;
καὶ βάλε Πηλεΐδαο μέσον σάκος οὐδ' ἀφάμαρτε·	οὐδ' ἀλέη· ἦ γάρ ρα πάλαι τό γε φίλτερον ἦεν
Et percussit Pelidae medium scutum, neque aberravit ;	" Neque effugium : Certe enim olim hoc gratum erat
τῆλε δ' ἀπεπλάγχθη σάκεος δόρυ· χώσατο δ' Ἕκτωρ	Ζηνί τε καὶ Διὸς υἷι ἑκηβόλωι, οἵ με πάρος γε
Longe vero excussa est scuto hasta : Iratus autem est Hector,	" Jovique, et Jovis filio longe-jaculanti; qui tamen me antea
ὅττί ῥά οἱ βέλος ὠκὺ ἐτώσιον ἔκφυγε χειρός,	πρόφρονες εἰρύατο· νῦν αὖτέ με μοῖρα κιχάνει.
Quod sibi telum velox irritum evolasset e manu:	" Propenso-animo e-periculis-eripuerunt: nunc vero me fatum assequitur:
στῆ δὲ κατηφήσας, οὐδ' ἄλλ' ἔχε μείλινον ἔγχος.	μὴ μὰν ἀσπουδί γε καὶ ἀκλειῶς ἀπολοίμην,
Stetit autem vultu-dejecto, neque enim aliam habebat fraxineam hastam:	" Haud tamen ignaviter saltem et inglorie perierim,
Δηΐφοβον δ' ἐκάλει λευκάσπιδα μακρὸν ἀΰσας·	ἀλλὰ μέγα ῥέξας τι καὶ ἐσσομένοισι πυθέσθαι.
Deïphobum vero vocabat albo-clypeo-insignem, alto clamore,	" Sed magnifico aliquo facinore edito et posteris audiendo."
ἤιτεέ μιν δόρυ μακρόν· ὁ δ' οὔ τί οἱ ἐγγύθεν ἦεν.	ὣς ἄρα φωνήσας εἰρύσσατο φάσγανον ὀξύ,
Poscebat eum hastam longam; is vero neutiquam illum prope erat.	Sic fatus, strinxit ensem acutum,
Ἕκτωρ δ' ἔγνω ᾗσιν ἐνὶ φρεσὶ φώνησέν τε·	τό οἱ ὑπὸ λαπάρην τέτατο μέγα τε στιβαρόν τε,
Hector autem sensit suo in animo, dixitque;	Qui ei ad latus pendebat magnusque, validusque;
ὢ πόποι ἦ μάλα δή με θεοὶ θάνατον δὲ κάλεσσαν·	οἴμησεν δὲ ἀλεὶς ὥς τ' αἰετὸς ὑψιπετήεις,
" Eheu, profecto omnino jam me Dii ad mortem vocarunt :	Impetum autem dedit conversus, velut aquila altivolans,
Δηΐφοβον γὰρ ἔγωγ' ἐφάμην ἥρωα παρεῖναι·	ὅς τ' εἶσιν πεδίον δὲ διὰ νεφέων ἐρεβεννῶν
" Deïphobum enim ego putabam heroëm adesse ;	Quae descendit in campum per nubes obscuras,

enlever un tendre agneau ou un lièvre poltron ; ainsi Hector fendit l'air, en brandissant son glaive acéré. Achille aussi s'élança, le cœur débordant d'une rage féroce, et il mit devant sa poitrine son beau bouclier bien œuvré ; il secouait sur son casque brillant, à quatre cimiers, la belle crinière flottante, la crinière de fils d'or, qu'Héphaistos avait répandue tout autour. Comme, parmi les astres, dans les ténèbres de la nuit, s'avance l'astre du soir, l'astre le plus beau qui se tienne au ciel, telle brillait la pointe bien affilée qu'Achille brandissait dans sa main droite ; méditant la perte du divin Hector, il cherchait à quelle place sa chair superbe offrirait le moins de résistance. Tout le corps d'Hector était recouvert de son armure d'airain, de la belle armure dont il avait dépouillé Messire Patrocle après l'avoir tué, sauf l'endroit où la clavicule sépare le cou des épaules ; là se montrait la gorge, par où la perte de la vie est la plus prompte. C'est là que le divin Achille le frappa de sa lance, en plein élan, et la pointe, tout droit devant elle, pénétra dans le cou délicat. Le frêne lourd d'airain ne coupa cependant pas le larynx, pour qu'il pût encore faire entendre sa voix, et adresser quelques paroles à Achille. Il s'écroula dans la poussière ; et le divin Achille s'écria avec fierté : « Hector ! tu te disais cependant, quand tu dépouillais Patrocle,

ἁρπάξων ἢ ἄρν' ἀμαλὴν ἢ πτῶκα λαγωόν·	εἰσορόων χρόα καλόν, ὅπῃ εἴξειε μάλιστα.
Raptura vel agnam teneram, vel pavidum leporem :	Rimans-oculis corpus pulchrum, ubi acciperet vulnus facillime.
ὣς Ἕκτωρ οἴμησε τινάσσων φάσγανον ὀξύ.	τοῦ δὲ καὶ ἄλλο τόσον μὲν ἔχε χρόα χάλκεα τεύχεα
Sic Hector impetum dabat vibrans ensem acutum.	Hujus autem caeteras quidem partes tegebant corpus aerea arma,
ὁρμήθη δ' Ἀχιλεύς, μένεος δ' ἐμπλήσατο θυμὸν	καλά, τὰ Πατρόκλοιο βίην ἐνάριξε κατακτάς·
Irruit et Achilles, iraque sibi implevit animum	Pulchra, quibus Patrocli vim exuerat occisi:
ἀγρίου, πρόσθεν δὲ σάκος στέρνοιο κάλυψε	φαίνετο δ' ᾗ κληῗδες ἀπ' ὤμων αὐχέν' ἔχουσι
Atroci; scutum vero pectori praetendit	Apparebat autem ea pars, qua claviculae ab humeris cervicem dirimunt,
καλὸν δαιδάλεον, κόρυθι δ' ἐπένευε φαεινῇ	λαυκανίην, ἵνα τε ψυχῆς ὤκιστος ὄλεθρος·
Pulchrum, artificiose-factum : galea autem nutabat fulgida,	Gutturis, ubi animae citissima pernicies :
τετραφάλῳ· καλαὶ δὲ περισσείοντο ἔθειραι	τῇ ῥ' ἐπὶ οἷ μεμαῶτ' ἔλασ' ἔγχεϊ δῖος Ἀχιλλεύς,
Quatuor-conos-habente; pulchraeque motabantur concussae comae	Hac in eum ardenti-animo-latus feriit hasta nobilis Achilles;
χρύσεαι, ἃς Ἥφαιστος ἵει λόφον ἀμφὶ θαμειάς.	ἀντικρὺ δ' ἁπαλοῖο δι' αὐχένος ἤλυθ' ἀκωκή·
Aureae, quas Vulcanus fuderat conum circum densas.	E regione autem teneram per cervicem abiit cuspis;
οἷος δ' ἀστὴρ εἶσι μετ' ἀστράσι νυκτὸς ἀμολγῷ	οὐδ' ἄρ' ἀπ' ἀσφάραγον μελίη τάμε χαλκοβάρεια,
Qualis vero stella procedit inter stellas nocte intempesta	Nec tamen arteriam fraxinus abscidit aere gravis,
ἕσπερος, ὃς κάλλιστος ἐν οὐρανῷ ἵσταται ἀστήρ,	ὄφρά τί μιν προτιείποι ἀμειβόμενος ἐπέεσσιν.
Hesperus, quae pulcherrima in coelo posita est stella:	Ut aliquid ipsum alloqueretur respondens verbis.
ὣς αἰχμῆς ἀπέλαμπ' εὐήκεος, ἣν ἄρ' Ἀχιλλεὺς	ἤριπε δ' ἐν κονίῃς· ὁ δ' ἐπεύξατο δῖος Ἀχιλλεύς·
Sic a cuspide fulgor emicabat peracuta, quam Achilles	Cecidit autem in pulveribus; et super eum gloriatus est nobilis Achilles;
πάλλεν δεξιτερῇ φρονέων κακὸν Ἕκτορι δίῳ	Ἕκτορ ἀτάρ που ἔφης Πατροκλῆ' ἐξεναρίζων
Vibrabat dextera, struens malum Hectori nobili,	" Hector, at aliquando putabas, Patroclum interfectum spolians,

que tu serais sain et sauf, et tu n'avais cure de mon retour. Innocent ! Loin de lui, moi, son vengeur, et qui vaux bien mieux que toi, j'étais demeuré à l'arrière, près des vaisseaux creux, moi qui viens de te briser les genoux. Toi, les chiens et les oiseaux te déchireront outrageusement, mais lui, les Achéens lui rendront les honneurs funèbres ». Respirant à peine, Hector au casque étincelant lui répondit : « Je t'en supplie, par ta vie, par tes genoux, par tes parents, ne laisse pas les chiens des Achéens, près des vaisseaux, me mettre en pièces ! Non ! accepte plutôt tout l'airain et tout l'or que tu voudras, accepte les dons que t'offriront mon père et Dame ma mère, et rends mon corps aux miens, pour que les Troyens et les femmes des Troyens m'octroient, après ma mort, la flamme du bûcher ». Avec un regard en dessous, Achille aux pieds légers lui répondit : « Chien, cesse d'invoquer mes genoux, d'invoquer mes parents ! Ah ! si j'avais le courage, si j'avais le cœur de couper moi-même ta chair crue et de la manger, pour ce que tu m'as fait ! Personne ne saurait protéger ta tête contre les chiens ! M'amènerait-on ici, pèserait-on devant moi, dix ou vingt fois, une immense rançon, m'en promettrait-on davantage encore, Priam le Dardanide m'offrirait-il de te racheter au poids de l'or, même alors Dame ta mère ne te placerait pas sur le lit funèbre, pour te pleurer, elle qui t'a mis au monde.

σῶς ἔσσεσθ', ἐμὲ δ' οὐδὲν ὀπίζεο νόσφιν ἐόντα	Τρῶες καὶ Τρώων ἄλοχοι λελάχωσι θανόντα.
" Salvum te fore, me autem nihil veritus es ultorem absentem;	" Trojani et Trojanorum uxores participem-faciant mortuum."
νήπιε· τοῖο δ' ἄνευθεν ἀοσσητὴρ μέγ' ἀμείνων	τὸν δ' ἄρ' ὑπόδρα ἰδὼν προσέφη πόδας ὠκὺς Ἀχιλλεύς·
" Stulte, hujus enim seorsum ultor longe-fortior	Hunc autem torve intuitus allocutus est pedibus velos Achilles;
νηυσὶν ἔπι γλαφυρῇσιν ἐγὼ μετόπισθε λελείμμην,	μή με κύον γούνων γουνάζεο μὴ δὲ τοκήων·
" Navibus in cavis ego post relictus eram,	" Ne me, canis, per genua supples-precare, neque per parentes.
ὅς τοι γούνατ' ἔλυσα· σὲ μὲν κύνες ἠδ' οἰωνοὶ	αἳ γάρ πως αὐτόν με μένος καὶ θυμὸς ἀνήη
" Qui tibi genua solvi; Te quidem canes et alites	" Utinam enim ullo-pacto ipsum me furor et animus stimularet,
ἑλκήσουσ' ἀϊκῶς, τὸν δὲ κτεριοῦσιν Ἀχαιοί.	ὤμ' ἀποταμνόμενον κρέα ἔδμεναι, οἷα ἔοργας,
" Lacerabunt turpiter, illi vero exequias-facient Achivi."	" Crudas dissecantem tuas carnes comedere, cum talia in me fecisti:
τὸν δ' ὀλιγοδρανέων προσέφη κορυθαίολος Ἕκτωρ·	ὡς οὐκ ἔσθ' ὃς σῆς γε κύνας κεφαλῆς ἀπαλάλκοι,
Illum vero languens allocutus est pugnam-expedite-ciens Hector;	" Adeo non est, qui tuo utique canes capite arceat:
λίσσομ' ὑπὲρ ψυχῆς καὶ γούνων σῶν τε τοκήων	οὐδ' εἴ κεν δεκάκις τε καὶ εἰκοσινήριτ' ἄποινα
" Supplex-oro, per animam, et genua, tuosque parentes,	" Ne quidem si deciesque et vicies tanta dona
μή με ἔα παρὰ νηυσὶ κύνας καταδάψαι Ἀχαιῶν,	στήσωσ' ἐνθάδ' ἄγοντες, ὑπόσχωνται δὲ καὶ ἄλλα,
" Ne me sinas apud naves canes dilaniatum-vorare Achivorum:	" Appenderint huc adducentes, promiserint etiam et alia :
ἀλλὰ σὺ μὲν χαλκόν τε ἅλις χρυσόν τε δέδεξο	οὐδ' εἴ κέν σ' αὐτὸν χρυσῷ ἐρύσασθαι ἀνώγοι
" Sed tu quidem aesque abunde, aurumque accipe,	" Nec si te ipsum auro compensare velit
δῶρα τά τοι δώσουσι πατὴρ καὶ πότνια μήτηρ,	Δαρδανίδης Πρίαμος· οὐδ' ὧς σέ γε πότνια μήτηρ
" Dona, quae tibi dabunt pater et veneranda mater:	" Dardanides Priamus : ne sic quidem te utique veneranda mater
σῶμα δὲ οἴκαδ' ἐμὸν δόμεναι πάλιν, ὄφρα πυρός με	ἐνθεμένη λεχέεσσι γοήσεται ὃν τέκεν αὐτή,
" Corpus autem domum meum reddito, ut rogi me	" Impositum lectis deflebit, quem peperit ipsa;

Non ! les chiens et les oiseaux te dévoreront tout entier ». Hector au casque étincelant, en expirant, lui répliqua : « Ah ! je te connais bien, tel que je te vois ; et je savais bien que je ne te toucherais pas ! Tu as un cœur de fer dans la poitrine. Mais prends garde maintenant, que mon sort ne te vaille la rancune des dieux, le jour où Pâris et Phoibos Apollon te feront périr, si brave que tu sois, devant la porte Scée ».

La mort qui finit tout, recouvrit ses yeux, tandis qu'il parlait. Son âme s'envola de ses membres, pour s'en aller chez Hadès, en pleurant sur son destin, en disant adieu à la force et à la jeunesse. Tout mort qu'il était, le divin Achille lui parla ainsi : « Meurs ; la mort, moi aussi, je l'attends le jour où Zeus le voudra, Zeus et les autres dieux immortels ».

Il dit, et du cadavre il retira la lance d'airain ; il la déposa à l'écart, et lui enleva des épaules l'armure ensanglantée ; les autres fils des Achéens défilèrent autour de lui, en admirant la taille et la beauté d'Hector ; et nul ne passa près de lui, sans le piquer de sa lance. En le voyant, ils se disaient les uns aux autres : « Ah ! ah ! Hector est plus doux au toucher que le jour où il portait sur nos vaisseaux le feu dévorant ! » . Ainsi disait chacun, et il le piquait en passant.

ἀλλὰ κύνες τε καὶ οἰωνοὶ κατὰ πάντα δάσονται.	τέθναθι· κῆρα δ' ἐγὼ τότε δέξομαι ὁππότε κεν δὴ
" Sed canesque et alites totum discerpent."	" Tu Morere: fatum vero ego tunc accipiam, quandocunque
τὸν δὲ καταθνήισκων προσέφη κορυθαίολος Ἕκτωρ·	Ζεὺς ἐθέλῃι τελέσαι ἠδ' ἀθάνατοι θεοὶ ἄλλοι.
Illum vero jam-moriens allocutus est pugnam-expedite-ciens Hector;	" Jupiter voluerit perficere, atque immortales dii caeteri."
ἦ σ' εὖ γιγνώσκων προτιόσσομαι, οὐδ' ἄρ' ἔμελλον	ἦ ῥα, καὶ ἐκ νεκροῖο ἐρύσσατο χάλκεον ἔγχος,
" Profecto te probe noscens praesensi, neque sane eram	Dixit, et e mortuo evulsit aeream hastam ;
πείσειν· ἦ γὰρ σοί γε σιδήρεος ἐν φρεσὶ θυμός.	καὶ τό γ' ἄνευθεν ἔθηχ', ὁ δ' ἀπ' ὤμων τεύχε' ἐσύλα
" Persuasurus; certe enim tibi utique ferreus intus animus:	Et hanc quidem seorsum posuit, ab humeris autem arma detrahebat
φράζεο νῦν, μή τοί τι θεῶν μήνιμα γένωμαι	αἱματόεντ'· ἄλλοι δὲ περίδραμον υἷες Ἀχαιῶν,
" Considera nunc, ne tibi aliqua deorum irae causa sim	Sanguinolenta ; caeteri autem accurrentes circumfusi sunt filii Achivorum,
ἤματι τῶι ὅτε κέν σε Πάρις καὶ Φοῖβος Ἀπόλλων	οἳ καὶ θηήσαντο φυὴν καὶ εἶδος ἀγητὸν [mirabilem
" Die illo, quando te Pâris et Phoebus Apollo,	Qui et admirabundi-contemplati sunt habitum corporis et speciem
ἐσθλὸν ἐόντ' ὀλέσωσιν ἐνὶ Σκαιῆισι πύλῃισιν.	Ἕκτορος· οὐδ' ἄρα οἵ τις ἀνουτητί γε παρέστη.
" Strenuum licet, interiment in Scaeis portis."	Hectoris: neque ei quis sine-vulnere-inflicto astitit.
ὣς ἄρα μιν εἰπόντα τέλος θανάτοιο κάλυψε,	ὧδε δέ τις εἴπεσκεν ἰδὼν ἐς πλησίον ἄλλον·
Sic quidem ipsum locutum finis mortis cooperuit :	Sic vero aliquis dicebat intuitus in proximum alium;
ψυχὴ δ' ἐκ ῥεθέων πταμένη Ἄϊδος δὲ βεβήκει	ὢ πόποι, ἦ μάλα δὴ μαλακώτερος ἀμφαφάασθαι
Anima vero ex artubus volans ad orcum descendit,	" Papae, certe longe jam mollior tractatu
ὃν πότμον γοόωσα λιποῦσ' ἀνδροτῆτα καὶ ἥβην.	Ἕκτωρ ἢ ὅτε νῆας ἐνέπρησεν πυρὶ κηλέωι.
Suam sortem lugens, relicto vigore et juventa.	" Hector, quam quando naves incendit igne ardenti."
τὸν καὶ τεθνηῶτα προσηύδα δῖος Ἀχιλλεύς·	ὣς ἄρα τις εἴπεσκε καὶ οὐτήσασκε παραστάς.
Hunc etiam mortuum allocutus est nobilis Achilles;	Sic quidem aliquis dicebat, et vulnerabat astans.

Quand le divin Achille, ferme au combat, l'eut dépouillé, il se plaça au milieu des Achéens et donna l'essor à ces paroles : « Amis, chefs et capitaines des Argiens, puisque les dieux m'ont accordé de vaincre cet homme, qui nous avait fait tant de mal, plus que tous les autres réunis, allons ! faisons le tour de la ville, et éprouvons les dispositions des Troyens ; sachons s'ils abandonneront la haute ville, après la chute d'Hector, où s'ils sont décidés à résister, même après qu'Hector n'est plus. Mais pourquoi donc mon cœur me tient-il ce propos ? Il gît près des vaisseaux, sans qu'on l'ait pleuré, sans qu'on l'ait enseveli, le cadavre de Patrocle ; de Patrocle que jamais je n'oublierai, tant que moi-même je serai parmi les vivants, et que mes genoux pourront se mouvoir. Fût-il vrai qu'on oublie les morts dans l'Hadès, même là-bas, moi, je ne perdrai pas la mémoire de mon compagnon. Maintenant donc, chantons le péan, fils des Achéens, en retournant aux vaisseaux, et emmenons-y ce cadavre. Nous avons gagné une grande victoire ; nous avons tué le divin Hector, que les Troyens, dans leur ville, invoquaient comme un dieu ». Il dit, et il méditait d'affreuses choses contre le divin Hector. Il perça, par derrière, les deux tendons de ses pieds, du talon à la cheville ; il y fît passer des courroies de cuir de bœuf ;

τὸν δ' ἐπεὶ ἐξενάριξε ποδάρκης δῖος Ἀχιλλεύς,	Πάτροκλος· τοῦ δ' οὐκ ἐπιλήσομαι, ὄφρ' ἂν ἔγωγε
Hunc autem ubi spoliarat pedibus-valens nobilis Achilles,	" Patroclus ; hujus autem non obliviscar, quoad ego
στὰς ἐν Ἀχαιοῖσιν ἔπεα πτερόεντ' ἀγόρευεν·	ζωοῖσιν μετέω καί μοι φίλα γούνατ' ὀρώρῃ·
Stans inter Achivos verba alata dixit ;	" Vivis interero, et mihi cara genua moveantur:
ὦ φίλοι Ἀργείων ἡγήτορες ἠδὲ μέδοντες	εἰ δὲ θανόντων περ καταλήθοντ' εἰν Ἀΐδαο
" O amici, Argivorum ductores, atque principes,	" Quod si mortuorum oblivio subit in orco ;
ἐπεὶ δὴ τόνδ' ἄνδρα θεοὶ δαμάσασθαι ἔδωκαν,	αὐτὰρ ἐγὼ καὶ κεῖθι φίλου μεμνήσομ' ἑταίρου.
" Postquam hunc virum dii domuisse dederunt,	" Tamen ego etiam illic dilecti memor ero sodalis.
ὃς κακὰ πόλλ' ἔρρεξεν ὅσ' οὐ σύμπαντες οἱ ἄλλοι,	νῦν δ' ἄγ' ἀείδοντες παιήονα κοῦροι Ἀχαιῶν
" Qui mala multa patravit, quot non universi caeteri:	" Nunc autem age canentes Paeana, juvenes Achivorum,
εἰ δ' ἄγετ' ἀμφὶ πόλιν σὺν τεύχεσι πειρηθῶμεν,	νηυσὶν ἔπι γλαφυρῇσι νεώμεθα, τόνδε δ' ἄγωμεν.
" Eia agite, circa urbem cum armis experiamur,	" Naves ad cavas redeamus, et hunc ducamus :
ὄφρά κ' ἔτι γνῶμεν Τρώων νόον ὅν τιν' ἔχουσιν,	ἠράμεθα μέγα κῦδος· ἐπέφνομεν Ἕκτορα δῖον,
" Ut cognoscamus Trojanorum mentem, quamnam habeant ;	" Retulimus magnam gloriam : interfecimus Hectora nobilem.
ἢ καταλείψουσιν πόλιν ἄκρην τοῦδε πεσόντος,	ᾧ Τρῶες κατὰ ἄστυ θεῷ ὣς εὐχετόωντο.
" An deserturi-sint urbem summam, hoc strato,	" Cui Trojani per urbem, velut deo, vota faciebant"
ἦε μένειν μεμάασι καὶ Ἕκτορος οὐκέτ' ἐόντος.	ἦ ῥα, καὶ Ἕκτορα δῖον ἀεικέα μήδετο ἔργα.
" An manere ausint, etiam Hectore non jam existente.	Dixit, et in Hectora nobilem indigna moliebatur opera:
ἀλλὰ τί ἤ μοι ταῦτα φίλος διελέξατο θυμός;	ἀμφοτέρων μετόπισθε ποδῶν τέτρηνε τένοντε
" Sed cur mihi haec meus secum disserit animus ?	Amborum retro pedum perforavit tendines
κεῖται πὰρ νήεσσι νέκυς ἄκλαυτος ἄθαπτος	ἐς σφυρὸν ἐκ πτέρνης, βοέους δ' ἐξῆπτεν ἱμάντας,
" Jacet ad naves mortuus indefletus, inhumatus,	Ad talum usque a calce, bubulaque innexuit lora,

il l'attacha à son char, et laissa la tête traîner ; puis il monta sur le char, y plaça les armes glorieuses, et fouetta l'attelage. Les deux chevaux volèrent avec entrain. Un nuage s'élevait autour d'Hector ainsi traîné ; ses cheveux noirs flottaient, sa tête était tout entière noyée dans la poussière, sa tête naguère charmante. Et Zeus aujourd'hui permettait aux ennemis de l'outrager ainsi, sur la terre de sa patrie ! »

ἐκ δίφροιο δ' ἔδησε, κάρη δ' ἕλκεσθαι ἔασεν·	κυάνεαι πίτναντο, κάρη δ' ἅπαν ἐν κονίῃσι
De curruque ligavit; caput vero trahi sivit:	Cyaneae terrae admovebantur, caputque totum in pulveribus
ἐς δίφρον δ' ἀναβὰς ἀνά τε κλυτὰ τεύχε' ἀείρας	κεῖτο πάρος χαρίεν· τότε δὲ Ζεὺς δυσμενέεσσι
Curruque conscenso, et inclytis armis in eum elevatis,	Jacebat, ante venustum : tunc vero Jupiter hostibus
μάστιξέν ῥ' ἐλάαν, τὼ δ' οὐκ ἀέκοντε πετέσθην. [volabant:	δῶκεν ἀεικίσσασθαι ἑῇ ἐν πατρίδι γαίῃ.
Scutica percussit equos, ut inirent-cursum; ii autem non inviti	Dederat deturpandum ipsius in patria terra :
τοῦ δ' ἦν ἑλκομένοιο κονίσαλος, ἀμφὶ δὲ χαῖται	
Ab illo vero oriebatur inter trahendum pulvis : at circum comae	

La dernière partie du chant est remplie par les lamentations de Priam, d'Hécube et d'Andromaque sur la mort d'Hector.

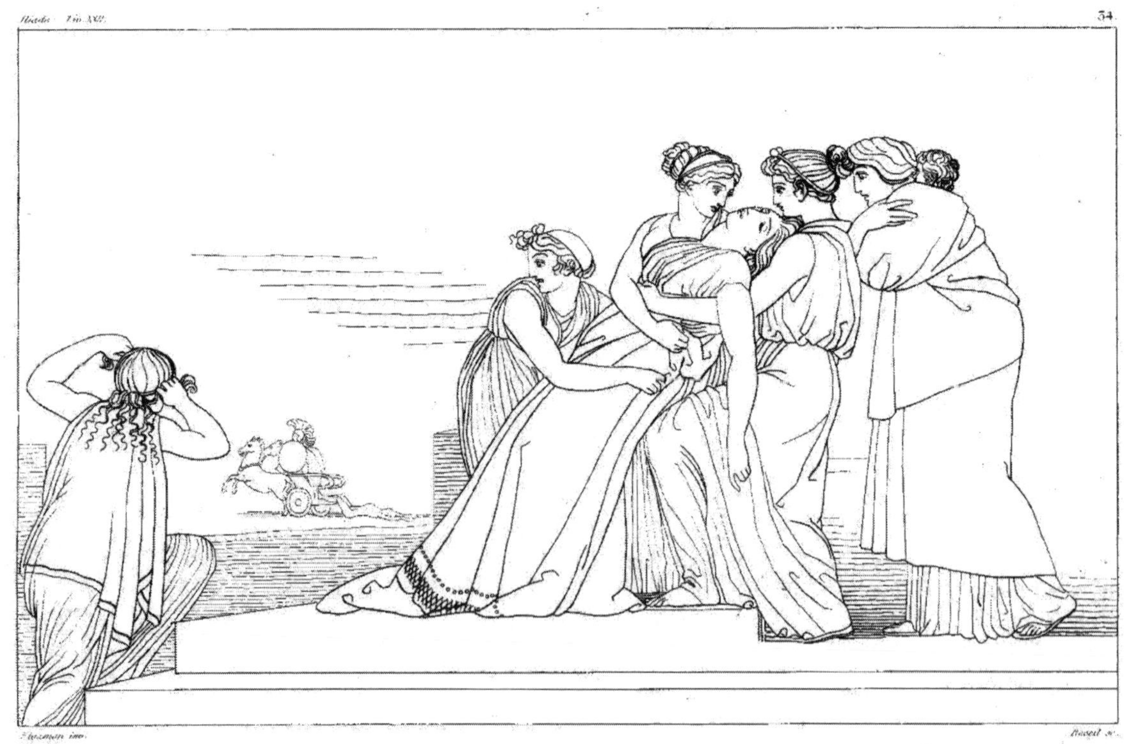

Andromaque tombe évanouie à la vue du corps d'Hector, traîné par Achille autour des murailles de Troie.

Quand nous lisons aujourd'hui l'Iliade, ces *voeeri* nous semblent si conformes aux mœurs homériques, si conformes aux habitudes des aèdes, qu'ils paraissent plus indispensables que jamais, après la mort de celui qui est après Achille, le principal personnage du poème. Cependant, beaucoup de critiques pensent que le poème primitif s'arrêtait au vers 404, c'est-à-dire exactement à la fin de la citation qui précède. La tirade de Priam est en effet visiblement l'annonce du XXIVe chant ; elle fait prévoir le rachat d'Hector. Or, si le XXIVe chant est, de l'aveu de tous, égal aux plus belles parties de l'Iliade, la majorité des critiques qui ne se rangent point parmi les unitaires, le regarde cependant comme une addition. Nous reprendrons plus tard l'examen de ce problème ; nous nous bornerons à dire, qu'en tout cas, la tirade d'Andromaque, qu'elle soit ou non une interpolation, a subi elle-même une surinterpolation : c'est le morceau sur les malheurs de l'orphelin, dont les détails ne s'accordent pas toujours avec la situation d'Astyanax.

Tandis qu'Hécube s'arrache les cheveux, que Priam gémit avec elle, tous les Troyens et toutes les Troyennes font écho à leurs gémissements. Ceux qui entourent Priam ont peine à l'empêcher de franchir la porte Dardanienne. Il se roule dans la poussière; il les supplie tour à tour de le laisser passer ; il rêve d'aller trouver Achille, d'obtenir de lui qu'il accepte une rançon. C'est, nous l'avons dit, l'annonce manifeste du XXIVe chant,

Hécube exhale à son tour sa douleur dans une plainte plus brève. Comme dans le VIe chant, dont il y a ici un souvenir assez clair, Andromaque est loin du rempart, dans le palais d'Hector ; elle n'a reçu aucun avertissement, elle ne soupçonne rien ; elle prépare pour son époux le bain chaud qui le reposera, au retour de la bataille. Elle entend enfin les gémissements qui viennent de la tour. Elle sort, accompagnée, comme de coutume, par deux servantes ; elle gagne la tour, éperdue, pareille à une folle ; elle arrive à temps pour voir le cadavre qu'Achille traîne derrière son char. Elle est près de s'évanouir ; elle arrache sa parure. Puis, elle épanche à son tour sa douleur, et sa plainte, qu'elle soit due ou non au poète primitif, est, dans sa plus grande partie, admirablement émouvante. Le morceau même sur le sort malheureux de l'orphelin auquel nous avons fait allusion déjà, est assurément pathétique ; mais ce développement très général s'adapte assez mal à la situation.

19 La fin de l'Iliade (chants XXIII – XXIV).

LES JEUX EN L'HONNEUR DE PATROCLE, ET LE RACHAT D'HECTOR. (CHANT XXIII.)

LES JEUX EN L'HONNEUR DE PATROCLE.

Le chant XXIII est le récit des funérailles de Patrocle, et ces funérailles comprennent, après l'accomplissement des rites, les jeux célébrés en l'honneur du mort. L'accomplissement des rites est promis au chant XIX, dont nous avons vu que l'origine était probablement assez récente. Le récit qui en est fait ici n'est pas toujours en accord parfait avec les données de ce chant. Les jeux en l'honneur d'un défunt sont quelquefois mentionnés dans Y Iliade, mais l'organisation régulière d'épreuves sportives, comme nous dirions aujourd'hui, est postérieure très probablement à l'époque où ont été composées les plus anciennes parties du poème; et il est probable aussi que l'auteur de notre morceau s'adressait à un public qui avait l'habitude de ces sortes de compétitions. Il y a donc des raisons assez solides de considérer dans le chant XXIII, tout au moins l'épisode des Jeux comme une composition assez tardive. Cet épisode lui-même, précisément parce qu'il avait dû plaire aux auditeurs et répondait au goût du temps, a reçu des additions : les trois dernières épreuves, qui sont nettement inférieures aux précédentes, n'appartiennent vraisemblablement pas au premier auteur du morceau.

Les Achéens sont de retour au camp, et se dispersent. Seuls, les Myrmidons demeurent auprès d'Achille, qui, à leur tête, fait trois fois le tour du lit sur lequel repose le cadavre de Patrocle ; Thétis préside à la scène. Quand le défilé a pris fin, Achille offre à ses féaux un repas funéraire. « Les rois des Achéens » le conduisent ensuite, un peu contre son gré, chez Agamemnon ; ils veulent aussi le décider à prendre le bain nécessaire après la terrible bataille. Achille s'y refuse avant qu'il ait terminé la cérémonie des obsèques, et demande à Agamemnon de lui procurer le bois que réclame l'édification du bûcher. A la fin de la journée, après le repas du soir, le héros s'endort, et il voit en songe l'âme de son ami. Le morceau est un curieux témoignage des croyances relatives à la vie d'outre-tombe, à l'époque où furent composées les parties les plus récentes de notre Iliade.

LE SONGE D'ACHILLE (XXIII, 59-107).

Le Péléide, sur le rivage de la mer retentissante, restait, poussant de sourds gémissements, entouré de nombreux Myrmidons, en un lieu découvert, où les vagues baignaient la grève. Le sommeil s'empara de lui, et vint apaiser les soucis de son cœur, en répandant sur lui son charme ; ses membres admirables étaient épuisés par la fatigue, qu'il s'était donnée en poursuivant Hector jusqu'à Ilion que battent les vents. Et voici que vint à lui l'âme de l'infortuné Patrocle ; elle ressemblait parfaitement à Patrocle vivant : même taille, même beauté des yeux, même voix, mêmes vêtements autour du corps. Elle s'arrêta au-dessus de sa tête et elle lui tint ce propos : « Tu dors, tu es donc devenu oublieux de moi, Achille, toi qui ne me négligeais jamais, tant que j'ai vécu. Me voilà mort ; ensevelis-moi le plus vite possible, que je puisse franchir la porte de l'Hadès. J'en suis écarté par les âmes, fantômes des trépassés, qui ne me laissent pas traverser le fleuve, pour aller me mêler à elles, et j'erre vainement sur le chemin de la demeure d'Hadès, autour de sa large porte. Donne-moi ta main, je t'en supplie, car je ne reviendrai plus de l'Hadès, quand vous m'aurez accordé le bûcher.

Πηλεΐδης δ' ἐπὶ θινὶ πολυφλοίσβοιο θαλάσσης	στῆ δ' ἄρ' ὑπὲρ κεφαλῆς καί μιν πρὸς μῦθον ἔειπεν·
Pelides vero in littore multo-strepitu-resonantis maris	Constitit autem super capite, et eum sermone allocuta est ;
κεῖτο βαρὺ στενάχων πολέσιν μετὰ Μυρμιδόνεσσιν	εὕδεις, αὐτὰρ ἐμεῖο λελασμένος ἔπλευ Ἀχιλλεῦ.
Jacebat graviter-gemens multos intei Myrmidonas,	" Dormis, et mei oblitus es, Achille?
ἐν καθαρῷ, ὅθι κύματ' ἐπ' ἠϊόνος κλύζεσκον·	οὐ μέν μευ ζώοντος ἀκήδεις, ἀλλὰ θανόντος·
In loco puro, ubi fluctus littus alluebant;	" Non quidem me viventem negligebas, sed mortuum negligis:
εὖτε τὸν ὕπνος ἔμαρπτε λύων μελεδήματα θυμοῦ	θάπτέ με ὅττι τάχιστα πύλας Ἀΐδαο περήσω.
Quando hunc somnus cepit, solvens curas animi,	" Sepeli me quam citissime, portas Orci ut intrem.
νήδυμος ἀμφιχυθείς· μάλα γὰρ κάμε φαίδιμα γυῖα	τῆλέ με εἴργουσι ψυχαὶ εἴδωλα καμόντων,
Suavis circumfusus : valde enim lassatus-erat pulchris membris,	" Procul me arcent animae, simulacra defunctorum,
Ἕκτορ' ἐπαΐσσων προτὶ Ἴλιον ἠνεμόεσσαν·	οὐδέ μέ πω μίσγεσθαι ὑπὲρ ποταμοῖο ἐῶσιν,
Hectorem persequendo ad Ilium ventosam.	" Neque me omnino misceri trans flumen sinunt :
ἦλθε δ' ἐπὶ ψυχὴ Πατροκλῆος δειλοῖο	ἀλλ' αὔτως ἀλάλημαι ἀν' εὐρυπυλὲς Ἄϊδος δῶ.
Supervenit vero anima Patrocli miseri,	" Sed temere erro circum portis-amplam orci domum.
πάντ' αὐτῷ μέγεθός τε καὶ ὄμματα κάλ' εἰκυῖα	καί μοι δὸς τὴν χεῖρ'· ὀλοφύρομαι, οὐ γὰρ ἔτ' αὖτις
Omnia ipsi, magnitudineque et oculis pulchris, similis,	" Et mihi da tuam manum, obtestor : non enim amplius posthac
καὶ φωνήν, καὶ τοῖα περὶ χροῒ εἵματα ἕστο·	νίσομαι ἐξ Ἀΐδαο, ἐπήν με πυρὸς λελάχητε.
Et voce; et tales corpori vestes induta erat:	" Redibo ex orco, postquam me ignis participem feceritis.

Nous ne pourrons plus, tous deux en vie, à l'écart de nos compagnons, nous asseoir pour délibérer ; moi, du moins, l'odieuse Kère m'a englouti ; le destin pour lequel j'étais né s'est accompli. Et toi-même, à ton tour, Achille semblable aux dieux, ton sort est de périr sous le rempart des nobles Troyens. J'ai encore une chose à te dire, et je te la recommande, si tu veux m'obéir. Ne sépare pas mes ossements des tiens, Achille ; réunis-les, comme nous avons été réunis, quand nous grandissions dans notre demeure, quand, tout petit que j'étais, Ménoitios m'amena d'Oponte, sous votre toit, à la suite d'un meurtre malheureux, le jour où j'avais tué le fils d'Amphi- damas, dans mon innocence, sans le vouloir, parce que je m'étais fâché au jeu de dés. Alors Pélée, le bon cavalier, m'accueillit en sa maison, m'éleva avec soin, et me donna le titre de son page. Ainsi donc, que le même cercueil recouvre nos os, l'amphore d'or que t'a donnée Dame ta mère. »

Achille aux pieds légers lui fit cette réponse : « Pourquoi, tête si chère, est-tu venu ici, me faire toutes ces recommandations ? Oui, j'accomplirai tout cela et je satisferai ton désir. Mais viens plus près de moi ; embrassons-nous, ne fût-ce qu'un instant, et rassasions-nous l'un l'autre du triste plaisir de pleurer. »

οὐ μὲν γὰρ ζωοί γε φίλων ἀπάνευθεν ἑταίρων	νήπιος οὐκ ἐθέλων ἀμφ' ἀστραγάλοισι χολωθείς·
" Haudquaquam etenim vivi dilectis seorsum a sociis	" Imprudens, invitus, de talis iratus;
βουλὰς ἑζόμενοι βουλεύσομεν, ἀλλ' ἐμὲ μὲν κὴρ	ἔνθά με δεξάμενος ἐν δώμασιν ἱππότα Πηλεὺς
" Consilia sedentes consultabimus; sed me quidem Fatum	" Quum me exceptum in aedibus eques Peleus
ἀμφέχανε στυγερή, ἥ περ λάχε γιγνόμενόν περ·	ἔτραφέ τ' ἐνδυκέως καὶ σὸν θεράποντ' ὀνόμηνεν·
" Absorbuit invisum, quod sortito obvenit etiam nascenti :	" Nutrivitque diligenter, et tuum famulum nominavit:
καὶ δὲ σοὶ αὐτῶι μοῖρα, θεοῖς ἐπιείκελ' Ἀχιλλεῦ,	ὣς δὲ καὶ ὀστέα νῶϊν ὁμὴ σορὸς ἀμφικαλύπτοι
" Quin et tibi ipsi fatum, diis similis Achille,	" Sic et ossa nobis idem loculus contegat,
τείχει ὕπο Τρώων εὐηφενέων ἀπολέσθαι.	χρύσεος ἀμφιφορεύς, τόν τοι πόρε πότνια μήτηρ.
" Muro sub Trojanorum nobilium perire.	" Aurea amphora, quam tibi dedit veneranda mater,"
ἄλλο δέ τοι ἐρέω καὶ ἐφήσομαι αἴ κε πίθηαι·	τὸν δ' ἀπαμειβόμενος προσέφη πόδας ὠκὺς Ἀχιλλεύς·
" Aliud autem tibi dicam et mandabo, si obsequi velis,	Illum vero respondens allocutus est pedibus velox Achilles;
μὴ ἐμὰ σῶν ἀπάνευθε τιθήμεναι ὀστέ' Ἀχιλλεῦ,	τίπτέ μοι ἠθείη κεφαλὴ δεῦρ' εἰλήλουθας
" Ne mea a tuis seorsum condas ossa, Achille.	" Cur mihi, venerandum caput, huc venisti,
ἀλλ' ὁμοῦ ὡς ἐτράφημεν ἐν ὑμετέροισι δόμοισιν,	καί μοι ταῦτα ἕκαστ' ἐπιτέλλεαι; αὐτὰρ ἐγώ τοι
" Sed simul sicut nutriti fuimus in vestris aedibus,	" Et mihi haec singula mandas? Atqui ego tibi
εὖτέ με τυτθὸν ἐόντα Μενοίτιος ἐξ Ὀπόεντος	πάντα μάλ' ἐκτελέω καὶ πείσομαι ὡς σὺ κελεύεις.
" Quando me tum parvulum Menoetius ex Opunte	" Omnia diligenter perficiam, et obsequar, ut tu jubes.
ἤγαγεν ὑμέτερόνδ' ἀνδροκτασίης ὕπο λυγρῆς,	ἀλλά μοι ἆσσον στῆθι· μίνυνθά περ ἀμφιβαλόντε
" Duxit ad vestram domum, homicidium propter triste,	" Sed me propius sta: paululum saltem complexi
ἤματι τῶι ὅτε παῖδα κατέκτανον Ἀμφιδάμαντος	ἀλλήλους ὀλοοῖο τεταρπώμεσθα γόοιο.
" Die illo, quando filium interfeci Amphidamantis,	" Nos invicem, tristi satiemur luctu. "

Il dit, et tendit vers lui ses mains ; mais il ne put le saisir... L'âme, comme une vapeur, s'évanouit, et disparut sous terre, avec un petit cri. Achille s'éveilla stupéfait, frappa des mains, et dit ces mots apitoyés : « Ah ! ah ! il y a donc encore, dans la demeure d'Hadès, une sorte d'âme, un fantôme, mais sans aucune force. Car toute cette nuit l'âme de l'infortuné Patrocle s'est tenue au-dessus de moi, gémissante et plaignante ; elle me faisait toutes ses recommandations, et elle lui ressemblait étrangement ! »

ὣς ἄρα φωνήσας ὠρέξατο χερσὶ φίλῃσιν	ψυχὴ καὶ εἴδωλον, ἀτὰρ φρένες οὐκ ἔνι πάμπαν·
Sic fatus, captavit protensis manibus caris,	" Anima et simulacrum, sed praecordia non insunt omnino:
οὐδ' ἔλαβε· ψυχὴ δὲ κατὰ χθονὸς ἠΰτε καπνὸς	παννυχίη γάρ μοι Πατροκλῆος δειλοῖο
Neque prehendit; anima enim sub terram, tanquam fumus,	" Pernox enim mihi Patrocli miseri
ᾤχετο τετριγυῖα· ταφὼν δ' ἀνόρουσεν Ἀχιλλεὺς	ψυχὴ ἐφεστήκει γοόωσά τε μυρομένη τε,
Abiit stridens : Attonitus autem exurrexit Achilles,	" Anima superstitit ploransque, lugensque,
χερσί τε συμπλατάγησεν, ἔπος δ' ὀλοφυδνὸν ἔειπεν·	καί μοι ἕκαστ' ἐπέτελλεν, ἔϊκτο δὲ θέσκελον αὐτῶι.
Manibusque complosit, verbumque lugubre dixit;	" Et mihi singula praecepit : similis autem erat mirum-in-modum ipsi."
ὢ πόποι ἦ ῥά τίς ἐστι καὶ εἰν Ἀΐδαο δόμοισι	
" Papae! certe igitur aliqua est et in Orci aedibus	

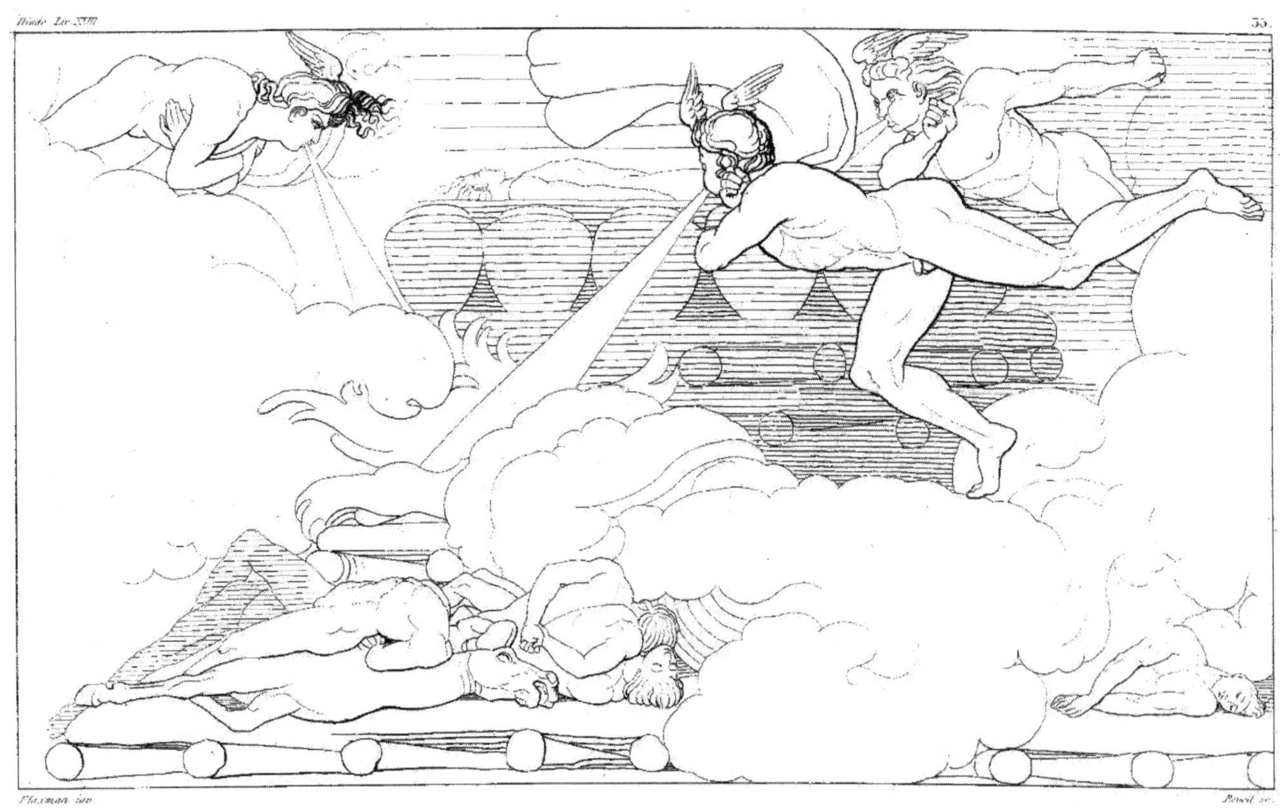

Les Vents, à la prière d'Achille, allument le bucher de Patrocle.

Le jour se lève. Agamemnon envoie Mérion couper le bois nécessaire pour le bûcher. Quand le bois a été amené; Achille coupe sa chevelure, qu'il se proposait, avant la mort de Patrocle, d'offrir au fleuve Sperchios à son retour de la guerre. Puis il renvoie les autres Achéens, ne garde avec lui que son entourage, fait construire un immense bûcher, y fait placer le cadavre, sacrifie nombre de bœufs et de brebis, recouvre le corps de leur graisse, de la tête aux pieds, entasse par-dessus la chair des victimes écorchées, et y ajoute une dernière couche de miel et de suif. Il égorge enfin quatre beaux chevaux, les neuf chiens familiers de Patrocle, les douze jeunes Troyens qu'il avait fait prisonniers dans la bataille du fleuve, et jette aussi leurs cadavres sur le bûcher, auquel il met le feu, en jurant à Patrocle que les chiens dévoreront le corps d'Hector, qu'Aphrodite et Phoibos, à son insu, ont soin de préserver.

Le bûcher brûle mal ; ce qui motive une invocation d'Achille au vent du Nord et au vent d'Ouest (Borée et Zéphyre). Iris entend cette prière, et va, de son propre mouvement, les trouver chez les Éthiopiens. La tempête souffle ; la flamme s'avive ; et toute la nuit Achille l'arrose du vin qu'il puise à un cratère d'or.

A l'aurore suivante, la crémation est accomplie. Devant les Achéens rassemblés, Achille recueille les restes de Patrocle, auquel il propose d'élever un tombeau de dimensions convenables, mais modestes, en attendant celui qui, plus digne de lui, lui sera élevé à la fin de la guerre. C'est alors que les jeux sont introduits par une formule assez brusque, qui est reproduite au vers 3 du chant XXIV, où l'on pourrait reprendre sans difficulté la suite du récit, en supprimant tout l'épisode, ce qui est invoqué à l'appui de leur thèse par ceux qui le croient surajouté.

L'épreuve qui est racontée le plus longuement est celle même qui, aux jeux Olympiques ou aux jeux Pythiques, a été considérée comme la plus glorieuse et a excité le plus de curiosité, la course des chars. Eumélos, fils d'Admète, Diomède, avec les chevaux pris à Énée, Ménélas, Antiloque, Mérion sont les cinq concurrents. Le récit de l'épreuve est précédé d'une longue recommandation adressée par Nestor à Antiloque, qui peut être une surinterpolation.

La course de chars (XXIII, 372-624).

Lorsque les chevaux rapides se mirent à accomplir la fin du trajet, en faisant retour vers la mer grise, le mérite de chaque concurrent put le mieux se faire valoir, et les chevaux forcèrent l'allure. Alors, à toute vitesse, les cavales du fils de Phérès, de leurs jambes rapides, menèrent le train. Elles étaient suivies par les chevaux de Diomède, les chevaux troyens, et pas à une grande distance, mais tout à fait de près ; il semblait sans cesse qu'ils allaient monter sur le char d'Eumélos ; leur souffle réchauffait sa nuque et ses larges épaules ; ils volaient, la tête presque posée sur lui.

ἀλλ' ὅτε δὴ πύματον τέλεον δρόμον ὠκέες ἵπποι	Post eas autem ante alios-efferebant Diomedis masculi equi
Sed quum jam extremum peragerent cursum veloces equi	Τρώϊοι, οὐδέ τι πολλὸν ἄνευθ' ἔσαν, ἀλλὰ μάλ' ἐγγύς·
ἂψ ἐφ' ἁλὸς πολιῆς, τότε δὴ ἀρετή γε ἑκάστου	Troii ; neque ita multum aberant, sed admodum prope :
Retro mare versus canum, tum demum virtus utique cujusque	αἰεὶ γὰρ δίφρου ἐπιβησομένοισιν ἐΐκτην,
φαίνετ', ἄφαρ δ' ἵπποισι τάθη δρόμος· ὦκα δ' ἔπειτα	Semper enim currum ascensuris similes-erant.
Apparuit; statimque equis intendebatur cursus; celeriter autem deinde	πνοιῇ δ' Εὐμήλοιο μετάφρενον εὐρέε τ' ὤμω
αἳ Φηρητιάδαο ποδώκεες ἔκφερον ἵπποι.	Flatu vero Eumeli dorsum, latique humeri,
Pheretiadae pedibus-veloces ante-caeteros-efferebant currum equae:	θέρμετ'· ἐπ' αὐτῶι γὰρ κεφαλὰς καταθέντε πετέσθην.
τὰς δὲ μετ' ἐξέφερον Διομήδεος ἄρσενες ἵπποι	Calefiebant: super ipsum enim capitibus repositis volabant.

Diomède alors eût dépassé son adversaire, ou se fût mis de pair avec lui, si Phoibos Apollon ne s'était fâché contre le fils de Tydée ; il lui fit tomber des mains son fouet brillant. Diomède irrité laissa échapper de ses yeux des larmes, quand il vit les cavales prendre encore plus d'avance, et ses chevaux, qui couraient sans aiguillon, mis en état d'infériorité. Le tort fait par Apollon au fils de Tydée ne fut pas ignoré d'Athéné ; prestement, elle se mit à la poursuite du pasteur des peuples, et elle lui rendit son fouet, en inspirant de l'ardeur à ses chevaux. Puis elle rejoignit, irritée, le fils d'Admète. La déesse rompit le joug de ses cavales ; celles-ci s'en allèrent chacune d'un côté de la route, et le timon s'abattit à terre. Eumélos lui-même roula à bas du char, le long de la roue ; il s'écorcha le coude, la bouche et les narines, et se meurtrit le front au-dessus des sourcils. Ses deux yeux s'emplirent de larmes, et sa bonne voix lui manqua. Le fils de Tydée le devança, tenant en main ses chevaux, galopant bien en avant des autres ; car Athéné avait animé ses chevaux et lui donnait la victoire. Il était suivi de l'Atride Ménélas. Antiloque, lui, excitait les chevaux de son père : « Hardi ! tous deux ! forcez l'allure le plus possible !

καί νύ κεν ἢ παρέλασσ' ἢ ἀμφήριστον ἔθηκεν,	ἀμφὶς ὁδοῦ δραμέτην, ῥυμὸς δ' ἐπὶ γαῖαν ἐλύσθη.
Et certe vel praevertisset, vel dubiam victoriam fecisset,	Utrinque extra-viam currebant, temoque in terram devolutus est.
εἰ μὴ Τυδέος υἷϊ κοτέσσατο Φοῖβος Ἀπόλλων,	αὐτὸς δ' ἐκ δίφροιο παρὰ τροχὸν ἐξεκυλίσθη,
Nisi Tydei filio iratus fuisset Phoebus Apollo,	Ipse vero e sella juxta rotam provolutus est,
ὅς ῥά οἱ ἐκ χειρῶν ἔβαλεν μάστιγα φαεινήν.	ἀγκῶνάς τε περιδρύφθη στόμα τε ῥῖνάς τε,
Qui ei e manibus excussit scuticam splendidam.	Cubitosque circumcirca-laceratus.est, osque, naresque,
τοῖο δ' ἀπ' ὀφθαλμῶν χύτο δάκρυα χωομένοιο,	θρυλίχθη δὲ μέτωπον ἐπ' ὀφρύσι· τὼ δέ οἱ ὄσσε
Ejus vero ex oculis effusae-sunt lachrymae indignantis,	Collisaque est frons ad supercilia: ei autem oculi
οὕνεκα τὰς μὲν ὅρα ἔτι καὶ πολὺ μᾶλλον ἰούσας,	δακρυόφι πλῆσθεν, θαλερὴ δέ οἱ ἔσχετο φωνή.
Quod illas quidem videret jam etiam multo celerius euntes,	Lachrymis impleti-sunt, liquidaque ei haesit vox.
οἳ δέ οἱ ἐβλάφθησαν ἄνευ κέντροιο θέοντες.	Τυδεΐδης δὲ παρατρέψας ἔχε μώνυχας ἵππους,
Sui vero divinitus-affligerentur, sine stimulo currentes.	Tydides vero praevertens dirigebat solidos-ungulis equos,
οὐδ' ἄρ' Ἀθηναίην ἐλεφηράμενος λάθ' Ἀπόλλων	πολλὸν τῶν ἄλλων ἐξάλμενος· ἐν γὰρ Ἀθήνη
Nec sane Minervam fraude-laedens latuit Apollo	Longe prac aliis emicans ; Minerva enim
Τυδεΐδην, μάλα δ' ὦκα μετέσσυτο ποιμένα λαῶν,	ἵπποις ἧκε μένος καὶ ἐπ' αὐτῶι κῦδος ἔθηκε.
Tydidem, valde autem celeriter assecuta est pastorem populorum ;	Equis immisit vim, et ei gloriam imposuit.
δῶκε δέ οἱ μάστιγα, μένος δ' ἵπποισιν ἐνῆκεν·	τῶι δ' ἄρ' ἐπ' Ἀτρεΐδης εἷχε ξανθὸς Μενέλαος.
Et reddidit ei scuticam, vimque equis immisit	Post illum autem Atrides agebat equos flavus Menelaus.
ἣ δὲ μετ' Ἀδμήτου υἱὸν κοτέουσ' ἐβεβήκει,	Ἀντίλοχος δ' ἵπποισιν ἐκέκλετο πατρὸς ἑοῖο·
Ipsa vero ad Admeti filium indignata accessit,	Antilochus vero equos adhortabatur patris sui;
ἵππειον δέ οἱ ἦξε θεὰ ζυγόν· αἳ δέ οἱ ἵπποι	ἔμβητον καὶ σφῶϊ· τιταίνετον ὅττι τάχιστα.
Equinumque ei fregit dea jugum : ei adeo equae	" Incumbite, et vos intendite quam-celerrime.

Je ne vous dis pas de lutter avec ceux-ci, avec les chevaux du prudent fils de Tydée, à qui Athéné vient de prêter de la vitesse, afin de leur donner la victoire ; mais rejoignez les chevaux de l'Atride ; ne restez pas en arrière. Vite, ne vous faites pas couvrir d'opprobre par Aithé, qui est une femelle! Serez-vous battus, amis? Je vais vous dire ce qui ne manquera pas de s'accomplir. Vous n'aurez plus votre pâture chez Nestor, pasteur des peuples, et il vous tuera sur-le-champ, à la pointe de l'airain, si vous faiblissez et si nous remportons le dernier prix. Allez ! rejoignez Ménélas ! forcez l'allure tant que vous pourrez ! Moi, je serai assez habile et je trouverai le moyen de passer devant, là où la route s'étrangle ; je ne manquerai pas l'endroit. »

Il dit, ses chevaux furent effrayés par la réprimande de leur cocher ; ils menèrent quelque temps meilleur train; mais voici que tout à coup, Antiloque au cœur ferme aperçut l'endroit où la route creuse se faisait étroite ; il y avait là un pli du terrain, où les eaux hivernales venaient converger et rompre la route, en creusant tout l'emplacement. Ménélas allait en cette direction, préoccupé d'éviter la collision des chars ; Antiloque avait détourné ses chevaux aux bons sabots et les menait hors de la route ; il poursuivait la course en allant un peu de côté. L'Atride eut peur, et il cria à Antiloque :

ἤτοι μὲν κείνοισιν ἐριζέμεν οὔ τι κελεύω	ταῦτα δ' ἐγὼν αὐτὸς τεχνήσομαι ἠδὲ νοήσω
" Cum-illis quidem contendere haud jubeo	" Haec autem ego ipse machinabor, atque dispiciam,
Τυδεΐδεω ἵπποισι δαΐφρονος, οἷσιν Ἀθήνη	στεινωπῶι ἐν ὁδῶι παραδύμεναι, οὐδέ με λήσει.
" Tydidae equis bellicosi, quibus Minerva	" Angusta in via astu-praeterire : neque me fallet."
νῦν ὤρεξε τάχος καὶ ἐπ' αὐτῶι κῦδος ἔθηκεν·	ὣς ἔφαθ', οἳ δὲ ἄνακτος ὑποδείσαντες ὁμοκλὴν
" Nunc praebuit celeritatem, et ipsi gloriam imposuit ;	Sic dixit: Illi vero, domini veriti minas,
ἵππους δ' Ἀτρεΐδαο κιχάνετε, μὴ δὲ λίπησθον,	μᾶλλον ἐπιδραμέτην ὀλίγον χρόνον· αἶψα δ' ἔπειτα
" Sed equos Atridae assequimini, neque relinquimini,	Acrius cucurrerunt exiguo tempore; starimque deinde
καρπαλίμως, μὴ σφῶϊν ἐλεγχείην καταχεύηι	στεῖνος ὁδοῦ κοίλης ἴδεν Ἀντίλοχος μενεχάρμης.
" Rapide, ne vobis dedecus offundat	Angustiam viae cavae vidit Antilochus bellicosus.
Αἴθη θῆλυς ἐοῦσα· τί ἦ λείπεσθε φέριστοι;	ῥωχμὸς ἔην γαίης, ἧι χειμέριον ἀλὲν ὕδωρ
" AEthe, foemina cum-sit: Cur deficitis, praestantissimi?	Scissura erat terrae, qua hyemalis collecta aqua
ὧδε γὰρ ἐξερέω, καὶ μὴν τετελεσμένον ἔσται·	ἐξέρρηξεν ὁδοῖο, βάθυνε δὲ χῶρον ἅπαντα·
" Sic enim denuncio, et certe perfectum erit:	Ruperat viae partem, profundumque-fecerat locum totum ;
οὐ σφῶϊν κομιδὴ παρὰ Νέστορι ποιμένι λαῶν	τῆι ῥ' εἶχεν Μενέλαος ἁματροχιὰς ἀλεείνων.
" Non amplius vobis curatio-benigna apud Nestorem pastorem populorum	Hac dirigebat Menelaus, rotarum-concursum vitans.
ἔσσεται, αὐτίκα δ' ὔμμε κατακτενεῖ ὀξέϊ χαλκῶι,	Ἀντίλοχος δὲ παρατρέψας ἔχε μώνυχας ἵππους
" Erit, statim autem vos interficiet acuto aere,	Antilochus autem deflectens impellebat solidos-ungulis equos
αἴ κ' ἀποκηδήσαντε φερώμεθα χεῖρον ἄεθλον.	ἐκτὸς ὁδοῦ, ὀλίγον δὲ παρακλίνας ἐδίωκεν.
" Si remissi referamus vilius praemium :	Extra viam, parumperque avertens insequebatur.
ἀλλ' ἐφομαρτεῖτον καὶ σπεύδετον ὅττι τάχιστα·	Ἀτρεΐδης δ' ἔδεισε καὶ Ἀντιλόχωι ἐγεγώνει·
" Sed insequimini, et festinate quam-citissime:	Atrides vero extimuit, et Antilocho inclamavit;

« Antiloque, tu mènes follement, retiens tes chevaux ; le passage est étroit, il va bientôt s'élargir ; ne viens pas toucher mon char et nous détruire tous deux. » Il dit, et Antiloque pressa le train encore plus, l'aiguillon en main, comme s'il n'avait pas entendu. A la distance d'un jet de disque, tel que peut, de son épaule, le lancer un jeune homme qui fait l'épreuve de sa force, les chevaux prirent l'avance, tandis que reculaient ceux de Ménélas, qui, volontairement, laissa passer son rival, de peur que ne se rencontrassent sur la route les chevaux aux bons sabots, qu'ils ne renversassent les chars bien tressés, et que les conducteurs eux-mêmes, en se disputant ardemment la victoire, ne vinssent à choir dans la poussière. Le blond Ménélas, lui adressa ces reproches : « Antiloque, il n'y a pas de mortel plus pernicieux que toi ; va-t'en à la malheure ; nous avions donc tort, nous autres Achéens, de te croire raisonnable. Mais, va, tu as beau faire ; tu ne gagneras pas le prix sans que je réclame ton serment. » Il parla ainsi, et il excitait ses chevaux, en leur disant : « Ne vous laissez pas attarder ; ne vous arrêtez pas, découragés ! Les jambes et les genoux de ceux-là se fatigueront plus vite que les vôtres ; car tous deux manquent de jeunesse. » Il dit, et ses chevaux, effrayés par la réprimande de leur conducteur, pressèrent l'allure, et bientôt se trouvèrent rapprochés des autres.

Ἀντίλοχ' ἀφραδέως ἱππάζεαι, ἀλλ' ἄνεχ' ἵππους·	ἐν κονίῃσι πέσοιεν ἐπειγόμενοι περὶ νίκης.
" Antiloche, temere equos-agis; sed contine equos:	In pulveres deciderent, festino-cursu-contendentes de victoria.
στεινωπὸς γὰρ ὁδός, τάχα δ' εὐρυτέρη παρελάσσαι·	τὸν καὶ νεικείων προσέφη ξανθὸς Μενέλαος·
" Angusta enim via, max vero latiore praeterages:	Hunc et objurgans allocutus est flavus Menelaus;
μή πως ἀμφοτέρους δηλήσεαι ἅρματι κύρσας.	Ἀντίλοχ' οὔ τις σεῖο βροτῶν ὀλοώτερος ἄλλος·
" Ne-forte utrosque laedas, currui curru impacto."	" Antiloche, nemo te mortalium perniciosior alius:
ὣς ἔφατ', Ἀντίλοχος δ' ἔτι καὶ πολὺ μᾶλλον ἔλαυνε	ἔρρ', ἐπεὶ οὔ σ' ἔτυμόν γε φάμεν πεπνῦσθαι Ἀχαιοί.
Sic dixit : Antilochus autera adhuc etiam multo magis agebat,	" Valc, neque enim te vere omnino dicebamus sapere Achivi:
κέντρωι ἐπισπέρχων ὡς οὐκ ἀΐοντι ἐοικώς.	ἀλλ' οὐ μὰν οὐδ' ὧς ἄτερ ὅρκου οἴσῃ ἄεθλον.
Stimulo adurgens, tanquam non audienti similis.	" Sed certe ne sic quidem sine juramento auferes praemium."
ὅσσα δὲ δίσκου οὖρα κατωμαδίοιο πέλονται,	ὣς εἰπὼν ἵπποισιν ἐκέκλετο φώνησέν τε·
Quantus vero disci jactus ab-humero-vibrati est,	Sic locutus, equos exhortatus-est, dixitque:
ὅν τ' αἰζηὸς ἀφῆκεν ἀνὴρ πειρώμενος ἥβης,	μή μοι ἐρύκεσθον μὴ δ' ἕστατον ἀχνυμένω κῆρ.
Quem juvenis emiserit vir, periculum-faciens juvenilis-vigoris;	" Ne mihi inhibemini, neve stetis-dolentes corde:
τόσσον ἐπιδραμέτην· αἳ δ' ἠρώησαν ὀπίσσω	φθήσονται τούτοισι πόδες καὶ γοῦνα καμόντα
Tantum cursu-emicarunt: equae vero cesserunt retro	" Ante istis pedes et genua lassabuntur,
Ἀτρεΐδεω· αὐτὸς γὰρ ἑκὼν μεθέηκεν ἐλαύνειν	ἢ ὑμῖν· ἄμφω γὰρ ἀτέμβονται νεότητος.
Atridae: ipse enim sponte remisit agitare,	" Quam vobis; ambo enim privati-sunt juventute."
μή πως συγκύρσειαν ὁδῶι ἔνι μώνυχες ἵπποι,	ὣς ἔφαθ', οἳ δὲ ἄνακτος ὑποδείσαντες ὁμοκλὴν
Ne-forte colliderentur in via solidi-ungulis equi,	Sic dixit : illi vero, regis veriti hortatum,
δίφρους τ' ἀνστρέψειαν ἐϋπλεκέας, κατὰ δ' αὐτοὶ	μᾶλλον ἐπιδραμέτην, τάχα δέ σφισιν ἄγχι γένοντο.
Currusque everterent eleganter-compactos, ipsi autem	Acrius cucurrerunt, et statim ipsis proximi facti sunt.

Les Argiens, assis dans l'enceinte, contemplaient les chevaux, qui volaient dans la plaine, soulevant la poussière. Le premier, Idoménée, duc des Crétois, les reconnut ; il s'était placé hors de l'enceinte, et dominait le point de vue. Il entendit Ménélas, à l'écart des autres, donner de la voix ; il le reconnut, et reconnut aussi le cheval, facile à distinguer, qui était en tête, sa robe entièrement rouge, sauf, au front, un signe blanc, de forme circulaire comme la lune. Il se dressa et il adressa ces mots aux Argiens : « Amis, sergents et capitaines des Argiens, voyez- vous bien comme moi ces chevaux ? Il me semble que les chevaux qui approchent ne sont pas ceux que j'attendais ; je crois apercevoir un autre cocher. Sans doute, ils ont souffert quelque accident dans la plaine, ceux qui jusqu'ici étaient les meilleurs. Je les ai vus tourner les premiers la borne, et je ne réussis plus à les distinguer, pour tant que mes regards interrogent en tous sens la plaine troyenne. Peut-être ont-ils échappé aux rênes de leur cocher ; il n'a pas pu les bien avoir en mains jusqu'à la borne, et il n'a pas eu de chance en la tournant ; c'est là, j'imagine, qu'il est tombé et a brisé son char. Et les cavales se sont échappées, dans la fougue qui s'est emparée d'elles. Mais levez- vous aussi et regardez ! Car je ne discerne pas bien ;

Ἀργεῖοι δ᾽ ἐν ἀγῶνι καθήμενοι εἰσορόωντο	ἄλλοι μοι δοκέουσι παροίτεροι ἔμμεναι ἵπποι,
Argivi vero in circo sedentes spectabant	" Alii mihi videntur priores esse equi,
ἵππους· τοὶ δὲ πέτοντο κονίοντες πεδίοιο.	ἄλλος δ᾽ ἡνίοχος ἰνδάλλεται· αἳ δέ που αὐτοῦ
Equos, illi autem volabant pulverem-excitantes per-campum.	" Alius et auriga videtur; Illie vero alicubi forte
πρῶτος δ᾽ Ἰδομενεὺς Κρητῶν ἀγὸς ἐφράσαθ᾽ ἵππους·	ἔβλαβεν ἐν πεδίωι, αἳ κεῖσέ γε φέρτεραι ἦσαν·
Primus vero Idomeneus, Cretum dux, visos-agnovit equos:	" Laesae-sunt in campo, quae eousque utique praestantiores erant:
ἧστο γὰρ ἐκτὸς ἀγῶνος ὑπέρτατος ἐν περιωπῇ·	ἤτοι γὰρ τὰς πρῶτα ἴδον περὶ τέρμα βαλούσας,
Sedebat enim extra circum sublimis in specula:	" Profecto enim illas primum vidi metam circumflexisse,
τοῖο δ᾽ ἄνευθεν ἐόντος ὁμοκλητῆρος ἀκούσας	νῦν δ᾽ οὔ πηι δύναμαι ἰδέειν· πάντηι δέ μοι ὄσσε
Illum autem, procul licet-esset, equos-increpantem ut-audiit,	" Nunc vero nequaquam possum videre; undique autem mihi oculi
ἔγνω, φράσσατο δ᾽ ἵππον ἀριπρεπέα προὔχοντα,	Τρωϊκὸν ἂμ πεδίον παπταίνετον εἰσορόωντι·
Agnovit : et vidit equum notabilem praeeuntem,	" Troïcum per campum lustrant prospectanti.
ὃς τὸ μὲν ἄλλο τόσον φοῖνιξ ἦν, ἐν δὲ μετώπωι	ἠὲ τὸν ἡνίοχον φύγον ἡνία, οὐδὲ δυνάσθη
Qui quidem caetero toto corpore spadix erat, at in fronte	" Aut aurigam fugerunt habenae, neque potuit
λευκὸν σῆμα τέτυκτο περίτροχον ἠΰτε μήνη.	εὖ σχεθέειν περὶ τέρμα καὶ οὐκ ἐτύχησεν ἑλίξας·
Alba macula erat rotunda, tanquam luna.	" Bene continere circa metam, et non feliciter flexit:
στῆ δ᾽ ὀρθὸς καὶ μῦθον ἐν Ἀργείοισιν ἔειπεν·	ἔνθά μιν ἐκπεσέειν ὀΐω σύν θ᾽ ἅρματα ἆξαι,
Surrexit autem, et sermonem inter Argivos dixit;	" Illic eum excidisse reor, currusque confregisse;
ὦ φίλοι Ἀργείων ἡγήτορες ἠδὲ μέδοντες	αἳ δ᾽ ἐξηρώησαν, ἐπεὶ μένος ἔλλαβε θυμόν.
" O amici, Argivorum ductores, atque principes,	" Ipsaeque extra-viam-cucurrerunt, postquam furor occupavit animum.
οἶος ἐγὼν ἵππους αὐγάζομαι ἦε καὶ ὑμεῖς;	ἀλλὰ ἴδεσθε καὶ ὔμμες ἀνασταδόν· οὐ γὰρ ἔγωγε
" Solusne ego equos noscito, an et vos?	" Sed intuemini et vos surgentes ; non enim ego sane

il me semble voir un homme d'Étolie, qui règne sur les Argiens, c'est le fils de Tydée, le bon maître de chars, c'est le fort Diomède. »

L'agile Ajax, fils d'Oïlée, le reprit en ces termes : « Idoménée, qu'est-ce que ces histoires de ta façon ? Les cavales, bonnes galopeuses, sont toujours hors du lot, à parcourir la vaste plaine. Rappelle-toi que tu n'es pas tellement jeune, parmi les Argiens, et que ta tête n'a pas les yeux les plus perçants. Et toujours tu débites des histoires ! Cesse d'être si bavard. Il y en a d'autres qui valent mieux que toi ! Les chevaux qui s'approchent sont les mêmes qu'auparavant, et c'est toujours Eumélos qui, sur le char, tient les guides ».

Le duc des Crétois lui répliqua, en colère ; « Ajax, le premier à la dispute, mauvais esprit, tu es inférieur en tout aux Argiens, parce que ton esprit est intraitable. Viens donc, parions un trépied ou un chaudron, et prenons tous deux pour arbitre l'Atride Agamemnon ! Quels sont les chevaux qui sont les premiers ? Tu le sauras et tu paieras ». Il dit, et à l'instant l'agile Ajax, fils d'Oïlée, se leva, irrité, pour répondre à ces paroles vives ; la querelle des deux héros serait allée encore plus loin, si Achille lui-même ne s'était levé pour leur dire :

εὖ διαγιγνώσκω· δοκέει δέ μοι ἔμμεναι ἀνὴρ	Εὐμήλου, ἐν δ' αὐτὸς ἔχων εὔληρα βέβηκε.
" Cernens-dignosco: videtur autem mibi esse vir	" Eumeli, ipseque tenens lora vehitur."
Αἰτωλὸς γενεήν, μετὰ δ' Ἀργείοισιν ἀνάσσει	τὸν δὲ χολωσάμενος Κρητῶν ἀγὸς ἀντίον ηὔδα·
" AEtolus genere, interque Argivos imperat,	Hunc autem iratus Cretum dux contra allocutus est;
Τυδέος ἱπποδάμου υἱὸς κρατερὸς Διομήδης.	Αἶαν νεῖκος ἄριστε κακοφραδὲς ἄλλά τε πάντα
" Tydei equûm-domitoris filius, fortis Diomedes."	" Ajax, rixa optime, maledice, inque caeteris omnibus
τὸν δ' αἰσχρῶς ἐνένιπεν Ὀϊλῆος ταχὺς Αἴας·	δεύεαι Ἀργείων, ὅτι τοι νόος ἐστὶν ἀπηνής.
Hunc autem probrosis-verbis objurgavit Oïlei filius velox Ajax;	" Inferior es Argivis, tibi quippe mens est insolens:
Ἰδομενεῦ τί πάρος λαβρεύεαι; αἳ δέ τ' ἄνευθεν	δεῦρό νυν ἢ τρίποδος περιδώμεθον ἠὲ λέβητος,
" Idomeneu, cur continuo garris? Illae vero procul	" Age vel tripode-deposito certemus, vel lebete;
ἵπποι ἀερσίποδες πολέος πεδίοιο δίενται.	ἵστορα δ' Ἀτρεΐδην Ἀγαμέμνονα θείομεν ἄμφω,
" Equae pedes-in-altum-attollentes amplum per campum currunt.	" Arbitrum autem Atridem Agamemnonem faciamus ambo,
οὔτε νεώτατός ἐσσι μετ' Ἀργείοισι τοσοῦτον,	ὁππότεραι πρόσθ' ἵπποι, ἵνα γνώῃς ἀποτίνων.
" Neque minimus-natu es inter Argivos tantum,	" Utrae anteriores equae: ut sentias persolvens."
οὔτέ τοι ὀξύτατον κεφαλῆς ἐκδέρκεται ὄσσε·	ὣς ἔφατ', ὄρνυτο δ' αὐτίκ' Ὀϊλῆος ταχὺς Αἴας
" Neque tibi acutissime ex capite prospiciunt oculi;	Sic dixit: Surrexit vero protinus Oïlei filius velox Ajax,
ἀλλ' αἰεὶ μύθοις λαβρεύεαι· οὐδέ τί σε χρὴ	χωόμενος χαλεποῖσιν ἀμείψασθαι ἐπέεσσι·
" Sed semper verbis garris : Nec tamen omnino te decet	Iratus, asperis ut exciperet eum verbis:
λαβραγόρην ἔμεναι· πάρα γὰρ καὶ ἀμείνονες ἄλλοι.	καί νύ κε δὴ προτέρω ἔτ' ἔρις γένετ' ἀμφοτέροισιν,
" Loquacem esse : adsunt enim et praestantiores alii.	Et omnino jam ulterius adhuc contentio progressa-esset utrisque,
ἵπποι δ' αὐταὶ ἔασι παροίτεραι, αἳ τὸ πάρος περ,	εἰ μὴ Ἀχιλλεὺς αὐτὸς ἀνίστατο καὶ φάτο μῦθον·
" Equae vero sunt priores, quae et antea,	Si non Achilles ipse surrexisset, et dixisset;

« Cessez d'échanger des paroles vives, Ajax et Idoménée, de mauvaises paroles ; cela est messéant. Vous vous fâchez contre un autre, s'il vient à en faire autant. Restez tous assis dans l'enceinte, à regarder les chevaux. En se disputant la victoire, ils arriveront par ici, et alors chacun d'entre vous reconnaîtra les chevaux des Argiens, ceux qui seront les seconds et ceux qui les auront devancés ».

Il dit, et le fils de Tydée, menant son char, arriva tout près ; il fouettait sans relâche son attelage à l'épaule et les chevaux, en levant haut la jambe, achevaient rapidement la route. Une pluie de poussière tombait sans relâche sur le cocher. Le char, orné partout d'or et d'étain, suivait les chevaux aux pieds rapides, et les roues, cerclées de métal, ne laissaient aucune trace derrière elles, dans la fine poussière. Les chevaux volaient à toute vitesse. Ménélas s'arrêta au milieu de l'assemblée ; la sueur ruisselait des chevaux, de leurs crinières ou de leur poitrine, sur le sol. Lui-même sauta à bas du char étincelant, et il appuya son fouet sur le joug. Le vaillant Sthenélos n'hésita pas, et s'empara du prix, en hâte, et il fit emmener par ses fiers compagnons la femme et le trépied, muni de ses anses, tandis qu'il dételait les chevaux.

μηκέτι νῦν χαλεποῖσιν ἀμείβεσθον ἐπέεσσιν	ἅρματα δὲ χρυσῶι πεπυκασμένα κασσιτέρωι τε
" Ne amplius nunc asperis altercemini verbis,	Currus autem auro accurate elaborati stannoque,
Αἶαν Ἰδομενεῦ τε κακοῖς, ἐπεὶ οὐδὲ ἔοικε.	ἵπποις ὠκυπόδεσσιν ἐπέτρεχον· οὐδέ τι πολλὴ
" Ajax, Idomeneuque, malis; neque enim par cst:	Pone equos veloces currebant ; neque profunda
καὶ δ' ἄλλωι νεμεσᾶτον ὅτις τοιαῦτά γε ῥέζοι.	γίγνετ' ἐπισσώτρων ἁρματροχιὴ κατόπισθεν
" Quin et alii succenseretis, quicunque talia faceret:	Ficbat canthorum orbita retro
ἀλλ' ὑμεῖς ἐν ἀγῶνι καθήμενοι εἰσοράασθε	ἐν λεπτῆι κονίηι· τὼ δὲ σπεύδοντε πετέσθην.
" Sed vos in circo sedentes spectate	In tenui pulvere : hi nempe festinantes volabant.
ἵππους· οἳ δὲ τάχ' αὐτοὶ ἐπειγόμενοι περὶ νίκης	στῆ δὲ μέσωι ἐν ἀγῶνι, πολὺς δ' ἀνεκήκιεν ἱδρὼς
" Equos; ii autem cito ipsi festino-cursu-contendentes de victoria	Stetit autem medio in circo, multusque exiliebat sudor
ἐνθάδ' ἐλεύσονται· τότε δὲ γνώσεσθε ἕκαστος	ἵππων ἔκ τε λόφων καὶ ἀπὸ στέρνοιο χαμᾶζε.
" Huc venient: tum vero cognoscetis singuli	Equorum, eque cervicibus et a pectore in-terram.
ἵππους Ἀργείων, οἳ δεύτεροι οἵ τε πάροιθεν.	αὐτὸς δ' ἐκ δίφροιο χαμαὶ θόρε παμφανόωντος,
" Equos Argivorum, qui secundi, quique priores."	Ipse vero e sella in terram desiliit collucente,
ὣς φάτο, Τυδεΐδης δὲ μάλα σχεδὸν ἦλθε διώκων,	κλῖνε δ' ἄρα μάστιγα ποτὶ ζυγόν· οὐδὲ μάτησεν
Sic dixit: Tydides autem valde prope venit urgens,	Acclinavitque scuticam ad jugum: neque segnis erat
μάστι δ' αἰὲν ἔλαυνε κατωμαδόν· οἳ δέ οἱ ἵπποι	ἴφθιμος Σθένελος, ἀλλ' ἐσσυμένως λάβ' ἄεθλον,
Scutica vero assidue feriebat super humeros ; ei autem equi	Fortis Sthenelus, sed propere accepit praemium ;
ὑψόσ' ἀειρέσθην ῥίμφα πρήσσοντε κέλευθον.	δῶκε δ' ἄγειν ἑτάροισιν ὑπερθύμοισι γυναῖκα
In altum tollebantur cito conficientes viam:	Deditque abducendam sociis magnanimis mulierem,
αἰεὶ δ' ἡνίοχον κονίης ῥαθάμιγγες ἔβαλλον,	καὶ τρίποδ' ὠτώεντα φέρειν· ὁ δ' ἔλυεν ὑφ' ἵππους.
Assidue vero aurigam pulveris guttae percutiebant :	Et tripodem ansatum asportandum; ipse vero solvit equos.

Après lui, Antiloque le Néléide amena ses chevaux; grâce à sa ruse, non à leur vitesse, il avait dépassé Ménélas. Ménélas, malgré tout, avec son agile attelage, le serrait de près. A la distance où un cheval se trouve de la roue, quand il tire le char et son maître, en galopant à travers la plaine, et que sa queue, du bout des crins, touche la jante; il court, tout proche d'elle, à un intervalle tout petit, à travers la vaste plaine ; autant, et pas plus, Ménélas était en arrière d'Antiloque, le héros sans reproche. Cependant il avait commencé par en être distancé d'un jet de disque ; mais bientôt il s'était mis à le rattraper ; sans relâche croissait la noble ardeur de la cavale d'Agamemnon, Aithé au beau poil. Si la course eût duré davantage, pour l'un et l'autre, ou il l'eût dépassé ou il eût été de pair avec lui. Cependant Mérion, le bon écuyer d'Idoménée, était dépassé par Ménélas d'un jet de lance ; ses chevaux au beau poil étaient les plus lents, et lui-même le moins habile à mener un char dans une course. Ce fut le fils d'Admète qui arriva bon dernier, après les autres, tirant son beau char, poussant devant lui ses cavales. A sa vue, le divin Achille aux bonnes jambes eut pitié de lui ; il se leva au milieu des Argiens, et donna l'essor à ces paroles:

τῶι δ' ἄρ' ἐπ' Ἀντίλοχος Νηλήϊος ἤλασεν ἵππους	ἵππου τῆς Ἀγαμεμνονέης καλλίτριχος Αἴθης·
Post eum autem Antilochus Neleïus agebat equos,	Equae Agamemnoniae jubis-pulchrae AEthes.
κέρδεσιν, οὔ τι τάχει γε, παραφθάμενος Μενέλαον·	εἰ δέ κ' ἔτι προτέρω γένετο δρόμος ἀμφοτέροισι,
Dolis, haud quidem celeritate, praeveniens Menelaum;	Quod si adhuc ulterius fuisset cursus ambobus,
ἀλλὰ καὶ ὣς Μενέλαος ἔχ' ἐγγύθεν ὠκέας ἵππους.	τώ κέν μιν παρέλασσ' οὐδ' ἀμφήριστον ἔθηκεν.
Sed et sic Menelaus agebat prope veloces equos :	Eo certe eum praeteriisset, neque dubiam victoriam reliquisset.
ὅσσον δὲ τροχοῦ ἵππος ἀφίσταται, ὅς ῥα ἄνακτα	αὐτὰρ Μηριόνης θεράπων ἐῢς Ἰδομενῆος
Quantum vero a rota equus distat, qui quidem dominum	Sed Meriones, famulus strenuus Idomenei,
ἕλκῃσιν πεδίοιο τιταινόμενος σὺν ὄχεσφι·	λείπετ' ἀγακλῆος Μενελάου δουρὸς ἐρωήν·
Trahit per campum nisu-contento cum curribus;	Posterior-erat inclyto Menelao hastae jactu.
τοῦ μέν τε ψαύουσιν ἐπισσώτρου τρίχες ἄκραι	βάρδιστοι μὲν γάρ οἱ ἔσαν καλλίτριχες ἵπποι,
Hujus quidem attingunt canthum pili extremi	Tardissimi enim ei erant pulchri-jubis equi,
οὐραῖαι· ὁ δέ τ' ἄγχι μάλα τρέχει, οὐδέ τι πολλὴ	ἥκιστος δ' ἦν αὐτὸς ἐλαυνέμεν ἅρμ' ἐν ἀγῶνι.
Caudae, is autem prope admodum currit, neque prorsus magnum	Minime-peritus erat et ipse agendi currum in certamine.
χώρη μεσσηγὺς πολέος πεδίοιο θέοντος·	υἱὸς δ' Ἀδμήτοιο πανύστατος ἤλυθεν ἄλλων
Spatium in medio, per amplum campum currente :	Filius vero Admeti omnium ultlmus venit,
τόσσον δὴ Μενέλαος ἀμύμονος Ἀντιλόχοιο	ἕλκων ἅρματα καλὰ ἐλαύνων πρόσσοθεν ἵππους.
Tantum jam Menelaus eximio Antilocho	Trahens currus pulchros, agens ante equos.
λείπετ'· ἀτὰρ τὰ πρῶτα καὶ ἐς δίσκουρα λέλειπτο,	τὸν δὲ ἰδὼν ᾤκτειρε ποδάρκης δῖος Ἀχιλλεύς,
Posterior erat; quanquam prius etiam ad disci-jactum relictus erat;	Hunc autem ut vidit miseratus est pedibus-valens nobilis Achilles:
ἀλλά μιν αἶψα κίχανεν· ὀφέλλετο γὰρ μένος ἠΰ	στὰς δ' ἄρ' ἐν Ἀργείοις ἔπεα πτερόεντ' ἀγόρευε·
Sed ipsum statim assecutus est; augebatur enim vis valida	Stans autem inter Argivos verba alata dixit;

« C'est le meilleur homme qui mène le dernier ses chevaux aux bons sabots. Allons ! donnons-lui le second prix, comme il est équitable ; le premier reviendra au fils de Tydée ».

Il dit, et tous alors approuvèrent son avis. Et il lui eût donné le cheval (car les Achéens l'avaient approuvé), si le fils du magnanime Nestor, Antiloque, ne s'était levé pour revendiquer son droit, en disant à Achille, fils de Pélée : « Achille, ma colère contre toi sera grande, si tu accomplis ce que tu viens de dire ! Tu veux m'enlever le prix, dans la pensée que son char et ses chevaux ont eu un accident, indigne de son mérite ! Mais pourquoi n'a-t-il pas invoqué les dieux immortels ? Sa faute l'a fait arriver bon dernier à, la course. Si tu as pitié de lui, et si ton cœur l'aime, tu as dans ta tente beaucoup d'or, tu as de l'airain et des brebis, tu as des servantes et des chevaux aux bons sabots. Prends là-dessus de quoi lui donner même un plus beau prix, tout à l'heure, ou dès à présent, si tu veux avoir l'approbation des Achéens. Cette femme, je ne la lui céderai pas ; qu'il vienne me la disputer, celui qui veut, combattre contre mon bras ! »

Il dit et le divin Achille aux bonnes jambes se mit à sourire. Antiloque était pour lui un cher compagnon, dont le langage lui fit plaisir. Pour lui répondre, il donna l'essor à ces paroles :

λοῖσθος ἀνὴρ ὤριστος ἐλαύνει μώνυχας ἵππους·	εὔχεσθαι· τό κεν οὔ τι πανύστατος ἦλθε διώκων.
" Ultimus vir praestantissimus agit solidos-ungulis equos;	" Vota facere, tum nequaquam ultimus omnium venisset equos urgens;
ἀλλ' ἄγε δή οἱ δῶμεν ἀέθλιον ὡς ἐπιεικὲς	εἰ δέ μιν οἰκτίρεις καί τοι φίλος ἔπλετο θυμῶι
" Sed agedum ei deraus praemia, ut par est,	" Si vero ejus misereris, et tibi gratum est animo,
δεύτερ'· ἀτὰρ τὰ πρῶτα φερέσθω Τυδέος υἱός.	ἔστί τοι ἐν κλισίηι χρυσὸς πολύς, ἔστι δὲ χαλκὸς
" Secunda : at prima ferat Tydei filius."	" Est tibi in tentorio aurum multum, est et aes,
ὣς ἔφαθ', οἳ δ' ἄρα πάντες ἐπήινεον ὡς ἐκέλευε.	καὶ πρόβατ', εἰσὶ δέ τοι δμωιαὶ καὶ μώνυχες ἵπποι·
Sic dixit: Illi autem omnes comprobarunt, sicut jubebat:	" Et pecora, sunt et tibi ancillae, et solidi-ungulis equi:
καί νύ κέ οἱ πόρεν ἵππον, ἐπήινησαν γὰρ Ἀχαιοί,	τῶν οἱ ἔπειτ' ἀνελὼν δόμεναι καὶ μεῖζον ἄεθλον
Et ei sane dedisset equam, (comprobarunt enim Achivi;)	" Ex his ipsi postea sumptum date vel majus praemium,
εἰ μὴ ἄρ' Ἀντίλοχος μεγαθύμου Νέστορος υἱὸς	ἠὲ καὶ αὐτίκα νῦν, ἵνα σ' αἰνήσωσιν Ἀχαιοί.
Si non Antilochus, magnanimi Nestoris filius,	" Sive etiam jam nunc, ut te collaudent Achivi.
Πηλεΐδην Ἀχιλῆα δίκηι ἠμείψατ' ἀναστάς·	τὴν δ' ἐγὼ οὐ δώσω· περὶ δ' αὐτῆς πειρηθήτω
Pelidas Achilli jure respondisset surgens;	" Hanc vero ego non dabo: de ipsa autem periculum-faciat
ὦ Ἀχιλεῦ μάλα τοι κεχολώσομαι αἴ κε τελέσσηις	ἀνδρῶν ὅς κ' ἐθέληισιν ἐμοὶ χείρεσσι μάχεσθαι.
" O Achille, valde tibi irascar, si perfeceris	" Virorum quicunque velit mecum manibus pugnare."
τοῦτο ἔπος· μέλλεις γὰρ ἀφαιρήσεσθαι ἄεθλον	ὣς φάτο, μείδησεν δὲ ποδάρκης δῖος Ἀχιλλεὺς
" Hoc verbum; ablaturus enim es mihi praemium,	Sic dixit : subrisit autem pedibus-valens nobilis Achilles,
τὰ φρονέων ὅτι οἱ βλάβεν ἅρματα καὶ ταχέ' ἵππω	χαίρων Ἀντιλόχωι, ὅτι οἱ φίλος ἦεν ἑταῖρος·
" His motus, quod ei (divinitus laesi sunt currus et veloces equae,	Gratulans Antilocho, quod sibi dilectus erat sodalis:
αὐτός τ' ἐσθλὸς ἐών· ἀλλ' ὤφελεν ἀθανάτοισιν	καί μιν ἀμειβόμενος ἔπεα πτερόεντα προσηύδα·
" Ipseque peritus licet esset: sed debuit immortalibus	Et eum respondens verbis alatis allocutus est ;

« Antiloque, puisque tu m'invites à prendre parmi mes biens une récompense supplémentaire pour Eumélos, je ferai comme tu le désires. Je lui donnerai la cuirasse que j'ai enlevée à Astéropée, une cuirasse d'airain, que borde une couche d'étain brillant. Elle aura pour lui une grande valeur ». Il dit et il ordonna à son compagnon Automédon de l'aller prendre dans sa tente ; Automédon s'y rendit et la lui apporta. (Il la mit dans les mains d'Eumélos, qui la reçut avec joie). Mais Ménélas se leva devant eux, le cœur en peine, plein d'une colère violente contre Antiloque ; le héraut plaça le sceptre dans sa main, et commanda aux Argiens le silence ; Ménélas semblable aux dieux prit alors la parole en ces termes : « Antiloque, tu étais raisonnable jusqu'ici, mais que viens-tu de faire ? Tu as porté atteinte à mon honneur, tu as porté tort à mes chevaux, en faisant passer devant eux les tiens, qui valaient beaucoup moins. Allons ! chefs et capitaines des Argiens, jugez impartialement notre cause, sans faveur ; qu'aucun des Achéens à la tunique d'airain n'aille jamais dire : « Ménélas, après avoir triomphé d'Antiloque par des mensonges, s'en va avec la cavale, quand ses propres chevaux étaient de beaucoup inférieurs, si lui-même l'emporte en mérite et en force. Ah ! je veux en décider moi-même, et je ne crois pas

Ἀντίλοχ', εἰ μὲν δή με κελεύεις οἴκοθεν ἄλλο	Ἀργείους· ὁ δ' ἔπειτα μετηύδα ἰσόθεος φώς·
" Antiloche, si quidem jam me jubes e domo aliud	Argivos : At is deinde inter eos dixit par-deo vir ;
Εὐμήλωι ἐπιδοῦναι, ἐγὼ δέ κε καὶ τὸ τελέσσω.	Ἀντίλοχε πρόσθεν πεπνυμένε ποῖον ἔρεξας.
" Eumelo dare, ego vero et hoc perficiam:	" Antiloche, antehac prudens, quale fecisti?
δώσω οἱ θώρηκα, τὸν Ἀστεροπαῖον ἀπηύρων	ἤισχυνας μὲν ἐμὴν ἀρετήν, βλάψας δέ μοι ἵππους
" Dabo ei thoracem, quem Asteropaeo abstuli,	" Dedecorasti quidem meam virtutem, laesisti autem mihi equos,
χάλκεον, ὧι πέρι χεῦμα φαεινοῦ κασσιτέροιο	τοὺς σοὺς πρόσθε βαλών, οἵ τοι πολὺ χείρονες ἦσαν.
" AEreum, quem circum ora fulgidi stanni	" Tuis ante actis, qui multo inferiores erant.
ἀμφιδεδίνηται· πολέος δέ οἱ ἄξιος ἔσται.	ἀλλ' ἄγετ' Ἀργείων ἡγήτορες ἠδὲ μέδοντες
" Funditur: multo autem pretio ei aestimandus erit."	" Sed agite, Argivorum ductores, et principes,
ἦ ῥα, καὶ Αὐτομέδοντι φίλωι ἐκέλευσεν ἑταίρωι	ἐς μέσον ἀμφοτέροισι δικάσσατε, μὴ δ' ἐπ' ἀρωγῆι,
Dixit, et Automedonta dilectum jussit sodalem	" In medium utrisque dijudicate ; neque in gratiam :
οἰσέμεναι κλισίηθεν· ὁ δ' ὤιχετο καί οἱ ἔνεικεν,	μή ποτέ τις εἴπῃσιν Ἀχαιῶν χαλκοχιτώνων·
Ferre e tentorio: Is vero abiit, et ad eum attulit:	" Ne quando quis dicat Achivorum aere-loricatorum,
Εὐμήλωι δ' ἐν χερσὶ τίθει· ὁ δὲ δέξατο χαίρων.	Ἀντίλοχον ψεύδεσσι βιησάμενος Μενέλαος
Eumelo autem in manibus posuit; at is accepit gaudens.	" Antilocho mendaciis oppresso Menelaus
τοῖσι δὲ καὶ Μενέλαος ἀνίστατο θυμὸν ἀχεύων	οἴχεται ἵππον ἄγων, ὅτι οἱ πολὺ χείρονες ἦσαν
Inter hos autem et Menelaus surrexit, animo dolens,	" Abiit equam ducens; nam ei longe deteriores erant
Ἀντιλόχωι ἄμοτον κεχολωμένος· ἐν δ' ἄρα κῆρυξ	ἵπποι, αὐτὸς δὲ κρείσσων ἀρετῆι τε βίηι τε.
Antilocho immensum iratus: praeco vero	" Equi, ipse vero melior armisque, viribusque.
χειρὶ σκῆπτρον ἔθηκε, σιωπῆσαί τε κέλευσεν	εἰ δ' ἄγ' ἐγὼν αὐτὸς δικάσω, καί μ' οὔ τινά φημι
In manibus sceptrum posuit, silereque jussit	" Eja vero age ego ipse dijudicabo, et me nullum puto

qu'aucun autre des Danaens me trouve à redire : car ma sentence sera droite. Antiloque, viens ici, race de Zeus, conforme-toi à la règle ; viens te placer devant tes chevaux et devant ton char, prends en mains ton fouet souple, qui t'a servi naguère à les conduire, et, en touchant tes chevaux, jure par le Maître de la terre, par celui qui l'ébranle, jure que tu n'as pas volontairement entravé mon char par ruse ». Le sage Antiloque lui répondit alors en face : « Sois patient ; je suis beaucoup plus jeune que toi, sire Ménélas, tu es plus âgé et tu l'emportes sur moi ; tu sais de quel excès sont capables les jeunes gens. Ils ont l'esprit plus impatient ; ils sont légers. Que ton cœur se résigne donc ; quant à la cavale que j'ai gagnée, je t'en ferai cadeau, et, si même tu me demandais autre chose qui m'appartînt et qui fût de plus grande valeur, je consentirais à te le donner tout de suite, race de Zeus, plutôt que pour toujours te déplaire et être maudit par les dieux ». Il dit, et, menant la cavale, le fils du magnanime Nestor-la remit aux mains de Ménélas ; le cœur de celui-ci se dilata, comme quand la rosée rafraîchit les épis à l'époque où le blé grossit, et où la moisson frissonne dans les champs ; ainsi, Ménélas, ton cœur se dilata, et, s'adressant à Antiloque, le héros donna l'essor à ces paroles :

ἄλλον ἐπιπλήξειν Δαναῶν· ἰθεῖα γὰρ ἔσται.	τώ τοι ἐπιτλήτω κραδίη· ἵππον δέ τοι αὐτὸς
" Alium increpaturum Danaorum : rectum enim erit judicium ,	" Ideo tibi toleret cor: equam vero tibi ipse
Ἀντίλοχ᾽ εἰ δ᾽ ἄγε δεῦρο διοτρεφές, ἣ θέμις ἐστί,	δώσω, τὴν ἀρόμην. εἰ καί νύ κεν οἴκοθεν ἄλλο
" Antiloche, age huc ades, Jovis-alumne, ut fas est,	" Dabo, quam accepi : Sed et si e meis aliud
στὰς ἵππων προπάροιθε καὶ ἅρματος, αὐτὰρ ἱμάσθλην	μεῖζον ἐπαιτήσειας, ἄφαρ κέ τοι αὐτίκα δοῦναι
" Stans ante equos et currum, et flagellum	" Majus postulaveris, prompte omnino jam-statim dare
χερσὶν ἔχε ῥαδινήν, ᾗι περ τὸ πρόσθεν ἔλαυνες,	βουλοίμην ἢ σοί γε διοτρεφὲς ἤματα πάντα
" Manibus tenens argutum, quo antea agitabas,	" Mallem, quam tibi utique, Jovis-alumne, in dies omnes me
ἵππων ἁψάμενος γαιήοχον ἐννοσίγαιον	ἐκ θυμοῦ πεσέειν καὶ δαίμοσιν εἶναι ἀλιτρός.
" Equos tangens, terram-cingentem Neptunum	" Animo ejectum esse, et in deos fieri sceleratum."
ὄμνυθι μὴ μὲν ἑκὼν τὸ ἐμὸν δόλωι ἅρμα πεδῆσαι.	ἦ ῥα καὶ ἵππον ἄγων μεγαθύμου Νέστορος υἱὸς
" Jurato, te non volentem quidem meum dolo currum impedivisse. "	Dixit sane, et equam ducens magnanimi Nestoris filius
τὸν δ᾽ αὖτ᾽ Ἀντίλοχος πεπνυμένος ἀντίον ηὔδα·	ἐν χείρεσσι τίθει Μενελάου· τοῖο δὲ θυμὸς
Eum vero Antilochus prudens contra allocutus est;	In manus tradidit Menelai; illius autem animus
ἄνσχεο νῦν· πολλὸν γὰρ ἔγωγε νεώτερός εἰμι	ἰάνθη ὡς εἴ τε περὶ σταχύεσσιν ἐέρση
" Perfer nunc : multo enim ego junior sum	Laetitia-perfusus est, velut circa spicas ros funditur
σεῖο ἄναξ Μενέλαε, σὺ δὲ πρότερος καὶ ἀρείων.	ληΐου ἀλδήσκοντος, ὅτε φρίσσουσιν ἄρουραι·
" Te, rex Menelaë, tu autem natu-major et praestantior,	Segetis crescentis, quando horrescunt arva :
οἶσθ᾽ οἷαι νέου ἀνδρὸς ὑπερβασίαι τελέθουσι·	ὣς ἄρα σοὶ Μενέλαε μετὰ φρεσὶ θυμὸς ἰάνθη.
" Nosti, qualia juvenis errata sint:	Sic et tibi, Menelae, in praecordiis animus laetitia-perfusus est:
κραιπνότερος μὲν γάρ τε νόος, λεπτὴ δέ τε μῆτις.	καί μιν φωνήσας ἔπεα πτερόεντα προσηύδα·
" Velocior etenim mens, tenue autem consilium :	Et ipsum edita-voce verbis alatis allocutus est ;

« Antiloque, je vais maintenant te céder de moi-même, malgré ma colère, puisque tu n'as jamais été jusqu'ici déraisonnable ni vain. Aujourd'hui seulement ta jeunesse a vaincu ta raison. Evite une seconde fois de tromper ceux qui sont au-dessus de toi, car je crois qu'aucun autre parmi les Achéens n'aurait pu m'apaiser si facilement. Mais toi, tu t'es exposé souvent, tu as beaucoup peiné à la guerre, et ton père s'est montré vaillant ainsi que ton frère, à cause de moi ; aussi je veux accueillir ta prière, et je té céderai la cavale, bien qu'elle m'appartienne, pour que ceux qui m'écoutent .sachent, eux aussi, que jamais mon cœur ne fut insolent et intraitable ». Il dit et remit la cavale aux mains du compagnon d'Antiloque, Noémon ; et il prit pour lui le chaudron luisant. Mérion emporta les deux talents d'or, comme le quatrième à la course, Il restait un cinquième prix, une coupe à deux aunes ; Achille l'offrit à Nestor ; il la lui porta, au milieu de l'assemblée des Argiens, se plaça devant lui, et lui dit : « Tiens, vieillard, à toi aussi ce joyau. Garde-le en souvenir de Patrocle que tu né reverras plus an milieu des Argiens ; je te donne ce prix librement ; car tu ne concourras ni au pugilat ni à la lutte, et tu ne te présenteras pas pour le jet du javelot, pas plus que pour la course, puisque la fâcheuse vieillesse te presse déjà ».

Ἀντίλοχε νῦν μέν τοι ἐγὼν ὑποείξομαι αὐτὸς

" Antiloche, nunc quidem tibi ego cedani ipse,

χωόμενος, ἐπεὶ οὔ τι παρήορος οὐδ' ἀεσίφρων

" Iratus; quoniam non mente-vagus, neque levis,

ἦσθα πάρος· νῦν αὖτε νόον νίκησε νεοίη.

" Eras antea: nunc vero mentem vicit juventus.

δεύτερον αὖτ' ἀλέασθαι ἀμείνονας ἠπεροπεύειν.

" Satius autem fuerit cavere praestantiores decipere:

οὐ γάρ κέν με τάχ' ἄλλος ἀνὴρ παρέπεισεν Ἀχαιῶν.

" Non enim omnino me cito alius quisquam flexisset Achivorum.

ἀλλὰ σὺ γὰρ δὴ πολλὰ πάθες καὶ πολλὰ μόγησας

" Verum tu jam multa passus es, et multa fecisti,

σός τε πατὴρ ἀγαθὸς καὶ ἀδελφεὸς εἵνεκ' ἐμεῖο·

" Tuusque pater bonus, et frater, mei causa:

τώ τοι λισσομένωι ἐπιπείσομαι, ἠδὲ καὶ ἵππον

" Ideo tibi supplicanti obsequar: sed et equam

δώσω ἐμήν περ ἐοῦσαν, ἵνα γνώωσι καὶ οἵδε

" Dabo, mea licet sit; ut sentiant et hi,

ὡς ἐμὸς οὔ ποτε θυμὸς ὑπερφίαλος καὶ ἀπηνής.

" Quod meus nunquam animus superbus et immitis. "

ἦ ῥα, καὶ Ἀντιλόχοιο Νοήμονι δῶκεν ἑταίρωι

Dixit utique, et Antilochi Noëmoni dedit socio

ἵππον ἄγειν· ὁ δ' ἔπειτα λέβηθ' ἕλε παμφανόωντα.

Equam abducendam : ipsu vero deinde lebetem accepit collucentem.

Μηριόνης δ' ἀνάειρε δύω χρυσοῖο τάλαντα

Meriones autem sustulit duo auri talenta

τέτρατος, ὡς ἔλασεν. πέμπτον δ' ὑπελείπετ' ἄεθλον, [praemium,

Quartus, quo-ordine egerat currum : Quintum vero relictum erat

ἀμφίθετος φιάλη· τὴν Νέστορι δῶκεν Ἀχιλλεὺς

Duplex phiala, quam Nestori dedit Achilles,

Ἀργείων ἀν' ἀγῶνα φέρων, καὶ ἔειπε παραστάς·

Argivorum per consessum ferens ; et dixit astans;

τῆ νῦν, καὶ σοὶ τοῦτο γέρον κειμήλιον ἔστω

" Accipe nunc ; et tibi hoc, senex, munus recondatur,

Πατρόκλοιο τάφου μνῆμ' ἔμμεναι· οὐ γὰρ ἔτ' αὐτὸν

" Patrocli sepulturae monimentum ut sit ; non enim amplius illum

ὄψηι ἐν Ἀργείοισι· δίδωμι δέ τοι τόδ' ἄεθλον

" Videbis inter Argivos: Do autem tibi hoc praemium

αὔτως· οὐ γὰρ πύξ γε μαχήσεαι, οὐδὲ παλαίσεις,

" Gratis: Neque enim caestibus omnino pugnabis, neque luctaberis,

οὐδ' ἔτ' ἀκοντιστὺν ἐσδύσεαι, οὐδὲ πόδεσσι

" Neque jaculorum-certamen iuibis, neque pedibus

θεύσεαι· ἤδη γὰρ χαλεπὸν κατὰ γῆρας ἐπείγει.

" Curres: jam enim gravis senectus urget. "

Il dit, et lui remit la coupe, que Nestor reçut avec joie ».

ὣς εἰπὼν ἐν χερσὶ τίθει· ὁ δ' ἐδέξατο χαίρων, Sic fatus, in manibus posuit: Ille vero accepit gaudens,	

Nestor remercie en contant, cette fois sans trop de longueur, une de ses aventures de jeunesse. Le récit de la course des chars, dans son ensemble, est, comme on l'a vu, plein de traits pittoresques et d'incidents variés. On lit avec le même intérêt celui du pugilat, dont le prix est disputé par le brutal Epeios et par Euryale ; celui de la lutte, où Ulysse fait choir par un croc-en jambe Ajax, fils de Télamon, et où Achille proclame les deux adversaires ex-aequo ; celui de la course à pied, où Ajax, fils d'Oïlée, fait une chute ridicule dans les bouses de vache qui salissent le chemin. Celui des trois dernières épreuves est moins remarquable, et prête à des suspicions. L'une est un duel entre Ajax, fils de Télamon, et Diomède ; une sorte de combat de gladiateurs, que les Achéens interrompent quand il devient périlleux. La seconde est le jet du disque, assez brièvement conté. La troisième, le tir à l'arc, est plus animée, mais prête à certaines critiques contre lesquelles Virgile a tâché de se prémunir, dans l'imitation qu'il en a faite au chant V de l'Énèide,

Le Rachat d'Hector. (chant XXIV).

L'épisode essentiel du dernier chant de l'Iliade, l'entrevue de Priam et d'Achille, est également admirable par le pathétique de la situation et par l'élévation du sentiment. L'on aimerait à penser que nous sommes de nouveau en présence d'un élément incontestable du poème primitif.

Tout au contraire, selon l'opinion de certains hellénistes des plus qualifiés, le caractère même qui est ici attribué à Achille interdirait à lui seul de s'arrêter un instant à cette hypothèse. Selon Wilamowitz, il n'y aurait même pas lieu de parler de caractères dans l'Iliade, tant la diversité des parties qui la constituent se reconnaîtrait aisément dans la peinture des principaux personnages. Il y a là tout au moins beaucoup d'exagération. Il faut plutôt admirer avec quel heureux instinct les poètes qui ont successivement travaillé au poème ont respecté les données les plus anciennes de l'action et les traits caractéristiques des héros qui la conduisent. On dit que l'Achille, qui a répondu avec tant de violence à Agamemnon, qui a vu les premiers désastres des Grecs sans s'émouvoir, qui traite le cadavre d'Hector avec une barbarie sauvage, ne saurait être le même que le héros généreux du chant XXIV, et que nous sommes contraints de reconnaître deux conceptions successives du même personnage, toutes deux remarquables, mais qui s'excluent l'une l'autre. Les choses ne sont point aussi simples. Il est aisé de répondre qu'un homme aussi passionné qu'Achille, — j'entends l'Achille de la Querelle et de la Patroclie, — est précisément le plus capable de transformation, sous le coup d'une émotion profonde. L'Achille qui met à si haut prix son honneur, l'Achille qui aime son ami d'une affection si ardente qu'après sa mort il sacrifie tout au devoir de le venger, cet Achille est un cœur généreux, et on ne saurait être surpris, qu'en présence du vieux Priam, il sente fléchir sa haine, et écoute l'appel de la pitié.

Nous ne ferons donc aucun état de l'argument mis en avant par ceux qui opposent l'Achille du chant XXIV et celui des chants qui précèdent. Mais nous sommes obligés de constater que, par plus d'un trait, en particulier par la mention de certaines légendes qui paraissent inconnues de ceux qui ont composé les chants antérieurs, ce dernier chant trahit une origine plus tardive. On s'en aperçoit déjà dans le morceau de raccord qui le rattache aux Jeux. Achille congédie l'assemblée, et reste seul, sans pouvoir s'endormir, continuant à pleurer son ami. On comprend mal d'abord s'il s'agit seulement de la nuit qui suit les funérailles, ou d'un délai plus long, et l'on n'est clairement averti que plus bas que l'intervalle est de douze jours ; encore n'est-il pas aisé de deviner si le point de départ doit être pris de la mort d'Hector, ou du jour des jeux. Achille, pendant tout ce temps, continue à outrager le cadavre d'Hector, en le traînant chaque matin trois fois autour du tombeau de Patrocle, Ce traitement cruel émeut une partie des dieux, dont Apollon se fait l'interprète, et Zeus décide que Thétis sera convoquée à l'Olympe, où il lui demandera d'aller préparer son fils à recevoir la rançon que Priam lui offrira. Iris est envoyée auprès de Thétis, et celle-ci s'acquitte de la mission qui lui est donnée. Il est fait allusion, dans cette scène (vers 21-30) à la légende du jugement de Pâris, qui partout ailleurs est ignorée dans l'Iliade.

Iris est ensuite envoyée auprès de Priam, pour l'inviter à tenter une démarche qui peut lui paraître dénuée de toute chance de succès, mais qui est assurée de l'appui bienveillant des dieux. Elle le trouve, au milieu de ses fils, dans l'abattement le plus complet, Elle lui rend courage ; elle lui promet le succès ; elle lui annonce qu'il aura un guide dans la personne d'Hermès.

Malgré les supplications d'Hécube, Priam obéit à la voix d'iris. Il fait remplir un coffre de tissus magnifiques; il prend des talents d'or, des trépieds, des chaudrons et une coupe précieuse, puis, dans un mouvement de violence exaspérée, il chasse les Troyens qui se pressent sens le portique du palais ; il commande brutalement à ses fils d'activer les préparatifs nécessaires ; monte sur un char attelé de mules, et, après une prière à Zeus, accueillie par un heureux présage, il se met en route, accompagné du héraut Idæos. Quand il est arrivé au fleuve, en pleine nuit, ils aperçoivent un jeune homme ; c'est Hermès, déguisé, envoyé par Zeus, qui les guide pendant la partie la plus périlleuse de leur voyage, aux abords du camp, et les conduit sans qu'ils aient été aperçus jusqu'à la tente d'Achille.

L'ENTREVUE D'ACHILLE ET DE PRIAM (XXIV, 448-676).

Quand ils furent arrivés à la demeure du Péléide, à la haute baraque que les Myrmidons avaient construite pour leur prince, avec des planches de sapin, qu'ils avaient recouverte d'un toit épais comme une toison, fait de roseaux coupés dans la prairie, et qu'ils avaient entourée pour leur prince d'une grande cour, bordée de pieux serrés, la porte était fermée seulement par une barre de sapin, que poussaient trois Achéens, et il en fallait trois aussi pour l'ouvrir, avec la grande clef dc la porte, trois Achéens du commun ; Achille la manœuvrait à lui seul . Alors ce fut Hermès le bienfaisant qui l'ouvrit au vieillard,

ἀλλ᾽ ὅτε δὴ κλισίην Πηληϊάδεω ἀφίκοντο	σταυροῖσιν πυκινοῖσι· θύρην δ᾽ ἔχε μοῦνος ἐπιβλὴς
Sed quando jam ad tentorium Pelidae pervenerant	Palis densis: januam autem tenebat unus obex
ὑψηλήν, τὴν Μυρμιδόνες ποίησαν ἄνακτι	εἰλάτινος, τὸν τρεῖς μὲν ἐπιρρήσσεσκον Ἀχαιοί,
Excelsum, quod Myrmidones fecerant regi,	Abiegnus, quem tres quidem obdebant Achivi,
δοῦρ᾽ ἐλάτης κέρσαντες· ἀτὰρ καθύπερθεν ἔρεψαν	τρεῖς δ᾽ ἀναοίγεσκον μεγάλην κληῖδα θυράων
Lignis abietis caesis; et desuper texerant	Tres item reserabant ingens claustrum forium,
λαχνήεντ᾽ ὄροφον λειμωνόθεν ἀμήσαντες·	τῶν ἄλλων· Ἀχιλεὺς δ᾽ ἄρ᾽ ἐπιρρήσσεσκε καὶ οἶος·
Lanuginoso culmine, ex prato ubi demessuerant ;	Ex aliis; Achilles vero obdebat etiam solus.
ἀμφὶ δέ οἱ μεγάλην αὐλὴν ποίησαν ἄνακτι	δή ῥα τόθ᾽ Ἑρμείας ἐριούνιος ὦιξε γέροντι,
Circum autem ei magnum septum fecerant regi	Et tum quidem Mercurius utilitatum-auctor aperuit seni,

Alors ce fut Hermès le bienfaisant qui l'ouvrit au vieillard, et il amena les splendides présents destinés au Péléide aux pieds légers ; puis, il descendit du char, et il dit : « O vieillard, c'est un dieu immortel qui est venu à toi ; je suis Hermes ; mon père a voulu que je fusse ton guide. Mais il faut que je m'en retourne, sans me présenter devant les yeux d'Achille ; car il ne siérait pas qu'un dieu immortel fût ouvertement l'hôte de mortels. Mais toi, entre et prends les genoux du Péléide, et, en invoquant son père, en invoquant sa mère à. la belle chevelure, en invoquant son fils, supplie-le, et cherche à toucher son cœur ».

Hermès dit, et il repartit pour la haute cime de l'Olympe. Priam sauta du char à terre, en laissant là Idæos, qui resta pour garder les chevaux et les mules. Le vieillard, lui, entra droit dans la maison, où se tenait Achille, cher à Zeus. Il le trouva à l'intérieur ; ses compagnons étaient à l'écart ; deux d'entre eux seulement, le héros Automédon et Alcinos, rameau d'Arès, étaient présents et affairés ; Achille venait à peine de prendre son repas, de boire et de manger ; la table était encore en place. Le grand Priam ne fut pas vu par eux quand il entra ; il s'approcha tout près et saisit de ses mains les genoux d'Achille ; il lui baisa les mains, ces mains qui lui avaient tué tant de fils !

ἐς δ' ἄγαγε κλυτὰ δῶρα ποδώκεϊ Πηλεΐωνι,	Ἑρμείας· Πρίαμος δ' ἐξ ἵππων ἆλτο χαμᾶζε,
Introque duxit inclyta dona pedibus-veloci Pelidae;	Mercurius: Priamus vero de curru desiliit in terram,
ἐξ ἵππων δ' ἀπέβαινεν ἐπὶ χθόνα φώνησέν τε·	Ἰδαῖον δὲ κατ' αὖθι λίπεν· ὁ δὲ μίμνεν ἐρύκων
E curruque descendit in terram, dixitque ;	Idaeumque ibidem reliquit: is vero manebat continens
ὦ γέρον ἤτοι ἐγὼ θεὸς ἄμβροτος εἰλήλουθα	ἵππους ἡμιόνους τε· γέρων δ' ἰθὺς κίεν οἴκου,
" O senex, ego quidem deus immortalis veni	Equos mulasque : Senes autem recta ivit per domum,
Ἑρμείας· σοὶ γάρ με πατὴρ ἅμα πομπὸν ὄπασσεν.	τῆι ῥ' Ἀχιλεὺς ἵζεσκε Διῒ φίλος· ἐν δέ μιν αὐτὸν
" Mercurius; tibi enim me Jupiter ut-comitarer ducem-viae praebuit:	Ubi Achilles sedebat, Jovi carus; intusque eum ipsum
ἀλλ' ἤτοι μὲν ἐγὼ πάλιν εἴσομαι, οὐδ' Ἀχιλῆος	εὗρ', ἕταροι δ' ἀπάνευθε καθήατο· τὼ δὲ δύ' οἴω
" Sed ego quidem redibo, neque Achillis	Invenit; socii vero seorsum sedebant: ei autem duo soli
ὀφθαλμοὺς εἴσειμι· νεμεσσητὸν δέ κεν εἴη	ἥρως Αὐτομέδων τε καὶ Ἄλκιμος ὄζος Ἄρηος
" In conspectum veniam : indignum enim esset,	Heros Automedonque, et Alcimus ramus Martis,
ἀθάνατον θεὸν ὧδε βροτοὺς ἀγαπαζέμεν ἄντην·	ποίπνυον παρεόντε· νέον δ' ἀπέληγεν ἐδωδῆς
" Immortalem deum sic mortales fovere palam.	Ministrabant astantes: (modo autem destiterat a cibo,
τύνη δ' εἰσελθὼν λαβὲ γούνατα Πηλεΐωνος,	ἔσθων καὶ πίνων· ἔτι καὶ παρέκειτο τράπεζα.
" Tu vero ingressus prehende genua Pelidae,	Postquam ederat et biberat; adhuc etiam aderat mensa.)
καί μιν ὑπὲρ πατρὸς καὶ μητέρος ἠϋκόμοιο	τοὺς δ' ἔλαθ' εἰσελθὼν Πρίαμος μέγας, ἄγχι δ' ἄρα στὰς
" Et eum per patrem et matrem comas-pulchram	Hos autem latuit ingressus Priamus magnus, prope vero stans,
λίσσεο καὶ τέκεος, ἵνα οἱ σὺν θυμὸν ὀρίνῃς.	χερσὶν Ἀχιλλῆος λάβε γούνατα καὶ κύσε χεῖρας
" Supplex-ora, et filium: ut ei animum oommoveas."	Manibus Achillis prehendit genua, et osculatus est manus
ὣς ἄρα φωνήσας ἀπέβη πρὸς μακρὸν Ὄλυμπον	δεινὰς ἀνδροφόνους, αἵ οἱ πολέας κτάνον υἷας.
Sic quidem fatus abiit ad excelsum Olympum	Terribiles, homicidas, quae ei multos interfecerant filios.

Comme lorsqu'un homme, victime d'une fatalité affreuse, qui, dans sa patrie, a commis un meurtre et vient chercher refuge dans un pays étranger, en la maison d'un homme riche, à la stupéfaction de tous les témoins, ainsi Achille fut stupéfait, à la vue de Priam, pareil aux dieux. Ses compagnons aussi furent stupéfaits, et se regardèrent les uns les autres. Priam, en le suppliant, lui tint cette harangue : « Souviens-toi de ton père, Achille semblable aux dieux ; il a le même âge que moi ; il est sur le seuil funeste de la vieillesse [1] ; et peut-être en ce moment ses voisins l'assiègent et le pressent et il n'a personne pour écarter de lui l'attaque et le désastre. Mais au moins, lui, il sait que tu es en vie, et la joie est en son cœur, et il espère chaque jour voir son fils revenir de Troie. Moi, je suis au comble du malheur, moi qui avais engendré les fils les plus vaillants, qui fussent dans la vaste Troade et il ne m'en reste plus un, sache-le. J'en avais cinquante quand sont venus les fils des Achéens ; onze étaient nés du même sein ; mes femmes dans le palais m avaient donné les autres. L'ardent Arès a brisé les genoux du plus grand nombre d'entre eux et celui qui était tout pour moi, qui, à, lui seul, protégeait la ville, tu l'as tué, naguère, pendant qu'il combattait pour son pays, mon Hector ! C'est pour lui que je suis venu jusqu'aux vaisseaux des Achéens,

ὡς δ' ὅτ' ἂν ἄνδρ' ἄτη πυκινὴ λάβηι, ὅς τ' ἐνὶ πάτρηι	χαίρει τ' ἐν θυμῶι, ἐπί τ' ἔλπεται ἤματα πάντα
Ut Tero cum virum malum magnum cepit, qui in patria	" Gaudetque in animo, speratque dies omnes
φῶτα κατακτείνας ἄλλων ἐξίκετο δῆμον	ὄψεσθαι φίλον υἱὸν ἀπὸ Τροίηθεν ἰόντα·
Homine interfecto, ad aliam pervenit civitatem,	" Visurum dilectum filium, a Troja reversum :
ἀνδρὸς ἐς ἀφνειοῦ, θάμβος δ' ἔχει εἰσορόωντας,	αὐτὰρ ἐγὼ πανάποτμος, ἐπεὶ τέκον υἷας ἀρίστους
Viri ad divitis domum, stupor autem tenet aspicientes;	" Sed ego infelicissimus, genui enim filios fortissimos
ὣς Ἀχιλεὺς θάμβησεν ἰδὼν Πρίαμον θεοειδέα·	Τροίηι ἐν εὐρείηι, τῶν δ' οὔ τινά φημι λελεῖφθαι.
Sic Achilles obstupuit, conspicatus Priamum deo-similem ;	" Troja in lata, eorumque neminem autumo relictum esse.
θάμβησαν δὲ καὶ ἄλλοι, ἐς ἀλλήλους δὲ ἴδοντο.	πεντήκοντά μοι ἦσαν ὅτ' ἤλυθον υἷες Ἀχαιῶν·
Obstupuerunt et caeteri, alterque in alterum intuebatur.	" Quinquaginta mihi erant, quando venerunt filii Achivorum:
τὸν καὶ λισσόμενος Πρίαμος πρὸς μῦθον ἔειπε·	ἐννεακαίδεκα μέν μοι ἰῆς ἐκ νηδύος ἦσαν,
Hunc etiam supplicans Priamus verbis his allocutus est;	" Undeviginti quidem uno ex ventre erant,
μνῆσαι πατρὸς σοῖο θεοῖς ἐπιείκελ' Ἀχιλλεῦ,	τοὺς δ' ἄλλους μοι ἔτικτον ἐνὶ μεγάροισι γυναῖκες.
" Recordare patris tui, diis similis Achille,	" Caeteros autem mihi pepererunt in aedibus mulieres.
τηλίκου ὥς περ ἐγών, ὀλοῶι ἐπὶ γήραος οὐδῶι·	τῶν μὲν πολλῶν θοῦρος Ἄρης ὑπὸ γούνατ' ἔλυσεν·
" Ejusdem aetatis, qua et ego, gravi in senectutis limine.	" Ex his plerorumque quidem impetuosus Mars genua solvit :
καὶ μέν που κεῖνον περιναιέται ἀμφὶς ἐόντες	ὃς δέ μοι οἶος ἔην, εἴρυτο δὲ ἄστυ καὶ αὐτούς,
" Et illum quidem fortasse vicini circumsistentes	" Qui vero mihi unicus erat, tutabaturque urbem et ipsos,
τείρουσ', οὐδέ τίς ἐστιν ἀρὴν καὶ λοιγὸν ἀμῦναι.	τὸν σὺ πρώιην κτεῖνας ἀμυνόμενον περὶ πάτρης
" Premunt, neque quis est, qui malum et perniciem arceat :	" Hunc tu nuper interfecisti, pugnantem pro patria,
ἀλλ' ἤτοι κεῖνός γε σέθεν ζώοντος ἀκούων	Ἕκτορα· τοῦ νῦν εἵνεχ' ἱκάνω νῆας Ἀχαιῶν
" Et tamen ille quidem, te vivere audiens,	" Hectorem: hujus nunc gratia venio ad naves Achivorum,

pour obtenir de toi son rachat, en t'apportant une immense rançon. Respecte les dieux Achille, et prends-moi en pitié moi-même, en te souvenant de ton père ; je suis encore plus à plaindre que lui, moi qui ai eu le courage de faire ce qu'aucun autre mortel n'a osé sur cette terre, porter ma main à la bouche de l'homme qui a tué mon enfant», Il dit, et il lui inspira le désir de s'apitoyer sur son père, en le touchant de sa main ; Achille repoussa doucement le vieillard. Et tous deux versaient des pleurs abondants, l'un au souvenir du vaillant Hector écroulé aux pieds d'Achille, tandis qu'Achille pleurait sur son père, et parfois aussi sur Patrocle ; leurs plaintes faisaient retentir toute la maison. Mais quand le divin Achille se fut rassasié de pleurs, (et que le besoin eut disparu de son cœur et de ses membres), il quitta brusquement son siège ; il releva de sa main le vieillard, plein de pitié pour sa tête chenue et son menton chenu ; il s'adressa à lui, en donnant l'essor à ces paroles : « Infortuné ! ah ! quelles peines n'as-tu pas supportées en ton cœur ? Comment as-tu eu le courage do venir seul, jusqu'aux vaisseaux des Achéens, de t'offrir aux regards d'un homme comme moi, qui t'ai tué tant de vaillants fils ; il faut que tu aies un cœur de fer. Allons ! assieds-toi sur ce siège, et laissons malgré tout, malgré notre tristesse, s'apaiser la peine en notre cœur.

λυσόμενος παρὰ σεῖο, φέρω δ' ἀπερείσι' ἄποινα.	αὐτὰρ ἐπεί ῥα γόοιο τετάρπετο δῖος Ἀχιλλεύς,
" Redempturus a te, feroque infinita dona.	At postquam luctu satiatus est nobilis Achilles,
ἀλλ' αἰδεῖο θεοὺς Ἀχιλεῦ, αὐτόν τ' ἐλέησον	καί οἱ ἀπὸ πραπίδων ἦλθ' ἵμερος ἠδ' ἀπὸ γυίων,
" Sed reverere deos, Achille, meique ipsius miserere,	Et ei e praecordlis abiit desiderium, atque ex artubus,
μνησάμενος σοῦ πατρός· ἐγὼ δ' ἐλεεινότερός περ,	αὐτίκ' ἀπὸ θρόνου ὦρτο, γέροντα δὲ χειρὸς ἀνίστη
" Recordatus tui patris: ego autem adhuc miserabilior;	Protinus e sede surrexit, senemque manu prehensum erexit,
ἔτλην δ' οἷ' οὔ πώ τις ἐπιχθόνιος βροτὸς ἄλλος, [alius,	οἰκτίρων πολιόν τε κάρη πολιόν τε γένειον,
" Sustlnui enim, qualia nequaquam aliquis super terram mortalis	Miseratus canumque caput, canumque mentum:
ἀνδρὸς παιδοφόνοιο ποτὶ στόμα χεῖρ' ὀρέγεσθαι.	καί μιν φωνήσας ἔπεα πτερόεντα προσηύδα·
" Viri filiorum-interfectoris ad os manus admovere."	Et ipsum edita-voce verbis alatis allocutus est;
ὣς φάτο, τῷ δ' ἄρα πατρὸς ὑφ' ἵμερον ὦρσε γόοιο·	ἆ δείλ', ἦ δὴ πολλὰ κάκ' ἄνσχεο σὸν κατὰ θυμόν.
Sic dixit: Ei autem de patre desiderium excitavit luctus,	" Ah miser, certe jam multa mala tolerasti tuo in animo.
ἁψάμενος δ' ἄρα χειρὸς ἀπώσατο ἦκα γέροντα.	πῶς ἔτλης ἐπὶ νῆας Ἀχαιῶν ἐλθέμεν οἶος
Prehensaque manu, removit a se leniter senem.	" Quomodo sustinuisti ad naves Achivorum venire solus,
τὼ δὲ μνησαμένω ὁ μὲν Ἕκτορος ἀνδροφόνοιο	ἀνδρὸς ἐς ὀφθαλμοὺς ὅς τοι πολέας τε καὶ ἐσθλοὺς
Hi vero recordati, hic quidem Hectoris homicidae,	" Viri in conspectum, qui tibi multosque et strenuos
κλαῖ' ἀδινὰ προπάροιθε ποδῶν Ἀχιλῆος ἐλυσθείς,	υἱέας ἐξενάριξα; σιδήρειόν νύ τοι ἦτορ.
Flebat crebris lachrymis, ante pedes Achillis provolutus ;	" Filios interfeci? Ferreum certe tibi cor.
αὐτὰρ Ἀχιλλεὺς κλαῖεν ἑὸν πατέρ', ἄλλοτε δ' αὖτε	ἀλλ' ἄγε δὴ κατ' ἄρ' ἕζευ ἐπὶ θρόνου, ἄλγεα δ' ἔμπης
At Achilles flebat suum patrem, interdumque vicissim	" Sed age jam conside in sede; dolores autem prorsus
Πάτροκλον· τῶν δὲ στοναχὴ κατὰ δώματ' ὀρώρει.	ἐν θυμῷ κατακεῖσθαι ἐάσομεν ἀχνύμενοί περ·
Patroclum: Eorum autem gemitus per aedes excitabatur.	" In animo residere sinamus, dolentes licet:

A quoi servent en effet les pleurs qui nous glacent ? C’est le sort que les dieux ont filé pour les pauvres mortels, vivre dans la peine, tandis qu’eux-mêmes n’en ont aucune. Il y a deux tonneaux, placés sur le seuil de Zeus, pleins des présents qu’il donne, l’un de maux, et l’autre de biens ; celui pour qui Zeus, le maître de la foudre, prend dans l’un et dans l’autre, rencontre tantôt le malheur, tantôt le bonheur. Celui à qui il ne donne que peines, celui-là est maudit, et la faim mauvaise le chasse à, travers la terre divine ; il s’en va, sans aucun égard des dieux ni des mortels. C'est ainsi que les dieux ont donné des présents splendides à Pélée, depuis sa naissance ; il primait tous les hommes par le bonheur et la richesse, et il régnait sur les Myrmidons ; il était mortel et les dieux lui donnèrent pour compagne une déesse ; mais la divinité lui a infligé aussi sa part de malheur, puisqu’il n’a pu jamais voir naître en son palais de jeunes princes, sauf le fils unique, qu’il a engendré pour une vie si brève ; puisque je ne peux pas non plus prendre soin de sa vieillesse, moi qui, si lois de ma patrie, suis ici, dans le pays de Troie, pour ton grand dam et celui de tes enfants ! Et toi aussi, vieillard, nous entendions vanter naguère ton bonheur. Quoique Lesbos, là-bas sur la mer. Lesbos, résidence de Macar, renferme en son sein, et, au-delà d’elle, la Phrygie et l’Hellespont sans bornes,

οὐ γάρ τις πρῆξις πέλεται κρυεροῖο γόοιο·	ἐκ γενετῆς· πάντας γὰρ ἐπ' ἀνθρώπους ἐκέκαστο
" Nullus enim profectus est tristis luctus.	" A natalibus : omnes enim inter homines eminenter ornatus erat
ὡς γὰρ ἐπεκλώσαντο θεοὶ δειλοῖσι βροτοῖσι	ὄλβωι τε πλούτωι τε, ἄνασσε δὲ Μυρμιδόνεσσι,
" Sic enim fato-tribuunt dii miseris mortalibus,	" Opibusque, divitiisque, imperabat vero Myrmidonibus,
ζώειν ἀχνυμένοις· αὐτοὶ δέ τ' ἀκηδέες εἰσί.	καί οἱ θνητῶι ἐόντι θεὰν ποίησαν ἄκοιτιν.
" Ut vivant tristes; ipsi vero sine-curis sunt	" Et ei mortali licet deam fecerunt uxorem :
δοιοὶ γάρ τε πίθοι κατακείαται ἐν Διὸς οὔδει	ἀλλ' ἐπὶ καὶ τῶι θῆκε θεὸς κακόν, ὅττί οἱ οὔ τι
" Duo quippe dolia jacent in Jovis limine	" Sed et huic imposuit deus malum, quod ei nequaquam
δώρων οἷα δίδωσι κακῶν, ἕτερος δὲ ἑάων·	παίδων ἐν μεγάροισι γονὴ γένετο κρειόντων,
" Donorum, quae dat, alterum malorum; alterum vero, bonorum:	" Filiorum in aedibus soboles nata-est regno-successurorum,
ᾧι μέν κ' ἀμμίξας δώηι Ζεὺς τερπικέραυνος,	ἀλλ' ἕνα παῖδα τέκεν παναώριον· οὐδέ νυ τόν γε [hunc
" Cui quidem miscens dederit Jupiter fulmine-gaudens,	" Sed unum filium genuit immatura-morte-periturum : nec tamen
ἄλλοτε μέν τε κακῶι ὅ γε κύρεται, ἄλλοτε δ' ἐσθλῶι·	γηράσκοντα κομίζω, ἐπεὶ μάλα τηλόθι πάτρης
" Interdum quidem in malum ille incidit, interdum et in bonum:	" Jam senem foveo : valde enim procul a patria
ᾧι δέ κε τῶν λυγρῶν δώηι, λωβητὸν ἔθηκε,	ἧμαι ἐνὶ Τροίηι, σέ τε κήδων ἠδὲ σὰ τέκνα.
" Cui vero ex malis dederit, injuriis obnoxium facit;	" Sedeo in Troja, teque contristans, atque tuos liberos.
καί ἑ κακὴ βούβρωστις ἐπὶ χθόνα δῖαν ἐλαύνει,	καὶ σὲ γέρον τὸ πρὶν μὲν ἀκούομεν ὄλβιον εἶναι·
" Et illum exitialis dira calamitas super terram almam exercet :	" Et te, senex, olim quidem audimus opibus floruisse,
φοιτᾶι δ' οὔτε θεοῖσι τετιμένος οὔτε βροτοῖσιν.	ὅσσον Λέσβος ἄνω Μάκαρος ἕδος ἐντὸς ἐέργει
" Vagaturque nec diis honoratus, neque mortalibus.	"Quantas Lesbus supra Macaris sedes intus continet,
ὡς μὲν καὶ Πηλῆϊ θεοὶ δόσαν ἀγλαὰ δῶρα	καὶ Φρυγίη καθύπερθε καὶ Ἑλλήσποντος ἀπείρων,
" Sic quidem et Peleo dii dederunt illustria dona	" Et Phrygia desuper, et Hellespontus immensus:

là, par ta richesse et tes fils, tu n'avais pas d'égal. Par contre, les Ouranides t'ont envoyé cette peine, toujours, autour de ta ville, la bataille, toujours le meurtre. Résigne-toi, et que ton cœur ne se lamente pas sans fin ! A quoi te servira de te désoler pour ton fils ? Tu ne peux le faire revivre ! il t'arrivera plutôt avant quelque autre malheur!» Le vieux Priam semblable aux dieux, lui répondit alors : « Ne me fais pas encore asseoir sur ce siège, race de Zeus, tant qu'Hector est gisant, au milieu des tentes, abandonné ; hâte-toi de me le rendre ; que mes yeux le revoient ; accepte la rançon immense que nous venons t'offrir. Et sois en récompensé, en revenant en ta terre natale, puisque je suis le premier que tu laisses vivre et voir la lumière du soleil ».

Avec un regard en dessous, Achille aux pieds légers, lui répondit : « Ne m'excite pas davantage, vieillard ! je suis disposé de moi-même à te rendre Hector. Un messager de Zeus est venu à moi, ma mère, qui m'a mis au monde, la fille du vieillard de la mer. Et toi, Priam, je sais bien et tu ne me le cacheras pas, que quelque dieu t'a mené jusqu'aux vaisseaux légers des Achéens. Car nul mortel n'oserait, même en la force de l'âge, venir ainsi jusqu'au camp ; il ne tromperait pas les sentinelles ; il ne lèverait pas si facilement la barre qui ferme ma porte.

τῶν σε γέρον πλούτωι τε καὶ υἱάσι φασὶ κεκάσθαι.	σὴν ἐς πατρίδα γαῖαν, ἐπεί με πρῶτον ἔασας
" Inter hos, te, senes, divitiisque et filiis aiunt ornatum-excelluisse.	" Tuam in patriam terram, postquam me primum sivisti
αὐτὰρ ἐπεί τοι πῆμα τόδ' ἤγαγον Οὐρανίωνες	αὐτόν τε ζώειν καὶ ὁρᾶν φάος ἠελίοιο.
" At postquam tibi cladem hanc intulerunt coelites,	" Ipsum vivereque et aspicere lumen solis."
αἰεί τοι περὶ ἄστυ μάχαι τ' ἀνδροκτασίαι τε.	τὸν δ' ἄρ' ὑπόδρα ἰδὼν προσέφη πόδας ὠκὺς Ἀχιλλεύς·
" Assidue tibi circa urbem, praeliaque caedesque virorum:	Hunc autem torve intuitus allocutus est pedibus velox Achilles;
ἄνσχεο, μὴ δ' ἀλίαστον ὀδύρεο σὸν κατὰ θυμόν·	μηκέτι νῦν μ' ἐρέθιζε γέρον· νοέω δὲ καὶ αὐτὸς
" Perfer tamen, nec perpetuo moere tuo in animo.	" Ne amplius nunc me irrita, senex : habeo enim in animo et ipse
οὐ γάρ τι πρήξεις ἀκαχήμενος υἷος ἑῆος,	Ἕκτορά τοι λῦσαι, Διόθεν δέ μοι ἄγγελος ἦλθε
" Nihil enim proficies, tristatus de filio tuo,	" Hectorem tibi redemptum-reddere ; a Jove enim mihi nuncia venit,
οὐδέ μιν ἀνστήσεις, πρὶν καὶ κακὸν ἄλλο πάθηισθα.	μήτηρ, ἥ μ' ἔτεκεν, θυγάτηρ ἁλίοιο γέροντος.
" Neque ipsum resurgere facies, prius etiam malum aliud passus fueris."	" Mater, quae me peperit, filia marini senis:
τὸν δ' ἠμείβετ' ἔπειτα γέρων Πρίαμος θεοειδής·	καὶ δέ σε γιγνώσκω Πρίαμε φρεσίν, οὐδέ με λήθεις,
Ei vero respondit deinde senes, Priamus deo-similis;	" Sed et te sentio, Priame, animo, neque me lates,
μή πω μ' ἐς θρόνον ἵζε διοτρεφὲς ὄφρά κεν Ἕκτωρ	ὅττι θεῶν τίς σ' ἦγε θοὰς ἐπὶ νῆας Ἀχαιῶν.
" Ne me dum in sede colloca, Jovis alumne, quamdiu Hector	" Quod Deorum aliquis te duxerit celeres ad naves Achivorum:
κεῖται ἐνὶ κλισίηισιν ἀκηδής, ἀλλὰ τάχιστα	οὐ γάρ κε τλαίη βροτὸς ἐλθέμεν, οὐδὲ μάλ' ἡβῶν,
" Jacet in tentoriis insepultus; sed citissime	" Haud enim ausus esset mortalis ullus intrare, ne aetate quidem admodum florens
λῦσον ἵν' ὀφθαλμοῖσιν ἴδω· σὺ δὲ δέξαι ἄποινα	ἐς στρατόν· οὐδὲ γὰρ ἂν φυλάκους λάθοι, οὐδέ κ' ὀχῆα
" Redemptum-redde, ut oculis videam: Tu vero accipe dona	" In castra: neque enim custodes latuisset, neque obices
πολλά, τά τοι φέρομεν· σὺ δὲ τῶνδ' ἀπόναιο, καὶ ἔλθοις	ῥεῖα μετοχλίσσειε θυράων ἡμετεράων.
" Multa, quae tibi afferimus : tu autem his fruaris utinam, et pervenias	" Facile reserasset portarum nostrarum.

Ainsi, ne va pas davantage éveiller la peine en mon cœur ; prends garde, vieillard, que, toi non plus, je ne te tolère pas parmi nos tentes, bien que tu viennes en suppliant, et que je risque de pécher contre le commandement de Zeus ! »

Il dit, et le vieillard prit peur ; il obéit aux paroles d'Achille. Le Péléide comme un lion, bondit hors de sa demeure ; il n'était pas seul ; deux de ses serviteurs l'accompagnaient, le héros Automédon et Alcimos, que plus que tous les autres, Achille estimait entre ses compagnons, depuis que Patrocle était mort. Ils dételèrent du joug les chevaux et les mules ; ils firent entrer le héraut du vieillard ; ils le firent asseoir. Sur le chariot aux belles jantes, ils prirent l'immense rançon d'Hector, en laissant deux pièces d'étoffe et une tunique bien cousue, pour qu'Achille rendît au vieillard, bien recouvert, le cadavre qu'il devait remporter à sa demeure. Achille appela ' les servantes et leur ordonna de laver et d'oindre le corps, en le portant à l'écart, de sorte que Priam ne pût voir son fils ; il craignait que le vieillard, en son cœur affligé, ne fût pas capable de contenir sa colère, à la vue de son fils, qu'il n'émût le cœur d'Achille, que celui-ci ne le tuât et ne péchât Contre les prescriptions de Zeus. Quand les servantes eurent lavé le cadavre et l'eurent frotté d'huile, elles jetèrent autour de lui un beau linceul et une tunique, et Achille même le souleva et le plaça sur le lit ;

τὼ νῦν μή μοι μᾶλλον ἐν ἄλγεσι θυμὸν ὀρίνῃς,	ἥιρεον Ἑκτορέης κεφαλῆς ἀπερείσι' ἄποινα.
" Ideo nunc ne mihi magis doloribus animum commoveas,	Detraxerunt Hectorei capitis infinita pretia.
μή σε γέρον οὐδ' αὐτὸν ἐνὶ κλισίῃσιν ἐάσω	κὰδ δ' ἔλιπον δύο φάρε' ἐΰννητόν τε χιτῶνα,
" Ne te, senes, ne ipsum quidem in tentoriis sinam,	At reliquerunt duo pallia, textamque bene tunicam,
καὶ ἱκέτην περ ἐόντα, Διὸς δ' ἀλίτωμαι ἐφετμάς.	ὄφρα νέκυν πυκάσας δοίη οἶκον δὲ φέρεσθαι.
" Quantumvis supplicem, Jovis autem violem mandata."	Ut cadaver contectum redderet domum asportandum.
ὣς ἔφατ', ἔδεισεν δ' ὁ γέρων καὶ ἐπείθετο μύθωι.	δμωιὰς δ' ἐκκαλέσας λοῦσαι κέλετ' ἀμφί τ' ἀλεῖψαι
Sic dixit: Timuit autem senex, et paruit sermoni.	Ancillas autem evocatas lavare in jussit circumque ungere,
Πηλεΐδης δ' οἴκοιο λέων ὣς ἆλτο θύραζε	νόσφιν ἀειράσας, ὡς μὴ Πρίαμος ἴδοι υἱόν,
Pelides vero e domo, leo tanquam, prosiliit foras,	Seorsum sublatum, ut ne Priamus videret filium :
οὐκ οἶος, ἅμα τῶι γε δύω θεράποντες ἕποντο	μὴ ὁ μὲν ἀχνυμένῃ κραδίῃ χόλον οὐκ ἐρύσαιτο
Non solus; eum nempe duo famuli comitabantur,	Ne is quidem dolenti corde iram non contineret,
ἥρως Αὐτομέδων ἠδ' Ἄλκιμος, οὕς ῥα μάλιστα	παῖδα ἰδών, Ἀχιλῆϊ δ' ὀρινθείη φίλον ἦτορ,
Heros Automedonque et Alcimus, quos quidem maxime	Filium conspicatus, Achilli autem commoveretur carum cor,
τῖ' Ἀχιλεὺς ἑτάρων μετὰ Πάτροκλόν γε θανόντα,	καί ἑ κατακτείνειε, Διὸς δ' ἀλίτηται ἐφετμάς.
Honorabat Achilles ex sociis, post Patroclum utique mortuum.	Et ipsum interficeret, Jovisque violaret mandata.
οἳ τόθ' ὑπὸ ζυγόφιν λύον ἵππους ἡμιόνους τε,	τὸν δ' ἐπεὶ οὖν δμωιαὶ λοῦσαν καὶ χρῖσαν ἐλαίωι,
Hi tunc a jugo solverunt equos mulasque,	Illud vero postquam ancillae laverant et unxerant oleo,
ἐς δ' ἄγαγον κήρυκα καλήτορα τοῖο γέροντος,	ἀμφὶ δέ μιν φᾶρος καλὸν βάλον ἠδὲ χιτῶνα,
Introque duxerunt praeconem vocalem senis:	Circumque ipsum pallium pulchrum jecerant, atque tunicam,
κὰδ δ' ἐπὶ δίφρου εἷσαν· ἐϋξέστου δ' ἀπ' ἀπήνης	αὐτὸς τόν γ' Ἀχιλεὺς λεχέων ἐπέθηκεν ἀείρας,
Et in sedili collocarunt : eleganter-polita autem de rheda	Ipse illud Achilles lectis imposuit sublatum,

puis ses compagnons le placèrent sur le chariot bien poli. Alors il gémit, et il appela son compagnon : « Patrocle, ne te fâche pas contre moi, si tu apprends, quoi que tu sois dans l'Hadès, que j'ai rendu le divin Hector à son père, après qu'il m'a eu donné une rançon qui n'est pas à dédaigner. Toi aussi, tu en recevras de moi la part qui te convient ».

Le divin Achille dit, et il retourna à son baraquement. Il se rassit sur le siège bien œuvré, d'où il s'était levé, le long du mur qui faisait face à Priam, auquel il tint ce propos : « Voilà ton fils racheté, vieillard, comme tu me l'as demandé ; il est sur le lit funéraire ; dès que paraîtra l'aurore, tu le verras toi-même, pour l'emmener. Maintenant, pensons au repas du soir. Même Niobé à la belle chevelure pensa à se nourrir, elle qui avait vu périr ses douze enfants dans son palais : six filles et six fils en pleine jeunesse. Apollon avait tué ceux-ci avec les flèches de son arc d'argent, dans sa colère contré Niobé ; Artémis, bonne archère, avait tué les filles, parce que Niobé voulait se mettre de pair avec Léto aux belles joues. Elle disait que Léto n'avait eu que deux enfants, tandis qu'elle-même en avait un grand nombre. Ainsi, bien qu'ils ne fussent que deux, ils les firent périr tous. Neuf jours, les cadavres restèrent gisants dans leur sang, sans que personne pût les ensevelir ; car le Cronide avait changé en pierres les gens de Niobé.

σὺν δ' ἕταροι ἤειραν ἐϋξέστην ἐπ' ἀπήνην.	ὄψεαι αὐτὸς ἄγων· νῦν δὲ μνησώμεθα δόρπου.
Simulque socii elevarunt eleganter-politam in rhedam.	" Videbis ipse abducens: nunc vero memores simus coenae.
ᾤμωξέν τ' ἄρ' ἔπειτα, φίλον δ' ὀνόμηνεν ἑταῖρον·	καὶ γάρ τ' ἠΰκομος Νιόβη ἐμνήσατο σίτου,
Ingemuit autem deinde, dilectumque nomine ciebat sodalem ;	" Nam et comas-pulchra Niobe memor-fuit cibi,
μή μοι Πάτροκλε σκυδμαινέμεν, αἴ κε πύθηαι	τῆι περ δώδεκα παῖδες ἐνὶ μεγάροισιν ὄλοντο
" Ne mihi, Patrocle, irascaris, si forte audiveris,	" Cui tamen duodecim liberi in aedibus perierant,
εἰν Ἀΐδός περ ἐὼν ὅτι Ἕκτορα δῖον ἔλυσα	ἓξ μὲν θυγατέρες, ἓξ δ' υἱέες ἡβώοντες.
" In orco licet, me Hectora nobilem redemptum-reddidisse	" Sex quidem filiae, sex autem filii pubescentes:
πατρὶ φίλωι, ἐπεὶ οὔ μοι ἀεικέα δῶκεν ἄποινα.	τοὺς μὲν Ἀπόλλων πέφνεν ἀπ' ἀργυρέοιο βιοῖο
" Patri ejus; haud enim mihi indecora dedit dona:	" Hos quidem Apollo interfecit ab argenteo arcu,
σοὶ δ' αὖ ἐγὼ καὶ τῶνδ' ἀποδάσσομαι ὅσσ' ἐπέοικεν.	χωόμενος Νιόβηι, τὰς δ' Ἄρτεμις ἰοχέαιρα,
" Tibi vero ego ex bis etiam impertiam, quantum par-est."	" Iratus Niobae, illas autem Diana sagittis-gaudens,
ἦ ῥα, καὶ ἐς κλισίην πάλιν ἤϊε δῖος Ἀχιλλεύς,	οὕνεκ' ἄρα Λητοῖ ἰσάσκετο καλλιπαρήιωι·
Dixit, et in tentorium rediit nobilis Achilles:	" Quoniam Latonae se aequiparabat genas-pulchrae.
ἕζετο δ' ἐν κλισμῶι πολυδαιδάλωι ἔνθεν ἀνέστη	φῆ δοιὼ τεκέειν, ἣ δ' αὐτὴ γείνατο πολλούς·
Resedit autem in sella affabre-facta, unde surrexerat,	" Dixit illam duos peperisse, se vero peperisse multos:
τοίχου τοῦ ἑτέρου, ποτὶ δὲ Πρίαμον φάτο μῦθον·	τὼ δ' ἄρα καὶ δοιώ περ ἐόντ' ἀπὸ πάντας ὄλεσσαν.
Pariete ex adverso, Priamumque allocutus est sermone;	" Illi vero, duo tantum licet-essent, omnes perdiderunt.
υἱὸς μὲν δή τοι λέλυται γέρον ὡς ἐκέλευες,	οἳ μὲν ἄρ' ἐννῆμαρ κέατ' ἐν φόνωι, οὐδέ τις ἦεν
" Filius quidem jam tibi redemptus est, senex, ut jussisti:	" Et ii quidem novem-dies jacebant in caede, neque quis erat,
κεῖται δ' ἐν λεχέεσσ'· ἅμα δ' ἠοῖ φαινομένηφιν	κατθάψαι, λαοὺς δὲ λίθους ποίησε Κρονίων·
" Jacet autem in lectis, et cum aurora apparente	" Qui sepeliret; populos enim lapides fecerat Saturnius:

Lors, le dixième jour, les dieux Ouranides leur donnèrent la sépulture. Niobé, donc, pensa à se nourrir, quand elle fut fatiguée de pleurer. Et maintenant, sur un rocher, dans les montagnes solitaires, au Sipyle, où sont, dit-on, les reposoirs des déesses qu'on appelle nymphes, et qui dansent sur les rives de l'Achélôos, là, bien qu'elle soit en pierre, elle est rongée par la souffrance que lui ont envoyée les dieux. Mais va, nous aussi, divin vieillard, occupons-nous du repas. Ensuite tu pleureras de nouveau ton fils, quand tu l'auras ramené à Troie ; tu le pleureras tant que tu voudras ».

Le divin Achille dit, et il égorgea une brebis à la toison blanche ; ses compagnons l'écorchèrent et la préparèrent selon les règles ; ils la coupèrent savamment en morceaux et la placèrent sur les broches ; ils la firent cuire avec soin et retirèrent tous les morceaux. Automédon prit le pain et le distribua à, la table, dans de belles corbeilles ; Achille lui- même distribua la viande. Eux alors tendirent leurs mains vers les mets mis à leur disposition. Quand ils eurent satisfait le besoin de boire et de manger, Priam le Dardanide ne put s'empêcher d'admirer Achille, sa taille et sa beauté ; il ressemblait véritablement aux dieux. Et, de son côté, Achille admirait Priam le Dardanide, en voyant sa belle apparence, et en écoutant ses propos . Quand ils eurent fini de s'examiner l'un l'autre,

τοὺς δ' ἄρα τῇ δεκάτῃ θάψαν θεοὶ Οὐρανίωνες.	μίστυλλόν τ' ἄρ' ἐπισταμένως πεῖράν τ' ὀβελοῖσιν,
" Eos autem decima die sepelierunt dii coelites.	Minutatim dein secuerunt perite, et verubus transfixerunt,
ἣ δ' ἄρα σίτου μνήσατ', ἐπεὶ κάμε δάκρυ χέουσα. [fundens	ὄπτησάν τε περιφραδέως, ἐρύσαντό τε πάντα.
" Et haec quidem cibi memor fuit, postquam fatigata erat lachrymas-	Assaruntque accurate, detraxeruntque omnia.
νῦν δέ που ἐν πέτρῃσιν ἐν οὔρεσιν οἰοπόλοισιν	Αὐτομέδων δ' ἄρα σῖτον ἑλὼν ἐπένειμε τραπέζῃ
" Nunc vero alicubi in petris, in montibus desertis,	Automedon autem panem sumptum distribuit in mensa
ἐν Σιπύλῳ, ὅθι φασὶ θεάων ἔμμεναι εὐνὰς	καλοῖς ἐν κανέοισιν· ἀτὰρ κρέα νεῖμεν Ἀχιλλεύς.
" In Sipylo, ubi aiunt Dearum esse cubilia	Pulchris in canistris : at cames distribuit Achilles.
νυμφάων, αἵ τ' ἀμφ' Ἀχελώϊον ἐρρώσαντο,	οἳ δ' ἐπ' ὀνείαθ' ἑτοῖμα προκείμενα χεῖρας ἴαλλον.
" Nympharum, quae circa Acheloüm choreas-ducunt,	Ii vero ad cibos paratos appositos manus porrigebant.
ἔνθα λίθος περ ἐοῦσα θεῶν ἐκ κήδεα πέσσει.	αὐτὰρ ἐπεὶ πόσιος καὶ ἐδητύος ἐξ ἔρον ἕντο,
" Illic, lapis licet sit, immissos a diis dolores concoquit.	At postquam potus et cibi amorem exemerant,
ἀλλ' ἄγε δὴ καὶ νῶϊ μεδώμεθα δῖε γεραιὲ	ἤτοι Δαρδανίδης Πρίαμος θαύμαζ' Ἀχιλῆα
" Sed age jam et nos curam-geramus, nobllis senex,	Dardanides quidem Priamus admirabatur Achillem,
σίτου· ἔπειτά κεν αὖτε φίλον παῖδα κλαίοισθα	ὅσσος ἔην οἷός τε· θεοῖσι γὰρ ἄντα ἐῴκει·
" Cibi, deinde vero dilectum filium defleas,	Quantus erat, qualisque: diis enim visu similis erat.
Ἴλιον εἰσαγαγών· πολυδάκρυτος δέ τοι ἔσται.	αὐτὰρ ὁ Δαρδανίδην Πρίαμον θαύμαζεν Ἀχιλλεὺς
" In Ilium vectum : multis autem lachrymis-prosequendus tibi erit."	At Dardanidem Priamum admirabatur Achilles,
ἣ καὶ ἀναΐξας ὄϊν ἄργυφον ὠκὺς Ἀχιλλεὺς	εἰσορόων ὄψίν τ' ἀγαθὴν καὶ μῦθον ἀκούων.
Dixit, et propere-surgens ovem candidam velox Achilles	Aspiciens vultusque egregios, et sermonem audiens.
σφάξ'· ἕταροι δ' ἔδερόν τε καὶ ἄμφεπον εὖ κατὰ κόσμον,	αὐτὰρ ἐπεὶ τάρπησαν ἐς ἀλλήλους ὁρόωντες,
Mactavit: Socii vero excoriaruntque et curarunt scite et decore,	At postquam satiati sunt alter alterius aspectu,

le vieux Priam, pareil aux dieux, prit le premier la parole : « Fais- nous coucher sans tarder, race de Zeus, pour que, sur notre couche, nous jouissions de la douceur du repos. Mes yeux ne se sont point fermés sous mes paupières, depuis que par ton bras, mon fils a perdu le souffle ; je ne fais que gémir, et endurer mille maux, en me roulant, dans l'enceinte de la, cour, sur le fumier. Mais voici que j'ai pris de la nourriture, et que j'ai laissé passer le vin rouge par mon gosier ; jusqu'à présent, je n'avais rien pris ».

Il dit, et Achille ordonna à ses compagnons et à ses servantes, de placer des couvertures sous le portique, d'y mettre de beaux draps de pourpre, puis d'étendre par-dessus des tapis, et d'ajouter des manteaux épais pour s'en recouvrir par-dessous. Elles sortirent donc de la grande salle, avec une torche en main, et elles s'empressèrent tout de suite de préparer deux lits.

Achille, aux pieds légers, avec brusquerie, lui dit ces mots : « Va coucher à l'extérieur, cher vieillard, de peur que ne te surprenne ici quelque Achéen, l'un des chefs qui, sans cesse viennent auprès de moi donner ou prendre conseil, comme il est de règle. Si l'un d'eux t'apercevait, au cours rapide de la nuit noire, il irait le dire sur-le-champ à Agamemnon, pasteur des peuples, et cela mettrait obstacle au rachat du corps de ton fils.

τὸν πρότερος προσέειπε γέρων Πρίαμος θεοειδής·	πορφύρε' ἐμβαλέειν, στορέσαι τ' ἐφύπερθε τάπητας,
Illum prior allocutus est senex Priamus deo-similis;	Purpurea injicere, sternereque desuper tapetas,
λέξον νῦν με τάχιστα διοτρεφές, ὄφρα καὶ ἤδη	χλαίνας τ' ἐνθέμεναι οὔλας καθύπερθεν ἕσασθαι.
" Mitte nunc cubitum me quam primum, Jovis alumne, ut jam	Chlaenasque imponere villosas superne obducendas.
ὕπνωι ὕπο γλυκερῶι ταρπώμεθα κοιμηθέντες·	αἳ δ' ἴσαν ἐκ μεγάροιο δάος μετὰ χερσὶν ἔχουσαι,
" Somno dulci oblectemur cubantes:	Illae vero exierunt domo, facem in manibus tenentes:
οὐ γάρ πω μύσαν ὄσσε ὑπὸ βλεφάροισιν ἐμοῖσιν	αἶψα δ' ἄρα στόρεσαν δοιὼ λέχε' ἐγκονέουσαι.
" Nondum enim clausi sunt oculi sub palpebris meis,	Statim autem straverunt duos lectos festinantes.
ἐξ οὗ σῇς ὑπὸ χερσὶν ἐμὸς πάϊς ὤλεσε θυμόν,	τὸν δ' ἐπικερτομέων προσέφη πόδας ὠκὺς Ἀχιλλεύς·
" Ex quo tuis sub manibus meus filius amisit animam :	Hunc autem falso-metu-ludens allocutus est pedibus velox Achilles;
ἀλλ' αἰεὶ στενάχω καὶ κήδεα μυρία πέσσω	ἐκτὸς μὲν δὴ λέξο γέρον φίλε, μή τις Ἀχαιῶν
" Sed assidue ingemisco et dolores innumerabiles concoquo,	" Extra quidem jam cuba, senex optime; ne quis Achivorum
αὐλῆς ἐν χόρτοισι κυλινδόμενος κατὰ κόπρον.	ἐνθάδ' ἐπέλθῃσιν βουληφόρος, οἵ τέ μοι αἰεὶ
" Aulae in septis volutatus in fimo.	" Huc adveniat consiliarius, qui mecum assidue
νῦν δὴ καὶ σίτου πασάμην καὶ αἴθοπα οἶνον	βουλὰς βουλεύουσι παρήμενοι, ἣ θέμις ἐστί·
" Nunc tandem etiam cibum gustavi, et nigrum vinum	" Consilia consultant assidentes, ut mos est:
λαυκανίης καθέηκα· πάρος γε μὲν οὔ τι πεπάσμην.	τῶν εἴ τίς σε ἴδοιτο θοὴν διὰ νύκτα μέλαιναν,
" Per guttur demisi : antea sane nsquaquam gustaveram."	" Horum si quis te viderit celerem per noctem nigram,
ἦ ῥ', Ἀχιλεὺς δ' ἑτάροισιν ἰδὲ δμωιῇσι κέλευσε	αὐτίκ' ἂν ἐξείποι Ἀγαμέμνονι ποιμένι λαῶν,
Dixit: Achilles vero socios et ancillas jussit,	" Continuo diceret Agamemnoni pastori populorum,
δέμνι' ὑπ' αἰθούσῃ θέμεναι καὶ ῥήγεα καλὰ	καί κεν ἀνάβλησις λύσιος νεκροῖο γένηται.
Lectos sub porticu ponere, et stragula pulchra	" Et forte dilatio redemptionis cadaveris fieret.

Mais voyons, dis-moi, en me l'expliquant avec soin, dans combien de jours comptes-tu rendre les honneurs funèbres au divin Hector, afin que d'ici là j'observe une trêve et retienne avec moi l'armée ? »

Le vieux Priam, pareil aux dieux, lui fit alors cette réponse : « Si vraiment tu consens à me laisser accomplir les funérailles du divin Hector, voici ce que tu dois faire, Achille, pour m'être agréable. Tu sais comment nous avons été bloqués dans la ville ; il faut aller chercher le bois à la montagne, bien loin, et les Troyens sont en grande crainte. Laisse-nous le pleurer neuf jours dans le palais, le dixième, nous célébrerons la cérémonie et le peuple recevra le repas funéraire, le onzième nous lui élèverons un tertre et le douzième, la bataille recommencera, puisqu'il le faut ». Le divin Achille, aux bonnes jambes, lui fit alors cette réponse : « Il en sera, vieillard, comme tu le désires ; j'arrêterai la guerre aussi longtemps que tu le demandes ».

Il parla ainsi, et prit au poignet la main droite du vieillard, pour que son cœur n'eût aucune crainte. Ils se couchèrent donc sur place dans le vestibule de la maison, le héraut et Priam, le cœur plein de pensées. Achille de son côté s'endormit au fond de la tente bien construite ; Briséis aux belles joues s'étendit à ses côtés.

ἀλλ' ἄγε μοι τόδε εἰπὲ καὶ ἀτρεκέως κατάλεξον,

" Verum age mihi hoc dic, et accurate narra,

ποσσῆμαρ μέμονας κτερεϊζέμεν Ἕκτορα δῖον,

" Quot-diebus cupis justa-facere Hectori nobili,

ὄφρα τέως αὐτός τε μένω καὶ λαὸν ἐρύκω.

" Ut tamdiu ipseque quiescam, et copias contineam."

τὸν δ' ἠμείβετ' ἔπειτα γέρων Πρίαμος θεοειδής·

Illi autem respondit senex Priamus deo-similis;

εἰ μὲν δή μ' ἐθέλεις τελέσαι τάφον Ἕκτορι δίωι,

" Siquidem jam me vis celebrare funus Hectori nobili,

ὧδέ κέ μοι ῥέζων Ἀχιλεῦ κεχαρισμένα θείης.

" Sic certe mihi faciens, Achille, grata feceris.

οἶσθα γὰρ ὡς κατὰ ἄστυ ἐέλμεθα, τηλόθι δ' ὕλη

" Scis enim, ut intra urbem concludimur, longeque lignum

ἀξέμεν ἐξ ὄρεος, μάλα δὲ Τρῶες δεδίασιν.

" Devehendum ex monte : Admodum vero Trojani metuunt.

ἐννῆμαρ μέν κ' αὐτὸν ἐνὶ μεγάροις γοάοιμεν,

" Novem dies quidem ipsum in aedibus lugeremus,

τῆι δεκάτηι δέ κε θάπτοιμεν δαινῦτό τε λαός,

" Decima autem sepeliremus, epulareturque populus.

ἑνδεκάτηι δέ κε τύμβον ἐπ' αὐτῶι ποιήσαιμεν,

" Undecima autem tumulum super ipso faceremus;

τῆι δὲ δυωδεκάτηι πολεμίξομεν εἴ περ ἀνάγκη.

" Duodecima vero pugnabimus, si quidem necesse erit."

τὸν δ' αὖτε προσέειπε ποδάρκης δῖος Ἀχιλλεύς·

Eum autem rursus allocutus est pedibus-valens nobilis Achilles;

ἔσται τοι καὶ ταῦτα γέρον Πρίαμ' ὡς σὺ κελεύεις·

" Erunt tibi et haec, senex Priame, ut tu jubes:

σχήσω γὰρ πόλεμον τόσσον χρόνον ὅσσον ἄνωγας.

" Inhibebo enim tanto pugnam tempore, quanto jubes."

ὣς ἄρα φωνήσας ἐπὶ καρπῶι χεῖρα γέροντος

Sic utique locutus, ad carpum manum senis

ἔλλαβε δεξιτερήν, μή πως δείσει' ἐνὶ θυμῶι.

Prehendit dexteram, ne forte timeret in animo.

οἳ μὲν ἄρ' ἐν προδόμωι δόμου αὐτόθι κοιμήσαντο

Illi quidem in vestibulo domus illic dormierunt

κῆρυξ καὶ Πρίαμος πυκινὰ φρεσὶ μήδε' ἔχοντες,

Praeco et Priamus, prudentia mentibus consilia tenentes ;

αὐτὰρ Ἀχιλλεὺς εὗδε μυχῶι κλισίης εὐπήκτου·

At Achilles dormiit in recessu tentorii bene compacti:

τῶι δὲ Βρισηῒς παρελέξατο καλλιπάρηιος.

Ei autem Briseïs accubuit genas-pulchra.

Mais Hermès apparaît bientôt au vieillard endormi ; il le réveille ; il le ramène à la ville, avant le matin, en lui faisant de nouveau franchir, sans qu'il soit aperçu, la ligne des sentinelles. L'Iliade se termine par le récit de l'accueil que font à Priam les Troyens : Cassandre l'aperçoit la première et avertit les autres. Toute la population de la ville va à son devant. Tour à tour, Andromaque, Hécube, Hélène font entendre leurs lamentations. Priam annonce la trêve qu'il a obtenue. Le bûcher est construit ; le festin rituel offert. Le dernier vers du poème est celui-ci :

« C'est ainsi qu'ils célébrèrent les funérailles d'Hector, le bon écuyer. »

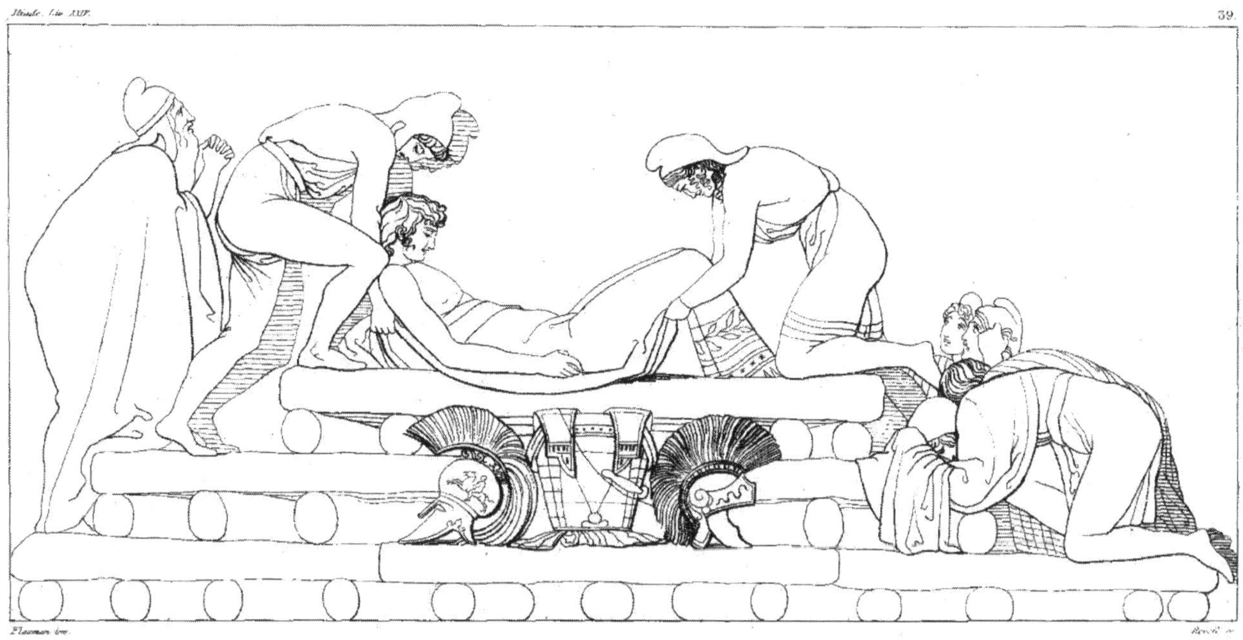

Funérailles d'Hector.

CONCLUSION SUR L'ILIADE

Relisons donc, après tant de siècles écoulés, ces deux poèmes vénérables que des découvertes imprévues ont rajeunis. Le public actuel semble manifester une certaine prédilection pour l'Odyssée, qui nous attire et nous charme par sa variété, par le merveilleux, le romanesque et la réalité familière qu'elle associe, par le caractère aussi du héros, de cet Ulysse qui personnifie si bien les mœurs d'une époque disparue, et qui est en même temps si proche de nous. Cependant, des deux grandes épopées helléniques, l'Iliade reste celle où l'invention est la plus forte, la peinture des caractères la plus expressive ; elle est celle qui contient les scènes les plus pathétiques, où le style a le plus d'originalité et la versification le plus de souplesse. L'Odyssée est plus simple et plus claire. La composition de l'Iliade, qui réunit au thème de la Colère d'Achille le thème plus général de la Guerre de Troie, est complexe ; l'abondance des scènes de bataille, dans tout le milieu du poème, engendre quelque monotonie, quoique les aèdes aient pris grand soin de les varier ; le héros principal est éloigné de l'action dans la plus grande partie du poème, et quoique son attitude la gouverne toujours, l'intérêt risque de se détourner de lui. Ces caractères particuliers trouvent pour une bonne part leur explication dans la formation du poème par couches successives, et c'est pourquoi nous avons tenté, dans l'analyse qui relie nos extraits, de dégager le plus clairement possible ce qu'il nous laisse apercevoir encore des étapes de cette formation. Mais nous souhaitons, avant tout, qu'à travers une traduction que nous avons cherché à rendre aussi fidèle que possible, bien qu'elle reste nécessairement très imparfaite, le lecteur retrouve à quelque degré la beauté simple et forte de l'original.

20 *La fin de l'Iliade* de Quintus de Smyrne.

(IIIe ou IVe siècle de notre ère)

PRÉSENTATION : UN EXTRAIT DE CE QU'EN DIT SAINTE-BEUVE (1804 – 1869).

[...] L'étude que je faisais dernièrement de l'Énéide de Virgile m'a conduit, en effet à lire cet auteur qu'on ne lit guère, et qui vaut mieux que sa réputation, poète très-distingué selon moi, et homme d'un vrai talent, Quintus (ou Cointos), nom peu attrayant chez un poète grec; il est appelé quelquefois Quintus Calaber parce que c'est dans un monastère de la Pouille ou de la Calabre que le cardinal Bessarion découvrit d'abord le manuscrit de son poème , et plus ordinairement Quintus de Smyrne du nom de la ville près de laquelle il nous dit lui-même que, dans sa première jeunesse, il faisait paître des troupeaux. Excepté cette circonstance particulière, on ne sait rien de sa personne ni de sa vie : on conjecture qu'il vivait vers le quatrième siècle, et plusieurs passages de son poème semblent indiquer, en effet, qu'il écrivait sous les empereurs. Mais ce poème, quelle qu'en soit la date, représente des événements et des traditions d'une haute antiquité, et pour lesquels l'auteur a dû suivre des guides et d'autres poètes qui ne nous sont point parvenus. Quintus s'est particulièrement et presque exclusivement nourri du style d'Homère ; il aspire à le continuer ; il l'imite, ainsi que les homérides ou les cycliques, et il mérite lui-même d'être considéré comme le dernier de cette famille. Lascaris l'a qualifié, avec raison, *homérissime.* Il résulte de cette imitation scrupuleuse et comme filiale à laquelle il s'est voué, qu'il est simple, facile, et que, s'il a des endroits faibles et traînants, il n'a pas de faux goût ni de recherche. Il est inutile d'annoncer qu'il n'a ni le feu ni l'entraînement d'Homère ; mais, s'il est nécessairement vaincu en talent, il s'est assez inspiré et imprégné de son esprit pour conserver le naturel. Il offre à chaque instant (je parle de ses meilleurs livres) des comparaisons poétiques et charmantes, et des mouvements d'affection et de sensibilité. En un mot, c'est un poète, et on ne perdra pas sa peine, on ne plaindra pas son temps à le lire et à l'étudier. [...]

Son sujct cst la fin de la guerre de Troie, précisément à partir du moment où l'Iliade nous laisse. C'était, en effet, un vide à remplir. Goethe nous dit, en ses Mémoires, qu'il lut pour la première fois Homère, enfant, chez l'une de ses tantes :

« Elle avait une belle bibliothèque. Ce fut chez elle que j'appris à connaître Homère, ce n'était, il est vrai, que dans une traduction en prose... A cet ouvrage étaient jointes d'assez mauvaises gravures, dont les dessins restèrent empreints dans ma mémoire; ils me retracèrent longtemps sous des traits informes les héros de la Grèce et de Troie. Les événements de l'Iliade me causaient un plaisir inexprimable : je n'y trouvais qu'un défaut, celui de ne rien nous apprendre de la conquête de Troie et de s'arrêter tout court à la mort d'Hector. Mon oncle à qui je m'en plaignais, me donna Virgile, qui satisfît pleinement ma curiosité. »

Au lieu de Virgile, c'était Quintus qu'il aurait fallu faire lire à Goethe, et qu'il désirait vaguement sans le connaître. Le vœu de tous ceux qui viennent de lire l'Iliade qui regrettent de se trouver arrêtés tout court, et qui disent : Et après ?... ce vœu si naturel, c'est Quintus qui, seul, y répond pleinement Virgile, en effet, dans ce pathétique second livre, ne donne pas réellement la suite d'Homère ; il ne décrit que la dernière nuit de Troie et ce qui a précédé immédiatement, et l'épisode est tout raconté au point de vue d'Énée; sans compter que la différence de ton, quand on passe, de la fin de l'Iliade à ce second livre de l'Enéide, est sensible, et empêche qu'on ne puisse se croire dans un même courant de récit.

En lisant Virgile dans cette partie purement troyenne, on est amené à se faire, d'ailleurs, une question et à se demander : Qu'y a-t-il là de son invention ? quels guides a-t-il suivis ? où sont les sources où il a puisé ? Or, Quintus, bien qu'il ait vécu dans un temps probablement très-postérieur à l'âge de Virgile, nous paraît représenter et reproduire par sa fidélité à suivre les anciens et à se conformer religieusement aux traditions homériques, ces sources antérieures et plus ou moins communes à tous deux ; il a peu inventé ou même il n'a pas inventé du tout, et il n'a pas combiné non plus et transformé les imitations comme Virgile aime à le faire ; par son moindre talent comme par son procédé tout narratif, il nous donne, à cet égard des garanties. Son poème, a dit l'un des doctes qui l'ont le mieux jugé, respire la force et la simplicité d'un vieil épique, et il est manifeste que le poète s'est servi des très-anciens poèmes cycliques aujourd'hui perdus, et dont il nous tient lieu en quelque sorte.

Ce poème est composé de quatorze livres ou récits. Il prend les choses du siège de Troie au point juste où les a laissées le vingt-quatrième chant de l'Iliade au lendemain des funérailles d'Hector. L'auteur commence sans exorde, sans invocation ni prélude, et avec une simplicité et modestie de continuateur, comme le gracieux

Xénophon, qui, venant après le grand historien Thucydide dont il continue l'histoire dans ses Helléniques se contente de dire en les commençant :

« Après ces choses peu de jours après vint d'Athènes Thymocharès... »

Quintus de même, commence en disant :

« Lorsque sous le bras du fils de Pelée eut péri le divin Hector et que le bûcher l'eut consumé, et que la terre eut caché ses os, alors les Troyens se tenaient renfermés dans la cité de Priam... »

Cependant arrivent des alliés, des auxiliaires tardifs ; ils surviennent malheureusement l'un après l'autre, et se font battre en détail. D'abord c'est la guerrière Penthésilée, une princesse des Amazones ; puis c'est Memnon avec ses Éthiopiens, Menanon le brillant fils de l'Aurore. Achille triomphe d'eux tour à tour, et il en a raison par sa lance. Mais lui-même il touche au terme de sa vie : une flèche d'Apollon vient le frapper. On a un furieux combat autour du corps d'Achille, le tableau de ses funérailles, la lutte d'Ajax et d'Ulysse pour ses armes, la fureur et le suicide d'Ajax. Les Grecs, qui se sentent affaiblis par la perte de leurs deux plus puissants héros, et qui voient arriver au secours des Troyens un dernier et nouvel allié, Eurypyle, de la race d'Hercule, envoient chercher à Scyros le fils d'Achille, Néoptolème , qui , pour son début, immole le puissant adversaire ; et bientôt aussi on va chercher Philoctète à Lemnos. Les derniers combats se livrent. Paris, atteint d'une flèche de Philoctète, va mourir sur le mont Ida. Énée, avec Eurymaque, s'illustre dans les derniers jours de la défense. Les Grecs alors, désespérant de la force ouverte, recourent à la ruse, au cheval de bois et à tout ce qu'on sait et qui amène la catastrophe finale d'Ilion; mais il se rencontre jusqu'au bout des épisodes moins connus et qui ont pour nous leur nouveauté, par exemple l'endroit touchant où Hélène, toujours belle, est retrouvée et pardonnée par Ménélas. Le poème de Quintus finit au retour des Grecs, au moment où leur flotte triomphante, chargée de butin, couronnée de tous ses trophées, est assaillie d'une furieuse tempête au cap Gapharée, et où, pour ceux mêmes qui échappent au naufrage, les pérégrinations errantes commencent. C'est l'anneau qui va se rejoindre à rOdyssée.et au récit que Ménélas y fait à Télémaque. L'intervalle qui existe entre l'Iliade et l'Odyssée est donc tout entier comblé, la chaîne est faite, et l'on n'a qu'à suivre. Là est le côté ingénieux du dessin et de la composition de Quintus. [...]

TROIS EXTRAITS DE LA FIN DE L'ILIADE DE QUINTUS DE SMYRNE (CHANTS III, XII, XIII) :

CHANT III : LA MORT D'ACHILLE.

Lorsque parut la lumière de la resplendissante Aurore, aussitôt les Pyliens aux lances terribles portèrent près des navires le cadavre d'Antiloque ; ils pleuraient amèrement leur chef, et ils ensevelirent son corps sur le rivage de l'Hellespont, le cœur plein de tristesse. Les fils d'Argos eux aussi soupiraient profondément, et tous prenaient part à ce deuil cruel, pour faire honneur à Nestor ; mais le vieillard demeurait ferme. Car un homme sage et prudent soutient avec courage le poids de la douleur et ne se laisse pas abattre par les regrets. Mais le fils de Pélée, irrité de la mort d'Antiloque, se préparait avec rage à la guerre contre les Troyens, tandis que ceux-ci, malgré la crainte que leur inspirait sa bravoure, sortaient avec courage de leurs murailles ; les Parques avaient mis en eux cette ardeur, et beaucoup d'entre eux allaient descendre dans la demeure de Pluton, voyage sans retour ! Achille aussi, Achille, dont la main devait les immoler, allait périr sous les murs de Priam. Les deux armées s'élançaient donc, d'un côté les peuples nombreux de la Troade, de l'autre les belliqueux Argiens, et tous étaient pleins du délire de la guerre.

Parmi eux le fils de Pélée marchait, renversant une foule d'ennemis ; la terre féconde s'humectait de sang, et les eaux du Xanthe et du Simoïs étaient embarrassées de cadavres. Et lui, poursuivant les Troyens, semait le carnage jusqu'au pied de la ville, car la crainte avait saisi les peuples. Et peut-être il les aurait immolés tous, peut-être il aurait jeté à terre les portes en les arrachant de leurs gonds ou en brisant les verrous sous l'effort de son bras; peut-être il aurait ouvert aux Danaens un accès dans la ville et aurait pris d'assaut l'opulente cité, si Phébus, violemment irrité en voyant couchés dans la plaine tant de héros inanimés, n'eût déchaîné contre lui sa colère implacable.

Aussitôt il descendit du ciel comme une bête fauve, portant son carquois sur ses épaules et ses flèches, dont nul ne guérit ; il s'arrêta en face du petit-fils d'Eacos, et à son côté résonnaient horriblement ses armes ; de ses yeux jaillissait une flamme ardente ; sous ses pieds s'ébranlait la terre. Le dieu puissant poussa un cri terrible ; il voulait arrêter Achille, l'éloigner des combats en le frappant de crainte et sauver les Troyens de la mort.

« Eloigne-toi, fils de Pélée, épargne les Troyens ; il ne convient pas que tu infliges la mort cruelle à tant d'ennemis ; sinon un dieu de l'Olympe te fera périr ».

Il parla ainsi ; mais le héros, à la voix immortelle du dieu, ne sentit point la peur ; déjà les Parques cruelles l'entouraient. Il brava donc le dieu et lui dit en face :

« Phébus, pourquoi prendre la défense des Troyens et m'obliger à te combattre ? Déjà autrefois tu m'as écarté de la mêlée, tu m'as trompé pour soustraire au trépas ce vaillant Hector, l'orgueil des Troyens. Eloigne-toi, retourne au séjour des dieux, sinon je te frapperai, quoique immortel ».

En parlant ainsi, il laisse le dieu, s'élance contre les Troyens qui fuyaient vers la ville, et les disperse devant lui. Phébus est enflammé de colère, et il s'adresse à lui-même ces paroles :

« Ah ! qu'entends-je ? et quelle est sa folie ! Non, le fils de Cronos lui-même, ni aucun autre ne peut le protéger maintenant, puisque son orgueil l'emporte ainsi et qu'il ose affronter les dieux ».

Il parla ainsi, et se cachant dans un nuage, à l'abri de tous les yeux, il lança une flèche cruelle et blessa le héros au talon ; aussitôt la douleur envahit ses membres, et il tomba, comme une tour que la violence du vent renverse au milieu de ses noirs tourbillons, la terre gémit sous le poids ; ainsi fut précipité le corps si beau du fils d'Eacos ; il jeta les yeux autour de lui et s'écria en poussant des cris de douleur et d'audace :

« Qui donc a lancé contre moi dans l'ombre cette flèche fatale ? Qu'il vienne ici près et m'attaque en face, afin que ma lance, faisant jaillir son sang et sortir ses entrailles, le plonge dans l'horrible Adès. Je sais que nul héros sur la terre m'attaquant de front ne peut me vaincre, même s'il porte un cœur intrépide, même s'il a des membres d'airain. Par derrière, il est vrai, les lâches peuvent triompher des braves ; que l'ennemi se montre donc à moi, fût-il un dieu, hostile aux Danaens ! Sans doute c'est Apollon, couvert d'un nuage funeste. Tel est le destin que jadis ma mère m'avait prédit ; c'est lui qui devait me tuer de ses flèches aux portes de Scée ; elle ne s'est pas trompée ! »

Il dit, et, de sa main redoutable, il arracha de la plaie la flèche fatale ; le sang jaillit, et une douleur mortelle envahit son cœur. Irrité, il lança au loin le trait divin, qui, aussitôt soulevé par le vent rapide, revint en la main d'Apollon, qui retournait dans la demeure sacré de Zeus ; car jamais un trait divin ne se perd après être sorti des mains des immortels. Et le dieu, l'ayant repris, rentra rapidement dans le vaste Olympe, parmi l'assemblée des dieux, qui se pressaient en foule pour contempler les combats des mortels ; car les uns désiraient donner aux Troyens la victoire, les autres favorisaient les Achéens ; et tous, ainsi partagés, regardaient les guerriers tuer et mourir.

Mais, dès que la femme de Zeus, la perspicace Héra, eut aperçu Phébus, elle lui adressa aussitôt ces paroles insultantes :

« Phébus, pourquoi as-tu en ce jour accompli ce crime ? Tu as donc oublié ces noces fameuses de Thétis et du divin Pélée ; toi-même, tu chantais au milieu du festin, le jour où il prit pour femme la nymphe aux pieds d'argent qui laissa pour lui les abîmes profonds de la mer. Aux sons de ta lyre accouraient en troupes serrées les bêtes des bois, les oiseaux rapides, les rochers des montagnes, les fleuves et les arbres des forêts ombragées ; et toi, oubliant tout, tu as accompli cette action cruelle ! tu as fait périr ce guerrier divin que jadis, à notre table, buvant le nectar avec les autres dieux, tu avais souhaité de voir naître pour la joie de Thétis et de Pélée ! Souhait maintenant oublié ! Tu secours les peuples du puissant Laomédon, dont jadis tu paissais les troupeaux et qui simple mortel t'accabla de mauvais traitements, toi, dieu ? Et maintenant, insensé ! tu protèges les Troyens ; tu oublies le passé ! Scélérat ! tu ne comprends donc pas quels hommes sont impies et méritent le châtiment, quels hommes au contraire sont dignes de la faveur des immortels ; Achille nous respectait, et il descendait de nous. Mais je ne pense pas que les Troyens auront moins à craindre, maintenant qu'il est mort ; son fils bientôt viendra de Scyros pour secourir les Argiens dans cette guerre cruelle ; il sera l'égal de son père pour sa vaillance, et il apportera la mort à plus d'un ennemi... Mais, quoi ! tu ne protèges pas les Troyens ; tu étais jaloux de la vaillance d'Achille, le plus illustre de tous les mortels. Misérable ! de quels yeux regarderas-tu désormais Thétis lorsque, parmi les immortels, elle rentrera dans le palais de Zeus ; elle t'aimait autrefois et te regardait comme son fils ! »

Héra parla ainsi dans sa colère, accablant de reproches le fils du puissant Zeus. Et lui, il ne répondit rien, car il craignait la femme de son invincible père ; il n'osa pas même la regarder en face, mais il se retira à l'écart des dieux éternels, baissant les yeux vers la terre. Et les dieux de l'Olympe qui favorisaient les Danaens étaient irrités contre lui, mais ceux qui souhaitaient la victoire des Troyens le louaient et se réjouissaient au fond de leur cœur, loin des yeux d'Héra ; car tous les habitants du ciel craignaient de braver sa colère.

Cependant le fils de Pélée n'avait pas encore perdu son grand cœur, et dans ses membres puissants bouillait encore un sang généreux ; il voulait combattre, et aucun des Troyens n'osait approcher du héros penché sur la terre ; ils se tenaient loin, comme au fond des bois des villageois inquiets en face d'un lion que le chasseur a frappé ; et, quoique sa poitrine soit traversée par l'épieu, il ne perd pas son courage, il roule des yeux farouches et grince terriblement ses mâchoires cruelles : ainsi la colère et la douleur excitaient la vaillance du fils de Pélée ; quoique affaibli par la blessure divine, il se redressa néanmoins et s'élança contre les ennemis, brandissant sa grande lance ; et il blessa à la tempe l'illustre Orythaon, fidèle compagnon d'Hector ; son casque n'arrêta pas le fer cruel du héros irrité ; il pénétra à travers le crâne dans les fibres du cerveau et trancha sa vie à peine commencée. Puis Achille vainquit Hipponoos en lui enfonçant sa lance entre les sourcils près de l'oeil, qui, arraché des paupières, tomba sur le sol ; sa vie s'envola chez Adès. Ensuite, traversant les joues d'Alcithoos, il lui trancha la langue, et le guerrier tomba expirant sur la terre ; la pointe du fer sortait par l'oreille. C'est ainsi que le divin héros tua ces hommes qui avaient osé l'attendre ; et il en tua beaucoup plus encore qui fuyaient, car un sang généreux bouillait encore dans son cœur.

Mais enfin ses membres se glacèrent, le souffle lui manquait ; il s'arrêta, appuyé sur un hêtre, pendant que les ennemis fuyaient, et il s'écria :

« Allez, lâches ! courez, Troyens et Dardaniens, vous n'éviterez pas ma lance cruelle, même après ma mort ! Tous vous périrez victimes de mes dernières imprécations ! »

A ces paroles, ils tremblèrent, comme dans les montagnes les petits de la biche timide craignent le rugissement sonore du lion et fuient la bête énorme : ainsi les bataillons des Troyens et de leurs alliés redoutaient le dernier cri d'Achille ; ils ne pouvaient croire qu'il fût blessé ; et cependant son grand cœur et ses membres vigoureux plièrent sous les coups du destin ; il chancela parmi les cadavres, semblable à une grande montagne ; la terre trembla, et ses armes firent entendre un grand bruit, quand tomba sans vie le fils de Pélée ! Et les Troyens en le voyant à terre étaient saisis d'effroi. Ainsi, autour d'un lion tué par les chasseurs, les brebis tremblent, et, voyant ce grand cadavre étendu auprès de la bergerie, elles n'osent pas approcher et fuient leur ennemi mort comme s'il était vivant : ainsi les Troyens redoutaient Achille, Achille qui n'était plus !

Enfin cependant Pâris arrêta son armée ; il était plein de joie ; il espérait que les Argiens cesseraient les guerres cruelles, après la chute d'Achille : car il était le rempart des Danaens.

« Amis, si vous voulez m'aider, venez ! Nous mourrons aujourd'hui vaincus par les Argiens, ou nous rapporterons en triomphe dans Troie le corps d'Achille ; nous le chargerons sur les chevaux d'Hector, qui depuis la mort de mon frère me portent au combat tristement et pleurant leur maître ; avec leur aide, enlevons Achille ! nous les couvrirons de gloire, et nous consolerons Hector lui-même, si chez Adès les morts ont quelque pensée, quelque part aux choses de la terre. Achille nous a fait trop de mal ; les Troyennes, l'âme remplie de joie, entoureront son corps comme des panthères farouches irritées de la mort de leurs petits ou comme des lionnes qui flairent le cadavre d'un chasseur habile. Ainsi les Troyennes autour du cadavre sanglant d'Achille viendront en grand nombre satisfaire leur rage, les unes irritées de la mort de leurs pères, d'autres de la mort de leurs maris, de leurs fils ou de leurs frères. Le plus joyeux sera mon père, et tous les vieillards que l'âge retient en dépit d'eux dans la ville ; ils se réjouiront en le voyant traîné dans la ville pour être la proie des oiseaux du ciel ».

Il parla ainsi ; aussitôt les Troyens entourèrent le cadavre du vaillant fils d'Eacos, oubliant leur terreur première ; c'étaient Glaucos, Enée, le vaillant Agénor et tant d'autres habiles dans la guerre funeste ; ils s'efforçaient d'entraîner le corps vers la ville sacrée d'Ilion. Ajax, semblable aux dieux, s'élança pour les combattre ; et de sa longue lance il protégeait le cadavre ; mais ils revinrent à la charge et l'attaquèrent de tous côtés, accourant en foule, comme des abeilles aux longues antennes qui volent en troupe serrée autour de la ruche pour écarter un homme ; celui-ci, sans s'effrayer, enlève les rayons de miel ; elles, quoique effrayées par la fumée et par l'audace de leur ennemi, persistent néanmoins à l'attaquer; et lui, il méprise leurs attaques : ainsi Ajax méprise ses ennemis impétueux. Il tue d'abord, en le blessant au sein, Ayclaos, fils de Méon, puis le divin Thestor, Acythoos, Agestratos, Aganippos, Zoros, Nissos, l'illustre Erymante, qui était venu de Lycie avec le magnanime Glaucos ; il habitait les hauteurs du Ménalippe, demeure d'Athéné, en face du Massicyte, près du promontoire Chélidonien, si redouté par les matelots qui veulent aborder sur ces rochers aigus. En le voyant mort, l'illustre fils d'Hippoloque fut affligé au fond du coeur, car il était son ami ; aussitôt il frappe le bouclier d'Ajax garni de cuir, mais n'atteint pas son corps, protégé par la dépouille des boeufs et par la cuirasse qui entourait ses membres vigoureux. Glaucos cependant ne renonce pas à lutter ; il prétend vaincre Ajax, et, dans son fol orgueil, il s'écrie :

« Ajax, on dit que tu l'emportes sur tous les autres Argiens, et ils s'enorgueillissent de toi autant que du vaillant Achille. Mais il est mort ; et je te ferai mourir avec lui ».

Il parlait ainsi, follement, et ne savait pas contre quel ennemi terrible il lançait ses traits. Ajax le regarda de travers et lui dit :

«Eh quoi ! lâche ! ne sais-tu pas combien Hector était plus vaillant que toi ? cependant il a fui ma force et ma lance ; il était aussi sage que brave ! Tu veux sans doute connaître les Enfers, puisque tu ne crains pas de me combattre, faible guerrier ! Tu ne pourras point te vanter d'être l'hôte de mon père, et tu n'éviteras pas mes coups en m'offrant de l'or, comme tu fis avec le fils de Tydée ; tu lui as échappé ; mais moi, je ne te laisserai pas sortir vivant du combat. Tu comptes sur tes compagnons, sur ces vils guerriers qui, comme des mouches, bourdonnent autour du cadavre du grand Achille. Mais, s'ils approchent, je leur réserve, comme à toi, la mort et le noir destin».

En parlant ainsi, il faisait tête aux Troyens de tous les côtés, comme un lion pressé par les chiens de chasse dans les vallées creuses et le fond des bois. Il abattit un grand nombre de Troyens et de Lyciens désireux de gloire ; et les guerriers avaient peur comme les poissons dans la mer quand ils voient la terrible baleine ou le dauphin, monstrueux habitant des flots ; ainsi les Troyens redoutaient la vigueur du fils de Télamon, qui s'élançait fièrement contre eux ; cependant ils ne quittaient pas le combat, et pêle-mêle autour du corps d'Achille ils se laissaient en foule égorger dans la poussière, comme des porcs tués par un lion ; et ils persistaient dans leur dessein fatal. Le magnanime Ajax tue ainsi Glaucos, fils belliqueux d'Hippolochos, qui tomba à la renverse sur le corps d'Achille, comme, dans les forêts, un arbrisseau près d'un chêne puissant. Ce guerrier, frappé d'un coup de lance, tomba donc étendu sur le fils de Pélée ; pour sauver du moins son cadavre, le valeureux Enée, fils d'Anchise, lutte longtemps ; enfin, avec l'aide de ses braves compagnons, il le traîne du côté des Troyens et le donne à ses amis affligés pour l'emporter dans la ville sacrée d'Ilion. Quant à lui, il restait là pour enlever Achille ; mais le valeureux Ajax le frappa d'un coup de lance au milieu de la main droite ; alors Enée laissa la guerre meurtrière et rentra dans la ville ; autour de lui s'empressèrent des médecins habiles qui lavèrent le sang de la blessure et lui donnèrent les soins qui calment la douleur.

Ajax combattait sans relâche, semblable à un éclair, tuant à droite et à gauche ; car il était irrité et affligé de la mort de son parent. Non loin de là, le fils illustre du sage Laerte luttait avec les ennemis, que sa force effrayait : il tua l'agile Pisandre, Arcios, fils de Ménalos, habitant de la noble Alydos ; puis le divin Atymnios, que jadis Pégasis, la nymphe aux beaux cheveux aimée du valeureux Emalion, enfanta près des bords du Granique ; auprès de lui, il transperce Oresbios, fils de Protée, qui habitait dans les cavernes de l'Ida ; sa mère, la belle Panacée, ne devait pas le revoir ; il succomba sous les coups d'Ulysse, qui de sa lance terrible finit la vie de beaucoup d'autres guerriers, tuant tous ceux qu'il trouvait auprès du cadavre d'Achille. Mais Alcon, fils du valeureux Mégaclès, le frappe à son tour d'un javelot au genou droit ; sur la cnémide brillante coule un sang noir. Le héros, sans tenir compte de sa blessure, en punit aussitôt l'auteur ; tandis que celui-ci s'élance en avant, il le frappe de sa lance à travers le bouclier ; ce coup terrible et violent le précipite à la renverse sur la terre, ses armes résonnèrent autour de lui, il mordit la poussière, et sa cuirasse, qui couvrait ses membres, fut inondée d'un sang rouge. Il retire de son corps et de son bouclier le fer cruel ; mais le souffle sort de ses membres en même temps, et la douce vie l'abandonne. Ulysse, quoique blessé, s'élance sur les Troyens et ne cesse pas le combat sanglant. Et avec lui tous les Danaens pêle-mêle combattaient ardemment autour du grand Achille, et, de leurs lances polies, ils tuèrent sans relâche une foule nombreuse. Comme les feuilles légères se dispersent sur la terre au souffle des vents quand ils s'élancent avec ardeur sur les montagnes ombragées, au commencement de l'année quand finit l'arrière-saison : ainsi les Danaens valeureux renversaient leurs ennemis à coups de lance ; car ils voulaient protéger à la fois le corps d'Achille et le vaillant Ajax, qui, toujours avec la même fureur, se rassasiait du meurtre des Troyens, semblable à la Mort elle-même. Pâris tend contre lui son arc ; mais Ajax l'a vu ; il lui lance une pierre à la tête ; le trait cruel brise le casque ondoyant ; les ténèbres entourent aussitôt le Troyen ; il tombe sur la poussière ; et ses flèches ne lui servent de rien ; elles étaient éparpillées sur le sol avec son carquois vide, tandis que son arc avait glissé de ses mains. Ses amis le saisirent et sur les chevaux d'Hector le ramenèrent dans la ville de Troie, respirant à peine et poussant de pénibles soupirs ; ils n'oublièrent pas ses armes et les rapportèrent à leur prince. Ajax irrité lui cria :

« Chien, tu as donc encore aujourd'hui échappé au coup de la mort ! mais ton dernier jour approche ; tu tomberas bientôt sous la main d'un autre Argien ou sous la mienne. Mais, en ce moment, j'ai d'autres soucis ; je veux hors dc la mêlée fatale rapporter aux Danaens le cadavre d'Achille ».

En parlant ainsi, il continue de semer la mort parmi les Troyens qui combattaient encore autour du cadavre d'Achille.

En voyant que sous son bras robuste tombaient tant de guerriers, les Troyens tremblent enfin et cessent de combattre, semblables à de lâches vautours qu'un aigle, roi des oiseaux, fait fuir au moment où ils dévorent sur les rochers des brebis tuées par les loups. Le valeureux Ajax les chasse de côté et d'autre, à coups de pierres et à coups d'épée ; glacés de terreur, ils fuient la bataille en foule, semblables à des étourneaux qui, poursuivis par un épervier cruel et pressés les uns contre les autres, s'envolent pour éviter la mort ; ainsi les Troyens fuient loin des combats vers la ville de Priam, le cœur plein d'une lâche épouvante ; ils craignent les menaces du grand Ajax, qui les poursuit les mains souillées de sang humain. Et il les aurait tous massacrés l'un après l'autre si, par les portes ouvertes, ils ne fussent entrés dans la ville, à demi morts, car la crainte avait saisi leurs cœurs. Après les avoir chassés dans la ville, comme un berger chasse ses brebis et ses chèvres, il revint dans la campagne ; ses pieds ne touchaient pas la terre, car ils foulaient les armes, le sang et les cadavres. En effet, une foule nombreuse de guerriers couvrait la plaine immense depuis la ville aux larges remparts jusqu'à l'Hellespont ; c'étaient tous ceux que le destin avait frappés ! Ainsi une épaisse moisson d'épis mûrs tombe sous la faux des villageois : çà et là gisent des bottes de blé, et cette vue réjouit l'âme du laboureur qui possède ces riches campagnes ; ainsi les guerriers, vaincus par un sort funeste, gisaient, couchés sur le sol, oublieux à jamais des combats cruels.

Les fils valeureux de l'Achaïe ne voulurent pas cependant dépouiller les Troyens qui gisaient dans la poussière et le sang, avant d'avoir livré aux flammes du bûcher le fils de Pélée, qui avait été leur rempart dans la guerre et qui s'était illustré par tant de courage. Les princes, arrachant son corps à la guerre, lui prodiguaient le respect ; ils l'apportèrent et le placèrent dans sa tente, devant les vaisseaux rapides ; et, autour de lui, tous assemblés gémissaient profondément et s'affligeaient du fond du cœur ; car il était le bras des Achéens ; maintenant il gisait dans le camp, oublieux des armes, près du rivage de l'Hellespont retentissant. Ainsi tomba jadis le superbe Tityos, qui avait outragé Latone, alors qu'elle faisait route vers Pytho ; Apollon, irrité, vainquit le géant invincible, en lui décochant une flèche légère : Tityos, dans les flots de son sang, gisait, couvrant plusieurs arpents sur le sein de la Terre, sa mère ; et, tandis que celle-ci pleurait le destin du géant ennemi des dieux, Latone riait. Ainsi le petit-fils d'Eacos, tombé dans une contrée ennemie, laissait une grande joie aux Troyens et une grande douleur aux Achéens ; tous pleuraient. Près de la mer gémissante, tous tremblaient d'être immolés par les Troyens dans la mêlée ; assis en face de leurs vaisseaux, ils se rappelaient tristement les parents qu'ils avaient laissés dans leurs maisons, leurs femmes qui, après quelques jours de mariage, accablées de chagrin, erraient dans les chambres vides, avec leurs petits enfants, en attendant le retour des guerriers ; leurs soupirs redoublaient ; et ils se plaisaient à gémir ; ils pleuraient sans cesse, couchés, la face contre terre, autour du grand fils de Pélée, arrachant les cheveux de leur tête et souillant leur front de l'aride poussière qu'ils y versaient. Ainsi, dans une ville prise, le peuple gémit lorsque les ennemis irrités incendient les maisons, égorgent les habitants, et pillent çà et là les richesses ; ainsi, auprès des navires, s'élevait un cri de désolation, car le rempart des Danaens, le fils d'Eacos, était étendu dans sa grandeur au pied des navires par la main d'un Dieu : comme jadis Arès lorsque Athéné, fille de Zeus, le frappa d'une pierre énorme et l'étendit sur la terre des Troyens. Les Myrmidons surtout pleuraient Achille, se roulant sur le corps de leur prince bien-aimé, qui avait été aussi leur ami et leur compagnon. Car il n'était pas superbe ni cruel avec les guerriers, mais par sa sagesse et son courage il brillait en toutes choses.

Entre tous, Ajax poussait de profonds soupirs et de longs cris : il regrettait cet ami, ce parent, tombé sous les coups d'un dieu ; car il ne pouvait être vaincu par aucun des mortels qui habitent la terre immense ! Et le noble Ajax, affligé du fond du cœur, le pleurait, tantôt entrant dans la tente de celui qui n'y était plus, tantôt se roulant près de lui sur le sable de la mer ; et, au milieu de ses sanglots, il disait :

« O Achille ! rempart des valeureux Argiens, tu es mort à Troie, loin de la Phthie féconde, frappé soudain d'une flèche meurtrière, arme des lâches au milieu des batailles. Car un homme de cœur qui sait porter un lourd bouclier, couvrir sa tête d'un casque ondoyant, lancer le javelot et enfoncer sa lance dans le cœur d'un ennemi, ne voudrait pas lancer de loin des traits. Ah ! s'il t'avait affronté en face, celui qui t'a blessé, il n'aurait pas évité les coups de ta lance. Mais Zeus peut-être a voulu nous perdre et anéantir tous nos travaux. Peut-être maintenant il va donner aux Troyens la victoire, puisqu'il a détruit le rempart des Argiens. Hélas ! quelle sera la douleur du vieux Pélée dans sa demeure ; ses derniers jours seront accablés d'un deuil sans consolation ; peut-être la seule nouvelle de son malheur lui enlèvera la vie. Et trop heureux ! car il oublierait aussitôt sa douleur ! Si, au contraire, la triste nouvelle de la mort de son fils ne l'achève pas, hélas ! l'infortuné, il traînera sa vieillesse dans un deuil éternel, nourrissant sa vie de regrets, devant son foyer vide, lui qui fut l'ami des dieux. Mais les dieux n'accordent pas le bonheur aux hommes ».

Telles étaient les plaintes d'Ajax. Et le vieux Phénix se lamentait aussi, embrassant le corps si beau du petit-fils d'Eacos ; le sage vieillard, accablé de chagrin, disait avec des cris funèbres :

« Tu es mort, mon cher fils, et tu m'as laissé un deuil que je ne saurais finir. Plût aux dieux que la terre eût caché mes cendres dans son sein, avant que j'eusse vu ton destin cruel ! Jamais, non, jamais plus cruelle affliction n'est entrée dans mon cœur, pas même quand je quittai ma patrie et mes parents vénérables, et quand je me réfugiai à travers l'Hellade auprès de Pélée ; c'est lui qui me reçut, me combla de présents, me fit roi des Dolopes et, te portant dans ses bras jusqu'à mon seuil, te plaça dans mon sein et m'ordonna tendrement de veiller sur ta première enfance comme sur celle d'un fils chéri. Je lui obéis ; et toi, joyeux sur mon cœur, tu riais ; tes lèvres balbutiantes m'appelaient papa, et, dans l'insouciance des premiers ans, tu inondais ma poitrine et ma tunique ; mais je te gardais dans mes bras, plein de gaieté, plein d'espoir, pensant que j'élevais en toi l'orgueil de ma vie et le soutien de ma vieillesse. Mais mon espoir a été court ; tout est fini ; tu m'as quitté ; je ne te verrai plus, dans les ténèbres où tu es ; mon cœur est rongé par une douleur mortelle ; puissé-je mourir au milieu de mes larmes avant que Pélée sache rien ; car je pense qu'il gémira longtemps quand la nouvelle arrivera jusqu'à lui. Ah ! tous les deux, nous aurons un grand regret de ta perte ; peut-être bientôt, affligés de ta mort, nous irons sous terre, subissant la loi du destin ; et cela vaudra mieux que de vivre sans notre enfant ».

Ainsi parla le vieillard, une douleur infinie s'amassait dans son cœur ; auprès de lui Atride, affligé jusqu'au fond du cœur, versait des larmes et sanglotait :

« Tu es mort, fils de Pélée, le plus vaillant de tous nos guerriers ! tu es mort et tu as laissé sans défense le camp des Achéens. Aujourd'hui que tu n'es plus, nous demeurons faibles contre les attaques ; quelle joie pour les Troyens, qui jadis te fuyaient, comme des moutons et des chèvres fuient le lion ! maintenant ils porteront la guerre jusqu'au pied de nos vaisseaux rapides. 0 Zeus ! tu trompes les mortels par de vaines paroles ; tu m'avais promis la ruine de Priam. Mais tu ne tiens pas tes promesses ; tu as abusé mon esprit ; je n'espère plus la victoire, puisqu'Achille est mort ».

Il parlait ainsi, troublé dans le fond de son cœur. Et autour de lui les peuples à l'envi pleuraient le vaillant fils de Pélée ; les vaisseaux creux résonnaient de l'écho de leurs plaintes, et de grands cris s'élevaient dans l'espace éternel. Ainsi, quand les flots vastes amoncelés par la force du vent sont précipités de la haute mer sur les rochers, sous leurs coups redoublés les rivages immenses mugissent : ainsi, autour du cadavre, les tristes lamentations des Grecs retentissaient, et ils pleuraient sans fin le belliqueux Achille.

La nuit sombre les eût encore trouvés à pleurer, si le fils de Nélée, Nestor, n'eût adressé la parole à Atride; le vieillard avait dans le cœur une douleur infinie, car il se rappelait son fils, le vaillant Antiloque :

« Chef des Argiens, puissant Agamemnon, cessons pour aujourd'hui ces plaintes lamentables. Les Achéens pourront encore pendant de longs jours se rassasier de pleurs ; personne ne les en empêchera. Il faut maintenant laver le sang du vaillant Eacide et le placer sur un lit ; il ne convient pas de négliger ce devoir envers les morts ».

Tel fut le conseil du sage fils de Nélée. Agamemnon ordonna aussitôt à ses serviteurs de faire tiédir sur la flamme des vases d'eau froide, de laver le cadavre et de le revêtir de ses plus beaux habits ; c'étaient les habits de pourpre que sa mère lui avait donnés quand il partit pour Troie. Ils obéirent promptement au roi, et, après avoir rempli tous ces soins, suivant l'usage, ils déposèrent sous sa tente le fils de Pélée. A cette vue, la sage Pallas fut émue de pitié ; elle versa sur sa tête l'ambroisie, qui, dit-on, conserve longtemps les chairs des morts ; elle lui donna la couleur de la rose et l'apparence de la vie ; ses sourcils même étaient encore froncés comme jadis, quand son ami Patrocle fut tué ; elle voulut que son corps fût plus beau et plus éclatant. Les Argiens en foule s'étonnaient de voir le fils de Pélée semblable aux vivants, étendu sur son lit comme s'il dormait. Autour de lui, les esclaves fidèles qu'il avait conquises lui-même en prenant la sainte Lemnos, la haute ville des Ciliciens et la Thèbes d'Eétion, se tenaient versant des larmes, lacérant leur corps et meurtrissant à deux mains leur poitrine ; elles pleuraient du fond du cœur le généreux fils de Pélée ; car il avait de la bonté pour elles, quoique filles de ses ennemis. Surtout Briséis, qui partageait sa tente, avait le cœur ému d'une profonde douleur ; elle était près du cadavre, et, déchirant de ses deux mains son corps délicat, elle criait ; sur sa poitrine blanche des meurtrissures rouges se gonflaient ; on eût dit du sang mêlé à du lait ; car dans sa douleur brillait encore sa beauté et la grâce parait son visage. Elle prononça ces paroles en gémissant tristement :

« Hélas ! que je suis malheureuse ! malheureuse plus que jamais ! Je n'ai pas ressenti une douleur aussi cruelle en perdant mes frères et ma patrie, qu'en te voyant mourir aujourd'hui. Tu étais pour moi le jour, la lumière du soleil, la vie, l'espérance joyeuse et la consolation de mes peines ; je te préférais à tous les biens et à mes parents mêmes ; tu étais tout pour moi, quoique je fusse esclave ; mais tu me traitais comme une femme, et tu me dispensais des fonctions serviles. Maintenant un autre Argien m'emmènera sur les vaisseaux dans la fertile Sparte ou la stérile Argos ; je servirai et je souffrirai de cruelles douleurs, privée de toi, malheureuse ! Ah ! plût aux dieux que la terre m'eût enfouie avant de voir ton dernier jour ! »

C'est ainsi qu'elle pleurait la mort d'Achille avec les autres esclaves et avec les tristes Achéens, regrettant à la fois son maître et son époux ; ses larmes amères ne tarissaient pas, elles coulaient jusqu'à terre du fond de ses paupières, comme l'eau d'une source jaillit sur la pierre quand la glace et la neige se fondent au souffle de l'Eurus et aux rayons du soleil.

A ce moment, les filles de Nérée, qui habitent les vastes abîmes de la mer, entendirent les cris qui redoublaient dans le camp des Achéens ; elles furent saisies d'une amère douleur, elles poussèrent de sourds gémissements, et l'Hellespont les répétait à son tour. Vêtues de péplums azurés, elles s'élancèrent aussitôt en troupe vers la flotte des Achéens à travers les vagues blanchissantes, et, sur leurs pas, la mer s'entr'ouvrait ; elles vinrent avec de longs cris, comme les grues rapides qui pressentent l'hiver ; les monstres marins gémissaient autour d'elles ; elles se pressaient autour du cadavre, pleurant amèrement le fils vaillant de leur sœur. Les Muses elles-mêmes, laissant l'Hélicon, accoururent le cœur plein de tristesse, pour faire honneur à la belle Thétis aux yeux brillants. Zeus donna aux Argiens du courage et de la confiance, afin qu'ils n'eussent pas peur de la foule des déesses qu'ils voyaient dans leur camp ; celles-ci soupiraient autour du cadavre d'Achille, quoiqu'elles fussent immortelles, et les rivages de l'Hellespont répétaient leurs plaintes. Autour du cadavre la terre était arrosée de pleurs ; la mer gémissait profondément ; les guerriers laissaient tomber leurs larmes sur leurs brillantes armures, leurs tentes et leurs vaisseaux, et un grand deuil s'éleva. Et la mère, entourant son fils de ses bras, baisait sa bouche et disait en pleurant :

« Réjouissez-vous, ennemis d'Achille ! Aurore au voile de rose, Axios majestueux qui peux oublier maintenant le meurtre d'Asténopée, et toi peuple belliqueux de Priam. Moi j'irai dans l'Olympe, je tomberai aux pieds de l'immortel Zeus et je me plaindrai qu'il m'ait livrée malgré moi aux mains d'un mortel que la triste vieillesse a soudain saisi et que les Parques entourent en lui montrant le terme fatal de la vie. Mais que m'importe tout cela, auprès du sort d'Achille ! Zeus m'avait promis dans la demeure d'Eacos de le rendre vaillant, pour me consoler de ce funeste hymen. Je résistai ; tantôt j'étais un vent d'orage, tantôt une eau rapide, tantôt un oiseau, tantôt un feu étincelant ; et mon époux mortel ne pouvait m'approcher, car je prenais toutes les formes que la terre et le ciel m'offraient ; alors le maître puissant de l'Olympe me promit que mon fils divin serait illustre et courageux. Il a accompli ses promesses ; car l'enfant a été le plus grand des hommes. Mais il l'a bientôt soumis aux lois de la mort et m'a plongée dans le deuil. Je vais donc au ciel ; j'entrerai dans la demeure de Zeus ; je pleurerai devant lui mon fils ; je lui rappellerai en gémissant ce que j'ai fait pour lui et pour ses enfants malheureux ; je saurai toucher son cœur ».

La fille des mers parla ainsi avec des sanglots profonds ; mais la sage Calliope lui répondit :

« Cesse tes plaintes, divine Thétis, ne t'irrite pas de la mort de ton fils et n'en accuse pas le roi des dieux et des hommes. Zeus est le puissant maître du tonnerre, et cependant ses fils eux aussi sont morts vaincus par le destin. Il est mort aussi, mon fils, l'enfant d'une déesse, Orphée, dont la voix entraînait les forêts, les rochers abrupts, les fleuves ondoyants, les vents qui mugissent ou murmurent, les oiseaux qui fendent l'air de leurs ailes légères. Je supportai cette grande douleur, parce qu'il n'est pas bon que les dieux tourmentent leur âme par le deuil et la tristesse. Et toi, malgré ton affection, éloigne de ton cœur l'amertume de ta perte. Car dans tous les âges les poètes chanteront sa gloire et sa force, inspirés de mon souffle et du génie de toutes les Muses. Ne soumets donc pas ton cœur au deuil, à l'exemple des femmes mortelles. Ne sais-tu pas que la Nécessité invincible et cruelle soumet à sa loi tous les hommes sur la terre et ne respecte pas même les dieux ? tant elle a de puissance ! C'est elle qui bientôt renversera la ville du riche Priam, après avoir, à son caprice, tué bien des guerriers de Troie ou d'Argos ; aucun Dieu ne peut l'entraver ! »

Ainsi parlait la sage et prudente Calliope. Cependant le soleil disparut dans les abîmes de l'Océan, et la nuit s'élevait ténébreuse dans l'air immense, apportant le calme aux mortels malheureux. Sur le sable, les fils des Achéens dormaient en foule autour du cadavre, accablés sous le poids de leur malheur : mais le sommeil ne pouvait calmer la divine Thétis ; elle s'assit près de son fils avec les immortelles Néréides, et les Muses tour à tour essayaient de consoler sa douleur et d'apaiser ses gémissements.

Puis l'Aurore souriante s'élança dans les airs, apportant sa douce lumière aux Troyens et à Priam ; les Danaens, frappés de douleur, pleurèrent Achille pendant plusieurs jours ; les rivages de la mer répétaient leurs plaintes ; le grand Nérée gémissait pour faire honneur à sa fille, et les autres dieux de la mer s'affligeaient aussi de la mort d'Achille ; enfin les Argiens, livrèrent aux flammes le cadavre du grand fils de Pélée. Ils amassèrent d'abord des troncs d'arbres que tous à la fois portaient du mont Ida ; et les Atrides, en hâte, les envoyaient chercher du bois en grande quantité pour brûler rapidement le corps inanimé d'Achille. Puis ils amoncelèrent sur le bûcher les armes des guerriers récemment tués ; ils y jetèrent aussi, après les avoir égorgés, quelques beaux enfants des Troyens, des chevaux hennissants, des taureaux vigoureux, des brebis et des porcs chargés de graisse, des vêtements nombreux que les esclaves éplorées tirèrent des coffres ; ils entassèrent toutes ces richesses sur le bûcher, avec de l'or et de l'électron ; les Myrmidons coupèrent leurs cheveux et en couvrirent le corps de leur roi ; Briséis elle-même, triste et gémissante, coupa ses longues tresses et en fit un présent suprême à son maître. Enfin ils versèrent sur le bûcher des amphores de graisse, de miel et de vin, dont la suave odeur s'exhalait pareille au nectar, et aussi quantité de parfums agréables, que produisent la terre et la mer.

Après qu'ils eurent orné et paré ainsi les restes d'Achille, fantassins et cavaliers entourèrent en armes le lamentable bûcher. Alors du haut de l'Olympe Zeus versa des gouttes d'ambroisie sur le cadavre du petit-fils d'Eacos, et, pour faire honneur à la divine Néréide, il envoya Hermès vers le roi Eole pour appeler à l'aide la force sacrée des vents légers, car le moment était venu où le corps du fils d'Eacos devait être brûlé ; Hermès donc accourut, Eole obéit ; il appelle aussitôt le terrible Aquilon, le rapide Zéphyre ; ils courent à Troie avec un souffle de tempête ; ils se précipitent avec impétuosité sur la mer avec des bonds énormes, et, tandis qu'ils se hâtent, la mer et la terre gémissaient, les nuages s'amoncelaient dans le ciel et volaient dans l'espace. Eux cependant, par la volonté de Zeus, s'élancèrent sur le bûcher d'Achille ; la flamme d'Héphestos s'éleva brillante, et les gémissements des Myrmidons retentissaient sans fin. Les vents tourbillonnants passèrent tout le jour et toute la nuit autour du cadavre et le consumèrent de leur souffle. Une épaisse fumée s'élevait dans l'air divin, les grands arbres se tordaient dans la flamme vaincus par le feu, et une cendre noire tombait alentour. Enfin, quand les vents infatigables eurent achevé leur œuvre, ils se retirèrent chacun dans leur antre avec les nuages.

Le feu funèbre, après avoir consumé les jeunes esclaves qu'on avait tués autour du roi, les hommes, les chevaux, les objets précieux que les Achéens avaient déposés en pleurant près de lui, avait enfin anéanti ses glorieuses dépouilles ; les Myrmidons éteignirent le bûcher en y versant du vin ; alors les ossements d'Achille apparurent au milieu des autres débris, dont ils se distinguaient facilement : car ils étaient comme ceux d'un géant invincible et ne s'étaient pas mêlés avec tout le reste. Les bœufs, les chevaux et les fils des Troyens gisaient pêle-mêle alentour ; mais le corps du héros, consumé au milieu d'eux par la flamme d'Héphestos, demeurait seul. Alors ses compagnons avec des gémissements rassemblèrent ses os dans les flancs vastes et lourds d'une urne d'argent tout enrichie d'or brillant ; les filles de Nérée, pour honorer dignement Achille, l'arrosèrent d'ambroisie et de parfums, le recouvrirent d'une couche épaisse de graisse de bœuf mêlée d'un doux miel ; Thétis elle-même avait apporté cette urne, don magnifique de Dionysos, œuvre du bienveillant Héphestos ; c'est là qu'ils enfouirent les ossements du magnanime Achille. Alentour et au-dessus, les Argiens amassèrent de la terre pour servir de monument à sa mémoire, sur le bord du rivage près des profondeurs de l'Hellespont, déplorant le roi audacieux des Myrmidons.

Eux aussi, les chevaux du vaillant fils d'Eacos, ne demeuraient pas insensibles près des navires ; ils pleuraient aussi leur maître tué à la guerre, et ils ne voulaient plus vivre parmi les mortels infortunés et les chevaux des Argiens ; ils étaient saisis d'une grande douleur, et ils voulaient, loin des malheureux mortels, retrouver les bois où jadis la divine Podarge les conçut au souffle de Zéphyre et les enfanta pour devancer les tempêtes à la course. Sans retard, ils auraient accompli leur résolution, si la volonté des dieux ne les eût retenus ; ils devaient attendre que le vaillant fils d'Achille fût arrivé de Scyros ; et ils l'attendirent en effet. Tel était le destin qu'à leur naissance les Parques, filles du Chaos sacré, leur avaient assigné, quoique immortels ; ils devaient être domptés d'abord par Posidon, puis par le courageux Pélée, ensuite par l'invincible Achille, enfin par le magnanime Néoptolème, que plus tard ils devaient, par la volonté de Zeus, transporter aux Champs Elysées, terre des bienheureux. C'est pourquoi, le cœur blessé d'une douleur amère, ils demeuraient près des vaisseaux, pleurant leur premier maître et désirant le second.

Alors, laissant les eaux bouillonnantes de la mer tumultueuse, Posidon au trident terrible vint sur le rivage; les hommes ne le virent pas ; il aborda les déesses filles de Nérée et parla ainsi à Thétis, encore affligée de la mort d'Achille :

« Ne pleure pas sans fin ton enfant ; il ne sera point mêlé au reste des morts : il vivra parmi les dieux, comme l'aimable Dionysos et le vaillant Héraclès. Le destin funeste ne l'enchaînera pas au milieu des ténèbres éternelles, dans la demeure d'Adès ; bientôt il sera porté dans le palais brillant de Zeus ; moi je lui donnerai une île divine dans le Pont-Euxin, et ton enfant y sera dieu éternellement ; les nations voisines lui offriront des sacrifices agréables et l'honoreront à l'égal de moi-même. Cesse donc de pleurer et n'accable pas ton cœur du poids de la tristesse ».

Il dit et se plongea dans la mer, semblable à un tourbillon. Thétis, touchée de ses paroles, respira un peu ; et le dieu accomplit ses promesses. Les Argiens en gémissant se retirèrent chacun près des vaisseaux qu'ils avaient amenés de l'Hellade ; les Muses retournèrent à l'Hélicon, et les Néréides se plongèrent dans la mer, pleurant encore le noble fils de Pélée.

CHANT XII, LE CHEVAL DE BOIS.

Les Danaens vaillants avaient peiné longtemps devant les murs de Troie, et la guerre n'avait pas pris fin ; alors Calchas réunit l'assemblée des princes : inspirée par Apollon, son âme connaissait le vol des oiseaux, les astres et les signes qui, par la volonté des dieux, se montrent aux hommes. Quand ils furent assemblés, il parla ainsi :

« Ne combattez plus au pied des murs de Troie ; trouvez un autre moyen, quelque ruse qui soit utile aux vaisseaux et à vous. Pour moi hier j'ai observé ici un signe : un épervier poursuivait une colombe ; celle-ci effrayée se cacha dans le creux d'un rocher, et lui, avec colère, demeura longtemps près du rocher, tandis qu'elle s'y abritait ; enfin il conçut un projet funeste ; il se cacha sous un buisson ; elle sortit alors, l'imprudente ! croyant qu'il était bien loin ; et lui, fondant sur la malheureuse colombe, lui donna la mort cruelle. Ne tentons plus de renverser par la violence la ville de Troie ; que la ruse et l'habileté terminent cette guerre ».

Il parla ainsi ; mais personne ne disait avoir trouvé le moyen de finir cette guerre lamentable ; tous étaient indécis ; seul, par sa prudence, le fils de Laerte trouva un expédient et parla ainsi :

« Cher ami, si hautement honoré par les dieux immortels, si vraiment le Destin permet aux Achéens belliqueux de détruire par la ruse la ville de Priam, il faut que nos chefs montent rapidement dans les flancs d'un cheval fabriqué par nous, tandis que l'armée partira pour Ténédos avec les vaisseaux, après avoir incendié les tentes ; les Troyens, du haut de leur ville, nous verront et se répandront sans crainte dans la campagne. Un homme de courage, inconnu des Troyens, restera hors du cheval, animé d'un esprit intrépide ; il dira que les Achéens voulaient l'immoler pour obtenir des dieux un heureux retour, mais qu'il s'était caché sous le cheval fabriqué par nous en l'honneur de Pallas, protectrice des Troyens belliqueux. Voilà ce qu'il répondra à leurs questions répétées ; malgré leur défiance, il faut qu'il les persuade et qu'ils le conduisent grâce à ses plaintes, dans leur ville ; alors il nous donnera le signal de l'ardente bataille, en allumant pour avertir les uns une torche ardente, en appelant les autres pour qu'ils sortent du cheval énorme, quand les fils de Troie dormiront tranquilles ».

Il parla ainsi, et tous le louaient ; mais, plus que les autres, Calchas l'admirait, parce qu'il avait proposé aux Achéens ce moyen habile qui devait assurer la victoire des Argiens et la ruine des Troyens. C'est pourquoi il dit ces mots aux chefs belliqueux :

« Ne cherchez pas dans vos esprits une autre ruse, ô mes amis ; suivez le conseil du belliqueux Ulysse. Cet homme sage n'a pas imaginé un projet inutile ; les dieux accompliront les voeux des Danaens : car des signes certains se découvrent à moi ; le tonnerre de Zeus résonne dans les cieux, entouré d'éclairs, et autour de notre assemblée, volent sur la droite des oiseaux qui redoublent leurs cris. Ne demeurons plus devant la ville ; les Troyens ont puisé une grande force dans la nécessité, qui excite au combat même les lâches ; les hommes sont vaillants quand ils rassemblent leur courage et ne craignent pas la mort ; ainsi les Troyens combattent sans crainte pour leur ville, et un grand courage anime leurs cœurs ».

Il parla ainsi ; le vaillant fils d'Achille lui répondit : « O Calchas, les hommes de coeur combattent de près contre leurs ennemis ; ce sont des lâches, ceux qui fuient et combattent sans courage du haut des tours ; la peur a brisé leur âme. Ne cherchons donc pas une ruse ou un moyen habile de les vaincre ; les guerriers doivent briller dans les batailles, la lance en main ; les hommes braves triomphent toujours à la guerre ».

Le fils patient de Laërte lui répondit :

« Fils courageux du vaillant Eacide, tu as parlé avec courage, comme il convient à un homme intrépide et généreux ; tu as confiance en ton bras. Mais ni la valeur intrépide de ton invincible père, ni les longs efforts de toute l'armée n'ont pu renverser la ville opulente de Priam. Allons, obéissons promptement aux avis de Calchas, courons aux navires, fabriquons par la main d'Epéos un cheval de bois, oeuvre d'art que les Argiens exécuteront facilement, car Athéné nous a enseigné les arts ».

Il parla ainsi, et tous les chefs suivirent son avis, excepté le vaillant Néoptolème ; le coeur généreux du Philoctète ne fut pas non plus persuadé. Tous deux ne pouvaient se rassasier des batailles cruelles, et désiraient combattre dans la mêlée ; ils ordonnèrent donc à leurs peuples de porter vers les murailles tout ce qui sert à prendre les villes, espérant enlever la ville aux belles murailles ; car tous deux étaient venus à cette guerre sur l'ordre des dieux. Et ils auraient accompli le projet cher à leur âme, si Zeus, du haut du ciel, ne les en eût empêchés ; de tous côtés il ébranla la terre sous les pas des Argiens, et l'air sur leur tête ; enfin il jeta la foudre devant leurs pieds, et toute la Dardanie retentit d'un grand bruit. L'audace des guerriers fut aussitôt changée en crainte ; ils oublièrent leur force et leur courage ; malgré eux, ils obéirent à l'illustre Calchas, et retournèrent à leurs navires, avec tous les autres Argiens, pleins de respect pour le devin ; ils disaient qu'il était inspiré par Zeus ou encore par Phébos, et ils lui obéirent en toutes choses.

Lorsque les astres brillants roulèrent dans le ciel en répandant partout leur éclat, lorsque l'homme dans le sommeil oublia ses peines, alors Athéné, laissant la haute demeure des dieux, descendit semblable à une jeune fille vers les navires et l'armée des Danaens ; elle s'arrêta près du chevet du vaillant Epéos et, dans un songe, lui ordonna de fabriquer un cheval de bois ; elle lui promit de l'aider et de rester auprès de lui pour presser son ouvrage. En entendant le discours de la déesse, il se réjouit, quitta son sommeil tranquille, et reconnut la déesse immortelle ; son âme s'enflamma d'ardeur ; il ne pensait plus qu'à cet ouvrage divin, et son esprit était absorbé par d'ingénieux artifices.

L'Aurore se leva, chassant dans l'Erèbe les ténèbres épaisses, et répandit dans l'espace ses rayons éclatants ; alors Epéos raconta aux Argiens avides de l'entendre ce qu'il avait vu, ce qu'il avait entendu en songe ; et eux, à l'entendre, ils concevaient une grande joie. Alors les fils d'Atrée ordonnèrent aux guerriers d'aller promptement dans les vallées verdoyantes de l'Ida ombragé ; tous, dans la forêt, réunissant leurs efforts contre les sapins, coupaient les grands arbres ; les vallées retentissaient de leur chute, les longues pentes de la montagne étaient dépouillées, la forêt s'ouvrait de toutes parts, moins chère aux bêtes sauvages qu'elle l'était auparavant ; et les branches se desséchaient, attendant en vain le souffle frais des vents. Les Achéens, après les avoir renversés, s'empressaient, du haut des montagnes ombreuses, de les traîner sur le rivage de l'Hellespont ; les guerriers et les mulets gémissaient sous le poids. Les peuples sans nombre travaillaient de ci, de là, sous les ordres d'Epéos : les uns coupaient le bois avec le fer tranchant et formaient les planches ; les autres à coups de hache détachaient les branches des troncs encore entiers ; chacun travaillait à son ouvrage. Epéos fabriqua d'abord les pieds du cheval de bois, puis le ventre auquel il adapta le dos et les reins par derrière, le cou par devant, et une crinière comme s'il était vivant, puis une tête velue, une queue ondoyante, des oreilles, des yeux brillants et tout ce qui forme un cheval vivant. Et l'ouvrage sacré grandissait tous les jours ; on eût dit un cheval animé, parce que la déesse avait donné à Epéos une habileté admirable. Tout fut achevé en trois jours avec le secours de Pallas ; l'armée des Argiens se réjouissait et voyait avec admiration la vie et la légèreté reproduites sur le bois, qui semblait hennir. Alors le divin Epéos pria Tritonis en faveur de son oeuvre immense et tendit vers elle ses mains :

« Ecoute-moi, noble déesse, dit-il, veille sur ce cheval et sur moi ! »

Il parla ainsi. Athéné, l'habile déesse, l'entendit ; elle fit de son oeuvre un objet d'admiration pour les mortels qui la virent et pour ceux qui en ont ouï parler.

Tandis que les Danaens se réjouissaient de voir l'oeuvre d'Epéos, les Troyens tremblants demeuraient à l'abri de leurs tours, fuyant la mort et le destin cruel ; Zeus alors partit loin des autres dieux, du côté des sources de l'Océan et des cavernes de Thétys, et une grande querelle éclata parmi les dieux ; la colère s'alluma dans leurs esprits divisés. S'élançant sur les ailes des vents, ils descendirent du ciel vers la terre ; et, sous leur poids, l'air gémissait. Rangés près des rives du Xanthe, ils se tenaient en face les uns des autres du côté des Achéens ou du côté des Troyens ; l'ardeur de la guerre saisit leurs âmes ; auprès d'eux accoururent même les dieux qui ont en partage la vaste mer. Les uns, dans leur colère, voulaient détruire le cheval trompeur avec les vaisseaux des Argiens ; les autres, Ilion et ses richesses. Mais le Destin capricieux s'opposait à leurs voeux et tourna vers la guerre l'ardeur des Immortels. Arès commença le combat, il s'élança contre Athéné, et, à son exemple, les autres dieux se mêlèrent ; sur leurs épaules leurs armes immortelles enrichies d'or retentissaient, la mer mugissait et la terre sombre tremblait sous leurs pas ; tous ensemble poussaient de grands cris ; un bruit horrible s'élevait jusqu'au ciel immense et jusqu'aux abîmes du noble Edonès ; les Titans, au fond de la terre, tremblaient, les hautes cimes de l'Ida gémissaient, ainsi que les ondes des fleuves éternels, les gouffres profonds, les navires des Argiens et la ville illustre de Priam. Cependant les hommes n'avaient pas peur et ils ne savaient rien du combat des dieux ; ceux-ci se lançaient les rochers arrachés au sommet de l'Ida ; mais ces blocs énormes se dispersaient comme une fine poussière, en touchant les membres sacrés des dieux. Enfin l'esprit magnanime de Zeus s'aperçut de ce tumulte aux extrémités de la terre ; laissant donc promptement les eaux de l'Océan, il revint dans le ciel immense, porté par Euros, Borée, Zéphyre et Notos que la changeante Iris avait attelés à son char divin, fait d'un acier solide par les mains infatigables du Temps immortel. Il arriva ainsi sur le vaste sommet de l'Olympe, et frappa le ciel immense, de coups réitérés ; ici, là, les tonnerres mêlés d'éclairs retentissaient, la foudre frappait sans cesse la terre, et l'air immense était embrasé ; la terreur saisit les âmes des dieux, et tous leurs membres tremblaient, quoiqu'ils fussent immortels. Craignant pour eux, l'illustre Thémis ou bien la Sagesse s'élança à travers les nuages et parvint rapidement jusqu'à eux : car seule elle était demeurée loin de ce combat funeste ; et, pour arrêter la lutte, elle dit ces mots :

« Cessez ce combat terrible ! il ne convient pas, contre la volonté de Zeus, que les dieux immortels combattent pour les misérables hommes. Bientôt vous serez anéantis ; car, du haut du ciel, précipitant sur vous toutes les montagnes, il vous accablera du même coup ; il n'épargnera ni ses fils, ni ses filles ; mais tous il vous plongera dans la terre immense ; vous ne pourrez plus voir la lumière, et une triste obscurité vous couvrira pour toujours ».

Elle parla ainsi ; ils obéirent, craignant la vengeance de Zeus; ils cessèrent le combat, oublièrent leur terrible colère, et renouèrent leur ancienne amitié. Les uns rentrèrent au ciel, les autres dans la mer, les autres restèrent sur la terre. Parmi les Achéens belliqueux, le sage fils de Laerte dit ces mots :

« Nobles et courageux princes des Argiens, montrez, je vous en prie, que vous êtes forts et vaillants ; la nécessité nous presse. Rappelons tout notre courage, et montons dans ce cheval artistement fabriqué, pour mettre fin à cette guerre funeste. Par la ruse et par des moyens détournés, détruisons cette ville opulente ; c'est pour cela que nous sommes partis et que nous souffrons tant de maux loin de notre chère patrie. Mais il faut remplir nos esprits de courage et de force ; ne voyons-nous pas souvent, dans les combats funestes, un guerrier pressé par la nécessité prendre courage et, quoiqu'il ne soit pas brave, tuer un homme plus vaillant que lui ; car son âme est affermie par l'audace, qui vaut mieux que la force ? Princes, montons dans notre cachette ingénieuse ; les autres guerriers partiront pour la ville sacrée de Ténédos et y resteront jusqu'à ce que les ennemis nous aient conduits dans leur ville, croyant y faire entrer une offrande à Tritonis. Pendant ce temps, un guerrier, inconnu des Troyens, restera près du cheval ; son âme sera ferme comme le fer ; et il fera diligemment tout ce que j'ai dit, avec l'unique pensée de ne pas révéler aux Troyens nos projets ».

Il parla ainsi ; le vaillant Sinon prit seul la parole ; car c'était une oeuvre difficile qu'il allait entreprendre ; aussi le peuple admira tout bas son audace. Il se plaça donc au milieu des princes et leur dit :

« Ulysse, et vous, les plus nobles des Achéens ; je ferai ce que vous désirez, dût-on m'insulter et me jeter vivant dans les flammes. Je suis décidé à mourir au milieu des ennemis ou, si je leur échappe, à donner aux Argiens la gloire qu'ils attendent ».

Il parla ainsi, plein de confiance ; les Argiens se réjouissaient, et plus d'un s'écria :

« Un dieu lui a inspiré aujourd'hui un grand courage ; autrefois, en effet, il n'était pas audacieux ; mais un dieu l'excite à perdre l'armée des Troyens ou la nôtre. J'espère maintenant que nous allons voir la fin de cette longue guerre ».

Ainsi parlait-on dans l'armée des belliqueux Achéens. Nestor, les exhortant de son côté, leur disait :

« Il faut maintenant, mes chers fils, de la force et une grande audace ; car c'est maintenant que les dieux accordent à nos désirs et mettent dans nos mains la fin de nos peines et la victoire glorieuse. Allez donc avec confiance et montez dans le vaste cheval ; l'audace donne un grand honneur aux hommes. Plût au ciel que la force animât encore mes membres, comme à l'époque où le fils d'Eson appelait dans Argo, son vaisseau rapide, les chefs du pays ; et moi, le premier, je me hâtais d'y monter si le divin Pélias ne m'eût retenu malgré moi. Aujourd'hui, la triste vieillesse m'accable ; cependant, comme un jeune homme vigoureux, je monterai sans peur dans le cheval ; un dieu me donnera la confiance et la gloire ».

Le fils du blond Achille répondit à ce discours :

« Nestor, par ta sagesse tu es le plus illustre de tous les guerriers ; mais la cruelle vieillesse t'a accablé, et, quoique tu aimes le danger, tu n'as plus de force ; il vaut donc mieux que tu te retires sur les rivages de Ténédos, et nous, guerriers encore inassouvis de combats, nous monterons avec joie dans le cheval, suivant tes conseils ».

Il parla ainsi, et le fils de Nélée, s'approchant de lui, embrassait ses mains et sa tête, parce que le jeune homme, en invitant le vieillard à demeurer dehors avec les autres Danaens, voulait entrer le premier dans l'énorme cheval et prendre part au danger ; le voyant donc ardent à la bataille, il lui dit :

«Tu es bien par ton courage et ta sagesse le fils du divin Achille. J'espère que, par tes mains, les Argiens détruiront la noble ville de Priam, et qu'après tant de travaux une grande gloire nous sera donnée ; car nous avons soutenu dans la bataille bien des peines. Les dieux ont mis près de nous le mal ; le bien est loin, le travail au milieu ; un chemin court nous conduit à la douleur, un chemin long à la gloire ; il nous faut passer par bien des souffrances pour y arriver».

Il parla ainsi ; et le noble fils d'Achille lui répondit :

« Vieillard, puisse ton espoir se réaliser au gré de nos désirs ! ce serait un grand bonheur. Si les dieux en ont décidé autrernent, résignons-nous. Pour moi, j'aime mieux mourir glorieusement dans le combat que de fuir loin de Troie couvert de honte ».

A ces mots, il couvrit ses épaules des armes divines de son père ; bientôt après s'armèrent les plus vaillants des héros, à l'âme audacieuse.

Dites-moi, ô Muses, je vous en prie, le nom de ceux qui montèrent dans l'énorme cheval ; c'est vous qui avez fait naître la poésie dans mon âme avant même qu'un tendre duvet eût couvert mes joues, alors que je conduisais de belles brebis dans les champs de Smyrne, beaux lieux, trois fois éloignés de l'Hermos de la portée de la voix, près du temple de Diane, dans un joli bosquet, au pied d'une colline qui n'est pas haute et qui n'est pas des plus basses.

Le premier qui monta dans le grand cheval fut le fils d'Achille, puis l'illustre Ménélas, Ulysse, Sthénélos, le divin Diomède ; Philoctète, Anticlos, Menesthée, le vaillant Thoas, le blond Polypétès, Ajax, Eurypyle, le divin Thrasymède, Mérion, Idoménée, rois magnanimes, le hardi Podalire, Eurymaque, le divin Teucer, le magnanime Ialménos, Thalpios, Amphilochos, le belliqueux Léonteus, le divin Eumélos, Euryale, Démophoon, Amphimachos, l'illustre Agapénor, Acamas, et Mégès, fils du robuste Phylé. Beaucoup d'autres les suivirent, tous des plus illustres, autant que le cheval en put contenir ; parmi eux, le dernier, monta le divin Epéos, qui avait fabriqué le cheval et qui savait en ouvrir et en fermer les portes ; c'est pourquoi il entra le dernier ; il retira à l'intérieur les échelles par où ils étaient montés ; et les portes ayant été fermées avec soin, il se tenait près de l'ouverture. Puis tous demeurèrent enfermés en silence, placés à une égale distance de la victoire et de la mort.

Les autres cependant naviguaient sur la vaste mer, après avoir incendié les tentes où jadis ils avaient goûté le repos. Deux hommes sages les commandaient, Nestor et Agamemnon terrible à la lance. Ils auraient voulu aussi monter dans le cheval, mais les Argiens s'y étaient opposés ; ils devaient demeurer sur les vaisseaux et en garder le commandement ; car les guerriers sont plus ardents quand ils sont sous les yeux de leurs princes ; aussi demeurèrent-ils dehors, quoiqu'ils fussent au nombre des rois. Ils arrivèrent bientôt sur le rivage de Ténédos, ils y jetèrent l'ancre, sortirent en hâte de leurs navires et attachèrent à la plage les câbles de leurs vaisseaux. Puis ils attendirent en silence que le flambeau désiré brillât devant leurs yeux.

Cependant leurs amis étaient dans le cheval près des ennemis, tantôt pensant qu'ils allaient périr, tantôt qu'ils détruiraient la ville sacrée ; et, dans ces inquiétudes, l'aurore se leva.

Les Troyens virent alors sur les rivages de l'Hellespont la fumée qui se répandait encore dans l'air, et ils n'apercevaient plus les navires, qui, de l'Hellade, leur avaient apporté la ruine et la mort ; joyeux donc, ils coururent au rivage, couverts de leurs armes ; car la crainte régnait encore dans leurs esprits. Ils virent alors le cheval artistement fait, et, tout alentour, ils se tenaient, frappés d'étonnement ; car c'était une belle oeuvre. Soudain à côté ils virent Sinon, le visage triste ; tous l'interrogeaient sur les Danaens, de ci, de là, et ils l'entouraient ; d'abord ils le questionnèrent amicalement, puis l'accablèrent de terribles reproches, et enfin de coups redoublés. Et lui, il demeurait ferme comme un roc, et ses membres ne sentaient pas la douleur. Enfin ils lui coupèrent les oreilles et le nez, ils lui mutilèrent le visage pour qu'il dit sincèrement où étaient les Danaens avec leurs navires et ce que le cheval contenait dans ses flancs. Puisant dans son coeur la force, il méprisait ces cruelles souffrances et les supportait avec courage, quoiqu'il fût tourmenté terriblement par les coups et par le feu : Héra lui inspirait une grande patience. Il s'écriait donc, soutenant son mensonge :

« Les Argiens s'enfuient au delà de la mer sur leurs vaisseaux, fatigués de cette guerre si longue et de leurs cruelles souffrances. Sur le conseil de Calchas, ils ont fabriqué ce cheval en l'honneur de la belliqueuse Tritogénie, afin d'éviter la colère de la déesse, qui contre eux prenait parti pour les Troyens. Pour obtenir un heureux retour, ils voulaient, sur le conseil d'Ulysse, me donner la mort et m'immoler aux dieux marins près des flots retentissants. J'ai compris leur dessein, et pour échapper au triste sacrifice, au vin, à l'orge qu'on répand sur la tête des victimes, j'ai rapidement, sur l'inspiration des dieux, couru me réfugier aux pieds du cheval. A regret, mais contraints par la nécessité, ils m'ont laissé la vie, par respect pour la fille puissante du grand Zeus ».

Il parla ainsi avec ruse ; et il ne laissa pas briser son âme sous la douleur ; car un homme vaillant supporte sans murmure un mal inévitable. Parmi les Troyens, les uns le croyaient ; les autres disaient qu'il était un imposteur habile ; Laocoon était de cet avis et, leur parlant avec sagesse, disait qu'il soupçonnait dans l'esprit des Achéens une ruse dangereuse ; il les exhortait tous à incendier sans retard le cheval de bois, pour savoir s'il cachait quelque piège.

Tous auraient obéi, et ils auraient évité la ruine, si Tritogénie, irritée dans le fond de son coeur contre Laocoon, les Troyens et la ville, n'eût soudain ébranlé la terre divine sous les pieds de Laocoon. La crainte le saisit, et cet homme vaillant trembla de tous ses membres ; une nuit sombre se répandit autour de sa tête; une cruelle douleur frappa ses paupières et troubla ses regards sous ses sourcils épais ; ses prunelles, piquées par de violentes souffrances, sortaient de leurs orbites ; une douleur affreuse pénétrait jusqu'au cerveau et aux racines de la tête ; ses yeux roulaient, égarés ; on eût dit tantôt qu'ils nageaient dans le sang, tantôt qu'ils étaient couverts d'un voile opaque ; il en sortait une humeur abondante, comme d'un rocher dur tombe sur les montagnes une eau mêlée de neige ; lui-même semblait saisi de délire ; il voyait double et poussait d'affreux gémissements ; cependant il exhortait encore les Troyens et méprisait la souffrance. Mais la déesse céleste lui ôta la vue, et ses yeux décolorés demeuraient fixes sous un flot de sang, tout le peuple gémissait alentour, pleurant cet homme aimé de tous, redoutant l'immortelle Athéné, et craignant de se tromper. Leur esprit, qui penchait vers la ruine, se reprochait d'avoir traité cruellement le malheureux Sinon, et ils pensaient qu'il avait dit la vérité ; ils le conduisirent donc dans la ville de Troie, lui montrant enfin de la pitié. Ensuite, ils se réunirent, entourèrent de chaînes l'immense cheval et le lièrent par le cou ; car l'habile Epéos avait placé des roues sous les pieds robustes, afin que, tiré par les mains des Troyens, il pût les suivre dans la ville. Tous ensemble à grand'peine le tiraient, comme les pêcheurs tirent à la mer sonore un navire pesant ; les rouleaux énormes gémissent sous le poids, et la carène grinçante descend vers les flots en se balançant. Ainsi les Troyens, amenant eux-mêmes dans Troie la terrible machine, oeuvre d'Epéos, la conduisaient avec effort, puis l'entouraient de guirlandes de fleurs, tandis qu'ils couronnaient leurs têtes de feuillage ; le peuple poussait des cris de joie, et tous s'animaient réciproquement. La Discorde sourit en voyant la fin cruelle de cette guerre, et, du haut du ciel, Héra se réjouissait, Athéné tressaillait de joie. Les Troyens, se hâtant vers la ville, introduisirent le cheval funeste dans leurs murailles, qu'ils abattirent ; et les Troyennes poussaient des cris, admirant cet ouvrage prodigieux qui cachait leur ruine. Laocoon persistait cependant à leur donner des conseils et les priait de jeter le cheval dans un feu dévorant, mais les Troyens ne l'écoutaient pas, craignant la colère des dieux ; et la déesse magnanime Athéné méditait contre les fils de Laocoon quelque chose de plus terrible encore. Sous un rocher raboteux est un antre obscur, inaccessible aux mortels, où habitaient deux monstres de la race cruelle de Typhon, cachés dans le sein d'une île voisine de Troie, que les hommes appellent Calydné. Athéné appela vers Troie ces serpents horribles ; ils accoururent promptement à l'appel de la déesse ; l'île trembla, la mer résonna sous le poids de leur course, les flots s'entr'ouvraient, et ils s'élançaient, dardant leurs langues ; les baleines avaient peur, et les Nymphes, filles du Xanthe et du Simos, poussaient de grands cris ; du haut de l'Olympe, Cypris en eut horreur. Ils vinrent donc promptement où la déesse les appelait, aiguisant au fond de leurs gueules leurs dents meurtrières contre les fils de Laocoon ; une affreuse terreur saisit les Troyens en voyant dans leur ville ces monstres épouvantables, et aucun des guerriers, malgré son courage, n'osa les affronter ; tous, une crainte horrible les avait frappés, ils fuyaient oppressés par l'angoisse ; les femmes pleuraient, et plus d'une oublia ses enfants pour fuir l'odieuse mort. Partout la ville gémissait à l'approche des serpents ; et, tous se pressant en désordre, il arriva que plusieurs furent blessés ; car ils étaient à l'étroit dans les places où ils s'élançaient ensemble. Seul à l'abandon demeura Laocoon avec ses fils, car la Parque funeste et Athéné les avaient rendus immobiles ; les serpents se précipitèrent sur les deux enfants tremblants d'effroi et les dévorèrent de leurs gueules meurtrières ; ils tendaient leurs mains vers leur père, mais il ne pouvait les secourir. Les Troyens, en voyant de loin ce spectacle, pleuraient, frappés d'épouvante jusqu'au fond du coeur ; et les serpents, après avoir accompli la volonté d'Athéné funeste aux Troyens, disparurent sous la terre ; mais la trace de leur passage se voit encore jusqu'à l'entrée du temple d'Apollon, dans la sainte Pergame. Les Troyens élevèrent aux fils de Laocoon morts si cruellement un superbe tombeau, sur lequel le père aveugle versa des larmes, et leur mère, à ses côtés, gémissait près du sépulcre vide, attendant des malheurs encore plus grands. Elle pleurait aussi le malheur de son mari et craignait la colère des dieux. Ainsi, autour de son nid vide, un rossignol dans une vallée ombreuse pousse de longues plaintes ; car ses petits, avant même d'avoir des plumes, avant d'avoir fait résonner leur doux chant, ont été dévorés par un horrible serpent, cruelle douleur pour la mère ! et elle, gémissant sans fin, vole autour du nid vide, avec de grands cris ; ainsi la femme de Laocoon pleurait la mort lamentable de ses fils, au bord de leur sépulcre vide, et une autre douleur affligeait son âme, à la vue de son mari aveugle !

Tandis qu'elle pleurait ses fils et son mari, les uns morts, l'autre privé de la lumière du soleil, les Troyens couronnaient les autels de leurs dieux, répandant en libations le vin délicieux ; car ils pensaient être délivrés du lourd fardeau de la guerre cruelle. Mais les victimes n'étaient pas dévorées par la flamme, le feu s'éteignait sur les autels comme si la pluie retentissante les eût inondés, une fumée sanglante s'élevait dans les airs, les cuisses tombaient en palpitant sur la terre, les autels même tremblaient, le vin des libations se changeait en sang, des larmes coulaient sur les statues des dieux, les temples étaient souillés d'une humeur corrompue, des gémissements éclataient dans l'air, les hautes murailles chancelaient, les tours poussaient des plaintes comme des êtres vivants, des portes s'ouraient avec un horrible fracas, les oiseaux de nuit criaient et piaulaient dans les solitudes, les astres au-dessus de la ville bâtie par les dieux furent couverts d'ombre, quoique le ciel brillât sans nuages ; les lauriers du temple de Phébus, verts et florissants la veille, se desséchèrent soudain ; les loups et les chacals audacieux rugissaient devant les portes, et quantité de prodiges parurent, annonçant la ruine des Troyens et de leur ville. Cependant la crainte n'entra pas dans le coeur des Troyens lorsqu'ils virent dans leur ville ces signes funestes ; car les Parques avaient égaré leur esprit, afin qu'au milieu des festins ils remplissent leur sort, massacrés par les Argiens.

Seule Cassandre avait gardé sa raison ; jamais ses prédictions n'avaient été démenties ; elles étaient toujours vraies, mais, par une loi du Destin, on les méprisait toujours ; car il fallait que les Troyens périssent. Elle observait dans la ville ces prodiges affreux, qui concordaient ensemble, et elle poussait des cris comme une lionne que, dans les bois, des hommes avides de proie ont blessée ou touchée d'un épieu ; son coeur est irrité ; elle s'élance dans les vastes montagnes, et rien ne peut arrêter sa fureur : telle Cassandre, agitée au fond du coeur par l'inspiration divine, s'élance de sa maison ; ses cheveux ondoyaient sur ses épaules blanches et couvraient son dos ; ses yeux étincelaient fièrement et son cou fléchissait, semblable à un rameau agité par les vents. La noble jeune fille gémissait et disait en criant :

« Malheureux ! nous entrons aujourd'hui dans l'ombre, la ville est pleine de feu, de sang, de ruine ; les dieux nous envoient des prodiges de deuil : nous sommes dans les bras de la mort. Infortunés ! vous ignorez votre destin funeste ! vous vous réjouissez follement ! ce cheval cache un piège ! Mais vous ne m'écoutez pas, même si je crie ; car les Erinnyes, irritées des amours d'Hélène, les Parques sans pitié s'élancent dans la ville. Et, dans un festin de mort, vous goûtez votre dernier repas, souillé de carnage, au bord de la route ouverte aux ombres ».

Mais plus d'un Troyen moqueur l'insultait ainsi :

« O fille de Priam ! pourquoi ta langue sans frein, ton bavardage insensé ? La pudeur de la jeune fille, pure et douce, ne te retient pas ! Un délire funeste t'égare ; aussi les hommes ne t'honorent-ils jamais ; tu parles trop ! Va-t'en ; cours menacer les Argiens et toi-même. Peut-être subiras-tu un malheur plus terrible que le téméraire Laocoon ; il ne convient pas qu'un fou méprise les dons des immortels ».

Ils parlaient ainsi dans la ville ; ils riaient de la jeune fille et la traitaient de folle, tandis que la douleur et l'inévitable destin les menaçaient ; mais dans leur ignorance ils l'insultaient, l'éloignaient du cheval énorme. Elle voulait en effet briser ses flancs de bois, ou les détruire par le feu ; elle saisit donc furieuse un brandon enflammé qu'elle avait arraché au foyer, de l'autre main elle brandissait une hache à deux tranchants, et elle s'élançait sur le cheval funeste pour montrer aux Troyens les ruses qu'il cachait. Mais eux, lui arrachant promptement des mains le fer et le feu, ils préparaient gaiement leur dernier repas ; la nuit suprême les attendait.

Les Argiens dans le cheval se réjouissaient en entendant le bruit des hommes qui festinaient dans Ilion et qui méprisaient Cassandre ; ils se demandaient avec admiration comment elle savait les desseins des Achéens.

Enfin elle s'élança dans les montagnes, comme une panthère que les chiens et les bergers vigilants ont chassée de son repaire ; irritée, elle s'éloigne, malgré son courage : ainsi Cassandre s'éloignait du cheval énorme, le coeur brisé de la ruine de Troie ; et elle attendait un grand malheur.

CHANT XIII, LA PRISE DE TROIE.

Les Troyens festinaient dans la ville ; et, parmi eux, les flûtes et les syrinx résonnaient ; partout des chants avec des danses, et on n'entendait que le bruit confus du festin et des joyeuses libations. Plus d'un parmi eux, prenant en ses mains la coupe pleine, buvait tranquillement ; l'esprit appesanti et les yeux alourdis, ils bavardaient au hasard, avec peine ! les objets autour d'eux et les maisons mêmes semblaient tourner, ils pensaient que tout dans la ville était ébranlé ; car le vin appesantit les paupières et l'esprit des hommes, quand il descend à flots jusque dans leur esprit. La tête lourde, ils disaient :

« Les pauvres Danaens avaient en vain assemblé une armée immense, et ils n'ont pas fait ce qu'ils voulaient ; sans succès ils ont quitté notre ville, semblables à des enfants ou à des femmes ».

Ainsi parlaient-ils, assoupis par le vin, les insensés ! ils laissaient la ruine approcher de leurs portes. Aussitôt que le sommeil, parmi l'excès du vin et des viandes, les eut çà et là gagnés, alors Sinon fit briller dans les airs une torche ardente, pour montrer aux Argiens l'éclat du feu. Son cœur était inquiet, car il craignait que des Troyens vigilants ne vissent aussi son feu, et que son dessein ne fût découvert. Mais, sur leurs couches, ils goûtaient le dernier sommeil au milieu de l'ivresse. Les Achéens, en voyant de Ténédos la flamme briller, lancent leurs vaisseaux sur la mer. Sinon, s'approchant du cheval, parle à voix basse, pour n'être pas compris des Troyens ; seuls les chefs danaens l'entendent, ils ne goûtaient pas le sommeil, car ils désiraient combattre.

Aussitôt ils demandent les ordres d'Ulysse. Le héros leur prescrit de sortir doucement et en silence ; mais, pressés d'obéir au signal de la guerre, ils s'élancent pour descendre et pour tenter le dernier effort. Et lui, il retenait prudemment leur ardeur ; de ses mains adroites, avec l'aide du vaillant Epéos, il ouvrit doucement les flancs du cheval ; et, penchant la tête hors des portes, il promenait ses regards sur les Troyens pour savoir s'ils veillaient. Ainsi, le cœur excité par la faim cruelle, un loup s'élance des montagnes, avide de proie vers la grande étable où dort un troupeau ; mais, évitant les hommes et les chiens prompts à garder les brebis, il marche doucement à la bergerie ; Ulysse sort du cheval. Derrière lui venaient les autres chefs vaillants des Hellènes, descendant par degrés les échelles qu'Epéos avait fabriquées, route facile aux chefs vaillants, soit pour monter, soit pour descendre ; ils descendaient donc à la suite, sans peur, semblables aux abeilles qu'un bûcheron dérange ; elles, enflammées d'une violente colère, s'élancent du rameau dès le premier bruit ; ainsi, ils sortaient en hâte du cheval, pour attaquer la ville des Troyens, et leur cœur battait dans leur poitrine. Aussitôt ils commencèrent à égorger leurs ennemis ; tandis que leurs compagnons prenaient la mer et naviguaient sur les vastes flots ; Thétis dirigeait leur course et leur envoyait un vent favorable qui réjouissait leurs âmes. Ils arrivèrent donc promptement sur les rivages de l'Hellespont ; ils y amarrèrent pour la seconde fois leurs vaisseaux, et, y laissant tout l'appareil qui est nécessaire à la navigation, ils marchèrent promptement vers Ilion, en silence, comme des moutons qui se hâtent vers l'étable et laissent les pâturages des forêts à l'approche des ténèbres hivernales ; ainsi les guerriers, sans dire un mot, couraient vers la ville de Troie pour secourir leurs chefs. Souvent des léopards, irrités par la faim, s'élancent à travers les hautes montagnes et les bois, attaquent l'étable pendant le sommeil du berger fatigué, et dans l'ombre tuent les bêtes les unes après les autres ; ainsi les chefs des Danaens semaient dans la ville le sang et les cadavres ; un lamentable carnage s'étendait, quoique le plus grand nombre des Danaens fût encore en dehors de la ville.

Enfin, lorsque tous furent arrivés aux murs de Troie, alors, dans le délire de la guerre, ils s'élancèrent impétueusement dans la ville de Priam, pleins du souffle d'Arès. Ils trouvèrent toute la ville déjà souillée de mourants et de morts ; partout les maisons gémissantes brûlaient affreusement ; et ils se réjouissaient dans leurs cœurs. A leur tour, ils se précipitèrent contre les Troyens avec ardeur : parmi eux Arès et la plaintive Discorde s'élançaient ; de tous côtés un sang noir coulait à flots ; la terre était inondée du meurtre des Troyens et de leurs alliés ; les uns, abattus par une mort cruelle, gisaient dans la ville au milieu du sang ; les autres tombaient sur eux, exhalant leurs forces ; d'autres, retenant de leurs mains leurs entrailles, erraient misérablement dans leurs maisons; d'autres, les pieds coupés, rampaient parmi les morts, hurlant horriblement ; d'autres, dans la poussière, voulaient combattre, mais leurs mains étaient frappées, puis leurs têtes ; d'autres fuyaient, mais les lances traversant leurs dos sortaient par leurs poitrines, ou par leurs flancs, ou par les aines, qui sont l'endroit le plus funeste où puisse entrer le fer du dieu Arès.

De toutes parts dans la ville retentissaient les aboiements plaintifs des chiens, le gémissement des guerriers blessés, l'écho douloureux des maisons violées, surtout le gémissement des femmes ; ainsi les grues voient l'aigle se précipiter du haut du ciel parmi les airs : leurs coeurs ne sont pas doués d'une force intrépide ; elles ne repoussent que par des cris l'oiseau sacré qu'elles redoutent ; ainsi çà et là les Troyennes poussaient de grands gémissements, les unes s'éveillaient dans leurs lits, les autres, sautant à terre, insoucieuses de leur coiffure, errant au hasard, couvertes seulement de leurs tuniques ; d'autres même ne pouvaient prendre ce léger vêtement, ni couvrir leurs corps du péplum épais ; mais, tremblantes devant l'ennemi furieux, elles voilaient leur nudité, de leurs mains, les malheureuses ! d'autres, avec des pleurs, arrachaient leurs cheveux de leurs têtes et frappaient leurs poitrines de leurs mains ; d'autres soutenaient le combat contre les ennemis et, oubliant la peur, se montraient prêtes à secourir leurs maris et leurs fils qui mouraient, car la nécessité leur avait inspiré une grande audace. Leurs plaintes éveillaient les petits enfants, dont l'esprit ne connaissait pas encore le malheur ; les uns près des autres, ils exhalaient le dernier souffle, et ils roulaient par terre, voyant la mort au milieu de leurs rêves ! Partout les Parques funestes se réjouissaient cruellement du carnage. Comme des porcs qu'un roi opulent fait égorger dans sa maison quand il prépare à son peuple un splendide festin, ainsi les Troyens étaient égorgés en grand nombre, le vin se mêlait dans les coupes au sang dégouttant ; et il n'était pas un soldat dont le glaive cruel ne fût rassasié de meurtres, même s'il était lâche dans la mêlée. Les Troyens donc périssaient comme des brebis déchirées par les chacals et les loups ; à l'heure où la chaleur du soleil alourdit le jour, elles se sont réfugiées pêle-mêle dans un bois ombragé, tandis que le berger porte le lait dans sa maison ; les animaux cruels emplissent leurs ventres dévorants ; ils attaquent leur proie au hasard, boivent le sang noir, et sans hâte égorgent tout le troupeau, laissant au berger malheureux les tristes reliefs de leur festin ; ainsi les Danaens, dans la ville de Priam, tuant l'un après l'autre leurs ennemis, s'élançaient à ce dernier combat ; aucun des Troyens n'était sans blessure ; leurs membres étaient ruisselants et souillés de leur propre sang.

Cependant la lutte n'était pas sans péril pour les Argiens ; les uns mouraient frappés d'une coupe, les autres d'une table, d'autres de tisons arrachés aux foyers encore brûlants, d'autres de broches sur lesquelles restaient encore les entrailles chaudes des porcs égorgés au milieu des ardeurs du brillant Héphestos ; d'autres, frappés par les haches et les piques aiguës, rendaient le dernier souffle dans les flots de leur sang ; d'autres perdaient les doigts de leurs mains en les portant à leurs épées pour se défendre de la mort ; maint autre brisa la tête et le crâne d'un ennemi en lui jetant une pierre dans la mêlée. Mais les Danaens, comme des bêtes sauvages blessées dans l'étable d'un berger, s'élançaient avec ardeur, pleins de colère dans la nuit sombre ; et, animés de l'esprit d'Arès, ils combattaient autour du palais de Priam, s'excitant l'un l'autre. Là périrent beaucoup d'entre eux : car tous ceux des Troyens qui le pouvaient saisissaient dans leurs maisons l'épée ou la longue lance et tuaient leurs ennemis, tout alourdis qu'ils fussent par l'effet du vin.

Tout à coup, de grands feux étincelèrent dans la ville, car beaucoup d'Achéens portaient des torches dans leurs mains pour distinguer dans la mêlée leurs ennemis et leurs amis. Le fils de Tydée alors rencontra le vaillant Corébos, fils de l'illustre Mygdon ; il le frappa d'un coup de lance au travers de la poitrine, à l'endroit où passent rapidement les mets et la boisson ; la mort sombre pénétra avec le fer ; Corébos tomba au milieu d'un sang noir sur l'amas des cadavres. L'insensé ! il ne jouit pas de l'hymen qui l'avait attiré à Troie et pour lequel il avait promis de chasser les Achéens. Les dieux n'exaucèrent pas ses désirs ; et les Destins lui envoyèrent la mort. A côté de lui périt Eurydamas, qui accourait à son secours, Eurydamas, gendre belliqueux d'Anténor, qui brillait parmi les Troyens par la sagesse de son esprit. Diomède attaque ensuite Ilionée, pasteur des peuples ; il tire contre lui son épée cruelle ; les membres du vieillard étaient chargés du poids des ans ; et, tout tremblant, d'une main il saisissait son épée, de l'autre il pressait les genoux du terrible héros ; celui-ci, quoique avide de meurtre, suspendit son épée, soit qu'il eût pitié, soit qu'un dieu l'en avertit, afin que le vieillard pût supplier son ennemi rapide et vaillant ; Ilionée criait donc avec angoisse, car la peur avait saisi son âme :

« Je t'implore en suppliant, qui que tu sois parmi les Argiens courageux ! retiens ton bras contre un vieillard ! oublie ta colère homicide. Il est glorieux pour un guerrier de tuer un ennemi jeune et fort ; mais, si tu immoles un vieillard, quel honneur récompensera ton courage ? tourne ton bras contre les jeunes gens, si tu veux arriver toi-même à la vieillesse ».

Le fils du vaillant Tydée lui répondit :

« Vieillard, j'espère parvenir à une heureuse vieillesse ; mais, tant que j'aurai la force, je ne laisserai pas subsister un de mes ennemis ; je les enverrai tous chez Adès ; un homme courageux est toujours à craindre ».

En parlant ainsi, le guerrier terrible enfonça son épée homicide dans la gorge d'Ilionée ; c'est l'endroit où la mort frappe le plus vite les hommes et où coulent les sources du sang. Aussitôt la triste agonie le jeta aux pieds du fils de Tydée. Celui-ci, marchant contre les guerriers, s'élance dans la ville, enivré de sa force ; il tue le noble Abas, puis renverse d'un coup de sa longue lance le fils de Périmneste, l'illustre Eurycoon. Ajax de son côté tue Amphimédon, Agamemnon Damastoride, Idoménée, Mimas, Mégès, Déiopite ; le fils d'Achille, avec sa lance infatigable, tue le divin Pammon, Polite qui l'affronte, enfin Tésiphonos, tous trois fils de Priam, ensuite le noble Agénor, qui se présente à lui, et vingt autres guerriers ; ceux qu'il blessait mouraient aussitôt ; car, doué de la force de son père, il abattait tous ceux qu'il rencontrait. Enfin, le cœur plein de rage, il aperçut le roi d'Ilion près de l'autel de Zeus Hercéos. Et le roi, en le voyant, le reconnut ; mais il ne s'enfuit pas, car il désirait perdre la vie après ses fils ; il lui adressa donc la parole, afin de mourir :

« Fils impétueux du vaillant Achille, tue-moi ! n'aie pas pitié de ma misère ! après avoir souffert tant de malheurs, je ne désire plus voir la lumière du soleil éternel ; je veux périr avec mes enfants et perdre à jamais le souvenir de mes douleurs et de cette guerre funeste. Ah ! plût aux dieux que ton père m'eût tué avant de voir Ilion en flammes, alors que je lui portais la rançon d'Hector immolé, car ton père me l'a tué ! ainsi l'avaient décidé les Destins ! assouvis maintenant ta colère dans mon sang, pour que j'oublie tous mes maux ! »

Il parlait ainsi, et le vaillant fils d'Achille lui répondit :

« Vieillard, ta prière s'accorde avec mon désir : je ne te laisserai pas vivant, car tu es mon ennemi. Tu ne jouiras pas de cette lumière qui est le bien le plus cher aux mortels ».

En parlant ainsi, il trancha la tête blanche du vieillard, aussi facilement qu'un moissonneur coupe la tige du blé mûr au temps chaud de l'été. La tête de Priam roula longtemps avec un gémissement plaintif sur la terre, loin des autres membres qui donnent à l'homme le mouvement ; et le roi gisait dans le sang noir parmi les cadavres de ses guerriers. Ainsi périt ce prince, illustre par son opulence, sa naissance divine et ses nombreux enfants : la gloire des hommes ne dure pas longtemps ; le malheur les accable tout à coup. Ainsi le destin fit périr Priam, et il oublia tous ses maux.

Pendant ce temps, les Danaens du haut d'une tour précipitaient Astyanax et lui ôtaient la vie en l'arrachant des bras de sa mère : car ils étaient irrités contre Hector, qui, de son vivant, leur avait fait tant de mal. C'est pourquoi ils détestaient son fils et le jetèrent d'une muraille élevée, bégayant encore, encore ignorant des combats guerriers. Ainsi des loups, en quête de nourriture, poursuivent un veau dans les montagnes sur une roche exposée aux vents loin du pis fécond de sa mère ; celle-ci, gémissante, court çà et là pour le chercher ; mais un nouveau malheur fond sur elle, quand les lions la saisissent à son tour : ainsi Andromaque pleurait son fils ; mais bientôt les guerriers ennemis l'emmenèrent avec les autres femmes captives, tandis qu'elle gémissait tristement. La belle et noble fille d'Eétion, au souvenir de la mort cruelle de son fils, de son mari et de son père, eût désiré mourir ; car pour les rois il vaut mieux périr à la guerre que servir des sujets. Elle poussait des cris plaintifs, et elle disait, le cœur plein d'une douleur cruelle :

« Allez, Argiens ! jetez aussi mon corps du haut de ce mur funeste ! du haut de ces rochers ! dans ces flammes brûlantes ! Des maux sans nombre m'accablent. Le fils de Pélée a tué dans la sainte ville de Thèbes mon père vénérable et à Troie mon illustre époux, qui était tout pour moi ! Il était la joie de mon cœur ! Il m'avait laissé dans ma maison un petit enfant qui était mon orgueil et mon espérance ; un destin cruel et injuste m'a déçue. Ayez pitié de ma douleur et ôtez-moi promptement cette vie misérable ; ne me conduisez pas dans vos demeures avec les autres captives. Il ne me plaît plus de demeurer parmi les hommes, puisqu'un sort funeste m'a enlevé mes protecteurs et que je vis dans les larmes, seul reste de ma famille, condamnée à la douleur ».

Elle parlait ainsi, désireuse de disparaître sous la terre : car il n'est pas beau de vivre quand la gloire s'est changée en opprobre. Il est dur d'être méprisé ! Mais les Danaens l'emmenaient de force, la réservant au triste sort des esclaves.

Çà et là dans les maisons les guerriers perdaient la vie ; et parmi eux s'élevaient des cris lamentables. Seule la maison d'Anténor fut préservée ; car les Argiens se rappelèrent son hospitalité bienveillante ; il avait reçu chez lui et sauvé le divin Ménélas venu à Troie avec Ulysse ; aussi, pleins de reconnaissance, les fils illustres des Argiens lui laissèrent sa vie et tous ses biens ; car ils respectaient Thémis qui voit tout et le guerrier qui fut leur ami.

Alors le noble fils de l'irréprochable Anchise, après avoir dans la ville du divin Priam soutenu bien des combats par sa force et son courage, après avoir ôté la vie à beaucoup de guerriers, voyant enfin par les mains cruelles des ennemis la ville embrasée, les peuples massacrés, les richesses pillées, les femmes enlevées avec les enfants, perdit l'espoir de sauver sa patrie, et il se résolut à fuir le désastre. Ainsi, sur la mer profonde, un pilote habile évite longtemps le vent et les flots qui se dressent de toutes parts ; mais sous l'effort de la tempête sa main et son cœur faiblissent ; son navire sombre au milieu des vagues ; alors il abandonne le gouvernail, descend dans une barque et oublie son beau vaisseau : ainsi le noble fils de l'irréprochable Anchise, laissant aux ennemis la ville dévorée par les flammes, emmenait à la hâte son fils et son père, l'un que de son bras puissant il avait chargé sur ses larges épaules, car il était accablé par la triste vieillesse, l'autre qu'il tenait par sa petite main et qui précipitait ses pas à ses côtés ; effrayé des rudes travaux de la guerre homicide, et tremblant devant la loi du destin, le tendre enfant se suspendait aux flancs de son père, et ses pleurs coulaient sur ses joues roses. Et le père d'un pas rapide franchissait les cadavres, ou, trompé par les ténèbres, les foulait malgré lui. Cypris guidait sa course, arrachant à la mort son petit-fils, son fils et son époux : c'est pourquoi, sous les pas d'Enée, le feu livrait passage, les flammes du cruel Héphestos s'écartaient, les flèches, les javelots que les Achéens lançaient contre lui dans la bataille douloureuse tombaient inutilement sur la terre. Et Calchas criait d'une voix forte, arrêtant le peuple :

« Cessez de lancer contre le vaillant Enée les javelots, les flèches homicides ; c'est la volonté des dieux et du destin que, près du Tibre aux larges flots, ce héros parti du Xanthe élève une ville sainte admirée de la postérité ; reine des nations, elle étendra ses limites de l'orient à l'occident. Enée lui-même sera admis par les immortels, car il est le fils d'Aphrodite aux cheveux d'or. Gardons-nous de toucher à ce sage guerrier, qui, sacrifiant l'argent, la richesse et tout ce qui est utile sur la terre étrangère, a préféré sauver son père et son fils ! La même nuit nous a montré ce fils dévoué noblement à son vieux père, et ce père sans reproche devant son fils ».

Il parla ainsi ; ils obéirent et respectèrent le héros comme un dieu ; il quitta hâtivement la ville, allant où le portaient ses pas. Les Argiens continuèrent de dévaster la ville opulente.

Alors Ménélas de son épée homicide tua Déiphobe, qu'il trouva ivre encore dans le lit d'Hélène, l'infortuné ! et elle s'était cachée précipitamment dans la maison ; Ménélas, couvert de sang, se réjouissait de sa vengeance et s'écriait :

« Chien! je t'ai donné la mort cruelle aujourd'hui, et la divine aurore ne te verra pas vivant parmi les Troyens, quoique tu te vantes d'être le gendre de Zeus tonnant. La sombre mort t'a saisi dans le lit de ma femme, tué misérablement. Plût aux dieux que, rencontrant le perfide Alexandre dans la mêlée, j'eusse pu arracher son âme de son corps ; ma colère serait adoucie ; mais il a déjà vu les ténèbres souterraines, et il a été justement puni de son crime ; quant à toi, ma femme ne t'a guère rendu heureux ! les coupables ne peuvent jamais éviter la sainte Thémis ; nuit et jour elle a les yeux fixés sur eux, et toujours elle vole à leurs côtés, punissant avec Zeus les crimes qu'ils ont commis ».

Ayant ainsi parlé, il préparait à ses ennemis un sort terrible ; son cœur bondissait dans sa poitrine, plein de colère et de jalousie; dans son âme intrépide il méditait la mort de tous les Troyens ; la déesse Justice exauça son désir. Car ils avaient provoqué les Danaens et commis un crime sur la personne d'Hélène ; ils avaient violé tous les droits, quand leur esprit coupable avait oublié le sang des sacrifices et les serments jurés devant les dieux. Aussi les Erinnyes avaient-elles amassé contre eux tous les malheurs; ils avaient péri tous devant leurs murailles ou dans leur ville, au milieu des joies du festin, parmi leurs femmes, à la belle chevelure.

Enfin Ménélas dans les profondeurs de la maison trouva sa femme, qui craignait les reproches de son mari irrité : en la voyant, il se précipita pour la tuer, car il était transporté de jalousie ; mais l'aimable Aphrodite adoucit sa colère, fit tomber son épée de ses mains et arrêta ses pas ; elle calma sa jalousie et fit naître dans son cœur et dans ses yeux la douce flamme de l'amour ; un trouble soudain l'envahit, il n'osa plus en voyant cette beauté charmante lever son épée sur sa tête ; il restait immobile, comme, sur une montagne ombreuse, un arbre desséché que les souffles rapides de Borée ne peuvent ébranler dans leur élan, ni ceux du Notos ; ainsi il demeura longtemps sans mouvement, et sa force était brisée à la vue d'Hélène. Aussitôt il oublia tout ce qu'elle avait fait au mépris de la loi d'hyménée ; car la déesse Cypris effaçait tout, elle qui subjugue l'esprit des dieux et des mortels.

Cependant il leva encore une fois son glaive aigu contre elle, mais par feinte et pour en imposer aux Achéens. Son frère l'arrêta, agréable contrainte ! il lui parla doucement ; car il craignait de perdre en ce jour le fruit de tant d'efforts.

« Cesse, Ménélas, cesse de t'irriter ! il ne convient pas de tuer ta femme légitime, pour laquelle nous avons soutenu tant de misères et médité la ruine de Priam. Hélène n'est pas, comme tu le penses, coupable envers toi. C'est Pâris qui a méprisé Zeus hospitalier et la table où tu l'avais reçu ; aussi un dieu l'a puni d'une mort douloureuse ».

Il parla ainsi ; Ménélas lui obéit aussitôt. Les dieux cachés dans des nuages sombres pleuraient la noble ville de Troie, excepté la blonde Tritonis et Héra, qui se réjouissaient jusqu'au fond du cœur, en voyant tomber dans la poussière l'illustre cité du divin Priam. Cependant la sage Tritogénie elle-même ne put se défendre de pleurer ; dans son temple, le fils vaillant d'Oïlée osa déshonorer Cassandre ; il avait le cœur et l'esprit perdus ! Et la déesse plus tard l'accabla de maux et le punit de son crime, crime qu'elle n'avait point vu, car la pudeur et la colère agitaient son coeur ! elle détournait les yeux sur la voûte du temple, sa divine image frémissait, et le sol du sanctuaire tremblait, mais le guerrier consomma son crime, car Cypris avait égaré son esprit.

Partout les maisons s'écroulaient, une poussière brûlante se mêlait à la fumée ; un bruit affreux s'élevait ; la maison d'Antimaque brûlait, avec la citadelle de Pergame, le temple d'Apollon, celui de Tritonis, celui de Zeus Hercéen, et les chambres jadis fortunées des fils de Priam. Toute la ville était réduite en cendres. Parmi les Troyens, les uns étaient égorgés par les fils des Argiens ; les autres étouffés sous les flammes et les débris de leurs maisons, où ils trouvaient à la fois la mort et le tombeau ; d'autres se percèrent le flanc de leur épée en voyant paraître à leur seuil les flammes et l'ennemi ; d'autres égorgeaient leurs femmes et leurs enfants, puis mouraient, forcés au crime le plus affreux par la triste nécessité. Plus d'un, se croyant loin de l'ennemi, allait hors des flammes chercher des urnes pour éteindre l'incendie ; mais les Argiens le prévenaient et, le frappant de leur lance, lui arrachaient son âme engourdie par le vin : il tombait dans sa maison, et son urne vide se brisait près de lui. D'autres fuyaient à travers leur maison ; des poutres ardentes tombaient sur leurs têtes et leur donnaient la mort. Des femmes avaient pris rapidement la fuite ; puis, en pensant à leurs petits-enfants laissés à la maison dans les berceaux, elles revenaient à la hâte et périssaient près d'eux sous la ruine de leurs toits. Les chiens et les chevaux erraient au hasard dans la ville, fuyant l'ardeur du feu, foulant aux pieds les morts, blessant les vivants pour se frayer un passage ; de grands cris retentissaient dans la ville. Plus d'un guerrier en franchissant les flammes [...] D'autres périssaient dans leurs maisons, et mille morts se dressaient devant les vaincus. La flamme s'élevait dans l'air immense ; une grande lueur voltigeait ; les nations voisines la voyaient jusqu'aux derniers sommets de l'Ida, jusqu'en Thrace, à Samos, à Ténédos entourée par les flots ; et plus d'un matelot sur la mer se disait :

« Les Argiens magnanimes ont accompli une grande œuvre , après avoir enduré bien des peines pour la noble Hélène. Car Troie entière, jadis opulente, est maintenant dévorée par le feu, et aucun dieu n'a porté secours aux citoyens qui l'imploraient. Le destin inexorable domine les actions des hommes ; il glorifie ce qui était humble et obscur, il abaisse ce qui était grand ; sans cesse du bien naît le mal, du mal naît le bien ; notre vie malheureuse est toujours instable ».

Ainsi parlaient-ils sur les flots en regardant la grande lueur. Pendant ce temps, la mort s'étendait sur Troie, et les Argiens s'élançaient pêle-mêle dans la ville comme des vents impétueux qui troublent la mer profonde, lorsque, dans les régions de l'Arcture tempétueux, l'Autel s'élève dans le ciel étoilé et se tourne vers le sombre Auster ; alors beaucoup de navires sont engloutis dans la mer au milieu des vents irrités : ainsi les fils des Achéens dévastaient la noble Ilion ; le feu la dévorait, comme une montagne revêtue de forêts épaisses est mise à nu par un incendie que les vents ont allumé ; les rochers aux longues pentes craquent, et les bêtes sauvages périssent misérablement dans le feu, chassées à droite et à gauche dans la forêt par l'ardeur d'Héphestos ; ainsi les Troyens mouraient dans la ville, et aucun dieu ne les arrachait à la mort ; les Parques les avaient enveloppés de leurs filets, que nul mortel ne peut rompre.

En ce moment, la mère du grand Thésée rencontra dans la ville Démophon et le belliqueux Acamas ; elle les cherchait ; et un dieu marchait devant elle pour la conduire vers eux ; elle errait, fuyant la guerre et l'incendie. Les guerriers, en apercevant parmi l'éclat d'Héphestos sa noble stature, pensèrent d'abord qu'elle était la femme du divin Priam ; ils s'élancèrent donc aussitôt contre elle et s'en emparèrent pour la conduire parmi les Danaens. Mais elle leur dit en poussant de longs gémissements :

« Illustres fils des Argiens belliqueux, ne me traînez pas à vos navires comme une ennemie ; je ne suis pas Troyenne ; je suis du noble sang des Danaens ; Pithée m'enfanta dans Trézène ; le divin Egée m'épousa, et de moi naquit le grand Thésée. Au nom du grand Zeus et de mes chers parents, si vraiment les fils de l'irréprochable Thésée sont venus ici avec les Atrides, conduisez-moi vers eux : ils désirent sans doute me voir ; ils sont de votre âge sans doute. Mon cœur sera soulagé si je les vois vivants et glorieux ».

Elle parla ainsi. En l'écoutant, ils se souvinrent de leur père et des exploits qu'il avait accomplis pour Hélène ; ils se rappelaient comment les fils de Zeus avaient jadis ravagé Aphidna, comment leurs nourrices les avaient dérobés au massacre, encore tout petits, quels maux Ethra avait soufferts sous la loi de l'esclavage, à la fois servante et belle-mère d'Hélène. Ils s'étonnaient et se réjouissaient. Enfin l'illustre Démophon lui dit :

« Les dieux exaucent ton désir si pressant ; tu vois les enfants de ton illustre fils ; c'est nous qui, de nos bras dévoués, te porterons aux navires et te reconduirons joyeusement dans la terre sacrée de la Hellade, où jadis tu régnais ».

À ces mots, la mère du grand Thésée embrassa le jeune homme, en l'entourant de ses mains, et elle baisa ses larges épaules, sa tête, sa poitrine, son menton barbu ; puis elle embrassa Acamas : des larmes de joie coulaient de leurs yeux. Ainsi un homme qui parcourait des pays étrangers passe quelquefois pour mort ; mais, quand ses fils le voient de retour à la maison, ils pleurent de joie ; à son tour, il pleure avec eux en les embrassant dans sa demeure ; la maison retentit du bruit de leurs voix doucement plaintives ainsi leurs douces larmes coulaient sur leurs joues.

On dit qu'alors Laodice, fille de l'opulent Priam, tendit les mains vers l'éther, demandant aux dieux bienheureux d'être engloutie dans le sein de la terre avant de voir sa main condamnée aux travaux de l'esclavage. Un dieu l'entendit et aussitôt entr'ouvrit sous ses pas la terre immense ; celle-ci, par l'ordre du dieu, reçut la belle jeune fille dans ses gouffres profonds, au milieu de la ruine de Troie.

Pour pleurer Troie, Electre, dit-on, se couvrit d'un sombre voile de ténèbres et de nuages ; elle s'éloigna du chœur des Pléiades, ses sœurs ; celles-ci montrent encore dans le ciel leur troupe lumineuse aux yeux des malheureux mortels ; mais Electre se cache toujours, parce que la ville sacrée fondée par son fils Dardanos n'existe plus. Et Zeus lui-même n'avait pu la sauver du haut du ciel, car sa puissance est soumise aux Parques. Telle fut la volonté sage des dieux ou peut-être non. Et les Argiens s'acharnaient contre les Troyens.

L'ODYSSÉE

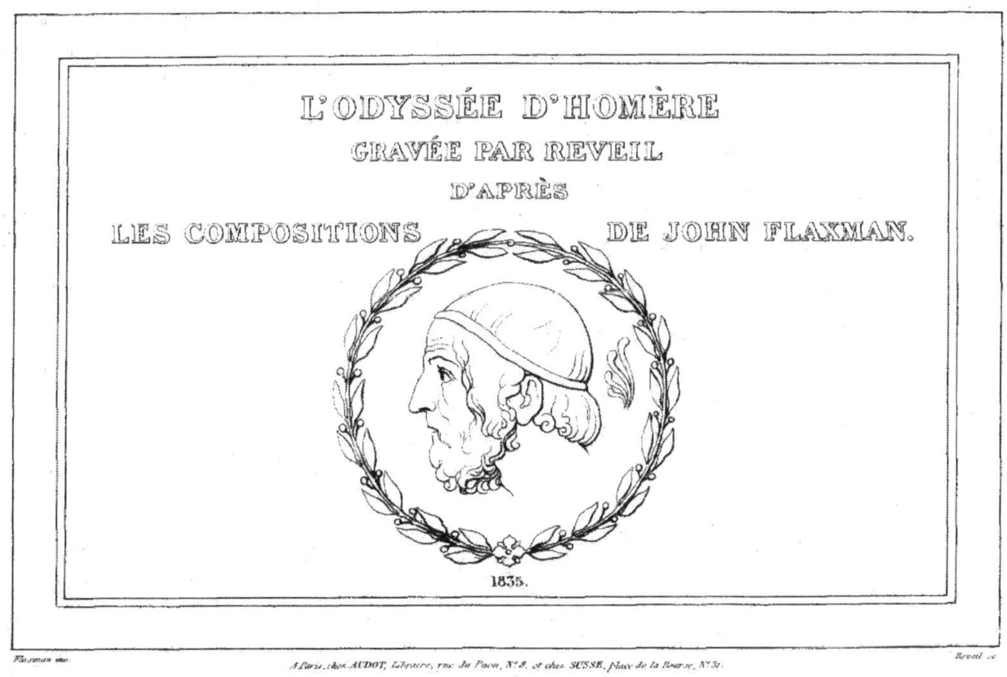
L'ODYSSÉE D'HOMÈRE
GRAVÉE PAR REVEIL
D'APRÈS
LES COMPOSITIONS DE JOHN FLAXMAN.
1835.
Flaxman inv.
A Paris, chez AUDOT, Libraire, rue du Paon, N.° 8, et chez SUSSE, place de la Bourse, N.° 31.
Reveil sc.

21 Le texte homérique.

Selon Victor Bérard, le texte des Poésies, tel que nous le lisons dans la *vulgate*, est comme la résultante des deux efforts opposés qu'y appliquèrent successivement les Critiques d'Alexandrie et les Grammairiens de Pergame.

Les trois Critiques alexandrins étaient des écrivains, qui se piquaient même de poésie, mais, avant tout, des érudits et des bibliographes, pour tout dire : des bibliothécaires ; leur charge principale fut de conserver, l'un après l'autre, de compléter et d'administrer les Bibliothèques royales dont les Ptolémées avaient, à grands frais, doté leur capitale d'Alexandrie.

Ces collectionneurs et gardiens de manuscrits travaillèrent sur les vers homériques avec un triple souci : les réunir, les grouper et les organiser en volumes, qui fussent de rangement et de conservation commodes ; faciliter les renvois au texte dans les *Mémoires* et *Commentaires*, dont ils accompagnaient leurs éditions savantes ; donner enfin aux copistes et libraires du monde nouveau le modèle canonique et complet du Livre, dont faisait usage désormais toute la Méditerranée conquise, colonisée ou exploitée par les Hellènes et leurs disciples.

Grâce aux *papyri*, nous connaissons mieux aujourd'hui les méthodes et l'œuvre des Alexandrins. Nos prédécesseurs n'avaient, pour juger ces Juges, que les lambeaux de leurs *Mémoires* et *Commentaires* dans les notes comprimées, les *scholies* des manuscrits byzantins. Nous voyons mieux comment et pourquoi ces érudits, quand ils admettaient tels ver, ou tel épisode dans l'une ou l'autre des Poésies, ne cachaient ni leurs hésitations, ni même leurs répugnances.

Ils ne s'en rapportaient pas, — comme le croyaient trop volontiers les homérisants du XIXe siècle, — à leur goût personnel, à leurs théories ou préférences littéraires : ils disposaient et usaient de tous les moyens d'enquête, de comparaison, de vérification et de choix. Ils avaient dans leurs Bibliothèques royales toutes les copies ou éditions du Poète, que les Ptolémées, à grands frais, avaient collectionnées dans le monde pan-hellénique et continuaient d'acheter sur toutes les places de fabrication ou de commerce. Or, ils constataient entre ces Homères les divergences les plus grandes. Les éditions de toutes qualités, mais surtout les copies commerciales, — «communes », « vulgaires » ou « démocratiques », disaient-ils, — différaient entre elles moins par le texte que par le nombre des vers et des épisodes : si nous en jugeons par les manuscrits sur *papyrus* récemment retrouvés, la longueur des Poésies et le chiffre de leurs vers pouvaient, aux IVe et IIIe siècles avant notre ère, varier du simple au double, dans l'ensemble, et même au quadruple, dans certaines parties.

Des comparaisons soigneuses amenèrent les Alexandrins à penser qu'au texte primitif, authentique, deux sortes d'additions avaient été faites : des vers, qu'ils appelaient « surnuméraires » ou « superflus », et des vers ou des épisodes adultérins, — « bâtards », disaient-ils.

Les « superflus » étaient des vers authentiquement homériques, mais inutilement ou même sottement répétés en des places où ils n'avaient que faire, quand ils n'y faisaient pas tache ou scandale.

Les « bâtards » étaient des inventions créées de toutes pièces ou faites de pièces et de morceaux; en ces œuvres de faussaires, apparaissaient la marque et, parfois, la date de l'ouvrier : il était des grossièretés de fond et de forme, des fautes de langage et de goût, des inexactitudes historiques, des contradictions, des anachronismes et des imitations ou des postiches, qui se dénonçaient aux yeux les moins avertis J'ai dit que les Alexandrins n'expulsaient de leur texte homérique que ceux des « superflus » et des « bâtards », dont la sottise ou la maladresse était trop choquante et dont l'intrusion ne pouvait pas être niée. Ils conservaient la plupart des autres intrus, même ceux qu'ils jugeaient des plus douteux, des plus indésirables, même ceux que les meilleures des éditions antérieures ne portaient pas.

Ils les condamnaient, néanmoins, et les notaient en marge de signes d'infamie : la « broche » simple, *obel*, dénonçait les bâtards ; la « broche à l'étoile », *obel astérisqué*, dénonçait les superflus ; par contre, l'étoile simple, *astérisque*, confirmait les vers répétés à la place qu'ils occupaient de manière légitime. Les Critiques dans leurs *Mémoires* et *Commentaires* proposaient la « mise de côté », *athétèse*, des uns et des autres ; mais, dans leurs éditions, ils n'allaient que jusqu'à la « mise à la broche », *obélisation*.

Il est probable que, malgré le nombre de leurs condamnations et l'audace de quelques-unes, ce choix critique des Alexandrins se serait imposé à tous les lecteurs éduqués et, par suite, à notre « Vulgate », si les Grammairiens de Pergame n'étaient pas survenus. J'ai dit aussi comment ces successeurs et rivaux d'Alexandrie prirent le contrepied des « Juges », rejetant le plus souvent leurs athétèses, conservant, rétablissant toutes les additions des siècles antérieurs, admettant celles du temps présent et aboutissant à ce conservatisme déraisonnable, dont Macrobe nous a donné la formule, en énumérant les opérations que la sagesse populaire, — disait-il, — jugeait impossibles : « arracher à Zeus sa foudre, à Hercule sa massue, et l'un de ses vers à Homère ». Cette mode des« Jeunes » régnait déjà au premier siècle avant notre ère, au temps de Strabon et de Virgile : les citations homériques de Strabon nous le montrent lecteur fidèle d'éditions « plus complètes » que notre Vulgate, et Virgile imite, en le tenant pour authentique, tel passage de l'*Odyssée* (XI, vers 38-43), que les « Vieux » avaient condamné, *athétisé*, et que certains de nos manuscrits notent encore de la broche, « obélisent ».

Dès le temps d'Aratus (272-213 *avant notre ère*), le meilleur texte des Poésies, —au gré de Timon le philosophe, —était celui qui avait le moins subi de « redressement », de *diorthose* (*diorthose*, dans la langue des homérisants, étant devenu presque synonyme d'élagage).

Dans les *Histoires* de Lucien (II 20), c'est Homère lui-même qui, interrogé aux Enfers, condamne les athétèses de Zénodote, d'Aristarque et des autres et déclare que les vers condamnés par eux sont, tous, de sa propre main :

« Deux ou trois jours s'étaient à peine écoulés, que, rencontrant le poète Homère, et nous trouvant tous les deux de loisir, je lui demandai, entre autres choses, d'où il était, disant que c'était encore chez nous un grand objet de discussion. Il me répondit qu'il savait bien que les uns le croyaient de Chios, les autres de Smyrne, un grand nombre de Colophon ; mais que cependant il était babylonien, et que, chez ses concitoyens, il ne se nommait pas Homère, mais Tigrane, qu'ayant été envoyé en otage chez les Grecs, il avait alors changé de nom. Je lui fis quelques questions relatives aux vers retranchés de ses poèmes, s'il les avait réellement écrits. Il me répondit que tous étaient de lui. Je ne pus alors m'empêcher de blâmer les mauvaises plaisanteries des grammairiens Zénodote et Aristarque. Après qu'il eut satisfait ma curiosité sur ce point, je lui demandai pourquoi il avait commencé son poème par *Ménin*, colère ; il me répondit que cela lui était venu à l'esprit, sans qu'il y songeât. Je désirais aussi vivement savoir s'il avait composé l'Odyssée avant l'Iliade, comme beaucoup le prétendent. Il me dit que non. Quant à savoir s'il était aveugle, ainsi qu'on l'assure, je n'eus pas besoin de m'en enquérir : il avait les yeux parfaitement ouverts, et je pus m'en convaincre par moi-même. Souvent, en effet, je venais converser avec lui, quand je le voyais inoccupé ; je l'abordais, je lui faisais une question et il s'empressait d'y répondre, surtout depuis le procès qu'il avait gagné sur Thersite. Celui-ci lui avait intenté une accusation pour injures, parce qu'il s'était moqué de lui dans son poème ; mais Homère fut absous, défendu par Ulysse. »

A qui devons-nous entendre, des Critiques ou des Grammairiens, pour reconstituer le texte primitif ?... Depuis la découverte des *papyri* homériques, l'hésitation semble difficile : il peut sembler aventureux, mais il n'est pas paradoxal de dire que nous sommes mieux outillés que les Anciens pour le contrôle des « surperfluités » et « bâtardises » qui dénaturent le texte du Poète Nous sommes de meilleurs astronomes que les Chaldéens qui pourtant, avaient de meilleurs yeux et un ciel plus pur que les nôtres, mais n'avaient pas le télescope. L'archéologie et la philologie nous ont munis d'instruments et de méthodes dont ne pouvaient pas disposer les Alexandrins, malgré leurs admirables Bibliothèques.

Pour la commodité de l'exposition, je donnerai le nom d'« insertions » aux vers « superflus », aux répétitions inutiles, et celui d' « interpolations » aux vers et épisodes « bâtards », aux falsifications proprement dites.

*

* *

Personne n'a jamais nié que la répétition, non seulement de formules plus ou moins longues, mais de vers entiers, fût l'un des procédés habituels de la versification homérique et que, pour exprimer les mêmes idées et servir aux mêmes besoins, les mêmes vers, mot pour mot, lettre pour lettre, revinssent à plusieurs reprises dans les passages les plus authentiques. Les hexamètres, qui annoncent ou concluent les discours, ceux qui décrivent soit les repas et sacrifices, soit les arrivées, départs, et armements de bateaux ou de guerriers, etc., fournissent le type le plus commun de ces vers légitimement répétés. Mais dans les 27.803 vers du texte actuel, 1.804 reviennent 4.730 fois et, si l'on compte ceux qui, sans être tout à fait identiques, sont fabriqués de formules semblables, on arrive au total de 9.253 : 5.605 pour l'*Iliade*, 3.648 pour l'*Odyssée*. Plus d'un tiers des deux Poésies serait fait de répétitions.

Quand les premiers éditeurs modernes héritèrent du texte de la *Vulgate* byzantine, ils admirèrent de bonne foi, comme l'une des beautés les plus proprement homériques, ces vers inlassablement, parfois illogiquement, souvent même absurdement répétés : il n'y virent que le fruit précieux de cette « naïveté » du Poète, dont ils révéraient jusqu'aux maladresses.

Leurs successeurs récents auraient volontiers proclamé qu'une répétition homérique est d'autant moins critiquable qu'elle est moins rationnelle, car le radotage leur semblait parfois le propre du Vieillard aveugle, et ils alléguaient les naïvetés toutes pareilles des autres « poésies populaires » : la sobriété et la variété étant de règle, disaient-ils, dans l'« écriture » des lettrés, la répétition et le verbiage sont de style dans la parole chantée du peuple ; or, personne au XIXe siècle ne doutait qu'Homère ignorât la lecture et l'écriture, et la grande majorité des homérisants admettait ou penchait à admettre qu'il n'était qu'une incarnation mythique du vieux peuple achéen, un simple prête-nom de ses chanteurs anonymes.

Nous avons, à notre tour, reçu et pieusement conservé ce texte homérique : nous faisons encore, vers ce milieu du xxe siècle, expliquer à nos élèves clés passages où figurent telles répétitions absurdes ; le mot, comme on va voir sans tarder, n'est pas trop fort, si l'on veut bien comparer entre elles quelques descriptions de repas, ou d'embarquements. Je ne puis donner ici que deux exemples, pris entre plusieurs centaines.

I. — Aux vers 136-149, du chant Ier de l'*Odyssée*, deux repas se succèdent dans le manoir d'Ithaque : au repas de Télémaque et de la déesse Athéna, qui a pris les traits de Mentès, roi des Taphiens (vers 136-143),

Vint une chambrière, qui, portant une aiguière en or et du plus beau, leur donnait à laver sur un bassin d'argent et dressait devant eux une table polie. Vint la digne intendante : elle apportait le pain et e mit devant eux. Puis le maître-tranchant, portant haut ses plateaux de viandes assorties, les présenta et leur donna des coupes d'or. Un héraut s'empressait pour leur verser à boire...

Vers 140 : et leur fit les honneurs de toutes ses réserves.

succède le repas des prétendants (vers 144-149) :

On vit alors entrer les fougueux prétendants : en ligne, ils prenaient place aux sièges et fauteuils ; les hérauts leur donnaient à laver sur les mains ; les femmes entassaient le pain dans les corbeilles ; puis vers les parts de choix préparées et servies, chacun tendait les mains.

Vers 148 : la jeunesse remplit jusqu'au bord les cratères.

La seule étude des manuscrits byzantins aurait dû mettre en garde nos prédécesseurs. Ce n'est pas, en effet, sur les papyri seulement, c'est aussi sur les parchemins que le nombre des vers varie souvent et notablement : ici, tels de nos manuscrits nous ont transmis le texte entier de la *Vulgate* et, en phis, des répétitions qu'elle ne comporte pas ; tels autres font disparaître de ce texte des répétitions qu'il comporte.

Si je mets hors de ma traduction, en note, les deux vers 140 et 148, c'est qu'ils sont des répétitions fautives, fâcheuses, des « insertions » évidentes. Certains de nos meilleurs manuscrits omettent 139 ; Suidas omet 140 ; un grand nombre des autres omettent 148 ; d'autres ajoutent un vers supplémentaire 148[a], qui n'est que la répétition du vers 340 au chant III ; d'autres enfin, brouillant l'ordre traditionnel, écrivent le vers 148 avant 147 ou 148 avant 148[a] et 147, ou 149 avant 148.

Or, pour 140, une comparaison avec le chant XV (76-77, 93-94 et 135-139) montre le « déplacé » de ce vers.

Au chant XV, Télémaque demande à Ménélas de partir tout aussitôt, dès le matin, avant le grand repas du jour, pour lequel rien n'est encore préparé : n'ayant pas fait le sacrifice quotidien, qui en est le préambule nécessaire, on n'a pas abattu la bête qui doit fournir au rôti... Ménélas consent au départ ; mais il ne veut pas que ses hôtes s'en aillent à jeun : un repas improvisé leur sera servi par les femmes qui ont dans leurs réserves de quoi préparer un *en-cas*. On fait ainsi. Les femmes préparent un repas « tiré» de leurs réserves », pendant que Ménélas et Hélène apportent à Télémaque leurs présents d'adieu.

Les expressions homériques définissent avec précision ces « réserves », que l'on garde à l'intérieur du logis, en quelque office surveillé par l'intendante : ce sont reliefs des repas précédents, mets froids, « conservés à l'intérieur » et qui n'ont plus à être cuits « à l'extérieur», dans quelque dépendance du « haut logis «.S'il fallait un surcroît de netteté, nous l'aurions au chant VII (159-173) : Ulysse est entré chez Alkinoos ; il s'est assis au foyer ; il a parlé ; le vieil Échénéos a demandé que l'on accueillît cet hôte et que, le repas étant fini, l'intendante lui servît un *en-cas*, « tiré de ses réserves ». Alkinoos acquiesce et donne les ordres ; l'*en-cas* est servi.

Voilà donc le repas de fortune ou, si l'on veut, d'occasion. Mais en notre chant I, il ne s'agit aucunement d'un tel repas : Athéna-Mentès est arrivée après le sacrifice, à l'heure où l'on se met à table ; Télémaque l'a fait asseoir au même festin que les prétendants, mais loin d'eux ; tout était préparé ce matin-là (vers 110-112) pour le grand repas quotidien, dans lequel n'ont à figurer ni les mets de la réserve, ni, par suite, le vers 140. Aristarque l'athétisait.

Quant à notre vers 148 du chant I, il figure ici en dépit de sa signification homérique et rituelle : il fait « inconvenance », comme disaient les Alexandrins. C'est à la fin des repas, — non pas au début, — c'est pour l'offrande aux dieux, — non pour la soif des humains, — que le « couronnement des cratères » prend place : au chant XXI de l'*Odyssée* (vers 270-272), la cérémonie n'a lieu qu'après une journée de festin, quand les prétendants songent à quitter le manoir d'Ulysse ; dans l'*Iliade* au chant IX (vers 174-176), c'est quand les chefs des Achéens se séparent, et au chant I (vers 470-471), à une autre fin de repas. Un contraste grammatical dans le groupe de nos vers 145-149 peut nous éclairer : le verbe de 148 est à l'aoriste, au milieu de verbes à l'imparfait.

II. — A la fin du chant XV de notre *Odyssée*, Eumée et Ulysse s'endorment, après s'être conté leurs longues aventures ; mais leur sommeil est court, car voici l'aube (vers 493-495) et déjà, sur la plage du bas, Télémaque et ses compagnons, qui rentrent de leur voyage à Pylos, viennent d'échouer le navire, de le pousser à terre : ils sont à sec ; ils carguent les voiles et démâtent (495-496), puis... se mettent aux rames pour amener à la cale le navire (497) ; ils jettent enfin l'ancre, attachent l'amarre (498), prennent pied sur 'a grève et préparent le repas du matin (499-500) :

Pendant qu'ils échangeaient ces paroles entre eux, prenant sur leur sommeil, puis s'endormaient à peine, l'Aurore était montée sur son trône, et déjà les gens de Télémaque abordaient au rivage, amenaient la voiture et déplantaient le mât, puis sur la grève, où l'équipage descendit, le repas s'apprêta.

Vers 497-498 : en vitesse ; on se met aux rames vers la cale ; on jette l'ancre et l'on attache les amarres.

Comment expliquer qu'un navire, une fois mis *à sec*, puisse être poussé *à la rame* vers la cale ? Nos deux vers 497- 498 sont des copies sans changement de l'*Iliade* (chant I, vers 435-436). Mais, dans L'*Iliade*, le navire n'est pas échoué ; il est encore en eau profonde.

Tout au long de L'*Odyssée* et de L'*Iliade*, on pourrait alléguer cinquante et soixante insertions de mêmes sottises on de mêmes bavardages, également réparties sur tous les épisodes et tous les chants. La comparaison complète entre toutes les descriptions homériques de repas, d'embarquements ou de débarquements impose les conclusions suivantes :

1° Il parait certain que, pour allonger, préciser ou embellir les descriptions des Poésies, des vers authentiquement homériques furent inutilement répétés, surnumérairement « insérés » par les récitants ou les copistes, en des endroits où ils n'avaient que faire.

2° Il semble difficile de dater la plupart de ces insertions. En nombre de cas néanmoins, un indice chronologique peut nous être donné par l'absence ou la présence de ces insertions dans tout ou partie de nos manuscrits antiques. En nombre de cas aussi, ces insertions figuraient déjà dans les éditions antérieures aux Alexandrins, qui les déclaraient scandaleuses.

3° La plupart de ces insertions semblent être venues s'ajouter au texte de la même façon : la terminaison semblable de deux vers authentiques amena derrière l'un d'eux la suite de l'autre, en des endroits où cette suite n'était ni nécessaire, ni utile, ni même logiquement ou grammaticalement acceptable.

L'insertion semble donc être, avant tout, un méfait de la mémoire. A ce titre, il pourrait sembler qu'elle fut avant tout une œuvre de récitant professionnel, de *rhapsode*.

Entraîné par la pente de la récitation, le débit du *rhapsode* était une sorte de torrent fougueux, gonflé des vingt-cinq ou trente mille vers, qu'il fallait savoir pour exercer la profession. Ces vers formaient entre eux des chaînes liquides dont un premier élément entraînait toujours derrière lui la même séquence.

Mais ces méfaits de la réminiscence nous apparaîtraient peut-être aussi grands dans l'histoire de l'édition antique, si nous connaissions mieux les détails techniques de cette histoire. Homère fut durant vingt siècles l'auteur le plus lu, le livre de classe le plus répandu sur toute la surface du monde gréco-latin : pour le recopier en des milliers et milliers d'exemplaires, il dut exister des ateliers, où des mercenaires, le plus souvent des esclaves ou des affranchis, fabriquaient « en série » *Iliades* et *Odyssées* ; un lecteur ou un récitant y dictait à haute voix le texte que copiait une équipe ; telles fautes, que nous rencontrons dans nos manuscrits, ne peuvent pas s'expliquer autrement.

Est-il invraisemblable que scribes et lecteur, spécialisés en cette fabrication et passant toutes les heures de leur vie à ce travail unique, aient eu bientôt la mémoire aussi farcie d'Homère que celle des *rhapsodes* ? Parfois, souvent, devaient se dérouler dans leur dictée ou dans leur copie les mêmes séquences involontaires que dans la récitation publique.

Les *rhapsodes* étaient les plus sottes gens du monde, nous dit Xénophon dans le *Banquet* (III6). Autant que nous pouvons connaître les éditeurs athéniens et préalexandrins d'Homère, c'est le dernier des reproches que l'on doive songer à leur faire : ils semblent avoir exercé, jusqu'aux limites permises, et même au-delà, leur double métier de *diorthontes* (correcteurs de textes) et de *bibliopoles* (vendeurs de livres) ; leur finesse d'interprétateurs égalait leur adresse de commerçants... Les habiletés et profits du métier les ont-ils incités aux « extensions » qui grossissaient le volume et en augmentaient le prix, selon le chiffre de vers inscrit à la fin de chaque chant ?

Il arrivait aux copistes d'alors, comme à ceux d'aujourd'hui, d'oublier ou de négliger une ligne, un couplet ; les seules copies soigneusement revues n'avaient jamais de ces manques. On pouvait donc mettre au compte et a la louange d'une copie nouvelle la présence de vers que les autres Homères ne portaient pas en cet endroit, mais qu'ils portaient en d'autres et qui, donc, n'en étaient pas moins, dans l'ensemble et dans tous les mots, authentiquement homériques : la seule négligence ou erreur des scribes, — disait-on, — les avait fait oublier dans les autres éditions.

Quand la mode de Pergame l'emporta sur la critique d'Alexandrie, le public devint, sans doute, de plus en plus soucieux de n'acheter que des Homères complets, non élagués ni mutilés. « Ne pas enlever un seul vers au Poète » ; avoir des copies « que n'eût raccourcies aucune diorthose » : le libraire-éditeur dut considérer cette double règle comme la première condition du succès commercial; l'Homère complet, — voire complété, « revu et augmenté », — « se vendait » ; copiste et libraire faisaient leurs affaires, si, au bout de leurs chants homériques, ils pouvaient inscrire le plus beau total de vers « légitimes ».

Je ne doute pas que, dès le temps des éditeurs ou copistes athéniens, aux v® et iv® siècles avant notre ère, un très grand nombre de nos insertions n'aient eu cette origine industrielle : le profit immédiat, le gain sonnant a toujours été l'un des plus puissants moteurs de la vie hellénique. Avant comme après les Alexandrins, les préférences et les exigences du gros public durent faire foisonner le texte homérique dans les éditions « communes », « populaires », « vulgaires », qui revivent en nombre de nos *papyri*.

Les Alexandrins et leurs successeurs avaient sous les yeux une édition de l'*Iliade* qu'ils appelaient couramment la *Polystique*, la *Plurale*, de même qu'ils en appelaient d'autres les *Urbaines*, les *Vieilles*, la *Cyclique*, la *Marseillaise*, etc. De quand datait, de qui était cette *Iliade* «plurale » ? Eustathe nous raconte comment un certain Timolaos de Larissa avait doublé, vers par vers, tout le poème, en ajoutant un hexamètre de son cru derrière chaque vers homérique. Un autre versificateur avait mieux fait encore : il avait récrit toute l'*Iliade*, non pas en rondeaux, mais en distiques, en ajoutant un pentamètre de sa main derrière chaque hexamètre du Poète.

Les Anciens ne nous parlent pas d'une *Odyssée* « polystique ». Néanmoins, certains passages de notre *Vulgate* semblent garder la trace d'entreprises toutes semblables au poème de Timolaos. Le plus bel exemple nous serait fourni par les questions d'Alkinoos à la fin du chant VIII et la réponse d'Ulysse au début du chant IX.

La seule longueur de cet interrogatoire met le lecteur en défiance. Les condamnations alexandrines et les apologies pergaméennes augmentent encore cette inquiétude. Mais la puérilité ou la sottise de certains vers est le meilleur des indices. Sur les 45 derniers vers du chant VIII, il en est 34 qui sont d'une « bâtardise » certaine ; c'est comme une alternance devers authentiques et d'insertions ou d'interpolations. Alkinoos prend la parole :

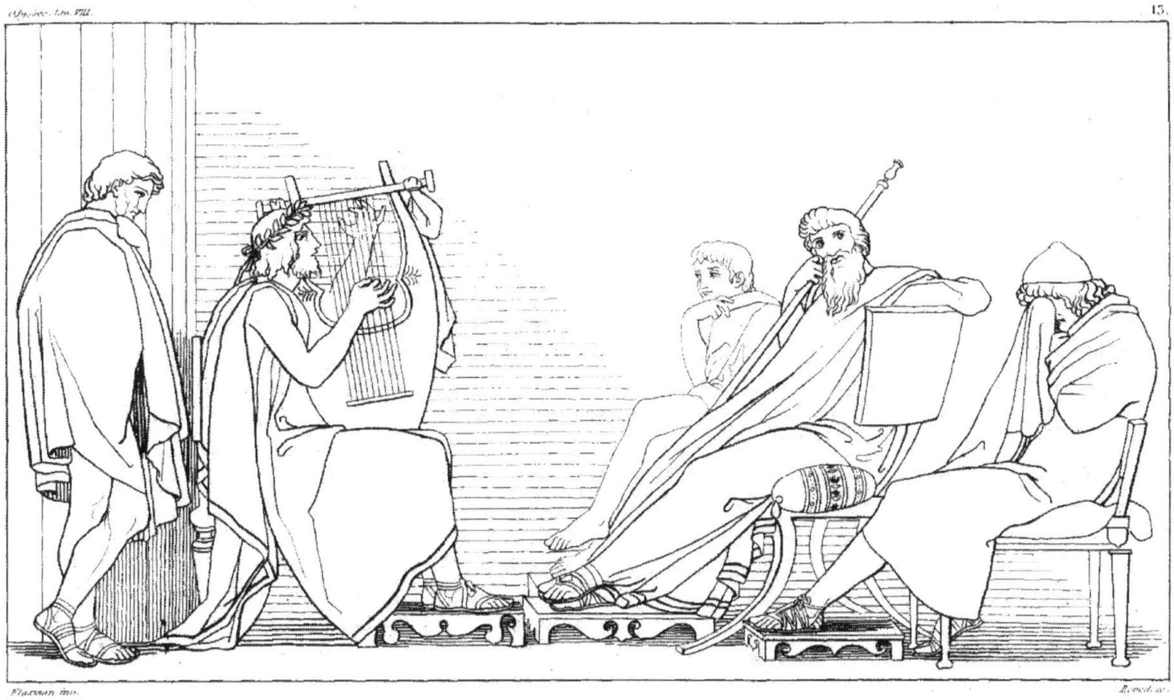

Ulysse s'attendrit au récit du siège de Troye, que chante l'aveugle Démodocus.

I. *Début authentique* :

Doges et conseillera de Phéacie, deux mots. C'est assez pour l'aède ! laisse, ô Démodocos, la cithare au chant clair ! Car peut-être ces chants ne plaisent pas à tous. Je vois qu'en ce repas, les sanglots de douleur n'ont pas quitté notre hôte, depuis que s'est levé notre aède divin : il faut qu'un grand chagrin ait envahi son âme ! Donc, assez pour l'aède ! inviteur, invités,, je veux la joie de tous : n'est-ce pas mieux ainsi ? Si nous sommes ici, c'est pour fêter notre hôte.

II. *Trois vers bâtards :*

Tout est prêt maintenant, le départ, les cadeaux qu'à l'ami nous offrons : l'hôte et le suppliant ne sont-ils pas des frères, pour peu que l'on conservc au cœur quelque sagesse ?

III. *Trois vers authentiques :*

Mais à ton tour, mon hôte, il faut ne rien cacher : sans feinte, réponds-moi ; rien ne vaut la franchise.

Dis-nous quel est le nom que là-bas te donnaient et ton père et ta mère...

IV. *Quatre vers bâtards :*

et tous ceux de ta ville et de vos alentours ; car Jamais on ne vit qu'un homme fût sans nom ; qu'on soit noble ou vilain, chacun en reçoit un le jour de sa naissance : aux enfants, sitôt nés, c'est le don des parents.

V. *Un vers authentique :*

Dis-nous quelle est ta terre et ton peuple et ta ville...

VI. *Dix-sept vers bâtards ou insérés :*

où devront te porter nos vaisseaux phéaciens qui, doués de raison, voguent sans le pilote et sans le gouvernail qu'ont les autres navires ; ils savent deviner, d'eux-mêmes, les désirs et les pensées des hommes ; connaissant les cités et les grasses campagnes du monde tout entier, ils font leur traversée sui le gouffre des mers, sans craindre ni la moindre avarie ni la perte, dans les brumes et les nuées qui les recouvrent. Mais voici quel avis autrefois me donna Nausithoos, mon père : Poséidon, disait-il, nous en voudrait un jour de notre renommée d'infaillibles passeurs et, lorsque rentrerait de quelque reconduite un solide croiseur du peuple phéacien, le dieu le briserait dans la brume des mers, puis couvrirait le bourg du grand mont qui l'encercle. Ces discours du vieillard en verrons-nous l'effet ? resteront-ils sans suite ? C'est le secret des dieux. Mais, voyons, point par point, sans feinte, conte-moi...

VII. *Un vers authentique :*

les lieux où tu erras, les contrées que tu vis,

VIII. *Trois vers insérés :*

les mœurs des habitants, la beauté de leurs villes ; étaient-ce des sauvages, des bandits sans justice, ou des gens accueillants, qui respectent les dieux ?

IX. *Un vers authentique :*

Dis-moi pourquoi ces pleurs, ce chagrin de ton âme...

X. *Trois vers bâtards :*

en entendant le sort des héros danaens et des gens d'Ilion ?... C'est l'ouvrage des dieux : s'ils ont filé la mort à tant de ces humains, c'est pour fournir des chants aux gens de l'avenir.

XI. *Un vers authentique :*

As-tu sous Ilion perdu quelque allié ?

XII. *Deux vers bâtards :*

un beau-frère, un beau-père ? quelqu'un de ces amis que l'on aime le mieux après son propre sang et sa propre famille ?

XIII. *Un vers authentique :*

ou quelque compagnon loyal et dévoué ?

XIV. *XIV. Deux vers bâtards :*

Un brave compagnon, toujours plein de sagesse, ce n'est pas moins qu'un frère.

Vers par vers, mot par mot, il serait facile de montrer que ces vers étrangers n'ont rien de commun avec la langue et le style homériques. En outre, les uns sont omis par certains de nos manuscrits ; d'autres sont critiqués et « athétisés » par les Anciens, et la plupart sont des plus sottes

« Lapalissades » qu'ait jamais proférées bouche humaine.

Mais calculs, ruses, malfaçons ou pastiches, tout ce travail conscient des faussaires eut moins d'effets peut-être que certaines méprises, dont les scribes de l'antiquité plus récente furent, je crois, les premières victimes : nombre d'insertions sont venues, comme d'elles-mêmes, s'imposer à leurs yeux, plus encore qu'à leur mémoire ; elles étaient dans la marge de leur modèle ; c'est de bonne foi qu'ils les firent passer dans le texte du Poète.

Une édition antique d'Homère était souvent un indiscernable mélange : le texte occupait le centre des pages ; mais tout autour, en haut, en bas, à droite, à gauche, en lignes serrées, en phrases abrégées, se pressait un commentaire, — une collection de scholies, — qui, souvent, envahissait jusqu'aux interlignes du texte, lequel était accompagné parfois d'une « paraphrase », d'une traduction en langage du jour. Tel manuscrit de l'Escurial peut nous offrir le plus beau spécimen de ce fouillis inextricable ; on y trouve :

1° des citations de l'*Iliade* et de L'*Odyssée*, les unes servant à expliquer les mots ou les formules du texte central, ses particularités grammaticales ou syntaxiques, et les autres venant, comme termes de comparaison, illustrer ou compléter le morceau;

2° des emprunts aux *Mémoires* alexandrins ou à ces *Glossaires* athéniens, où les mots difficiles, désuets ou même incompris étaient catalogués» comparés et souvent élucidés par les citations de l'une ou de l'autre Poésie ;

3° des citations épiques, tirées soit des autres poèmes attribués à Homère, — en particulier des *Hymnes*, — soit d'Hésiode ou du *Cycle épique* ;

4° des citations de tous les auteurs qui, de près ou de loin, avaient imité Homère, en particulier des Tragiques et des Comiques ;

5° une traduction, soit en prose, soit en vers, soit sérieuse et exacte, soit parodique ou fantaisiste du texte antique en langue du jour.

Est-il surprenant que le voisinage, puis l'invasion de ces notes marginales et interlinéaires aient introduit dans le texte recopié des mots, des formes, des vers « surnuméraires », dont la présence devrait aujourd'hui nous scandaliser ? et, comme conclusion générale, est-il exagéré de dire que, dans ce foisonnement d'insertions, l'œuvre de l'écrivain, —commentateur, éditeur ou copiste, — fut au moins égale à celle du récitant ?

Nos philologues ont emprunté au latin le mot mystérieux, mais sonore d'interpolation, pour désigner les vers ou les morceaux que les Alexandrins appelaient « bâtards ».

Les interpolations sont d'une tout autre origine et d'une tout autre nature que les insertions. Elles ne comportent pas seulement un vers ou quelques vers isolés, cinq ou six paires au plus de vers répétés : elles forment, d'ordinaire, des blocs assez imposants, il en est parfois d'énormes, qui dépassent 4 et 500 vers suivis. Elles sont l'ouvrage conscient et trompeur de faussaires ou de pasticheurs, qui fabriquaient de l'Homère, comme aujourd'hui il est des fabricants de Corots ou de Millets. Elles ne datent pas d'une seule époque ; elles sont venues s'introduire successivement par les soins des rhapsodes, des éditeurs, des commentateurs même, durant les dix ou douze siècles de l'antiquité hellénique, hellénistique et même gréco-romaine. La plupart, néanmoins, sont antérieures au temps où les Alexandrins les stigmatisèrent de leur marque d'infamie. Ici encore, ni la fantaisie ou le goût personnels, ni de simples théories littéraires ne dictaient leurs condamnations. Ils avaient sous les yeux des Homères, où ne figuraient pas tels épisodes que nos éditions d'aujourd'hui incorporent soigneusement au texte du Poète, que nos historiens de la littérature grecque défendent contre toute suspicion d'origine et que nos professeurs font consciencieusement admirer à leurs étudiants ou élèves. Dans l'*Iliade*, tout le « Catalogue des Vaisseaux » (chant II, vers 484-877) et toute la « Dolonie » (chant X, vers 1-579) étaient de cette sorte : ces 976 vers peuvent être détachés de la Poésie sans y laisser le moindre trou ; il est hors de doute qu'ils y ont été rajoutés.

De même, Aristarque et Aristophane de Byzance avaient des *Odyssées*, qui s'arrêtaient au vers 296 du chant XXIII et ne comportaient donc ni les 76 derniers Vers de ce chant ni les 548 vers du chant XXIV : certains de nos manuscrits byzantins portent encore au vers 296 du chant XXIII la note : *Fin de l'Odyssée*. En d'autres *Odyssées*, les Alexandrins constataient l'absence au chant VIII, vers 266-369, de ces *Amours d'Arès et d'Aphrodite*, dont le fond scandaleux passait les bornes de l'impiété et de l'inconvenance et dont le ton ironique ou parodique, le style et la langue même dénonçaient — et dénoncent — à première lecture la « bâtardise » incontestable. Dès le VIe siècle avant notre ère, cet « hymne » étrange intriguait et scandalisait, tout ensemble, les Sages d'Ionie.

22 Ouverture.

Les trois drames odysséens, que nous venons de retrouver, — *Voyage de Télémaque, Récits chez Alkinoos et Vengeance d'Ulysse*, — ne remplissent pas les XXIV chants de la « Poésie » actuelle : laissant en dehors le chant I, ils vont du début du chant II au vers 296 du chant XXIII, laissant aussi en dehors la fin de ce chant XXIII et tout le chant XXIV.

C'est au vers 296 du chant XXIII qu'Aristophane de Byzance et Aristarque mettaient le point final de L'*Odyssée* et l'un de nos manuscrits byzantins porte encore en cet endroit quatre points en rond et la mention *Fin de l'Odyssée*. Nous verrons à l'examen du texte, de la métrique, de la composition et de la langue que les 76 derniers vers de XXIII et les 548 de XXIV sont peut-être la plus certaine et la pire des interpolations qu'une main maladroite et irrespectueuse ait jamais introduite dans l'une ou l'autre des deux Poésies : débarrassées des «surinterpolations» qui achèvent de les rendre illisibles, ces 624 vers apparaissent comme un « Finale » ajouté récemment afin de donner à l'ensemble une sorte d'épilogue afin d'assurer aussi le passage et la jonction de notre *Odyssée* à la *Télégonie*, autre épos qui la suivait dans la chaîne du *Cycle épique*.

Il est admis par la plupart des critiques modernes et il semble presque certain que le chant I fut ajouté de même, comme « Ouverture » ou « Prologue », afin d'englober les trois drames en une « trilogie », — auraient dit les Athéniens, — peut-être aussi afin de souder la chaîne du *Cycle épique* entre les drames de L'*Odyssée* et ceux de l'*Iliade* qui précédaient.

En ce chant I, tout lecteur du texte grec distingue deux parties très différentes par la composition et la valeur du texte, par certaines particularités aussi du ton et du fond, surtout par les répétitions ou imitations de vers empruntés au reste de la Poésie.

Les 87 premiers vers, d'une qualité tout homérique, sont comparables aux meilleurs morceaux des *Récits chez Alkinoos* : le tissu, si l'on peut dire, est de même matière et de même teinte : même solidité, même souplesse, même brillant, mais sobre fantaisie, même absence de lourds ornements, même légèreté aussi bien de la trame que de la broderie et des couleurs. Porté sur ce texte résistant et uni, comme sur un courant limpide et rapide, le traducteur de ces 87 premiers vers se sent glisser à l'aise, en sûreté : brusquement, au vers 88, commencent les aspérités et les faiblesses d'un texte lâche ou compact, mou ou rugueux, bousculé ou mal suturé, qui dure jusqu'à la fin de ce chant I. Puis, on retrouve, au chant II, dans le *Voyage de Télémaque*, une matière et une manière de bonne qualité. Mais c'est au chant V seulement, dans les *Récits chez Alkinoos* que l'on peut de nouveau s'abandonner sans risque aux charmes sans perfidies ni défaillances de cette belle « urbanité ».

Ces 87 vers se composent de deux parties : une *Invocation à la Muse* et le début d'une *Assemblée des Dieux*.

Invocation à la Muse

C'est l'Homme aux mille tours, Muse, qu'il faut me dire, Celui qui tant erra quand, de Troade, il eût pillé la ville sainte, Celui qui visita les cités de tant d'hommes et connut leur esprit, Celui qui sur les mers, passa par tant d'angoisses, en luttant pour survivre et ramener ses gens. Hélas I même à ce prix, tout son désir ne put sauver son équipage : ils ne durent la mort qu'à leur propre sottise, ces fous qui, du Soleil, avaient mangé les boeufs ; c'est lui, le fils d'En Haut, qui raya de leur vie la journée du retour.

Viens, ô fille de Zeus, nous dire, à nous aussi, quelqu'un de ces exploits.

En ce programme, les seuls Récits chez Alkinoos, sont annoncés, et avec la fin que nous avons cru pouvoir leur assigner ; car l'épisode des Bœufs du Soleil est bien le dernier que chantera le Poète. Cette Invocation implique assurément qu'Ulysse a pu avoir, a eu d'autres aventures, que d'autres ont déjà chantées, grâce à la Muse qui les leur a dites, « à eux aussi ». Mais elle définit la part des légendes odysséennes que notre Poète compte traiter : la colère de Poséidon en sera le centre et le moteur; du début du chant V au milieu du chant XIII, nous en voyons les effets ; elle cesse, — et le drame des Récits avec elle, — dès l'instant qu'Ulysse a mis le pied sur son île ; Ulysse alors n'est pas encore au bout de ses épreuves ; même dans son Ithaque même parmi les siens, il aura encore à lutter... Mais ceci, comme disent les conteurs arabes, ceci est une autre histoire.

Vue sous cet angle, cette Invocation apparaît comme le début logique et nécessaire des Récits... C'est après les dix vers de cette Invocation que la première Assemblée des Dieux part du même point pour aboutir au même décret que la seconde Assemblée des mêmes dieux, qui ouvre les Récits au début du chant V.

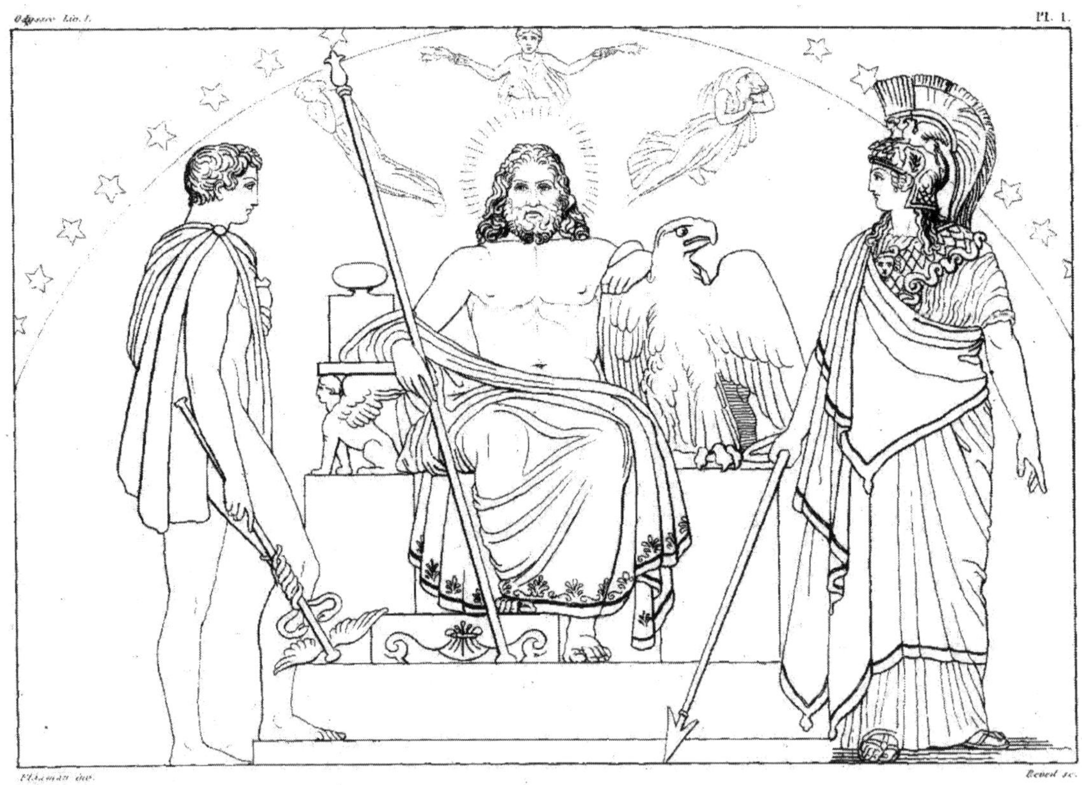

Jupiter prend conseil de Mercure et de Minerve.

L'ASSEMBLÉE DES DIEUX

Ils étaient au logis, tous les autres héros, tous ceux qui, de la mort, avaient sauvé leurs têtes : ils avaient réchappé de la guerre et des flots. Il ne restait que lui à toujours désirer le retour et sa femme, car une nymphe auguste le retenait captif au creux de ses cavernes, Calypso, qui brûlait, cette toute divine, de l'avoir pour époux.

Même quand vint l'année du cyle révolu où les dieux lui filaient le retour au logis, même dans son Ithaque et dans les bras des siens, il n'allait pas trouver la fin de ses épreuves. Tous les dieux le plaignaient, sauf un seul, Poséidon, dont la haine traquait cet Ulysse divin jusqu'à, son arrivée à la terre natale.

Or le dieu s'en alla chez les Nègres lointains, les Nègres répartis au bout du genre humain, dans leur double domaine, les uns vers le couchant, les autres vers l'aurore ; devant leur hécatombe de taureaux, et d'agneaux, il vivait dans la joie, installé au festin. Mais tous les autres dieux tenaient leur assemblée dans le manoir de Zeus, le seigneur de l'Olympe, qui, devant eux, venait de prendre la parole. Or, le Père des dieux et des hommes pensait à l'éminent Égisthe, immolé par Oreste, ce fils d'Agamemnon dont tous chantaient la gloire.

Plein de ce souvenir, Zeus dit aux Immortels :

ZEUS. — Ah ! misère !... Écoutez les mortels mettre en cause les dieux ! C'est de nous, disent-ils, que leur viennent les maux, quand eux, en vérité, par leur propre sottise, aggravent les malheurs assignés par le sort. Tel encor cet Égisthe ! pour aggraver le sort, il voulut épouser la femme de l'Atride et tuer le héros sitôt qu'il rentrerait. La mort était sur lui : il le savait ; nous-même, nous l'avions averti et, par l'envoi d'Hermès, le guetteur rayonnant, nous l'avions détourné de courtiser l'épouse et de tuer le roi, ou l'Atride en son fils trouverait un vengeur, quand Oreste grandi regretterait sa terre. Hermès, bon conseiller, parla suivant nos ordres. Mais rien ne put fléchir les sentiments d'Égisthe. Maintenant, d'un seul coup, il vient de tout payer !

Athéna, la déesse aux yeux pers, répliqua :

ATHÉNA. — Fils de Cronos, mon père, suprême Majesté, celui-là n'est tombé que d'une mort trop juste, et meure comme lui qui voudrait l'imiter (Mais moi, si j'ai le cœur brisé, c'est pour Ulysse, pour ce sage accablé du sort, qui, loin des siens, continue de souffrir dans une lie aux deux rives. Sur ce nombril des mers, en cette terre aux arbres, habite une déesse, une fille d'Atlas, cet esprit malfaisant, qui connaît, de la mer entière, les abîmes et qui veille, à lui seul, sur les hautes colonnes qui gardent, écarté de la terre, le ciel. Sa fille tient captif le malheureux qui pleure. Sans cesse, en litanies de douceurs amoureuses, elle veut lui verser l'oubli de son Ithaque. Mais lui, qui ne voudrait que voir monter un jour les fumées de sa terre, il appelle la mort !... Ton cœur, roi de l'Olympe, est-il donc insensible ? Ne fut-il pas un temps qu'Ulysse et ses offrandes, dans la plaine de Troie, près des vaisseaux d'Argos, trouvaient grâce à tes yeux ? Aujourd'hui, pourquoi donc ce même Ulysse, ô dieu, t'est-il tant odieux ?

Zeus, l'assembleur des nues, lui fit cette réponse :

ZEUS. — Quel mot s'est échappé de l'enclos de tes dents, ma fille ? Eh ! comment donc oublierais-je jamais cet Ulysse divin qui, sur tous les mortels, l'emporte et par l'esprit et par les sacrifices qu'il fit toujours aux dieux, maîtres des champs du ciel ! Mais non ! c'est Poséidon, le maître de la terre ! Sa colère s'acharne à venger le Cyclope, le divin Polyphème, dont la force régnait sur les autres Cyclopes et qu'Ulysse aveugla : pour mère, il avait eu la nymphe Thoossa, la fille de Phorkys, un des dieux conseillers de la mer inféconde, et c'est à Poséidon qu'au creux de ses cavernes, elle s'était donné et de ce jour, Poséidon, l'ébranleur de la terre, sans mettre Ulysse à, mort, l'éloigne de son île... Mais allons ! tons ici, décrétons son retour! Cherchons-en les moyens ! Poséidon n'aura plus qu'à brider sa colère, ne pouvant tenir tête à tous les Immortels, ni lutter, à lui seul, contre leur volonté.

Athéna, la déesse aux yeux pers, répliqua :

ATHÉNA. — Fils de Cronos, mon père, suprême Majesté, si, des dieux bienheureux, c'est maintenant l'avis que le tant sage Ulysse en sa maison revienne, envoyons, sans tarder, jusqu'à l'île océane, Hermès, le rayonnant porteur de tes messages, et qu'en toute vitesse, il aille révéler à la Nymphe bouclée le décret sans appel sur le retour d'Ulysse et lui dise comment ce grand cœur peut rentrer !

En ces vers 1-87, on trouve assurément les mêmes répétitions et « formules de style » que dans les autres épisodes odysséens. Mais elles n'occupent qu'une partie fort restreinte du texte, et ces formules indispensables sont toujours employées avec leur sens vrai et plein.

Les vers 88-444 sont, au contraire, un centon chaotique, dont le seul Finale pourrait fournir le similaire : de ces 357 vers, si l'on retranche 34 « bâtards » ou « superflus », il en est encore une centaine pour le moins que, partiels ou complets, intacts ou légèrement modifiés, on retrouve en d'autres passages d'où ils ne sauraient disparaître, et, pour le fond comme pour la forme, nombre de ces vers sont contraires à tout ce que nous savons des « réalités » odysséennes.

Une différence essentielle dans la vie quotidienne apparaît entre l'Iliade et L'Odyssée. Le mot « draps de lit » revient dans L'Odyssée chaque fois qu'il est question du coucher des héros. Il ne paraît qu'une fois dans l'Iliade, en ce chant XXIV que certains critiques appellent « odysséen », à cause des multiples ressemblances de sa langue avec celle de l'autre Poésie. Les lits de L'Odyssée n'ont rien à envier aux nôtres : cadre de bois lourd, sur lequel un quadrillage de courroies tient lieu de sommier ; feutres de laine qui remplacent nos matelas ; draps de lin et couvertures de laine... Dans l'Iliade, les Troyens, qui sont chez eux, surtout le bon roi Priam et sa vieille épouse pourraient avoir le même coucher ; mais les draps ne figurent que dans la tente d'Achille. Or, à la fin de notre chant I, Télémaque se couche comme un héros, non de l'Odyssée, mais de l'Iliade, — sans draps,— et il s'endort, non dans le lin, mais dans un... (??) de laine : il est difficile de dire ce qu'ici peut signifier au juste le mot qui se retrouve deux fois dans l'Iliade, pour désigner une corde de laine.

La géographie de ce chant I fournirait une autre marque d'anachronisme. Au vers 184, où Athéna, sous les traits du roi Mentès, se dit en route vers Témésa, il ne peut être question que d'un voyage vers la ville italique de ce nom, à travers ces mers italiotes et siciliennes, que ne fréquentaient point encore les Achéens de l'épos : leurs navigations s'arrêtaient à Ithaque, « la dernière des îles vers le Couchant » ; au-delà, s'ouvrait l'immensité inconnue et redoutable, la mer des Monstres et des Dieux, que les Hellènes ne devaient parcourir et exploiter qu'un siècle, au moins, après les temps homériques.

Indice encore plus certain : l'auteur de notre chant I semble ne plus connaître la véritable disposition et l'ameublement des manoirs achéens. Au chant XVII (vers 28-30), en effet, Télémaque, rentrant de la loge d'Eumée, atteint l'enceinte du manoir, franchit le porche, traverse la cour, arrive au grand corps du logis, dépose sa lance contre l'une des hautes colonnes de T « entrée », puis franchit le seuil de pierre et pénètre dans la grand'salle où la vieille Euryclée fait le ménage : toute cette énumération descriptive est fort exacte ; sur un plan de Tirynthe, on peut suivie, pas à pas, la marche du héros.

Au chant I, vers 103-130, Athéna tombe de l'Olympe devant le manoir d'Ulysse, sur le seuil du premier porche et voit dans la cour les prétendants assis... devant les portes. Télémaque, assis dans la cour, parmi les prétendants, l'aperçoit le premier et, courant au porche, accueille cet hôte, qu'il ramène à l'intérieur du haut logis, dans la grand'salle, où il l'installe en un fauteuil ; puis, il lui fait servir le repas, après avoir déposé la lance de l'arrivant contre l'une des hautes colonnes, dans un râtelier déjà garni des nombreuses lances d'Ulysse.

Les lances d'Ulysse et des hôtes forment donc panoplie dans l'intérieur de la grand'salle.

Aucun des Commentateurs antiques ne semble avoir soulevé de difficulté au sujet de ces vers, incompréhensibles pourtant en regard du plan de Tirynthe. Si Athéna est sur le seuil du porche, si elle a devant elle les prétendants assis dans la cour, — entre le porche et le corps du logis où se trouve la grand'salle, — les prétendants ne peuvent pas être « devant la porte où les portes ». Car, homériquement,cette porte ne peut être que le porche de la cour : quand, au chant XVI, les prétendants sortent de la grand'salle et, traversant la cour, vont tenir séance « devant la porte », ils sont désormais en dehors de l'enceinte : de leur place, on peut voir la mer et le port et descendre à la grève. De même, au chant XVII, arrivés devant l'enceinte du manoir (260-289), Ulysse et Eumée, avant de franchir le porche, trouvent « devant la porte » le chien Argos sur son tas de fumier (297- 298) ; puis, franchissant le porche et traversant la cour, ils entrent au logis et pénètrent dans la grand'salle. Devant cette grand'salle, s'étendent l'« avant-pièce » et l'« entrée », avec cette colonnade où Télémaque vient dresser et déposer sa lance.

Sans plus discerner les diverses parties du manoir, sans plus suivre les allées et venues de ses héros à travers porche, cour, entrée, avant-pièce et grand'salle, le fabricant du chant I a maladroitement imité et brouillé certaines descriptions de la Vengeance. Le résultat fut de soulever ensuite l'une des plus grosses « difficultés » dont aient discuté les Anciens et dont notre texte de l'Odyssée ait eu à supporter la « solution ».

Si les lances d'Ulysse, en effet, sont au râtelier, contre l'une des colonnes, à l'intérieur de cette grand'salle où se,déroule la Vengeance d'Ulysse, — comment les prétendants ne les décrochent-ils pas aussitôt pour se défendre? pourquoi attendent-ils que le chevrier leur en aille chercher d'autres au lointain trésor ?... La réponse à cette «difficulté » fut une triple interpolation aux chants XVI (281-298), XIX (1-50) et XXII (23-25).

Les trois vers de XXII disparaissent sans peine, et les deux interpolations en XVI et XIX ne sont suturées au contexte que par des vers répétés. En XIX, la répétition est particulièrement choquante ; car les deux vers 51-52

Seul, le divin Ulysse restait en la grand'salle à méditer, avec le secours d'Athéna, la mort des prétendants tandis que Pénélope, la plus sage des femmes, descendait de sa chambre...

sont, mot pour mot, les deux vers 1-2 :

Seul, le divin Ulysse restait en la grand'salle à méditer, avec le secours d'Athéna, la mort des prétendants. Soudain, à Télémaque, il dit ces mots ailés...

Or, après 52, Ulysse reste bien seul dans la grand'salle, où Pénélope vient ensuite le rejoindre. Mais entre 2 et 51, Ulysse, « seul » dans le mégaron, dialogue avec Télémaque, et Euryclée prend part à la conversation.

Ces cinquante vers de XIX ont été interpolés pour permettre à Ulysse et à son fils d'emporter, avant le massacre, les panoplies qui, pendant aux murs de la grand'salle, auraient pu fournir des armes aux prétendants.

Si malgré tout, on veut tenir ce chant I pour une partie intégrante et originale de l'un ou de l'autre des drames odysséens, comment conserver dans la suite tels et tels passages qui, pourtant, y paraissent indispensables ? Comment Télémaque peut- il au chant II, répéter aux prétendants ce qu'il leur a dit au chant I ? Il ne s'agit point ici d'une question de forme, ni même de texte ; le chant I contient par dizaines et vingtaines des vers répétés au chant II :

I 277	= II 196	I 395	cf. II	293
I 281-283	cf. II 215-217	I 408	cf. II	30
I 287-292	cf. II 218-223	I 396	cf. II	96

Admettons les autres redites. Mais il en est une au moins qui déroute toutes les vraisemblances. Télémaque, au chant I, prévient les prétendants de ce qu'il va leur répéter, mot pour mot, au chant II devant l'assemblée du peuple (I 374-389=11 I39-I45) :

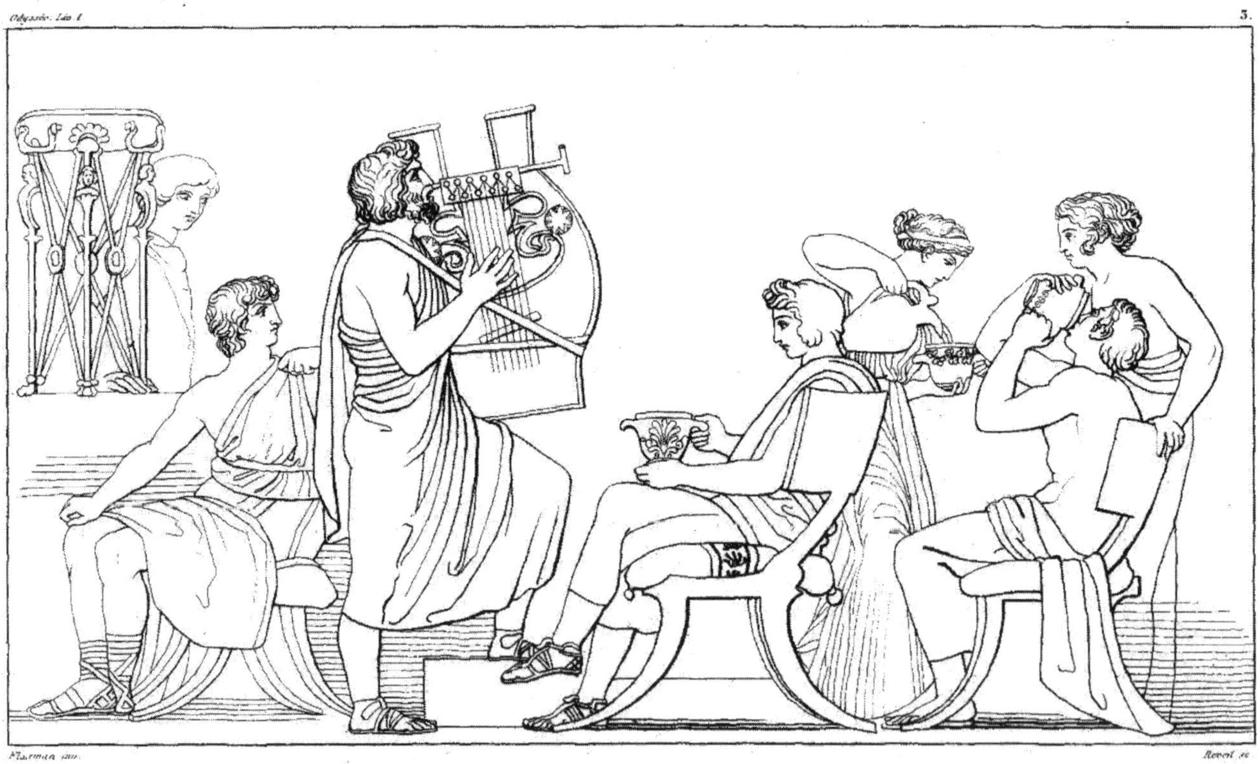

Phémius devant les poursuivant de Pénélope, chante le retour des Grecs.

TÉLÉMAQUE. — Prétendants de ma mère, à l'audace effrénée, ne songeons maintenant qu'aux plaisirs du festin ; trêve de cris ! mieux vaut écouter cet aède ; il est tel que sa voix l'égale aux Immortels ! Mais dès l'aube, demain, je veux qu'à l'agora nous allions tous siéger ; je vous signifierai tout franchement un mot : c'est de vider ma salle ; arrangez-vous ensemble pour banqueter ailleurs et, tour à tour, chez vous ne manger que vos biens, ou si vous estimez meilleur et plus commode de venir, tous, sans risques, ruiner un seul homme, pillez ses vivres ! moi, j'élèverai mon cri aux dieux toujours vivants et nous verrons si Zeus vous paiera de vos oeuvres : puissiez-vous sans vengeurs tomber en ce manoir !

Et les prétendants, qui, au chant I, s'étonnent d'un pareil langage, laissent réunir au chant II cette assemblée, dont ils ne peuvent rien attendre de bon, alors qu'il leur serait si facile de l'empêcher I et le père de l'un d'eux, le vieil Égyptios, s'étonnera, le lendemain, de cette convocation ! Il ignorera, — alors que son fils Eurynomos passe les journées au manoir d'Ulysse, — que Télémaque en soit l'auteur !

Au total, la seconde partie de ce chant I (88-444) semble avoir été composée aussi bien après le *Voyage de Télémaque* qu'après la *Vengeance d'Ulysse* : elle a ensuite nécessité dans l'un et l'autre de ces deux drames des interpolations nombreuses et faciles à reconnaître (je n'ai pu en citer ici que la principale). Par contre, la plupart des homérisants aperçoivent des liens assez étroits entre le début de ce chant I (1-87) et les *Récits chez Alkinoos* : ils pensent que ces 87 premiers vers étaient le début original des *Récits*...

23 Le voyage de Télémaque.

Avec le chant II, commence le *Voyage de Télémaque*, qui va dérouler jusque vers la fin du chant IV (vers 619) ses trois premiers épisodes : l'*Assemblée d'Ithaque*, *À Pylos* et *À Lacédémone* ; la majeure partie du quatrième, Le *Retour de Télémaque*, a été transportée au chant XV pour « l'économie » de la nouvelle bâtisse, quand on souda et amalgama les trois drames en une seule Poésie.

Ces quatre épisodes présentent les mêmes qualités d'aisance dans le discours, le dialogue et les descriptions, de facilité dans la vérification, de clarté fluide et rapide dans le texte ; leurs vers aimables, parfois charmants, ne manquent pas toujours d'énergie ; mais ni la force ni la concision n'en est le caractère et, par endroits, leur abondance confine au bavardage.

I. — *L'Assemblée d'Ithaque* (chant II, vers 1-433) nous décrit la fuite de Télémaque, après une assemblée du peuple où il a demandé, mais en vain, qu'on le laissât partir à la recherche de son père et qu'on lui fournit un bateau. Les discours sur l'agora peuvent nous donner le plus beau spécimen d'éloquence homérique :

De son berceau de brume, à peine était sortie l'Aurore aux doigts de roses, que le cher fils d'Ulysse passait ses vêtements et, s'élançant du lit, mettait son glaive à pointe autour de son épaule, chaussait ses pieds luisants de ses belles sandales et sortait de sa chambre : on l'eût pris, à le voir, pour un des Immortels.

Aussitôt il donna aux crieurs, ses hérauts, l'ordre de convoquer à l'agora les Achéens aux longs cheveux. Hérauts de convoquer et guerriers d'accourir. Quand, le peuple accouru, l'assemblée fut complète, Télémaque vers l'agora se mit en route. Il avait à la main une lance de bronze et, pour n'être pas seul, avait pris avec lui deux de ses lévriers. Athéna le parait d'une grâce céleste. Vers lui, quand il entra, tous les yeux se tournèrent et, pour le faire asseoir au siège de son père, les doyens firent place.

Ce fut Égyptios qui, le premier, parla, un héros chargé d'ans, qui savait mille choses. Or, il avait un fils, que le divin Ulysse, au creux de ses vaisseaux, lui avait emmené vers Troie la poulinière, le piquier Antiphos qu'au fond de sa caverne, le Cyclope sauvage tua le dernier soir pour s'en faire un souper. Trois garçons lui restaient ; l'un passait ses journées avec les prétendants ; c'était Eurynomos ; les deux derniers géraient les biens de la famille ; mais rien ne pouvait faire oublier l'autre fils à ce père affligé et toujours gémissant. C'est en pleurant sur lui qu'il leur tint ce discours :

ÉGYPTIOS. — Gens d'Ithaque, écoutez ! j'ai deux mots à vous dire. Jamais nous n'avons eu assemblée ni conseil, du jour que s'embarqua notre divin

Ulysse au creux de ses vaisseaux. Nous voici convoqués : par qui ?... en quelle urgence !... de l'armée qui revient un de nos jeunes gens, ou l'un de nos doyens a-t-il à nous donner quelque sûre nouvelle, dont il ait la primeur ? est-ce un autre intérêt du peuple dont il veut discourir et débattre ?... Je dis qu'il eut raison : il a fait œuvre bonne ; que Zeus à ses desseins donne l'heureux succès !

Il dit et son souhait ravit le fils d'Ulysse ; sans plus rester assis, résolu de parler, il s'avança dans le milieu de l'agora ; debout, il prit le sceptre, que lui mettait en main le héraut Pisénor, l'homme aux sages conseils, et, dès les premiers mots, s'adressant au vieillard :

TÉLÉMAQUE. — Vieillard, il n'est pas loin, celui que tu demandes, et tu vas le connaître. Je vous ai convoqués, tant je suis dans la peine. De l'armée qui revient, je n'ai pas de nouvelle, et ce n'est pas non plus un intérêt du peuple dont ici je voudrais discourir et débattre : c'est ma propre détresse et le double malheur tombé sur ma maison. Je n'ai pas seulement perdu mon noble père, votre roi de jadis, qui fut, pour tous ici, le père le plus doux. Voici bien pire encor pour la prompte ruine de toute ma maison et de mes derniers vivres.

» Je vois ici des gens, de nos gens les plus nobles, dont les chers fils s'acharnent à poursuivre ma mère, malgré tous ses refus. Quelle peur ils lui font de rentrer chez son père Icare, en ce manoir, où, fixant les cadeaux, il donnerait sa fille, selon son choix, à lui, selon ses vœux, à elle ! C'est chez mon père, à, moi, qu'ils passent leurs journées à m'immoler bœufs et moutons et chèvres grasses, à boire, en leurs festins, mon vin aux sombres feux, et l'on gâche, et c'est fait du meilleur de mon bien, et pas un homme ici de la valeur d'Ulysse pour défendre mon toit ! Je ne suis pas encore en âge de lutter ; serai-je à tout jamais, par la suite, incapable et novice ? courage ?... Pourtant, je lutterais, si j'avais les moyens ; car il est survenu des faits intolérables qui, dans le déshonneur, font crouler ma maison. Fâchez-vous donc, vous autres ! ne rougirez- vous pas devant tous nos voisins, les peuples d'alentour ? Ah ! des dieux indignée, craignez, que le courroux ne fasse retomber sur vos têtes ces crimes !... Mais, je vous en conjure par le Zeus de l'Olympe et par cette Thémis qui convoque ou dissout les assemblées du peuple, c'est assez, mes amis ! et qu'on me laisse seul à ronger mon chagrin ! A moins que, par hasard, mon noble père Ulysse ait haï, maltraité les Achéens guêtrés et que, pour me payer en sévices, vos haines lâchent sur moi ces gens... Comme il me vaudrait mieux que ce fût vous, du moins, vous tous, qui me mangiez richesses et troupeaux. Car de vos mangeries, j'aurais tôt le paiement : parla ville, j'irais vous harceler de plaintes, vous réclamer mes biens, tant et tant qu'il faudrait que tout me fût rendu. Mais qui me revaudra les maux dont aujourd'hui vous m'emplissez le cœur ?

Il dit et, de courroux, jeta le sceptre à terre. Ses pleurs avaient jailli. Pris de pitié, le peuple entier restait muet. Des autres prétendants, personne n'eût osé répondre à Télémaque en paroles amères.

Le seul Antinoos lui vint dire en réponse :

ANTINOOS. — Quel discours, Télémaque ! ah ! prêcheur d'agora à la tête emportée !... tu viens nous insulter !... tu veux nous attacher un infâme renom !... La cause de tes maux, est-ce les prétendants ?... ou ta mère qui, pour la fourbe, est sans rivale ?... Voilà déjà trois ans, en voici bientôt quatre, qu'elle va, se jouant du cœur des Achéens, donnant à tous l'espoir, envoyant à chacun promesses et messages, quand elle a dans l'esprit de tout autres projets ! Tu sais l'une des ruses qu'avait ourdies son cœur. Elle avait au manoir dressé son grand métier et, feignant d'y tisser un immense linon, nous disait au passage ; « Mes jeunes prétendants, je sais bien qu'il n'est plus, cet Ulysse divin ! mais, malgré vos désirs de hâter cet hymen, permettez que j'achève : tout ce fil restait inutile et perdu. C'est pour ensevelir notre seigneur Laërte : quand la Parque de mort viendra tout de son long le coucher au trépas, quel serait contre moi le cri des Achéennes, si cet homme opulent gisait là sans suaire ! » Elle disait et nous, à son gré, faisions taire la fougue de nos cœurs. Sur cette immense toile, elle passait les jours. La nuit, elle venait aux torches la défaire. Trois années, son secret dupa les Achéens. Quand vint la quatrième, à ce printemps dernier, nous fûmes avertis par l'une de ses femmes, l'une de ses complices.

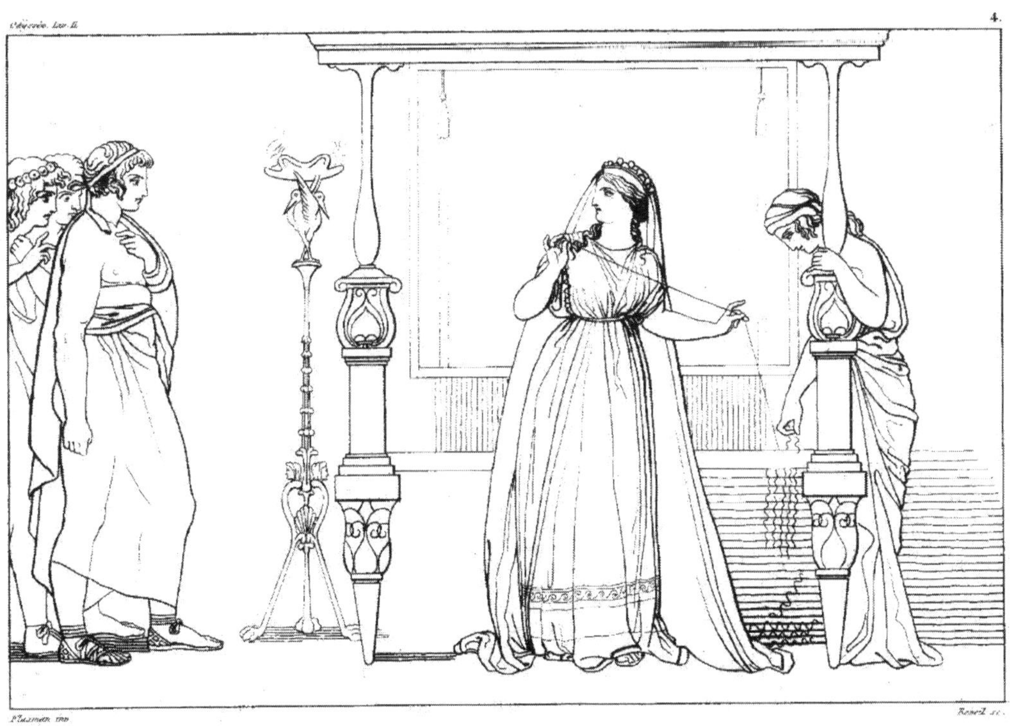

Les poursuivans découvrent la ruse que Pénélope employe, pour échapper à leurs persécutions.

Alors on la surprit juste en train d'effiler la toile sous l'apprêt et si, bon gré, mal gré, elle dut en finir, c'est que nous l'y forçâmes. Mais toi, des prétendants écoute une réponse qui renseigne ton cœur et qui renseigne aussi tout le peuple achéen. Renvoie d'ici ta mère et dis-lui d'épouser celui qui lui plaira et que voudra son père. Mais à toujours traîner les fils des Achéens, à se fier aux dons qu'Athéna lui prodigue, à sa fourbe dont rien n'a jamais approché dans nos récits d'antan d'Achéennes bouclées, ces Alcmène, Tyro, Mycène couronnée, dont pas une n'avait l'esprit de Pénélope, il est pourtant un point qu'elle a mal calculé : c'est qu'on te mangera ton avoir et tes vivres tant qu'elle gardera les pensées qu'en son cœurs, les dieux mettent encore. Pour elle, grand renom ! pour toi, grande ruine !... Non! jamais nous n'irons sur nos biens ni ailleurs, avant que, d'un époux, elle-même ait fait choix parmi nos Achéens.

Posément, Télémaque le regarda et dit :

TÉLÉMAQUE. — Antinoos, comment chasser de ma maison, contre sa volonté, celle qui me donna le jour et me nourrit ? Si mon père est absent, est-il vivant ou mort ?... et quelle perte encor de rembourser Icare, si c'est moi, de mon chef, qui lui renvoie ma mère !... Car, de son père aussi, me viendraient bien des maux, et, des dieux, d'autres maux, quand ma mère chassée, au seuil de la maison, appellerait sur moi les tristes Érinnyes. Non ! le courroux des dieux est trop lourd à porter !... Mais vous, si votre cœur redoute encor ces dieux, allons ! videz ma salle ; ensemble arrangez-vous pour banqueter ailleurs et chez vous, tour à tour, manger vos propres biens ! ou si vous estimez meilleur et plus commode de venir tous, sans risque, ruiner un seul homme, pillez ses vivres ! moi, j'élèverai mon cri aux dieux toujours vivants, et nous verrons si Zeus vous paiera de vos œuvres : puissiez-vous, sans vengeurs, tomber en mon manoir !

Télémaque parlait. Deux aigles, qu'envoyait le Zeus à, la grand'voix, arrivaient en plongeant du haut de la montagne. D'abord, au fil du vent, ils allaient devant eux et, volant côte à côte, planaient à grandes ailes. Mais bientôt, dominant les cris de l'agora, ils tournèrent sur place, à coups d'aile pressés, et leurs regards, pointés sur les têtes de tous, semblaient darder la mort ; puis, se griffant la face et le col de leurs serres, ils filèrent à droite, au-dessus des maisons et de la ville haute.

C'est vainement que le vieux devin Halithersès explique à l'assemblée cette menace des dieux et que le sage Mentor se lève pour plaider la cause de Télémaque : les prétendants refusent de quitter le manoir d'Ulysse et même d'autoriser Télémaque à partir à la recherche de son père. Ils lèvent brusquement rassemblée.

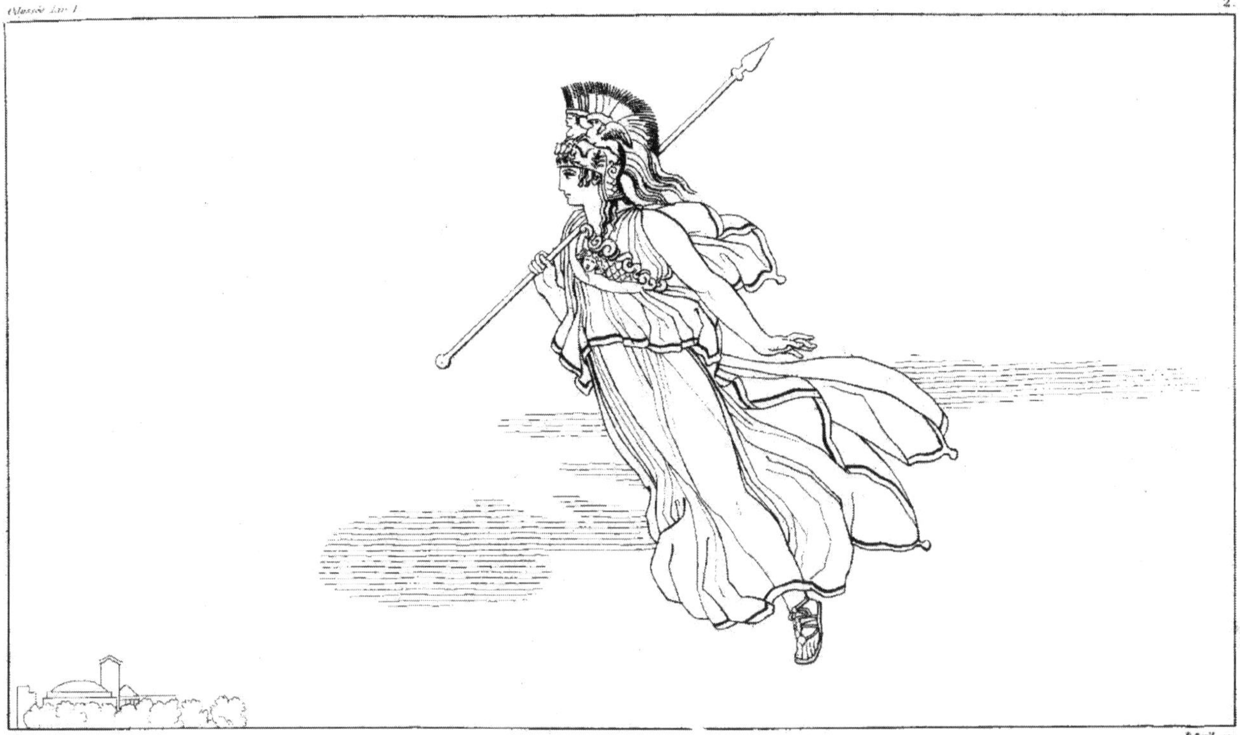

Minerve se rend à Itaque, pour conseiller à Télémaque d'aller chercher des nouvelles de son père, à Pylos et à Sparte.

C'est alors qu'Athéna, prenant les traits de Mentor, vient au secours du jeune homme, lui conseille d'aller à Pylos, chez le vieux Nestor, puis à Sparte, chez Ménélas, pour savoir des nouvelles. Elle lui procure un navire et un équipage, puis s'embarque avec lui. Nous trouvons ici la première de ces « marines », qui sont le triomphe des poètes odysséens :

Cependant Athéna, la déesse aux yeux pers, poursuivait ses desseins : sous les traits de Mentor, elle courait la ville, arrêtait ses rameurs et leur donnait le mot pour que, le soir, on s'assemblât près du croiseur ; puis, un fils de Phronios, l'illustre Noémon, lui prêta de grand cœur le vaisseau demandé.

Le soleil se couchait, et c'était l'heure où l'ombre emplit toutes les rues : Athéna vint tirer le croiseur à la mer, mit à bord les agrès, que doivent emporter sur leurs bancs les navires, et s'en fut le mouiller à la bouche du port. Là, s'était réuni tout le brave équipage ; la déesse eut un mot pour animer chacun.

Chez le divin Ulysse, elle revint alors verser aux prétendants le plus doux des sommeils ; la main de ces buveurs trompés lâcha les coupes ; sans plus rester assis, pour s'en aller dormir en ville, ils se levèrent, car déjà le sommeil tombait sur leurs paupières.

La déesse aux yeux pers appela Télémaque et, le faisant sortir du grand corps de logis :

ATHÉNA. — Télémaque, il est temps ! l'équipage guêtré est aux bancs et n'attend pour pousser que ton ordre. En route t il ne faut plus différer le départ.

En parlant, Athéna le menait au plus court : il suivait la déesse et marchait sur ses traces. A la grève, on trouva les gars aux longs cheveux.

Sa Force et Sainteté Télémaque leur dit :

TÉLÉMAQUE. — Par ici, mes amis ! allons chercher les vivres ! Tout est prêt ; au manoir, ils sont mis en un tas. Ma mère ne sait rien, ni les autres servantes ; une seule a le mot.

Il dit, montrant la route, et ses gens le suivirent.

Ils revinrent, portant leurs charges qu'ils posèrent sur les bancs du navire, aux endroits que leur indiquait le fils d'Ulysse. Télémaque embarqua. Toujours le conduisant, Athéna fut s'asseoir sur le gaillard de poupe. Il prit place auprès d'elle. Les amarres larguées, les hommes embarqués, quand chacun à, son banc fut assis, Athéna, la déesse aux yeux pers, leur envoya la brise, un droit Zéphir chantant sur les vagues vineuses. Télémaque empressé commanda la manœuvre ; les hommes de répondre à son empressement. On dressa le sapin du mât qui fut planté au trou de la coursive. On raidit les étais, et la drisse de cuir hissa les voiles blanches. La brise alors s'en vint taper en pleine toile, et le vaisseau partit dans les bouillons du flot qui sifflait sous l'étrave.

Au long du noir croiseur, quand on eut, pour lamer, saisi tous les agrès, on dressa, pleins de vin jusqu'aux bords, les cratères, pour boire aux Immortels, aux dieux d'éternité, et, plus qu'à tous les autres, à la fille de Zeus, à la Vierge aux yeux pers.

Odyssée. Liv. III. 5.

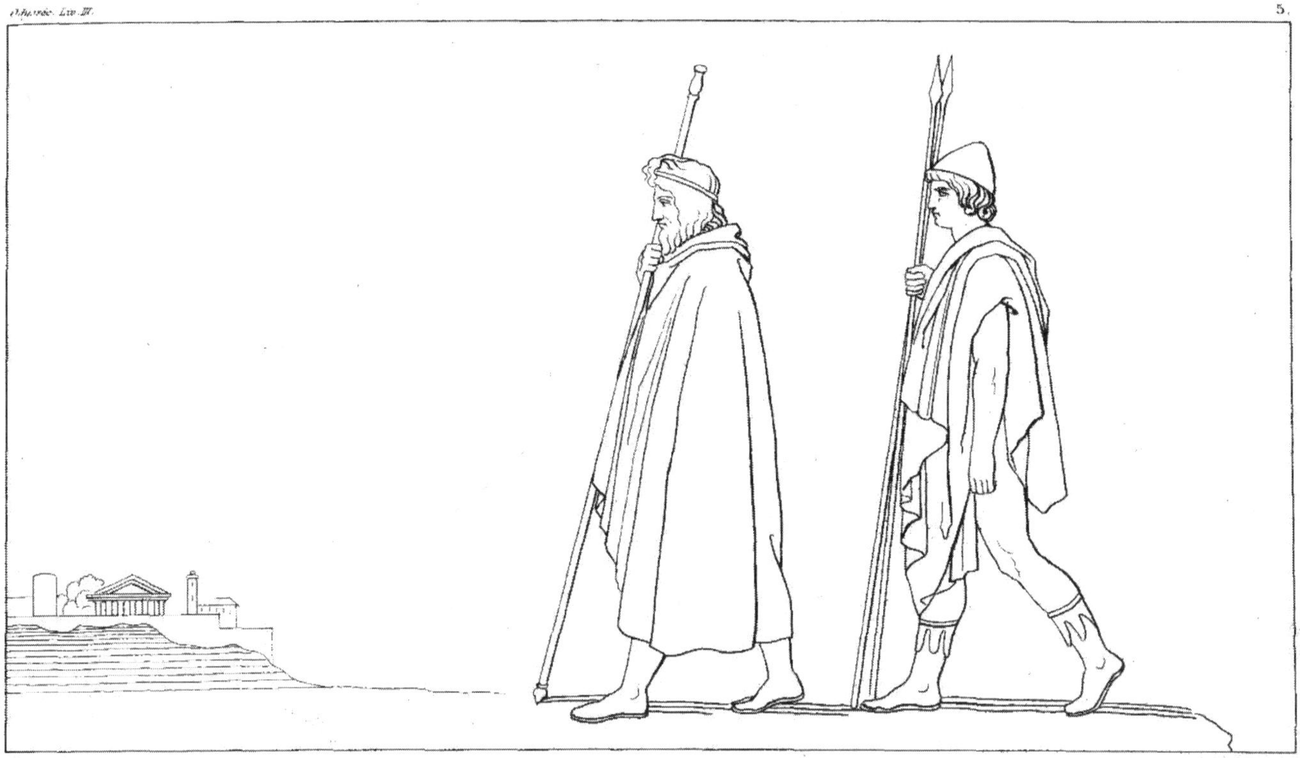

Flaxman inv. Reveil sc.

Minerve sous les traits de Mentor, et Télémaque arrivent à Pylos, où règne le vieux Nestor.

II. — *À Pylos* (chant II, vers 434 ; III, vers 403). Au matin, le navirc aborde à la plage de Pylos : sur la grève, Athéna-Mentor et Télémaque trouvent Nestor et ses fils qui offrent à Poséidon le grand sacrifice fédéral des neuf cités pyliennes.

Odyssée. Liv. III. 6.

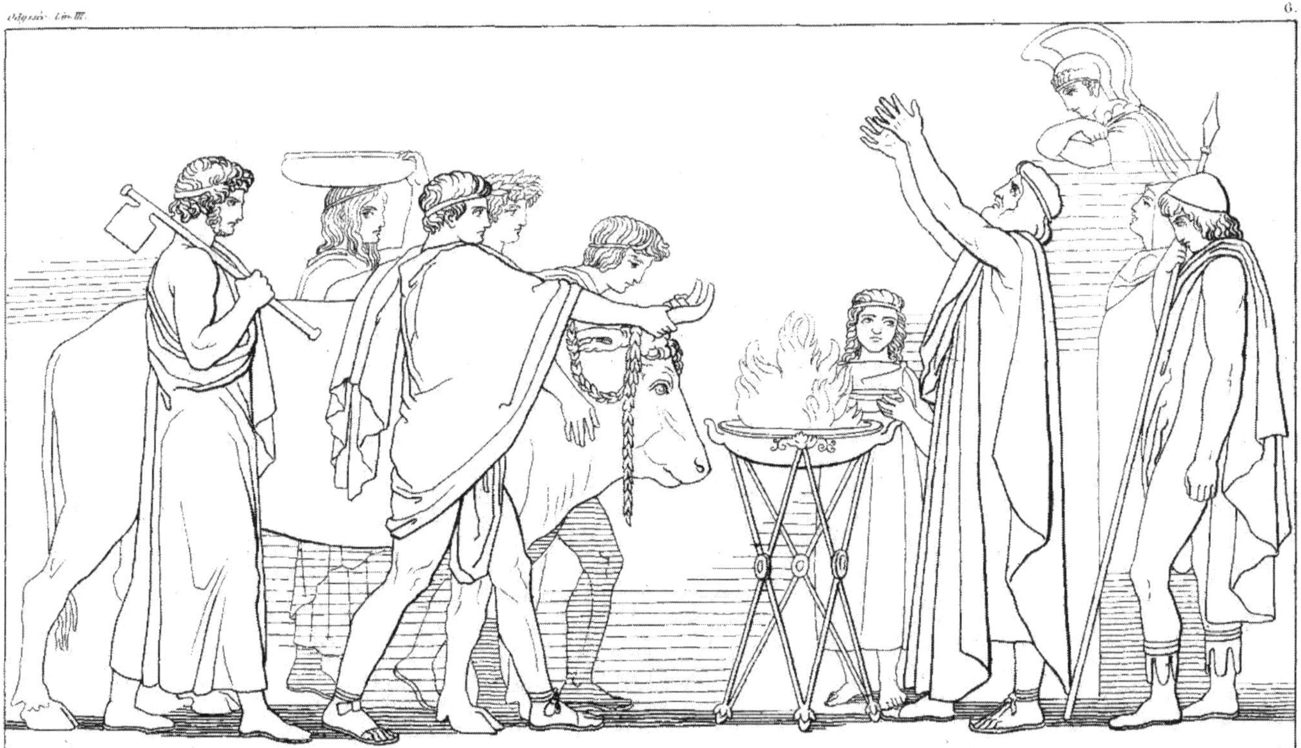

Flaxman inv. Reveil sc.

Nestor ayant reconnu Minerve comme elle se retirait, il fait un sacrifice à cette Déesse.

On invite les arrivants ; après le festin sacré, on les interroge : Télémaque se fait connaître et demande à Nestor s'il a quelque nouvelle d'Ulysse. En un premier discours pathétique, l'éloquent vieillard raconte la prise d'Ilion et son propre retour.

NESTOR. — Ah ! mon ami, tu viens d'évoquer la misère qu'au pays de là-bas nous avons endurée, et l'obstination de nos fils d'Achaie, et tant d'embarquements dans la brume des mers pour croiser et piller au premier mot d'Achille, et tant de longs combats pour assaillir la grand'ville du roi Priam ! Là-bas ont succombé les meilleurs de nos gens. Oui ! c'est là-bas que gît Ajax, cet autre Arès ! là-bas que gît Achille ! là-bas que gît Patrode, un dieu par la sagesse à l'heure du conseil !... et là-bas gît aussi mon fils, mon intrépide et robuste Antiloque, le roi de nos coureurs et de nos combattants !... Car nous avons connu ces maux et combien d'autres ! Quel homme, avant sa mort, aurai jamais le temps de les raconter tous?

» Tu pourrais demeurer chez moi cinq ans, six ans, à me faire conter ce qu'ont souffert là-bas nos divins Achéens : avant de tout savoir, tu rentrerais, lassé, au pays de tes pères. Neuf ans, sans desserrer notre cercle d'embûches, nous leur avons cousu pièce à pièce les maux : neuf ans, avant que Zeus nous quittât le succès !... Devant ton père, alors, le plus ingénieux se déclarait vaincu ; il l'emportait sur tous, en ruses infinies, cet Ulysse divin... Ton père !... tu serais vraiment son fils ?... Lui ?... Mais ta vue me confond !... Mêmes mots,... même tact ! comment peut-on, si jeune, à ce point refléter le langage d'un père ?... Moi, tout ce temps là-bas, jamais je n'eus avec cet Ulysse divin le moindre différend. Assemblée ou conseil, quand nous tenions séance avec les Argiens, nous avions même cœur, même esprit, mêmes vœux ; le plein succès de tous.

» Quand sur sa butte, enfin, nous eûmes saccagé la ville de Priam, c'est Zeus qui, dans son cœur, nous médita pour lors un funeste retour : parmi nos gens d'Argos, il en était si peu de sensés et de justes ! combien allaient trouver le malheur et la mort sous le courroux fatal de la Vierge aux yeux pers ! Car, pour mettre la brouille entre les deux Atrides, la fille du Dieu fort leur fit en coup de tête, au coucher du soleil, convoquer l'assemblée de tous les Achéens. A cette heure insolite, ou les vit arriver, titubant sous le vin, nos fils de l'Achaïe. Les deux frères alors nous dirent et redirent les raisons qu'ils avaient de convoquer le peuple. Ménélas soutenait que tous les Achéens ne devaient plus songer qu'au retour sur le dos de la plaine marine. Agamemnon était d'un avis tout contraire : il voulait retenir le peuple et célébrer de saintes hécatombes pour fléchir d'Athéna le terrible courroux. L'enfant, il se flattait d'apaiser la déesse ! fait-on virer au doigt l'esprit des Éternels ?... Les deux rois, échangeant

des ripostes pénibles, s'affrontent et, debout, avec des cris d'enfer, nos Achéens guêtrés, en deux camps se partagent ; quand on va se coucher, c'est pour rêver la nuit aux haines réciproques ; Zeus noua mettait déjà sous le faix du malheur !

» Aussi quand, à l'aurore, nous tirons nos vaisseaux dans la vague divine pour y charger nos biens et nos sveltes captives, la moitié de nos gêna s'obstine à demeurer près du pasteur du peuple, l'Atride Agamemnon. Nous, de l'autre parti, nous embarquons, poussons, et notre flotte court h travers le grand gouffre, sur la mer dont un dieu avait couché les flots. Nous gagnons Ténédos. Là, dans un sacrifice, nous demandons au ciel de rentrer au pays. Mais Zeus ne voulait pas encor de ce retour. Sa colère à nouveau déchaîne le fléau d'une seconde brouille. Les uns virent de bord sur leurs doubles gaillards : leur chef, le sage Ulysse aux fertiles pensées, les ramène apaiser l'Atride Agamemnon: Mais, ayant rallié mon escadre complète, je fuis, voyant les maux qu'un dieu nous préparait, et le fils de Tydée, cet autre Arès, entraîne aussi ses équipages, et le blond Ménélas vient plus tard nous rejoindre.

» Il nous trouve à Lesbos, hésitant à passer, sinon par le grand tour : irions-nous, par le haut des roches de Chios, en les tenant à gauche, doubler l'île Psara ?... sous Chios, irions-nous côtoyer le Mimas avec ses coups de vent ?... Nous demandions aux dieux de nous montrer un signe. Il nous vient, et fort clair, nous disant de couper vers l'Eubée par le large, si nous voulons sortir au plus tôt du danger. Et comme un bon vent frais se lève et s'établit, notre flotte s'élance aux chemins des poissons si vite que, la nuit, nous touchons au Géreste. Là, c'est à Poséidon que .pour avoir franchi ce long ruban de mer, nous offrons sans compter les cuisses de taurcaux. Le quatrième jour nous met aux bords d'Argos, où le fils de Tydée, le dresseur de chevaux Diomède, et ses gens tirent sur le rivage leurs fins croiseurs, et moi, je viens jusqu'à Pylos, sans voir tomber la brise que, depuis le départ, un dieu faisait souffler. C'est ainsi, cher enfant, que je rentrai chez moi...

De nouvelles questions de Télémaque amènent un second discours du vieillard, dont la fin est encore une admirable « marine » :

« Nous revenions de Troie, en voguant de conserve, l'Atride Ménélas et moi, toujours intimes. Nous touchions au Sounion, au cap sacré d'Athènes, quand Phœbos Apollon, de ses plus douces flèches, vint frapper le pilote de Ménélas, Phrontis, et ce fils d'Onétor mourut en pleine vogue, la barre entre les mains : il n'avait pas d'égal dans tout le genre humain pour mener un navire à travers les bourrasques.

» Ménélas, en dépit de sa hâte, voulut ensevelir son homme : il fit relâche et lui rendit tous les honneurs. Puis il se rembarqua sur les vagues vineuses et s'en vint d'une course, au creux de ses vaisseaux, jusque sous la falaise abrupte du Malée. C'est alors que le Zeus à la grand'voix les mit en funeste chemin. Il lâcha sur leur dos les rafales sifflantes ; le flot géant dressa ses montagnes gonflées ; de la flotte coupée, le gros fut entraîné chez les Cydoniens, qui vivent sur les bords du Jardanos crétois. Dans la brume des mers, aux confins de Gortyne, il est un rocher nu, qui tombe sur le flot ; le Notos contre lui jette ses grandes houles, qui le prennent en flanc du côté de Phæstos, et ce caillou tient tête à cette vague énorme : c'est là qu'atterrissant, les hommes à grand'peine évitèrent la mort ; mais le ressac sur les écueils brisa les coques.

» Il restait cinq vaisseaux à la proue azurée qu'en Égypte, le vent et la vague poussèrent. Sept années, Ménélas croisa et cabota chez ces gens d'autre langue; mais, la huitième année, ramena ses vaisseaux bondés à pleine charge... Écoute mon conseil : jusque chez Ménélas, je t'invite à te rendre : prends ton vaisseau, tes gens... Préfères-tu la route ? j'ai mon char, mes chevaux, et j'ai des fils aussi qui sauront te conduire à Sparte la divine, chez le blond Ménélas. En personne, prie-le de te parler sans feinte ; ne crains pas de mensonge ; il est toute sagesse !

III. — *À Lacédémone* (chant III, 404 ; IV, 305) Troisième journée : Télémaque, acceptant le conseil et l'offre de Nestor, se rend chez Ménélas par la voie de terre, sur un char aux coursiers rapides, que conduit le plus jeune des fils de Nestor, Pisistrate. On va d'une traite jusqu'à l'étape de Phères, où l'on couche chez le roi Dioclès. Une nouvelle journée de route amène nos jeunes gens, le soir, au manoir de Ménélas, où ils trouvent toute la famille royale et la cour célébrant, en un grand festin les doubles noces du prince Mégapenthès et de la princesse Hermione, les enfants du roi.

Ce troisième épisode est le moins bon de la pièce. Une laborieuse description de sacrifice et de départ l'ouvre en quatre-vingts vers. On attend les incidents du voyage, une description du pays traversé : les deux étapes tiennent en douze vers ; il est visible que l'auteur ne sait rien de cette route péloponnésienne entre Pylos et Sparte. L'entrée des voyageurs au manoir, puis dans la salle du festin est une copie médiocre, souvent littérale, de l'entrée d'Ulysse chez Alkinoos. Le début du dialogue entre Télémaque et Ménélas est pareillement copié de l'entretien entre Ulysse et Alkinoos... Enfin paraît Hélène, que la prise de Troie a rendue à son maître et seigneur et qui porte sans le moindre embarras le souvenir de ses erreurs passées :

Or, voici que, sortant des parfums de sa chambre et de ses hauts lambris Hélène survenait : on eût dit l'Artémis à la quenouille d'or. Adrasté avança une chaise ouvragée qu'Alkippé recouvrit d'un doux carreau de laine, puis Phylo déposa la corbeille d'argent, un cadeau d'Alcandra, la femme de Polybe. C'était un habitant de la Thèbes d'Êgypte, la ville où les maisons regorgent de richesses. Tandis qu'à Ménélas, Polybe avait donné deux baignoires d'argent et deux trépieds en or, avec dix talents d'or, Hélène avait reçu d'Alcandra, son épouse, des présents merveilleux : une quenouille d'or et, montée sur roulettes, la corbeille d'argent aux lèvres de vermeil, que venait d'apporter Phylo, la chambrière, et qu'emplissait le fil dévidé du fuseau ; dessus, était couchée la quenouille, chargés de laine purpurine.

Nous avons ici le trait caractéristique du Voyage: la connaissance exacte et précise que l'auteur, quel qu'il soit, eut des choses de l'Égypte pharaonique, non seulement du pays et de ses habitants, mais aussi des mœurs et de la littérature égyptiennes. Ce qu'il nous dit ici des richesses de Thèbes est exact de tous ponts : les tableaux et les inscriptions hiéroglyphiques nous en donnent de pareils inventaires, La Thèbes des Pharaons était vraiment la ville de l'or : les souverains de la XVIIIe et de la XIXe dynastie avaient drainé par leurs conquêtes et par les tributs annuels imposés à leurs vassaux, tout l'or de l'Asie antérieure, de l'Afrique orientale et de la Nubie.

La poudre d'or du haut Nil fut toujours un des appels à la conquête égyptienne : Méhémet-Ali au commencement du xixe siècle ne fit que reprendre les expéditions des Rhamsès pour cette acquisition de l'or soudanais. G. Maspero décrit longuement en son Histoire Ancienne (II 490- 494) la richesse des Pharaons en lingots et en objets d'or, en mobilier et en vaisselle d'or, en anneaux et plaques d'or, d'un poids déterminé, que les Égyptiens chiffraient en tabonou, comme les Grecs en talents.

De même en son Histoire Ancienne (I 216-220), G. Maspero commente longuement le texte d'Hérodote (II 84) sur le nombre et le savoir des médecins delà vieille Égypte. Ils avaient une certaine « pierre memphite », qui anesthésiait les chairs sur lesquelles elle était appliquée. La Chaldée fut dès l'origine la terre des astrologues et des devins : en médecine, elle n'eut guère que des sorciers ou des exorcistes. L'Égypte, par contre, fut la-première patrie de médicaments sans nombre qui, par les Grecs et les Romains ou par les Arabes, sont entrés dans notre pharmacopée des simples.

Hélène, plus fine que Ménélas, qui hésitait encore a, du premier regard, reconnu en Télémaque le fils d'Ulysse et, la conversation générale étant venue sur ce plus malheureux des héros, tous ont versé des larmes :

Mais la fille de Zeus, Hélène, eut son dessein. Soudain, elle jeta une drogue au cratère où l'on puisait à boire : cette drogue, calmant la douleur, la colère, dissolvait tous les maux ; une dose au cratère empêchait tout le jour quiconque en avait bu de verser une larme, quand bien même il aurait perdu ses père et mère, quand, de ses propres yeux, il aurait devant lui vu tomber sous le bronze un frère, un fils aimé !... remède ingénieux, dont la fille de Zeus avait eu le cadeau de la femme de Thon, Polydamna d'Égypte : la glèbe rai ce pays produit avec le blé mille simples divers ; les uns sont des poisons, les autres des remèdes, pays de médecins, les plus savants du monde, tous du sang de Paeon.

Dès qu'Hélène eut jeté sa drogue dans le vin et fait emplir les coupes, elle prit à nouveau la parole et leur dit :

HÉLÈNE. — Ménélas, fils d'Atrée, le nourrisson de Zeus, et vous aussi, les fils de pères glorieux, c'est Zeus qui, pouvant tout, nous donne tour à, tour le bonheur et les maux. Mais ce soir, laissez-vous aller en cette salle au plaisir des discours comme aux joies du festin. Écoute mon récit : il est de circonstance.

Mais ce récit est sans grand intérêt. Aussi le jeune Télémaque demande poliment à s'en aller dormir":

TÉLÉMAQUE. — Ménélas, fils d'Atrée, le nourrisson de Zeus, le meneur des guerriers, ce n'en est que plus triste 1 n'a-t-il pas moins subi une mort lamentable ? que lui servit un cœur de fer en sa poitrine ?... Mais, allons ! menez-nous dormir : il est grand temps d'aller goûter au lit la douceur du sommeil !

Il parlait ; mais déjà Hélène l'Argienne avait dit aux servantes d'aller dresser les lits dans l'entrée et d'y mettre soi plus beaux draps de pourpre, des tapis par-dessus et des feutres laineux pour les couvrir encore. Les servantes, sorties, torche en main, de la salle, avaient garni les cadres.

Un héraut emmena les hôtes vers l'entrée. C'est là qu'ils se couchèrent, cependant que l'Atride, au fond du haut logis, allait dormir auprès d'Hélène en ses longs voiles, cette femme divine.

IV. — *Le Retour de Télémaque* (chant XV 1-67, IV 312-619, XV 75-300). Quand le Voyage ne comprendrait que cet épisode, il serait encore l'un des monuments de la littérature universelle : c'est ici que nous avons la preuve indiscutable de l'influence directe et profonde que les littérateurs du Levant.de l'Égypte en particulier, eurent sur la littérature grecque, dès les temps homériques.

Le lendemain matin, Télémaque demande que Ménélas le renseigne sur le sort d'Ulysse, puis le remette en route.

MÉNÉLAS. — Je vais répondre à tes prières et demandes, sans un mot qui t'égare ou te puisse abuser ; oui ! tout ce que m'a dit un des Vieux de la Mer au parler prophétique, le voici sans omettre et sans changer un mot.

» C'était dans l'Égyptos d'où je voulais rentrer : les dieux m'y retenaient pour n'avoir pas rempli le vœu d'une hécatombe. Il est, en cette mer des houles, un ilot qu'on appelle Pharos : par-devant l'Égyptos, il est à la distance que franchit en un Jour l'un de nos vaisseaux creux, quand il lui souffle en poupe une brise très fraîche. On trouve dans cette île un port avec des grèves d'où peuvent se remettre à flot les fins croiseurs, quand ils ont fait de l'eau au trou noir de l'aiguade.

» C'est là, depuis vingt jours, que les dieux m'arrêtaient, sans que rien annonçât l'un de ces vents du large qui, prenant les vaisseaux, les mènent sur le dos de la plaine marine.

» Nos vivres s'épuisaient, et le cœur de mes gens, quand la pitié d'un dieu s'émut et me sauva. Le robuste Protée, un des Vieux de la Mar, a pour fille Idothée dont je touchai le cœur. Un jour que j'errais seul, elle vint m'aborder ; j'étais loin de mes gens qui passaient leurs journées sur le pourtour de l'île à jeter aux poissons les hameçons crochus ; la faim tordait les ventres !

Idothée conseille à Ménélas de Capturer « l'immortel Protée, le prophète d'Égypte, qui connaît, de la mer entière, les abîmes; il lui dira la route, la longueur des trajets et comment revenir sur la mer aux poissons ».

MÉNÉLAS. — Alors conseille-moi !... quelle embûche dresser à ce vieillard divin ? il fuira, s'il me voit de loin ou me devine ; mettre un dieu sous le joug, c'est assez malaisé pour un simple mortel.

Je dis. Elle reprend, cette toute divine :

IDOTHÉE. — Quand le soleil, tournant là-haut, touche au zénith, on voit sortir du flot ce prophète des mers : au souffle du Zéphyr, qui rabat les frisons de sa noire perruque, il monte et va s'étendre au creux de ses cavernes ; eu troupe, autour de lui, viennent dormir les phoques de la Belle marine, qui sortent de l'écume, pataugeant, exhalant l'âcre odeur des grands fonds. Je t'emmène là-bas dès la pointe de l'aube ; je vous poste et vous range ; à toi de bien choisir sur les bancs des vaisseaux trois compagnons d'élite. Mais je dois t'enseigner tous les tours du vieillard. En parcourant leurs rangs; il va compter ses phoques ; quand il en aura fait, cinq par cinq, la revue, près d'eux il s'étendra, comme dans son troupeau d'ouailles un berger. C'est ce premier sommeil que vous devez guetter. Alors ne songez plus qu'à bien jouer des bras ; tenez-le quoi qu'il tente : il voudra s'échapper, prendra toutes les formes, se changera en tout ce qui rampe sur terre, en eau, en feu divin ; tenez-le sans mollir ! donnez un tour de plus !... Mais, lorsqu'il en viendra à te vouloir parler, il reprendra les traits que vous lui aurez vus en son premier sommeil ; c'est le moment, seigneur : laissez la violence, déliez le Vieillard, demandez-lui quel dieu vous crée des embarras.

A ces mots, sous la mer écumante, elle plonge et je rentre aux vaisseaux échoués dans les sables. J'allais : que de pensées bouillonnaient en mon cœur ! Je reviens au croiseur et descends à la plage ; nous prenons le souper, puis, quand survient la nuit divine, nous dormons sur la grève de mer.

Mais sitôt que paraît dans son berceau de brume l'Aurore aux doigts de roses, je repars en disant mainte prière aux dieux ; j'emmenais avec moi trois de mes compagnons, en qui je me fiais pour n'importe quel coup. La Nymphe, ayant plongé au vaste sein des ondes, en avait rapporté, pour la ruse qu'elle ourdissait contre son père, les peaux de quatre phoques, fraîchement écorchés, puis elle avait creusé dans le sable nos lits. Assise, elle attendait. Nous arrivons enfin, et nous voici près d'elle. Elle nous fait coucher côte à côte et nous jette une peau sur chacun. Ce fut le plus vilain moment de l'embuscade : quelle terrible gêne S ces phoques, nourrissons de la mer, exhalaient une mortelle odeur... Qui prendrait en son lit une bête marine ?... Mais, pour notre salut, elle avait apporté un cordial puissant : c'était de l'ambroisie, qu'à chacun, elle vint nous mettre sous le nez ; cette douce senteur tua l'odeur des monstres...

Tout le matin, nous attendons ; rien ne nous lasse : les phoques en troupeau sont sortis de la mer ; en ligne, ils sont venus se coucher sur la grève. Enfin, voici midi : le Vieillard sort du flot. Quand il a retrouvé ses phoques rebondis, il les passe en revue : cinq par cinq, il les compte, et c'est nous qu'en premier, il dénombre, sans rien soupçonner de la ruse... Il se couche à son tour. Alors, avec des cris, nous nous précipitons ; toutes nos mains l'étreignent. Mais le Vieux n'oublie rien des ruses de son art. Il se change d'abord en lion à crinière, puis il devient dragon, panthère et porc géant ; il se fait eau courante et grand arbre à, panache. Nous, sans mollir, nous le tenons ; rien ne nous lasse, et, quand il est au bout de toutes ses magies, le voici qui me parle, à moi. et m'interroge.

Ménélas demande d'abord on conseil pour son retour : Protée lui ordonne de retourner dans le fleuve Égyptos et d'offrir une hécatombe, qui lui vaudra des Dieux le vent le plus favorable.

Ménélas demande ensuite quelque nouvelle des compagnons qu'il a quittés après la prise d'Ilion : Protée le renseigne sur le sort d'Ajax et d'Agamemnon, victimes, celui-ci de sa femme, celui-là de son impiété. Protée lui raconte ensuite la captivité d'Ulysse chez la nymphe Calypso et lui prédit enfin à lui-même le plus heureux avenir.

G. Maspero a réuni et mis à la portée du grand public les *Contes populaires de l'Égypte ancienne.* Ces petits romans, qui peuvent remonter au troisième millénaire avant notre ère, nous sont parvenus sur des transcriptions des XIIe et XIIIe siècles, du temps où les pirates et commerçants odysséens fréquentaient les marchés et les capitales de l'Égyptos. Or, s'il est un emprunt que les marins font volontiers aux contrées et aux flottes étrangères, ce sont les contes et romans d'aventures. L'Égypte fut une mine de contes pour les marines de tous les temps.; nos corsaires du XVIIe siècle nous en ont rapporté les Mille et Une Nuits ; au début de l'histoire classique, les Hellènes déclaraient en avoir rapporté de même leurs fables ésopiques et les animaux merveilleux qui parlent, agissent et raisonnent en hommes.

Apparitions de dieux et de monstres, opérations de magiciens, hommes et femmes métamorphosés, prédictions réalisées, etc. n'étaient qu'incidents quotidiens dans la vie de l'Égypte pharaonique : tout le monde n'avait pas vu les prodiges que la sorcellerie opérait en cette terre des miracles ; mais tout le monde connaissait quelqu'un qui les avait vus, qui en avait profité ou souffert. La magie était le dernier terme de la science et de la religion. Le grand prêtre était le sorcier suprême qui faisait Sur les dieux ce que ses petits confrères faisaient sur les bêtes ou les hommes : il obligeait les maîtres du ciel, de la terre et des Enfers à le servir, lui et ses clients, dans ce monde ou dans l'autre ; « porteur du livre » magique, il pouvait opérer toutes les merveilles qu'on réclamait de lui, rattacher au tronc une tête fraîchement tranchée, couper et ouvrir lcs eaux du fleuve ou de la mer, fabriquer un crocodile qui dévorait les adversaires et les ennemis. Pharaon avait toujours à ses côtés ses magiciens en titre, dont lui-même et ses fils et ses filles devenaient les élèves.

La présence de Pharaon en ces histoires imposait on certain style, tout au moins certaines formules protocolaires. Pharaon étant dieu sur la terre, les mortels ne devaient parler de lui qu'à mots couverts, avec des périphrases devenue» populaires. Il est le « Double Palais » : *paroui-aoui ou paron,* disaient les Égyptiens, — *pharao, phéron*, ont transcrit les Sémites et les Hellènes, Il est « Sa Majesté » ou « Sa Sainteté » le Soleil des Deux Terres, l'Horus maître du Pays. Il est encore « la Sublimc-Porte », *Prouit, Prouti* : c'est le Protée, que Ménélas rencontre aux bouches du Nil (Égyptos), dans 1'île du Pharaon », Pharos.

Tous les peuples ont assurément leurs contes de magiciens et de prophètes. Mais, dès qu'ils rencontrèrent le *Proteus* odysséen, les prêtres égyptiens de l'époque classique reconnurent le *Pharaon* de leurs contes, leur *Prouti*, et le remirent à sa vraie place, dans une dynastie imaginaire. Ils dirent à Hérodote que Proteus était un roi de Memphis, successeur de ce Phéron le borgne, qui devait recouvrer la vue quand il rencontrerait une femme, n'ayant connu que son mari.

Le Proteus homérique et le Phéron d'Hérodote sont, tous deux, le Pharaon-Prouti des vieilles Mille et Une Nuits égyptiennes. Dans l'une, nous est contée l'histoire de deux princes sorciers. Fils de Prouti, futurs Proutis eux-mêmes, ils recherchent et retrouvent le livre magique de Thot, qui « met les hommes qui le connaissent immédiatement au-dessous des dieux : situ en récites les formules, tu charmeras le ciel, la terre, le monde de la nuit, les montagnes et les eaux ; tu connaîtras les oiseaux et les reptiles, tous tant qu'ils sont ; tu verras les poissons de l'abîme, car une force divine les fera monter à la surface de l'eau »... Le Proteus odysséen « connaît les abîmes de la mer tout entière » et fait monter les phoques de l'abîme écumant.

Après toutes ses métamorphoses, notre Proteus odysséen finit par reprendre sa forme ordinaire qui est celle d'un grand vieillard, ainsi qu'il convient à un homme de science, de poids et de dignité. Mais ce Vieux de la Mer n'a pas l'auguste chevelure blanche et la barbe argentée du Père étemel, que notre populaire imaginerait aujourd'hui. Il porte une noire perruque hérissée par le Zéphyr, comme il convient à Proteus l'Égyptien. Car le Prouti réel ne sort jamais sans une perruque bleue ou noire. Il avait adopté cette sorte de couvre- chef contre le soleil et la vermine. Ses sujets portaient leur chevelure nattée, bouclée, huilée, feutrée de graisse contre les insectes et qui formait un édifice aussi compliqué chez l'homme que chez la femme. A cette lourde et encombrante crinière, Pharaon substituait volontiers, comme Louis XIV, une perruque plus légère, mais non pas de poils ou de crins : de métal ou, plus volontiers, d'émail. Ces perruques figurent dès la plus haute antiquité dans les listes d'offrandes. L'usage en est encore commun dans l'Afrique contemporaine : la perruque bleue, — mais en cheveux ou en crins, — a été retrouvée chez certaines tribus qui dépendent de l'Abyssinie. Les nobles égyptiens avaient des perruques bleu-noir en vrai lapis-lazuli.

Protée est le Pharaon des phoques. Ces « monstres », dont la Méditerranée actuelle n'a conservé que de rares et petits survivants (où sont les hippopotames et les crocodiles de l'ancienne Égypte ?), y étaient alors aussi fréquents et d'aussi forte taille que dans les eaux de nos mers polaires.

Le conte du *Roi Khoufoui et les Magiciens*, mettait en scène un certain Didi qui, grâce aux livres de Thot, se faisait suivre des lions à travers le pays, comme notre Proteus se fait suivre des phoques. Dans tous les autres contes pharaoniques, les arts delà magie permettent à l'homme de lier et de délier la personne ou la volonté des dieux et de retenir leur puissance captive. C'est l'opération qu'Idothée conseille à Ménélas envers le dieu Proteus, car Prouti-Pharaon est un dieu, fils de dieu, et Ménélas s'engage en cette aventure, « bien qu'il soit malaisé pour un simple mortel de mettre au joug un dieu ». Toutes les ruses et métamorphoses de Protée se retrouvant en d'autres contes pharaoniques.

Dans tous ces contes, la préoccupation de la mort et de l'autre vie tient la même place importante que dans l'existence et l'histoire égyptiennes. Il n'en est presque pas un sans une allusion, souvent très longue, aux cérémonies funéraires et au grand voyage vers les mystères du Couchant. Un naufragé voit arriver, dans son île déserte, le navire qui le ramènera. Il court annoncer la nouvelle au Grand Serpent barbu qui l'a sauvé : « Bon voyage, petit, — dit le serpent, — bon voyage vers ta demeure. Voici que tu arriveras dans ton pays après deux mois, tu presseras tes enfants sur ta poitrine et tu iras te rajeunir dans ton tombeau »... C'est une prédiction analogue que Proteus fait à Ménélas :

> Quant à toi, Ménélas, ô nourrisson de Zeus, sache que le destin ne te réserve pas, d'après le sort commun, de mourir en Argos, dans tes prés d'élevage ; mais aux Champs Élysées, tout au bout de la terre, les dieux t'emmèneront chez le blond Rhadamanthe, où la plus douce vie est offerte aux humains, où, sans neige, sans grand hiver, toujours sans pluie, on ne sent que zéphyrs, dont les risées sifflantes montent de l'Océan pour rafraîchir les hommes.

Assurément, voilà un beau destin, et bien des hommes peuvent souhaiter d'atteindre une telle vie de bonheur après la mort. Pourtant ce paradis de tranquillité, de fraîcheur et de vie facile est-il vraiment celui que l'on rêverait pour cette horde de guerriers et de pirates que sont les « fils d'Achéens » ? quelle monotonie dans la tranquillité ! pas la moindre croisière, pas le moindre combat, pas la moindre tuerie, pas même les luttes sportives ni les jeux de force et d'adresse !

Et quel singulier paradis de silence et de paix pour ces bavards, ces orateurs de place publique, ces grands discuteurs, ces éternels politiciens ! pas le moindre discours ! pas le moindre dialogue ! pas le moindre échange de railleries ou d'injures ! rien que le souffle des zéphyrs !

Deux vents se partagent la domination de l'Égypte : le vent du Nord-Ouest, qui vient de la fraîche Méditerranée; elle vent du Sud-Ouest, le terrible khamsin, qui vient du désert torride. Le vent du Nord-Ouest, —le zéphyr des Grecs, — ramène la vie après la pesanteur mortelle du khamsin : c'est le vent béni ; Prouti vient le respirer à l'heure la plus chaude du jour, et les morts jouissent tout le temps de sa fraîche haleine. Mais en Grèce, le vent du Nord-Ouest est aussi désagréable, pénible et énervant que notre mistral sur les côtes de Provence. Ce «zéphyr à la triste haleine », — dit le Poète lui-même, — gémit, hurle sur la mer et amène les ouragans et la pluie: « Le mistral ou maestro, — disaient nos vieux Portulans, — est ainsi nommé parce qu'il est le vent le plus violent, le plus tyrannique de la Méditerranée »...

Seul, un emprunt aux modes et littérature de l'Égypte a pu faire du mistral le suprême agrément d'un paradis hellénique.

Dire cependant que, depuis vingt-cinq siècles, le « désagréable zéphyr » (ainsi parle sagement le poète odysséen) est devenu, dans toutes les littératures occidentales, disciples d'Homère et de la Grèce, le vent des tendres soupirs, du bonheur tranquille et de l'amour !

Un dernier détail me semble la plus certaine de ces marques d'origine. Protée se change tour à tour en lion à crinière, en panthère, en porc géant, en eau courante, en grand arbre à panache. Que vient faire ce gros porc en cette énumération terrible ?... Il est un animal du Nil qui figure dans les contes et dans les cultes égyptiens : c'est l'hippopotame, que les sujets de Pharaon appelaient non pas le cheval, mais le cochon du fleuve et qui, assurément, mérite beaucoup mieux ce nom. Mais cette « truie », *Tririt*, était plus familièrement appelée « la grosse », *Taourt*, que les Grecs ptolémaïques transcrivirent en *Thueris*. Elle était la compagne de la déesse des morts : aussi figure-t-elle debout, avec une tête de femme parfois, sur une quantité innombrable de peintures murales, de papyri, d'amulettes, de grands et petits monuments égyptiens. Son ventre énorme en avait fait en outre la déesse de l'accouchement. L'hippopotame n'a jamais paru dans la Grèce antique que sur nombre de monuments minoens, qui sont tous de fabrication égyptienne sa présence semble à tous les archéologues l'un des signes indiscutables de l'influence égyptienne en cette Crète pré-hellénique, dont les cultes se transmirent aux Crétois hellénisés ; la déesse de l'accouchement, Ilithyie, resta l'une des reines de ce panthéon.

On peut, je crois, rétablir la route qui amena Protée jusqu'à nous : c'est surtout de Virgile et des Géorgiques (IV, vers 317-357) que nous le tenons ; Rome l'avait reçu de l'Odyssée ; mais il était Égyptien de naissance et avait vécu une dizaine de siècles, peut-être, sur les bords ou aux bouches du Nil, avant de se transporter sur les rivages d'Ionie.

*

*   *

Télémaque, renseigné par Ménélas, reprend, sur le char de Pisistrate, la route de Phères, puis de Pylos, où il retrouve son bateau qui le remporte aussitôt vers Ithaque.

24 Les récits chez Alkinoos.

La Méditerranée des héros achéens, que l'*Odyssée* nous décrit, est un double empire maritime, composé de deux immensités, dont le royaume d'Ulysse, les « Iles » à l'Ouest de la Grèce, — Doulichion, Ithaque, Samé, Zante la forestière, — sont la ligne de partage, tandis que leurs détroits en sont les portes de communication. C'est de là que vient l'importance d'Ithaque dans le monde d'alors et la renommée, dans la légende achéenne, de cette pauvre roche dont le nom même ne figure plus dans l'histoire classique ! C'est de là que vient aussi le rôle attribué au roi d'Ithaque, à cet ingénieux, courageux et entreprenant Ulysse, dans l'exploration des rivages inconnus.

À l'Est d'Ithaque et du Péloponnèse, se creusent vers le Levant, les mers civilisées, dont les Achéens et les hommes « d'autres langues », Troyens, Lyciens, Sidoniens, Égyptiens, occupent le pourtour et les archipels. A l'Ouest d'Ithaque, se déroulent les eaux mystérieuses de l'épouvante et de la nuit, où les monstres alternent avec les cannibales et les déesses magiciennes avec les nymphes despotiques et les dieux courroucés.

Dans les eaux du Levant, les Achéens font la guerre, la course et le commerce : ils vont prendra du service, s'éjouir et s'enrichir à Thèbes d'Égypte, — le Paris d'alors, — trafiquer à Sidon, — la Marseille de ce Paris, — guerroyer sous Troie, pirater et enlever la toison d'or jusqu'au fond de la Mer Noire : ils y sont *conquistadores*, corsaires et traitants ; Ulysse y a gagné le surnom de « pilleur de ville », *ptoliporthos*. Il change soudain de vie dans les eaux du Couchant. S'il va chez le Cyclope, le Lestrygon ou le roi des Vents, c'est « pour tâter ces gens et savoir ce qu'ils sont, des bandits sans justice, un peuple de sauvages ou des gens accueillants qui respectent les dieux ». Il devient un *descobridor* pacifique, qui cherche les passes, à seule fin de trouver le chemin du retour, et qui visite les villes, à seule fin d'en « connaître les hommes et leur esprit ».

Il arrive dans le plus dangereux de ces détroits ; Charybde et Scylla y montent la garde et s'y disputent la perte et les corps des naufragés :

Nous entrons dans la passe et voguons angoissés. Or, tandis que nos yeux regardaient vers Charybde, Scylla nous enlevait dans le creux du vaisseau six compagnons, les meilleurs bras et les plus forts : je ne les aperçois qu'emportés en plein ciel, pieds et mains battant l'air ; ils criaient, m'appelaient, et Scylla sur le seuil de l'antre les mangeait. Ils m'appelaient encore ; ils me tendaient les mains en cette lutte atroce !... Non, jamais de mes yeux, je ne vis telle horreur, à travers tous les maux que m'a valus sur mer la recherche des passes.

Ulysse navigue donc pour rechercher les passes dans la Mer du Couchant, comme nos grands marins du XVIIIe siècle, les Cook, Bougainville et Lapérouse navigueront dans leur « Mer du Sud ».

Cette mer du Couchant est emplie de merveilles, mais semble vide de navigateurs : on n'y rencontre ni convois de commerce, ni flottes de guerre, pas le moindre pirate, pas la moindre voile. Jamais, du moins, ne retentit sur les vaisseaux d'Ulysse le cri du guetteur signalant à l'horizon une prise à faire ou un ennemi à combattre. Jamais une rixe ne met aux mains les équipages de marines rivales. Jamais on n'y renouvelle quelque descente en armes. On vole les moutons du Cyclope ; mais, nulle part, on ne tente une razzia de villages, comme celle du pirate crétois dans l'Égyptos (chant XIV, vers 198 et suivants), ni même une surprise de sanctuaire comme celle d'Ulysse dans la Thrace des Kikones (chant IX, vers 40 et suivants).

On « monte » en hôtes ou en suppliants chez la déesse des fauves, Circé, et chez le roi des vents, Éole. Mais on fuit devant la colère de Polyphème et les fureurs des Lestrygons. Jamais on n'attaque ni même on ne riposte. Il semble que l'on ait connu d'avance le conseil de l'oracle que rapporte Hérodote : « Prends la fuite sans tenir pied! n'aie pas honte d'être lâche ! »

Sans aucun doute, le contraste n'est pas fortuit entre cette paix delà mer du Couchant et les entreprises guerrières dans les eaux levantines. Il se peut qu'après les interminables batailles de l'*Iliade*, le goût clés *aèdes* et du public, un peu fatigués des tueries, soit allé à des récits moins sanguinaires ou que, transportés dans l'Ionie et devenus commerçants, les « fils d'Achéens », embourgeoisés, aient préféré aux exploits des héros les aventures, ruses et fuites des capitaines-marins,— à l'Ulysse « pilleur de ville », *ptoliporthos*, l'Ulysse « aux mille tours », *polytropos*.

C'est ainsi que, l'Angleterre du XVIIe siècle n'ayant eu d'admiration que pour les grands et petits corsaires des deux mers américaines du Nord et du Sud, les Drake, les Dampier et autres brûleurs de flottes et de villes espagnoles, l'Angleterre du XVIIIe siècle fit de Robinson Crusoé son héros de cœur et l'un de ses types nationaux.

Il se peut aussi que les *aèdes* n'aient fait que traduire la réalité ou la croyance contemporaines touchant leurs deux mers si différentes du Levant et du Couchant : pour le public de notre XIXe siècle, un contraste de même sorte existait encore entre les deux parties de cette double Méditerranée ; les rivages du Couchant apparaissaient comme un domaine de notre légalité européenne et de notre civilisation chrétienne, en face de l'islam mécréant, fanatique, barbare, qui restait encore campé sur les rives ottomanes d'Europe, d'Asie et d'Afrique...

Il est beaucoup plus probable qu'à l'Ouest comme à l'Est d'Ithaque, « les pirateries des marins s'ajoutaient à la férocité des indigènes » (ainsi parle Strabon), pour écarter ou troubler les entreprises de commerce, de science et de paix ; depuis trois siècles, les commerçants phéniciens exploitaient les marchés du Couchant. Dès la fin du XIIe siècle, avant notre ère, — deux cent cinquante ans avant Homère, — ces gens de Tyr et de Sidon avaient fondé leurs deux grandes colonics de l'Occident : Utique en Libye, aux bouches de la Medjerdah tunisienne, et Gadès, au voisinage du Tartessos (Guadalquivir) espagnol, existaient déjà en 1100 avant notre ère. Utique, enlisée par les boues du fleuve, fut remplacée, trois siècles plus tard, par la « Ville Neuve », Carthage. Cadix occupe toujours les îlots de Gadès, et sa cathédrale de Notre-Dame des Eaux est bâtie sur les ruines du temple de Melkart, où ce dieu de Tyr avait sa source miraculeuse.

Les Phéniciens, dans les eaux levantines, avaient un peu perdu de leur monopole d'autrefois : la marine achéenne leur disputait la maîtrise de la mer, — *thalassocratie*, disaient les Hellènes,— qu'ils avaient eue pendant des siècles. Toutes les « Iles dc la Très-Verte », comme disent les textes pharaoniques, avaient été jadis leur chasse réservée ; ils y avaient eu un nombre infini de relâches volantes, mais habituelles, de stations temporaires pour la piraterie, de comptoirs fixes pour les échanges, de colonies même pour la pêche et l'industrie de la pourpre, car les Hellènes se souvenaient que non seulement Cadmos et sa sœur Europe avaient fait souche de dynasties royales en Crète et en Boétie, mais que des familles ou des communautés phéniciennes avaient colonisé certains ports de Rhodes, de Théra (Santorin) et de Cythère (Cérigo) ; elles y avaient fondé leurs foyers et leurs temples, installé leurs cultes et leurs dieux : Aphrodite la Cythérée était l'une des déesses de Syrie que la mer écumante avait jadis apportées au rivage de l'île péloponnésienne.

La plupart des autres îles grecques ont conservé jusqu'à nous le souvenir indélébile de cette époque, dans les noms qu'elles portent encore aujourd'hui ces noms, en effet, que les Hellènes, puis les Byzantins et nos Grecs se sont transmis depuis trente siècles, *Délos, Syros, Casos, Paxos, Thasos, Satnos*, etc., ne veulent rien dire en grec. Ils étaient accompagnés, durant l'antiquité, d'appellations grecques, que tout auditeur hellénique comprenait aussitôt : *Ortygia*, « l'île aux Cailles », *Achnè*, « l'île de l'Écume », *Plateia*, « l'île Plate », *Aéria*, « l'île

Aérienne». Ces appellations, oubliées aujourd'hui, n'étaient que la traduction des autres noms mystérieux, dont une étymologie sémitique peut sûrement nous rendre compte : *Casos-Achné, Paxos-Plaieia, Thasos-Aêria, Samos-Hypsélé, Délos-Ortygia* sont autant de couples synonymes, de « doublets », comme disent les géographes.

Tous les lecteurs savent ce qu'il faut entendre par là. Il était jadis au bord de l'Adriatique un haut pays, couvert de forêts que ses occupants appelaient *Tcherna Gora*, le « Noir Mont » : les Vénitiens traduisirent en *Monte Negro*. Il était dans l'Archipel une presqu'île montagneuse que les Grecs indigènes appelaient *Hieron Oros*, la « Sainte Montagne » : Vénitiens et Génois traduisirent en *Monte Santo.*

Dans les vieux doublets de la Méditerranée grecque, *Casos-Achné, Thasos-Aéria, Delos-Ortygia*, etc. le premier terme est l'original et le second est une copie postérieure : les Sémites ont créé le premier ; les Hellènes, l'ayant traduit, ont vainement tenté de lui substituer le second. Car on ne voit ni quand, ni comment, ni pourquoi les Hellènes, si l'appellation grecque eût été l'original primitif, auraient ensuite abandonné ce terme de leur langue et préféré un nom étranger.

Les eaux du Couchant, dans l'*Odyssée*, nous présentent un doublet de même origine : Circé porte un nom grec, *kirké*, qui signifie, à n'en pas douter « l'Épervière » ; « l'île de Kirké », *Nésos Kirkès* est « l'île de l'Épervière ». Or cette île porte aussi le nom d'*Ai-aié,* qui, dans les langues sémitiques, aurait exactement le même sens. Le Monte Circeo sur la côte italienne a gardé jusqu'à nous son nom grec : tous les détails de la description odysséenne s'appliquent à ses rivages, à ses grottes, à son fleuve du Cerf, à sa forêt, à ses cochons noirs et à son temple de la Déesse des Fauves : Feronia, disaient les Latins.

L'*Odyssée* fait de Circé la fille du Soleil et de l'Océanide *Persé*, et la sœur d'*Aiétès*. Ces noms sont mystérieux ou incompréhensibles en grec : en langues sémitiques, ils désigneraient aussi des rapaces, le vautour, l'aigle et l'autour. La côte italienne nous offre toute cette famille encore en place : sur un promontoire voisin du *Monte Circeo*, les Anciens eurent leur ville de 1'«autour», *Astura*, qui subsiste aujourd'hui ; ils croyaient que l'aigle marin avait donné son nom à une autre ville voisine, Gaète ; un autre promontoire voisin garde le nom de *Vulturno*. Cette côte a toujours été peuplée d'oiseaux de proie : les lagunes et la mer poissonneuses, la forêt giboyeuse et les Marais Pontins, peuplés des bêtes et bestioles de la terre et des eaux, offrent aux rapaces une abondante nourriture.

Tous les noms grecs de pays et de peuples, que les Récits nous donnent, peuvent se ramener à de pareils originaux sémitiques : ils en sont des traductions ou des transcriptions. L'île de Calypso (en grec, *kalupto* signifie: « je cache ») est dans la région que les Phéniciens appelaient *I-spania* « l'île de la Cachette » : Ulysse y demeure sept ans caché, captif, au pied de ce Mont Atlas, colonne du Ciel, dont le Poète a fait le père de sa nymphe ; les moindres détails de la description odysséenne sont encore en place sur la rive africaine de notre détroit de Gibraltar, où les Hellènes remplacèrent Atlas par Héraklès, comme gardien des Colonnes.

Nausicaa est la fille du roi des Phéaciens, Alkinoos. La Phéacie, au dire des Anciens, était notre Ile de Corfou, qu'ils appelaient Corcyre, *Korkura* ou *Kerkufa*. En langues sémitiques, *kerkour* est le nom des vaisseaux ou des coursiers rapides : les Hellènes empruntèrent ce mot pour les vaisseaux et le traduisirent pour les bêtes en « dromadaires ».

Dans les *Récits*, la Phéacie est une terre escarpée, avec une ville haute, sur un double port, au pied d'une haute montagne, en face d'une roche marine, qui fut un croiseur, un « navire rapide », *naus thoè*, mais que Poséidon pétrifia en pleine course. Double port, haute montagne et roche navale sont encore en place sur la côte occidentale de Corfou-Corcyre ; nos marins saluent encore ce vaisseau de pierre, que les Corfiotes appellent le *Karavi*, le « Bateau », et qui ressemble de tous points à un navire homérique sous voiles.

Ulysse traverse toute la Mer du Couchant pour rentrer des grottes de Calypso à la plage de Nausicaa, puis à la ville des Phéaciens : c'est le sujet des chants V-VIII ; il raconte ensuite comment il l'avait explorée et traversée en sens inverse pour aller de Troie chez Calypso (chants IX-XII...).

De Calypso chez Nausicaa.

Le chant V, comme le chant I, s'ouvre par une assemblée des Dieux. Les 20 premiers vers sont des « bâtards», que le bâtisseur de la Poésie fabriqua pour remplacer, en les résumant, les 87 vers authentiques qu'il transporta au début de son *Ouverture*, où nous les avons retrouvés et étudiés. Il faut les rétablir en leur place légitime, après l'expulsion des 20 intrus.

Les 208 autres premiers vers de ce chant V sont l'*Antre de Calypso*. Sur la prière d'Athéna, Zeus envoie son fils et messager Hermès ordonner à la Nymphe lointaine de renvoyer Ulysse. Elle obéit. Les vers 228-494 du même chant sont le *Radeau d'Ulysse* : le héros, qui n'a pas de navire, se construit un radeau, s'embarque, arrive en vue du rivage phéacien, où la tempête, disloquant ses poutres, le jette à demi-mort à la côte, après trois jours de terribles périls.

Les beaux morceaux abondent en ces deux épisodes, qui, pour la peinture des sentiments, la vraisemblance du dialogue, l'habileté surtout des descriptions, n'ont pas d'égal, peut-être, dans les *Récits*. L'arrivée d'Hermès chez Calypso et la vision de cette terre enchantée ont enthousiasmé ou ému cent générations bientôt d'auditeurs et de lecteurs. Zens vient d'ordonner à Hermès, son messager, d'aller chez Calypso délivrer Ulysse :

Odyssée, Liv. V. 8.

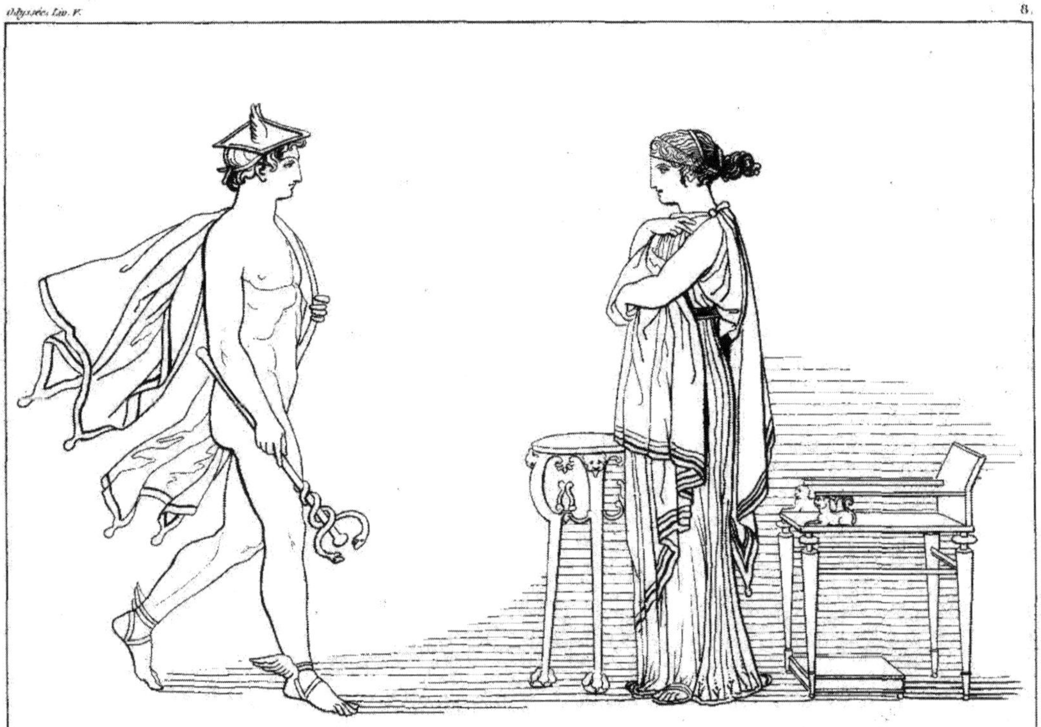

Flaxman inv. Reveil sc.

Mercure, envoyé par Jupiter, ordonne à Calypso de renvoyer Ulysse qu'elle retient depuis sept années dans son île.

Le Messager aux rayons clairs se hâta d'obéir : il noua sous ses pieds ses divines sandales, qui, brodées de bel or, le portent sur les ondes et la terre sans bornes, vite comme le vent et, plongeant de l'azur, à travers la Périe, il tomba sur la mer, puis courut sur les flots, pareil au goéland qui chasse les poissons dans les terribles creux de la mer inféconde et va mouillant dans les embruns son lourd plumage.

Mais quand, au bout du monde. Hermès aborda l'île, il sortit en marchant de la mer violette, prit terre et s'en alla vers la grande caverne, dont la Nymphe bouclée avait fait sa demeure.

Il la trouva chez elle, auprès de son foyer où flambait un grand feu. On sentait du plus loin le cèdre pétillant et le thuia, dont les fumées embaumaient l'île. Elle était là-dedans, chantant à belle voix et tissant au métier de sa navette d'or. Autour de la caverne, un bois avait poussé sa futaie vigoureuse : aunes et peupliers et cyprès odorants, où gîtaient les oiseaux à la large envergure, chouettes, éperviers et criardes corneilles, qui vivent dans la mer et travaillent au large.

Au rebord de la voûte, une vigne en sa force éployait ses rameaux, toute fleurie de grappes, et près l'une de l'autre, en ligne, quatre sources versaient leur onde claire, puis leurs eaux divergeaient à travers des prairies molles, où verdoyaient persil et violettes. Dès l'abord en ces lieux, il n'est pas d'immortel qui n'aurait eu les yeux charmés, l'âme ravie.

Hermès transmet l'ordre de Zeus. Calypso, après un mouvement de colère et presque de révolte, se soumet et le dieu s'en retourne. La Nymphe va retrouver Ulysse :

Il était sur le cap, toujours assis, les yeux toujours baignés de larmes, perdant la douce vie à pleurer le retour. C'est qu'il ne goûtait plus les charmes de la Nymphe ! La nuit, il fallait bien qu'il rentrât auprès d'elle, au creux de ses cavernes ; il n'aurait pas voulu ; c'est elle qui voulait ! Mais il passait les jours, assis aux rocs des grèves, promenant ses regards sur la mer inféconde et répandant des larmes.

Tout le caractère du « prudent » Ulysse s'étale dans le dialogue qui suit. Calypso lui donne le conseil et lui promet les moyens de construire un radeau et de voguer vers Ithaque.

ULYSSE. — Ce n'est pas mon retour, ah ! c'est tout autre chose que tu rêves, déesse ! lorsque, sur un radeau, tu me dis de franchir le grand gouffre des mers, ses terreurs, ses dangers, que les plus fins de nos vaisseaux, les plus rapides n'osent pas affronter, même en ayant de Zeus la brise favorable.

Il dit : mais Calypso se prenait à sourire, et la toute divine, le flattant de la main, lui déclarait tout droit :

CALYPSO. — Le brigand que tu fais ! tu connais la prudence ! quels mots tu sais trouver pour nous dire cela ! Ce que j'ai dans l'esprit, ce que je te conseille, c'est tout ce que, pour moi, je pourrais souhaiter en si grave besoin. Mon esprit, tu le sais, n'est pas de perfidie ; ce n'est pas en mon sein qu'habite un cœur de fer ; le mien n'est que pitié.

Elle dit et déjà cette toute divine l'emmenait au plus court. Ulysse la suivait et marchait sur ses traces, et déesse et mortel s'en revinrent ensemble à la grotte voûtée.

Il s'assit au fauteuil qu'Hermès avait quitté.

La Nymphe lui servit toute la nourriture, les mets et la boisson, dont usent les humains destinés à la mort ; en face du divin Ulysse, elle prit siège ; ses femmes lui donnèrent ambroisie et nectar, puis, vers les parts de choix préparées et servies, ils tendirent les mains.

Mais, après les plaisirs du manger et du boire, c'est elle qui reprit, cette toute divine :

CALYPSO. — Fils de Laërte, écoute, ô rejeton des dieux, Ulysse aux mille ruses !... C'est donc vrai qu'au logis, au pays de tes pères, tu penses t'en aller à présent, tout de suite ?... adieu donc malgré tout !... Mais si ton cœur pouvait savoir de quels chagrins le sort doit te combler avant ton arrivée à la terre natale, c'est ici, près de moi, que tu voudrais rester pour garder ce logis et devenir un dieu, quel que soit ton désir de revoir une épouse vers laquelle tes vœux chaque jour te ramènent... Je me flatte pourtant de n'être pas moins belle de taille ni d'allure, et je n'ai jamais vu que, de femme à déesse, on pût rivaliser de corps ou de visage.

Ulysse l'avisé lui fit cette réponse :

ULYSSE. — Déesse vénérée, écoute et me pardonne : je me dis tout cela !... Toute sage qu'elle est, je sais que Pénélope auprès de toi serait sans grandeur ni beauté ; ce n'est qu'une mortelle, et tu ne connaîtras ni l'âge ni la mort... Et pourtant le seul vœu que chaque jour je fasse est de rentrer là-bas, de voir en mon logis la journée du retour ! Si l'un des Immortels, sur les vagues vineuses, désire encor me tourmenter, je tiendrai bon ; j'ai toujours là ce cœur endurant tous les maux ; j'ai déjà tant souffert, j'ai déjà tant peiné sur les flots, à la guerre !... s'il y faut un surcroît de peines, qu'il m'advienne !

Et l'on s'en va dormir.

Ulysse le lendemain va construire son radeau « à la pointe de l'île, où des arbres très hauts avaient poussé jadis, aunes et peupliers, sapins touchant le ciel, tous morts depuis longtemps, tous secs et, pour flotter, tous légers à souhait Il l'achève et le met à la mer en quatre jours. Il part le cinquième et vogue dix-sept jours sur les routes du large. Quand il arrive, le dix-huitième, en vue de la Phéacie, Poseidon suscite une effroyable tempête: le radeau est retourné, puis rompu. Ulysse ne doit la vie qu'à l'aide de la Blanche Déesse qui lui apporte un voile divin de sauvetage.

Odyssée. Liv. V. 9.

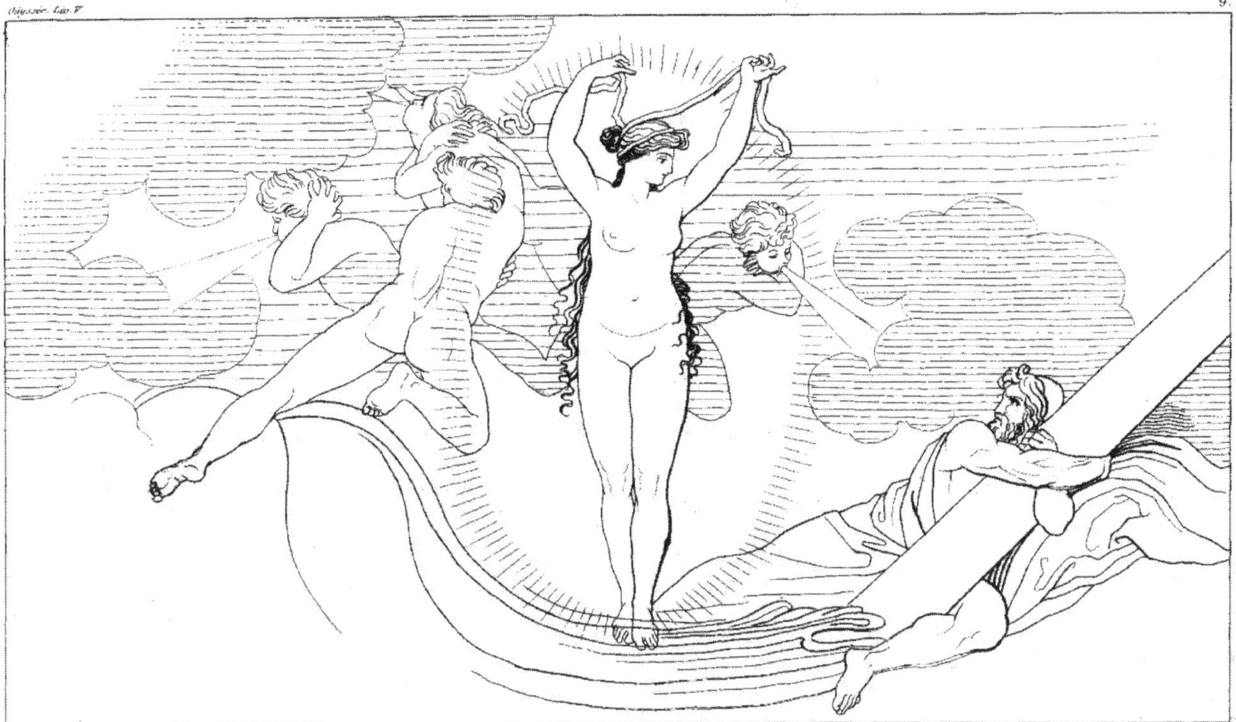

Flaxman inv. Reveil sc.

Neptune excite une tempête, qui brise le bâtiment d'Ulysse; Leucothée donne son voile à ce prince, pour le sauver du naufrage.

Durant deux jours, deux nuits, Ulysse dériva sur la vague gonflée : que de fois, en son cœur, il vit venir la mort ! Quand, du troisième jour, l'Aurore aux belles boucles annonçait la venue, soudain le vent tomba ; le calme s'établit : pas un souffle ; il put voir la terre toute proche ; son regard la fouillait, du sommet d'un grand flot qui l'avait soulevé... Oh ! la joie des enfants qui voient revivre un père, qu'un long mal épuisant torturait sur son lit : la cruauté d'un dieu en avait fait sa proie ; bonheur ! les autres dieux l'ont tiré du péril !..

C'était la même joie qu'Ulysse avait à voir la terre et la forêt. Il nageait, s'élançait pour alla: prendre pied... Mais, quand il ne lut plus qu'à, portée de la voix, il perçut le ressac qui tonnait sur les roches ! la grosse mer grondait sur les sèches du bord ; terrible ronflement ! tout était recouvert de l'embrun des écumes, et pas de ports en vue, pas d'abri, de refuge !... rien que des caps pointant leurs rocs et leurs écueils !...

Un coup de mer le jette à la roche d'un cap. Il aurait eu la peau trouée, les os rompus, sans l'idée qu'Athéna, la déesse aux yeux pers, lui mit alors en tête. En un élan, de ses deux mains, il prit le roc : tout haletant, il s'y colla, laissant passer sur lui l'énorme vague. Il put tenir le coup ; mais, au retour, le flot l'assaillit, le frappa, le remporta an large. Quand il en émergea, le bord grondait toujours ; à la nage, il longea la côte et, regardant vers la terre, il chercha la pente d'une grève et des anses de mer. Il vint, toujours nageant, à la bouche d'un fleuve aux belles eaux courantes, et c'est là que l'endroit lui parut le meilleur : pas de roche, une plage abritée de tout vent.

Il aborde en cet endroit, sur la grève du fleuve, et se réfugie, pour la nuit, au haut de la pente, sous l'épais

fourré de deux oliviers, l'un sauvage et l'autre greffé, où des feuilles entassées lui font un lit bien chaud. Il s'y endort.

L'Arrivée chez les Phéaciens (chant VI, vers 1-328).—Athéna, dès l'aube, va réveiller Nausicaa et l'envoie aux lavoir ; du fleuve pour lessiver les vêtements de lin de la famille royale. Alkinoos fait amener pour sa fille la voiture et les mules. Arété lui donne, en une fiole d'or, « une huile bien fluide pour se frotter, après le bain, elle et ses femmes » :

La vierge prit le fouet et les rênes luisantes. Un coup pour démarrer, et mules, s'ébrouant, de s'allonger à plein effort et d'emporter le linge, et la princesse ; à pied, sans la quitter, ses femmes la suivaient.

On atteignit le fleuve aux belles eaux courantes. Les lavoirs étaient là, pleins en toute saison. Une eau claire sortait à flots de sous les roches, de quoi pouvoir blanchir le linge le plus noir. Les mules dételées, on les tira du char et, les lâchant au long des cascades du fleuve, on les mit paître l'herbe à la douceur de miel. Les femmes avaient pris le linge sur le char et, le portant à bras dans les trous de l'eau sombre, rivalisaient à qui mieux mieux pour le fouler. On lava, on rinça tout ce linge sali ; on l'étendit en ligne aux endroits de la grève où le flot quelquefois venait battre le bord et lavait le gravier. On prit le bain et l'on se frotta d'huile fine, puis, tandis que le linge au clair soleil séchait, on se mit au repas sur les berges du fleuve et, s'étant régalées, servantes et maîtresse dénouèrent leurs voiles pour jouer au ballon.

Nausicaa aux beaux bras blancs menait le chœur... Quand la déesse à l'arc, Artémis, court les monts, tout le long du Taygète, ou joue sur l'Érymanthe parmi les sangliers et les biches légères, ses nymphes, nées du Zeus à l'égide, autour d'elle bondissent par les champs, et le cœur de Léto s'épanouit à voir sa fille dont la tête et le front les dominent. Telle se détachait, du groupe de ses femmes, cette vierge sans maître.

Le ballon s'en va tomber au trou d'une cascade. Et filles aussitôt de pousser les hauts cris ! et le divin Ulysse, éveillé par les voix, sort de son fourré, redescend vers la grève et vient supplier la princesse :

ULYSSE. — Je suis à tes genoux, ô reine ! que tu sois ou déesse ou mortelle ! Déesse, chez les dieux, maîtres des champs du ciel, tu dois être Artémis, la fille du grand Zeus : la taille, la beauté l'allure, c'est bien elle !... N'es-tu qu'une mortelle, habitant notre monde, trois fois heureux ton père et ton auguste mère ! trois fois heureux tes frères !... comme, en leurs cœurs charmés, tu dois verser la joie, chaque fois qu'à, la danse, ils voient entrer ce beau rejet de la famille !... et jusqu'au fond de l'âme, et plus que tous les autres, bienheureux le mortel dont les présents vainqueurs t'emmèneront chez lui ! Mes yeux n'ont jamais vu ton pareil, homme ou femme ! ton aspect me confond ! A Délos autrefois, à l'autel d'Apollon, j'ai vu même beauté : le rejet d'un palmier qui montait vers le ciel. Car je fus en cette île aussi, et quelle armée m'accompagnait alors sur cette route, où tant d'angoisses m'attendaient ! Tout comme, en le voyant, je restai dans l'extase, car jamais fût pareil n'était monté du sol, aujourd'hui, dans l'extase, ô femme, je t'admire ; mais je tremble j'ai peur de prendre tes genoux. Vois mon cruel chagrin ! Hier, après vingt jours sur les vagues vineuses, j'échappais à la mer ; vingt jours que sans arrêt, depuis l'île océane, les flots me rapportaient sous les coups des rafales !... Lorsque les dieux enfin m'ont jeté sur vos bords, n'est-ce pour y trouver que nouvelles souffrances ? Je n'en vois plus la fin : combien de maux encor me réserve le ciel !... Ah ! reine, prends pitié ! c'est toi que, la première, après tant de malheurs, ici j'ai rencontrée ; je ne connais que toi parmi les habitants de cette ville et terre... Indique-moi le bourg ; donne-moi un haillon à mettre sur mon dos ; n'as-tu pas, en venant apporté quelque housse ?... Que les faveurs des dieux comblent tous tes désirs !

Nausicaa accueille le suppliant. Elle rappelle ses filles que l'apparition de cet homme nu, tout souillé d'écumes et de feuilles, avait mises en fuite :

NAUSICAA. —Mes filles, revenez ; jusqu'où voua met en fuite la seule vue d'un homme ! Avez-vous donc cru voir l'un de nos ennemis ?... Il n'est pas encor né, jamais il ne naîtra, le foudre qui viendrait apporter le désastre en pays phéacien : les dieux nous aiment tant ! Nous vivons à l'écart, en cette mer des houles, si loin que nul mortel n'a commerce avec nous... Vous n'avez devant vous, qu'un pauvre naufragé. Puisqu'il nous est venu, il doit avoir nos soins étrangers, mendiants, tous nous viennent de Zeus. Allons, femmes ; petite aumône, grande joie ! de nos linges lavés, donnez à l'étranger une écharpe, une robe, puis, à l'abri du vent, baignez-le dans le fleuve.

Elle dit : s'engageant l'une l'autre, aussitôt ses femmes revenaient, et l'ordre fut rempli.

Ulysse se baigne et se vêt.

Et voici qu'Athéna, la fille du grand Zeus, le faisant apparaître et plus grand et plus fort, déroulait de son front des boucles de cheveux aux reflets d'hyacinthe. Quand il revint s'asseoir, à l'écart, sur la grève, il était rayonnant de charme et de beauté.

Aussi, le contemplant, Nausicaa disait à ses filles bouclées :

NAUSICAA. — Servantes aux bras blancs, laissez-moi vous le dire ! Ce n'est pas sans l'accord unanime des dieux, des maîtres de l'Olympe, que, chez nos Phéaciens divins, cet homme arrive : je l'avoue, tout à l'heure, il me semblait vulgaire ; maintenant il ressemble aux dieux des champs du ciel ! Mes filles, portez-lui de quoi manger et boire.

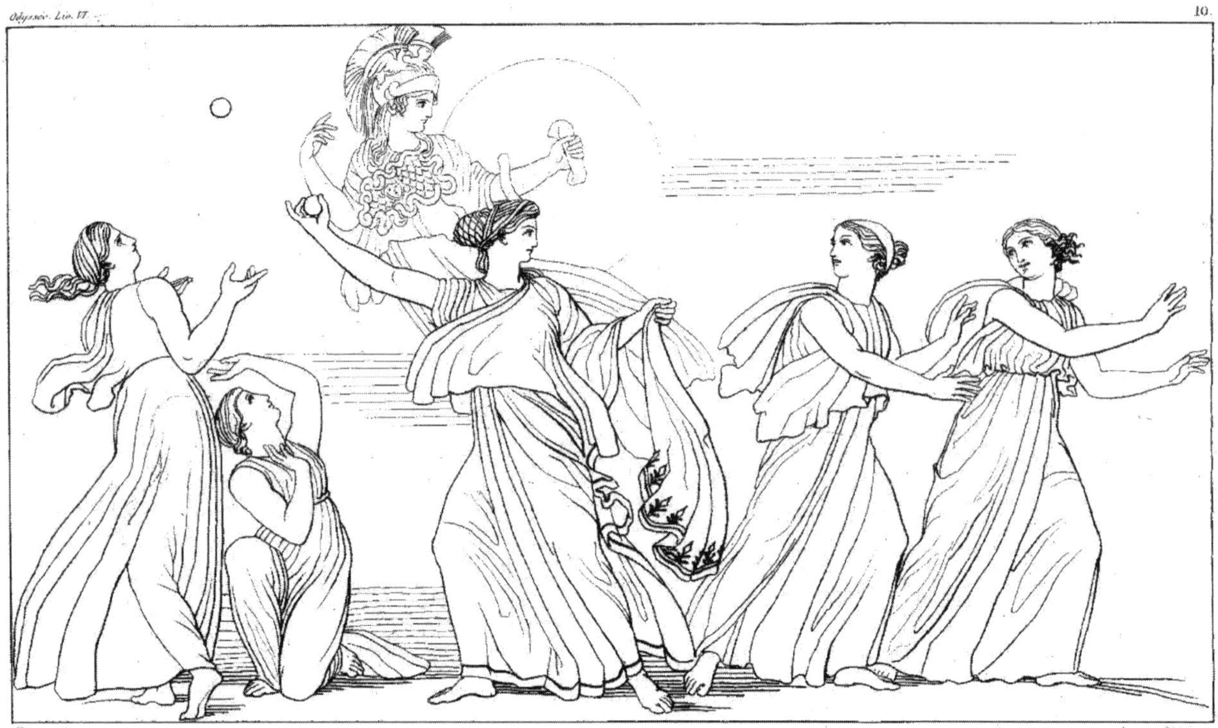

Nausicaa et ses femmes après avoir lavé au fleuve le linge qu'elles avaient apporté, jouent toutes ensemble à la paume.

Ulysse restauré, Nausicaa fait charger le char, réatteler les mules, et l'on reprend la route de la ville : « Sur le bord du chemin, — a dit Nausicaa, — nous trouverons un bois de nobles peupliers : c'est le bois d'Athéna ; une source est dedans, une prairie l'entoure ; mon père a là son clos de vigne en plein rapport, et la ville est tout près, à portée de la voix... Fais halte en cet endroit ; tu t'assiéras, le temps que, traversant la ville, nous puissions arriver au manoir de mon père ».

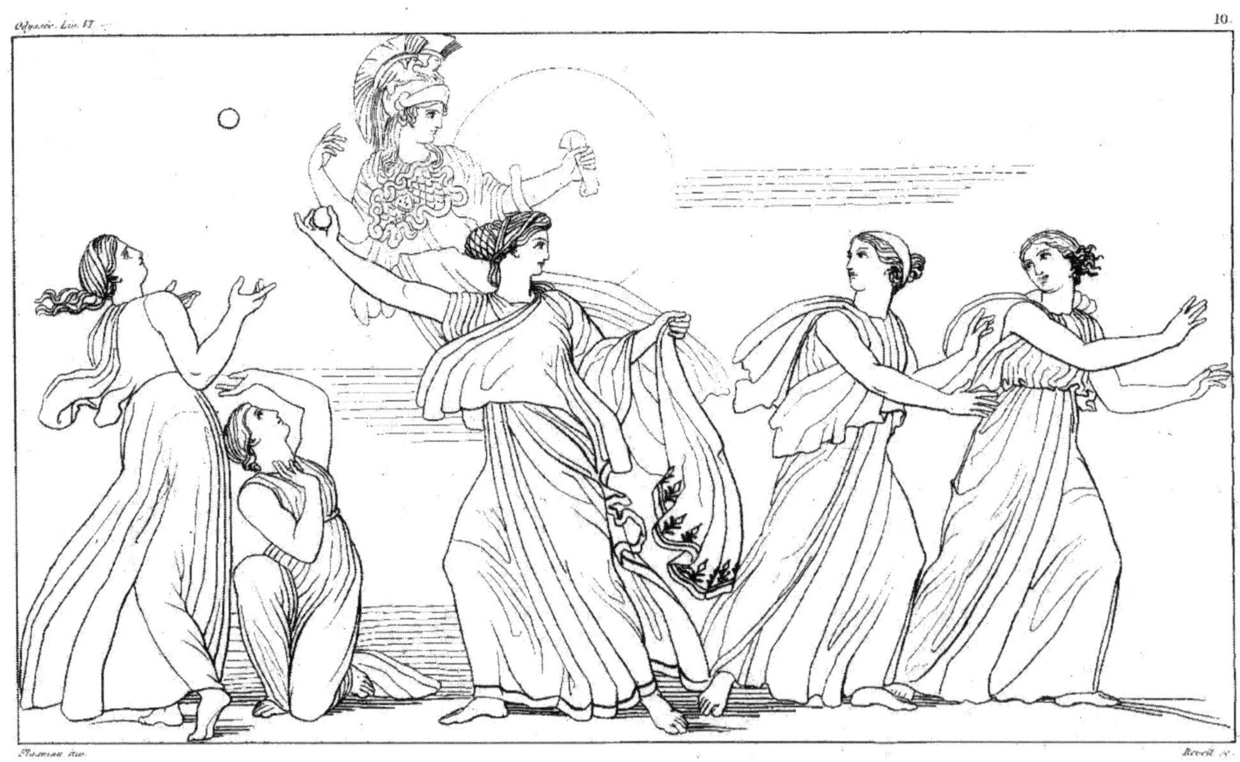

Nausicaa et ses femmes après avoir lavé au fleuve le linge qu'elles avaient apporté, jouent toutes ensemble à la paume.

Si les *Récits* sont le plus beau des drames odysséens, les trois épisodes de Calypso et de Nausicaa en sont, avec l'*Évocation des Morts*, les plus achevés, les plus larges, les plus variés, les plus émouvants et les plus pleins. Rien dans la littérature grecque ne leur est supérieur et peut-être serait-il difficile de leur trouver des égaux dans toute la littérature des Anciens et des Modernes. Il faut leur réserver le mot de grande poésie : le reste des Récits est plutôt fait de beaux contes, auxquels il est difficile souvent de croire et presque toujours de se laisser prendre ou apitoyer le cœur.

DE TROIE À CALYPSO.

L'épisode de l'*Entrée chez Alkinoos* (chant VII, vers 1-347) est le prologue du long itinéraire qu'Ulysse va dérouler devant les Phéaciens, depuis son départ de Troie jusqu'à son arrivée chez Calypso.

Le héros, suivant l'ordre de Nausicaa, a fait halte un instant dans le bois d'Athéna, puis il est venu vers la ville. Athéna, sous les traits d'une fillette à la cruche, l'a couvert d'une épaisse nuée et conduit au manoir royal.

Ulysse allait entrer dans la noble demeure du roi Alkinoos ; il fit halte un instant. Que de trouble en son cœur, devant le seuil de bronze ! car, sous les hauts plafonds du fier Alkinoos, c'était comme un éclat de soleil et de lune ! Du seuil jusques au fond, deux murailles de bronze s'en allaient, déroulant leur frise d'émail bleu. Des portes d'or s'ouvraient dans l'épaisse muraille : les montants, sur le seuil de bronze, étaient d'argent ; sous le linteau d'argent, le corbeau était d'or, et les deux chiens du bas, que l'art le plus adroit d'Héphaestos avait faits pour garder la maison du fier Alkinoos, étaient d'or et d'argent.

Aux murs, des deux côtés, du seuil jusques au fond, s'adossaient les fauteuils en ligne continue ; sur eux, étaient jetés de fins voiles tissés par la main des servantes. C'était là que siégeaient les doges phéaciens...

Or, le divin Ulysse restait à contempler, lorsque, dans son cœur, le héros d'endurance eut fini d'admirer, vite il franchit le seuil, entra dans la grand'salle et trouva, coupe en mains, les rois de Phéacie : doges et conseillers étaient en train de boire au Guetteur rayonnant ; c'est à lui qu'en dernier, avant d'aller dormir, ils faisaient leur offrande. Sous l'épaisse nuée versée par Athéna, le héros d'endurance allait par la grand'salle, vers Arété et vers le roi Alkinoos ; aux genoux d'Arété, comme il jetait les bras, cet Ulysse divin, la céleste nuée soudain se dissipa et tous, en la demeure, étonnés à la vue de cet homme, se turent.

Ulysse supplie : il est entendu et accueilli ; on le relève ; on le fait asseoir en un fauteuil ; on lui donne à souper. Les autres rois se retirent. Le héros reste en tête à tête avec Alkinoos et Arété. La reine a reconnu les vêtements que porte Ulysse ; c'est sa fille qui les lui fit donner. Elle en demande la provenance. Ulysse résume ses aventures en mer, son naufrage, son sommeil :

Odyssée, Liv. VII. 12.

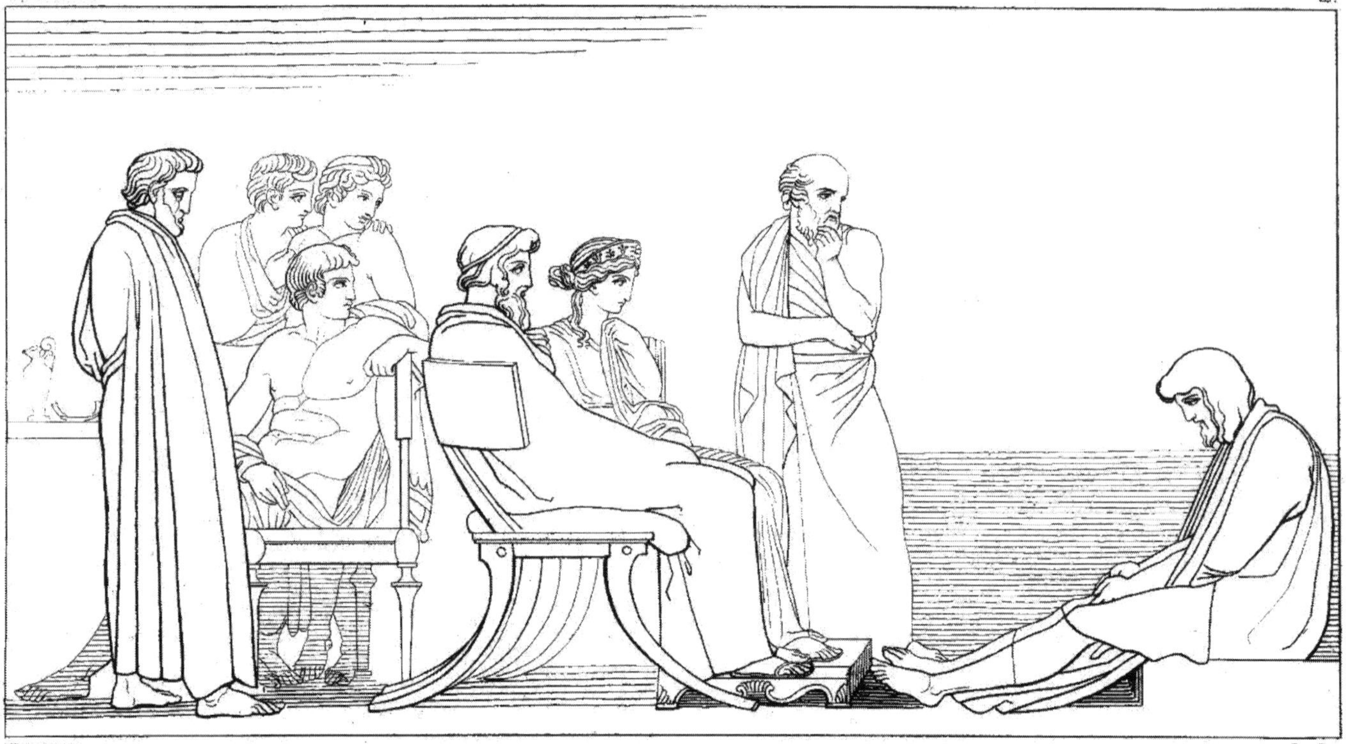

Flaxman inv. Bouvel sc.

Ulysse fait le récit de ses aventures, depuis son départ de l'île d'Ogygie jusqu'à son arrivée chez les Phéaciens.

Durant toute la nuit, en dépit de l'angoisse, et le soleil levé, et jusqu'au plein midi, je dormis sous mes feuilles ; ce doux sommeil ne me quitta qu'au jour penchant ; c'est alors que je vis ta fille et ses servantes qui jouaient sur la grève ; elle semblait une déesse au milieu d'elles. Je l'implorai : qu'elle eut de raison, de noblesse ! je n'osais, de son âge, espérer cet accueil : trop souvent, la jeunesse a la tête si folle !... Mais elle me donna tout ce qu'il me fallait, du vin aux sombres feux, du pain, un bain au fleuve, les habits que voilà,... Telle est la vérité que, malgré ma tristesse, je tenais à, te dire.

Ce fut Alkinoos qui lui dit en réponse :

ALKINOOS. — Mon hôte ! notre enfant n'oublia qu'un devoir : ses femmes étaient là ; pourquoi ne pas t'avoir conduit jusque chez nous ?... C'est elle qu'en premier, tu avais implorée.

Ulysse l'avisé lui fit cette réponse :

ULYSSE. — En tout cela, seigneur; ta fille est sans reproche ; ne va pas la blâmer. Elle m'avait offert d'accompagner ses femmes ; c'est moi qui refusai. J'avais peur, j'avais honte : à ma vue, si ton cœur allait se courroucer !... en ce monde, la jalousie est chose humaine.

Ce fut Alkinoos qui lui dit en réponse :

ALKINOOS. — Non, mon hôte ! mon cœur n'a jamais accueilli de si vaines colères ! En tout, je fais passer la justice d'abord... Quand je te vois si beau et pensant comme moi, je vendrais, Zeus le père ! Athéna ! Apollon !— Je voudrais te donner ma fille et te garder avec le nom de gendre... Si tu voulais rester, tu recevrais de moi et maison et richesses... Mais si tu veux partir, nous garde Zeus le père que nul des Phéaciens, malgré toi, te retienne ! Je fixe dès ce soir le jour de ton départ ; sache-le : c'est demain. Sous le joug du sommeil quand tu seras couché, nos rameurs s'en iront par le calme te mettre en ta patrie, chez toi, plus loin si tu préfères.

Et l'on s'en va dormir.

Le lendemain matin, Alkinoos emmène son hôte à l'assemblée du peuple, où il fait ratifier sa promesse d'un prompt embarquement. Rois et équipage remontent au manoir pour le festin d'adieu, au bout duquel Ulysse commence son récit par la double aventure chez les *Kikones* et les *Lotophages* (chant VIII, vers 1-586, et chant IX, vers 1-169. On se souvient que sur les 506 vers du chant VIII, plus de 450 sont ou « bâtards » ou « superflus»).

Dès le début, ce récit d'Ulysse a la belle allure vive, souple, alerte et gaie, qu'il conservera tout du long ; le sourire y dominera, même aux heures les plus tristes et malgré le refrain de lamentation, qui termine chaque aventure :

En partant d'Ilion, le vent qui nous portait nous mit sous l'Ismaros, au pays des Kikones. Là, je pillai la ville et tuai les guerriers et lorsque, sous les murs, on partagea les femmes et le tas des richesses, je fis si bien les lots que personne en partant n'eut pour moi de reproches. Alors j'aurais voulu que nous songions à, .fuir du pied le plus rapide ; mais ces fous refusèrent. Le vin qui se but là ! et les moutons qu'on égorgea sur cette plage ! et les vaches cornues à la démarche torse ! cependant qu'à grands cris, nos Kikones couraient appeler leurs voisins. Ceux de l'intérieur, plus nombreux et plus braves, envoient leurs gens montés qui combattaient en selle ou, s'il fallait, à pied. Plus denses qu'au printemps les feuilles et les fleurs, aussitôt ils arrivent : Zeus, pour notre malheur, nous mettait sous le coup du plus triste destin ; quelle charge de maux !... Tant que dure l'aurore et que grandit le jour sacré, nous résistons, sans plier sous le nombre ; mais quand le jour penchant vient libérer les bœufs, les Kikones vainqueurs rompent mes Achéens, et six hommes guêtrés succombait sans pouvoir regagner leur navire ; nous autres, nous fuyons le trépas et le sort.

Nous reprenons la mer, l'âme navrée, contents d'échapper à la mort, mais pleurant les amis : sur les doubles gaillards, avant que l'on s'éloigne, je fais héler trois fois chacun des malheureux tombés en cette plaine, victimes des Kikones...

Les Kikones étaient sur la côte de Thrace. On se remet en mer pour descendre l'Archipel à travers les îles, contourner le Péloponnèse, en passant par le détroit de Cythère et rentrer en Ithaque. La tempête force la petite escadre à relâcher dans l'une des îles, puis lui fait manquer le détroit et la jette aux bords des Lotophages, peuple hospitalier, mais primitif, « qui n'a pour tout mets qu'une fleur ». Les Anciens connaissaient encore ce peuple dans les parages de Gabès la tunisienne, — la région que nos Arabes appellent le « Pays des Dattes » [Ce vers dans le texte grec contient un calembour *lotos-lathetai*, *lotos-oubli* (ci. le fleuve du Léthé), que je me suis efforcé de rendre par l'opposition de *dattes* et *date*.], *Djerid*, par opposition à l'*Ifrikia*, l'ancienne Africa des Romains, productrice de blé et mangeuse de pain :

J'envoie trois de nos gens reconnaître les lieux, — deux hommes de mon choix, auxquels j'avais adjoint en troisième un héraut. Mais, à peine en chemin, mes envoyés se lient avec des Lotophages qui, loin de méditer le meurtre de nos gens, leur servent du lotos. Or, sitôt que l'un d'eux goûte à ces fruits de miel, il ne veut plus rentrer ni donner de nouvelles.

Je dus les ramener de force, tout en pleurs, et les mettre à la chaîne, allongés sous les bancs, au fond de leurs vaisseaux. Puis je fis rembarquer mes gens restés fidèles : pas de retard ! à bord ! et voguent les navires ! J'avais peur qu'à manger de ces dattes, les autres n'oubliassent aussi la date du retour.

Mes gens sautent à bord et vont s'asseoir aux bancs, puis, chacun en sa place, la rame bat le flot qui blanchit sous les coups.

Nous reprenons la mer, l'âme toujours navrée. De là, nous arrivons au pays des Yeux Ronds [= Cycl-ope], brutes sans foi ni lois, qui, dans les Immortels, ont tant de confiance qu'ils ne font de leurs mains ni plants ni labourages. Chez eux, pas d'assemblée qui juge ou délibère ; mais, au haut des grands monts, au creux de sa caverne, chacun dicte sa loi à ses enfants et femmes, sans s'occuper d'autrui.

Au devant de leur port, ni trop près ni trop loin de cette Cyclopie, s'offre l'île Petite.

C'est une île en forêt où les chèvres sauvages se multiplient sans fin. Jamais un pas humain ne va les y troubler. Jamais de ces chasseurs ne vont les y poursuivre, qui prennent tant de peine à courir les forêts sur la cime des monts : sans labours ni semailles, tous les jours de l'année, l'île vide d'humains ne sert que de pâtis à ces chèvres bêlantes.

On entre de nuit, par le pilotage d'un dieu, dans le port presque fermé de cette petite île. Le lendemain, on fait, dans l'île, une belle chasse, suivie d'un long repas :

Tout le reste du jour, jusqu'au soleil couchant, nous restons au festin : on avait du bon vin, de la viande à, foison ! Nous n'avions pas encore épuisé le vin rouge que nous avions à bord ; car chacun avait fait son plein dans les amphores, quand nous avions pillé la ville des Kikones avec ses sanctuaires. La terre des Yeux Ronds était là, toute proche : nous voyions ses fumées ; nous entendions leurs voix et celles de leurs chèvres... Au coucher du soleil, quand vient le crépuscule, on s'étend pour dormir sur la grève de mer.

Est-il besoin de raconter l'épisode du *Cyclope* (chant IX, vers 170-436), le plus populaire par sa gaîté et presque son gros rire ? de quel homme blanc, sachant lire et écrire, ce géant Polyphème dupé, aveuglé et volé par « Ce nain » d'Ulysse, n'est-il pas connu ? Après les mélancoliques adieux de Calypso, après les tendres regrets de

Nausicaa, voici, comme pour leur faire contraste, une scène de comédie et presque de farce, pour le fond du moins, car la forme et le ton restent d'une tenue, d'une sobriété et d'une courtoisie toutes citadines. C'est, — comme le disaient les Anciens, — de la comédie de Ménandre, et non d'Aristophane.

Ulysse décide de quitter le port de l'île Petite et d'aller à la côte en face ;

Aussitôt qu'apparaît, dans son berceau de brume, l'Aurore aux doigts de roses, j'appelle tout le monde à l'assemblée et dis :

ULYSSE. —Fidèles équipages, le gros de notre flotte va demeurer ici : mais je vais prendre, moi, mon navire et mes hommes ; je veux tâter ces gens et savoir ce qu'ils sont, des bandits sans justice, un peuple de sauvages, ou des gens accueillants qui respectent les dieux.

Je dis et, m'embarquant, j'ordonne à l'équipage d'embarquer à son tour et de larguer l'amarre. Mes gens sautent à, bord et vont s'asseoir aux bancs, puis, chacun en sa place, la rame bat le flot qui blanchit sons les coups.

Nous eûmes vite atteint l'endroit, d'ailleurs tout proche, où, sur le premier cap et dominant la mer, s'offrait à nos regards une haute caverne, ombragée de lauriers. Elle servait d'étable à de nombreux troupeaux de brebis et de chèvres, avec sa cour profonde, dont l'enceinte était faite de gros blocs arrachés, de chênes à, panache et de pins au long fût. C'est là que notre monstre humain avait son gîte ; c'est là qu'il vivait seul, à paître ses troupeaux, ne fréquentant personne, mais toujours à l'écart et ne pensant qu'au crime. Ah ! le monstre étonnant ! il n'avait rien d'un bon mangeur de pain, d'un homme ; on aurait dit plutôt quelque pic forestier qu'on voit se détacher sur le sommet des monts.

Cet homme-montagne, qui va hurler, roter, vomir, jeter des pierres, est un volcan : il habite sur la côte napolitaine, entre Naples et Pouzzoles, en face de l'îlot côtier qui garde des vieux Hellènes, son nom de Nisida, « l'Île Petite » ; sa grotte immense, derrière la cour profonde, s'ouvre toujours sous le dernier cap du Pausilippe.

Ce pays de cratères, d'« Yeux ronds », cette *Kukl-opie*, dit le Poète, conserva, durant la première antiquité, son nom sémitique d'*Oin-otrie*, qui avait le même sens et qui fut, ici encore, l'original du doublet.

Ulysse, ayant traversé le détroit, laisse son navire et son équipage à la grève du bas. Il monte à la caverne avec douze hommes d'élite et une outre de vieux vin. Le Cyclope n'est pas chez lui : on lui mange ses fromages, en l'attendant, jusqu'au soir.

Le voici qui revient, ramenant son troupeau ; il porte à pleine charrette un tas de branches mortes, pour le feu du souper ; sous la voûte, il les jette avec un tel fracas qu'éperdus, nous fuyons au fond de la caverne, Il fait alors entrer dans cette vaste salle tout le troupeau dodu des femelles à traire ; mais il laisse au dehors, dans le creux de la cour, les boucs et les béliers. Puis il ferme l'entrée avec un gros rocher qu'il lève et met debout : même avec vingt-deux hauts fardiers, à quatre roues, on n'eût pas fait bouger cette pierre du sol.

Quand il a pour portail ce roc infranchissable, il s'assied et se met à traire d'affilée tout son troupeau bêlant de brebis et de chèvres ; puis, lâchant le petit sous le pis de chacune, il fait de son lait blanc cailler une moitié, qu'il égoutte et dépose en ses paniers de jonc ; mais il avait gardé le reste en ses terrines pour le boire à son heure ou pendant son souper. Ce travail achevé, et ce ne fut pas long, — il ranime le feu, nous voit, nous interroge...

Ulysse essaie de le gagner, de l'attendrir. Le monstre prend deux des compagnons et les dévore. Il en dévore deux autres, le lendemain matin, puis remmène ses bêtes au pâturage, après avoir bouché, de la roche énorme, qui lui sert de portail, l'entrée de sa grotte, où nos gens restent prisonniers. Le soir, il rentre et dévore encore deux hommes. Mais Ulysse a préparé sa vengeance et sa libération. Il a aiguisé un pieu pour crever l'œil du géant, qu'il veut enivrer d'abord. Polyphème vide une première auge de vin pur.

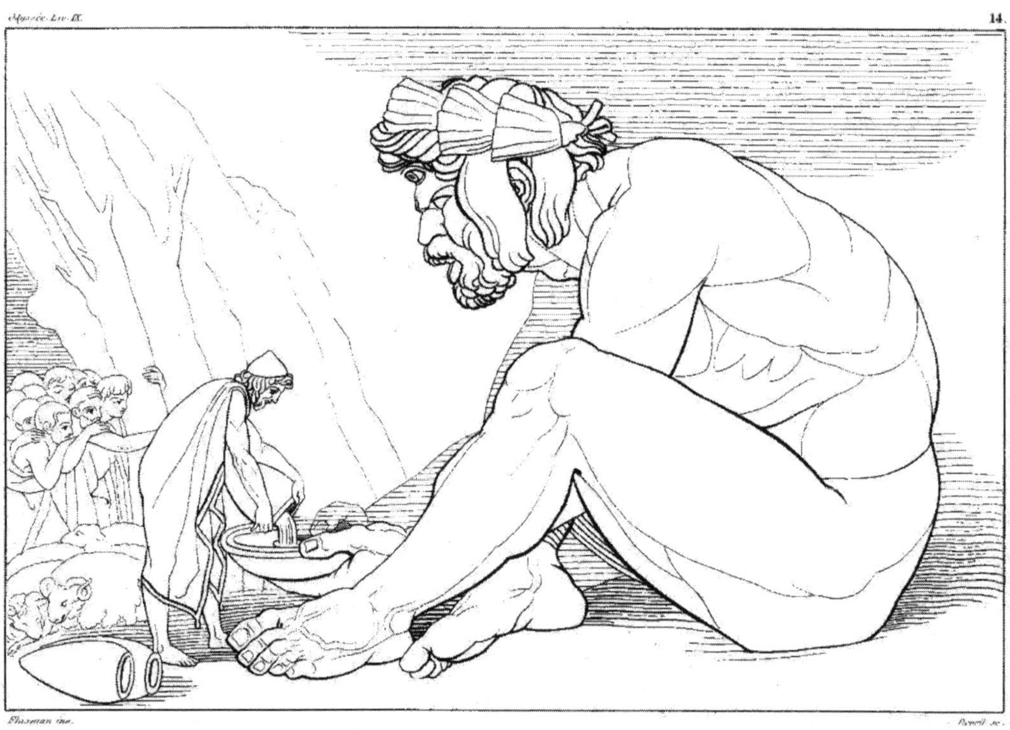

Ulysse enivre le cyclope Polyphème.

Quelle joie formidable à boire ce doux vin !... Il en voulut avoir une seconde fois :

POLYPHÈME. — Donne encor, sois gentil ! et dis-moi maintenant, tout de suite, ton nom ! car je voudrais t'offrir, ô mon hôte, un présent qui va te réjouir. Sur cette terre aux blés, les Cyclopes ont bien le vin des grosses grappes, que les ondées de Zeus viennent gonfler pour eux. Mais ça, c'est un extrait de nectar, d'ambroisie !

Il dit et, de nouveau, je lui remplis son auge de vin aux sombres feux ; trois fois, j'apporte l'outre, et trois fois, comme un fol, il avale d'un trait !... Je vois bientôt le vin l'envahir jusqu'au cœur. Alors, pour l'aborder, j'essaie des plus doux mots :

ULYSSE. — Tu veux savoir mon nom le plus connu, Cyclope ? Je m'en vais te le dire ;

mais tu me donneras le présent annoncé. C'est Personne, mon nom : oui ! mon père et ma mère et tous mes compagnons m'ont surnommé Personne.

Je disais ; mais ce cœur sans pitié me répond :

POLYPHÈME. — Eh bien ! je mangerai Personne le dernier, après tous ses amis ; le reste ira devant ; et voilà le présent que je te fais, mon hôte !

Il se renverse alors et tombe sur le dos... Bientôt, nous le voyons ployer son col énorme, et le sommeil le prend, invincible dompteur. Mais sa gorge rendait du vin, des chairs humaines, et il rotait, l'ivrogne !

J'avais saisi le pieu ; je l'avais mis chauffer sous le monceau des cendres ; je parlais à mes gens pour les encourager : si l'un d'eux, pris de peur, m'avait abandonné !...

Quand le pieu d'olivier est au point de flamber, — tout vert qu'il fût encore, on en voyait déjà la terrible lueur, — je le tire du feu ; je l'apporte en courant ; mes gens, debout, m'entourent : un dieu les animait d'une nouvelle audace. Ils soulèvent le pieu : dans le coin de son œil, ils en fichent la pointe. Moi, je pèse d'en haut et je le fais tourner... Vous avez déjà vu percer à la tarière des poutres de navire, et les hommes tirer et rendre la courroie, et l'un peser d'en haut, et la mèche virer, toujours en même place ! C'est ainsi qu'en son œil, nous tenions et tournions notre pointe de feu, et le sang bouillonnait autour du pieu brûlant : paupières et sourcils n'étaient plus que vapeurs de la prunelle en flammes, tandis qu'en grésillant, les racines flambaient.

Il eut un cri de fauve. La roche retentit. Mais nous, épouvantés, nous étions déjà loin.

Il s'arrache de l'œil le pieu trempé de sang. Il le rejette au loin, de ses mains en délire. Il appelle à grands cris ses voisins, les Cyclopes, qui, dans le vent de la falaise, ont leurs cavernes. Ils entendent son cri ; de partout, ils s'empressent. Ils étaient là, debout, tout autour de la grotte, voulant savoir sa peine :

LE CHŒUR. — Polyphème, pourquoi ces cris d'accablement ?... pourquoi nous réveiller en pleine nuit divine ?... serait-ce ton troupeau qu'un mortel vient te prendre ?... est-ce toi que l'on tue par la ruse ou la force ?

De sa plus grosse voix, Polyphème criait du fond de la caverne :

POLYPHÈME. — La ruse, mes amis ! la ruse ! et non la force !... et qui me tue ? Personne !

Les autres, de répondre avec ces mots ailés :

LE CHŒUR. — Personne ?... contre toi, pas de force ?... tout seul ?... c'est alors quelque mal qui te vient du grand Zeus, et nous n'y pouvons rien : invoque Poséidon, notre roi, notre père !

À ces mots, ils s'en vont, et je riais tout bas : c'est mon nom de Personne et mon perçant esprit qui l'avaient abusé !

D'*Éole en Lestrygons* (chant IX, 437 ; X, 187), Ulysse gagne péniblement, lamentablement, le pays d'Aiaié, *Chez Circé* (chant X 188-467), et la demeure de cette bonne hôtesse, où il prend l'hivernage après une première année de navigation.

Éole, le roi des Vents, le souverain de Stromboli et de nos îles Éoliennes, les a reçus d'abord avec une cordiale amitié, puis les a mis sur la route ! d'Ithaque, avec la brise la plus favorable et une outre où sont enfermés tous les vents contraires. On va droit sur Ithaque, on en voit les feux déjà. ? Mais, durant le sommeil d'Ulysse, son équipage ouvre le sac ; la tempête en sort et les ramène chez Éole qui, cette fois, les chasse avec des injures. Une vogue de sept jours et de sept nuits les mène au pays lestrygon, dans nos Bouches de Bonifacio : auprès de la Source de l'Ours, sous le cap actuel del Orso, l'escadre entière, sauf le vaisseau d'Ulysse, pénètre en un long couloir de mer, qui s'enfonce dans une terre déserte :

Ma flotte s'y engage et s'en va jusqu'au fond, gaillards contre gaillards, s'amarrer côte à côte : pas de houle en ce creux, pas de flot, pas de ride ; partout un calme blanc. Seul, je reste au dehors, avec mon noir vaisseau ; sous le cap de l'entrée, je mets l'amarre en roche ; de troupeaux ou d'humains, on ne voyait pas trace ; il ne montait du sol, au loin, qu'une fumée.

J'envoie pour reconnaître à quels mangeurs de pain appartient cette terre ; les deux hommes choisis, auxquels j'avais adjoint en troisième un héraut, s'en vont prendre à la grève une piste battue, sur laquelle les chars descendent à la ville le bois du haut des monts. En approchant du bourg, ils voient une géante qui s'en venait puiser à la Source de l'Ours, à la claire fontaine où la ville s'abreuve : d'Antiphatès le Lestrygon, c'était la fille.

On s'aborde ; on se parle : ils demandent le nom du roi, de ses sujets ; elle, tout aussitôt, leur montre les Hauts toits du logis paternel .

Mais à peine entrent-ils au manoir désigné, qu'ils y trouvent la femme, aussi haute qu'un mont, dont la vue les atterre. Elle, de l'agora, s'empresse d'appeler son glorieux époux, le roi Ântiphatès, qui n'a qu'une pensée : les tuer sans merci. Il broie l'un de mes gens, dont il fait son dîner. Les deux autres s'enfuient et rentrent aux navires. Mais, à travers la ville, il fait donner l'alarme. À l'appel, de partout, accourent par milliers ses Lestrygons robustes, moins hommes que géants, qui, du haut des falaises, nous accablent de blocs de roche à charge d'homme : équipages mourants et vaisseaux fracassés, un tumulte de mort monte de notre flotte. Puis, ayant harponné mes gens comme des thons, la troupe les emporte à l'horrible festin.

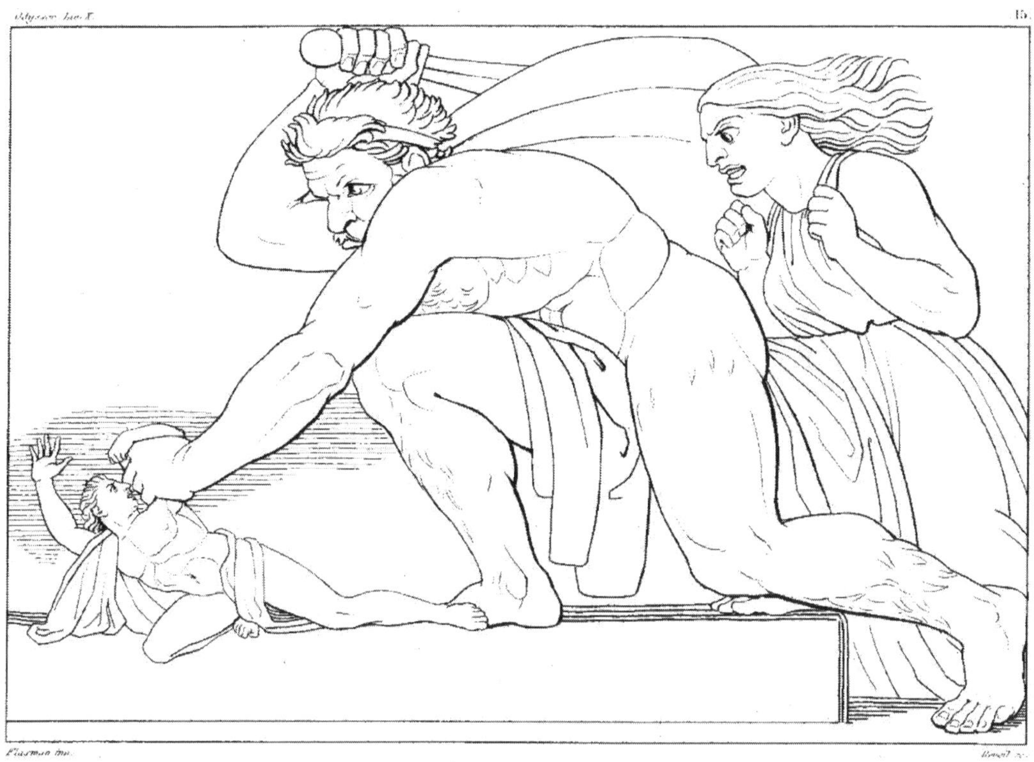

Antiphate roi des Lestrigons, massacre un grand nombre des compagnons d'Ulysse.

Mais pendant qu'on se tue dans le fond de la rade, j'ai pris le glaive à pointe, qui me battait la cuisse, et j'ai tranché tout net le câble du navire à la proue azurée. J'active alors mes gens. J'ordonne à mes rameurs de forcer d'avirons, si l'on veut s'en tirer. Ils voient sur eux la mort ; ils poussent, tous ensemble, et font voler l'écume...

O joie ! voici le large ! nous avons échappé aux deux caps en surplomb ; mais là-bas, a péri le reste de l'escadre.

Nous reprenons la mer, l'âme navrée, contents d'échapper à la mort, mais pleurant les amis. Nous gagnons Aiaié, une île qu'a choisie pour demeure Circé.

Le *Monte Circeo* dresse toujours, au-devant de la côte latine, sa longue et haute échine, d'où pointe une plus haute guette : les lagunes, les eaux fluentes ou stagnantes et la forêt des Marais Pontins en font toujours une île, séparée de la terre ferme, qui, dans l'un de ses vaux, sur le pied de la montagne abrupte des Volsques, portait le temple de la déesse des Fauves, *Feronia*.

Après une nuit de lourd sommeil, Ulysse quitte le vaisseau échoué dans la lagune et les compagnons encore endormis ; il monte à la guette, d'où il aperçoit le pays plat et la grande mer d'alentour. Il redescend, tire un grand cerf, réveille ses gens et l'on prépare un repas, qui occupe le reste de la journée.

Le lendemain, dès l'aube, il envoie la moitié de ses gens en reconnaissance vers l'intérieur.

Ils trouvent dans un val, en un lieu découvert, la maison de Circé aux murs de pierres lisses et, tout autour, changés en lions et en loups de montagne, les hommes qu'avait ensorcelés, en leur donnant sa drogue, la perfide déesse. A la vue de mes gens, loin de les assaillir, ces animaux se lèvent et, de leurs longues queues en orbes, les caressent... Tel le maître, en rentrant du festin, voit venir ses chiens qui le caressent, sachant qu'il a toujours pour eux quelque douceur. C'est ainsi que lions et loups aux fortes griffes fêtaient mes compagnons, qui tremblaient à la vue de ces monstres terribles.

Mais les voici debout, sous le porche de la déesse aux belles boucles. Ils entendent Circé chanter à belle voix et tisser au métier une toile divine, un de ces éclatants et grands et fins ouvrages, dont la grâce trahit la main d'une déesse.

La déesse accourt à leurs cris et les invite. Ils entrent ; seul le chef de l'escouade, Euryloque refuse de la suivre et revient au navire raconter la disparition de ses gens.

Ulysse décide d'aller en personne à leur recherche et veut prendre Euryloque pour guide. Euryloque refuse de l'accompagner, Ulysse monte seul; à travers la forêt, vers le val sacré (qui s'appelle aujourd'hui Val de *San Benedetto*). A la porte du temple, il rencontre un protecteur, le dieu Hermès, « sous les traits d'un jeune homme, dont la grâce fleurit en sa première barbe ».

Il me saisit la main, me dit et me déclare :

HERMÈS. — Où vas-tu, malheureux, au long de ces coteaux ?... tout seul, et dans ces lieux que tu ne connais pas ?... chez Circé, où tes gêna transformés en pourceaux sont maintenant captifs au fond des soues bien closes ?... Tu viens les délivrer ?... Tu n'en reviendras pas, crois-moi : tu resteras à partager leur sort... Mais je veux te tirer du péril, te sauver. Tiens ! c'est l'herbe de vie ! avec elle, tu peux entrer en ce manoir, car sa vertu t'évitera le mauvais jour. Et je vais t'expliquer les desseins de Circé et tous ses maléfices. Ayant fait son mélange, elle aura beau jeter sa drogue dans ta coupe : le charme en tombera devant l'herbe de vie que je vais te donner. Mais suis bien mes conseils : aussitôt que, du bout de sa longue baguette, Circé t'aura frappé, toi, du long de ta cuisse, tire ton glaive à pointe et, lui sautant dessus, fais mine de l'occire, tremblante, elle voudra te mener à son lit ; ce n'est pas le moment de refuser sa couche ! songe qu'elle est déesse, que, seule, elle a pouvoir de délivrer tes gens et de te reconduire ! Mais fais-la te prêter le grand serment des dieux qu'elle n'a contre toi aucun autre dessein pour ton mal et ta perte.

Ayant ainsi parlé, le dieu aux rayons clairs tirait du sol une herbe, qu'avant de me donner, il m'apprit à connaître : la racine en est noire, et la fleur, blanc de lait ; < molu > disent les dieux. Puis Hermès, regagnant les sommets de l'Olympe, disparut dans les bois.

Au manoir de Circé, j'entrais : que de pensées bouillonnaient dans mon cœur !

Sous le porche de la déesse aux; belles boucles, je m'arrête et je crie ; la déesse m'entend. Elle accourt à ma voix. Elle sort et, m'ouvrant sa porte reluisante, elle m'invite, et moi, je la suis en dépit du chagrin de mon cœur. Elle m'installe en un fauteuil aux clous d'argent et, dans la coupe d'or dont je vais me servir, elle fait son mélange : elle y verse la drogue, ah ! l'âme de traîtresse !.., Elle me tend la coupé : d'un seul trait, je bois tout… Le charme est sans effet, même après que, m'ayant frappé de sa baguette, elle dit et déclare :

CIRCÉ. —Maintenant, viens aux tects coucher près de tes gens !

Elle disait ; mais moi, j'ai, du long de ma cuisse, tiré mon glaive à pointe et, lui sautant dessus, fait mine de l'occire.

La déesse, atterrée, offre au héros sa couche. Il accepte, mais exige d'abord le grand serment des dieux qu' «elle n'a contre lui aucun autre dessein pour son mal et sa perte ». Puis il obtient la libération de ses gens :

Circé, baguette en main, traverse la grand'salle et va ouvrir les tects. Elle en tiré mes gens: sous leur graisse, on eût dit des porcs de neuf printemps... Ils se dressent debout, lui présentent la lace ; elle passe en leurs rangs et les frotte, chacun, d'une drogue nouvelle ; je vois se détacher, de leurs membres, les soies qui les avalent couverts, sitôt pris le poison de l'auguste déesse. De nouveau, les voilà redevenus des hommes, mais plus jeunes, plus beaux et de plus grande mine. Quand ils m'ont reconnu, chacun me prend la main, et le même besoin de sanglots les saisit : le logis se remplit d'un terrible tapage! La déesse, elle aussi, est prise de pitié. Elle vient et me dit, cette toute divine :

CIRCÉ. — Fils de Laërte, écoute ! ô rejeton des dieux, Ulysse aux mille ruses ! retourne maintenant au croiseur, à la plage ; commencez par tirer à sec votre vaisseau ; cachez tous vos agrès et vos biens dans les grottes ; puis tu me reviendras et me ramèneras tout ton brave équipage.

Elle dit et mon cœur s'empresse d'obéir.

Odyssée. Liv. X 16.

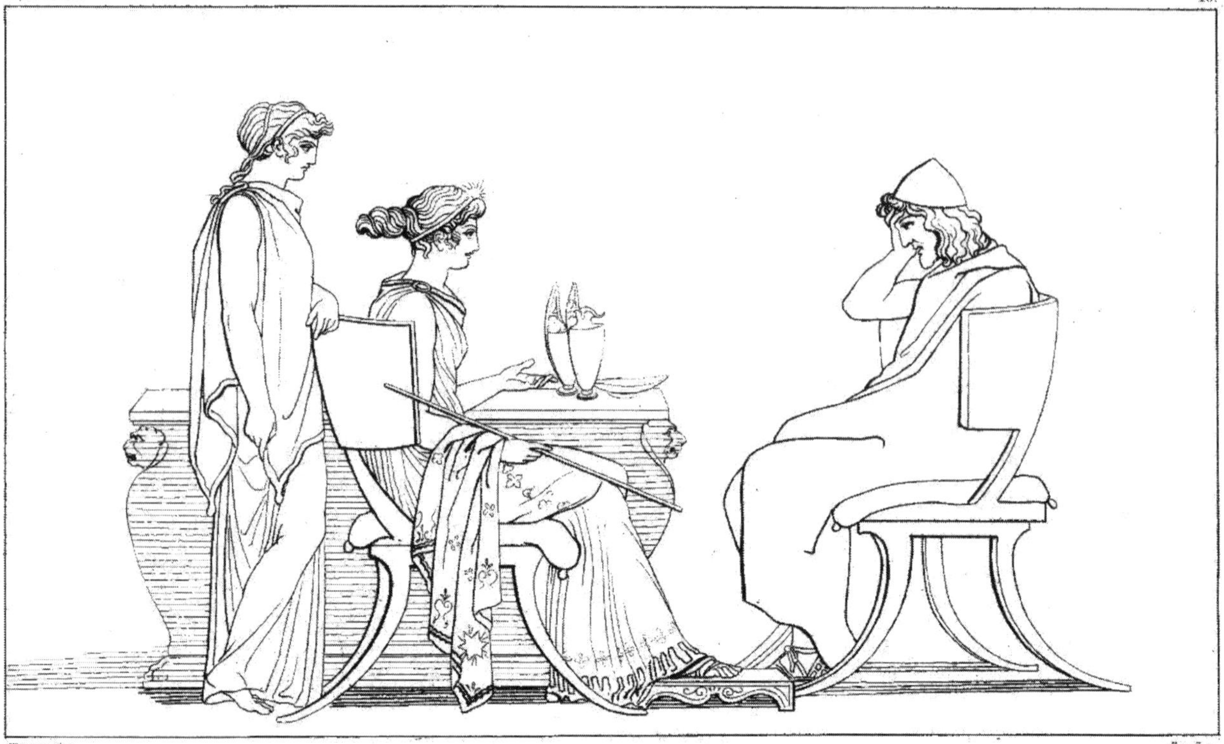

Flaxman inv. Moses sc.

Ulysse s'apitoyant sur le sort de ses compagnons, supplie Circé de les rendre à leur première forme.

Il faut faire à l'*Évocation des Morts* qui suit (chant X 467-574, XI 1-640 et XII 1-7) [Je rappelle au lecteur l'expulsion de l'intruse Descente aux Enfers], la même place à part et lui reconnaître la même prééminence qu'aux épisodes de *Nausicaa* et de Calypso. Eschyle lui-même n'a rien fait de plus grand.

On reste chez Circé jusqu'au printemps suivant, « vivant dans les festins : on avait du bon vin, des viandes à foison », le couvert et le reste. Mais quand on veut se remettre en mer, Circé ordonne qu'on se rende d'abord à la Porte des Enfers pour évoquer l'ombre de Tirésias.

ULYSSE. — Mais qui nous guidera, Circé, en ce voyage ? jamais un noir vaisseau put-il gagner l'Hadès ?

Je dis : elle répond, cette toute divine :

CIRCÉ. - À quoi bon ce souci d'un pilote à ton bord ? Pars ! et, dressant le mât, déploie les blanches voiles ! puis, assis, laisse faire au souffle du Borée qui vous emportera. Ton vaisseau va d'abord traverser l'Océan. Quand vous aurez atteint le Petit Promontoire, le bois de Perséphone, ses saules aux fruits morts et ses hauts peupliers, échouez le vaisseau sur le bord des courants profonds de l'Océan ; mais toi, prends ton chemin vers la maison d'Hadès ! À travers le marais, avance jusqu'aux lieux où l'Achéron reçoit le Pyriphlégéthon et les eaux qui, du Styx, tombent dans le Cocyte. Les deux fleuves hurleurs confluent devant la Pierre : c'est là qu'il faut aller, — écoute bien mes ordres, — et là, creuser, seigneur, une fosse carrée d'une coudée ou presque. Autour de cette fosse, fais à tous les défunts les trois libations, d'abord de lait miellé, ensuite de vin doux, et d'eau pure en troisième ; puis, saupoudrant le trou d'une blanche farine, invoque longuement les morts, têtes sans force ; promets-leur qu'en Ithaque aussitôt revenu, tu prendras la meilleure de tes vaches stériles pour la sacrifier sur un bûcher rempli des plus belles offrandes ; mais, en outre, promets au seul Tirésias un noir bélier sans tache, la fleur de vos troupeaux. Quand ta prière aura invoqué les défunts, fais à ce noble peuple l'offrande d'un agneau et d'une brebis noire, en tournant vers l'Érèbe la tête des victimes : mais détourne les yeux et ne regarde, toi, que les courants du fleuve. Les ombres des défunts qui dorment dans la mort vont accourir en foule. Active alors tes gens : qu'ils écorchent les bêtes, dont l'airain sans pitié vient de trancher la gorge ; qu'ils fassent l'holocauste en adjurant les dieux,

Hadès le fort et la terrible Perséphone ; quant à toi, reste assis ; mais, du long de ta cuisse, tire ton glaive à pointe, pour interdire aux morts, à ces têtes sans force, les approches du sang, tant que Tirésias n'aura pas répondu. Tu verras aussitôt arriver ce devin : c'est lui qui te dira, ô meneur des guerriers ! la route et les distances et comment revenir sur la mer aux poissons.

On obéit à la déesse et, descendant au port, on remet le navire à flot ; on embarque ; tout le jour, le vent du Nord, qu'a fait souffler Circé, les pousse au long de la côte campanienne; on entre dans le golfe de Naples ; on remonte les courants de l'Okéanos (les déversoirs du Lucrin: l'*Ok-éan* est le *Golfe* sémitique du *Lucre*) ; on va jusqu'à ces bords de l'Averne, où toute l'antiquité continua de frapper à la Porte des Enfers. Ulysse suit les conseils de Circé. L'ombre de Tirésias vient boire au sang des victimes et ce devin parfait parle alors en ces termes :

TIRÉSIAS. — C'est le retour plus doux que le miel, noble Ulysse, que tu veux obtenir. Mais un dieu doit encor te le rendre pénible : car jamais l'Ébranleur du monde, je le crains, n'oubliera sa rancune ; il te hait pour avoir aveuglé son enfant... . Et pourtant il se peut qu'à travers tous les maux, vous arriviez au terme, si tu sais consentir à maîtriser ton cœur et celui de tes gens. Aussitôt qu'échappés à la mer violette, ton solide vaisseau vous mettra sur Ira bords de l'île du Trident, vous trouverez, paissant, les vaches du Soleil et ses grasses brebis : c'est le dieu qui voit tout, le dieu qui tout entend !

» Respecte ses troupeaux, ne songe qu'au retour, et je crois qu'en Ithaque, à travers tous les maux, vous rentrerez encor ; mais je te garantis, si vous les maltraitiez, que ce serait fini du navire et des gens ; tu pourrais t'en tirer et revenir, mais quand ?... et dans quelle misère ! tous tes hommes perdus ! sur un vaisseau d'emprunt ! et pour trouver encor le malheur au logis ! pour y voir des bandits te dévorer tes biens et, courtisant ta femme, apporter le paiement !... Tu rentrerais à temps pour punir leurs excès à la pointe du bronze. Mais lorsqu'en ton manoir, tu les aurais tués, par la ruse ou la force, il faudrait repartir avec ta bonne rame à l'épaule et marcher tant et tant qu'à la fin tu rencontres des gens qui ignorent la mer [...]

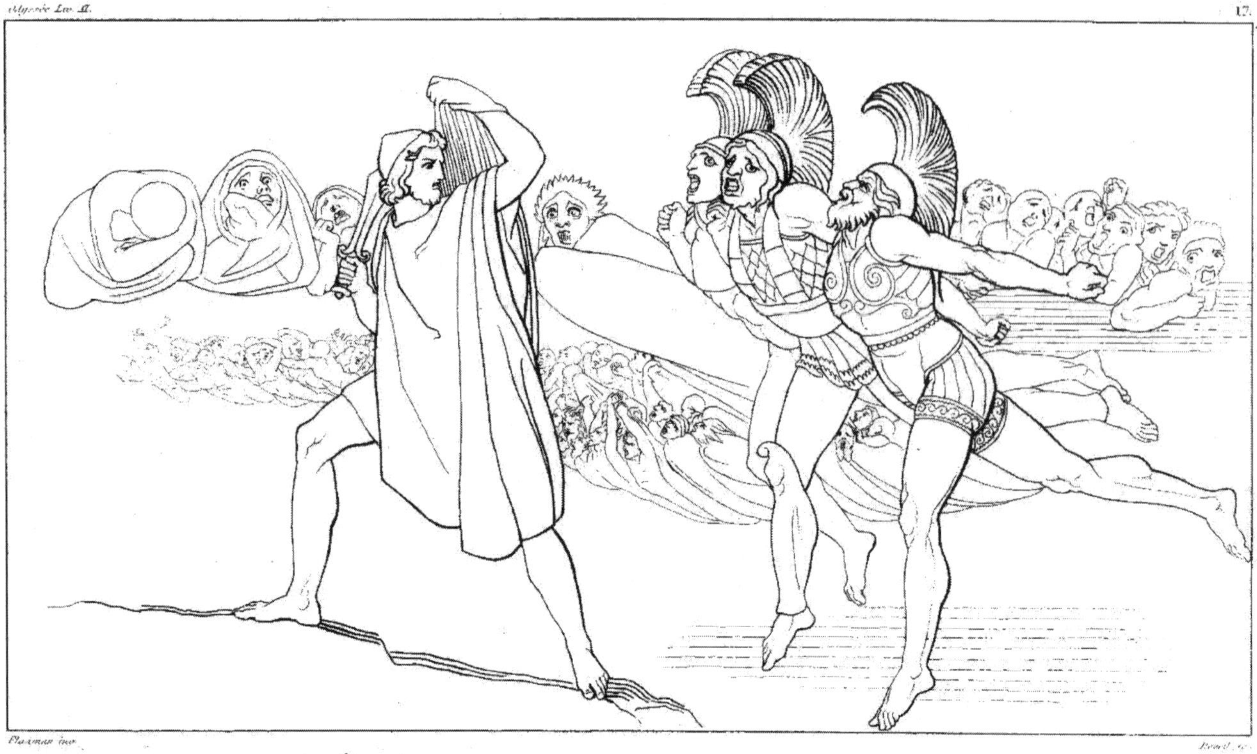

Ulysse descend aux enfers, par les conseils de Circé, pour y consulter l'ombre de Tirésias.

À ces mots du devin, aussitôt je réponds :

ULYSSE. — Tirésias, voilà ce qu'a filé pout moi la volonté des dieux. Mais voyons ! répond-moi sans feinte, point par point : l'âme de feu ma mère est là, silencieuse, qui s'approche du sang, mais n'ose interroger ni même regarder dans les yeux son enfant ; dis-moi par quel moyen, seigneur, je lui ferai connaître ma présence ?

Je dis ; tout aussitôt, Tirésias reprend :

TIRÉSIAS. — C'est facile à te dire et tu vas le comprendre : si, parmi ces défunts qui dorment dans la mort, il en est que, du sang, tu laisses approcher, tu sauras d'eux la vérité ; mais dans l'Érèbe, les «autres rentreront, aussitôt repoussés.

L'ombre de Tirésias rentre aux Enfers. L'ombre d'Anticlée vient boire an sang de la fosse :

A peine eut-elle bu qu'elle me reconnut et dit, en gémissant, ces paroles ailées :

ANTICLÉIA.— Mon fils, tu vis encor ! et pourtant te voici aux brumes du noroît ! ces lieux ne s'offrent pas aux regards des vivants : ne fais-tu qu'arriver ici de la Troade ?

A ces mots de ma mère, aussitôt je réponds :

ULYSSE. — Ma mère, il m'a fallu naviguer vers l'Hadès pour demander conseil à l'ombre du devin Tirésias de Thèbes. Non ! je n'ai pas encor touché en Achaïe ! Je continue d'errer de misère en misère, depuis le premier jour que le divin Atride nous emmena là-bas combattre les Troyens. Mais voyons ! réponds-moi sans feinte, point par point.

Ulysse demande des nouvelles de son père, de son fils et surtout de sa femme :

ANTICLÉIA. — Elle te reste encore, et de tout cœur, fidèle, toujours en ton manoir où, sans trêve, ses jours et ses nuits lamentables se consument en pleurs. Ta belle royauté reste toujours sans maître. Mais Télémaque exploite en paix son apanage et prend sa juste part des festins coutumiers. Ton père vit aux champs sans plus descendre en ville. Il ne veut pour dormir ni cadre, ni couvertures, ni draps moirés : l'hiver, c'est au logis qu'il dort parmi ses gens, près du feu, dans la cendre, et n'ayant sur la peau que grossiers vêtements ; mais quand revient l'été, puis l'automne opulent, quand les feuilles partout ont jonché le penchant de son coteau de vignes, il vient s'en faire un lit, par terre, tristement. Le chagrin de son cœur va toujours grandissant, et son triste désir de te savoir rentré, tandis qu'avec les maux, la vieillesse s'approche. Et moi si je suis morte, ce n'est pas autrement que j'ai subi le sort. Ce n'est pas la langueur, ce n'est pas le tourment de quelque maladie qui me fit rendre l'âme : c'est le regret de toi, c'est le souci de toi, c'est, ô mon noble Ulysse ! c'est ta tendresse même qui m'arracha la vie à la douceur de miel.

Elle disait et moi, à force d'y penser, je n'avais qu'un désir : serrer entre mes bras l'ombre de feu ma mère... Trois fois, je m'élançai ; tout mon cœur la voulait. Trois fois, entre mes mains, ce ne fut plus qu'une ombre ou qu'un songe envolé. L'angoisse me poignait plus avant dans le cœur.

Je lui dis, élevant la voix, ces mots ailés :

ULYSSE. — Mère, pourquoi me fuir, lorsque je veux te prendre ? que, du moins chez Hadès, nous tenant embrassés, nous goûtions, à nous deux, le frisson des sanglots !... La noble Perséphone, en suscitant ton ombre, n'a-t-elle donc voulu que redoubler ma peine et mes gémissements ?

Je dis, et cette mère auguste me répond :

ANTICLÉIA. — Hélas ! mon fils, le plus infortuné des êtres !... Non ! la fille de Zeus, Perséphone, n'a pas voulu te décevoir ! Mais, pour tous, quand la mort noire prend, voici la loi : les nerfs ne tiennent plus ni la chair ni les os ; tout cède à l'énergie de la brûlante flamme; dès que l'âme a quitté les ossements blanchis, l'ombre prend sa volée et s'enfuit comme un songe... Mais déjà, vers le jour, que ton désir se hâte ; retiens bien tout ceci pour le dire à, ta femme, quand tu la reverras.

Or, pendant qu'entre nous, s'échangeaient ces discours, les femmes survenaient que pressait de sortir la noble Perséphone ; et c'était tout l'essaim des reines et princesses.

À l'entour du sang noir, leur troupe s'amassait, et moi, je méditais d'interroger chacune ; et voici le moyen que je crus le meilleur : ayant pris de nouveau, sur le gras de ma cuisse, mon glaive à longue pointe, je ne les laissai boire au sang noir qu'une à une. Leur rangée défila ; chacune me conta le passé de sa race ; je les fis parler toutes. (…)

Donc, les femmes s'étaient dispersées çà et là. La chaste Perséphone avait chassé leurs ombres. Mais voici que survint l'ombre d'Agamemnon. Elle était tout en pleurs et menait le cortège de ceux qui, près de lui, dans le manoir d'Égisthe, avaient trouvé la mort et subi le destin. A peine, du sang noir, l'Atride avait-il bu qu'il me reconnaissait et pleurant, gémissant, versant des flots de larmes, il me tendait les mains et voulait me toucher. Mais rien ne lui restait de la force et du muscle, qu'il avait eus jadis en ses membres alertes. A sa vue, la pitié m'emplit les yeux de larmes, et je dis, élevant la voix, ces mots ailés :

ULYSSE. — Atride glorieux, ô chef de nos guerriers, Agamemnon, dis-moi quelle Parque t'a pris et couché dans la mort ? serait-ce Posidon qui coula tes vaisseaux, sous la triste poussée de ses vents de malheur ?... aurais-tu succombé sous les coups d'ennemis, dans un enlèvement de beaux troupeaux, bœufs et moutons, sur un rivage ?... ou dans quelque combat, sous les murs, pour les femmes ?

Je dis ; tout aussitôt, l'Atride me répond :

AGAMEMNON. — Fils de Laërte, écoute, ô rejeton des dieux, Ulysse aux mille ruses ! ce n'est pas Posidon qui coula mes vaisseaux ; ce n'est pas sous les coups d'en-nemis, au rivage, que je trouvai la mort. Mais, au manoir d'Égisthe, où je fus invité, c'est lui qui me tua, et ma maudite femme ! Voilà de quelle mort infâme j'ai péri ! Ils ont, autour de moi, égorgé tous mes gens, sans en épargner un, tels les porcs aux dents blanches qu'au jour d'un mariage, d'un dîner par écot ou d'un repas de fête, on tue chez un richard ou chez un haut seigneur. Tu ne fus pas sans voir déjà beaucoup de meurtres, soit dans le corps à corps, soit en pleine mêlée ; mais c'est à cette vue que mon cœur eût gémi ! tout autour du cratère et des tables chargées, nous jonchions la grand' salle: le sol fumait de sang ! Et ce que j'entendis de plus atroce encore, c'est le cri de Cassandre, la fille de Priam, qu'égorgeait sur mon corps la fourbe Clytemnestre ; je voulus la couvrir de mes bras ; mais un coup de glaive m'acheva... Et la chienne sortit, m'envoyant vers l'Hadès, sans daigner me fermer ni les yeux ni les lèvres. Rien ne passe en horreur et chiennerie les femmes, qui se mettent au cœur de semblables forfaits ! Voilà ce qu'elle avait préparé celle-là ! l'infâme, qui tua l'époux de sa jeunesse !... Moi qui pensais trouver, en rentrant au logis, l'amour de mes enfants, et de mes serviteurs !... Quelle artiste en forfaits !... Jusque dans l'avenir, quelle honte pour elle et pour les pauvres femmes, même les plus honnêtes !...

À ces mots de l'Atride, aussitôt je réponds :

ULYSSE. — Oui, pour le sang d'Atrée, le Zeus à la grand'voix fut toujours implacable : quelles ruses de femme il déchaîna sur eux ! que de héros, à nous, Hélène nous coûta ! et toi, c'est Clytemnestre qui te dresse, pendant ton absence, un tel piège !

Je dis ; tout aussitôt l'Atride me répond :

AGAMEMNON. — Par l'exemple averti, sois dur envers ta femme ! ne lui confie jamais tout ce que tu résous ! Il faut de l'abandon, mais aussi du secret... Mais ce n'est pas ta femme, Ulysse, qui jamais te donnera la mort : elle a trop de raison, un cœur trop vertueux, cette fille d'Icare ! Ah ! sage Pénélope, au départ pour la guerre, — je la revois encor, lorsque nous la quittions toute jeune épousée, — elle avait sur le sein son tout petit enfant, qui, sans doute aujourd'hui, siège parmi les hommes... Heureux fils ! en rentrant, son père le verra, et lui, comme il convient, embrassera son père... Mon fils !... pour empêcher mes yeux de s'en emplir, ma femme se hâta de me tuer moi-même... Mais encore un avis ; mets-le bien en ton cœur : cache-toi, ne va pas te montrer au grand jour, quand tu aborderas au pays de tes pères ; aujourd'hui, il n'est rien de sacré pour les femmes. Mais dis-moi maintenant, sans feinte, point par point : savez-vous le pays où peut vivre mon fils ? est-il en Orchomène, à la Pylos des Sables ou, près de Ménélas, dans les plaines de Sparte ? Je sais qu'il n'est pas mort, qu'il est encor sur terre, mon Oreste divin !

À ces mots de l'Atride, aussitôt je réponds :

ULYSSE. — A quoi bon, fils d'Atrée, m'interroger ainsi ? Je ne sais rien d'Oreste : de sa vie, de sa mort, pourquoi parler à vide ?

Nous conversions ainsi tristement, face à face, et restions à gémir, versant des flots de larmes. Survint l'ombre d'Achille et celle de Patrocle, suivies de l'éminent Antiloque et d'Ajax, qui fut, après le fils éminent de Pelée, le plus beau, le plus grand de tous nos Danaens.

L'ombre d'Achille aux pieds légers me reconnut et, parmi les sanglots, me dit ces mots ailés :

ACHILLE. — Tu veux donc, malheureux, surpasser tes exploits ! mais comment osas-tu descendre dans l'Hadès, au séjour des défunts, fantômes insensibles des humains épuisés ?

Aussitôt, à ces mots d'Achille, je réponds :

ULYSSE. — Fils de Pelée, Achille, ô toi, le plus vaillant de tous les Achéens, c'est pour Tirésias que tu me vois ici : je voulais qu'il m'apprît le moyen de rentrer à mon rocher d'Ithaque, car je n'ai pas encor touché en Achaïe ; toujours la proie des maux, non ! je n'ai pas encor mis le pied sur ma terre... Mais, Achille, a-t-on vu ou verra-t-on jamais bonheur égal au tien ? Jadis, quand tu vivais, nous tous, guerriers d'Argos, t'honorions comme un dieu : en ces lieux, aujourd'hui, je te vois, sur les morts, exercer la puissance ; pour toi, même la mort, Achille, est sans tristesse !

Je dis ; mais aussitôt, Achille dit en réponse :

ACHILLE. — Oh! ne me farde pas la mort, mon noble Ulysse !... J'aimerais mieux, valet de bœufs, vivre en service chez un pauvre fermier, qui n'aurait pas grand'chère, que régner sur ces morts, sur tout ce peuple éteint ! Mais allons, parle-moi de mon illustre fils : sut-il prendre ma place au front de la bataille ?... Et dis-moi : que sais-tu de l'éminent Pelée ? garde-t-il son pouvoir sur tous les Myrmidons ? ou mépriserait-on en Hellade et en Phthie cette vieillesse qui l'enchaîne, bras et jambes ? Pour lui porter secours, ah ! si j'étais là-haut, sous les feux du soleil, tel qu'aux plaines de Troie, rempart des gens d'Argos, on me voyait tuer l'élite des guerriers ! Si tel je revenais au manoir de mon père, ne fût-ce qu'un instant, comme ils craindraient ma force et ces mains inlassables, tous ceux qui, l'outrageant, l'écartent des honneurs! Aussitôt, à ces mots d'Achille, je réponds :

ULYSSE. — Non ! je n'ai rien appris de l'éminent Pelée. Mais je puis te parler de ton fils; à tes ordres ; voici la vérité sur ton Néoptolème : c'est moi, qui, de Skyros, à bord du fin navirc, l'amenai dans les rangs des Achéens guêtrés... Siégeait-il aux conseils qu'on tint sous Ilion, il parlait le premier, et tous ses mots portaient ; seuls, le divin Nestor et moi le surpassions. Lorsque les Achéens combattaient sous la ville, jamais il ne restait au plus gros de la foule : il courait de l'avant ; nul n'égalait sa force ; que d'hommes il tua en de terribles chocs ! Je ne puis, nom par nom, te dire tous les braves qu'il abattit en défendant nos Argiens. Mais ce fut sous ses coups que le fils de Thèphe, Eurypylos, tomba et, près de ce héros, tant de ces Kétéens qui se faisaient tuer pour des cadeaux de femmes : je n'ai vu de plus beau que le divin Memnon. Et quand on s'embarqua dans le cheval de bois qu'avait fait Epeios !... Tous les chefs étaient là ; c'est moi qui commandais pour ouvrir ou fermer la porte de la trappe. Parmi ces conseillers et doges danaens, ah ! j'en ai vu plus d'un qui, s'essuyant les yeux, tremblait de tous ses membres ! Mais lui, pas un instant, je ne pus voir pâlir son beau teint ni couler sur ses joues une larme. Priant et suppliant qu'on sortît du cheval, tourmentant la poignée de son glaive, agitant sa lourde lance en bronze, il ne pensait, ton fils, qu'au malheur des Troyens. Quand nous eûmes, enfin, saccagé sur sa butte la ville de Priam et qu'avec son butin et sa prime d'honneur, il se remit en mer, il était sans blessure : coups des armes à pointe ou plaies du corps à corps, il avait échappé aux aveugles surprises que la fureur d'Arès sème dans le combat. A peine avais-je dit que, sur ses pieds légers, l'ombre de l'Eacide à grands pas s'éloignait : il allait à travers le Pré de l'Asphodèle, tout joyeux de savoir la valeur de son fils ! Mais des autres défunts, qui dorment dans la mort, les ombres tristement restaient à me conter, chacune, son souci. Seule, l'ombre d'Ajax, le fils de Télamon, se tenait à l'écart : il me gardait rigueur de ma victoire au tribunal, près des vaisseaux, quand les armes d'Achille, offertes au vainqueur par son auguste mère, me furent adjugées. Les filles des Troyens et Pallas Athéna avaient été nos juges. Ah ! comme j'aurais dû ne pas gagner la joute! La tombe n'aurait pas aujourd'hui cette tête!

J'essaie, pour l'aborder, des plus douces paroles :

ULYSSE. — Écoute, Ajax, ô fils du noble Télamon, quoi! jusque dans la mort, tu me gardes rigueur de ces armes maudites ! C'est pour notre malheur qu'un dieu nous les offrit : quel rempart ont en toi perdu nos Achéens ! autant que sur la tête du Péléide Achille, nous avons sur ta mort pleuré toutes nos larmes ! Mais quelle en fut la cause, sinon la haine atroce de Zeus contre l'armée des piquiers danaens ? il te jeta le sort... Approche donc, seigneur ; écoute mes paroles : oh ! réponds à ma voix ! apaise la fureur de ton cœur généreux.

Je dis ; mais, sans répondre un mot, l'ombre d'Ajax retournait dans l'Érèbe, près des autres défunts qui dorment dans la mort.

Là, malgré sa colère, peut-être eût-il voulu me parler ou m'entendre. Mais c'est d'autres défunts qu'au fond de moi, mon cœur désirait voir les ombres.

Alors je vis Minos, le noble fils de Zeus : tenant le sceptre d'or, ce roi siégeait pour rendre aux défunts la justice ; assis autour de lui ou debout, les plaideurs emplissaient la maison d'Hadès aux larges portes.

Après lui, m'apparut le géant Orion qui chassait, à travers le Pré de l'Asphodèle, les fauves qu'autrefois il avait abattus dans les monts solitaires, il avait à la main cette massue de bronze que rien n'a pu briser.

Et je vis Tityos, fils de la noble Terre : il gisait sur le sol et couvrait neuf arpents. Un couple de vautours, posés à ses deux flancs, lui déchirait le foie et fouillait ses entrailles, et ses mains ne pouvaient les écarter de lui: il avait assailli la compagne de Zeus, cette auguste Léto, qui s'en allait à Delphes, à travers Panopée et sa riante plaine.

Je vis aussi Tantale en proie à ses tourments. Il était dans un lac, debout, et l'eau montait lui toucher le menton ; mais, toujours assoiffé, il ne pouvait rien boire ; chaque fois que, penché, le vieillard espérait déjà prendre de l'eau, il voyait disparaître en un gouffre le lac et paraître à ses pieds le sol de noir limon, des-séché par un dieu. Des arbres à panache, au-dessus de sa tête, poiriers et grenadiers et pommiers aux fruits d'or, laissaient pendre leurs fruits ; à peine le vieillard faisait-il un effort pour y porter la main : le vent les emportait jusqu'aux sombres nuées.

Je vis aussi Sisyphe, en proie à ses tourments : ses deux bras soutenaient la pierre gigantesque, et, des pieds et des mains, vers le sommet du tertre, il la voulait pousser; mais à peine allait-il en atteindre la crête, qu'une force soudain la faisant retomber, elle roulait au bas, la pierre sans vergogne ; mais lui, muscles tendus, la poussait derechef ; tout son corps ruisselait de sueur, et son front se nimbait de poussière.

Puis ce fut Héraclès que je vis en sa force : ce n'était que son ombre ; parmi les Immortels, il séjourne en personne dans la joie des festins ; du grand Zeus et d'Héra aux sandales dorées, il a la fille, Hébé aux chevilles bien prises. Autour de lui, parmi le tumulte et les cris, les morts prenaient la fuite ; on eût dit des oiseaux. Pareil à la nuit sombre, il avait dégainé son arc et mis déjà la flèche sur la corde ; d'un regard effrayant, cet archer toujours prêt semblait chercher le but ; sa poitrine portait le baudrier terrible et le cein-turon d'or, où l'on voyait gravés, merveille des chefs-d'œuvre, des ours, des sangliers, des lions aux yeux clairs, des mêlées, des combats, des meurtres, des tueries : l'artiste, qui mit là tout son art, essaierait vainement de refaire un pareil baudrier...

Héraclès, du premier regard, me reconnut et, parmi les sanglots, me dit ces mots ailés :

HÉRACLÈS. — Pauvre ami, traînes-tu cette vie misérable que j'ai traînée là-haut, sous les feux du soleil ? Fils de Zeus, petit-fils de Cronos, j'endurais des misères sans bornes, asservi sous le joug du pire des humains ; quels pénibles travaux il m'avait imposés ! Ici, pour enlever le chien, il m'envoya ; c'était, dans sa pensée, le risque sans pareil... Je pris et j'emmenai le chien hors de l'Hadès ; pour guides, j'avais eu Hermès et la déesse aux yeux pers, Athéna !

À ces mots, il rentra aux maisons de l'Hadès.

Et ma mère, rentra aux maisons de l'Hadès, et moi, je restais là, attendant la venue de quelqu'un des héros, qui sont morts avant nous. Mais avant eux, voici qu'avec des cris d'enfer, s'assemblaient les tribus innombrables des morts. Je me sentis verdir de crainte à la pensée que, du fond de l'Hadès, la noble Perséphone pourrait nous envoyer la tête de Gorgo, de ce monstre terrible... Sans tarder, je retourne au vaisseau ; je m'embarque et commande à mes gens d'embarquer à leur tour et de larguer l'amarre. Mes gens sautent à bord et vont s'asseoir aux bancs et, descendant le cours du fleuve Okéanos, notre vaisseau s'éloigne, à la rame d'abord, puis au gré de la brise.

Ils reviennent chez Circé, qui les accueille sur la plage, leur offre un dernier festin et donne à Ulysse les derniers conseils, pour éviter les Sirènes, fuir Scylla, échapper à Charybde et ne pas aborder à l'île du Soleil.

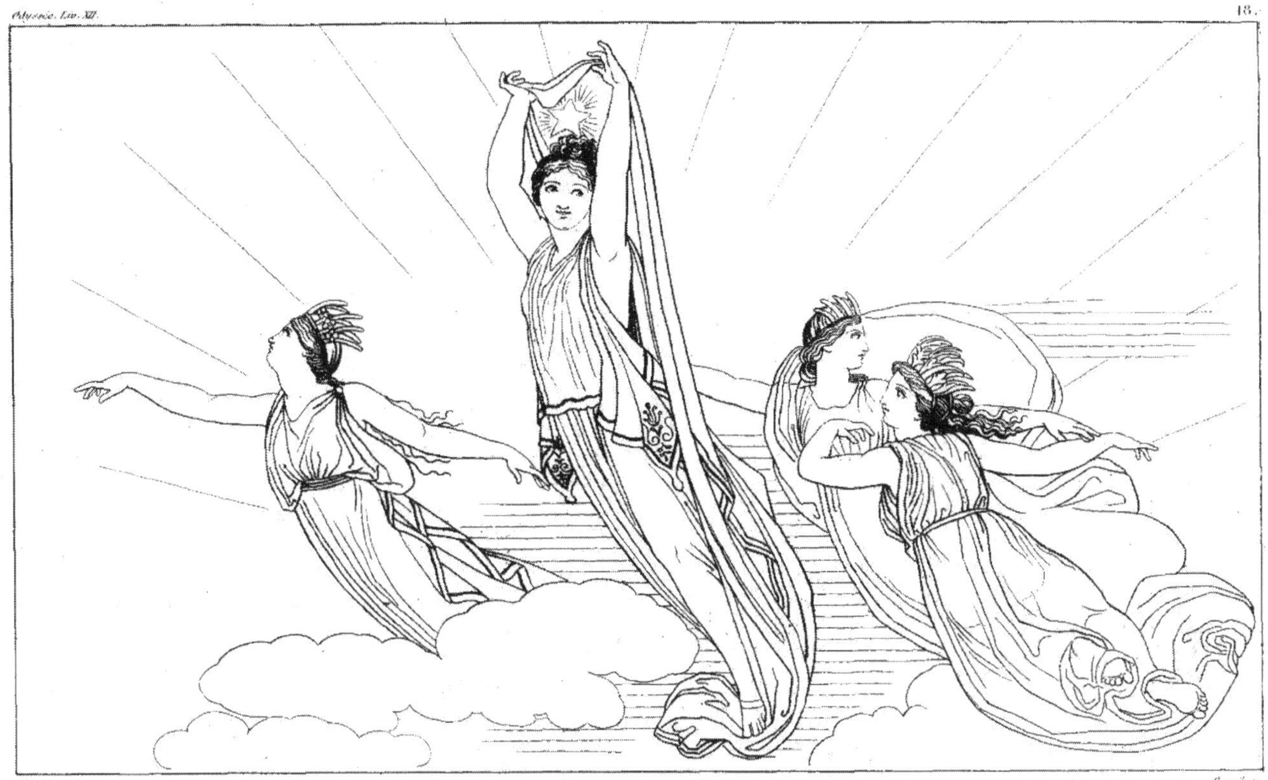

Circé se rend sur le bord de la mer pour y recevoir Ulysse.

Avec ces deux derniers épisodes, — *Sirènes, Charybde et Scylla* (chant XII, vers 81) et *Bœufs du Soleil* (chant XII, vers 312-454 et XIII, vers 1-184), — nous redescendons aux beaux contes effroyables :

CIRCÉ. — Il vous faudra d'abord passer près des Sirènes. Elles charment tous les mortels qui les approchent. Mais bien fou qui s'arrête h écouter leurs chants ! Jamais en son logis, sa femme et ses enfants ne fêtent son retour : car, de leurs fraîches voix, les Sirène» le charment, et le pré, leur séjour, est bordé d'un rivage tout blanchi d'ossements et de débris humains, dont les chairs se corrompent... Passe sans t'arrêter ! Mais pétris de la cire à la douceur de miel et, de tes compagnons, bouche les deux oreilles : que pas un d'eux n'entende toi seul, dans le croiseur, écoute, si tu veux ! mais, pieds et mains liés, debout sur l'emplanture, fais-toi fixer au mât pour goûter le plaisir d'entendre la chanson, et, si tu les priais, si tu leur commandais de desserrer les nœuds, que tes gens aussitôt donnent un tour de plus ! Quand tes rameurs auront dépassé les Sirènes, — je ne t'assigne pas d'ici tout le parcours ; à toi, de décider, — deux routes s'offriront ; les voici toutes deux.

La première passe entre les Deux Roches : ce n'est pas celle que prendra Ulysse.

» L'autre route vous mène entre les Deux Écueils. L'un, dans les champs du ciel, pointe une cime aiguë, que couronne en tout temps une sombre nuée, et rien ne l'en délivre ; ni l'été, ni l'automne, il ne plonge en l'azur ; aucun homme mortel ne saurait ni monter ni se tenir là-haut, car la roche est si lisse qu'on la croirait polie, A mi-hauteur, se creuse une sombre caverne, qui s'ouvre, du côté du noroît, vers l'Érèbe : du fond de ton vaisseau, c'est sur elle qu'il faut gouverner, noble Ulysse ! Mais, du fond du vaisseau, le plus habile archer ne saurait envoyer sa flèche en cette cave, où Scylla, la terrible aboyeuse, a son gîte : ses pieds — elle en a douze, — ne sont que des moignons ; mais sur six cous géants, six têtes effroyables ont, chacune en sa gueule, trois rangs de dents serrées, imbriquées, toutes pleines des ombres de la mort. Enfoncée à mi-corps dans le creux de la roche, elle darde ses cous hors de l'antre terrible et pêche de là-haut, tout autour de l'écueil que fouille son regard, les dauphins et les chiens de mer et, quelquefois, l'un de ces plus grands monstres que nourrit par milliers la hurlante Amphitrite. Jamais homme de mer ne s'est encor vanté d'avoir fait passer là sans dommage un navire ; jusqu'au fond des bateaux à la proue azurée, char que gueule du monstre vient enlever un homme.

l'Odyssée. Liv. XII. 20.

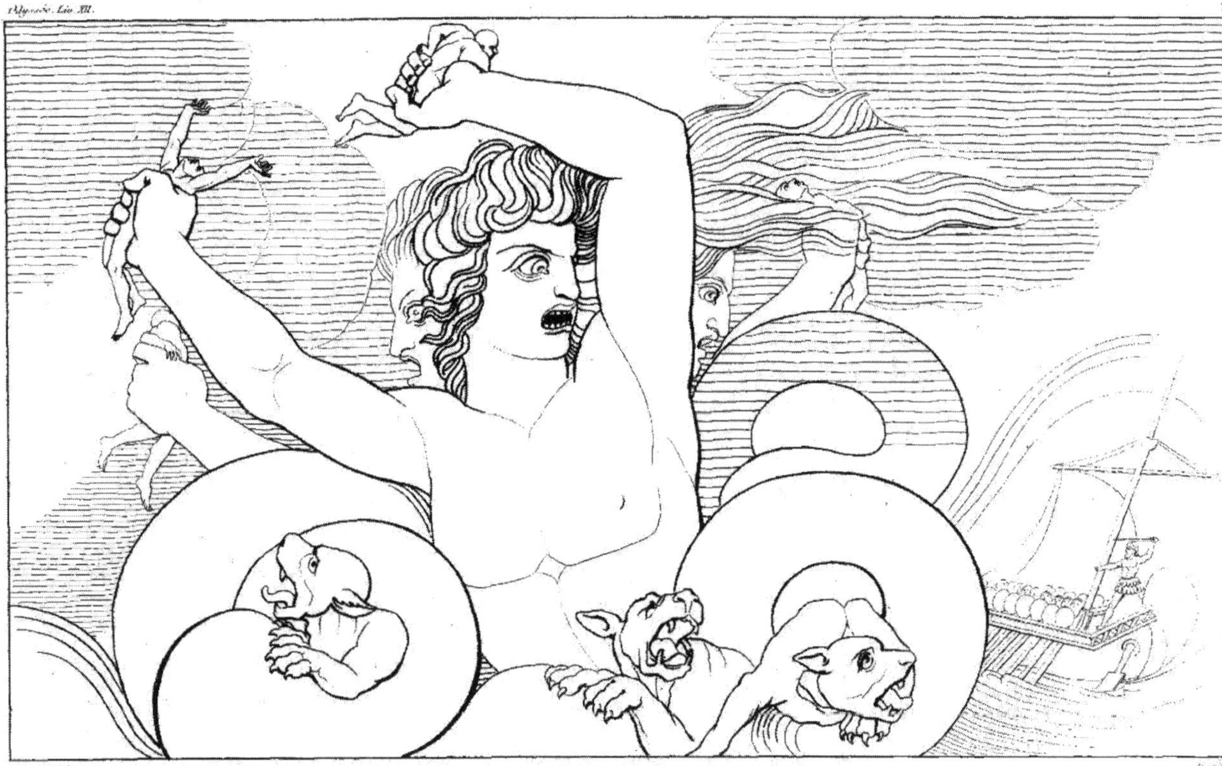

Flaxman inv.

Scylla dévore six des compagnons d'Ulysse.

» L'autre Écueil, tu verras, Ulysse, est bien plus bas. Il porte un grand figuier en pleine frondaison ; c'est là-dessous qu'on voit la divine Charybde engloutir l'onde noire : elle vomit trois fois chaque jour, et trois fois, ô terreur ! elle engouffre.

On part. On arrive en vue des Sirènes :

Soudain, la brise tombe ; un calme sans haleine s'établit sur les flots qu'un dieu vient endormir. Mes gens se sont levés ; dans le creux du navire, ils amènent la voile et, s'asseyant aux rames, ils font blanchir le flot sous la pale en sapin.

Alors, de mon poignard en bronze, je divise un grand gâteau de cire ; à pleines mains, j'écrase et pétris les morceaux. La cire est bientôt molle entre mes doigts puissants.

De banc en banc, je vais leur boucher les oreilles ; dans le navire alors, me liant bras et jambes, ils me fixent au mât, debout sur l'emplanture, et chacun en sa place, la rame bat le flot qui blanchit sous les coups.

Nous passons en vitesse. Mais les Sirènes voient ce rapide navire, qui bondit tout près d'elles. Soudain, leurs fraîches voix entonnent un cantique ;

Odyssée Liv. XII 19.

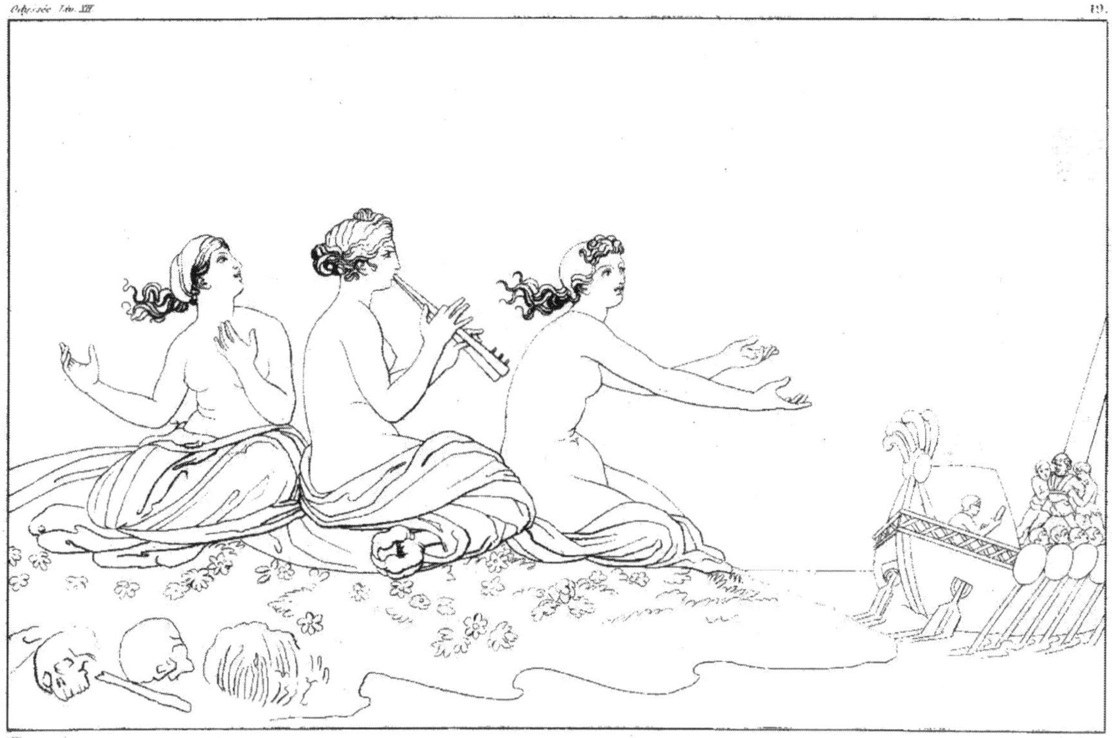

Flaxman inv. Bovinet sc.

Les Syrènes, cherchent par leurs chants à attirer Ulysse près d'elles.

LE CHŒUR. — Viens ici ! viens à nous ! Ulysse tant vanté ! l'honneur de l'Achaie !... Arrête ton croiseur : viens écouter nos voix ! Jamais un noir vaisseau n'a doublé notre cap, sans ouïr les doux airs qui sortent de nos lèvres ; puis on s'en va content et plus riche en savoir, car nous savons les maux, tous les maux que les dieux, dans les champs de Troade, ont infligés aux gens et d'Argos et de Troie, et nous savons aussi tout ce que vent passer la terre nourricière.

Elles chantaient ainsi et leurs voix admirables me remplissaient le cœur du désir d'écouter...

Nous passons et, bientôt, l’on n'entend plus les cris ni les chants des Sirènes. Mes braves gens alors se hâtent d’enlever la cire que j'avais pétrie dans leurs oreilles, pub de me détacher.

L'île enfin disparaît. Mais soudain j'aperçois là fumée d’un grand flot dont j’entends les coups sourds. La peur saisit mes gens : envolées de leurs mains, les rames en claquant tombent au fil de l’eau ; le vaisseau reste en place, les bras ne tirant plus sur les rames polies.

On reprend les rames : on va frôler Scylla pour éviter Charybde ; on y laisse six compagnons ; mais on passe et l'on entre, malgré les conseils d’Ulysse, dans le « Port Creux » de Messine, où l’on est bloqué tout un mois par la tempête. Les vivres s'épuisent. La chasse et la pêche ne donnent presque rien. L’équipage profite encore d’un sommeil d’Ulysse pour capturer, tuer, écorcher et rôtir des vaches du Soleil.

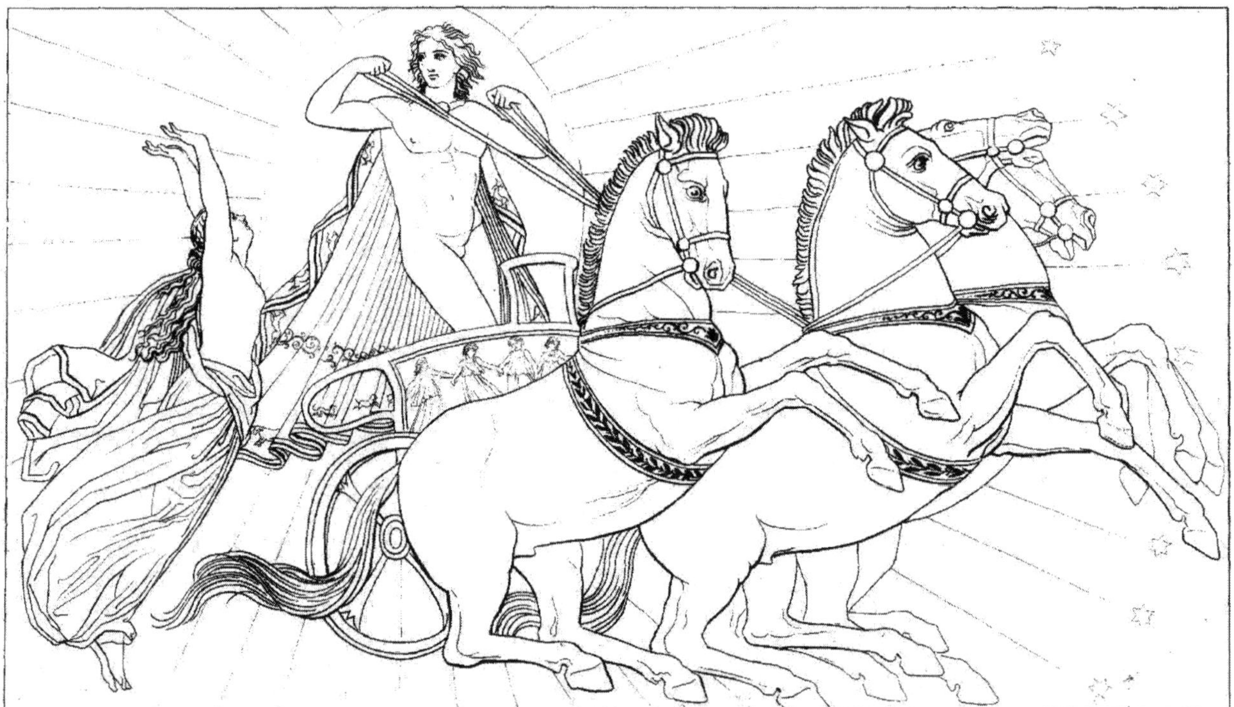

Après avoir abordé dans l'île du Soleil, les compagnons d'Ulysse y tuent les plus beaux bœufs ; Lampétie en porte ses plaintes à Apollon.

Durant six jours entiers, mes braves compagnons ont de quoi banqueter : ils avaient au Soleil pris ses plus belles vaches. Mais lorsque Zeus, le fils de Cronos, nous envoie la septième journée, le Notos qui soufflait en tempête s’apaise : on s’embarque à la hâte, on replante le mât, on tend les voiles blanches, on pousse vers le large. Mais notre course est brève. En hurlant nous arrive un furieux Zéphyr qui souffle en ouragan ; la rafale, rompant d’un coup les deux étais, nous renverse le mât et fait pleuvoir tous les agrès à fond de cale : le mât en s’abattant sur le gaillard de poupe, frappe au front le pilote et lui brise le crâne. Zeus tonne en même temps et foudroie le vaisseau. Mes gens sont emportés par les vagues ; ils flottent, autour du noir croiseur, pareils à des corneilles ; le dieu leur refusait la journée du retour.

Moi, je courais d'un bout à l'autre du navire, quand un paquet de mer disloque la membrure ; la quille se détache et la vague l'emporte. Maie le mât arraché flottait contre la quille, et l'un des contre-étais y restait attaché : c'était un cuir de bœuf ; je m'en sers pour lier ensemble mât à quille, et sur eux je m'assieds : les vents de mort m'emportent.

Le Zéphyr cesse alors de souffler en tempête. Mais le Notos accourt pour m'angoisser le cœur, car il me ramenait au gouffre de Charybde.

Or Charybde est en train d'avaler l'onde amère. Je me lève sur l'eau ; je saute au haut figuier ; je m'y cramponne comme une chauve-souris. Mais je n'ai le moyen ni de poser le pied ni de monter an tronc ; car le figuier, très loin des racines, tendait ses longs et gros rameaux pour ombrager Charybde...

Sans faiblir, je tiens là, jusqu'au dégorgement qui vient rendre à mes vœux et le mât et la quille.

Je retombe dessus ; je rame des deux mains et, neuf jours je dérive ; à la dixième nuit, le ciel me jette enfin sur cette île océane où la nymphe bouclée, Calypso, me reçoit et me traite en amie...

Les *Récits* sont achevés : Alkinoos remercie son hôte et lui fait offrir les cadeaux coutumiers. Ulysse porte le dernier toast à la reine :

ULYSSE. — O reine, à ton bonheur !... ton bonheur éternel, jusqu'au jour où viendront la vieillesse et la mort : c'est notre lot à tous. Puisque je vais partir, ah ! qu'en cette maison, le roi Alkinoos, tes enfants et tua peuple longtemps fassent ta joie !

Et comme le divin Ulysse, sur ces mots, avait franchi le seuil, Sa Force Alkinoos lui donna un héraut pour le mener jusqu'au croiseur, sur le rivage ; avec eux. Arété dépêcha deux servantes : la première portait les draps de lin moiré, et la seconde avait le pain et le vin rouge.

Quand ils eurent atteint le navire et la mer, les nobles convoyeurs se hâtèrent de prendre les vivres pour la route et de les déposer dans le fond du bateau ; puis, des draps de linon, ils firent pour Ulysse, sur le gaillard de poupe, un lit où le héros dormirait loin du bruit. Alors il s'embarqua, se coucha sans rien dire ; en ordre, les rameurs prirent place à leurs bancs ; de la pierre trouée, on détacha l'amarre, et bientôt, reins cambrés, dans l'embrun de l'écume, ils tiraient l'aviron.

Mais déjà, sur ses yeux, tombait un doux sommeil, sans sursaut, tout pareil à la paix de la mort, et le vaisseau, cousait sans secousse et sans risque, et l'épervier, le plus rapide des oiseaux, ne l'aurait pas suivi.

Odyssée, Liv. XIII. 22.

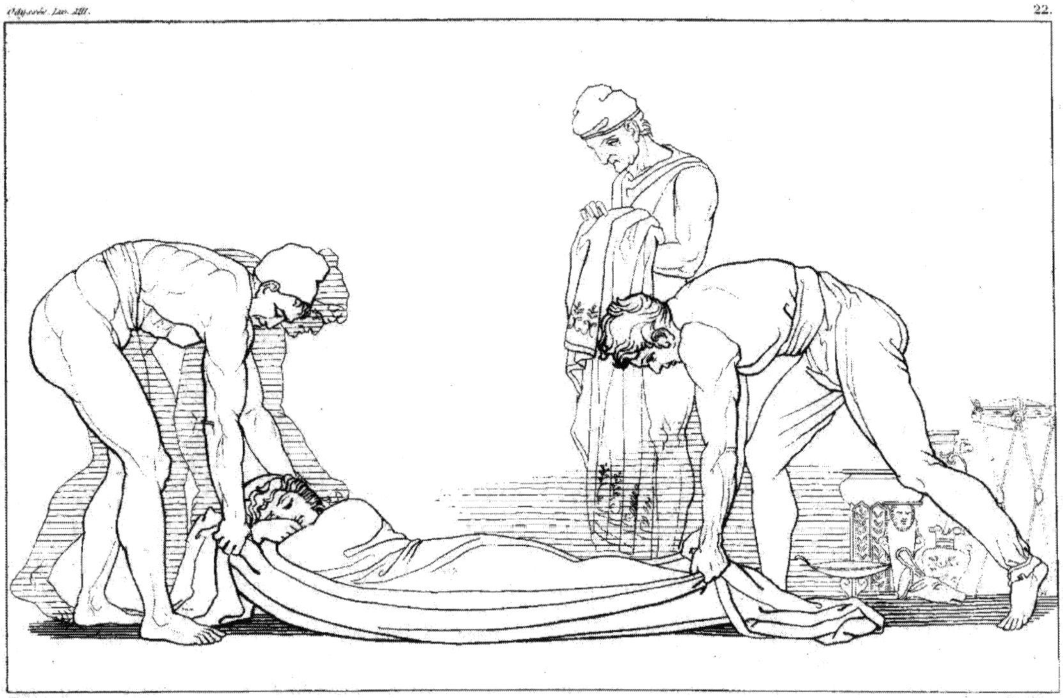

Flaxman inv. Piroli sc.

Ulysse endormi, est déposé à terre par les Phéaciens, sur le rivage d'Itaque.

25 La vengeance d'Ulysse.

La *Vengeance d'Ulysse*, troisième drame odysséen, commence au point précis où les *Récits* s'arrêtent : les bâtisseurs de la « Poésie » en ont pu mettre le premier vers au vers 185 de leur chant XIII, alors que le vers 184 est le dernier des *Récits*.

Les neuf épisodes authentiques de la *Vengeance* [Un épisode « bâtard », le Pugilat a été ajouté (chant XVIII)] peuvent être groupés en deux séries : quatre se passent chez Eumée, et cinq dans le manoir royal d'Ithaque. Les caractères des uns et des autres sont leur composition en saynètes successives, mais séparées, et la grande différence de qualité entre elles : des morceaux de bravoure ou d'adresse, réussis de tous points, se détachent sur un fond plus terne, moins bien tissé et de trame plus grossière.

Les quatre épisodes chez Eumée, *Rentrée d'Ulysse*, *Entretien chez Eumée*, *Aux Champs*, *Fils et Père*, occupent aujourd'hui les chants XIII (185-438) et XIV-XVI ; mais il en faut retirer l'épisode du *Retour de Télémaque* que le bâtisseur de la Poésie transporta du Voyage en cet endroit.

*

* *

Ulysse, endormi à bord du navire, a été déposé par les Phéaciens sur la rive d'Ithaque. Il se réveille (chant XIII, vers 187) : Athéna l'a drapé d'une épaisse nuée, afin que, de ces lieux familiers, il ne reconnût rien et qu'elle eût le plaisir de le détromper, car il gémit et s'imagine que les Phéaciens l'ont abandonné sur une côte étrangère et l'ont dépouillé des cadeaux de leurs rois. Mais il retrouve ces richesses, puis Athéna lui apparaît, sous les traits d'un jeune pastoureau, « qui serait fils de roi ». L'entretien de la déesse et de son cher Ulysse est une merveille d'esprit et, si l'on peut dire, de grécité :

Ulysse en la voyant eut le cœur plein de joie. Il vint à sa rencontre et dit ces mots ailés :

ULYSSE. — Ami, puisqu'en ces lieux, c'est toi que, le premier, je rencontre, salut ! Accueille-moi sans haine ! et sauve-moi ces biens !... et me sauve moi-même ! Comme un dieu, je t'implore et suis à tes genoux. Dis-moi tout net encor ; j'ai besoin de savoir : quel est donc ce pays ? et quel en est le peuple ? et quelle en est la race ?... Est-ce une lie pointant sur les flots comme une aire ou, penchée sur la mer, n'est-ce que l'avancée d'un continent fertile?

Athéna, la déesse aux yeux pers, répliqua :

ATHÉNA. — Es-tu fol, étranger, ou viens-tu de si loin ?... Sur cette terre, ici, c'est toi qui m'interroges ? Pourtant, elle n'est pas à. ce point inconnue : elle a son grand renom, aussi bien chez les gens de l'aube et du midi que dans les brumes du noroît, au fond du monde ! Elle n'est que rochers peu faits pour les chevaux, et, sans être très pauvre et sans être très vaste, elle a du grain, du vin plus qu'on ne saurait dire, de la pluie en tout temps et de fortes rosées : un bon pays à chèvres I... un bon pays à porcs !... des bois de toute essence ; des trous d'eau toujours pleins. Et voilà, étranger, pourquoi le nom d'Ithaque est allé jusqu'à Troie, que l'on nous dit si loin de la terre achéenne !

À ces mots, quelle joie eut le divin Ulysse ! Reprenant la parole, le héros d'endurance lui dit ces mots ailés, — mais c'était menteries ; pour jouer sur les mots, jamais en son esprit les ruses ne manquaient :

ULYSSE. — Ithaque ! on m'en parla, loin d'ici, outre-mer, dans les plaines de Crète. Je ne fais qu'arriver avec ce chargement ; j'en ai laissé là- bas autant à ma famille, le jour que j'ai dû fuir, après avoir tué, dans nos plaines de Crète, le fils d'Idoménée, le coureur Orsiloque, qui, pour ses pieds légers, n'avait pas de rival chez les pauvres humains.

Et Ulysse invente une belle histoire de fuite à bord d'un navire phénicien :

À ces mots, Athéna, la déesse aux yeux pers, eut un sourire aux lèvres ; le flattant de la main et reprenant ses traits de femme, elle lui dit ces paroles ailées :

ATHÉNA. — Quel fourbe, quel larron, quand ce serait un dieu, pourrait te surpasser en ruses de tout genre !... Pauvre éternel brodeur ! n'avoir faim que de ruses !... Tu rentres au pays et ne penses encore qu'aux contes de brigands, aux mensonges chers à ton cœur depuis l'enfance... Trêve de ces histoires t nous sommes deux au jeu : si, de tous les mortels, je te sais le plus fort en calculs et discours, c'est l'esprit et les tours de Pallas Athéna que vantent tous les dieux... Tu n'as pas reconnu cette fille de Zeus, celle qu'à tes côtés, en toutes tes épreuves, tu retrouvas toujours, veillant à ta défense, celle qui te gagna le cœur des Phéaciens ! Et maintenant encor, si tu me vois ici, c'est que je veux tramer avec toi tes projets et cacher ces richesses qu'au départ tu reçus des nobles Phéaciens, quand je leur en donnai l'idée et le conseil... Sache donc les soucis que, jusqu'en ton manoir, le destin te réserve. Il faudra tout subir, sans jamais confier à quiconque, homme ou femme, que c'est toi qui reviens après tant d'aventures ; sans mot dire, il faudra pâtir de bien des maux et te prêter à tout, même à la violence !

Ulysse l'avisé lui fit cette réponse :

ULYSSE. — Déesse, quel mortel, quelque habile qu'il soit, pourrait te reconnaître aussitôt rencontrée : tu prends toutes les formés !... Ce que je sais bien, moi, c'est que ton dévouement était à mes côtés tant qu'au pays de Troie, les fils de l'Achaïe ont mené la bataille. Mais du jour que l'on eut saccagé sur sa butté la ville de Priam et que, montés à bord, un dieu nous dispersa, dès lors, fille de Zeus, je cessai de te voir ; je ne te sentis pas embarquée à mon bord pour m'épargner les maux. Maintenant, je t'en prie par ton Père : réponds !... je suis à tes genoux ; je ne puis croire encor que je sois arrivé en mon aire d'Ithaque ; c'est sur un autre sol que me voici perdu... Tu te railles, je sais, et ne parles ainsi que pour leurrer mon cœur...

Est-il bien vrai, dis-moi, que c'est & ma patrie ? Athéna, la déesse aux yeux pers, répliqua :

ATHÉNA. — C'est donc toujours le même esprit en ta poitrine ! Non ! je ne puis t'abandonner en ton malheur. Tu sais trop finement deviner et comprendre ! Oh t moi je n'ai jamais douté : je savais bien qu'un jour tu rentrerais, après avoir perdu le dernier de tes hommes. Mais je n'ai pas voulu combattre Poséidon, le frère de mon père ; il avait contre toi, qui aveuglas son fils, tant de rancune au cœur !... Mais regarde avec moi le sol de ton Ithaque : tu me croiras peut-être... La rade de Phorkys. le Vieillard de la mer, la voici ! et voici l'olivier qui s'éploie à, l'entrée de la rade t voici l'antre voûté, voici la grande salle où tu vins, tant de fois, offrir une parfaite hécatombe aux Naïades ! et voici, revêtu de ses bois, le Nérite !

A ces mots, Athéna dispersa la nuée : le pays apparut ; quelle joie ressentit le héros d'endurance ! il connut le bonheur, cet Ulysse divin. Sa terre ! il en baisait la glèbe nourricière, puis, les mains vers le ciel, il invoquait les Nymphes :

ULYSSE. — O vous, filles de Zeus, ô Nymphes, ô Naïades, que j'ai cru ne jamais revoir, je vous salue !... Acceptez aujourd'hui mes plus tendres prières. Mais bientôt vous aurez, comme autrefois, nos dons, si la fille de Zeus, la déesse au butin, me restant favorable, m'accorde, à moi, de vivre, à mon fils, de grandir !

Athéna aide Ulysse à cacher ses richesses dans la grotte des Nymphes ; puis elle le change en un vieux et loqueteux mendiant et l'envoie chez Eumée, le « commandeur des porchers », qui garde ses troupeaux non loin du port désert, sur la Roche au Corbeau.

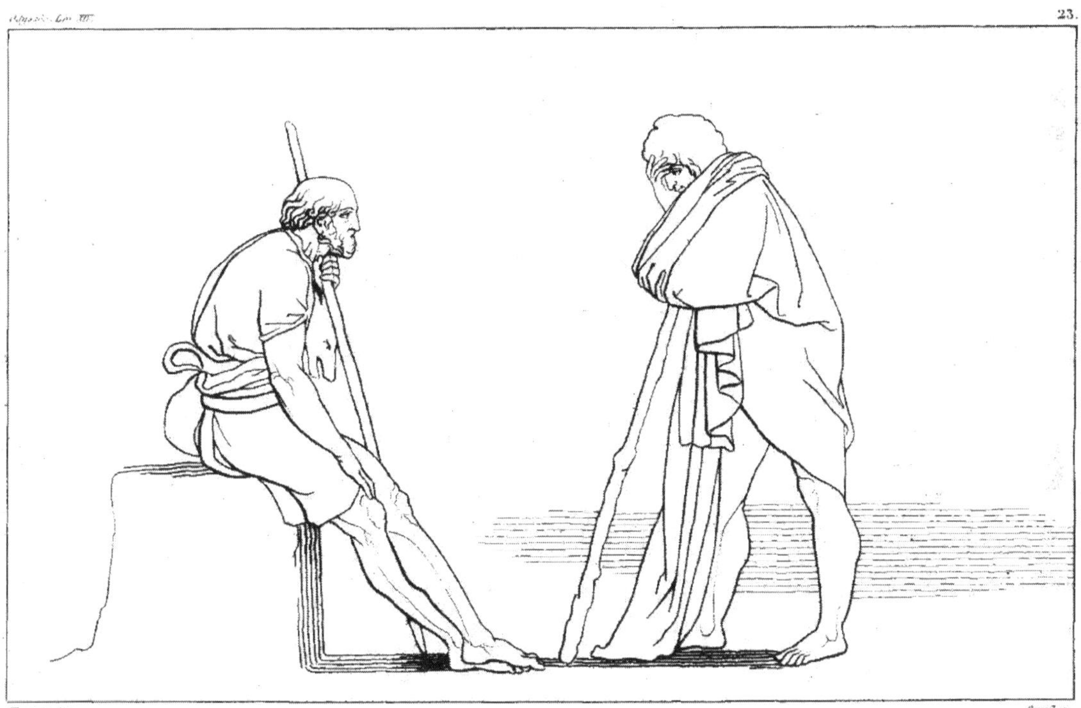

Ulysse sous les traits d'un vieillard, s'entretient avec Eumée, gardien de ses troupeaux.

Il faudrait citer tout l'entretien qui suit pour donner l'idée complète de la courtoisie et de l'urbanité de cette «rustique » aventure :

Eumée était assis, ajustant à son pied la paire de sandales que, dans un cuir de bœuf bon teint, il se taillait. Ses gens étaient partis : trois suivaient la cohue errante des pourceaux ; il avait envoyé le quatrième en ville mener aux prétendants le porc que, chaque jour, ces bandits exigeaient pour faire un sacrifice et manger tout leur saoûl.

Les chiens d'Eumée aperçoivent Ulysse, se jettent sur lui. Eumée accourt, les disperse, s'excuse, puis invite l'étranger à entrer.

Et le divin porcher, le menant à sa loge, le fit entrer et l'installa sur la banquette, qu'il avait rembourrée de brousse et recouverte de la peau bien velue d'une chèvre sauvage : c'était là qu'il couchait, au large et sur le doux.

En voyant son porcher le recevoir ainsi, Ulysse, plein de joie, lui dit et déclara :

ULYSSE. — O mon hôte ! que Zeus et tous les Immortels, exauçant tes désirs les plus chers, récompensent cet accueil de bonté !

Mais toi, porcher Eumée, tu lui dis en réponse :

EUMEE. — Étranger, ma coutume est d'honorer les hôtes, quand même il m'en viendrait de plus piteux que toi ; étrangers, mendiants, tous nous viennent de Zeus ; ne dit-on pas : petite aumône, grande joie ?... Je fais ce que je puis : tu sais que serviteur vit toujours dans la crainte, quand il faut obéir à des maîtres stupides. Ah ! celui dont les dieux entravent le retour, quels soins et quels égards il aurait eu pour moi ! il m'aurait établi ! maison, lopin de champ et femme de grand prix, il m'aurait accordé tout ce qu'on peut attendre du bon cœur de son maître, après un long travail que bénissent les dieux. Tu vois qu'ils ont béni ce coin où je m'attache : vieillissant parmi nous, le maître m'eût comblé. Mais, nous l'avons perdu... Ah ! qu'Hélène et sa race auraient dû disparaître ! Car lui aussi partit, vers Troie la poulinière, combattre les Troyens pour l'honneur de l'Atride.

Il dit et, par-dessus sa robe, prestement, il serra sa ceinture ; puis, s'en allant aux tects, où restait enfermé le peuple des gorets, il en prit une paire, les rapporta, les immola, les fit flamber et, les ayant tranchés menu, les mit aux broches.

Quand le rôti fut prêt, il l'apporta fumant, à même sur les broches, le mit devant Ulysse, en saupoudra les chairs d'une blanche farine, mélangea dans sa jatte un vin fleurant le miel et prit un siège en face, en invitant Son hôte :

EUMEE. — Allons ! mange, notre hôte !... dîner de serviteurs !... de simples porcelets ! car nos cochons à lard, les prétendants les croquent, sans un remords au cœur et sans pitié d'autrui.

Eumée fait l'éloge du Maître, dont le faux mendiant annonce le prochain retour : Eumée ne veut rien croire de cette nouvelle tant de fois apportée par des errants de même sorte : Ulysse invente alors sa plus belle histoire peut-être. Elle serait digne de figurer dans les Récits :

ULYSSE. — Oui, mon hôte, je vais te répondre sans feinte. Mais nous aurions du temps, des vivres, du bon vin et, sans bouger d'ici, laissant l'ouvrage aux autres, nous resterions tout à notre aise à banqueter, que j'en aurais encor grandement pour l'année avant de te pouvoir défiler mes chagrins.

» J'ai l'honneur d'être né dans les plaines de Crète. Mon père était fort riche ; de sa femme, il avait de nombreux autres fils, légitimes ceux-là, qu'il élevait chez lui : ma mère, à moi, n'était qu'une esclave achetée. Il me traitait pourtant comme un fils de sa femme, ce Castor l'Hylakide, dont le sang fait ma gloire et que le peuple, en Crète, honorait comme un dieu pour ses succès, ses biens et ses valeureux fils. Mais les Parques de mort, l'ayant pris, l'emportèrent aux maisons de l'Hadès, et ses fils pleins d'orgueil partagèrent ses biens, qu'ils tirèrent au sort. Moi, sauf une maison que l'on m'attribua, je n'eus que peu de chose ; mais je pus prendre femme en très riche famille : on vantait ma valeur ; je savais m'occuper, ne pas fuir la bataille... Oh ! c'est loin tout cela ! pourtant je crois qu'au chaume, on devine l'épi : tant de calamités ont fait de moi leur proie !

Avant la guerre de Troie, ce vaillant homme de main avait fait neuf croisières en pays étrangers. Il avait ensuite servi neuf ans sous Ilion, comme chef adjoint au roi Idoménée.

A peine de retour, il organisait une nouvelle croisière dans l'Égyptos :

« Je n'avais pas joui un mois de mes enfants, de la femme de ma jeunesse et de mes biens, que l'envie me prenait d'équiper des navires et d'aller en croisière, avec mes compagnons divins, dans l'Égyptos. J'équipe neuf vaisseaux, et les hommes affluent. Six jours, ces braves gens font bombance chez moi ; c'est moi qui, sans compter, fournissais les victimes, tant pour offrir aux dieux que pour servir à table. Le septième, on embarque et, des plaines de Crète, un bel et plein Borée nous emmène tout droit, comme au courant d'un fleuve : à bord, pas d'avarie ; ni maladie, ni mort ; on n'avait qu'à, s'asseoir et qu'à laisser mener le vent et les pilotes. Cinq jours, et nous entrons au beau fleuve Égyptos.

» Une fois arrivé, j'ordonne à tous mes braves de garder les vaisseaux sans bouger de la rive, tandis que j'envoyais des vigies sur les guettes ; mais, cédant à leur fougue et suivant leur envie, les voilà qui se ruent sur les champs merveilleux de ce peuple d'Égypte, les pillant, massacrant les hommes, ramenant les enfants et les femmes. Le cri ne tarde pas d'en venir à la ville : dès la pointe de l'aube, accourus à la voix, piétons et gens de chars emplissent la campagne de bronze scintillant ; Zeus, le joueur de foudre, nous jette la panique, et pas un de mes gens n'a le cœur de tenir en regardant en face : nous étions, il est vrai, dans un cercle de mort.

» J'en vois périr beaucoup sous la pointe du bronze ; pour le travail forcé, on emmène le reste Mais Zeus lui-même alors me fournit une idée. Oh ! comme j'aurais dû mourir dans l'Égyptos, subir la destinée ! la suite allait avoir pour moi tant de malheurs !... Mais ôtant de ma tête mon bonnet de métal, posant le bouclier que j'avais aux épaules, je rejette ma lance et, mains vides, je vais droit aux chevaux du roi : je tombe à ses genoux ; je les tiens embrassés ; il a pitié de moi ! C'est lui qui me protège et me prend sur son char ; jusque dans son manoir, il me ramène en larmes ; la foule brandissait ses piques contre moi et demandait ma mort ; c'étaient des forcenés ; mais lui les écartait, redoutant la colère de Zeus l'hospitalier, qui sait toujours tirer vengeance des forfaits.

» Je restai là sept ans, amassant de grands biens : tous me faisaient des dons chez ces peuples d'Égypte. Lorsque 's'ouvrit le cours de la huitième année, je vis venir à moi l'un de ces Phéniciens qui savent en conter : sa fourbe avait déjà causé bien des malheurs !... Il m'enjôle pour m'emmener en Phénicie où, de fait, il avait sa maison et ses biens. Là, j'habite chez lui le restant de l'année. Mais lorsque les journées et les mois ont passé, quand, au bout de l'année, le printemps nous revient, il m'emmène en Libye sur un vaisseau du large : il m'en avait conté pour m'avoir à son bord avec ma cargaison ; là-bas, il espérait me vendre le bon prix ; en m'embarquant, je m'en doutais ; mais comment faire ? Notre vaisseau filait : un bel et plein Borée l'avait poussé déjà au-dessus de la Crète, quand le fils de Cronos décide notre perte... La Crète disparaît : plus une terre en vue ; rien que le ciel et l'eau ! Zeus nous pend sur la coque une sombre nuée, dont la mer s'enténèbre ; la foudre vient frapper le vaisseau qui capote et que le soufre emplit : tous mes gens sont à l'eau. Mais Zeus, dans ma détresse, me met entre les bras l'énorme mât de ce navire à proue d'azur ; c'est qu'il voulait encor me tirer du péril !... Sur le mât que j'embrasse, je me laisse emporter et je flotte neuf jours, en proie aux vents de mort.

La dixième nuit, il est roulé à la côte thesprote, où le roi Phidon l'accueille et le met sur un vaisseau qui s'en allait charger du blé à Doulichion, dans le voisinage d'Ithaque. Mais en mer, l'équipage le dépouille, l'attache à fond de cale et décide de le vendre à la première escale. Une main divine le délivre pendant la nuit : à la nage, il gagne la côte d'Ithaque... Il ajoute qu'en Thesprotie, il a eu des nouvelles d'Ulysse et qu'il a vu de ses yeux les grandes richesses de son butin sous Ilion : le héros est à Dodone en train de consulta l'oracle; son retour n'est plus affaire que de quelques jours...

En regard des beaux contes d'Ulysse, voici l'histoire malheureuse et pourtant souriante d'Eumée :

EUMEE. — Puisque tu veux savoir, mon hôte, et m'interroges, à ton tour fais silence, prends ton temps, reste assis et bois un coup de vin.

Odyssée. Liv. XV. 24.

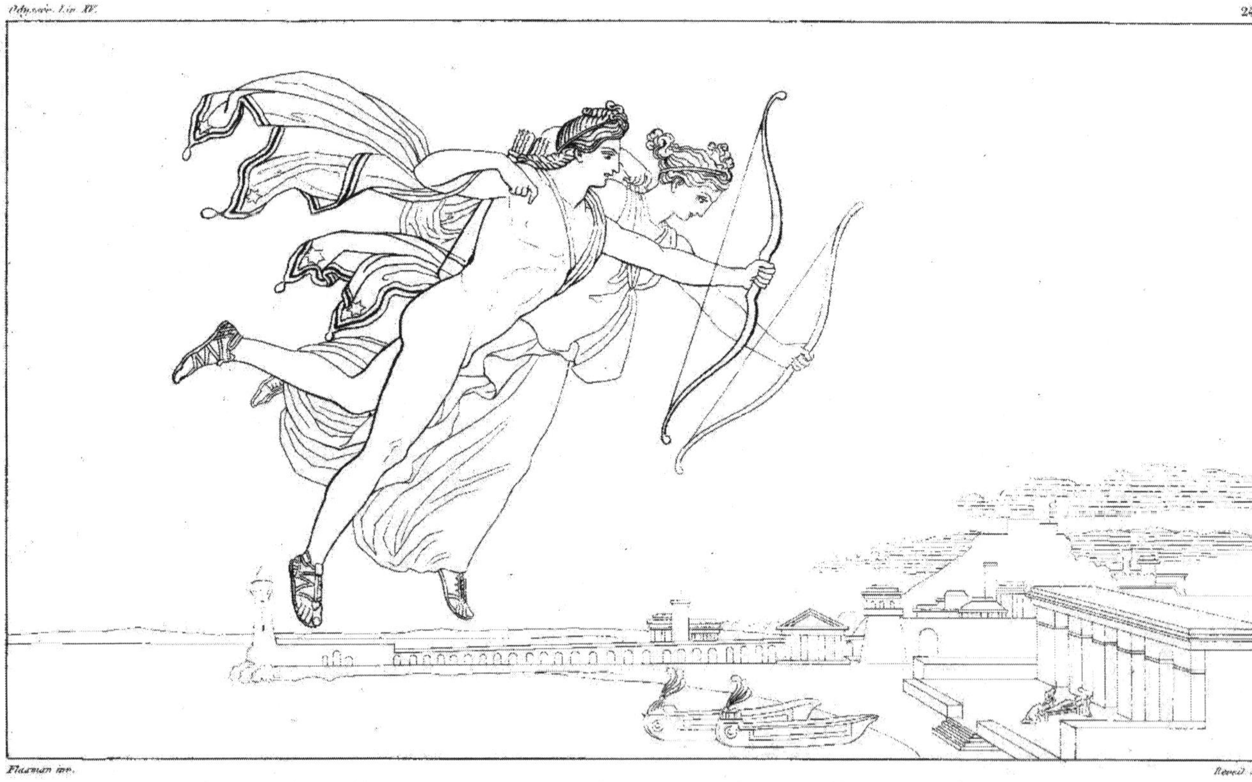

Flaxman inv. Reveil sc.

Eumée raconte à Ulysse, que dans l'île de Sirie où il est né, quand la dernière heure de la vie est arrivée, Apollon et Diane en terminent le cours, avec leurs flèches.

Voici les nuits sans fin qui laissent du loisir pour le sommeil et pour le plaisir des histoires…

» On appelle Syros, — connais-tu ce nom-là ? — une île qui se trouve au-dessus d'Ortygie, au couchant du soleil. Ce n'est pas très peuplé, mais c'est un bon pays : des vaches, des moutons, du vin en abondance, du grain en quantité. On n'y connaît jamais la famine, jamais les maladies, fléaux des malheureux humains ; mais, quand les citadins ont atteint la vieillesse, le dieu à l'arc d'argent, qu'Artémis accompagne, Apollon les abat de ses plus douces flèches. Entré elles, deux cités s'en partagent les terres ; sur toutes deux, régnait mon père, Ctésios, un des fils d'Orménos, semblable aux Immortels.

» On y vit arriver des gens de Phénicie, de ces marins rapaces, qui, dans leur noir vaisseau, ont mille camelotes. Or une Phénicienne était à la maison : la grande et belle fille ! artiste en beaux ouvrages ! Mais ces routiers de Phéniciens la débauchèrent. Un jour donc, au lavoir, elle s'abandonna sous le flanc du vaisseau... Ah ! le lit et l'amour, voilà qui pervertit les pauvres cœurs de femmes, même des plus honnêtes... Il lui demande, après, son nom et sa patrie. Elle indique aussitôt le haut toit de mon père :

LA SIDONIENNE. — Mais je suis de Sidon, le grand marché du bronze ; du très riche Arybas, j'ai l'honneur d'être fille ; quand je rentrais des champs, des marins de Taphos, des pirates, m'ont prise et vendue en ces lieux, a L'autre, qui l'avait eue en secret, lui répond :

LE PHENICIEN. — Tu ne reviendrais pas avec nous, au pays, revoir tes père et mère en leur haute maison ?... Car ils vivent encore on les dit toujours riches.

» La femme, reprenant la parole, répond :

LA SIDONIENNE. — Cela pourrait aller, si tous les gens du bord me prêtaient le serment que vous me remettrez, saine et sauve, au logis.

» Les autres aussitôt jurent à sa demande ; quand ils ont prononcé et scellé le serment, c'est elle qui reprend la parole et leur dit :

LA SIDONIENNE. — Silence maintenant ! que personne jamais ne m'accoste ou me parle, si quelqu'un de vos gens me rencontre soit dans la rue, soit à la source. Il ne faut pas qu'on aille avertir notre vieux ! s'il avait des soupçons, il m'aurait tôt liée d'une corde solide et vous per-drait aussi ! Mais gardez mon secret ! hâtez le chargement et, quand votre vaisseau aura son plein de vivres, vite ! envoyez quelqu'un m'avertir au manoir ! J'apporterai tout l'or que j'aurai sous la main et je voudrais encor, pour payer mon passage, vous livrer un enfant que j'élève au logis ; c'est le fils de cet homme ; il trotte sur mes pas quand je sors dans la rue ; il est de bonne vente ; si je l'amène à bord, on vous en donnera et des cents et des mille, où que vous le vendiez chez les gens d'autre langue.

» Elle dit et revint au logis de mon père. Mais l'année s'acheva : ils restaient toujours là, faisant leur plein de vivres dans le creux du vaisseau. Enfin, la cale pleine, ils étaient pour partir. Un messager s'en vint avertir notre femme. C'était un fin matois qui, pour entrer chez nous, tenait un collier d'or, enfilé de gros ambres. Tandis qu'en la grand'salle, ma mère vénérée et ses femmes prenaient et palpaient le collier, et le mangeaient des yeux, et débattaient le prix, l'homme, sans dire un mot, fit un signe à la fille et, d'accord, regagna le creux de son vaisseau. Elle aussitôt me prend par la main et m'entraîne. A la porte, dans l'avant-pièce, elle aperçoit des coupes, des corbeilles : mon père, ce jour-là, avait offert à ses collègues un repas ; puis ils étaient partis discuter au conseil, les affaires du peuple. En passant, elle vole et cache dans son sein trois coupes ; je la suis, pauvre fou que j'étais !

» Le soleil se couchait, et c'était l'heure où l'ombre emplit toutes les rues. Nous arrivons, courants, au mouillage connu : nos gens de Phénicie et leur vaisseau rapide étaient bien à leur poste. Ils nous prennent à bord, embarquent et se lancent sur la route des ondes ; Zeus nous envoie le vent ; durant six jours, six nuits, nous voguons sans relâche, et le dis de Cronos nous ouvrait le septième quand la déesse à l'arc, Artémis, vient frapper de ses traits cette fille ; comme un oiseau de mer, elle tombe et s'affale au fond de la sentine ; il faut, par-dessus bord, la jeter en pâture aux poissons et aux phoques, et me voilà tout seul avec mon gros chagrin !... En Ithaque, le vent et le flot nous portèrent. C'est là que, de ses biens, Laërte m'acheta... Voilà comment mes yeux ont connu ce pays.

Eumée raconte la tendresse avec laquelle Laërte et sa femme Anticlée l'élevèrent :

Laërte vit encor ; mais à Zeus, chaque jour, il demande d'éteindre en ses membres la vie. Il est au désespoir de vivre en ce manoir d'où son fils est absent, où sa femme mourut, l'amie de sa jeunesse ! C'est surtout le regret de cette sage épouse qui le mine et, de lui, fait un vieux avant l'âge !... Elle est morte du deuil de son fils valeureux. Ah ! la mort lamentable ! que l'épargne le ciel à tous ceux qui m'entourent, amis et bienfaiteurs !... Moi, tant qu'elle était là, malgré son grand chagrin, j'allais souvent l'interroger, l'entretenir. C'est elle qui m'avait élevé, elle-même : j'étais le compagnon de sa grande Ctimène, de sa fille au long voile, l'aînée de ses enfants ; avec elle nourri, j'avais, ou peu s'en faut, reçu les mêmes soins, jusqu'au jour où, tous deux, nous franchîmes le seuil béni de la jeunesse ; à quelqu'un de Samé, ses parents la donnèrent : quels cadeaux ils reçurent ! la reine me vêtit de neuf, robe et manteau, me chaussa de sandales et, m'envoyant aux champs, ne m'en aima pas moins... J'ai perdu tout cela maintenant, avec elle !...

« Pendant qu'ils échangeaient ces paroles entre eux, prenant sur leur sommeil, puis s'endormant à peine, l'Aurore était montée sur son trône, et déjà les gens de Télémaque, qui rentraient de Pylos, abordaient au rivage, amenaient la voilure et déplantaient le mât, puis sur la grève, où l'équipage descendit, le repas s'apprêta et l'on fit le mélange du vin aux sombres feux. Quand on eut satisfait la soif et l'appétit », Télémaque ordonne de conduire le vaisseau jusqu'au port de la ville ; mais lui-même, quittant ses gens, monte par la ravine, vers la loge d'Eumée.

Il y arrive presque aussitôt. Eumée l'accueille avec des transports de tendresse, puis lui présente le mendiant, auquel le jeune homme, sur-le-champ, s'intéresse : il décide de rester un jour avec lui ; il envoie donc Eumée prevenir Pénélope qu'il ne rentrera que le lendemain ; Eumée se met en route vers la ville et le manoir, qui sont à l'autre bout de l'île.

A peine le porcher eut-il quitté sa loge qu'Athéna, qui l'avait guetté, se présenta. Elle avait pris ses traits de grande et belle femme, artiste en beaux ouvrages. En face de la porte, debout, elle apparut, mais aux seuls yeux d'Ulysse : Télémaque l'avait devant lui sans la voir. Comme Ulysse, les chiens avaient vu la déesse : sans japper, mais grognants, ils s'enfuirent de peur dans un coin de la loge. La déesse avait fait un signe des sourcils, Ulysse, ayant compris, sortit devant la cour.

La déesse lui dit :

ATHÉNA. —Fils de Laërte, écoute ! ô rejeton des dieux, Ulysse aux mille ruses ! il est temps de parler : ton fils doit tout savoir ; il vous faut combiner la mort des prétendants et prendre le chemin de ta fameuse ville ; vous m'aurez avec vous ; je serai là, tout près, ne rêvant que bataille.

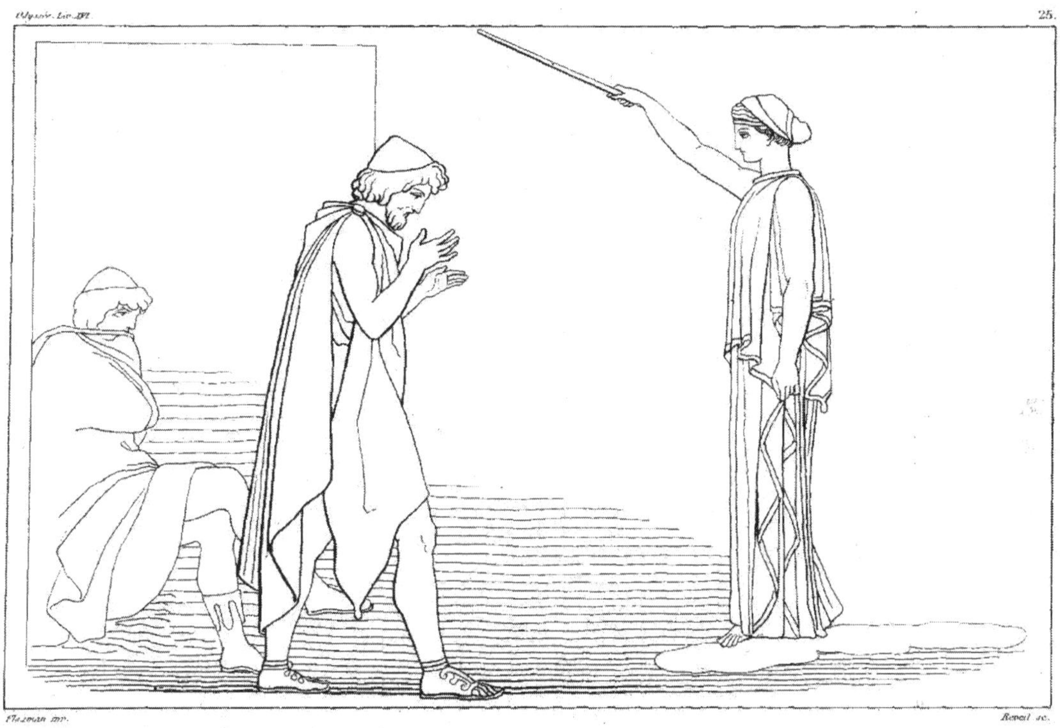

Minerve, touche Ulysse avec une baguette qui lui rend ses premiers traits.

A ces mots, le touchant de sa baguette d'or, Athéna lui remit d'abord sur la poitrine sa robe et son écharpe tout fraîchement lavée, puis lui rendit sa belle allure et sa jeunesse : le miracle achevé, Athéna disparut.

Quand Ulysse rentra dans la loge, son fils, plein de trouble et d'effroi, détourna les regards craignant de voir un dieu, puis, élevant la voix» lui dit ces mots ailés :

TÉLÉMAQUE. — Quel changement, mon hôte ! à l'instant, je t'ai vu sous d'autres vêtements ! et sous une autre peau ! Serais-tu l'un des dieux, maîtres des champs du ciel ?... Du moins, sois-nous propice ; prends en grâce les dons, victime ou vases d'or, que nous voulons t'offrir, et laisse- nous la vie !

Le héros d'endurance, Ulysse le divin, lui fit cette réponse :

ULYSSE. —- Je ne suis pas un dieu ! pourquoi me comparer à l'un des Immortels ?... crois-moi : je suis ton père, celui qui t'a coûté tant de pleurs et d'angoisses et pour qui tu subis les assauts de ces gens !

Il disait et baisait son fils et, de ses joues, tombaient an sol les larmes qu'il avait bravement contenues jusque-là.

Mais sans admettre encor que ce fût là son père, Télémaque à nouveau lui disait en réponse ;

TÉLÉMAQUE. — Non, tu n'es pas mon père Ulysse : un dieu m'abuse, afin de redoubler mes pleurs et mes sanglots. Car un simple mortel ne peut trouver en soi le moyen d'opérer de pareils Changements ; il faut qu'un dieu l'assiste et le lasse, à son gré, ou jeune homme ou vieillard... Tu n'étais à l'instant qu'un vieux, couvert de loques : voici que tu parais un dieu des champs du ciel !

Ulysse l'avisé lui fit cette réponse :

ULYSSE. — La rentrée de ton père au logis, Télémaque, ne doit pas exciter ta surprise et ta crainte. Ici tu ne verras jamais un autre Ulysse : c'est moi qui suis ton père ! Après tant de malheurs, après tant d'aventures, si, la vingtième année, je reviens au pays, c'est l'œuvre d'Athéna qui donne le butin. Oui ! c'est elle qui peut, — et vouloir lui suffit, — me montrer tour à tour sous les traits d'un vieux pauvre et sous les beaux habits d'an homme jeune encore : il est facile aux dieux, maîtres des champs du ciel, de couvrir un mortel ou d'éclat ou d'opprobre !

A ces mots, il reprit sa place et Télémaque tenant son noble père embrassé, gémissait et répandait des larmes !...

Eumée revient au soir tombant, ayant prévenu Pénélope : il retrouve Télémaque et le vieux mendiant ; Athéna de nouveau a fait d'Ulysse un vieillard en haillons. On prend le repas du soir et l'on s'en va dormir.

*

* *

Les cinq derniers épisodes de la Vengeance, — *À la Ville* (chant XVII, vers 1-605), *Le Bain de Pieds* (chants XIX, vers 1-604, et XX, vers 1-121), *Le Jeu de l'Arc* (chants XX, vers 122-394, et XXI, vers 1-358), *Le Massacre* (chants XXI, vers 359-434, et XXII, vers 1-389), *Mari et Femme* (chants XXII, vers 390-501, et XXIII, vers 1-296), — se passent au manoir, où, dès l'aube, Télémaque s'est rendu : il a chargé Eumée d'amener ensuite le mendiant.

Télémaque et les prétendants sont installés au festin, quand les deux vieux arrivent devant l'enceinte crénelée :

Or, devant le manoir, Ulysse et le divin porcher avaient fait halte ; autour d'eux, bourdonnait un bruit de lyre creuse ; car Phémios, avant de chanter, préludait.

Ulysse prit la main du porcher et lui dit :

ULYSSE. — Eumée, ce beau manoir, c'est bien celui d'Ulysse ?... Il est facile à reconnaître entre cent autres. On le distingue à l'œil : quelle enceinte à la cour ! quel mur et quelle frise ; et ce portail à deux barres, quelle défense ! je ne sais pas d'humain qui puisse le forcer. Là-dedans, j'imagine, un festin est servi à de nombreux convives : sens-tu l'odeur des graisses ?... entends-tu la cithare, que les dieux ont donnée pour compagne au festin ?

Mais toi, porcher Eumée, tu lui dis en réponse :

EUMEE. — Tu l'as bien reconnu ; en ceci comme en tout, non ! tu n'as rien d'un sot !... Mais discutons un peu ce que nous allons faire : entres-tu le premier dans le corps du logis, au milieu de ces gens ? je resterai derrière... Aimes-tu mieux rester et que j'aille devant ?... Alors ne traîne pas ! si l'on te voit dehors, c'est les coups ou la chasse... Décide, je te prie.

Pendant qu'ils échangeaient ces paroles entre eux, un chien couché leva la tête et les oreilles ; c'était Argos, le chien que le vaillant Ulysse achevait d'élever, sans en avoir joui, quand il fallut partir, vers la sainte Dion. Avec les jeunes gens, Argos avait vécu, courant le cerf, le lièvre et les chèvres sauvages. Négligé maintenant, en l'absence du maître, il gisait, étendu au-devant du portail, sur le tas de fumier des mulets et des bœufs, où les servants d'Ulysse venaient prendre de quoi fumer le grand domaine ; c'est là qu'Argos était couché, couvert de poux. Il reconnut Ulysse en l'homme qui venait et, remuant la queue, coucha les deux oreilles : la force lui manqua pour s'approcher du maître.

Odyssée, Liv. XVII 20.

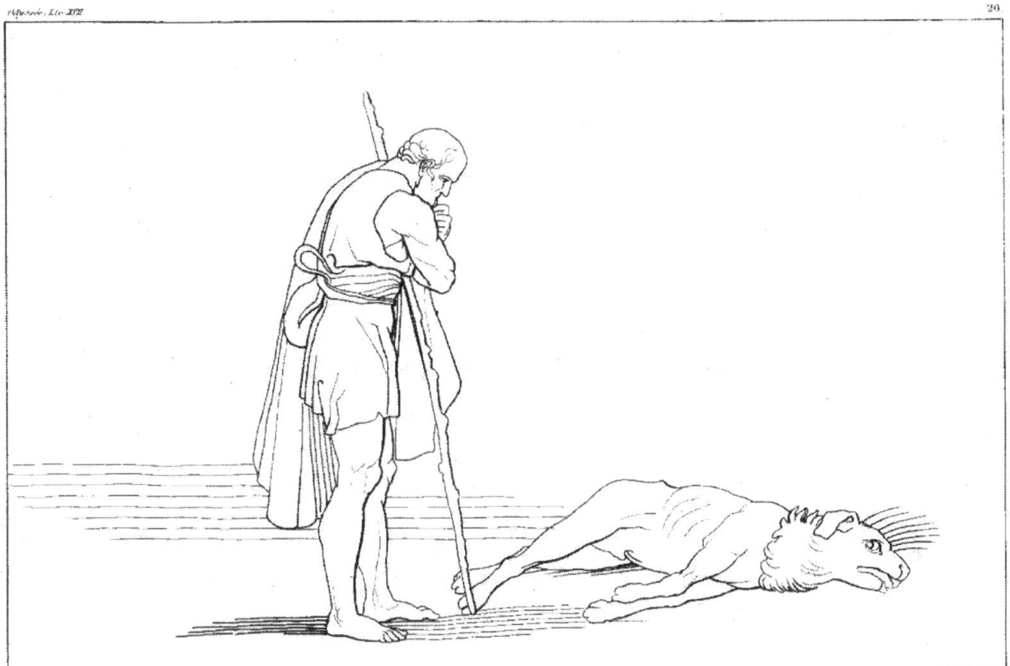

Flaxman inv. Piroli sc.

Ulysse arrivé à son palais, fut reconnu par son chien, qui mourut de joie dans le moment.

Ulysse, après Eumée, entre dans la salle du festin ; il s'assied dans l'embrasure de la porte.

Pénélope renseignée par Eumée, demande à voir le mendiant... Ici se place l'épisode interpolé du *Pugilat*. Puis vient l'un des épisodes les plus célèbres, le *Bain de Pieds* (chant XIX) : la nourrice Euryclée reconnaît son maître.

Dans la grand'salle que tous les convives ont quittée, Ulysse, resté seul, voit descendre Pénélope qui, longuement l'interroge. Ulysse, qui se dit Crétois, répond qu'il a vu et reçu le héros et le décrit, lui, ses vêtements et ornements et son compagnon Eurybate. Pénélope ordonne à la nourrice de laver les pieds de cet hôte. « Or, du plat de ses mains, la vieille, en le palpant, reconnut la blessure et laissa retomber le pied dans le chaudron : le bronze retentit ; le chaudron bascula ; l'eau s'enfuit sur le sol »

L'angoisse et le bonheur s'emparaient de la vieille ; ses yeux se remplissaient de larmes et sa voix si claire défaillait. Enfin, prenant Ulysse au menton, elle dit :

EURYCLEE. —Ulysse, c'est donc toi !... c'est toi, mon cher enfant !... Et moi qui ne l'ai pas aussitôt reconnu !... Il était devant moi ; je le palpais, ce maître !

Odyssée. Liv. XIX. 28.

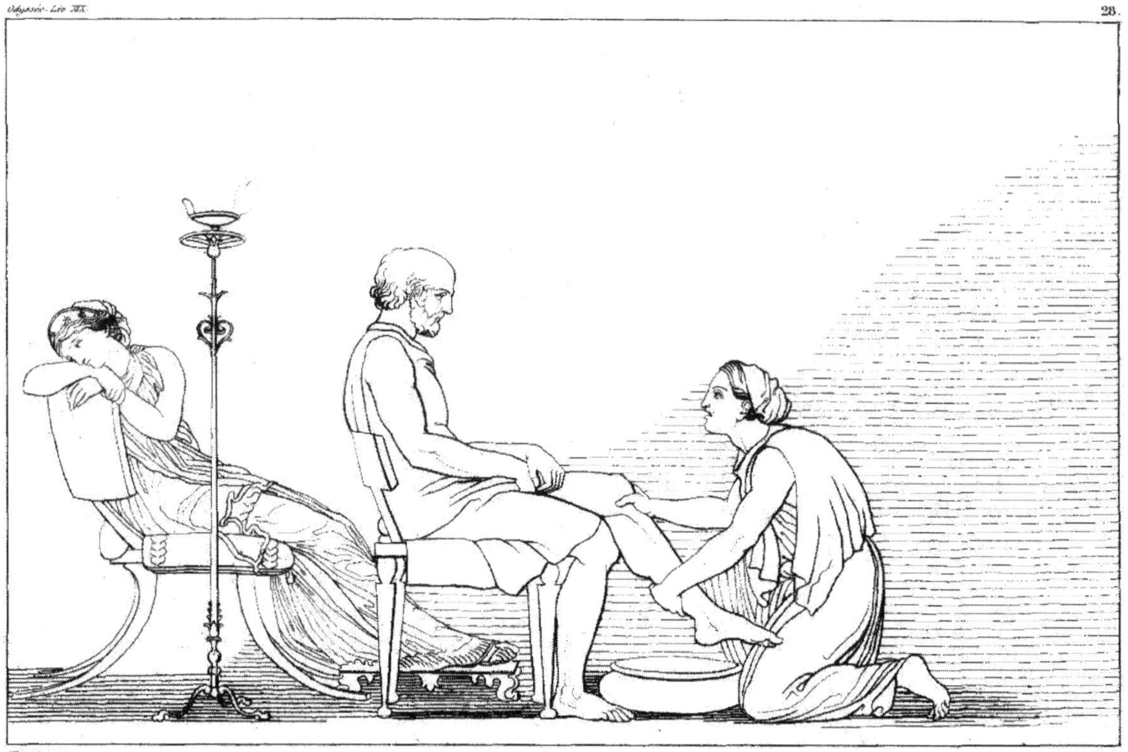

Flaxman inv. Reveil sc.

Euriclée nourrice d'Ulysse, le reconnait à la cicatrice d'une plaie qu'il avait à la jambe.

Elle dit et tourna les yeux vers Pénélope, voulant la prévenir que l'époux était là... Pénélope ne put rencontrer ce regard : Athéna détournait son esprit et ses yeux. Déjà, de sa main droite, Ulysse avait saisi la nourrice à la gorge et, de son autre main, l'attirant jusqu'à lui:

ULYSSE. — Nourrice, c'est donc toi, dont le sein m'a nourri, c'est toi qui veux me perdre, lorsqu'après vingt années de maux de toutes sortes, je reviens au pays ?... Puisqu'en ton cœur, les dieux ont mis la vérité, tais-toi ! qu'en ce manoir, nul autre ne le sache ! Car moi, je t'en préviens et tu verras la chose : si quelque jour un dieu jette sous ma vengeance les nobles prétendants, tu peux m'avoir nourri, je te traiterai, moi, comme les autres femmes qui ne sortiront pas en vie de ce manoir. La très sage Euryclée lui fit cette réponse :

EURYCLEE. — Quel mot s'est échappé de l'enclos de tes dents, mon fils ? ne sais-tu pas le cœur que je te garde ?... et que rien ne m'ébranle ? le caillou le plus dur, le fer ne tient pas mieux. Mais, écoute un avis et le mets en ton cœur : si les dieux quelque jour jettent sous ta vengeance les nobles prétendants, c'est moi qui te dirai, nom par nom, les servantes qui t'ont, en ce manoir, trahi ou respecté.

Ulysse l'avisé lui fit cette réponse :

ULYSSE. — Nourrice, laisse donc ! pourquoi me les nommer ? crois-tu que, de mes yeux, je ne saurai pas voir et connaître chacune ?... Mais garde mon secret et laisse faire aux dieux ! Il disait et la vieille, à travers la grand'salle, s'en fut chercher de l'eau, car tout son premier bain était là, répandu, puis lui lava les pieds qu'elle oignit d'huile fine. Ulysse alors, tirant son siège auprès du feu, se mit à se chauffer ; ses loques maintenant recouvraient sa blessure.

Ma traduction rendra-t-elle au lecteur l'impression de banalité et de maladresse que donne le texte grec ? Le versificateur de la *Vengeance* s'y révèle tout entier : quelle scène poignante le poète des Récits eût tiré de cette rencontre !

Le *Jeu de l'Arc* (chant XX) est un autre des morceaux les plus populaires de l'*épos*.

Dès le matin, on prépare, puis on commence le festin coutumier. Pénélope fait apporter ensuite les douze haches, que Télémaque va planter dans la cour : dans les douze boucles qui les surmontent il s'agira de tirer une flèche, qui les traverse toutes. Télémaque, puis les prétendants échouent. Ulysse, cependant, s'est acquis les complices nécessaires ; il s'est fait reconnaître de son porcher, Eumée, et de son bouvier, Philœtios : Ulysse demande à prendre part au jeu : malgré la colère des prétendants, Pénélope et Télémaque l'autorisent.

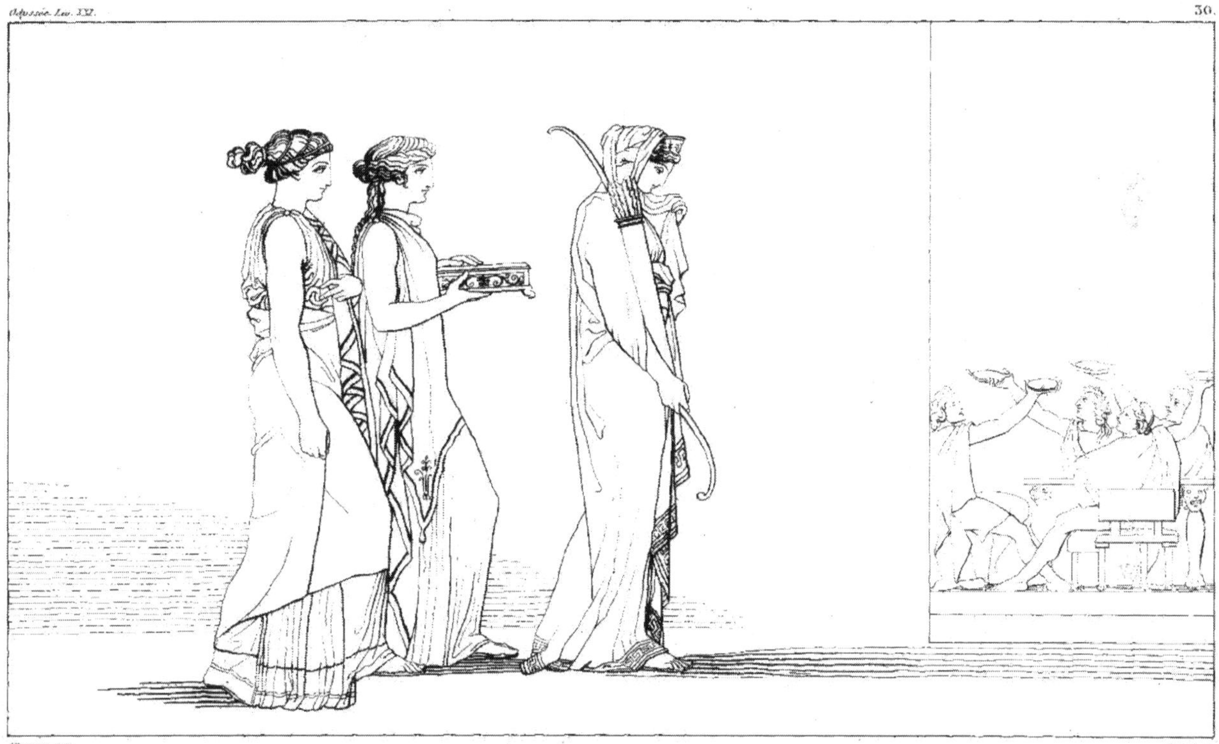

Pénélope, par le conseil de Minerve, porte à ses prétendans l'arc d'Ulysse et promet d'épouser le vainqueur de cet exercice.

Le Massacre va s'ouvrir enfin ; Ulysse reçoit l'arc des mains d'Eumée, le tâte et l'examine :

Ulysse finissait de tâter son grand arc. Comme un chanteur, qui sait manier la cithare, tend aisément la corde neuve sur la clef et fixe à chaque bout le boyau bien tordu, Ulysse alors tendit, sans effort, le grand arc, puis sa main droite prit et fit vibrer la corde, qui chanta bel et clair, comme un cri d'hirondelle.

Pour tous les prétendants, ce fut la grande angoisse : ils changeaient de couleur, quand, d'un grand coup de foudre, Zeus marqua ses arrêts. Le héros d'endurance en fut tout réjoui : il avait bien compris, cet Ulysse divin, que le fils de Cronos, aux pensers tortueux, lui donnait ce présage... Il prit la flèche ailée qu'il avait, toute nue, déposée sur sa table ; les autres reposaient dans le creux du carquois, — celles dont tâteraient bientôt les Achéens. Il l'ajusta sur l'arc, prit la corde et l'encoche et, sans quitter son siège, il tira droit au but...

D'un trou à l'autre trou, passant toutes les haches, la flèche à lourde pointe sortit à l'autre bout, tandis que le héros disait à Télémaque :

ULYSSE. — Fait-il rire de toi, Télémaque, cet hôte assis en ton manoir !... ai-je bien mis au but ?... et, pour tendre cet arc, ai-je fait trop d'efforts ?... Ah ! ma force est intacte, quoi que les prétendants m'aient pu crier d'insultes ! Mais voici le moment ! avant qu'il fasse nuit, servons aux Achéens un souper que suivront tous les jeux de la voix et ceux de la cithare, ces atours du festin !...

Et, des yeux, le divin Ulysse fit un signe, et son fils aussitôt, passant son glaive à pointe autour de son épaule, reprit en main sa lance, qui dressait près de lui, accotée au fauteuil, la lueur de sa pointe.

Alors, jetant ses loques, Ulysse l'avisé sauta sur le grand seuil. Il avait à la main son arc et son carquois plein de flèches ailées. Il vida le carquois devant lui, à ses pieds, puis dit aux prétendants :

ULYSSE. — C'est fini maintenant de ces jeux anodins !... Il est un autre but, auquel nul ne visa : voyons si je pourrais obtenir d'Apollon la gloire de l'atteindre

Il dit, et sur Antinoos, il décocha la flèche d'amertume. L'autre allait soulever sa belle coupe en or ; déjà, de ses deux mains, il en tenait les anses ; il s'apprêtait à boire. ; c'est de vin, non de fin, que son âme rêvait !... qui donc aurait pensé que seul, en plein festin et parmi cette foule, un homme, si vaillant qu'il pût être, viendrait jeter la male mort et l'ombre de la Parque ?

Ulysse avait tiré ; la flèche avait frappé Antinoos au col ; la pointe traversa la gorge délicate et sortit par la nuque. L'homme frappé à mort tomba à la renverse ; sa main lâcha la coupe ; sou-dain, un flot épais jaillit de ses narines : c'était du sang humain ; d'un brusque coup, ses pieds culbutèrent la table, d'où les viandes rôties, le pain et tous les mets coulèrent sur le sol, mêlés à la poussière.

Parmi les prétendants, ce fut un grand tumulte quand on vit l'homme à terre. Ils querellaient Ulysse en des mots furieux :

LE CHŒUR. — L'étranger, quel forfait ! tu tires sur les gens !... Ne pense plus jouter ailleurs ! ton compte est bon ! la mort est sur ta tête !... C'est le grand chef de la jeunesse en notre Ithaque, que tu viens de tuer ! Aussi, tu vas nourrir les vautours de chez nous.

Ulysse l'avisé les toisa et leur dit :

ULYSSE. — Ah ! chiens, vous pensiez donc que, du pays de Troie, jamais je ne devais rentrer en ce logis ! vous pilliez ma maison ! vous entriez de force au lit de mes servantes ! et vous faisiez la cour, moi vivant, à ma femme !... sans redouter les dieux, maîtres des champs du ciel !... sans penser qu'un vengeur humain pouvait surgir !... Vous voilà maintenant dans les nœuds de la mort !

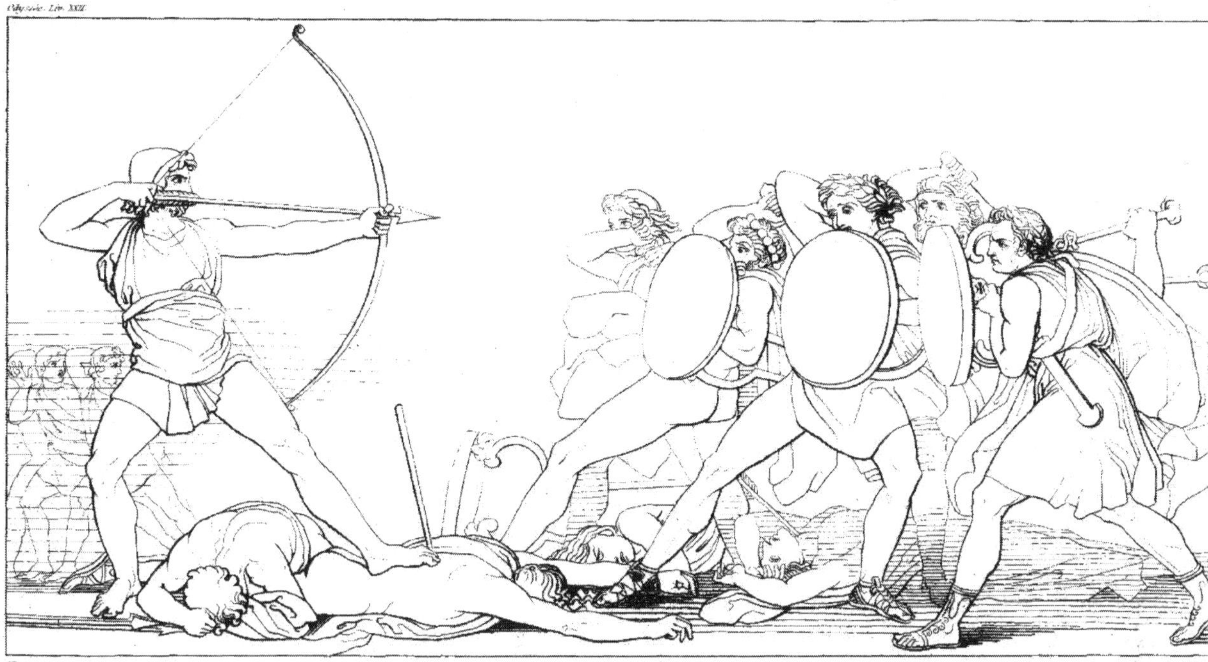

Ulysse tenant en main l'arc redoutable, donne la mort aux poursuivants de Pénélope

Ulysse, avec ses flèches, abat la moitié des prétendants, aidé de son fils, du porcher et du bouvier. Il achève à la pique le reste, jusqu'au dernier, sans vouloir écouter Liodès l'haruspice ; il n'épargne que le héraut Médon et l'aède Phémios.

Ulysse se fait alors reconnaître par Pénélope; que la nourrice est allée réveiller et qui redescend dans la grand'salle.

Quel trouble dans son cœur ! Elle se demandait si, de loin, elle allait interroger l'époux ou s'approcher de lui et, lui prenant la tête et les mains, les baisa. Elle entra. Elle avait franchi le seuil de pierre : dans la lueur du feu, contre l'autre muraille, juste en face d'Ulysse, elle vint prendre un siège. Sous la haute colonne, assis, les yeux baissés, il attendait le mot que sa vaillante épouse, en le voyant, dirait. Mais elle se taisait, de surprise accablée.

Elle resta longtemps à le considérer, et ses yeux tour à tour reconnaissaient les traits d'Ulysse en ce visage ou ne pouvaient plus voir que ces mauvais haillons.

Son fils, en la tançant, lui dit et déclara ;

TÉLÉMAQUE. — Ton cœur est trop cruel, mère ! ô méchante mère ! de mon père, pourquoi t'écarter de la sorte ?... auprès de lui, pourquoi ne vas-tu pas t'asseoir, lui parler, t'enquérir ?... fut-il jamais un cœur de femme aussi fermé ?... s'éloigner d'un époux quand, après vingt années de longs maux et d'épreuves, il revient au pays !... Ah ! ton cœur est toujours plus dur que le rocher ! La plus sage des femmes, Pénélope, reprit :

PÉNÉLOPE. — Mon enfant, la surprise est là, qui tient mon cœur. Je ne puis proférer un mot, l'interroger, ni même dans les yeux le regarder en face ! Si vraiment c'est Ulysse qui rentre en sa maison, nous nous reconnaîtrons, et, sans peine, l'un l'autre, car il est entre nous de ces marques secrètes, qu'ignorent tous les autres.

Ulysse quitte un instant la grand'salle pour aller au bain et se vêtir comme il convient :

Le héros au grand cœur était entré chez lui ; le baignant, le frottant d'huile, son intendante

Eurynomé l'avait revêtu d'une robe et d'une belle écharpe ; sur sa tête, Athéna répandait la beauté ; on voit l'artiste habile, instruit par Héphaestos et Pallas Athéna de toutes leurs recettes, nieller, or sur argent, un chef-d'œuvre de grâce ; c'est ainsi qu'Athéna, sur sa tête et son buste, faisait couler la grâce; sortant de la baignoire, il rentra tout pareil d'allure aux Immortels.

En face de sa femme, il reprit le fauteuil qu'il venait de quitter, puis il tint ce discours :

ULYSSE. — Malheureuse ! jamais, en une faible femme, les dieux, les habitants des manoirs de l'Olympe, n'ont mis un cœur plus sec... C'est bien !... Nourrice, à toi de me dresser un lit ; j'irai dormir tout seul ; car, en place de cœur, elle n'a que du fer. La plus sage des femmes, Pénélope, reprit :

PÉNÉLOPE. — Non ! malheureux ! je n'ai ni mépris ni dédain ; je reprends tout mon calme et reconnais en toi celui qui, loin d'Ithaque, partit un jour sur son navire aux longues rames... Obéis, Euryclée ! et va dans notre chambre aux solides murailles nous préparer le lit que ses mains avaient fait ; dresse les bois du cadre et mets-y le coucher, les feutres, les toisons, avec les draps moirés ! C'était là, sa façon d'éprouver son époux. Mais Ulysse indigné méconnut le dessein de sa fidèle épouse :

ULYSSE. — O femme, as-tu bien dit ce mot qui me torture ?... Qui donc a déplacé mon lit ? le plus habile n'aurait pas réussi sans le secours d'un dieu. La façon de ce lit, c'était mon grand secret !...

Le lit, fabriqué par Ulysse lui-même, tenait au sol par le tronc d'un olivier qu'il avait ébranché, mais non déraciné et qui, taillé, poli et orné, formait l'un des montants.

ULYSSE. — Je voudrais donc savoir, femme, si notre lit est toujours en sa place ou si, pour le tirer ailleurs, on a coupé le tronc de l'olivier.

Il disait : Pénélope sentait se dérober ses genoux et son cœur ; elle avait reconnu les signes évidents que lui donnait Ulysse ; pleurant et s'élançant vers lui et lui jetant les bras autour du cou et le baisant au front, son Ulysse, elle dit ;

PÉNÉLOPE. —Ulysse, excuse-moi !... toujours je t'ai connu le plus sage des hommes ! Nous comblant de chagrins, les dieux n'ont pas voulu nous laisser l'un à l'autre à jouir du bel âge et parvenir ensemble au seuil de la vieillesse !... Mais aujourd'hui, pardonne et sois sans amertume si, du premier abord, je ne t'ai pas fêté ! Dans le fond de mon cœur, veillait toujours la crainte qu'un homme ne me vint abuser par ses contes ; il est tant de méchants qui ne songent qu'aux ruses. Mais tu m'as convaincue ! la preuve est sans réplique ! tel est bien notre lit ! en dehors de nous deux, il n'est à, le connaître que la seule Aktoris, celle des chambrières, que, pour venir ici, mon père me donna. C'est elle qui gardait l'entrée de notre chambre aux épaisses murailles... Tu vois : mon cœur se rend, quelque cruel qu'il soit !

Mais Ulysse, à ces mots, pris d'un plus vif besoin de sangloter, pleurait.

Il tenait dans ses bras la femme de son cœur, sa fidèle compagne !...

Ulysse l'avisé dit enfin à sa femme :

ULYSSE. — O femme, ne crois pas être au bout des épreuves ! Il me reste à mener quelque jour jusqu'au bout un travail compliqué, malaisé, sans mesure : c'est l'ombre de Tirésias qui me l'a dit, la jour que, débarqué à la maison d'Hadès, je fus lui demander le chemin du retour pour mes gens et pour moi... Mais gagnons notre lit, ô femme ! il est grand temps de dormir, de goûter le plus doux des sommeils !

La plus sage des femmes, Pénélope, reprit :

PÉNÉLOPE. — Ton lit te recevra, dès que voudra ton cœur, puisque les dieux t'ont fait rentrer sous ton grand toit, au pays de tes pères !

Pendant qu'ils échangeaient ces paroles entre eux, la nourrice Euryclée, avec Eurynomé, leur préparait le lit à la lueur des torches. Quand leurs soins diligents eurent garni de doux tissus les bois du cadre, la nourrice rentra chez elle pour dormir ! mais, leur servant de chambrière, Eurynomé revenait, torche en main, pour leur ouvrir la marche : ils allaient à leur lit ; elle les conduisit dans leur chambre et revint, les laissant au bonheur de retrouver en place leur couche et ses droits d'autrefois.

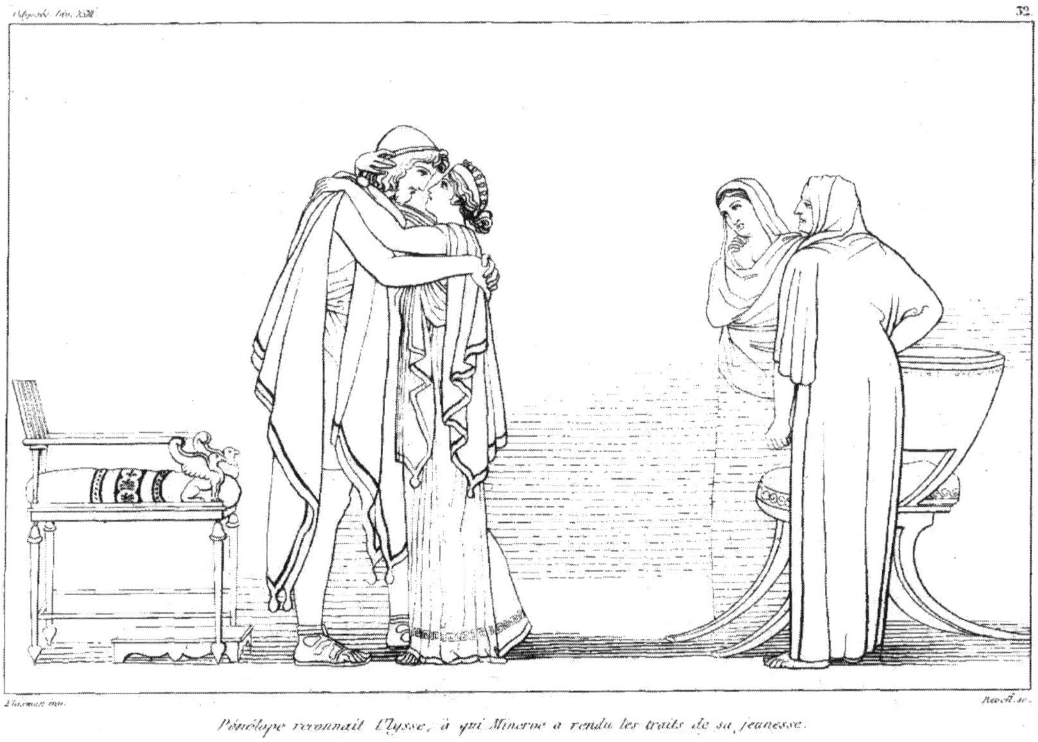

Pénélope reconnait Ulysse, à qui Minerve a rendu les traits de sa jeunesse.

FINALE

Au vers 296 du chant XXIII, les Scholies nous disent qu'Aristophane de Byzance et Aristarque arrêtaient ici l'*Odyssée*. Un de nos manuscrits de Vienne porte à cet endroit: quatre points en rond et les mots « *Fin de l'Odyssée* ».

Du chant XXIII, vers 296, à la fin du chant XXIV, la Poésie actuelle comprend 624 vers, dont 76 en XXIII et 548 en XXIV. Dans les 76 vers de XXIII figure un *Résumé* de toute l'*Odyssée* en 34 vers, qu'Aristarque notait avec raison de l'obel ; il le tenait pour une « surinterpolation » dans cette fin interpolée : la maladresse du faussaire éclate en chaque mot.

Une autre « surinterpolation », la *Seconde Descente aux Enfers*, occupe les 204 premiers vers de XXIV : elle nous conte la descente aux Enfers des âmes des prétendants et leur rencontre avec les âmes d'Agamemnon, d'Achille et des autres héros achéens; la grossièreté et la malfaçon de cet ajouté récent ne sont pas moindres. Débarrassé de cette *Descente* et de quelques interpolations moins longues, l'épisode de *La Paix* occupe 370 vers environ.

Les Modernes ont signalé avec raison les différences de langue et de versification, les anachronismes, les fantaisies géographiques et les invraisemblances logiques ou sentimentales, qui y abondent. On y parle de la Sicile : le Poète ou les Poètes homériques, aussi bien que leurs auditoire», n'avaient aucune connaissance expérimentale de ces mers italiotes et siciliennes qui, pour eux, étaient encore le royaume des monstres et de l'épouvante.

Ulysse et ses gens s'en vont au « domaine planté d'arbres », où réside Laërte et dont Dolios et sa femme, « la vieille de Sicile », sont les régisseurs. Or Mélantheus, qui vient d'être tué avec les prétendants, et Mélantho, qui vient d'être pendue avec les servantes, étaient les enfante de ce ménage rustique : de ce double et notable meurtre, les parents ne semblent pas garder la moindre rancune ; ils semblent même l'ignorer, et Télémaque, Eumée et le bouvier, qui ont si barbarement mutilé le fils, ne semblent pas éprouver davantage la moindre gêne devant la mère de leurs victimes ; ils ne prennent le temps ni de s'excuser de ces fâchcux exploits ni même d'en faire part à la famille !

Et dans tout ce chant XXIV, quelle « bâtisse » sans proportions, sans air et sans solidité ! Les événements y sont entassés, sans ordre d'importance, sans autre plan que la suite chronologique : reconnaissance d'Ulysse par son père et par son jardinier ; assemblées des Ithaciens et des dieux ; bataille et paix, on a la matière de quatre ou cinq de nos autres épisodes odysséens. Aussi chacun d'eux est-il traité sommairement, écourté en un bavardage pourtant prolixe : les discours y tiennent en deux ou trois vers, parfois en un seul ; tous nous sont déjà connus ou se répètent avec une symétrie mécanique et une désespérante monotonie.

La surabondance de merveilleux n'est pas moins grossière en ces 372 vers ; la bonne déesse Athéna intervient sept ou huit fois pour ramener le jour, pour couvrir d'ombre Ulysse et ses gens, pour rajeunir Laërte, pour parler à Zeus, pour apparaître sous les traits de Mentor, pour encourager Laërte, pour arrêter le combat, pour menacer Ulysse. De ces interventions, il en est une qui se produit on ne sait où. Au vers 473, nous sommes en pleine marche des gens d'Ithaque contre Ulysse, sous la conduite d'Eupithès. Au vers 473, Athéna adresse la parole à Zeus — où ? — et un dialogue écourté, saccadé, s'engage en quinze vers, au bout desquels Athéna s'élance de l'Olympe : Athéna et Zeus étaient donc sur l'Olympe... Jamais le Poète ne néglige de nous dire le lieu et l'occasion de pareils dialogues.

Cette fin de la Poésie donne l'impression d'un ouvrage bâclé. Les personnages ne prononcent plus que les mots indispensables pour ramener les vers formulaires qui feront nombre. La bataille, qui se livre, ressemble à ces duels de théâtre ou d'opéra, dans lesquels des adversaires sans haine ni colère ferraillent devant un spectateur incrédule : la chute d'Eupithès est d'un ridicule achevé ; mais les exploits de Laërte, aussi bien que ses dires, ne sont pas moins comiques.

LAËRTE. — Quel jour pour moi, dieux qui m'aimez ! je suis heureux ! j'entends, sur la valeur, mon fils se quereller avec mon petit-fils !

Athéna, la déesse aux yeux pers, intervint :

ATHÉNA. — O fils d'Arkésios, le plus cher des amis ! adresse ta prière à la Vierge aux yeux pers, à Zeus le père aussi ! puis brandis et envoie ta pique à la grande ombre !

Et Pallas Athéna animait le vieillard d'une grande vigueur : il invoque aussitôt la fille du grand Zeus, puis brandit et envoie sa pique à la grande ombre qui, d'Eupithès, atteint le casque aux joues de bronze ; sans repousser le coup, le bronze cède et craque ; l'homme, à grand bruit, s'effondre, et ses armes résonnent. Sur ceux du premier rang, Ulysse tombe alors avec son noble fils : du glaive et de la pique, de revers et de taille, ils frappent; sous leurs coups, tous auraient succombé et perdu le retour, si la fille du Zeus à l'égide, Athéna, n'eût pas poussé un cri qui, tous, les arrêta :

ATHÉNA. — A quoi bon, gens d'Ithaque, cette cruelle guerre ? sans plus de sang, quittez la lutte, et tout de suite !

A ces mots d'Athéna, tous ont verdi de crainte : la terreur fait tomber les armes de leurs mains ; le sol en est jonché. La voix de la déesse ne leur laissant au cœur que le désir de vivre, ils s'enfuient vers la ville. Le héros d'endurance, avec un cri terrible, se ramasse ; il bondit, cet Ulysse divin, et l'on eût dit un aigle à Tassant de l'éther. Mais le fils de Cronos, de sa fondre fumante, frappe le sol devant la déesse aux yeux pers, et, tournée ver» Ulysse, la fille du dieu fort, Athéna, lui commande :

ATHÉNA. —Arrête ! Mets un terme à la lutte indécise, et du fils de Cronos, du Zeus à la grand'voix, redoute le courroux !

A la voix d'Athéna, Ulysse, tout joyeux dans son cœur, obéit : entre les deux partis la concorde est scellée par la fille du Zeus à l'égide, Athéna.

Les Anciens excusaient néanmoins toutes ces « faiblesses », en considération de l'utilité, de la nécessité, — disaient-ils, — de ce dernier chant, sans lequel la rentrée d'Ulysse en Ithaque n'aurait pas été complète : nous ne saurions ni comment le héros avait retrouvé son père, ni comment il avait été reconnu par lui, après l'avoir été par Télémaque, la nourrice, les serviteurs et Pénélope, ni comment il avait obtenu, après le massacre des prétendants, le pardon de son peuple.

C'est une conclusion postiche, en effet, qui fut ajoutée le jour où les trois pièces du Voyage, des Récits et de la Vengeance furent mises bout à bout en une histoire unitaire : elles avaient besoin, après tant de péripéties, d'un dénouement complet et définitif. Le public nouveau n'avait peut-être plus de la geste d'Ulysse une connaissance aussi intime que les premiers auditoires achéens st ioniens : il pouvait rester inquiet sur le salut et la tranquillité du héros, se demander comment les familles des prétendants et le peuple d'Ithaque accepteraient désormais pour roi l'auteur de cette tuerie. Le *Vengeance* laissait la question sans réponse et l'histoire en suspens : l'épilogue de la *Paix* renseignait et rassurait pour l'avenir d'Ulysse auditeurs et lecteurs.

SOURCES :

Il ne s'agit en aucun cas recommander des lectures supplémentaires aux étudiants de la P.A.C.E.S. à Lille 2, mais plutôt de mentionner les compléments aux principaux textes et aux informations contenus dans ce recueil et de donner des pistes pour une exploration ultérieure ...

Concernant l'Iliade, Aimée Puech, l'auteur des traductions incluses dans ce recueil n'a pas fait paraître de traduction intégrale. En revanche, une version bilingue, grec – français, de l'Iliade par Paul Mazon, est disponible au format de poche en trois volumes aux éditions Les Belles Lettres.

Une excellente traduction française qui rend justice à la langue poétique d'Homère, due à Philippe Brunet, est disponible en livre de poche aux éditions Le Seuil dans la collection Points. Ce livre est au programme en Méd-2 et Méd-3 à la Faculté de Médecine de Lille en 2016 – 2017.

Le texte intégral en français de Quintus de Smyrne par E.A. Berthault est disponible à l'adresse suivante : http://mediterranees.net/mythes/troie/posthomerica/

Le texte intégral de la traduction française de l'Odyssée par Victor Bérard est disponible à l'adresse suivante : http://iliadeodyssee.texte.free.fr/aatexte/berard/accueilberard/odyssberard.htm

une impression bilingue, grec – français, de l'Odyssée par Victor Bérard, augmentée de pécieuses notes par Silvia Milanesi est disponible au format de poche en trois volumes aux éditions Les Belles Lettres.

Parmi les travaux d'érudition innombrales, il convient de mentionner la contribution de Madame le Professeur Myriam Hecquet, enseignante en P.A.C.E.S à Lille 2 :
"An initial codicological and palaeographical investigation of the *Venetus A* manuscript of the Iliad", in *Rediscovering Homer : Images and insights from the venetus A manuscript of the Iliad*, Edited by Casey Dué, Harvard University Press, 2009, p. 57-87.

Cet excellent travail a été effectué lorsqu'elle était au Center For Hellenic Studies de Harvard, dans l'équipe de Gregory NAGY, auteur par ailleurs, entre autres, d'un grand classique :

Le meilleur des Achéens. La fabrique du héros dans la poésie archaïque, trad, de l'anglais par J. Carlier et N. Loraux, préface de N. Loraux. Editions Le Seuil, 1994 (pour la traduction française)

Un site archive des documents utiles pour les « prépa. scientifiques ». Ce qui concerne Homère peut, en partie, servir de repère à l'adresse :

http://www.site-magister.com/prepas/page2.htm#axzz4GBXIkBij

En tant que de besoin, des compléments à l'attention des étudiants de P.A.C.E.S. seront mis en ligne sur le serveur de la Faculté de Médecine de Lille 2

14864407R00242

Printed in Poland
by Amazon Fulfillment
Poland Sp. z o.o., Wrocław